国家卫生和计划生育委员会"十二五"规划教材
全国高等医药教材建设研究会"十二五"规划教材

全国高等学校器官-系统整合教材
Organ-systems-based Curriculum

供临床医学专业用

运动系统损伤与疾病

主　审　陈仲强

主　编　贺西京　裴福兴　田　伟

副主编　陈安民　邹利光　姜林娣

U0284648

编　者（以姓氏笔画为序）

冯世庆（天津医科大学总医院）

叶　霜（上海交通大学医学院附属仁济医院）

田　伟（北京积水潭医院）

刘忠军（北京大学第三医院）

刘　强（山西大医院）

吕国华（中南大学湘雅二医院）

朱泽章（南京大学医学院附属鼓楼医院）

宋跃明（四川大学华西医院）

张长青（上海交通大学附属第六人民医院）

张英泽（河北医科大学第三医院）

张　青（第三军医大学新桥医院）

李中实（中日友好医院）

李建军（中国康复研究中心／北京博爱医院）

李浩鹏（西安交通大学第二附属医院）

李　锋（华中科技大学同济医学院附属同济医院）

杨惠林（苏州大学附属第一医院）

沈慧勇（中山大学孙逸仙纪念医院）

邹利光（第三军医大学新桥医院）

陈安民（华中科技大学同济医学院附属同济医院）

陈伯华（青岛大学附属医院）

罗卓荆（第四军医大学西京医院）

郑元义（重庆医科大学附属第二医院）

郑召民（中山大学附属第一医院）

姜林娣（复旦大学附属中山医院）

贺西京（西安交通大学第二附属医院）

赵东宝（第二军医大学附属长海医院）

赵德伟（大连大学附属中山医院）

袁　文（第二军医大学附属长征医院）

郭　卫（北京大学人民医院）

高忠礼（吉林大学中日联谊医院）

雷　伟（第四军医大学西京医院）

裴福兴（四川大学华西医院）

学术秘书　王　栋　宋　辉（西安交通大学第二附属医院）

器官-系统
整合教材
O S B C

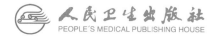
人民卫生出版社
PEOPLE'S MEDICAL PUBLISHING HOUSE

图书在版编目（CIP）数据

运动系统损伤与疾病 / 贺西京，裴福兴，田伟主编 .
—北京：人民卫生出版社，2015
ISBN 978-7-117-20637-2

Ⅰ.①运⋯　Ⅱ.①贺⋯　②裴⋯　③田⋯　Ⅲ.①运动性疾病 –
损伤 – 医学院校 – 教材　Ⅳ.①R873

中国版本图书馆 CIP 数据核字（2015）第 089858 号

| 人卫社官网　www.pmph.com | 出版物查询，在线购书 |
| 人卫医学网　www.ipmph.com | 医学考试辅导，医学数据库服务，医学教育资源，大众健康资讯 |

运动系统损伤与疾病

主　　编：贺西京　裴福兴　田　伟
出版发行：人民卫生出版社（中继线 010-59780011）
地　　址：北京市朝阳区潘家园南里 19 号
邮　　编：100021
E - mail：pmph @ pmph.com
购书热线：010-59787592　010-59787584　010-65264830
印　　刷：人卫印务（北京）有限公司
经　　销：新华书店
开　　本：850×1168　1/16　　印张：37　　插页：2
字　　数：1018 千字
版　　次：2015 年 8 月第 1 版　　**2021 年 5 月第 1 版第 5 次印刷**
标准书号：ISBN 978-7-117-20637-2/R·20638
定　　价：88.00 元

打击盗版举报电话：**010-59787491　E-mail：WQ @ pmph.com**
（凡属印装质量问题请与本社市场营销中心联系退换）

20 世纪 50 年代,美国凯斯西储大学(Case Western Reserve University)率先开展以器官 - 系统为基础的多学科综合性课程(organ-systems-based curriculum,OSBC)改革,继而遍及世界许多国家和地区,如加拿大、澳大利亚和日本等国家和地区的医学院校。1969 年,加拿大麦克马斯特大学(McMaster University)首次将"以问题为导向"的教学方法(problem-based learning,PBL)应用于医学课程教学实践,且取得了巨大的成功。随后的医学教育改革不断将 OSBC 与 PBL 紧密结合,出现了不同形式的整合课程与 PBL 结合的典范,如 1985 年哈佛大学建立的"新途径(New pathway)"课程计划、2003 年约翰·霍普金斯大学医学院开始的"Gene to society curriculum"新课程体系等。世界卫生组织资料显示,目前全世界约有 1700 所医药院校在开展 PBL 教学。

20 世纪 50 年代起,我国部分医药院校即开始 OSBC 教学实践。20 世纪 80 年代,原西安医科大学(现西安交通大学医学部)和原上海第二医科大学(现上海交通大学医学院)开始 PBL 教学。随后,北京大学医学部、复旦大学上海医学院、浙江大学医学院、四川大学华西医学院、中国医科大学、哈尔滨医科大学、汕头大学医学院、辽宁医学院等一大批医药院校开始尝试不同模式的 OSBC 和 PBL 教学。但长期以来,缺乏一套根据 OSBC 要求重新整合的国家级规划教材一直是制约我国 OSBC 和 PBL 教育发展的瓶颈。2011 年,教育部、原卫生部联合召开了全国医学教育改革工作会议,对医学教育综合改革进行了系统推动,提出深化以岗位胜任力为导向的教育教学改革,把医学生职业素养和临床能力培养作为改革关键点,积极推进基础医学与临床课程整合,优化课程体系;积极推进以问题为导向的启发式、研讨式教学方法改革;积极推进以能力为导向的学生评价方式;强化临床实践教学,严格临床实习实训管理,着力提升医学生临床思维能力和解决临床实际问题的能力。

2013 年 6 月,全国高等医药教材建设研究会、人民卫生出版社和教育部临床医学改革西安交通大学项目组共同对国内主要开展 OSBC 和 PBL 教学的医药院校进行了调研,并于同年 10 月在西安组织全国医学教育专家,对我国医学教育中 OSBC 和 PBL 教学现状、教材使用等方面进行了全面分析,确定编写一套适合我国医学教育发展的 OSBC 和 PBL 国家级规划教材。会议组建了"全国高等学校临床医学及相关专业器官 - 系统整合规划教材评审委员会",讨论并确定了教材的编写思想和原则、教材门类、主编遴选原则及时间安排等。2014 年 3 月,本套教材主编人会议在西安召开,教材编写正式启动。

本套教材旨在适应现代医学教育改革模式,加强学生自主学习能力,服务医疗卫生改革,培养创新卓越医生。教材编写仍然遵循"三基""五性""三特定"的特点,同时坚持"淡化学科,注重整合"的原则,不仅注重学科间知识内容的整合,同时也注重了基础医学与临床医学的整合,以及临床医学与人文社会科学、预防医学的整合。

整套教材体现五个特点。①纵横对接:基础与临床纵向贯通,实现早临床、多临床、反复临床;预防、人文和社会科学等学科横向有机融合,实现职业素养、道德和专业素质的综合培养。②"双循环"与"单循环"的对接:根据我国医学教育目前存在的 OSBC 和 PBL 师资不足以及传统教学机构设置等实际情况,此次教材编写中,各系统基础课程教材与临床课程教材暂时分开编写,即实现所谓"双循环"。器官 - 系统整合教材编写和课程实施最终将实现各系统基础与临床课程的全面整合,即所谓"单循环"打通。③点与面的对接:基础或临床的每个知识点都考虑与整个系统的对接与整合,同时做到知识、创新、岗位胜任力统一。④基础与临床的对接:教材编写和教学虽然按各器官 - 系统的基础课程和临床课程体系进行,但基础课程教材前瞻临床问题,临床课程教材回顾基础知识,相互对接,解决临床问题。组织一个共同的编委会进行基础与相应临床课程的教材编写,基础课程教材有相应领域的临床专家参与编写,临床课程教材也有相关的基础医学专家参与编写,以解决整合与交叉重复问题。⑤教与学的对接:变教材为学材,促进学生主动学习、自主学习和创新学习。

本套教材分为三类共 27 种,分别是导论与技能类 4 种,基础医学与临床医学整合教材类 21 种,PBL 案例教材类 2 种。

导论与技能类教材包括《器官 - 系统整合课程 PBL 教程》《基础医学导论》《临床医学导论》和《临床技能培训与实践》。

基础医学与临床医学整合类教材包括《运动系统》《运动系统损伤与疾病》《血液与肿瘤》《血液与肿瘤疾病》《中枢神经系统与感觉器官》《神经与精神疾病》《内分泌系统》《内分泌与代谢系统疾病》《病原与宿主防御系统》《感染性疾病》《心血管系统》《心血管系统疾病》《呼吸系统》《呼吸系统疾病》《消化系统》《消化系统疾病》《泌尿系统》《泌尿系统疾病》《生殖系统》《女性生殖系统疾病》和《儿童疾病与生长发育》。

PBL 案例类教材包括《生物医学 PBL 教学案例集》和《临床医学 PBL 教学案例集》。

为便于学生同步掌握重点内容,并兼顾准备国家执业医师资格考试复习,除 2 种 PBL 案例集、PBL 教程和《临床技能培训与实践》外,每种教材均编写了与之配套的学习指导及习题集。

本套教材主要用于长学制和五年制临床医学及相关专业教学,也可作为国家卓越医生培养计划及"5+3"住院医师规范化培训教材使用。

24	感染性疾病	主审	李兰娟	翁心华					
		主编	杨东亮	唐 红	副主编	毛 青	蔺淑梅		
25	感染性疾病学习指导及习题集	主编	唐 红	杨东亮	副主编	毛 青	蔺淑梅		
26	心血管系统	主审	杨宝峰						
		主编	臧伟进	吴立玲	副主编	王国平	黄 岚		
27	心血管系统学习指导及习题集	主编	吴立玲	臧伟进	副主编	王国平	黄 岚	裴建明	
28	心血管系统疾病	主审	葛均波						
		主编	马爱群	王建安	副主编	肖颖彬	刘锦纷	陈晓平	夏黎明
29	心血管系统疾病学习指导及习题集	主编	郑小璞	马爱群	副主编	孙彦隽	刘志军	黄 莹	
30	呼吸系统	主编	郑 煜	陈 霞	副主编	艾 静	罗自强	郭雪君	
31	呼吸系统学习指导及习题集	主编	陈 霞	郑 煜	副主编	艾 静	罗自强	郭雪君	
32	呼吸系统疾病	主审	钱桂生						
		主编	杨 岚	沈华浩	副主编	王长征	郭述良	朱文珍	
33	呼吸系统疾病学习指导及习题集	主编	沈华浩	杨 岚	副主编	王长征	郭述良	朱文珍	
34	消化系统	主编	董卫国		副主编	魏云巍	富冀枫		
35	消化系统学习指导及习题集	主编	董卫国		副主编	富冀枫	魏云巍		
36	消化系统疾病	主编	赵玉沛	吕 毅	副主编	姜洪池	唐承薇	府伟灵	
37	消化系统疾病学习指导及习题集	主编	吕 毅	赵玉沛	副主编	张太平	胡 兵	刘连新	
38	泌尿系统	主审	郭应禄	唐孝达					
		主编	徐长福	魏 强	副主编	张 宁	赵成海	陈 斌	
39	泌尿系统学习指导及习题集	主编	徐长福	魏 强	副主编	张 宁	赵成海	陈 斌	任淑婷
40	泌尿系统疾病	主审	刘志红	孙颖浩					
		主编	陈江华	王子明	副主编	陈 楠	邹和群	安瑞华	
41	泌尿系统疾病学习指导及习题集	主编	王子明	陈江华	副主编	陈 楠	邹和群	安瑞华	
42	生殖系统	主编	李 和	黄 辰	副主编	谭文华	谢遵江		
43	生殖系统学习指导及习题集	主编	黄 辰	谢遵江	副主编	徐锡金	周劲松	郝爱军	李宏莲
44	女性生殖系统疾病	主编	李 旭	徐丛剑	副主编	刘彩霞	李雪兰	漆洪波	
45	女性生殖系统疾病学习指导及习题集	主编	徐丛剑	李 旭	副主编	刘彩霞	李雪兰	漆洪波	鹿 欣
46	儿童疾病与生长发育	主审	许积德						
		主编	孙 锟	母得志	副主编	高 亚	武军驻	黄松明	祝益民
47	儿童疾病与生长发育学习指导及习题集	主编	母得志	孙 锟	副主编	高 亚	黄松明	祝益民	罗小平
48	生物医学 PBL 教学案例集	主编	夏 强	钱睿哲	副主编	李庆平	潘爱华		
49	临床医学 PBL 教学案例集	主编	李宗芳	狄 文	副主编	侯晓华	陈世耀	武宇明	
50	器官-系统整合课程 PBL 教程	主审	陈震寰						
		主编	曹永孝		副主编	梅文瀚	黄亚玲		

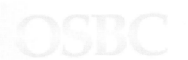

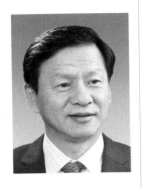

陈仲强

陈仲强,北京大学国际医院院长,北京大学第三医院大外科主任,骨科教授、博士生导师。原北京大学第三医院院长,原北京大学首钢医院院长。中华医学会骨科分会副主任委员、脊柱外科学组副组长;北京医学会骨科分会主任委员、青年委员会主任委员,海峡两岸医药卫生交流协会副会长及骨科专家委员会主任委员。中国医疗保健国际促进会骨科疾病防治专业委员会副会长及脊柱疾病防治学组主任委员。曾任 AO 基金会理事、AO 脊柱学会中国分会主席。担任《中国微创外科杂志》主编,《中华外科杂志》和《中华骨科杂志》副主编,国务院学位委员会学科评议组成员等。荣获卫生部"有突出贡献中青年专家"、中国医院院长"医院管理突出贡献奖"、中国医师协会"中国医师奖"、"全国卫生系统先进工作者"等称号。享受国务院颁发的政府特殊津贴,全国第十届、十一届、十二届政协委员,中国致公党中央委员。

作为国际知名、国内著名脊柱外科专家,在颈椎病、胸腰椎疾病、脊柱畸形与创伤及滑脱的治疗等方面具有丰富的经验,采用自行设计改良的脊柱截骨技术治疗各种复杂脊柱后凸畸形,达到国际领先水平;在胸椎管狭窄症的诊断治疗关键技术研究上取得显著成就,建立了诊疗指南和临床路径,建立了四项关键技术,进行了前沿系统的相关基础及发病机制的研究,整体水平达到国际领先;在重度椎体滑脱以及脊柱复杂疾病的治疗上得到同行高度认可。取得的奖项有:2002 年荣获国家科技进步二等奖;2003 年荣获教育部提名国家科学技术进步一等奖;2008 年荣获卫生部 2007~2008 年度"有突出贡献中青年专家";2009 年荣获第六届中国医师协会"中国医师奖";2012 年获得北京市科技进步二等奖 1 项,2014 年获得北京市科技进步三等奖 1 项。近 10 年来,发表论文百余篇,著书 1 部、参与著书 6 部、译著 4 部。先后承担卫生部基金 1 项、教育部博士点基金 2 项、教育部 985 二期(子课题)2 项、国家自然科学基金 3 项;领衔北京市十大疾病之一"脊柱与骨关节病"防治研究首席专家。已培养硕士 6 名,博士 21 名,博士后 1 名。

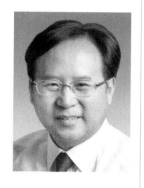

贺西京

教授,博士,博士生导师、卫生部突出贡献专家、享受国务院特殊津贴专家、西安交通大学第二附属医院院长。现任中国医师协会神经修复学专业委员会主任委员、教育部临床教育指导委员会委员、国际神经修复学会理事会副主委、中华中医药学会骨伤委员会常务委员、中国康复协会脊髓损伤康复专业委员会副主委、陕西省康复医学会会长、中华医学会陕西分会骨科专业委员会及脊柱脊髓专业委员会副主委。担任 *American Journal of Neuroprotection and Neuroregeneration* 副主编,《中国骨伤》《中华临床医师杂志(电子版)》《外科》《西安交通大学学报(医学版)》等杂志编委,住院医师规范化培训教材《骨科学》副主编,全国研究生规划教材《骨科学》副主编等。

擅长上颈椎的前、后路手术、环脊柱截骨治疗脊髓压迫与畸形手术,治疗了大量脊柱、脊髓损伤、颈、腰椎间盘脱出及椎管狭窄、脊柱脊髓畸形、臀肌挛缩症等病例,以及多种临床疑难病、高危病,具有丰富的临床经验。近年来主要从事应用嗅鞘细胞移植治疗脊髓损伤的临床研究以及其机制的研究,上颈椎非融合方法减压固定的探索与研究,以及人工颈椎前路可动固定的临床前期研究。作为国家临床重点专科学科带头人,承担国家及省部级以上课题16项,多项成果被中央电视台"新闻三十分"、"今日说法"、"健康之路"等媒体报道。第一完成人获国家发明专利及实用新型专利14项、获陕西省科学技术进步一等奖1项、二等奖2项、发表学术论文360余篇,其中SCI收录65篇,主编、参编专著8部。培养博士、硕士研究生120余名。

裴福兴

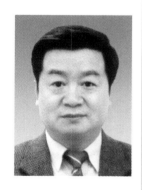

骨科教授,博士生导师,中共党员,四川省学术技术带头人,享受国务院政府特殊津贴。获卫生部突出贡献中青年专家,"五一"劳动奖章,奥运抗震救灾英模火炬手。1977年毕业于四川医学院医学系,1986年获硕士学位。1989~1990年作为访问学者赴加拿大温哥华大学骨科学习工作一年半。1996~1997年作为访问学者赴美国哈佛大学麻省总医院骨科学习工作一年。1991~2001年任华西医科大学附一院副院长、临床医学院副院长。1998年3月至2013年6月任四川大学华西医院骨科主任,现任华西医院骨科学科主任。从事医学教学38年,培养硕士和博士研究生60多人。

主持完成国家自然科学基金项目4项;正在主持进行卫生部行业基金项目1项,教育部科技攻关课题1项,"863"科技攻关课题1项和国家科技支撑计划项目1项,共承担各级课题20余项。在国内外核心期刊、国际性期刊(美国SCI收录期刊)发表论文200多篇(SCI50多篇);申请专利9项;获教育部科技进步一等奖1项,四川省科技进步一等奖1项,二等奖1项;主编《关节外科聚焦》《关节外科手术技巧》《临床骨科检查方法》《骨质疏松性骨折的诊断与处理》《中华骨科学关节外科卷》,主译《髋股关节疾病诊断与处理》《骨质疏松营养学》《微创关节置换》等专著。历任中华医学会骨科专委会第七、八、九届副主任委员、关节外科学组组长,四川省医学会骨科分会第六、七、八届主任委员,四川省医师协会第一届专科委员会主任委员。任《中华骨科杂志》《中华关节外科杂志》《中国矫形外科杂志》《中国骨与关节外科》《中国骨与关节损伤》等杂志副主编。

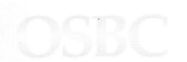
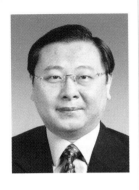

田伟

　　教授,博士生导师,国务院特殊津贴专家,北京市政府突出贡献专家。现任 ISASS 学会理事中国分会主席、北美脊柱外科学会荣誉委员、第四届亚太颈椎外科学会(APSSC)主席、亚太计算机导航学会主席、中华医学会理事、中华医学会骨科分会主任委员、中国医药生物技术协会 – 计算机辅助外科技术分会主任委员、北京生物医学工程学会理事长、北京医学会副会长、北京医学奖励基金会专家委员会主任委员、北京积水潭医院院长、北京积水潭医院脊柱外科主任、北京市创伤骨科研究所所长等职。此外,还任北京大学、清华大学、北京化工大学兼职教授,香港骨科学院荣誉院士,香港中文大学客座临床教授。

　　从事教学工作近 30 年,1995 年从日本留学回国,1997 年创建了北京积水潭医院脊柱外科,率先开展了多项国内外领先的脊柱外科新技术,使用微型磨钻、手术放大镜、显微镜进行脊柱外科手术脊,脊柱导航手术、SLAC 手术、人工间盘置换手术等国际先进技术,并取得了创造性的临床效果,使年轻的脊柱外科走在了国内外脊柱外科的前沿。承担了国家 863 项目、国家 95 攻关项目、国家自然基金项目、北京市科委、北京市重点实验室的课题研究,卫生系统高层次人才培养计划项目。2003 年获得了北京市科技进步三等奖;2009 年获北京市科技进步 1 等奖;2010 年中华医学会二等奖;2010 年北京市科学技术委员会惠民型科技成果奖;2011 年中华医药生物技术协会优秀奖;2013 年教育部科技成果奖。

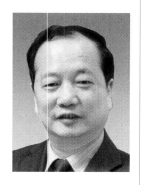

陈安民

主任医师、教授、博士生导师。现任华中科技大学同济医学院附属同济医院党委书记,兼任中德医学协会理事长、中华医学会骨科分会委员、湖北省医学会骨科学分会主任委员等职。

从事骨科临床及教学工作 30 余年,首创成功应用庆大霉素 PMMA 珠链治疗骨髓炎,被载入《黄家驷外科学》。主持的"骨关节损伤与恶性肿瘤骨浸润的分子机制及生物修复"获湖北省科技进步一等奖,承担国家自然科学基金、卫生部行业基金、科技部"十一五"支撑计划、973 计划子课题等多项科研课题。先后获得全国"五一"劳动奖章、全国劳动模范、全国优秀院长、医院管理突出贡献奖和中国医院协会医院科技创新一等奖等荣誉。

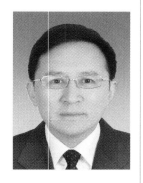

邹利光

教授、主任医师,博士生导师。第三军医大学新桥医院放射诊断科、放射诊断与介入放射学教研室主任。

从事教学工作 26 年,承担临床医学专业、医学影像专业等专业层次《医学影像学》和《医学影像诊断学》教学任务。以第一作者和通信作者发表论文 142 篇,在 SCI 收录国外期刊发表论文 7 篇,主编专著 2 部,副主编专著 2 部,参编专著 8 部。以第一完成人获军队教学成果三等奖 1 项,第三军医大学教学成果二等奖、三等奖 3 项,获军队医疗成果二等奖、三等奖 5 项。承担完成国家自然科学基金面上项目 2 项,国家科技支撑计划项目子课题 1 项,国家卫计委行业专项子课题 1 项,军队"2110 工程"重点建设项目 1 项。

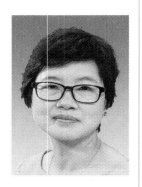

姜林娣

教授,博士生导师,复旦大学附属中山医院风湿免疫科主任。现任中华医学会风湿病学分会全国委员,上海分会副主任委员,中国医师学会免疫吸附学术委员会常委,海峡两岸医药卫生交流协会风湿病专家委员会常委,中华医学会临床流行病学会上海分会委员,中国医师协会风湿免疫学分会委员,中国临床流行病学网办公室总秘书,inSCAR 秘书,中华医学会临床流行病学会循证医学学组委员,复旦大学风湿、免疫、过敏性疾病研究中心副主任。

从事教学工作至今 20 余年。以第一作者和通讯作者发表 SCI 及核心期刊论文 70 余篇,参编书籍 20 余本。为 *Clinic Rheum*、*Int J Rheum*、中华风湿病学杂志、中华内科杂志等编委。主持或参与上海科委重大项目、863 科研项目等十余项研究。

　　为了适应医学科学理论和国内临床医学专业改革及发展的需要，全国高等医药教材建设研究会、人民卫生出版社和教育部临床医学综合改革西安交通大学项目组共同组织编写了全国高等学校临床医学及相关专业器官 – 系统整合规划教材。为此我们组织了全国 27 所教学医院的 32 名在著名医学院校处于教学、科研第一线的专家、教授编写了《运动系统损伤与疾病》一书。

　　本教材的编写坚持"淡化学科，注重整合"的原则，不仅注重知识内容的整合，也遵循传统教材编写"三基"（基本理论、基本知识、基本技能）、"五性"（思想性、科学性、先进性、启发性、适用性）和"三特定"（特定目标、特定对象、特定限制）的基本原则，对临床课程进行了科学整合，对全书的整体内容做了调整，是一次新的尝试。

　　全书共分为七篇，三十三章。在内容上以骨科学基本知识为主体，涵盖了影像学、风湿病学、解剖学、病理学、康复医学等学科的部分内容，并对其进行了重新整合，剔除了重复的内容，更加注重与临床疾病相关的重点知识介绍。本教材每章后均有本章小结及 3~5 个思考题。本章小结基本涵盖本章需要掌握的重点知识，促进学生更加高效的学习，充分满足了国家执业医师考试及研究生考试的总体要求。思考题既巩固了本章内所学的基础知识，又可以进一步发散学生的思维。全书插图 360 余幅，更新了传统插图，增加了一些新图，图随文走，图文并茂，直观生动，大大提高了全书的视觉效果。

　　本书末尾附有中英文专业词汇对照索引，方便了学生阅读和复习时检索查找，也便于学生掌握更多的专业英语词汇。本书末尾还附有专业参考书及参考文献，便于课后复习和自学。

　　本教材适用对象主要是长学制及"5+3"卓越医生培养计划的临床医学专业学生，兼顾五年制学生，也可作为骨科医师、住院医师规范化培训人员及其他相关人员更新知识，提高临床工作能力的重要的参考书籍。

　　在教材编写过程中，各位编委认真负责，精益求精，查阅了大量的国内外文献资料，对自己的稿件多次修改，反复审校，历时 9 个月的时间完成了本书的编写工作。在此，对各位编委的辛勤付出、不懈努力表示诚挚的感谢。

　　编写器官 – 系统整合教材尚属首次，无经验可循，加之水平有限、时间紧迫等原因，不当或者疏漏之处在所难免，敬请医学同仁及广大读者批评指出，提出宝贵意见，使本教材日臻完善。

贺西京　裴福兴　田　伟

2015 年 4 月

目　录

绪　论

一、运动系统损伤与疾病教材的发展与内涵

　　骨科学（orthopaedic）于 18 世纪诞生于法国，在 1741 年巴黎大学医学教授 Nicholas Andry 为给他新编写的一本书取名时，创造了新词汇—— orthopaedics，骨科学也由此诞生。中国骨科的发展自唐代（618~907 年）以来，陆续就有关于骨折、脱位治疗的复位和矫正畸形的中医经典论著，描述了骨折复位手法、小（短）夹板固定及促进循环消肿散瘀的方药。中国自鸦片战争之后，就有了一些西医医院和医校。在广州、上海行医的英国医生合信（Benjamin Hobson）1857 年以中文出版了《西医略论》，该书有骨折处理和肢体外科的专门章节，是最早以中文描述西医骨科的学术著作。新中国建立以后，我国骨科事业有了较快的发展，尤其是近 30 年以来，我国骨科事业蓬勃发展，国内外学术交流日渐频繁，学术水平虽然距欧美发达国家还有一些差距，但有些理念与技术几乎与世界同步发展与提高。

　　虽然本书名为《运动系统损伤与疾病》，但实际上包括了传统的骨科学相关内容。传统的骨科学经典的范畴包括了较为广泛的内容，其研究的内容除了骨骼的损伤与疾病之外，还包括了骨骼周围的韧带、四肢与颈背部的肌肉与肌腱、筋膜以及皮肤的外科损伤与疾病。另外，四肢与颈背部所有的血管、神经和脊柱脊髓的损伤与疾病也包含在骨科学的范畴之内。根据本套器官－系统整合教材的统一安排，运动系统全部相关内容将包含在这本《运动系统损伤与疾病》与基础整合课程教材《运动系统》中。当然，就中文字面的含义来讲，骨科所涵盖的内容还远远不够全面，这本教材命名为《运动系统损伤与疾病》更加符合其所涵盖的内容。

　　近年来，有学者提出了骨内科的概念，起因于骨质疏松症的治疗与预防。目前，骨质疏松症患病率很高，其预防与治疗越来越受到了更加广泛的重视。但在一些老年人中，其预防、治疗效果常常不是很满意。随着人们近年来对骨质疏松症进行的大量深入而广泛的研究，预防与治疗效果已经有了很大改进，治疗方法也更加详尽和复杂化。在这样的背景下，也就要求医生要有更加专业的诊断与用药知识和技巧，不做手术的骨内科医生也就应运而生了。

　　随着新材料、新技术、新设备在骨科的应用与推广，骨科学的理论、理念也都在逐渐地发生变化，其内涵及分布也在潜移默化地发展、变化与提高。在国际上，骨科学已经又分出了 3~4 个亚专业，大的骨科中心甚至分出 5~6 个亚专业。目前，一些大型医院的骨科已经普遍分出了脊柱外科、关节外科、创伤骨科、骨肿瘤科等专业，进一步发展分出的亚专业有手外科、足踝外科、微创骨科、小儿骨科、中医骨科等。随着骨科更进一步的专业化的发展，骨科学专科医师的队伍建设和人才培养更加完善，诊疗水平和治疗效果有了明显的提高。

二、亚专业的形成与发展

　　1. 脊柱外科　具有特殊的解剖特点和功能，是最早分出来的亚专业之一。在 20 世纪 70 年代之前，我国最早在天津、北京、上海和西安等地就设有独立的脊柱外科病区，初期的专业内容主要以脊柱脊髓损伤为主。

　　2. 关节外科　毋庸置疑，人工关节是关节外科最具有代表性的主要内容，关节外科的发展

与人工关节技术、理论、材料及加工工艺的发展紧密相关。在早期,关节融合手术几乎成了重度关节损伤与疾病的主要术式或"万能术式",而今,关节置换手术已经成了重度关节损伤与疾病最终的主要术式。到目前为止,人工关节是人类用人造材料替代人体组织最成功、应用最广泛的替代方法的典范,尽管人工关节还存在使用寿命不够长,松动、下沉、感染等并发症。几乎在全世界各地,无处没有成功使用人工关节的病例。人工关节无论是在临床技术、基础理论还是人造材料、加工方法等方面,都还有很多的不足或问题,还有很大的发展空间。

关节镜骨科是开展微创重建外科最成功的典范之一。最早关节镜应用于临床时,只能开展一些膝关节的探查、冲洗手术。经过数年的探索与发展之后,渐渐开展了一些破坏性治疗术式。近年来,随着外科技能、关节镜与器械的发展,已经成功地开展了多种关节功能重建手术。

3. 创伤骨科　是最传统、最经典的骨科,也是其他骨科亚专业的基础。

4. 显微外科　世界第一例断肢再植手术在我国上海市第六人民医院骨科完成,至今我国还保持了这些方面的领先优势。外周神经、血管的损伤与疾病依然由骨科医生来完成,甚至一些大血管或神经的病损至今依然由骨科医生来施行。

三、把握学科发展前景,学好骨科,创造未来

近年来骨科学有了很大的发展,一方面是一些天才的骨科医师勤奋的努力,不辞劳苦的探索,推动了骨科事业的发展与提高;另一方面骨科事业的发展,与现代科技的进展密切相关。关节镜技术的发展,依赖于光导、摄像等内镜制造业的进展;人工骨水泥、高强度气球,使椎体成形术变成现实;CT 三维重建技术与 3D 打印技术,使个体化定制内置物应用于临床变为可能。因而在运动系统损伤与疾病的学习中要关注本学科的发展,还要注意相关学科发展的方向与动态,有意识的训练与培养自身的技能和兴趣。

未来骨科发展的方向

1. 微创化　手术治疗的创伤变得越来越小,效果越来越好。手术切口从最早的长大的切口演变为短小的切口,有些现在已经变为孔洞一样的切口。伴随着手术器械的改进、手术技巧与入路的优化与探索,手术面的创伤也越来越小。这一发展方向已经非常清楚,在今后的数十年里,人类将沿着这一方向不断地探索和前进,更进一步降低手术损伤。

2. 数字化　数字骨科是近 10 年来提出的新概念。无论是数字化的内固定器材,还是数字化的定位或操作程序都提出了手术治疗要求精细化和准确化的要求,这也将大大提高疾病治疗质量和效果。

3. 自动化　手术的自动化应该包括两个内容:①依赖于导航技术的自动化,即按照事先确定的注册定位与输入的特定程序,外科手术操作将会自动或半自动准确的进行;②借助于类似机器人的设备,骨科医师可以通过遥控或远程操作,实施手术。

4. 个体化　个体化治疗的理念已经提出多年,对于个体的治疗方案,尤其是对具有个体特性的患者,将明显提高疗效,降低并发症。如个体化的人工关节,个体化的内固定钢板结合 3D 打印技术或定制化生产的内置物已经在不断地探索中,并开始了临床的研究与观察。

(贺西京)

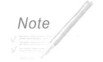

第一篇　总　　论

器官·系统
整合教材
O S B C

第一章　理 学 检 查

　　理学检查(physical examination),又称体格检查,是临床上最基本、最重要的检查方法之一。临床医生需要结合病史、理学检查和其他辅助检查结果进行综合分析判断,指导疾病的诊断和治疗。

　　骨骼与关节疾病的诊断是一个复杂的认知过程,而在这个过程中病史的采集和理学检查起到了重要的作用,而理学检查又是病史和辅助检查及进一步治疗的承接和纽带。详细而准确的病史采集可以使可能的诊断更有方向性,而理学检查既能验证和指导病史的采集,又能进一步指导辅助检查及最后的诊断和治疗。

　　对于复杂病例,医生需要通过理学检查和病史及影像学检查的反复验证,将复杂的临床情况如抽丝剥茧般的整理,最后得到针对特定患者最合适的个体化治疗方案。

　　经典病例:患者 55 岁 男性,于半月前无明显诱因出现右颈肩部疼痛及右肩上举受限。

　　分析:颈肩部疼痛的病因可能是肩周炎,也可能是颈椎病,鉴别诊断的关键是肩上举受限是主动的还是被动的,同时检查是否合并神经功能障碍(三角肌 C5),逐步抽丝剥茧得出正确诊断。

　　理学检查:步入病房,步态尚可,走路有踩棉花感。神清语明,查体合作。右肩部及右上肢麻木疼痛,以上臂外侧为重,右肩关节主动外展约 70°,被动外展 150°,主被动活动肩关节均无疼痛及活动受限。右三角肌肌力Ⅱ级。

　　分析:以上检查初步认定该患者肩关节活动受限为神经性而非关节性。排除肩关节周围疾病,向颈椎病方向检查。

　　MRI 示:颈 4、5 水平椎间盘右侧突出,钩椎关节与后方椎小关节之间的神经通道狭窄,颈 5、6 水平椎管广泛狭窄(图 1-1)。

　　分析:颈椎病诊断明确,采用哪种手术方式及手术节段需要进一步根据理学检查来确定。

　　系统理学检查:三角肌肌力:左侧Ⅴ级,右Ⅱ级;肱二头肌肌力:左侧Ⅳ级,右侧Ⅳ级;肱三头

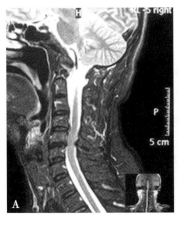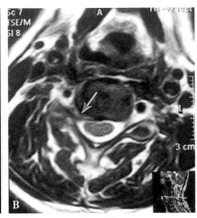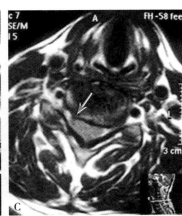

MRI T₁　　　　　　　　　　MRI T₂

图 1-1　术前颈椎磁共振图像
A. 矢状位;B. 颈 4、5 轴位;C. 颈 5、6 轴位

Note

肌肌力左侧Ⅳ级,右侧Ⅳ级;双手握持肌力左侧Ⅳ级,右侧Ⅳ级。双下肢主要肌群肌力:双侧对称略减弱Ⅳ⁺级。右侧肱二头肌腱反射略弱。双侧肱三头肌腱反射、桡骨骨膜反射、膝腱反射对称亢进。双侧 Hoffmann 征、Babinski 征阳性。

　　分析:理学检查显示颈4、5间盘右侧突出压迫颈5神经根引起神经根型颈椎病的典型症状,以及颈5、6间盘突出压迫脊髓引起的脊髓型颈椎病的典型症状,故需要进行颈4、5和颈5、6间盘的减压植骨内固定术。术后(图1-2)第三天右肱二头肌肌力恢复到Ⅳ级。走路踩棉花感消失。

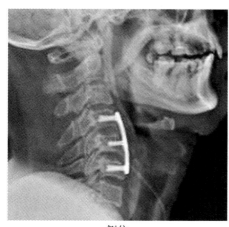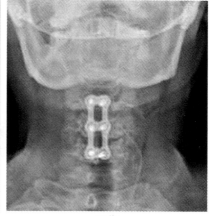

侧位　　　　　　　　　　　　　　　正位

图 1-2　术后颈椎正侧位片

第一节　理学检查的基本原则

一、理学检查的目的

　　理学检查作为患者整体检查的一部分,在不同的时间点有不同的目的:①在初始阶段的目的是疾病筛查,进一步指导辅助检查。②经过系列的检查之后再进行的理学检查,其目的是完成最后的诊断和鉴别诊断,并指导治疗和预后判断。

　　无论是初步筛查,还是为了最终的诊断和鉴别诊断,理学检查都需要精准地进行,这样才能为最终的治疗提供客观有效的证据。理学检查可能会在不同情况下出现假阳性或假阴性的结果,需要按一定标准反复检查。

二、检查顺序

一般按视诊、触诊、动诊、量诊顺序进行。
1. 先健侧后患侧　有健侧作对照,可发现患侧的异常。
2. 先健处后患处　否则由于检查引起疼痛,易使患者产生保护性反应,难以准确判定病变的部位及范围。
3. 先主动后被动　先让患者自己活动患肢,以了解其活动范围、受限程度、痛点等,然后再由医生做被动检查。反之,则因被动检查引起的疼痛、不适会影响检查结果的准确性。

三、充分暴露、两侧对比

　　充分暴露检查的部位是为了全面了解病变的情况,也便于两侧对比。两侧对比时要有确切的两侧同一的解剖标志,对患者双侧进行比较检查,如长度、宽度、周径、活动度、步态等。

Note

四、全面、反复、轻柔、到位

1. **全面**　不可忽视全身检查,不能放过任何异常体征,防止漏诊、误诊。

2. **反复**　每一次主动、被动或对抗运动等检查都应重复几次以明确症状有无加重或减轻,及时发现新症状和体征。

3. **轻柔**　检查操作时动作要轻柔,尽量不给患者增加痛苦。

4. **到位**　检查关节活动范围时,主动或被动活动都应达到最大限度。检查肌力时肌肉收缩应至少5秒钟,以明确有无肌力减弱。

第二节　理学检查的基本内容

一、视诊(inspection)

观察步态有无异常,患部皮肤有无创面、窦道、瘢痕、静脉曲张及色泽异常,脊柱有无侧凸、前后凸,肢体有无畸形,软组织有无肿胀及肿物,与健侧相应部位是否对称等。

二、触诊(palpation)

检查病变的部位、范围,肿物的大小、硬度、活动度、压痛,皮肤感觉及温度等。

三、叩诊(percussion)

为明确骨折、脊柱病变或做反射检查时常用叩诊,如四肢骨折时常有纵轴叩痛;脊柱病变常有棘突叩痛。

四、动诊(mobility)

检查关节的活动范围和肌肉的收缩力。先观察患者的主动活动,再进行被动检查。当神经麻痹或肌腱断裂时,关节均不能主动活动,但可以被动活动。当关节强直、僵硬或有肌痉挛、皮肤瘢痕挛缩时,则主动和被动活动均受限。

五、量诊(measurement)

根据检查原则测量肢体长度、周径、关节的活动范围、肌力和感觉障碍的范围。

1. **肢体长度测量(measurement of limb length)**　测量时患肢和健肢必须放在对称位置,以相同的解剖标志为起止点,双侧对比测量。

(1) 上肢长度:肩峰至桡骨茎突或肩峰至中指尖。

(2) 上臂长度:肩峰至肱骨外上髁。

(3) 前臂长度:肱骨外上髁至桡骨茎突或尺骨鹰嘴至尺骨茎突。

(4) 下肢长度:间接长度测量自髂前上棘至内踝下缘(棘踝线);直接长度测量自大转子至外踝下缘。

(5) 大腿长度:大转子至膝关节外侧间隙。

(6) 小腿长度:膝关节内侧间隙至内踝下缘,或外侧间隙至外踝下缘。

2. **肢体周径测量(measurement of limb circumference)**

(1) 上肢周径:在双侧肩峰下同一距离测量,通常在10cm或15cm处测量。

(2) 大腿周径:在双侧髌骨上同一距离测量,通常在10cm或15cm处测量。

(3) 小腿周径:在双侧胫骨结节下同一距离测量,通常在10cm或15cm处测量,也可以选择小腿肌腹的最大径处测量。

3. 关节活动范围测量（measurement of joint motion） 用量角器较准确地测量，采用目前国际通用的中立位作为 0° 的记录方法。以关节中立位为 0°，测量各方向的活动度。记录方法：四肢关节可记为 0°（伸）⇔150°（屈），数字代表屈伸角度，两数之差代表活动范围，"⇔"代表活动方向。如膝、肘等关节在中立位 0° 以后存在过伸，可记为过伸 10° 或屈曲 −10°。脊柱活动范围可记为：

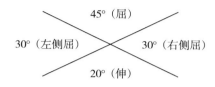

           45°（屈）

30°（左侧屈）   30°（右侧屈）

           20°（伸）

六、神经系统检查（examination of nervous system）

1. 肌张力检查（examination of the muscular tension） 肌张力指肌肉松弛状态下做被动运动时检查者所遇到的阻力。肌张力减低可见于下运动神经元病变及肌源性病变等。肌张力增高见于上运动神经元病变和锥体外系病变，前者表现为痉挛性肌张力增高，即上肢屈肌及下肢伸肌张力增高明显，开始做被动运动时阻力较大，然后迅速减小，称折刀样肌张力增高；后者表现为强直性肌张力增高，即伸肌和屈肌的肌张力均增高，做被动运动时向各个方向的阻力是均匀一致的，亦称铅管样肌张力增高（不伴震颤），如伴有震颤则出现规律而断续的停顿，称齿轮样肌张力增高。

2. 肌力检查（examination of myodynamia） 需要结合视诊、触诊和动诊来了解肌肉随意运动的功能状态。根据抗引力或阻力的程度可将肌力分级，进行手动肌力检测，称为 manual muscle test，简称 MMT（表 1-1）。

表 1-1 肌力测定的分级（5 级分法）

级别		运动
0		无肌肉收缩，为完全性瘫痪
1		有轻度肌肉收缩，但不产生关节运动
2	2⁻	不抗引力时只有运动的起始动作
	2	不抗引力时有完全运动幅度
	2⁺	抗引力时只有运动的起始动作
3	3⁻	抗引力时只有部分运动幅度
	3	抗引力时有完全运动幅度
	3⁺	抗引力抗最小阻力时有完全运动幅度
4		抗引力抗中度阻力时有完全运动幅度
5		抗引力抗最大阻力时有完全运动幅度—正常

3. 感觉异常区检查（examination of paresthesia area） 一般只检查痛觉及触觉，必要时还要检查温觉、位置觉、两点辨别觉等，并用不同的标记画在人体素描图上。常用棉花测触觉；用注射针头测痛觉；用分别盛有冷热水的试管测温度觉。并分别以"----"、"∨∨∨∨"、"~~~"记录触觉、痛觉、温觉的障碍边界。用以了解神经病损的部位和程度，并可观察疾病的发展情况和治疗结果。

4. 反射检查（examination of reflex） 应在肌肉放松体位下进行，两侧对比，检查特定反射。常用的有：

（1）深反射（deep reflex）：肱二头肌（腱）反射（C_{5-6}，肌皮神经），肱三头肌（腱）反射（C_{6-7}，桡神经），桡反射（C_{5-6}，桡神经），膝（腱）反射（L_{2-4}，股神经），踝反射或跟腱反射（S_{1-2}，胫神经）。

（2）浅反射（superficial reflex）：腹壁反射：上方（$T_7 \sim T_8$），中部（$T_9 \sim T_{10}$），下方（$T_{11} \sim T_{12}$）；提睾反射（$L_1 \sim L_2$）；跖反射（$S_1 \sim S_2$）；肛门反射（$S_4 \sim S_5$）；球海绵体反射。

（3）病理反射（pathologic reflex）：一般在中枢神经系统受损时出现，常见的有：①霍夫曼征（Hoffmann sign）；②巴宾斯基征（Babinski sign）；③髌阵挛（patellar clonus）；④踝阵挛（ankle clonus）。

5. 自主神经检查（autonomic nerve examination） （又称植物神经检查，vegetative nerve examination）

（1）皮肤、毛发、指甲营养状态：自主神经损害时，表现为皮肤粗糙、失去正常的光泽、表皮脱落、发凉、无汗；毛发脱落；指（趾）甲增厚、失去光泽、易裂。此外，可显示血管舒缩变化：毛细血管充盈迟缓。

（2）皮肤划痕试验：钝针快划皮肤，数秒后出现白色划痕（血管收缩），并高起皮面，一般持续1~5分钟。如果持续时间延长，提示有交感神经兴奋性增高。

第三节　各部位检查法

一、肩部检查

肩关节（shoulder joint，也称盂肱关节）是全身最灵活的关节。它由肩胛骨的关节盂和肱骨头构成。由于肱骨头大而关节盂浅，因而其既灵活又缺乏稳定性，是肩关节易脱位的原因之一。肩部的运动很少是由肩关节单独进行的，常常是肩关节、肩锁关节、胸锁关节及肩胛骨 - 胸壁联接均参与的复合运动，因此检查肩部活动时需兼顾各方面。

【视诊】

肩的正常外形呈圆弧形，两侧对称。三角肌萎缩或肩关节脱位后弧度变平，称为"方肩"（square shoulder）。先天性高肩胛患者患侧明显高于健侧。斜方肌瘫痪表现为垂肩，肩胛骨内上角稍升高。前锯肌瘫痪向前平举上肢时表现为翼状肩胛（winged scapula）。

【触诊】

锁骨位置表浅，全长均可触到。喙突尖在锁骨下方肱骨头内侧，与肩峰和肱骨大结节形成肩等边三角称为肩三角。骨折、脱位时此三角有异常改变。

【动诊和量诊】

广义的肩关节活动包括盂肱关节、肩锁关节、胸锁关节和肩胛胸壁之间联接的共同活动。所以检查肩关节活动范围时，须先将肩胛骨下角固定，以鉴别是盂肱关节的单独活动还是包括其他关节的广义的肩关节活动。肩关节的运动包括内收、外展、前屈、后伸、内旋和外旋。肩关节中立位为上臂下垂屈肘90°，前臂指向前。正常活动范围：外展80°~90°，内收20°~40°，前屈70°~90°，后伸40°，内旋45°~70°，外旋45°~60°（图1-3）。

肩外展超过90°时称为上举（160°~180°），须有盂肱关节、肩锁关节、胸锁关节和肩胛胸壁之间的联接共同参与才能完成。如为肩周炎仅外展、外旋明显受限；关节炎则各个方向运动均受限。

【特殊检查】

1. 杜加氏征（Duga's sign） 正常人将手搭在对侧肩上，肘部能贴近胸壁。肩关节前脱位时肘部内收受限，伤侧的手搭在对侧肩上，肘部则不能贴近胸壁，或肘部贴近胸部时，则手搭不到对侧肩，此为杜加氏征阳性。

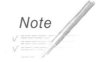
Note

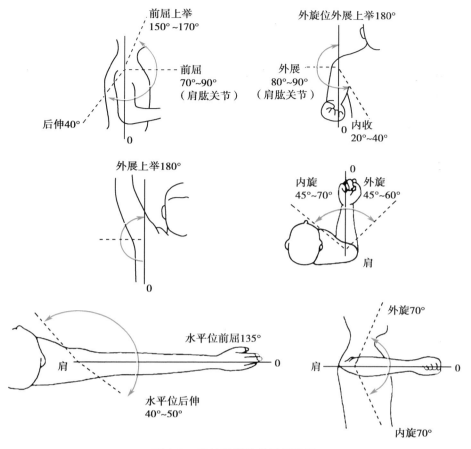

图 1-3　肩关节活动范围示意图

2. 痛弧(pain arc)　冈上肌腱有病损时,在肩外展 60°~120° 范围内有疼痛,因为在此范围内肌腱与肩峰下面摩擦、撞击,此范围以外则无疼痛。常用于肩峰增生和冈上肌腱病损引起撞击的检查判定。

二、肘部检查

肘关节(elbow joint)包括肱尺关节、肱桡关节、上尺桡关节三个关节。除具有屈伸活动功能外,还有前臂的旋转功能。

【视诊】

正常肘关节完全伸直时,肱骨内、外上髁和尺骨鹰嘴在一直线上;肘关节完全屈曲时,这三个骨突构成一等腰三角形(称肘后三角)。肘关节脱位时,三点关系发生改变;肱骨髁上骨折时,此三点关系不变。前臂充分旋后时,上臂与前臂之间有 10°~15° 外翻角,又称提携角(carrying angle)。该角度小于 0° 时称为肘内翻(cubitus varus),增大时称为肘外翻(cubitus valgus)(图 1-4)。肘关节伸直时,鹰嘴的桡侧有一小凹陷,为肱桡关节的部位。桡骨头骨折或肘关节肿胀时此凹陷消失,并有压痛。桡骨头脱位在此部位可见到异常骨突,旋转前臂时可触到突出的桡骨头转动。肘关节积液或积血时,患者屈肘从后面观察,可见鹰嘴之上肱三头肌腱的两侧胀满。肿胀严重者,如化脓性或结核性关节炎时,肘关节成梭形。

【触诊】

肱骨干可在肱二头肌与肱三头肌之间触之。肱骨内、外上髁和尺骨鹰嘴位置表浅容易触之。肘部慢性劳损常见的部位在肱骨内、外上髁处。外上髁处为伸肌总腱的起点,肱骨外上髁炎时,局部明显压痛。

Note

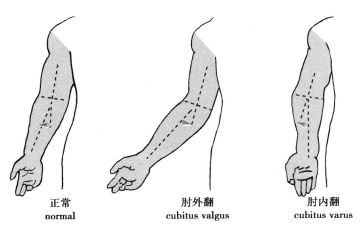

正常
normal

肘外翻
cubitus valgus

肘内翻
cubitus varus

图 1-4 肘关节示意图

【动诊和量诊】

肘关节屈伸运动通常以完全伸直为中立位 0°。活动范围:屈曲 135°~150°,伸 0°,可有 5°~10°过伸(图 1-5)。肘关节的屈伸活动幅度,取决于关节面的角度和周围软组织的制约。在肘关节完全伸直位时,因侧副韧带被拉紧,不可能有侧方运动,如果出现异常的侧方运动,则提示侧副韧带断裂或内、外上髁骨折。

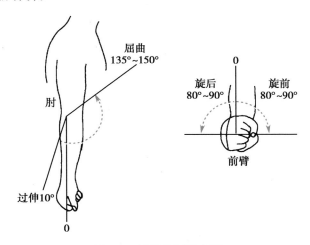

肘

屈曲
135°~150°

过伸10°

0

旋后
80°~90°

旋前
80°~90°

0

前臂

图 1-5 肘关节活动范围

【特殊检查】

米尔征(Mill's sign):患者肘部伸直,腕部屈曲,将前臂旋前时,肱骨外上髁处疼痛为阳性,常见于肱骨外上髁炎(lateral epicondylitis of humerus,或称网球肘 tennis elbow)。

三、腕部检查

腕关节(wrist joint)是前臂与手之间的移行区,包括桡尺骨远端、腕骨掌骨基底、桡腕关节、腕中关节、腕掌关节及有关的软组织。前臂的肌腱及腱鞘均经过腕部。这些结构被坚实的深筋膜包裹,与腕骨保持密切的联系,使腕部保持有力并容许广泛的运动以适应手的多种复杂功能。

【视诊】

微屈腕时,腕前区有 2~3 条腕前皮肤横纹。用力屈腕时,由于肌腱收缩,掌侧有 3 条明显的纵行皮肤隆起,中央为掌长肌腱,桡侧为桡侧腕屈肌腱,尺侧为尺侧腕屈肌腱。桡侧腕屈肌腱的外侧是扪桡动脉的常用位置,皮下脂肪少的人可见桡动脉搏动。解剖学"鼻烟窝"是腕背侧的明显标志,它由拇长展肌和拇短伸肌腱、拇长伸肌腱围成,其底由舟骨、大多角骨、桡骨茎突和桡侧腕长、短伸肌组成。其深部是舟骨,舟骨骨折时该窝肿胀。腕关节结核和类风湿关节炎表现为全关节肿胀。腕背皮下半球形肿物多为腱鞘囊肿。月骨脱位后腕背或掌侧肿胀,握拳时可见第三掌骨头向近侧回缩(正常时较突出)。

【触诊】

舟骨骨折时"鼻烟窝"有压痛。正常时桡骨茎突比尺骨茎突低1cm,当桡骨远端骨折时这种关系有改变。腱鞘囊肿常发生于手腕背部,为圆形、质韧、囊性感明显的肿物。疑有舟骨或月骨病变时,让患者半握拳尺偏,叩击第三掌骨头时腕部近中线处疼痛。

【动诊和量诊】

通常以第3掌骨与前臂纵轴成一直线为腕关节中立位0°。正常活动范围:背屈35°~60°,掌屈 50°~60°,桡偏25°~30°,尺偏30°~40°(图1-6)。腕关节的正常运动对手的活动有重要意义,因而其功能障碍有可能影响到手的功能,利用合掌法容易查出其轻微异常。

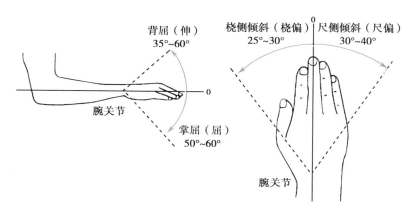

图1-6　腕关节活动范围

【特殊检查】

1. 握拳尺偏试验(Finkelsein's sign)　患者拇指握于掌心,使腕关节被动尺偏,桡骨茎突处疼痛为阳性。为桡骨茎突狭窄性腱鞘炎的典型体征。

2. 腕关节尺侧挤压试验　腕关节中立位,使之被动向尺侧偏并挤压,下尺桡关节疼痛为阳性。多见于腕三角软骨损伤或尺骨茎突骨折。

四、手部检查

手(hand)是人类劳动的器官,它具有复杂而重要的功能,由5个掌骨和14个指骨组成。人类的拇指具有对掌功能是区别于其他哺乳动物的重要特征。

【视诊】

常见的畸形有并指、多指、巨指(多由脂肪瘤、淋巴瘤、血管瘤引起)等(图1-7)。纽扣畸形见于手指近侧指间关节背面中央腱束断裂;鹅颈畸形系因手内在肌萎缩或作用过强所致;爪形手是前臂肌群缺血性挛缩的结果;梭形指多为结核、内生软骨瘤或指间关节损伤。类风湿关节炎呈双侧多发性掌指、指间和腕关节肿大,晚期掌指关节尺偏。

【触诊】

指骨、掌骨均可触到。手部瘢痕检查需配合动诊,观察是否与肌腱、神经粘连。

【动诊和量诊】

手指各关节完全伸直为中立位0°。活动范围掌指关节屈60°~90°,伸0°,过伸20°;近侧指间关节屈90°,伸0°,远侧指间关节屈60°~90°,伸0°(图1-8)。手的休息位(position of rest):是手休息时所处的自然静止的姿势,即腕关节背屈10°~15°,示指至小指呈半握拳状,拇指部分外

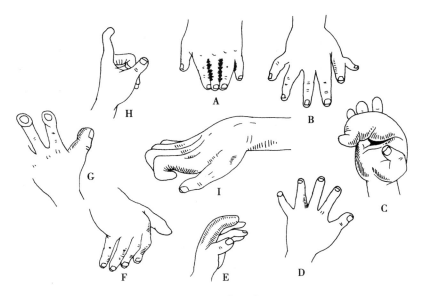

图 1-7　手部常见畸形

A. 先天性并指；B. 多指；C. 巨指；D. 指骨结核；E. 化脓性腱鞘炎；F. 类风湿性关
节炎（晚期）；G. 杵状指；H. 锤状指（伸肌腱断裂）；I. 爪形手（缺血性肌挛缩）

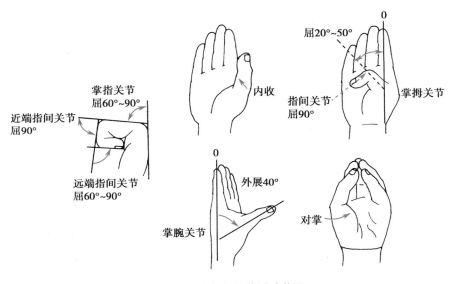

图 1-8　手部各关节活动范围

展,拇指尖接近示指远侧指间关节（图 1-9A）。手的功能位（functional position）:腕背屈 20°~35°,
拇指外展、对掌,其他手指略分开,掌指关节及近侧指间关节半屈曲,而远侧指间关节微屈曲,相
当于握小球的体位。该体位使手能根据不同需要迅速做出不同的动作,发挥其功能,外伤后的
功能位固定即以此为标准（图 1-9B）。拇指向手掌垂直方向合拢为内收,反向为外展;拇指指腹

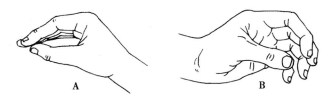

图 1-9　手的休息位及功能位

A. 手的休息位；B. 手的功能位

与其他手指指腹的对合称对掌。

手指常发生屈肌腱鞘炎,屈伸患指可听到弹响,称为弹响指(snapping finger)或扳机指(trigger finger)。

五、脊柱检查

脊柱(spine)由 7 个颈椎、12 个胸椎、5 个腰椎、5 个骶椎、4 个尾椎构成。常见的脊柱疾病多发生于颈椎和腰椎。随着人类日常运动减少和社会的老龄化,颈腰椎退行性疾病的发病率在逐年升高,发病时则会有感觉、运动和脊柱姿势的异常。

【视诊】

脊柱居体轴的中央,并有颈、胸、腰段的生理弯曲。正常人第 7 颈椎棘突最突出。如有异常的前凸、后凸和侧凸则应记明其方向和部位,脊柱侧凸的方向常以骨盆为参照点。脊柱侧凸如继发于神经纤维瘤病,则皮肤上常可见到黄褐斑,为该病的诊断依据之一。腰骶部如有丛毛或膨出是脊椎裂的表现。常见的脊柱畸形有:角状后凸(结核、肿瘤、骨折等),圆弧状后凸(强直性脊柱炎、青年圆背等),侧凸(特发性脊柱侧凸、先天性脊柱侧凸、椎间盘突出症等)。另外,尚有先天性肌性斜颈等。还应观察患者的姿势和步态。腰扭伤或腰椎结核的患者常以双手扶腰行走;腰椎间盘突出症的患者,行走时身体常向前侧方倾斜。

Adam 前屈试验(Adam's forward-bend test)嘱患者双腿伸直,双膝并拢,双手并拢,弯腰前屈身体,观察患者在弯腰过程中背部是否对称、有无隆起以及棘突是否居中,出现异常者为阳性,提示胸腰椎畸形。对胸椎侧凸尤其敏感(图 1-10)。

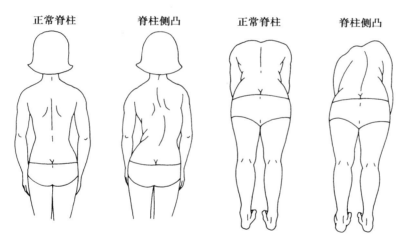

正常脊柱　　脊柱侧凸　　正常脊柱　　脊柱侧凸

图 1-10　Adam 前屈试验

【触诊】

颈椎从枕骨结节向下,第一个触及的是第 2 颈椎棘突。颈前屈时第 7 颈椎棘突最明显,故又称隆椎。两肩胛下角连线,通过第 7 胸椎棘突,约平第 8 胸椎椎体。两髂嵴最高点连线通过第 4 腰椎棘突或第 4、5 腰椎椎体间隙,常依此确定胸腰椎位置。棘突上压痛常见于棘上韧带损伤、棘突骨折;棘间韧带压痛常见于棘间韧带损伤;腰背肌压痛常见于腰肌劳损;腰部肌肉痉挛常是腰椎结核、急性腰扭伤及腰椎滑脱等的保护性现象。

【叩诊】

脊柱深部疾患,如肿瘤、椎间隙感染(包括结核)等,握拳或用叩诊锤叩打相应的腰背部可出现相应深部的疼痛,而浅部的压痛不明显或较轻,可与浅部的韧带损伤、韧带炎相鉴别。

【动诊和量诊】

脊柱中立位是身体直立,目视前方。颈段活动范围:前屈后伸均 45°,侧屈 45°(图 1-11)。

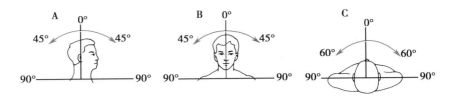

图 1-11　颈部活动范围

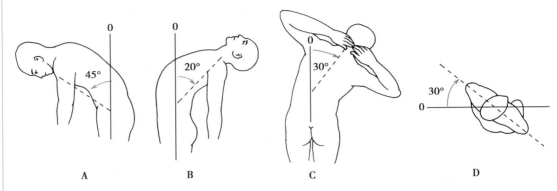

图 1-12　腰部活动范围

腰段活动：前屈 45°，后伸 20°，侧屈 30°（图 1-12）。颈椎活动范围的简易测定法：正常时屈颈下颌可抵前胸；后伸时鼻尖与前额的连线与体轴垂直；侧屈肩稍耸耳可触肩。腰椎间盘突出症患者，脊柱侧屈及前屈受限；脊椎结核或强直性脊柱炎的患者脊柱的各个方向活动均受限制，失去正常的运动曲线。腰椎管狭窄症的患者主观症状多而客观体征较少，脊柱后伸多受限。

【特殊检查】

1. 上臂牵拉试验（Eaton's sign）　患者坐位，检查者一手将患者头部推向健侧，另一手握住患者腕部向外下牵引，如出现患肢疼痛、麻木感为阳性。见于颈椎病。

2. 压头试验（Spurling's sign）　患者端坐，头后仰并偏向患侧，术者用手掌在其头顶加压，出现颈痛并向患手放射为阳性，颈椎病时可出现此征（图 1-13）。

3. 幼儿脊柱活动检查法　患儿俯卧，检查者双手抓住患儿双踝上提，如有椎旁肌痉挛，则脊柱生理前凸消失，呈板样强直为阳性，常见于脊柱结核患儿（图 1-14）。

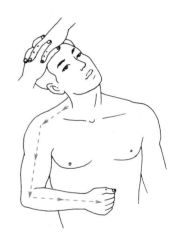

图 1-13　压头试验

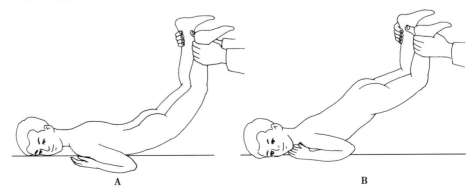

图 1-14　幼儿脊柱活动测验
A. 正常；B. 僵直

Note

4. 拾物试验 在地上放一物品,嘱患儿去拾,如骶棘肌有痉挛,患儿拾物时只能屈曲两侧膝、髋关节而不能弯腰,多见于下胸椎及腰椎病变(图1-15)。

5. 髋关节过伸试验(Yeoman's sign) 患者俯卧,检查者一手压在患者骶部,一手将患侧膝关节屈至90°,握住踝部,向上提起,使髋过伸,此时必扭动骶髂关节,如有疼痛即为阳性。此试验可同时检查髋关节及骶髂关节的病变(图1-16)。

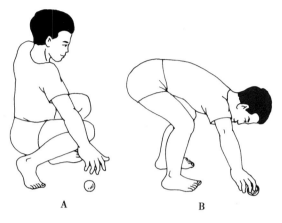

图 1-15 拾物试验
A. 阳性;B. 正常

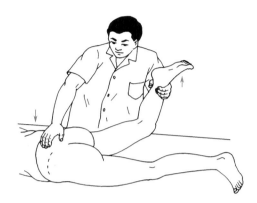

图 1-16 髋关节过伸试验

6. 骶髂关节扭转试验(Gaenslen's sign) 患者仰卧,屈健侧髋、膝,让患者抱住;病侧大腿垂于床缘外。检查者一手按健侧膝,一手压病侧膝,出现骶髂关节痛者为阳性,说明腰骶关节有病变(图1-17)。

7. 腰骶关节过伸试验(Naoholos' sign) 患者俯卧,检查者的前臂插在患者两大腿的前侧,另一手压住腰部,将患者大腿向上抬,若骶髂关节有病,即有疼痛。

8. 骶髂关节斜扳试验 患者仰卧,充分屈曲病侧髋、膝关节,检查者一手按住患侧肩部,另一手按住患侧膝部的外侧,向健侧推去,骶髂关节疼痛者为阳性。

9. 直腿抬高试验(Lasègue's sign) 患者仰卧,检查者一手托患者足跟,另一手保持膝关节伸直,缓慢抬高患肢,如在60°范围之内即出现坐骨神经的放射痛,称为直腿抬高试验阳性。在直腿抬高试验阳性时,缓慢放低患肢高度,待放射痛消失后,再将踝关节被动背屈,如再度出现放射痛,则称为直腿抬高加强试验(Bragard's sign)阳性。此试验阳性为腰椎间盘突出症的主要诊断依据(图1-18)。

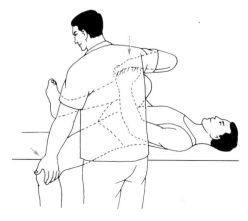

图 1-17 骶髂关节扭转试验

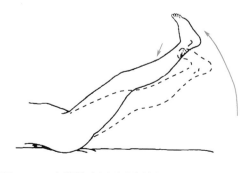

图 1-18 直腿抬高试验(实线)及加强试验(虚线)

六、骨盆和髋部检查

髋关节（hip joint）是人体最大、最稳定的关节之一，属典型的球窝关节。它由股骨头、髋臼和股骨颈形成关节，下方与股骨相连。其结构与人体直立所需的负重与行走功能相适应。髋关节远较肩关节稳定，没有强大暴力一般脱位机会很少。负重和行走是髋关节的主要功能，其中负重功能更重要，保持一个稳定的髋关节是各种矫形手术的原则。由于人类直立行走，髋关节是下肢最易受累的关节。

【视诊】

应首先注意髋部疾病所致的病理步态，常需行走、站立和卧位结合检查。特殊的步态，骨科医生应明了其机制，对诊断疾病十分重要。髋关节患慢性感染时，常呈屈曲内收畸形；髋关节后脱位时，常呈屈曲内收内旋畸形；股骨颈及转子间骨折时，伤肢呈外旋畸形。

【触诊】

先天性髋关节脱位和股骨头缺血性坏死的患者，多有内收肌挛缩，可触及紧张的内收肌。骨折的患者有局部肿胀压痛；髋关节感染性疾病局部多有红肿、发热且有压痛。外伤性脱位的患者可有明显的局部不对称性突出。挤压分离试验对骨盆骨折的诊断具有重要意义。

【叩诊】

髋部有骨折或炎症，握拳轻叩大粗隆或在下肢伸直位叩击足跟部时，可引起髋关节疼痛。

【动诊】

髋关节中立位 0° 为髋膝伸直，髌骨向上。正常活动范围：屈 130°~140°，伸 0°，过伸可达 15°；内收 20°~30°，外展 30°~45°；内旋 40°~50°，外旋 30°~40°（图 1-19）。除检查活动范围外，还应注意在双腿并拢时能否下蹲，有无弹响。臀肌挛缩症的患者，双膝并拢不能下蹲，活动髋关节时会出现弹响，常称为弹响髋（snapping hip）。

【量诊】

发生股骨颈骨折、髋脱位、髋关节结核或化脓性关节炎股骨头破坏时，大转子向上移位。测定方法有：①Shoemaker 线：正常时，大转子尖与髂前上棘的连线延伸，在脐上与腹中线相交；大转子上移后，该线与腹中线相交在脐下。②Nelaton 线：患者侧卧并半屈髋，在髂前上棘和坐骨结节之间画线。正常时此线通过大转子尖，如大转子尖上移超过此线，则为异常。③Bryant 三角：患者仰卧，从髂前上棘垂直向下和向大转子尖各画一线，再从大转子尖向近侧画一水平线，该三线构成一个三角形。水平的底边一般长度约为 5cm。大转子上移时底边比健侧缩短（图 1-20）。

【特殊检查】

1. 滚动试验（rolling test）　患者仰卧位，检查者将一手掌放在患者大腿上轻轻使其反复滚动，急性关节炎时可引起疼痛或滚动受限。

2. "4"字试验（Patrick's sign）　患者仰卧位，健肢伸直，患侧髋与膝屈曲，大腿外展、外旋将小腿置于健侧大腿上，形成一个"4"字，一手固定骨盆，另一手下压患肢，出现疼痛为阳性。见于骶髂关节及髋关节内有病变或内收肌有痉挛的患者（图 1-21）。

3. 托马斯征（Thomas' sign）　患者仰卧位，充分屈曲健侧髋膝，并使腰部贴于床面，若患肢自动抬高离开床面或迫使患肢与床面接触出现代偿性腰部前凸时，称托马斯征阳性（图 1-22）。见于髋部病变的髋关节屈曲畸形或屈髋肌挛缩或痉挛。

4. 骨盆挤压分离试验　患者仰卧位，从双侧髂前上棘处对向挤压或向后外分离骨盆，引起骨盆疼痛为阳性。见于骨盆骨折。须注意检查时手法要轻柔以免加重骨折端出血。

5. 单足独立试验（Trendelenburg's test）　患者背向检查者，健肢屈髋、屈膝上提，用患肢站立，如健侧骨盆及臀褶下降为阳性。多见于臀中、小肌麻痹，髋关节脱位及陈旧性股骨颈骨折等

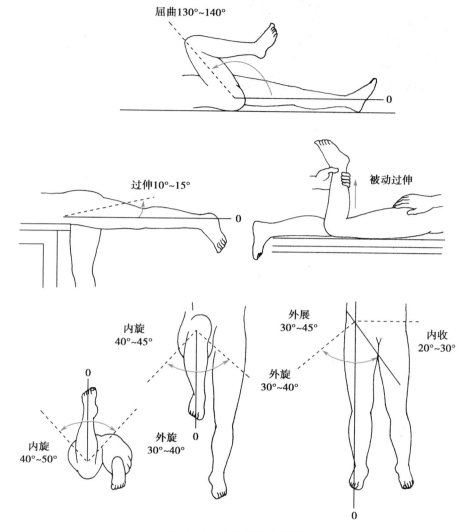

图 1-19 髋关节活动范围

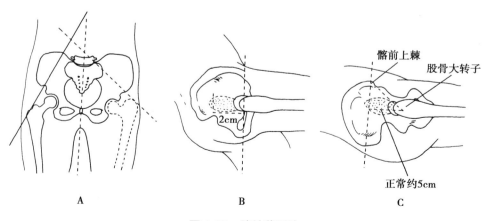

图 1-20 髋关节量诊

A. Shoemaker 髂转线测量法:右侧正常,左侧不正常;B. Nelaton 髂坐线测定法;C. 股骨大转子与髂前上棘间的水平距离测定法(Bryant 三角)

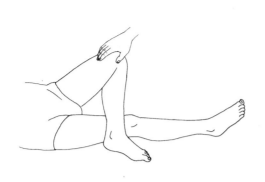

图 1-21 "4"字试验

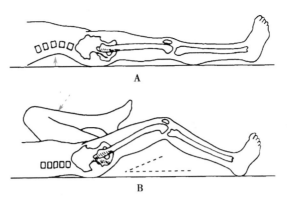

图 1-22 托马斯征（Thomas' sign）
A.试验前,腰椎有代偿性前凸,因此患髋可伸直;B.把健髋屈曲后,腰椎代偿性前凸被纠正,患髋的屈曲畸形就出现了,虚线的角度即患髋屈曲畸形的角度

（图 1-23）。正常人阴性时,为保持姿势平衡,健侧骨盆应上抬,臀褶上升。

6. 艾利斯征（Allis' sign） 患者仰卧位,屈髋、屈膝,两足平行放于床面,足跟对齐,观察双膝的高度,如一侧膝比另一侧高时,即为阳性。见于髋关节脱位、股骨或胫骨短缩（图 1-24）。

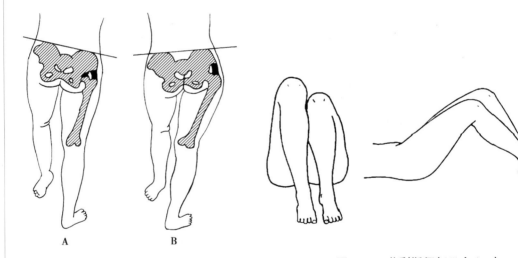

图 1-23 单足独立试验（Trendelenburg's test）

A.阴性;B.阳性

图 1-24 艾利斯征（Allis' sign）

7. 推拉试验（又名望远镜试验,telescope test） 患者仰卧位,下肢伸直,检查者一手握住患侧小腿,沿身体纵轴上下推拉,另一手触摸同侧大转子,如出现活塞样滑动感为阳性,多见于儿童先天性髋关节脱位。

七、膝部检查

膝关节（knee joint）是人体中结构功能最复杂的关节,解剖学上被列为屈成关节。功能为屈伸活动,还包括内收外展,沿肢体长轴旋转运动。膝部内外侧韧带、关节囊、半月板和周围的软组织保持其稳定。

【视诊】

检查时患者首先呈立正姿势站立。正常时,两膝和两踝应能同时并拢互相接触,若两踝能并拢而两膝不能互相接触则为膝内翻(genu varum),又称"O 型腿"。若两膝并拢而两踝不能接触则为膝外翻(genu valgum),又称"X 型腿"(图 1-25)。膝内、外翻是指远侧肢体的指向。在伸膝位,髌韧带两侧稍凹陷。有关节积液或滑膜增厚时,凹陷消失。比较两侧股四头肌有无萎缩,早期萎缩可见内侧头稍平坦,用软尺测量更为准确。

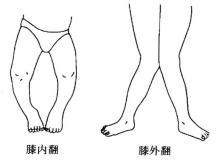

膝内翻　　　　膝外翻

图 1-25　膝部畸形

【触诊】

触诊的顺序为先检查前侧,如股四头肌、髌骨、髌腱和胫骨结节之间的关系等,然后再俯卧位检查膝后侧,在屈曲位检查腘窝、外侧的股二头肌、内侧的半腱肌半膜肌有无压痛或挛缩。

髌骨前方出现囊性肿物,多为髌前滑囊炎。膝前外侧有囊性肿物,多为半月板囊肿;膝后部的肿物,多为腘窝囊肿。考虑膝关节积血或积液,可行浮髌试验。膝关节表面软组织较少,压痛点的位置往往就是病灶的位置,所以,检查压痛点对定位诊断有很大的帮助。髌骨下缘的平面正是关节间隙,关节间隙的压痛点可以考虑是半月板的损伤处或有骨赘之处。

内侧副韧带的压痛点往往不在关节间隙,而在股骨内髁结节处;外侧副韧带的压痛点在腓骨小头上方。髌骨上方的压痛点代表髌上囊的病灶。另外,膝关节的疼痛,要注意检查髋关节,因为髋关节疾病可刺激闭孔神经,引起膝关节牵涉痛。如果膝关节持续性疼痛、进行性加重,可考虑股骨下端和胫骨上端肿瘤的可能性。

【动诊和量诊】

膝伸直为中立位 0°。正常活动范围:屈 120°~150°,伸 0°,过伸 5°~10°(图 1-26)。膝关节伸直时产生疼痛的原因是由于肌肉和韧带紧张,导致关节面的压力加大所致。可考虑为关节面负重部位的病变。如果最大屈曲时有胀痛,可推测是由于股四头肌的紧张,髌上滑囊内的压力增高和肿胀的滑膜被挤压而引起,这是关节内有积液的表现。总之,一般情况下伸直痛是关节面的病变,屈曲痛是膝关节水肿或滑膜炎的表现。

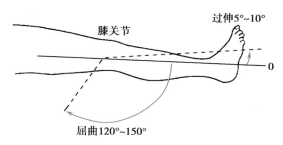

过伸 5°~10°
膝关节
0
屈曲 120°~150°

图 1-26　膝关节活动范围

当膝关节处于向外翻的压力下,并做膝关节屈曲动作时,若产生外侧疼痛,则说明股骨外侧髁和外侧半月板有病变。反之,内翻同时有屈曲疼痛者,病变在股骨内髁或内侧半月板。

【特殊检查】

1. 侧方应力试验(Böhler's sign)　患者仰卧位,将膝关节置于完全伸直位,分别做膝关节的被动外翻和内翻检查,与健侧对比。若超出正常外翻或内翻范围,则为阳性。说明有内侧或外侧副韧带损伤(图 1-27)。

2. 抽屉试验(drawer test)　患者仰卧屈膝 90°,助于固定骨盆,检查者轻坐在患侧足背上(固定),双手握住小腿上段,向后推,再向前拉。前交叉韧带断裂时,可向前拉 0.5cm 以上;后交叉韧带断裂者可向后推 0.5cm 以上。将膝置于屈曲 10°~15° 进行试验(Lachman's test),则可增加本试验的阳性率,有利于判断前交叉韧带的前内束或后外束损伤(图 1-28)。

3. 麦氏征(McMurray's test)　患者仰卧位,检查者一手按住患膝,另一手握住踝部,将膝完

Note

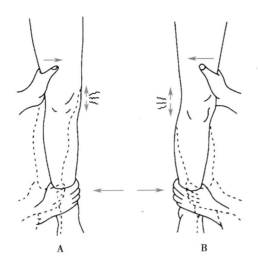

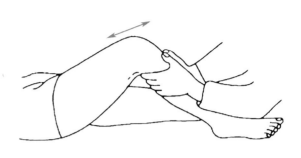

图 1-27 侧方应力试验
A. 内侧副韧带损伤;B. 外侧副韧带损伤

图 1-28 抽屉试验

全屈曲,足跟抵住臀部,然后将小腿极度外展外旋,或内收内旋,在保持这种应力的情况下,逐渐伸直,在伸直过程中若能听到或感到响声,或出现疼痛为阳性。说明半月板有病变。

4. 浮髌试验(floating patella test) 患者仰卧位,伸膝,放松股四头肌,检查者的一手放在髌骨近侧,将髌上囊的液体挤向关节腔,同时另一手示指、中指急速下压。若感到髌骨碰击股骨髁部时,为浮髌试验阳性。一般中等量积液时(50ml),浮髌试验才呈阳性(图 1-29)。

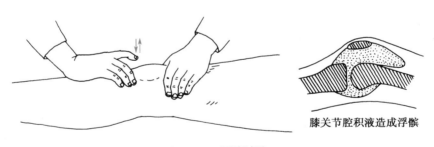

膝关节腔积液造成浮髌

图 1-29 浮髌试验

八、踝和足部检查

踝关节(ankle)属于屈成关节,其主要功能是负重,运动功能主要限于屈伸,可有部分内外翻运动。与其他负重关节相比,踝关节活动范围小,但更为稳定。其周围多为韧带附着,有数条较强壮肌腱。由于其承担较大负重功能,故扭伤发病率较高。足(foot)由骨和关节形成内纵弓、外纵弓及前部的横弓,是维持身体平衡的重要结构。足弓还具有吸收震荡,负重,完成行走、跑跳动作等功能。

【视诊】

观察双足大小和外形是否正常一致。足先天性、后天性畸形很多,常见的有:马蹄内翻足、高弓足、平足、踇外翻等(图 1-30)。脚印对检查足弓、足的负重点及足的宽度均有重要意义。外伤时踝及足均有明显肿胀。

【触诊】

主要注意疼痛的部位、性质,肿物的大小、质地。注意检查足背动脉,以了解足和下肢的血

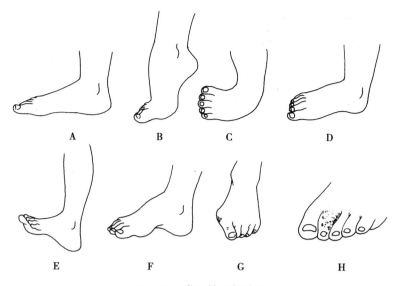

图 1-30　常见的足部畸形

A. 扁平足；B. 马蹄足；C. 内翻足；D. 外翻足；E. 仰趾足；F. 弓形足；G. 跟外翻；H. 锤状趾

液循环状态。一般可在足背第 1、2 跖骨之间触及其搏动。足背的软组织较薄，根据压痛点的位置，可估计疼痛位于某一骨骼、关节、肌腱和韧带。然后再根据主动和被动运动所引起的疼痛，就可以推测病变的部位。例如：跟痛症多在足跟跟骨前下方偏内侧，相当于跖腱膜附着于跟骨结节部。踝内翻时疼痛，而外翻时没有疼痛，压痛点在外踝，则推断病变在外踝的韧带上。

【动诊和量诊】

踝关节中立位为矢状面上小腿与足外缘垂直，正常活动范围：背屈 20°~30°，跖屈 40°~50°（图 1-31）。足内、外翻活动主要在胫距关节；内收、外展在距跗和距间关节，范围很小。跖趾关节的中立位为足与地面平行。正常活动范围：背屈 30°~40°，跖屈 30°~40°（图 1-32）。

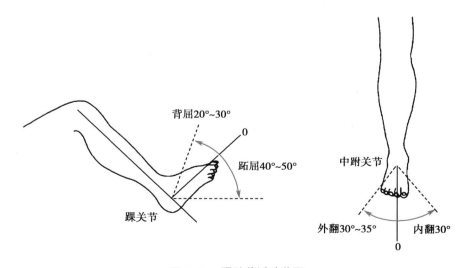

图 1-31　踝关节活动范围

九、上肢神经检查

上肢的神经支配主要来自臂丛神经，它由 C_5~T_1 神经根组成。主要有桡神经、正中神经、尺

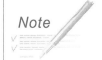

神经和腋神经。通过对神经支配区感觉运动的检查可明确病变部位。

1.　桡神经　发自臂丛后束,为臂丛神经最大的一支,在肘关节水平分为深、浅二支。根据损伤水平及深、浅支受累不同,其表现亦不同,是上肢外伤和手术中最易损伤的神经之一。在肘关节以上损伤,出现垂腕畸形(drop-wrist deformity),手背"虎口"区皮肤麻木,掌指关节不能伸直。在肘关节以下,桡神经深支损伤时,因桡侧腕长伸肌功能

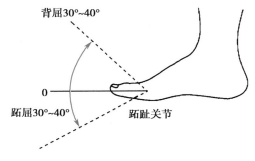

图 1-32　跖趾关节活动范围

存在,所以无垂腕畸形。单纯浅支损伤可发生于前臂下 1/3,仅有拇指背侧及手桡侧感觉障碍。

2.　正中神经　由臂丛内侧束和外侧束组成。损伤多发生于肘部和腕部,在腕关节水平损伤时,大鱼际瘫痪,桡侧三个半手指掌侧皮肤感觉消失,不能用拇指和示指捡起一根细针;损伤水平高于肘关节时,还表现为前臂旋前和拇指示指的指间关节不能屈曲。陈旧损伤还有大鱼际萎缩,拇指伸直与其他手指在同一水平面上,且不能对掌,称为"平手"或"猿手"畸形(ape hand deformity)。

3.　尺神经　发自臂丛内侧束,在肘关节以下发出分支支配尺侧腕屈肌和指深屈肌尺侧半;在腕以下分支支配骨间肌、小鱼际、拇收肌、第 3、4 蚓状肌。尺神经在腕部损伤后,上述肌麻痹。查 Froment 征可知有无拇收肌瘫痪(见第九章第四节手外伤)。肘部尺神经损伤,尺侧腕屈肌瘫痪(患者抗阻力屈腕时,在腕部掌尺侧摸不到)。陈旧损伤出现典型的"爪形手"(claw fingers):小鱼际和骨间肌萎缩(其中第 1 骨间背侧肌萎缩出现最早且最明显),小指和无名指指间关节屈曲,掌指关节过伸。

4.　腋神经　发自臂丛后束,肌支支配三角肌和小圆肌,皮支分布于肩部和上臂后部的皮肤。肱骨外科颈骨折、肩关节脱位或使用腋杖不当时,都可损伤腋神经,导致三角肌瘫痪,臂不能外展、肩部感觉丧失。如三角肌萎缩,则可出现方肩畸形。

5.　腱反射　肱二头肌腱反射($C_{5\sim6}$):患者屈肘 90°,检查者手握其肘部,拇指置于肱二头肌腱上,用叩诊锤轻叩该指,可感到该肌收缩和肘关节屈曲。肱三头肌反射($C_{6\sim7}$):患者屈肘 60°,用叩诊锤轻叩肱三头肌腱,可见到肱三头肌收缩及伸肘。

十、下肢神经检查

1.　坐骨神经　坐骨神经损伤后,下肢后侧、小腿前外侧、足底和足背外侧皮肤感觉障碍,不能屈伸足踝各关节。损伤平面高者尚不能主动屈膝。

2.　胫神经　胫神经损伤后,出现仰趾畸形,不能主动跖屈踝关节,足底皮肤感觉障碍。

3.　腓总神经　腓总神经损伤后,足下垂内翻,不能主动背屈和外翻,小腿外侧及足背皮肤感觉障碍。

4.　腱反射

(1) 膝(腱)反射($L_{2\sim4}$):患者仰卧位,下肢肌肉放松。检查者一手托腘窝部使膝半屈,另一手以叩诊锤轻叩髌腱,可见股四头肌收缩并有小腿上弹。

(2) 踝反射或跟腱反射($S_{1\sim2}$):患者仰卧位,肌肉放松,两髋膝屈曲,两大腿外展。检查者一手掌抵足底使足轻度背屈,另一手以叩诊锤轻叩跟腱,可见小腿屈肌收缩及足跖屈。

十一、脊髓损伤检查

脊柱骨折、脱位及脊髓损伤的发病率在逐年升高,神经系统检查对脊髓损伤的部位、程度的

初步判断及进一步检查和治疗具有重要意义。其检查包括感觉、运动、反射、交感神经和括约肌功能等。

【视诊】

检查时应尽量不搬动患者,去除衣服,注意观察:①呼吸:若胸腹式主动呼吸均消失,仅有腹部反常活动者为颈髓损伤。仅有胸部呼吸而无主动腹式呼吸者,为胸髓中段以下的损伤。②伤肢姿势:上肢完全瘫痪显示上颈髓损伤;屈肘位瘫为第 7 颈髓损伤。③阴茎可勃起者,反映脊髓休克已解除,尚保持骶神经功能。

【触诊和动诊】

一般检查躯干、肢体的痛觉、触觉,根据脊髓节段分布判断感觉障碍平面所反映的损伤部位,做好记录;可反复检查几次,前后对比,以增强准确性并为观察疗效作依据。麻痹平面的上升或下降表示病情的加重或好转。不能忽视会阴部及肛周感觉检查。检查膀胱有无尿潴留。肛门指诊以检查肛门括约肌功能。触诊脊柱棘突及棘突旁有无压痛及后凸畸形,判断是否与脊髓损伤平面相符。

详细检查肌力、腱反射和其他反射。①腹壁反射:用钝针在上、中、下腹皮肤上轻划。正常者可见同侧腹肌收缩,上、中、下各段分别相当于胸髓 7~8、9~10、11~12。②提睾反射:用钝针划大腿内侧上 1/3 皮肤,正常时同侧睾丸上提。③肛门反射:针刺肛门周围皮肤,肛门皮肤出现皱缩或肛诊时感到肛门括约肌收缩。④球海绵体反射:用拇、食两指挤压龟头或阴蒂,或牵拉插在膀胱内的蕈状导尿管,球海绵体和肛门外括约肌收缩。脊髓损伤早期(脊髓休克期),损伤平面远端所有反射消失,脊髓休克期一般持续至伤后 24 小时。肛门反射、球海绵体反射和屈趾肌反射(Babinski 征)恢复,表示脊髓休克期已过,此时检查损伤平面远端感觉运动功能有无恢复,如仍无任何恢复,提示脊髓完全损伤,恢复功能的希望不大。注意检查会阴部感觉,如有残留或恢复,则提示有恢复部分神经功能的可能。

本章小结

随着医学科学的发展,各种辅助检查方法的提高,疾病被越来越清晰而准确地显示出来。但是,要时刻牢记,医生治疗的对象是患者的整体,而不是疾病的局部。单单依靠显示病变的 MRI 等辅助检查来决定治疗方案永远是不可取的,也是对患者不负责任的做法。

理学检查是病史、临床表现和辅助检查之间的纽带,也是最终决定治疗方案的重要参考指标。临床医生需要结合病史、理学检查和其他辅助检查结果进行综合分析判断,指导疾病的诊断和治疗。同时,理学检查也是随着医学科学的发展而不断发展的,医生需要在临床诊疗的过程中不断积累经验,充分发挥理学检查的重要作用。

思考题

1. 请结合本章内容,查阅相关文献,简述神经根型颈椎病和胸廓出口综合征、肘管综合征及腕管综合征的鉴别诊断要点。

2. 请结合本章内容,查阅相关文献,简述髋、腹股沟及大腿外侧疼痛、不适可能的诊断及鉴别诊断要点。

(高忠礼)

Note

参考文献

1. Stanley Hoppenfeld. Physical Examination of the Spine and Extremities. New Jersey, Pearson Education, 1976:119-124.

2. Chad Cook, Eric Hegedus. Orthopedic Physical Examination Tests: An Evidence-Based Approach. 2nd ed. New Jersey, Pearson Education, 2013:282-290.

3. Ronald McRae. Clinical Orthopedic Examination. 6th ed. Elsevier, 2010:170-175.

第二章 影像检查

影像学检查方法有普通 X 线检查、CT、MRI、超声和核素检查等,尽管各种成像技术的成像原理和检查方法不同,但都主要是通过检查获取的影像来显示人体内部组织器官的形态和生理功能状况,以及疾病所造成的病理改变,借以达到疾病诊断的目的。运动系统损伤与疾病原因多而复杂,除外伤、炎症和肿瘤等疾病外,全身性疾病如营养代谢和内分泌疾病也可引起骨关节的改变。综合运用各种影像检查技术,多数病变可作出正确诊断。

第一节 影像检查技术

一、X 线检查

X 线平片(plain film of X-ray)是运动系统首选影像学检查方法,由于骨与软组织具备良好的自然对比,因此,一般摄影即可使骨关节清楚显影。X 线平片摄影要注意以下几点:①常规摄取正位和侧位片,某些部位还要加用斜位、切线位和轴位等特殊体位,如肋骨骨折应加摄斜位,髌骨骨折和跟骨骨折应加摄轴位。②四肢长骨摄片要包括邻近的一个关节,脊柱摄片时要包括相邻节段脊椎,例如投照腰椎应包括下部胸椎,以便计数。③两侧对称的骨关节,病变在一侧而症状与体征较轻,或 X 线片上一侧有改变,但不够明显时,应在同一技术条件下摄取对侧,以便对照。④应包括周围软组织。

关节摄片要求与四肢骨骼相同,必须包括正、侧两个摄影位置。投照技术上要求有更好的对比度,以便对关节的软组织进行初步的观察。但由于除相应的骨端以外,关节其他的结构如关节囊、关节软骨等均为软组织,缺乏自然对比而显示较差。对关节病变的观察,在 X 线平片的基础上,一般应选用 MRI 进一步检查。

二、CT 检查

1. 平扫检查　CT 平扫(CT plain scan)检查时尽量将病变部位及其对侧部位同时扫描,以便两侧对照观察。一般行横断面扫描,根据病变的可能性质和范围决定层厚。由于骨和软组织的 CT 值相差很大,对同一层图像需用骨窗和软组织窗两种窗技术来观察,即用较高的窗位和较大窗宽(WL400,WW1500)来观察骨组织,用较低的窗位和较窄的窗宽(WL60,WW300)来观察软组织。对于结构复杂的颌面部、脊柱和关节,应行薄层横轴位扫描,再进行多平面重组(multiple planar reconstruction,MPR)、最大强度投影(maximum intensity projection,MIP)、容积再现(volume rendering,VR)等后处理技术观察。

2. 增强检查　增强扫描(enhancement scan)对于软组织病变和骨关节病变的软组织肿块常须进行增强扫描以进一步了解病变是否强化,强化的程度和消退的快慢等。增强扫描对于确定病变的范围和性质有较大的帮助。

3. 造影检查　CT 脊髓造影(CT myelography,CTM)是向硬膜囊内注射专用的非离子型有机碘对比剂,再行 CT 扫描,以显示椎管内占位病变。CT 关节造影是将对比剂注入所需检查的关

Note

节腔内再行 CT 扫描,对比剂可以是气体或稀释的有机碘水溶液或两者合并使用。由于 MRI 广泛应用于脊柱和关节检查,CT 造影检查在骨关节已较少使用。

三、MRI 检查

1. 平扫检查 自旋回波(spin echo,SE)T1WI 和快速自旋回波(fast spin echo,FSE;turbo spin echo,TSE)T2WI 是基本的扫描序列,脂肪抑制 T1WI 和 T2WI 也是常用的序列,由于脂肪组织的高信号受到压抑,病变组织与正常组织的信号差别可更加明显,也可用于检测组织和病变中的脂肪成分。层面方向可根据部位和病变选用横断、冠状、矢状或不同方向的斜切面。一般而言,对一个部位至少应有包括 T1WI 和 T2WI 在内的两个不同方向的切面检查。

2. 增强检查 骨和软组织 MRI 增强扫描的目的和意义与 CT 增强扫描相同。MRI 动态增强扫描,可以显示不同的组织以及病变内不同成分的信号强度随时间的变化情况,据此可以了解血供和血液灌注,有助于对病变性质的判定。

四、超声检查

1. B 型超声检查 B 型超声检查是采用灰度调制显示(brightness modulation display)声束扫描人体切面的声像图的超声诊断法,又称为光点成像法,以光点的多少与明暗来表示回声的强弱。在切面声像图上,以回波的幅度调制光点亮度,以一定的灰度级来表示的显示方式,称为切面灰阶图,显示二维实时图像。B 型诊断法,不仅利用组织界面的回波,而且十分重视组织的散射回波。它是利用这些回波来传达人体组织和脏器的解剖形态和结构方面的信息。

2. 多普勒超声检查 多普勒超声检查是运用超声波多普勒效应,对运动的脏器或血流进行检测的一种诊断方法。它包括多普勒频谱超声诊断法、彩色多普勒血流成像法。多普勒频谱分析(Doppler spectrum analysis)是利用对运动物体所产生多普勒信号的频谱分布进行分析的超声诊断法。以其技术类型可分为连续超声波多普勒技术、脉冲超声波多普勒技术、高脉冲重复频率超声波多普勒技术。多普勒成像(Doppler imaging)是通过多普勒技术得到的物体运动速度在某一平面内的分布以灰度或彩色方式成像。在二维超声的基础上,用彩色图像实时显示血流的方向和相对速度的超声诊断技术。称为彩色多普勒血流成像法(color Doppler flow imaging,CDFI),或彩色血流图(color flow mapping,CFM)。如果在二维超声图上,用彩色显示运动组织的运动方向和相对速度的超声诊断技术,称为彩色多普勒组织成像法。

五、核素检查

放射性核素骨显像(radionuclide bone imaging)是利用亲骨性放射性核素或放射性核素标记的化合物注入人体内后聚集于骨骼中,再利用 γ 照相机、SPECT、PET、PET/CT 等显像仪器在体外探测放射性核素所发射的 γ 射线,通过计算机处理,从而形成骨骼的影像。目前 ^{99m} 锝 - 亚甲基二磷酸盐(^{99m}Tc-MDP)是骨扫描最常用的放射性药物,此显影剂生物性能好,在体内较稳定,注射后 2 小时约 50% 聚集于骨表面,骨组织摄取率高,在血液和软组织内清除快,主要经肾脏排泄,除肾脏和膀胱外其他器官不显影,较其他骨显像剂所形成的骨影像图更为清晰。此外,^{67} 镓 -枸橼酸盐、^{111} 铟或 ^{99m} 锝 -HMPAO 标记白细胞、^{99m} 锝胶体、^{201} 铊显像、^{99m} 锝 -MIBI、^{18} 氟 - 氟代脱氧葡萄糖(^{18}F-FDG)PET 及 ^{99m} 锝和 ^{111} 铟标记的多克隆和单克隆抗体均有介绍。

放射性核素骨显像可分为:骨静态显像、骨动态显像、骨断层显像、骨融合显像。检查前患者必须根据临床情况进行充分准备。在注射药物和显像之间建议成人摄入的最佳液体量为 2000ml,最少为 500ml。根据显像剂和原发疾病的不同决定注射药物和显像间隔时间、放射性活度及显像时间。

第二节 正常影像表现

一、长骨

1. 小儿长骨 小儿长骨一般有 3 个以上的骨化中心,一个在骨干,另外两个在长骨的两端。前者为原始或一次骨化中心,后者为继发或二次骨化中心。出生时,长骨骨干已大部骨化,两端仍为软骨,即骺软骨。因此,小儿长骨的主要特点是骺软骨,且未完全骨化。可分为骨干、干骺端、骨骺和骺板等部分(图 2-1)。

(1) 骨干:管状骨周围由密质骨构成,为骨皮质,含钙多,X 线表现为密度均匀致密影,外缘清楚,在骨干中部最厚,越近两端越薄。骨干中央为骨髓腔,含造血组织和脂肪组织,X 线表现为由骨干皮质包绕的无结构的半透明区。骨皮质外面和里面(除关节囊内部分的骨表面以外)均覆有骨膜,前者为骨外膜,后者为骨内膜。骨膜为软组织,X 线上不能显影。CT 上骨皮质为高密度线状或带状影,骨髓腔视骨髓

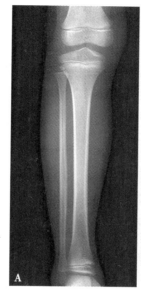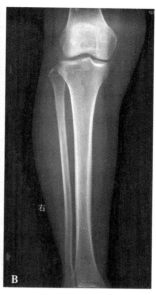

图 2-1 正常胫腓骨(正位片)
A. 儿童长骨,男,8 岁,可见胫骨和腓骨的骨干、干骺端、骨骺和骺板;B. 成人长骨,可见胫骨和腓骨的骨干和骨端

性质不同而密度不一,可为软组织密度影(红髓)或脂肪密度影(黄髓)。MRI 上骨皮质在 T1WI 和 T2WI 上均为极低信号影而骨髓腔可为中等信号影(红髓)或高信号影(黄髓)。正常骨膜在 CT、MRI 和超声上均不能显示。超声检查皮质骨为强反射体,内部结构显示较差。透明软骨表现为低回声或无回声。纤维软骨表现为高回声,通常呈三角形,常伴内部强高回声,例如膝关节半月板。

(2) 干骺端:为骨干两端向骨骺移行的较粗大部分,周边为薄层骨皮质,内由松质骨构成,骨小梁彼此交叉呈海绵状。顶端为一横行薄层致密带影,为干骺端的临时钙化带。此临时钙化带随着软骨内成骨而不断向骨骺侧移动,骨骼即不断增长。骨干与干骺端间无清楚分界线。在 CT 骨窗上干骺端骨松质表现为高密度的骨小梁交错构成细密的网状影,密度低于骨皮质,网格间为低密度的骨髓组织。在 MRI 上由于干骺端骨髓常为红髓且含有一定量的骨小梁,信号往往低于骨干髓腔。先期钙化带在 CT 上呈致密影而在 MRI 上呈低信号。

(3) 骨骺:为未完成发育的长骨末端。在胎儿及幼儿时期为软骨,即骺软骨,X 线平片上不能显示。骺软骨有化骨功能。在骨化初期于骺软骨中出现一个或几个二次骨化中心,X 线片上表现为小点状骨性致密影。骺软骨不断增大,其中的二次骨化中心也不断由骨化而增大,形成松质骨,边缘由不规则变为光滑整齐。CT 上骺软骨为软组织密度影,其中的骨化中心的结构和密度类似于骺端,在 MRI 上骺软骨为中等信号影而骨化中心的信号特点与干骺端类似,在超声图像骺软骨为低回声而骨化中心为高回声。

(4) 骺板:当骨骺与干骺端不断骨化,二者间的软骨逐渐变薄而呈板状时,则称为骺板。因为骺板是软骨,X 线片上呈横行半透明线,位于骺与干骺端之间,称之为骺线。骺板不断变薄,最后消失,即骺与骨干结合,完成骨的发育,X 线表现为骺线消失。原骺线所在部位可见不规则

线样致密影为骨骺遗迹。

2. 成年长骨　成年骨骼的外形与小儿骨骼相似,但骨发育完全。骺与干骺端愈合,骺线消失,只有骨干和骨端(图 2-1)。骨端主要由骨松质构成,表面有一薄层壳状骨板为骨性关节面,表层光滑。其外方覆盖的一层软骨,即关节软骨,X 线平片不能显示。成年长骨骨皮质较厚,密度高。骨端各部位所承受重力、肌肉张力以及功能活动不同,其骨小梁分布的比例和排列方向也不同。此外,某些关节附近,还常有光滑的籽骨附于骨骼附近的肌腱中,位置与数目正常时有所差异,以手及足部为多见。成年骨的 CT 所见与小儿骨类似,在 MRI 上由于随年龄的增长红髓中脂肪成分的增多,成人骨髓信号较婴幼儿的高。

3. 骨龄　在骨的发育过程中,原始骨化中心和继发骨化中心的出现时间、骨骺与干骺端的骨性融合时间及其形态的变化都有一定的规律性,这种规律以时间(月和年)来表示即骨龄(bone age)。测定骨龄的方法有简单计数法、图谱法、评分法和计算机骨龄评分系统,在实际工作中可根据情况选择或混合应用。理想的骨龄评价方法是对全身不同部位的骨骼进行评价,但由于 X 线的辐射危害,在临床应用中,不能为了评估骨龄同时进行全身各部位 X 线摄影。骨龄评价摄片部位,2 岁以下儿童一般拍摄手 - 腕、足及膝部 X 线片;2 岁以上只拍摄手 - 腕部 X 线片,如成熟延迟仍需拍摄足及膝部 X 线片;8~10 岁以上者可加摄肘部 X 线片。将摄取的 X 线片与相应的图谱对照,找寻相符的一张,可做出骨龄的判断。检测骨龄是了解被检查者骨骼实际发育的年龄,并与正常儿童骨龄标准相比。如骨龄与被检查者实际年龄不符,且相差超出一定范围,常提示骨发育过早或过晚,对诊断内分泌疾病和一些先天性畸形和综合征有一定的价值。骨龄是判断骨骼发育的参考资料之一,但因种族、地区及性别而有所不同,正常标准还有一个范围。在进行骨龄判定时,应考虑到这些因素。图 2-2 是天津地区国人的四肢骨龄正常标准,可供参考。

二、脊柱

脊柱由脊椎、椎间盘和周围韧带所组成。除第 1 颈椎外,每个脊椎分椎体及椎弓两部分。椎弓由椎弓根、椎板、棘突、横突和关节突组成。同侧上下两个关节突组成脊椎小关节,有关节软骨和关节囊。

1. X 线平片　在正位片上,椎体呈长方形,从上向下依次增大,主要由松质骨构成,纵行骨小梁比横行骨小梁明显,周围为一层致密的骨皮质,密度均匀,轮廓光滑。椎体两侧有横突影。在横突内侧可见椭圆形环状致密影,为椎弓根轴位影像,称椎弓环。在椎弓根的上下方为上下关节突的影像。椎板由椎弓根向后内延续,在中线联合成棘突,投影于椎体中央的偏下方,呈尖向上类三角形的线状致密影,大小与形状可有不同。

在侧位片上,椎体也呈长方形,其上下缘与前后缘成直角,椎弓居其后方。在椎体后方的椎管显示为纵行的半透明区。椎板位于椎弓根与棘突之间。棘突在上胸段斜向后下方,不易观察,在腰段则向后突,易于显示。上下关节突分别起于椎弓根与椎板连接处之上、下方,下关节突在下一脊椎上关节突的后方,以保持脊椎的稳定,不向前滑。脊椎小关节间隙为匀称的半透明影。颈、胸椎小关节侧位显示清楚,腰椎则正位清楚。椎间盘的纤维软骨板、髓核及周围的纤维环系软组织密度,故呈宽度匀称的横行半透明影,称之为椎间隙。椎间孔居相邻椎弓、椎体、关节突及椎间盘之间,呈半透明影,颈椎斜位显示清楚,胸腰椎侧位清楚,呈类圆形(图 2-3)。

2. CT　在脊椎 CT 的横断像上,椎体在骨窗下显示为由薄层骨皮质包绕的海绵状松质骨结构。在椎体中部层面上有时可见松质骨中的"Y"形低密度线条影,为椎体静脉管。由椎体、椎弓根和椎板构成椎管骨环,硬膜囊居椎管中央,呈低密度影,与周围结构有较好的对比。黄韧带为软组织密度,附着在椎弓板和关节突的内侧,正常厚 2~4mm。腰段神经根位于硬膜囊前外侧,呈圆形中等密度影,两侧对称。侧隐窝呈漏斗状,其前方是椎体后外面,后方为关节突,侧方为椎弓根内壁,其前后径不小于 3mm,隐窝内有穿出的神经根。椎间盘由髓核与纤维环组成,其密

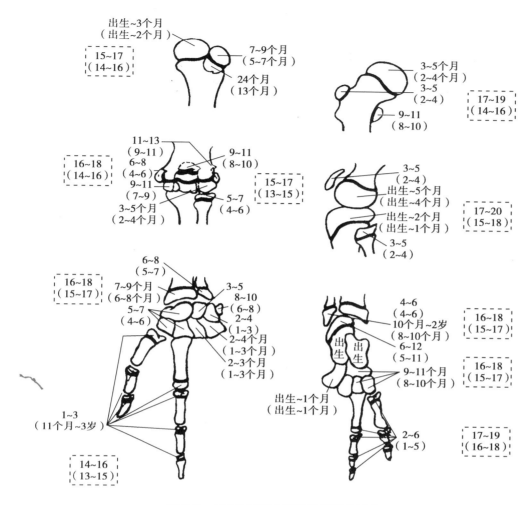

图 2-2 天津地区国人四肢骨龄正常标准

图内数字是骨骺最早出现年龄到最晚出现年龄的正常范围; ⎡⎤ 内数字为骺间和骺与干骺端愈合年龄的正常范围;括号内数字为女性材料

度低于椎体,CT 值为 50~110HU,表现为均匀的软组织密度影,但由于层厚和扫描位置的原因常见椎体终板影混入其中。

3. MRI 在 MRI T1WI 和 T2WI 上,脊椎骨性结构的皮质呈低信号,而松质骨呈高或等 - 高信号。椎间盘在 T1WI 上信号较低且不能区分纤维环和髓核,在 T2WI 上纤维环为低信号、髓核为高信号。脊髓在 T1WI 上呈中等信号,信号高于脑脊液,在 T2WI 上则脑脊液信号高于脊髓。在分辨力高的 MRI T2WI 上可见神经根穿行于高信号的脑脊液中。位于椎体前、后缘的前纵和后纵韧带在 T1WI 和 T2WI 上均为低信号,一般不能与骨皮质区别。

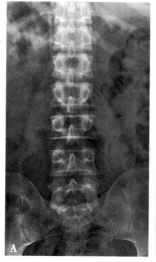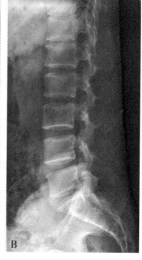

图 2-3 正常腰椎(平片)
A. 腰椎正位片;B. 腰椎侧位片

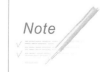

Note

三、关节

人体关节有三种类型:①不动关节,即纤维性关节如颅缝等;②微动关节,即软骨性关节,可有部分活动如耻骨联合等;③能动关节,即滑膜性关节,能自由活动,具有关节腔和关节囊,关节骨端覆有关节软骨。滑膜关节的正常解剖结构包括关节骨端、关节囊和关节腔(图 2-4)。关节骨端覆盖有关节软骨,关节囊内层衬以滑膜,关节腔内有少量滑液。另外,不少关节有囊外或(和)囊内韧带,有的关节还有关节盘。

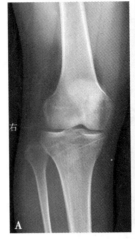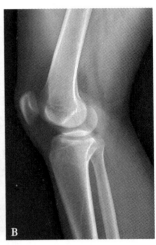

图 2-4　正常膝关节(平片)
A. 右膝关节正位片;B. 侧位片

1. 关节骨端　骨性关节面由组成关节骨端的骨皮质构成,在 X 线上表现为边缘光滑整齐的线样致密影,CT 表现为高密度,MRI 表现为在不同加权图像上呈薄层清晰锐利的低信号影。关节面上覆盖的关节软骨及儿童期尚未骨化的骺软骨在 X 线和 CT 上均不能分辨;在 MRI T1WI 和 T2WI 上关节软骨呈一层弧形中等偏低均匀信号影,在脂肪抑制 T2WI 上可呈高信号影。

2. 关节间隙　X 线表现为两个骨性关节面之间的透亮间隙,包括关节软骨、潜在的关节腔及少量滑液的投影。CT 表现为关节骨端间的低密度间隙,在冠状和矢状重建图像上比较直观。关节软骨及少量滑液在 CT 上常不能分辨。滑液在 MRI T1WI 上呈薄层低信号,在 T2WI 呈细条状高信号。儿童因骺软骨未完全骨化,关节间隙较成人宽。

3. 关节囊、韧带、关节盘　X 线上不能分辨。关节囊在 CT 上呈窄条状软组织密度影,厚约 3mm,在 MRI 各序列上均呈光滑连续的小弧形线样低信号。韧带在 CT 上显示为线条状或短的带状软组织影,MRI 表现为条状低信号影。一些关节内的关节盘如膝关节的半月板在 CT 横断面上显示为轮廓光滑,密度均匀的“C”形或“O”中等密度形结构,CT 值在 70~90HU 之间;在 MRI T1WI 和 T2WI 矢状和冠状图像上为领结状或三角形低信号结构。

四、软组织

运动系统的软组织,包括肌肉、血管、神经、关节囊和关节软骨等,由于组织密度差别不大,缺乏明确的自然对比,X 线片上无法显示其各自的组织结构,观察受到较大的限制。在 CT 图像上,骨髓腔因骨髓内的脂肪成分而表现为低密度;在软组织窗上,中等密度的肌肉、肌腱、关节软骨和骺软骨在低密度脂肪组织的衬托下也能清晰显示。在 MRI 上,韧带、肌腱、纤维软骨和空气均呈低信号,肌肉和透明软骨呈中等偏低信号。正常成人骨髓因含脂肪成分而在 T1WI 和 T2WI 上均呈较高信号。MRI 能清楚显示脊椎、椎管和椎间盘,并能显示椎管内软组织,包括韧带、硬膜囊、脑脊液和脊髓等结构。

超声对软组织分辨力较高,可显示软组织层次结构。单纯脂肪组织是低回声或透声较好的,但它的回声会随着不同的解剖部位和病理改变而呈多样化表现。肌肉纤维表现为低回声,被高回声界面所分隔。高回声筋膜包绕每一肌腹,勾勒出肌群的轮廓。筋膜表现为高回声的、纤薄的、边缘清晰的软组织边界。肌腱呈高回声,由顺肌腱长轴走行的梳状平行纤维所组成。腱鞘呈高回声,被一薄层低回声带与肌腱分隔开。韧带表现为高回声,在多层韧带中,纤维排列方式会随之改变。滑囊/关节囊是包绕关节的结构,通常超声无法明确区分,都表现为低回声,甚至与关节腔积液相似。气体为高反射体,表现为高回声伴有特征性的"彗尾征"伪像。组织中的小气泡仅表现为高回声光点而含大量气体的肺则表现为弥漫性的高回声并伴有彗尾征。

第三节　基本病变影像表现

骨与关节疾病的病理改变及其影像表现多种多样,但不同疾病的病理改变反映在影像学图像上,大多可概括为下列一些基本表现,认识和掌握这些基本影像表现,并进一步推断其病理学基础,对疾病的诊断是重要的。在实际工作中就是观察这些影像表现,加以综合分析,并做出诊断。

一、骨骼基本病变

1. 骨质疏松　骨质疏松(osteoporosis)是指一定单位体积内正常钙化的骨组织减少,即骨组织的有机成分和钙盐都减少,但骨内的有机成分和钙盐含量比例仍正常。组织学变化是骨皮质变薄、哈氏管扩大和骨小梁减少。

骨质疏松的 X 线表现主要是骨密度减低。在长骨可见骨松质中骨小梁变细、减少、间隙增宽,骨皮质出现分层和变薄现象。在脊椎,椎体内结构呈纵行条纹,周围骨皮质变薄,严重时,椎体内结构消失。椎体变扁,其上下缘内凹,而椎间隙增宽,呈梭形。疏松的骨骼易发生骨折,椎体有时可压缩呈楔形。骨质疏松的 CT 表现与 X 线表现基本相同。MRI 除可见骨外形的改变外,老年性骨质疏松由于骨小梁变细和数量减少以及黄髓的增多,骨髓在 T1WI 和 T2WI 上信号增高,骨皮质变薄及其内出现线状高信号代表哈氏管扩张和黄髓侵入;炎症、外伤等的周围骨质疏松区因局部充血、水肿而表现为边界模糊的长 T1、长 T2 信号影。

骨质疏松症患者行骨显像通常不用来诊断,而是寻找骨骼病变,解释骨痛的原因。在严重骨质疏松症患者中,骨显像可出现弥漫性显像剂摄取减少,表现为图像质量差,本底高。

骨质疏松见于多种疾病。广泛性骨质疏松主要是由于成骨减少,老年、绝经期后妇女、营养不良、代谢或内分泌障碍都可引起。局限性骨质疏松多见于失用,如骨折后、感染、恶性骨肿瘤等和因关节活动障碍而继发骨质疏松。仅根据骨质疏松,难以对病因做出诊断。

2. 骨质软化　骨质软化(osteomalacia)是指一定单位体积内骨组织有机成分正常,而矿物质含过减少。因此,骨内的钙盐含量降低,骨发生软化。组织学上显示骨样组织钙化不足,常见骨小梁中央部分钙化,而外面围以一层未钙化的骨样组织。

骨质软化的 X 线表现主要是由于骨内钙盐减少而引起的骨密度减低,以腰椎和骨盆为明显。与骨质疏松不同的是骨小梁和骨皮质边缘模糊,系因骨组织内含有大量未经钙化的骨样组织所致。由于骨质软化,承重骨骼常发生各种变形,如膝内翻、三叶形骨盆等。此外,还可见各种假骨折线,表现为宽约 1~2mm 的光滑透明线,与骨皮质垂直,边缘稍致密,好发于耻骨支、肱骨、股骨上段和胫骨等。在儿童期可见干骺端和骨骺的改变。

在成骨过程中,骨样组织的钙盐沉积发生障碍,即可引起骨质软化。造成钙盐沉积不足的原因可以是维生素 D 缺乏、肠道吸收功能减退、肾排泄钙磷过多和碱性磷酸酶活性减低。骨质软化系全身性骨病,常见者发生于生长期为佝偻病,于成年为骨软化症,亦可见于其他代谢性骨疾患。

3. 骨质破坏　骨质破坏(bone destruction)是局部骨质为病理组织所代替而造成的骨组织消失。可以由病理组织本身或由它引起破骨细胞生成和活动增强所致。骨松质或骨皮质均可发生破坏。

骨质破坏的 X 线表现为骨质局限性密度减低,骨小梁稀疏消失而形成骨质缺损,其中全无骨质结构。骨松质的早期破坏可形成斑片状的骨小梁缺损。骨皮质破坏,在早期发生于哈氏管

而引起它的扩大而在 X 线上呈筛孔状。骨皮
质表层的破坏,则呈虫蚀状。当骨破坏进展到
一定程度时,往往有骨皮质和松质的大片缺
失(图 2-5)。CT 易于区分松质骨和皮质骨的
破坏,松质骨的破坏表现为斑片状松质骨缺
损区,骨皮质破坏表现为其内的筛孔样破坏
和其内外表面的不规则虫蚀样改变、骨皮质
变薄或斑块状的骨皮质缺损。MRI,骨破坏表
现为低信号的骨质为不同信号强度的病理组
织所取代,骨皮质破坏的形态改变与 CT 所见
相同,松质骨的破坏常表现为高信号的骨髓
为较低信号或混杂信号影所取代(图 2-6)。超
声检查,骨质破坏早期可见皮质骨骨骼面平
滑亮线变得粗糙、凹凸不平;继而出现骨侵蚀
改变,即从两个相互垂直的声像图上均能观
察到骨皮质线的中断;骨质破坏范围进一步
变大,呈"虫蚀样改变"。

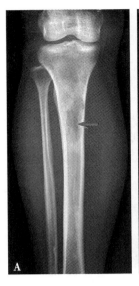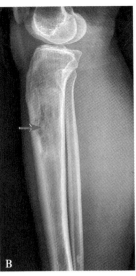

图 2-5　骨质破坏(平片)
A. 右胫腓骨正位片;B. 侧位片。右胫骨上段骨质破坏,呈片状低密度影

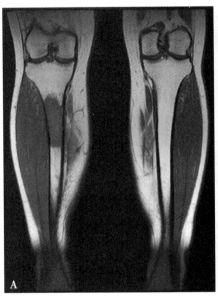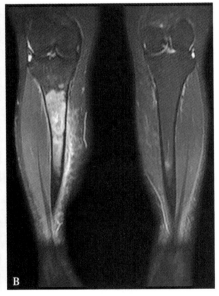

图 2-6　骨质破坏(MRI)
A. 右胫骨上段冠状位 T1WI;B. 冠状位压脂 T2WI。右侧胫骨上段骨质破坏,周围组织水肿;左侧胫腓骨正常

　　骨质破坏核素显像表现为异常放射性浓集区和异常放射性稀疏区。异常放射性浓集区反映骨破坏和新骨形成,骨代谢活跃,见于骨转移瘤、恶性骨肿瘤、骨折、畸形性骨炎。异常放射性稀疏区反映局部融骨迅速,新骨来不及形成,骨血供减少,见于进展迅速的恶性肿瘤。
　　骨质破坏见于炎症、肉芽肿、肿瘤或瘤样病变。不同病因造成的骨质破坏,在影像表现上虽无特征,但由于病变的性质、发展的快慢和邻近骨质的反应性改变等,又形成各自的一些特点。如炎症的急性期或恶性肿瘤,骨质破坏常较迅速,轮廓多不规则,边界模糊。炎症的慢性期或良性骨肿瘤,则骨质破坏进展缓慢,边界清楚;有时还可见致密带状影围绕,且可使局部骨骼轮廓

膨胀等。

4. **骨质增生硬化**　骨质增生硬化（hyperostosis and osteosclerosis）是一定单位体积内骨量的增多。组织学上可见骨皮质增厚、骨小梁增粗增多，这是成骨增多或破骨减少或两者同时存在所致。大多是因病变影响成骨细胞活动所造成，属于机体代偿性反应，少数是因病变本身成骨，如肿瘤细胞成骨。

骨质增生硬化的 X 线表现是骨质密度增高，伴有或不伴有骨骼的增大。骨小梁增粗、增多、密集，骨皮质增厚、致密。明显者，则难于分清骨皮质与骨松质。发生于长骨可见骨干粗大，骨髓腔变窄或消失（图 2-7）。骨质增生硬化的 CT 表现与其 X 线平片的表现相似。MRI 上增生硬化的骨质在 T1WI 和 T2WI 上均为低信号，松质骨的信号也较正常为低。MRI可以很好地显示骨质增生造成的骨形态的改变。超声检查，可见骨皮质亮线局部不规则突起，骨赘形成可见骨质表面局部形成鸟嘴样突起，外周可见低回声软骨覆盖。由于骨质增生硬化为成骨改变，骨显像表现为放射性增高或浓聚。

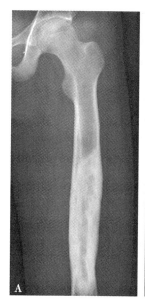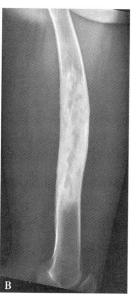

图 2-7　骨质增生硬化（平片）

A. 左股骨正位片；B. 侧位片。左股骨中段增粗，密度增高

骨质增生硬化见于多种疾病。多数是局限性骨增生，见于慢性炎症、外伤和某些原发性骨肿瘤，如骨肉瘤，或成骨性转移瘤。少数为普遍性骨增生，骨皮质与骨松质多同时受累，见于某些代谢或内分泌障碍如甲状旁腺功能低下或中毒性疾病，如氟中毒。

5. **骨膜增生**　骨膜增生（periosteal proliferation）又称骨膜反应（periosteal reaction），是因骨膜受刺激，骨膜内层成骨细胞活动增加形成骨膜新生骨，通常表示有病变存在。组织学上可见骨膜内层成骨细胞增多，有新生的骨小梁。

骨膜增生的 X 线表现，在早期是一段长短不定、与骨皮质平行的细线状致密影，同骨皮质间可见 1~2mm 宽的透亮间隙。继而骨膜新生骨增厚，常见的有与骨皮质表面平行排列的线状、层状或花边状骨膜反应（图 2-8）。骨膜增生的厚度与范围同病变发生的部位、性质和发展阶段有关。一般发生于长骨骨干的明显，炎症者较广泛，而肿瘤者则较局限。随着病变的好转与痊愈，骨膜增生可变得致密，逐渐与骨皮质融合，表现为皮质增厚。痊愈后，骨膜新生骨还可逐渐被吸收。如引起骨膜反应的病变进展，已形成的骨膜新生骨可被破坏，破坏区两侧的残留骨膜新生骨呈三角形，称为 Codman 三角。

骨膜反应的 CT 表现与 X 线平片的表现相似。MRI 显示骨膜反应要早于 X 线和 CT，

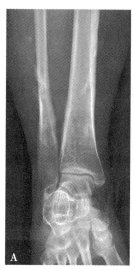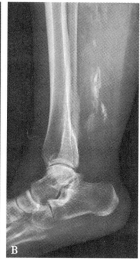

图 2-8　骨膜增生（平片）

A. 右侧胫腓骨中下段正位片；B. 侧位片。右胫腓骨下段骨膜增生呈花边状，软组织内钙化

Note

早期的骨膜反应在 T1WI 为中等信号,T2WI 为高信号,骨膜新生骨在各序列均为低信号。CT 和 MRI 的空间分辨力不及 X 线片,不能如 X 线片一样显示骨膜新生骨的精细的形态与结构。骨膜增生多见于炎症、肿瘤、外伤、骨膜下出血等。仅根据骨膜增生的形态,不能确定病变的性质,需结合其他表现才能作出判断。

6. 骨内与软骨内钙化　骨内与软骨内钙化(bone and chondral calcification)为生理性的或病理性的,软骨类肿瘤可出现肿瘤软骨内钙化,骨梗死所致骨质坏死可出现骨髓内钙化,少数关节软骨或椎间盘软骨退行性变也可出现软骨钙化。瘤软骨钙化的 X 线表现为颗粒状、小环或半环状的致密影,数量不等,可在瘤体内广泛分布或局限于某一区域。CT 能显示 X 线平片不能显示的钙化影,瘤软骨钙化的形态同 X 线所见。MRI 对发现和确定细小的钙化不敏感。超声检查,软骨内钙化表现为低回声软骨内出现局灶性高回声,形状可为点状、片状、团块状及不规则形,较大者后方可伴有声影。

7. 骨坏死　骨坏死(osteonecrosis)是骨组织局部代谢的停止,坏死的骨质称为死骨(sequestrum)。形成死骨的原因主要是血液供应的中断。组织学上是骨细胞死亡、消失和骨髓液化、萎缩。在早期骨小梁和钙质含量无任何变化,此时 X 线上也无异常表现。当血管丰富的肉芽组织长向死骨,则出现破骨细胞对死骨的吸收和成骨细胞的新骨生成。这一过程延续时间很长。

死骨的 X 线表现是骨质局限性密度增高。其原因:一是死骨骨小梁表面有新骨形成,骨小梁增粗,骨髓内亦有新骨形成即绝对密度增高;二是死骨周围骨质被吸收,或在肉芽、脓液包绕衬托下,死骨显示为相对高密度。死骨的形态因疾病的发展阶段而不同,并随时间而渐被吸收。骨质坏死多见于慢性化脓性骨髓炎,也见于骨缺血性坏死和外伤骨折后。

8. 矿物质沉积　铅、磷、铋等进入体内,大部沉积于骨内,在生长期主要沉积于生长较快的干骺端。X 线表现为多条平行于骺线的致密带,厚薄不一,于成年则不易显示。氟进入人体过多,可激起成骨活跃,使骨量增多;亦可引起破骨活动增加,骨样组织增多,发生骨质疏松或软化。骨质结构变化以躯干骨为明显,有的病例 X 线表现为骨小梁粗糙、紊乱,而骨密度增高;但也有的病例可表现为骨密度减低、骨皮质变薄、骨小梁粗疏等骨质疏松的改变,有的甚至可出现骨质软化的 X 线表现。

9. 骨骼变形　骨骼变形(bone deformity)多与骨骼大小改变并存,可累及一骨、多骨或全身骨骼。局部病变或全身性疾病均可引起。如骨肿瘤可使骨局部膨大、变形,发育畸形可使一侧骨骼增大,脑垂体功能亢进使全身骨骼增大,骨软化症和成骨不全使全身骨骼变形。

10. 骨折与骨挫伤　骨折(fracture)是骨或软骨结构发生断裂,骨的连续性中断,骺骺分离也属骨折。骨折的断裂多为不整齐的断面,X 线平片上呈不规则的透明线,称为骨折线,于骨皮质显示清楚整齐,在骨松质则表现为骨小梁中断、扭曲、错位(图 2-9)。当中心 X 线通过骨折断面时,则骨折线显示清楚,否则可显示不清,甚至难于发现。严重骨折常致骨变形。嵌入性或压缩性骨折骨小梁紊乱,甚至局部骨密度增高,而可能看不到骨折线。

骨挫伤(osteal contusion)是外力作用引起的微小骨小梁断裂和骨髓水肿、出血,在 X 线片和 CT 上常无异常发现。骨挫伤在 MRI T1WI 上表现为模糊不清的低信号区,在 T2WI 上表现为高信号,骨挫伤一般局限于干骺端也可伸延到骨干(图 2-10)。骨挫伤可以自愈,短期随访骨内的异常信号影消失。

二、关节基本病变

1. 关节肿胀　关节肿胀(swelling of joint)常由于关节积液或关节囊及其周围软组织充血、水肿、出血和炎症所致。X 线表现为关节周围软组织肿胀、密度增高,大量关节积液可见关节间隙增宽。在 CT 上可见软组织密度的关节囊肿胀、增厚,关节腔内积液在 CT 上表现为关节腔内

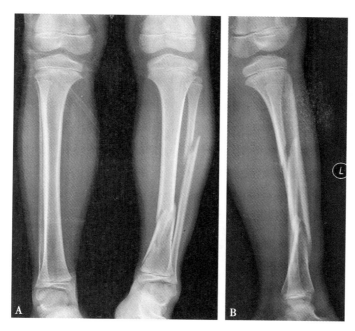

图 2-9　骨折（平片）

A. 左胫腓骨正位片；B. 侧位片。左胫腓骨中下段斜形、螺旋形骨折，右胫腓骨正常

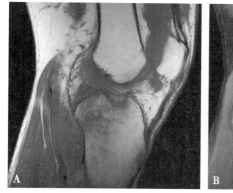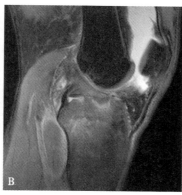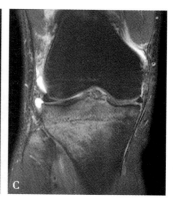

图 2-10　骨挫伤（MRI）

A. 左膝关节矢状位 FSE T1WI；B. 矢状位压脂 PDWI；C. 冠状位压脂 FSE T2WI。左膝关节外伤后 MRI 检查，左胫骨上端大片长 T1 长 T2 异常信号，髌上囊肿胀

水样密度影，如合并出血或积脓，其密度可较高。关节附近的滑膜囊积液在 CT 上表现为关节邻近含液的囊状影。在 MRI 上关节肿胀除见关节囊增厚外，在 T2WI 上可见关节囊尤其是滑膜层的高信号，另外，关节周围软组织肿胀也可呈 T1WI 低信号、T2WI 高信号。MRI 对关节积液很敏感，一般积液 T1WI 低信号、T2WI 高信号，合并出血时 T1WI 和 T2WI 均为高信号。

超声对肿胀关节区的积液非常敏感，极少量的液体就可检测到，不仅在关节水平，而且还包括关节隐窝以及关节旁滑囊，积液表现为局限的无回声区，彩色多普勒血流显像无血流信号显示（图 2-11）。如果伴有出血或感染，积液内含有蛋白质成分、纤维组织、结晶以及细胞碎屑等，则暗区内会出现不同强度的回声信号。超声还可检测到关节滑膜及关节囊的增厚，声像图表现为低回声，如果伴有炎症，彩色 / 能量多普勒血流显像可见增生的滑膜及关节囊内有不同丰富程度的血流信号显示；正常滑膜及关节囊组织内极少探及血流信号。

Note

2. 关节破坏 关节破坏(destruction of joint)是关节软骨及其下方的骨性关节面骨质为病理组织所侵犯、代替所致。X线表现,当破坏只累及关节软骨时,仅见关节间隙变窄,当累及关节面骨质时,则出现相应区的骨破坏和缺损。关节间隙变窄和骨质破坏的程度不同,严重时可引起关节半脱位和变形(图2-12)。虽然目前常规CT检查尚不能显示关节软骨,但软骨破坏导致的关节间隙狭窄却易于发现。CT可清晰地显示关节软骨下的骨质破坏,即使是微细的改变也能发现。在MRI,关节软骨破坏早期可见关节软骨表面毛糙、凹凸不平、表层缺损致局部软骨变薄,严重时可见关节软骨不连续,呈碎片状或者大部分破坏消失。关节骨质破坏时低信号的骨性关节面中断不连续。超声可探及关节软骨的破坏,表现为低回声软骨的变薄、不规则甚至缺失以及软骨下骨质的不规则;超声还可探及关节内骨质的破坏,表现为高回声骨质表面的不规则改变、骨侵蚀表现以及"虫蚀样"改变(图2-11)。

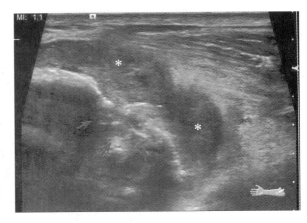

图2-11 关节肿胀(声像图)

肘关节前侧冠状窝处声像图长轴切面显示,关节滑膜显著增厚(*),局部骨皮质破坏,呈"虫蚀样"表现(↑)

关节破坏是诊断关节疾病的重要依据,破坏的部位与进程因疾病而异。急性化脓性关节炎,软骨破坏开始于关节持重面或从关节边缘侵及软骨下骨质,软骨与骨破坏范围可十分广泛。关节滑膜结核,软骨破坏常开始于边缘,逐渐累及骨质,表现为边缘部分的虫蚀状破坏。类风湿性关节炎到晚期才引起关节破坏,也从边缘开始,多呈小囊状。

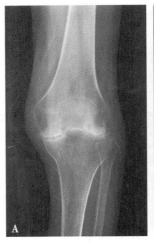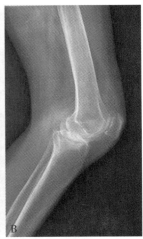

图2-12 关节破坏(平片)

A. 右膝关节正位片;B. 侧位片。右膝关节类风湿性关节炎,关节破坏,关节间隙变窄

3. 关节退行性变 关节退行性变(degeneration of joint)早期改变始于软骨,为缓慢发生的软骨变性、坏死和溶解,并逐渐为纤维组织或纤维软骨所代替,广泛软骨坏死可引起关节间隙狭窄。继而造成骨性关节面骨质增生硬化,并于骨缘形成骨赘,关节囊肥厚、韧带骨化。关节退行性变的早期X线表现主要是骨性关节面模糊、中断、消失。中晚期表现为关节间隙狭窄、软骨下骨质囊变和骨性关节面边缘骨赘形成,不发生明显骨质破坏,一般无骨质疏松。关节退行性变的各种X线征象在CT上均可发现。MRI在关节退行性变时除可见关节软骨的改变和关节间隙变窄外,还可见骨性关节面中断或局部增厚,关节面下的骨质增生在T1WI和T2WI上均为低信号。骨赘的表面为低信号的骨质,其内可见高信号的骨髓。关节面下的囊变区呈T1WI低信号、T2WI高信号,大小不等,边缘清晰。超声可探及关节软骨面粗糙、厚度减小甚至消失、骨质增生甚至骨赘形成,关节腔内可见点状或片状钙化,此外还可探及关节腔的狭窄。

4. 关节强直 关节强直(ankylosis of joint)分为骨性与纤维性两种。骨性强直是关节明显破坏后,关节骨端由骨组织所连接,多见于急性化脓性关节炎愈合后。纤维性强直也是关节破坏的后果,虽然关节活动消失,但关节骨端无骨组织而为纤维组织相连,常见于关节结核。关节纤维性强直诊断必须结合临床,不能单凭影像检查确诊。关节骨性强直X线表现为关节间隙明显变窄或消失,并有骨小梁通过关节连接两侧骨端(图2-13)。CT上关节骨性强直亦表现为关节间隙消失并有骨小梁连接两侧骨端,应对各个层面作仔细观察才能对关节强直情况做出全面的评价。MRI见关节软骨完全破坏,关节间隙消失,可见骨髓贯穿于关节骨端之间。关节纤维性强直X线和CT上仍可见狭窄的关节间隙,且无骨小梁贯穿,MRI上骨端有高、低异常混杂信号。

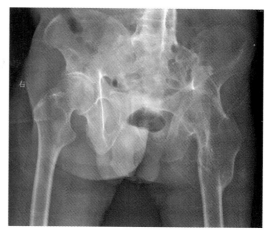

图2-13 关节骨性强直(平片)

骨盆正位片,左侧髋关节关节间隙消失,髋臼与股骨头骨性连接

5. 关节脱位 关节脱位(dislocation of joint)是组成关节骨骼的脱离、错位,分为完全脱位和半脱位两种。完全脱位是关节骨端相对的关节面完全不对应接触,半脱位是相对的关节面尚有部分对应接触。关节脱位多为外伤性,也有先天性或病理性。任何关节疾病造成关节破坏后都可能发生关节脱位。对一般部位的关节脱位X线片可作出诊断,CT图像避免了组织的重叠,易于显示一些X线片难以发现的关节脱位,如胸锁关节前后脱位和骶髂关节脱位。MRI不但可显示关节脱位,还可以直观地显示关节脱位的合并损伤如关节内积血、囊内外韧带和肌腱断裂以及关节周围的软组织损伤。对解剖结构复杂部位的关节脱位的显示,MRI有其独到之处,如矢状面成像可清楚显示环枢关节的脱位和对颈髓的压迫。

关节脱位的诊断主要依赖于X线片检查。但在某些情况下,由于关节解剖和周围结构的复杂性导致某些关节半脱位和脱位在标准X线片上难以检测。超声有助于检测隐匿性的关节位置异常,包括肩关节后脱位和轻度的肩锁关节脱位等。以肩关节后脱位为例,超声可评估喙突(前侧入路)或后关节窝表面(后侧入路)与脱位的肱骨头之间的关系并测量上述结构之间的距离,而无需旋转或外展手臂导致患者疼痛;所测得的距离可与健侧对比,如果差别大于20mm则提示脱位。此外,超声还能检测到关节周边结构的损伤情况,如肌腱、韧带、神经与血管等。

三、软组织基本病变

1. 软组织肿胀 X线平片上可看到肌肉、肌间隙和皮下脂肪层等影像。外伤和感染引起软组织肿胀时X线表现为局部软组织肿胀,密度增高,软组织内的正常层次模糊不清。对软组织病变的观察CT明显优于X线,X线所不能显示或显示不清的一些病变在CT上可得以清晰显示。水肿表现为局部肌肉肿胀、肌间隙模糊,密度正常或略低,邻近的皮下脂肪层密度增高并可出现网状影。血肿表现为边界清楚或不清楚的高密度区。在MRI上,软组织水肿为T1WI低信号,T2WI高信号;出血和血肿在T1WI和T2WI上多均为高信号。超声可探及局部软组织厚度较正常区域软组织厚度增加,回声弥漫性增高,水肿的脂肪组织内脂肪小叶被扩张的淋巴管所分隔,可呈现特征性的"鹅卵石样"改变。

2. 软组织肿块 软组织肿瘤或恶性骨肿瘤侵犯软组织,可见软组织肿块影。高质量的X线平片可显示软组织肿块,良性肿块边界光整,邻近软组织可受压移位,邻近骨可出现压迫性骨吸收或反应性骨硬化。恶性肿块一般边缘模糊,邻近骨受侵袭。软组织肿块在CT上易于观察,肿块的密度可均匀或不均匀,边缘可光整或不规则,肿块的边界常能清楚显示。脂肪瘤内其密度与脂肪组织相似而易于诊断。增强扫描有助于区别软组织肿块与其邻近组织、肿瘤与瘤周水肿,有助于显示肿瘤囊变、坏死区,病变与邻近血管的关系。MRI上大多数肿瘤在T1WI为低信

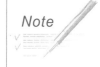

Note

号,T2WI 为高信号。脂肪成分在 MRI 上易于识别,必要时可用脂肪抑制序列来证实。出血常为高信号,而纤维化组织在 T1WI 和 T2WI 上均呈低信号。

　　超声在浅表软组织肿块的诊断与鉴别诊断中具有重要的作用,超声在软组织肿块诊断中所能提供的信息包括以下几个方面。①肿块的位置:超声能显示肿块所处人体部位与具体器官组织,并能直观地在体表标示。②数目和大小:可显示肿块为单发或多发,多发病灶的分布部位、是否对称以及相互间联系。能对肿块的体积进行纵横多切面测量,并能以仪器自带软件对病灶横断面面积或者整体体积进行精确测量。③形态和边界:软组织肿块可呈现规则的类圆形或椭圆形,多见于良性肿瘤(图 2-14);也可呈不规则形、分叶状、甚至蟹足样,多见于恶性肿瘤。部分软组织肿块边界清晰、光滑,如腺淋巴瘤等,部分边界模糊不清,见于软组织炎性病灶及恶性肿瘤等。④包膜:有包膜的软组织肿块于周边可见完整清晰的线状高回声包绕,多见于良性肿瘤,而无包膜或包膜不光整者,见于较大的软组织混合瘤与恶性肿瘤。⑤内部回声:超声可显示肿块内部回声为无回声、低回声或高回声,回声是否均匀,为囊性、实性或混合性,是否含有钙化。⑥后方回声:囊肿、脓肿形成及液化坏

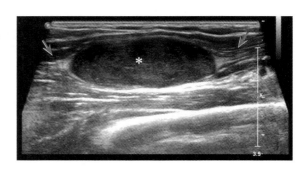

图 2-14　软组织肿块(声像图)
神经鞘瘤(*)呈规则的椭圆形低回声,边界清晰,有包膜,其上下两极与神经相延续(↑)

死或囊性化以及低回声肿块后方可出现回声增强;部分肿块含有钙化、机化或者某些恶性病变后方可出现衰减,甚至声影。⑦与周边组织的关系:超声可显示肿块与周边组织的关系,并能通过呼吸运动、肌肉收缩、探头加压等动作观察病变与周边组织运动的同步性,以判断肿块的组织来源,例如神经鞘瘤局部与神经相延续。⑧硬度:通过探头加压观察肿块形变程度有助于判断其硬度,例如脂肪瘤、海绵状血管瘤等较软的肿块在探头加压情况下可产生较明显的形变;此外目前逐渐应用于临床的超声新技术弹性成像,也可对肿块的硬度进行定量与定性的判断。⑨内部及周围血流:彩色多普勒血流显像可显示肿块内部及周围的血流信号,判断其血流性质与分布情况,评价其丰富程度,并能对血流速度、阻力指数等参数进行测量,有助于肿块性质的鉴别。⑩超声引导下穿刺:超声可精确引导穿刺针穿刺抽吸液体或者取肿块组织行病理活检,有助于提高穿刺成功率以及肿块良恶性的病理诊断。

　　3. 软组织内钙化和骨化　软组织内的出血、退变、坏死、肿瘤、结核、寄生虫感染和血管病变均可导致软组织中发生钙化。钙化可发生于肌肉、肌腱、关节囊、血管、淋巴结等处,X 线表现多为不定型无结构的斑片状高密度影(图 2-8);软骨组织的钙化多表现为环形、半环形或点状高密度影。软组织中的骨化影可见于骨化性肌炎和来自骨膜和软组织内的骨肉瘤,前者 X 线表现常为片状,并可见成熟骨的结构,即可见骨小梁甚至骨皮质;后者多表现为云絮状或针状。超声可探及软组织内出现不同形态的高回声,点状钙化表现为强光点,体积较大的片状或团块状钙化与骨化则表现为游离的强光团,后方伴有声影。

　　4. 软组织内气体　正常软组织内并无气体存在,外伤或手术时气体可进入软组织内,产生不同形态的很低密度影。产气菌感染时,软组织间隙内也可见气体影。超声可探及软组织中出现局限性的明亮回声,微量气体表现为散在光点,气体较多时无固定形态,后方伴有"彗尾征",探头挤压可见其游走或形态改变。

　　5. 肌肉萎缩　先天性骨疾病可引起全身肌肉发育不良,神经系统的疾病和肢体运动长期受限可导致肌肉萎缩。影像表现为肢体变细、肌肉较正常的薄而小。

　　骨与软组织病变影像学的各种基本表现,全面综合以下观察要点的图像表现,将会有助于

对疾病的确诊或提出几个合理的诊断意见。①病变部位：不同疾病常有一定的好发部位，如骨肿瘤较多侵犯干骺端，少数侵犯骨端或骨干。②病变范围：如骨结核病变比较局限而骨髓炎则病变弥漫可侵犯长骨的大部分以至于全骨。③病变边缘：边缘清楚锐利的，常提示为进展较缓慢的疾病，在骨感染为慢性期，在骨肿瘤则多为良性肿瘤。边界模糊不清的，在骨感染为急性期，在肿瘤则常为恶性。④病变特征：骨肉瘤可在病区内出现数量不等，形态不规则而致密的肿瘤成骨征象，软骨肉瘤可显示小点状或环状软骨钙化的致密影。而局部轮廓完整的膨胀性病变常提示为良性肿瘤或瘤样病变。⑤病变数目：骨肿瘤中单发病变多为原发性肿瘤，多发病变则常为转移瘤或骨髓瘤。

第四节　常见疾病影像诊断

一、骨与关节创伤

（一）骨折

骨折（fracture）是骨或软骨结构发生断裂，骨的连续性中断，骨骺分离也属骨折。骨折后在断端之间及其周围形成血肿，为日后形成骨痂修复骨折的基础。骨折以长骨骨折和脊椎骨折较为常见。

1. 长骨骨折

【影像表现】

X线片：

（1）骨折的类型：根据骨折的程度可分为完全性和不完全性。前者骨折线贯穿骨全径，后者则不贯穿全径。根据骨折线的形状和走向，可将骨折分为横行、斜行和螺旋形骨折。复杂的骨折又可按骨折线形状分为T形、Y形等。根据骨碎片情况可分为撕脱性、嵌入性和粉碎性骨折。

（2）骨折的对位和对线关系：完全性骨折，要注意骨折断端的移位。确定移位时，要以骨折近段为准，借以判断骨折远段的移位方向和程度。骨折端可发生内外或前后移位，骨折断端亦可相互重叠或分离，重叠时必然有内外或前后移位。骨折端还可有成角，即两断端纵轴形成大小不等的交角。此外，骨折还可发生旋转移位，即断端围绕该骨纵轴向内或向外旋转。

上述骨折断端的内外、前后和上下移位称为对位不良，而成角移位则称为对线不良。骨折的对位及对线情况与预后关系密切，故应注意观察。X线摄影需包括正位和侧位，而观察旋转移位，则需包括上下两个关节。在骨折复位后复查时，应注意骨折断端的对位与对线关系。

（3）骨折断端的嵌入：骨折断端可能相互嵌入，形成嵌入性骨折。临床诊断困难。X线片上并不显示透明的骨折线，反而表现为密度增加的条带状影，系因相互嵌入的骨断端重叠所致。骨皮质与骨小梁连续性消失，断裂相错。由于嵌入可引起骨骼的缩短与变形，但断端移位多不明显。嵌入性骨折以股骨颈部发生较多，一般不难诊断。

（4）儿童骨折的特点：骨折发生在儿童长骨，由于骨骺尚未与干骺端结合，外力可经过骺板达干骺端而引起骨骺分离，表现为骨骺与干骺端的距离增加，即骺离骨折。由于骨骺软骨不能显影，所以它的骨折线并不能显示，X线片上只显示为骺线增宽或骺与干骺端对位异常。还可以是骺与部分干骺端一并撕脱。在儿童，骨骼柔韧性较大，外力不易使骨质完全断裂，仅表现为局部骨皮质和骨小梁的扭曲，而看不见骨折线或只引起骨皮质发生皱折、凹陷或隆突，即青枝骨折（greenstick fracture）。

（5）骨折的愈合：骨折愈合是一个连续的过程，其基本过程是先形成肉芽组织，再由成骨细胞在肉芽组织上产生新骨称为骨痂，通过骨痂使骨折断端连接并固定。骨折后，断端之间、骨髓腔内和骨膜下形成血肿。2~3天后血肿开始机化形成纤维性骨痂，进而骨化形成骨性骨痂，此时，

X 线片上骨折线变得模糊不清。随着骨痂的形成和不断增多,骨折断端不再活动,即达临床愈合期。此后,骨痂范围加大,生长于骨折断端之间和骨髓腔内,使骨折连接坚实,骨折线即消失而成为骨性愈合。机体为了适应负重和活动的需要,愈合的骨折还要进行改建,使承力部骨小梁致密,不承力的骨被吸收,而骨骼不足处,则经骨膜生骨而补足,使断骨恢复正常形态,但如变形严重则不能恢复。

(6) 骨折的并发症:常见的并发症如下,在治疗复查时应加以注意:①骨折延迟愈合或不愈合:复位不良、固定不佳、局部血供不足、全身营养代谢障碍、软组织嵌入断端间和并发感染等都可引起延迟愈合或不愈合。延迟愈合的 X 线表现是骨痂出现延迟、稀少或不出现,骨折线消失迟缓或长期存在。不愈合的表现是断端间有明显裂隙,髓腔为密质骨封闭,骨折断端致密光整或吸收变尖。②骨折畸形愈合:虽然骨折已愈合,但骨折端有成角、旋转、缩短和延长改变。③骨质疏松:骨折经固定后引起伤肢失用性骨质疏松,轻者恢复,重者则持续较久。④骨感染:见于开放性骨折或闭合性骨折手术复位后,其表现同骨髓炎。⑤骨缺血性坏死:由于动脉供血中断或因反复手术复位所致,例如股骨颈骨折后股骨头坏死。⑥关节强直:多因关节周围及关节内粘连所致,关节不能活动而 X 线上关节间隙依然存在。⑦关节退行性变:关节内骨折导致关节软骨损伤或骨折畸形愈合,可引起这种改变。⑧骨化性肌炎:骨折后于局部肌纤维之间形成广泛性骨化,可引起局部疼痛和关节活动受限。异位骨化可逐渐吸收缩小。

(7) 常见部位的骨折:①Colles 骨折:又称伸展型桡骨远端骨折,为桡骨远端 2~3cm 以内的横行或粉碎骨折,骨折远段向背侧移位,断端向掌侧成角畸形,可伴尺骨茎突骨折(图 2-15)。②肱骨髁上骨折:多见于儿童。骨折线横过喙突窝和鹰嘴窝,远侧端多向背侧移位。③股骨颈骨折:多见于老年。骨折可发生于股骨头下、中部或基底部,断端常有错位或嵌入。头下骨折在关节囊内,易引起关节囊的损伤,影响关节囊血管对股骨头及颈的血供,使骨折愈合缓慢,甚至发生股骨头缺血性坏死。

CT:CT 不作为骨折常规的检查方法,但对骨盆、髋、肩、膝等关节以及脊柱、颌面部骨外伤的检查非常重要,可以了解这些解剖结构比较

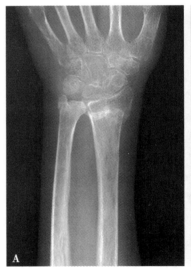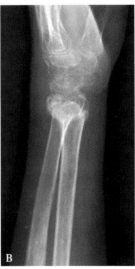

图 2-15　左尺桡骨 Colles 骨折(平片)

A. 左尺桡骨正位片;B. 侧位片。左桡骨远端横行骨折,合并尺骨茎突骨折

复杂的部位有无骨折和骨折碎片的数目及位置(图 2-16)。多平面重组、三维重建等后处理可以立体显示骨折的详情,有利于临床处理。

MRI:MRI 在显示骨折线方面不及 CT,但对于骨挫伤显示更敏感,可清晰显示骨折断端及周围出血、水肿和软组织损伤情况,以及邻近组织和脏器的损伤情况。骨折后骨髓内的水肿或渗出表现为骨折线周围边界模糊的 T1WI 低信号和 T2WI 高信号影。MRI 对于骨折的诊断价值为:显示骨挫伤、隐形骨折、软骨骨折,区分新鲜骨折或陈旧性骨折,是否为病理性骨折。

超声:超声并非检测骨折的首选影像学手段。然而超声有助于检测某些最初 X 线片检查无异常的骨折。某些无移位的骨折不能被标准 X 线片检查所显示,却能被超声所诊断。例如超声在发现肩袖损伤的同时,可以发现肱骨头的 Hill Sachs 压缩骨折,此类骨折 X 线检查很难发现。

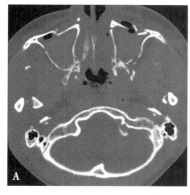
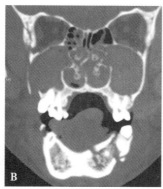
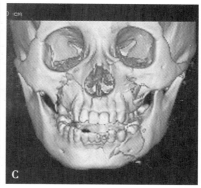

图 2-16 颌面部骨折(CT)(见书末彩插)

A. 横轴位;B. 冠状位;C. VR 重建前面观。左侧下颌骨、双侧下颌骨髁突、右侧颧弓、双侧上颌窦壁、鼻骨、鼻中隔、右侧眼眶外侧壁多发骨折

通常情况下,受伤后 2~3 周仍有持续局部疼痛的患者会行超声以排除软组织病变。在超声下,骨折表现为高回声骨皮质线的中断,通常伴有骨膜增厚和骨膜下血肿(图 2-17)。青少年患者,骨骺部尚未完全骨化,骺分离骨折 X 线检查有时困难,超声则能清晰显示骺软骨,通过准确测量骨骺骨化中心与干骺端的距离诊断骺分离骨折。同样,肋软骨骨折也是超声检查的优势。在某些特殊的条件设置下,超声可检测到软组织插入骨折线内,而这种情况有可能影响骨折愈合,同样超声还可识别因神经走行于骨折碎片之间或骨痂之内所导致的神经撞击现象。

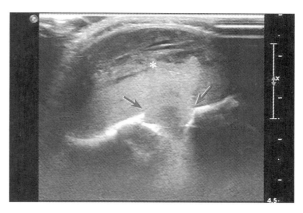

图 2-17 颅骨骨折伴皮下血肿(声像图)

颅骨光环出现连续中断(↑),该处皮下可见血肿,呈不均匀的低/中等回声

核素显像:大多数骨折不需要行骨显像,X 线平片就可以做出诊断。骨显像对于骨折的应用价值在于以下两方面:一是用于细小骨折和部位比较隐蔽的骨折,如肋骨、胸骨、腕骨、跗骨、肩胛骨、骶骨等骨折的诊断;二是监测和评价骨折的修复和愈合过程。通常骨折愈合早期表现为放射性浓聚,随着骨折的愈合放射性浓聚逐渐减少,约 60%~80% 的患者一年内骨显像恢复正常,90% 两年内恢复正常,3 年内恢复正常达到 95%。延迟愈合可表现为骨折处持续放射性异常浓聚。

【诊断与鉴别诊断】

影像学检查发现骨折线,结合患者的局部外伤史,骨折即可确诊。但仍需注意骨干骨折线应同骨滋养动脉管影区别,干骺端的骨折线需同骺线区别。发现骨折线还应注意邻近有无骨质破坏,以除外病理性骨折的可能。

2. 脊柱骨折 患者多有自高处跌下足或臀部着地,或由重物落下冲击头肩部的外伤史。由于脊柱受到突然的纵轴性暴力冲击,使脊柱骤然过度前屈,使受应力的脊椎发生骨折。常见于活动范围较大的脊椎,如颈椎 5、6,胸椎 11、12,腰椎 1、2 等部位,以单个椎体多见。从生物力学角度脊柱分为前、中、后三柱:前柱包括前纵韧带、椎体及纤维环和椎间盘的前 2/3;中柱包括椎体及纤维环和椎间盘的后 1/3、后纵韧带;后柱为脊椎骨附件,骨性结构包括椎弓根、椎板、横突、关节突和棘突,软组织为椎间关节的关节囊、黄韧带、棘间和棘上韧带。

Note

脊柱骨折分为次要损伤和重要损伤,前者包括单纯的横突、棘突、关节突和椎弓峡部骨折,这类骨折罕有引起神经损伤及脊柱畸形;后者包括单纯压缩骨折、爆裂骨折及骨折脱位。

【影像表现】

(1) 单纯压缩骨折:以胸腰椎最常见,损伤机制为脊柱过屈,引起前柱的压缩。表现为椎体压缩呈楔形,前缘骨皮质嵌压(图 2-18)。由于断端嵌入,所以不仅不见骨折线,反而可见横形不规则线状致密带。有时,椎体前上方有分离的骨碎片,其上下椎间隙一般保持正常。CT、MRI 在矢状面上可见典型的椎体楔形改变。

(2) 爆裂骨折:损伤机制为椎体的轴向压缩,形成椎体和附件粉碎骨折,常可压迫脊髓。表现为椎体垂直方向的粉碎骨折,正常的外形与结构丧失,骨折片向左右前后各个方向移位以及椎体的楔形改变。CT 可充分显示脊椎有无骨折、骨折类型、骨折片移位程度、椎管变形和狭窄以及椎管内骨碎片或椎管内血肿等

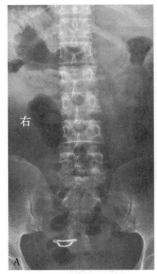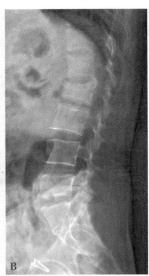

图 2-18　腰椎压缩性骨折(平片)
A. 腰椎正位片;B. 侧位片。第 2 腰椎椎体前上部分压缩呈楔形

(图 2-19)。CT 结合后处理技术较容易发现各种附件骨折和椎间小关节脱位,如椎弓骨折、椎板骨折和横突骨折等。CT 还可以对某些脊髓外伤情况做出判断。MRI 除能显示 CT 所见的骨折情况外,还能显示脊髓受压和损伤情况。

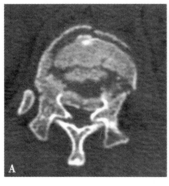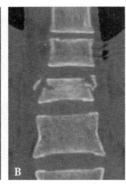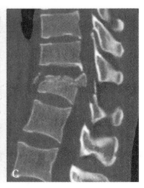

图 2-19　腰椎爆裂性骨折(CT)
A. 横轴位;B. 冠状位重组;C. 矢状位重组。第 2 腰椎骨折,见多个骨折线累及整个椎体(前柱和中柱),骨折片向后移位,椎管狭窄

(3) 骨折脱位:受伤机制为屈曲加旋转和剪力,三柱都有损伤。椎体骨折合并向前或向后脱位,错位的椎体或突入椎管的游离骨折片可压迫和损伤脊髓,附件骨折和椎间关节脱位在 CT、MRI 上也易于发现。

(4) 椎间盘损伤:急性损伤的椎间盘呈明显的 T1WI 低信号和 T2WI 高信号。伤后晚期,损伤的椎间盘呈退行性改变,MRI 上椎间盘信号变低,在矢状面 T2WI 上显示最好。

(5) 韧带断裂:脊柱的韧带包括前纵韧带、后纵韧带、棘间韧带和棘上韧带等,X 线平片对韧

带断裂诊断价值有限,CT 有一定诊断价值,表现为韧带失去连续性,韧带增粗,密度不均。MRI 对韧带损伤断裂检出敏感性较高,韧带在各成像序列中均呈低信号,损伤或断裂后其低信号影失去正常的连续性且因水肿或(和)出血而表现为不同程度的高信号影。

(6) 脊髓损伤:外伤骨折后脊膜囊和脊髓可受压、移位,严重时脊髓内可见出血、水肿甚至脊髓横断。MRI 还能观察到神经根撕脱和硬膜囊撕裂等情况。

【诊断与鉴别诊断】

脊柱外伤性骨折应注意与脊椎病变所致的椎体压缩变形鉴别,后者常见椎体或附件骨质破坏,波及椎间盘时可见椎间隙变窄,椎间盘破坏或消失,椎旁可见脓肿或软组织肿块形成等。脊柱结构比较复杂,邻近脊髓和神经根,外伤后诊治不当,常引起多种并发症。X 线片由于其前后结构重叠,征象观察受到较大的限制。因此,脊椎骨折,特别是爆裂骨折,在 X 线片的基础上应进一步行 CT 检查,必要时还需行 MRI 检查。

(二) 关节创伤

1. 关节脱位　关节外伤性脱位大都发生于活动范围大、关节囊和周围韧带不坚强、结构不稳定的关节。在四肢以肩和肘关节常见,而膝关节少见。关节脱位常伴有关节韧带的撕裂,有的还有骨折。

【影像表现】

(1) 肩关节脱位:肩关节活动范围最大,肩胛盂浅,关节囊与韧带松弛而薄弱,易因外伤而脱位。分为肱骨头前脱位和后脱位两种,以前脱位为常见。肱骨头前脱位时,常同时向下移位,位于肩胛盂的下方,称为盂下脱位(图 2-20)。也可向上移位,位于喙突下方或锁骨下方,分别称之为喙突下或锁骨下脱位。肩关节脱位常并发肱骨大结节或肱骨颈骨折。肱骨头后脱位少见,只有侧位才能发现肱骨头在肩胛盂的后方,正位易漏诊。

(2) 肘关节脱位:较常见,多因肘关节过伸引起,常为后脱位。尺骨与桡骨端同时向肱骨后方脱位,尺骨鹰嘴半月切迹脱离肱骨滑车。少数可为侧方脱位,尺、桡骨向外侧移位。肘关节脱位常并发骨折,关节及韧带损伤严重,还可并发血管及神经损伤。

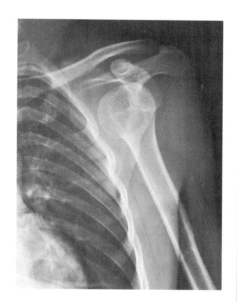

图 2-20　左侧肩关节前脱位(平片)
左侧肩关节正位。左肱骨头向前下移位,位于肩胛盂的下方,又称盂下脱位

(3) 髋关节脱位:根据股骨头脱位的方向,可分为后脱位、前脱位及中心性脱位。①后脱位:髋关节关节囊后壁较薄弱,故以后脱位最为常见,表现为股骨头脱离髋臼并向后上移位,Shenton 线(耻骨上支下缘与股骨颈内侧缘的弧形连线)不连续,可伴有髋臼、股骨头骨折。②前脱位:股骨头突破关节囊向前下方移位,Shenton 线不连续,可合并髋臼前缘骨折。③中心性脱位:常继发于髋臼骨折,股骨头通过髋臼底骨折突入盆腔内,此型脱位较为严重,常合并髂外动脉损伤。

自 1980 年代早期奥地利学者 Graf 创立了小儿髋关节超声波检查技术以来,超声检查已广泛用于 6 个月以内新生儿与婴儿发育性髋关节脱位(DDH)的诊断与筛查(图 2-21)。采集髋关节冠状面声像图,同时显示髂骨平直、髋臼内软骨边缘及髋臼外盂唇,图像包括完整股骨头和钙化的股骨上端交接段。沿髂骨表面强回声画一直线称为基线,测量骨顶线夹角 α(髂骨下缘与骨性髋臼顶连线与基线的夹角)和软骨顶线夹角 β(骨性髋臼顶外侧角与纤维软骨盂缘连线与基线的夹角),正常情况下 α >60°、β <55°。除 Graf 方法外,Morin 等测量股骨头覆盖率。沿股骨头最内及最外侧缘,平行基线画两条切线,二者间距离为 D,内侧切线与基线间距离为 d,d/D 即

股骨头覆盖率,正常为 52%~58%。

【诊断与鉴别诊断】

　　成年大关节脱位,特别是完全性脱位,征象明确,临床不难诊断,但仍需 X 线检查以了解脱位的情况和有无并发骨折,这对复位治疗很重要。成年小关节脱位和骨骺未完全骨化的关节脱位,特别是不完全脱位,X 线征象不明确,诊断较难,常需对照健侧进行比较,才能确诊,CT 或(和) MRI 检查常有助于此类脱位的确诊。

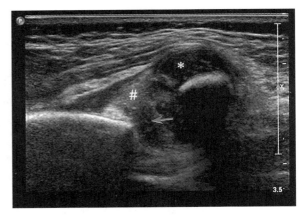

图 2-21　小儿髋关节脱位(声像图)

髋关节外侧长轴切面显示,股骨头(*)脱出髋臼窝(↑),并压迫盂唇(#)

　　2. 关节软骨损伤　关节骨端的骨折常引起关节软骨的损伤或断裂。X 线平片和 CT 不能直接显示关节软骨的骨折,但如发现骨折线波及骨性关节面,甚至合并错位时,应考虑合并有关节软骨骨折。MRI 可以直接显示断裂的关节软骨,表现为低信号的关节软骨有较高信号区,甚至关节软骨和骨性关节面呈现阶梯状,受损的软骨下的骨髓腔内可见局部水肿和出血。如有软骨撕脱,须通过 CT 关节造影或 MRI 方可明确诊断。

　　3. 膝关节半月板撕裂伤　膝关节半月板撕裂伤(meniscus tear)是指由于外伤或在半月板变性的基础上发生的半月板结构部分或完全撕裂。X 线平片对半月板撕裂的诊断价值不大,膝关节造影可做出诊断,但操作较繁杂。CT 只能对半月板行横断扫描,仅可显示半月板纵行撕裂且敏感性较低,表现受伤的半月板内出现线状低密度影。MRI 是一种无创的半月板检查方法,它是目前诊断半月板撕裂敏感性和特异性最高的影像学检查方法,其诊断的准确率优于常规 X 线关节造影和关节镜检查。半月板的 MRI 检查常用 SE 序列,主要采用矢状面和冠状面,前者有利于显示前后角,后者适于观察体部。半月板是由纤维软骨构成,它在 T1WI、PdWI 和 T2WI 上均表现为均匀的低信号影,而半月板的异常表现为相对的高信号影(图 2-22)。根据形态可将半月板内的异常信号分为 3 级:1 级为半月板内的点状或小结节状高信号,不伸延至半月板的上下关节面,此征象可能代表早期变性,也可能是正常所见,临床上多无症状;2 级为半月板内水平走行的线状高信号,常伸延到半月板与关节囊的交界处,但不伸延到半月板的关节面,它代表半月板的退行性改变;3 级为伸延到半月板关节面的线样或形态复杂的高信号影,表示半月板撕裂。

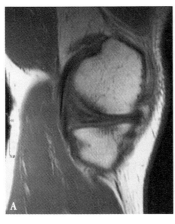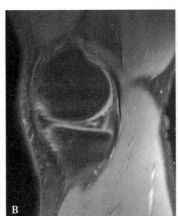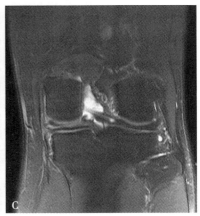

图 2-22　左膝关节半月板撕裂伤(MRI)

A. 左膝关节矢状位 T1WI;B. T2WI;C. 冠状位 T2WI。左膝关节内侧半月板后角横行线样异常信号,伸延到半月板关节面和边缘,T1WI 呈低信号,T2WI 高信号

Note

超声检测膝关节半月板撕裂的敏感性和特异性较低，半月板撕裂也非超声检查的适应证。然而在常规膝关节超声检查过程中，仍能偶然发现半月板撕裂，其声像图表现为半月板与关节囊的分离以及水平的撕裂，半月板内的低回声裂隙（图2-23）。半月板外侧部分的水平撕裂可继发半月板囊肿，声像图表现为半月板周边的无回声或低回声积液，陈旧的囊肿类似实性肿物回声。利用囊肿做声窗，有利于显示深部的半月板撕裂，多为半月板内的线条样低回声。

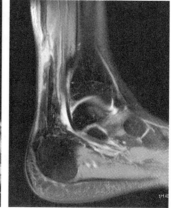

图 2-23　膝关节半月板撕裂伤（声像图）

膝关节内侧声像图长轴切面显示，半月板（*）三角形结构回声增强，内部可见不规则低回声区（↑），提示局部撕裂

（三）肌腱与韧带损伤

肌腱与韧带损伤多发生于急性创伤时，如切割伤和撕裂伤，少数也可在劳损的基础上发生变性甚至断裂。韧带肌腱断裂有部分性和完全性两种类型。部分断裂时损伤的韧带和肌腱内有出血和水肿与尚未断裂的纤维交织，邻近的组织内也可出现出血和水肿。完全断裂时可见韧带和肌腱的位置异常和断端及邻近结构的出血和水肿。韧带和肌腱急性损伤后，局部肿胀、疼痛、压痛甚至出现皮下瘀血，相应关节活动受限，完全断裂时施加外力可出现关节异常活动或关节间隙异常增宽，并可合并肌腱韧带附着处的撕脱骨折。关节附近的韧带损伤常合并有关节腔内出血或积液。

【影像表现】

X 线片：一般见不到肌腱和韧带损伤的直接征象，可显示周围软组织肿胀。

CT：能直接显示肌腱和韧带，对诊断有较大帮助。损伤后可见肌腱和韧带边缘模糊、肿胀、失去正常形态甚至呈碎片状。伴有出血时可见韧带内和周围有不均匀的较高密度影。CT 还可以清晰地显示撕脱骨折和关节内积液。

MRI：由于正常肌腱和韧带富含胶原纤维，在 MRI T1WI 和 T2WI 图像上均表现为低信号，在与肌腱和韧带走行方向一致的层面上表现为带状低信号结构，边缘清楚光滑。肌腱断裂时，无论在 T1WI 还是 T2WI 上断裂处均表现为高信号。部分断裂时低信号的韧带或肌腱内出现高信号区，但仍可见部分低信号的纤维影保持连续性。完全断裂时带状低信号影完全中断，为水样信号区取代，其位置和走行方向也可发生改变（图2-24）。

超声：肌腱撕裂的声像图表现因程度不同而呈现多样化。微小的部分撕裂可能仅表现为肌腱的肿胀和局部回声的不均匀；较小的肌腱内撕裂可被超声所显示，表现为平行于肌腱长轴的裂缝样低回声，可到达肌腱表面；渐进性撕裂可导致肌腱轮廓的不规则或者局部变薄；肌腱部分撕裂发生于肌腱长轴方向，平行于肌腱走行或横向垂直于肌腱纤维，声像图表现为肌腱的不完整和肌腱断裂部的挛缩，并

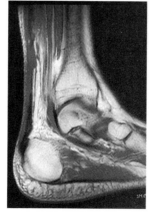

T2WI　　　　　　　T1WI

图 2-24　跟腱撕裂（MRI）

跟腱带状低信号影中断，断裂处 T1WI 呈高低混杂信号、T2WI 呈高信号，跟腱近断端回缩，跟腱走行方向也发生改变

伴有局部血肿的发生,断裂部纵向纤维样纹理消失,而未累及部则保持正常。对于完全性肌腱撕裂,超声可对其范围和严重程度做精确的评估,特别是将之与腱病或者部分撕裂相鉴别,对其治疗具有重要的指导意义。

二、骨与关节退行性疾病

1. 退行性骨关节病 退行性骨关节病(degenerative osteoarthrosis)又称骨性关节炎、增生性或肥大性关节炎。是一种由于关节软骨退行性改变所引起的慢性骨关节病,而不是真正的炎性病变。

退行性骨关节病分原发与继发两种。前者是原因不明的关节软骨退行性变所致,多见于40岁以上的成年。承重关节如髋、脊柱和膝等关节易受累。后者则是继发于炎症或外伤。任何年龄、任何关节均可发病。病理改变主要是关节软骨退行性变,软骨表面不光滑、变薄,且可碎裂,游离于关节腔内,承重部分可完全消失,使关节面骨皮质暴露。骨皮质硬化,于边缘形成骨赘。

【影像表现】

(1) 四肢退行性骨关节病:退行性骨关节病X线检查即可确诊。四肢关节如髋与膝关节退行性骨关节病,由于关节软骨破坏,关节间隙变窄,关节面变平,边缘锐利或有骨赘突出,软骨下骨质致密,关节面下方骨内出现圆形或不规整形透明区(图2-25)。前者为退行性变形成,后者为骨内纤维组织增生所致。晚期除上述表现加重外,还可见关节半脱位和关节内游离体,但一般不造成关节强直。关节囊与软组织无肿胀,邻近软组织无萎缩,而骨骼一般也无骨质疏松现象。在指间关节多先累及远侧关节,关节间隙可消失,并有骨小梁通过,造成关节强直。

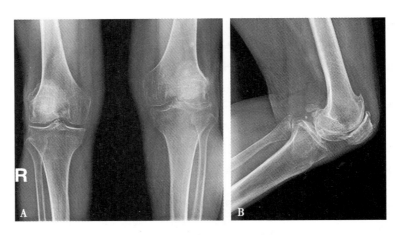

图 2-25 膝关节退行性骨关节病(平片)

A. 膝关节正位片;B. 侧位片。双侧膝关节关节间隙变窄,边缘锐利并有
骨赘突出,髁间棘变尖;髌股关节间隙变窄,髌骨可见骨赘突出

超声可检测到关节面和透明软骨的异常,声像图表现包括软骨层渐进性变薄、不规则直至完全消失、其覆盖的软骨下骨出现不规则改变等。但超声检测的局限性在于,由于骨骼的阻挡,无法评价整个软骨面,特别是在较紧密的关节和大关节中,例如膝关节,关节软骨易撕裂与产生溃疡的部位主要位于股骨髁的后下部和髌骨的外侧面,此两者都难以用超声来评估。此外,软骨下囊肿也因其被骨组织完全包绕而无法显示。另外,骨赘较易在声像图上显示,表现为低回声软骨覆盖的鸟嘴样骨性突起。

(2) 脊椎退行性骨关节病:包括脊椎小关节和椎间盘的退行性变,可统称为脊椎关节病。①脊椎小关节退行性变,脊椎小关节改变包括小关节突变尖、关节面骨质硬化和关节间隙变窄,在颈椎还可累及钩突关节(图2-26)。MRI是唯一可以直接显示关节软骨的影像学方法,早期软骨肿胀,T2WI 上呈高信号;病变发展软骨内可出现小囊,表面糜烂和小溃疡;后期软骨变薄甚至剥脱,局部纤维化,在 T2WI 上表现为低信号。②椎间盘退行性变,X 线平片表现为椎体边缘出现骨赘,相对之骨赘可连成骨桥。椎间隙前方可见小骨片,为纤维环及邻近软组织骨化所致。髓核退行性变则出现椎间隙变窄,椎体上下骨缘硬化,并由于退行性变而引起椎体滑动。椎体后缘骨刺突入椎间孔或椎管内引起脊神经压迫症状,可摄斜位片以显示骨赘。同时并发的椎管内后纵韧带和两侧黄韧带及脊椎小关节的增生肥厚与椎板增厚可引起椎管狭窄,并压迫脊髓。MRI 是显示椎间盘

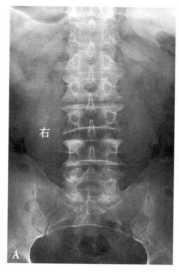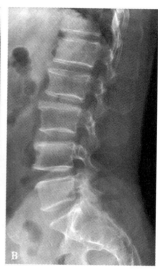

图 2-26　腰椎退行性骨关节病(平片)

A. 腰椎正位片;B. 侧位片。椎体边缘骨质增生,骨赘呈唇状突起。脊椎小关节突变尖、关节间隙变窄

病变的首选影像学检查方法,椎间盘退行性变表现为椎间隙变窄,T2WI 上椎间盘呈中低信号改变,失去正常层样结构。

【诊断与鉴别诊断】

退行性骨关节病多见于中老年,进展缓慢。X 线主要表现为关节间隙变窄,关节面骨质增生硬化并形成骨赘,可有关节游离体形成,诊断不难,但对继发性退行性骨关节病的病因推断,则仍较困难。

2. 椎间盘突出　椎间盘突出(protrusion of intervertebral disc)是指髓核经纤维环向外突出。椎间盘是由纤维环、髓核与软骨板三部分构成,前方与侧方的纤维环最厚且最坚韧,且和坚强的前纵韧带紧密附着。后方的纤维环最薄,与后纵韧带疏松相连。由于以上解剖结构的原因,大多数病变均为纤维环后部破裂,髓核向后突出压迫周围组织和神经根,引发临床症状。

【影像表现】

X 线片:①椎间隙均匀或不对称性狭窄,特别是后宽前窄。②椎体边缘,尤其是后缘出现骨赘,系因椎间盘退行性变所致。脊椎排列变直或有侧弯现象。髓核向椎体脱出称为 Schmorl 结节,可于椎体上或下面显示一圆形或半圆形凹陷区,其边缘有硬化线,可对称见于相邻两个椎体的上下面,并累及几个椎体,常见于胸椎,临床上多无症状。由于椎间盘结构属软组织密度,X 线不能直接观察,仅靠椎间隙和椎体骨质改变等间接征象,推测病变的存在,诊断受到较大的限制。因此,临床拟诊椎间盘突出的患者,一般都应行 CT 或 MRI 检查。

CT:椎间盘的密度低于椎体但高于脊膜囊。根据椎间盘病变的程度由轻到重可分为椎间盘变性、椎间盘膨出、椎间盘突出。椎间盘变性 CT 难以显示。椎间盘膨出 CT 表现为椎间盘的边缘均匀地超出相邻椎体终板的边缘,椎间盘后缘与相邻椎体终板后缘形态一致即向前微凹,也可呈平直或对称性均匀一致的轻度弧形。椎间盘突出的直接征象是突出于椎体后缘的局限性弧形软组织密度影,其内可出现钙化;间接征象是硬膜外脂肪层受压、变形甚至消失,硬膜囊受压和一侧神经根鞘受压(图 2-27)。由于颈椎间盘较薄,颈段硬脊膜外脂肪少,CT 显示颈椎间盘突出要比腰椎困难。

MRI:各部位的椎间盘均可在 MRI 上良好显示。正常椎间盘的髓核和纤维环的内侧部的水分较纤维环外侧部和后纵韧带为多,在 T1WI 上前两者呈稍高信号而后两者呈低信号,在 T2WI

上前两者呈高信号而后两者仍是低信号。椎间盘变性时其水分丢失，T2WI 上其高信号消失，矢状面上还可见椎间盘变扁。椎间盘膨出时除有椎间盘变性的改变外，矢状面上可见椎间盘向前后隆起。在横断面上膨出的椎间盘均匀地超出椎体边缘，也可表现为椎体后缘光滑的弧形影，突向椎管，此时与轻度椎间盘突出很难区分，但脊膜囊和神经根鞘受压不明显。椎间盘突出在 MRI 矢状面图像上显示较直观，突出的椎间盘呈半球

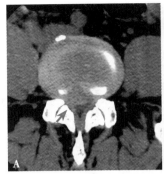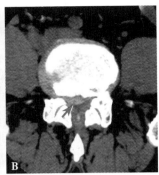

图 2-27 腰椎椎间盘突出、椎管狭窄（CT）
A、B. 腰椎横轴位。腰 5 骶 1 椎间盘向右后突出，硬膜囊受压（→），椎管狭窄，右侧侧隐窝狭窄

状、舌状向后方或侧后方伸出，其信号强度与其主体部分一致。横断面上，突出的椎间盘呈三角形或半圆形局限突出于椎体后缘，边缘规则或略不规则（图 2-28）。CT 所能显示的硬膜外脂肪层受压、变形、消失以及硬膜囊受压和神经根鞘受压等均可在 MRI 上很好地显示。此外，MRI 还能直接显示脊髓受压，上述改变在 T2WI 上表现更明显。

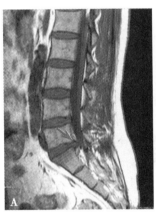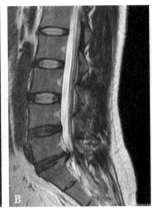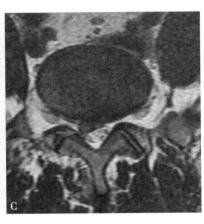

图 2-28 腰椎椎间盘突出（MRI）
A. 腰椎矢状位 T1WI；B. T2WI；C. 横轴位 T2WI。腰 5 骶 1 椎间盘 T2WI 上信号降低，椎间隙变窄。椎间盘向右后突出，硬膜囊受压，椎管狭窄

【诊断与鉴别诊断】

椎间盘突出症多有典型的临床表现，CT 和 MRI 上见到突出于椎体后方的局限性类圆形椎间盘结构，硬膜外脂肪、硬膜外神经根受压移位，诊断多可成立。不典型的需与以下病变鉴别：①硬膜外瘢痕：有手术史，位于硬膜囊和手术部位之间，MRI 上信号低于椎间盘，增强较椎间盘明显；②肿瘤：椎管内硬膜外肿瘤如神经纤维瘤、淋巴瘤、转移瘤等可形成类似椎间盘突出样肿块，但其密度较突出的椎间盘低，常有较明显的强化并往往合并有椎骨的破坏或（和）椎间孔扩大。

3. 椎管狭窄　椎管狭窄（spinal stenosis）是指构成椎管的脊椎、软骨和软组织异常，引起椎管有效容积减少，压迫脊髓、神经和血管结构而引起一系列的临床症状和体征。椎管狭窄分为先天性和获得性两类。先天性椎管狭窄包括伴有其他骨骼发育异常的椎管狭窄和不伴有其他骨骼发育异常的特发性狭窄，前者如软骨发育不全。主要表现为椎弓根增粗、变短，椎板增厚，椎管径线变小。获得性者系由退行性变、创伤、炎症、肿瘤、肿瘤样病变、手术、后纵韧带骨化及

特发性弥漫性骨质增生等多种原因引起的椎骨肥大增生和软组织增厚所致。依狭窄部位可分为中心型椎管狭窄、侧隐窝狭窄和神经孔狭窄。

【影像表现】

X线片：脊椎退变最常见表现为椎体边缘部骨质增生硬化。脊柱失稳表现为椎体移位及旋转。韧带钙化或骨化多见于后纵韧带和黄韧带。侧位平片测量椎管矢状径对骨性椎管狭窄有诊断意义。一般颈椎管前后径正常 >13mm，10~13mm 为相对狭窄，<10mm 为狭窄；腰椎管前后径正常 >18mm，15~18mm 为相对狭窄，<15mm 为狭窄。

CT：可见椎体边缘骨质增生、椎间盘膨出或突出、脊柱滑脱、椎间关节增生、后纵韧带及黄韧带肥厚、钙化等改变。横断面上还可显示椎管变形、狭窄，神经根管和侧隐窝狭窄及硬膜囊、脊髓受压，硬膜外脂肪线受压、消失。CT 上径线测量较 X 线平片更为精确，常用测量方法有骨性椎管前后径线（参考值同平片），椎弓根间距（<20mm 为狭窄），侧隐窝前后径（<2mm 为狭窄），椎间孔宽度（<2mm 为狭窄）及 Jones-Thompson 方程法。后者为：椎管最大矢状径 × 最大横径 / 同水平椎体最大矢状径 × 最大横径 =1/2~1/4.5，若两者比值 <1/4.5，说明椎管有狭窄。

MRI：①椎体、椎间关节增生及黄韧带、后纵韧带钙化或骨化，椎间盘膨出或突出。②椎管、椎间孔及侧隐窝狭窄、变形；③硬膜外脂肪受压、变形或消失；④硬膜囊前或侧后缘受压、变形、移位；⑤脊髓受压、移位，重者可出现缺血、坏死、囊变，表现为脊髓内单或多节段等或长 T1 长 T2 信号；⑥椎管内占位性病变或邻近结构的病变侵入椎管内。

【诊断与鉴别诊断】

引起椎管狭窄的原因很多，其病因诊断及鉴别需结合影像学和临床资料综合判断。

三、骨与关节感染性疾病

(一)骨与关节化脓性疾病

1. 化脓性骨髓炎　化脓性骨髓炎（suppurative osteomyelitis）常由于金黄色葡萄球菌进入骨髓所致。细菌可经：①血行感染；②附近软组织或关节感染的直接延伸；③开放性骨折或火器伤进入。其中以血行感染最多，好发于儿童和少年，男性较多。长骨中以胫骨、股骨、肋骨和桡骨多见。根据病情发展和病理改变，骨髓炎可分为急性和慢性。

(1)急性化脓性骨髓炎：血行感染时，细菌栓子经滋养动脉进入骨髓，广泛地侵犯骨髓和骨皮质，常较多停留于干骺端的骨松质部分，使该处明显充血、水肿，多量中性粒细胞浸润，形成局部脓肿。脓肿虽可局限化而成为慢性骨脓肿，但病灶常蔓延发展，侵犯较广区域，甚至累及整个骨干。蔓延可向：①髓腔方向直接延伸；②也可由病灶向外扩展，突破干骺端的骨皮质，在骨膜下形成脓肿，再经哈氏管进入骨髓腔。骺软骨对化脓性感染有一定的阻力，故在儿童，除少数病例外，感染一般不能穿过骺软骨而侵入关节。但在成年，由于已无骺软骨，所以感染可侵入关节而引起化脓性关节炎。若干骺端位于关节囊内，则感染可以侵入关节。如股骨上端骨髓炎就常累及髋关节。有时骨膜下脓肿，也可延伸入关节。

【影像表现】

X线片：在发病后 2 周内，虽然临床表现明显，但骨可无明显变化。如周围软组织显影良好，则可见一些软组织改变：①肌间隙模糊或消失；②皮下组织与肌间的分界模糊；③皮下脂肪层内出现致密的条纹影，靠近肌肉部分呈纵行排列，靠外侧者则呈网状。变化较为广泛，系软组织充血、水肿所致，虽无特征，但结合病史，对早期诊断有一定意义。

发病 2 周后可见骨改变。开始在干骺端骨松质中出现局限性骨质疏松，继而形成多数分散不规则的骨质破坏区，骨小梁模糊、消失，破坏区边缘模糊（图 2-29）。以后骨质破坏向骨干延伸，范围扩大，可达骨干 2/3 或全骨干。小的破坏区融合而成为大的破坏区，骨皮质也遭受破坏。有时可引起病理性骨折。由于骨膜下脓肿的刺激，骨皮质周围出现骨膜增生，表现为一层密度不高的新生骨与骨干平行,病程越长,则新生骨越明显。新生骨广泛则形成包壳。骨膜增生一般同骨的病变范围一致。由于骨膜掀起和血栓动脉炎,使骨皮质血供发生障碍而出现骨质坏死,沿骨长轴形成长条形死骨,与周围骨质分界清楚,且密度高于周围骨质。

CT:能很好地显示急性化脓性骨髓炎的软组织感染、骨膜下脓肿、骨髓内的炎症、骨质破坏和死骨。特别是能发现 X 线片不能显示的小破坏区和小的死骨。

MRI:在确定急性化脓性骨髓炎的髓腔侵犯和软组织感染的范围方面,MRI 优于常规 X 线和 CT。骨髓的充血、水肿、渗出和坏死在 T1WI 均表现为低信号,与正常的骨髓信号形成明显的对比。在与骨干长轴平行的矢状或冠状层面

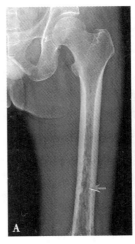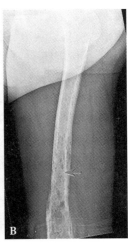

图 2-29　急性骨髓炎(平片)
A. 左股骨正位片;B. 侧位片。左股骨多数分散穿凿状骨质破坏,破坏区边缘模糊

上,骨髓腔受累的范围显示良好。在病变早期的 T2WI 上病变区与正常骨髓分界模糊,出现骨质破坏后分界趋向清楚。受累骨周围软组织肿胀,肌间隙和皮下脂肪模糊不清。在 T2WI 上充血水肿的肌肉和脓肿呈高信号,增强后脓肿壁可出现明显强化。

超声:急性化脓性骨髓炎病变早期病灶局限于骨髓腔内时,声束无法穿透骨皮质,不能显示腔内病变,仅可见病变骨周围软组织肿胀,肌间隔模糊;当感染致骨皮质受损破坏时,超声可见骨皮质粗糙,骨膜下血肿形成呈梭形,导致骨膜抬高,病变周围可见丰富的血流信号(图 2-30)。

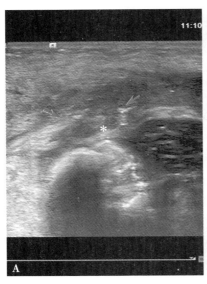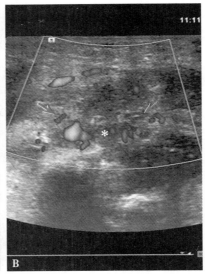

图 2-30　急性骨髓炎(声像图)(见书末彩插)
A. 股骨下端声像图长轴切面,股骨骨/骺交界部界限不清(*),骨膜连续中断(↑);B. 能量多普勒血流图,显示该处具有较丰富血流信号

核素显像:骨显像能在骨髓炎发病后的 24 小时内显示出异常。最常见的征象是在病变部位出现局限性的放射性示踪剂异常浓聚的"热区"。急性骨髓炎与蜂窝织炎在临床上的区别,常采用骨三个时相显像的方法来鉴别,骨髓炎的三个时相显像可见血流相、血池相、延迟相三个时相内放射性的异常浓聚部分,主要局限在骨髓的病变部位,并随时间延长在病变区的骨骼内浓聚更加明显。蜂窝织炎的三个时相显像可见血流相、血池相表现为病变区弥漫性放射性增强,随时间延长而逐渐减低。延迟相时主要见放射性弥漫在病变区的软组织内,骨的摄取很少,甚至根本见不到骨的影像。

【诊断与鉴别诊断】

急性化脓性骨髓炎的临床症状独特,影像表现明确,诊断不难。但有时须注意与表现不典型的骨结核或一些骨肿瘤如骨肉瘤鉴别。注意到其急性起病,患肢大范围间断性的骨质破坏和一定程度的骨膜增生,可以区别。

总之,急性化脓性骨髓炎主要表现是不同范围的骨质破坏,不同程度的骨膜增生和死骨。虽然是以骨质破坏为主,但修复与骨质增生已开始,在骨质破坏周围有骨质密度轻度增高现象。

(2) 慢性化脓性骨髓炎:是急性化脓性骨髓炎未得到及时而有效治疗的结果。急性期过后,有时临床仍可见排脓瘘管经久不愈或时愈时发,主要是因为脓腔或死骨的存在。因死骨时积存细菌,抗生素不易渗入其内,阻挠病变愈合,致炎症呈长期慢性病程。

【影像表现】

X线片:在骨破坏周围有骨质增生硬化现象。骨膜的新生骨增厚,并同骨皮质融合,呈分层状,外缘呈花边状。因此,骨干增粗,轮廓不整(图2-31)。骨内膜也增生,致使骨密度明显增高,甚至使骨髓腔闭塞。虽然有骨质修复、增生,但由于未痊愈,仍可见骨质破坏和死骨。

慢性骨髓炎痊愈,则骨质破坏与死骨消失,骨质增生硬化逐渐吸收,骨髓腔沟通。如骨髓腔硬化仍不消失,虽然长期观察认为病变已静止,但当机体抵抗力降低时仍可突然复发。

化脓性骨髓炎的慢性期,有时可具一些特殊的影像表现:

慢性骨脓肿,又称 Brodie 脓肿,系慢性局限性骨髓炎。常发生在胫腓骨上端、股骨下端、肱骨下端的干骺区,

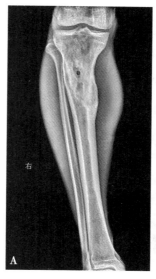
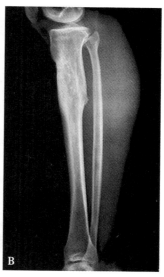

图 2-31 右胫骨慢性骨髓炎(平片)

A. 右胫腓骨正位片;B. 侧位片。右胫骨在骨破坏的基础上有明显骨质增生硬化。骨干增粗,轮廓不整。骨密度增高,骨髓腔部分闭塞

病变早期破坏区内充满化脓性渗出液,以后为肉芽组织代替,周围骨质增生硬化。X线表现为长骨干骺端中心部位的圆形、椭圆形或不规则形骨质破坏区,边缘较整齐,周围绕以骨硬化带。破坏区中很少有死骨,多无骨膜增生,也无软组织肿胀或瘘管。

慢性硬化型骨髓炎,又称 Garre 骨髓炎,少见,特点为骨质增生硬化,骨外膜与骨内膜都明显增生。局部密度很高,致使不规则的小破坏区不能被发现。骨皮质增厚,骨髓腔变窄,骨干增粗,边缘不整。

CT:慢性化脓性骨髓炎的 CT 表现与 X 线表现相似,骨皮质明显增厚、髓腔变窄甚至闭塞、骨质密度增高,并易于发现 X 线片不能显示的死骨。

MRI:慢性化脓性骨髓炎的骨质增生、硬化、死骨和骨膜反应,在 T1WI 和 T2WI 上均呈低信号。肉芽组织和脓液在 T1WI 上为低或稍高信号而在 T2WI 呈高信号。瘘管内因含脓液常在 T1WI 上呈稍高信号而在 T2WI 上呈高信号,依层面方向不同可表现为点状或不规则粗细不均的索条影从骨内脓腔向皮肤表面伸延。

超声:慢性化脓性骨髓炎声像图表现为患处骨皮质中断破损,骨皮质周围可见大小不等的死骨强回声斑块,病变骨周围软组织内可见不规则液性暗区,以及迂曲的窦道自髓腔通向皮肤

瘘口。

【诊断与鉴别诊断】

慢性化脓性骨髓炎的特点为残存的骨破坏、大量的骨质增生和可有死骨形成,识别不难。但由于抗生素的广泛应用,细菌毒力较低或耐药菌株的增加,典型、严重、长期不愈的慢性骨髓炎已很少见。相反,却常有多种不典型的 X 线表现。如感染仅限于骨膜下,则表现为骨膜增生,而无明显破坏,少数病例甚至类似恶性骨肿瘤或其他骨疾病,应注意分析鉴别。

2. 化脓性关节炎   化脓性关节炎(pyogenic arthritis)是较为严重的急性关节病,常由金黄色葡萄球菌经血液至滑膜而发病,也可因骨髓炎继发侵犯关节而致。多见于承受体重的关节,如髋和膝关节,常单发。患者常急性发病,局部关节有红肿热痛及功能障碍,并可有全身症状如寒战、发热及血白细胞增多等。病理见关节滑膜明显充血及水肿,关节腔内有大量渗出液,内含较多的纤维素及中性粒细胞。

【影像表现】

X 线平片:急性期 X 线表现为关节囊肿胀和关节间隙增宽(图 2-32)。此时化脓病变极易破坏关节囊、韧带而引起关节的半脱位或脱位,以婴儿和儿童的髋关节最常见。构成关节的骨骼可有一时性失用性骨质疏松。

在关节内脓液中蛋白溶解酶的作用下,关节软骨被破坏,即引起关节间隙的狭窄。由于病变进展迅速,常在发病后一个月左右即可出现。由于肉芽组织增生并侵及骨端,使关节软骨下骨质发生破坏,以承受体重的部分出现早和明显。与关节结核发病缓慢、骨质破坏居关节面边缘不同。严重时可发生干骺端的骨髓炎。愈合期,骨质破坏停止,而出现修复。病变区骨质增生硬化。骨质疏松消失。如软骨与骨质破坏不甚明显,则关节间隙可部分保留,并有一部分功能,严重时则形成骨性强直。

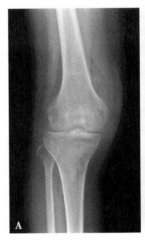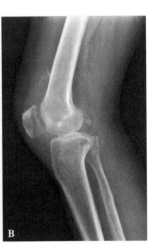

图 2-32   右股骨急性骨髓炎合并膝关节化脓性关节炎(平片)

A. 右膝关节正位片;B. 侧位片。右股骨下段骨小梁及骨皮质稍显模糊,内前方不规则骨膜增生,膝关节软组织明显肿胀,髌骨关节面骨质破坏

CT:可以显示化脓性关节炎的关节肿胀、积液以及关节骨端的破坏,CT 可以判断病变的范围。

MRI:显示化脓性关节炎的滑膜炎症、关节积液和关节周围软组织受累的范围均优于 X 线平片和 CT,并可显示关节软骨的破坏。以上改变均为非特异性的,须结合临床做出诊断。

超声:在急性化脓性关节炎,超声是检测潜在软骨溶解发生之前的早期化脓性关节炎的可靠方法,而此时 X 线检查并无特殊改变,其主要声像图表现为关节积液,同时伴有关节红、肿、热、痛等关节感染的临床症状。至于液体的回声特征,感染性积液常表现为不同程度的低回声,与增厚的滑膜界限清晰。含有坏死组织碎片以及具有分隔的高回声积液也常可遇见(图 2-33)。动态观察或用探头加压,可见积液的波动。积液内也可见气体高回声,后伴彗尾征。

【诊断与鉴别诊断】

化脓性关节炎特征是急性起病,症状明显,早期即可出现关节间隙变窄,骨端破坏先见于关节的支重面,破坏区比较广泛,晚期表现关节骨性强直,可供与其他关节炎作鉴别。

（二）骨与关节结核

1. **骨结核** 骨结核（tuberculosis of bone）是以骨质破坏和骨质疏松为主的慢性病。多发生于儿童和青年。系继发性结核病，原发病灶主要在肺部。结核杆菌经血行到骨，停留在血管丰富的骨松质内，如椎体、干骺端或关节滑膜而发病。骨结核为一种比较慢性进展的骨感染，好侵犯邻近软骨（骺软骨、关节软骨）。以相对比较局限的骨质破坏，患肢持续性骨质疏松为其特征，部分病变可合并冷性脓肿形成。

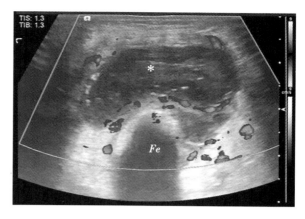

图 2-33 小儿膝关节化脓性关节炎（声像图）（见书末彩插）

膝关节声像图短轴切面，关节腔内探及不均匀性低回声脓液（*），内部可见点片状的高回声，提示坏死组织；彩色多普勒血流显像可见滑膜上丰富的血流信号。Fe，股骨

【影像表现】

（1）长骨结核

X线片：骺和干骺端是结核在长骨中的好发部位。干骺端结核病灶内干酪坏死物可形成脓肿。可见骨松质中出现一局限性类圆形、边缘较清楚的骨质破坏区，邻近无明显骨质增生现象。骨膜反应少见即使有也较轻微，这与化脓性骨髓炎显然不同。在骨质破坏区有时可见碎屑状死骨，密度不高，边缘模糊，称之为"泥沙状"死骨，也和化脓性骨髓炎明显不同。病变早期，病变骨即可见骨质疏松现象。病变发展易破坏骺而侵入关节，形成关节结核。干骺端结核很少向骨干发展，但病灶可破坏骨皮质和骨膜，穿破软组织而形成瘘管，并引起继发感染，此时则可出现骨质增生和骨膜增生。

骨干结核少见，可发生于短骨或长骨。侵犯短骨的多发于5岁以下儿童的掌骨、跖骨、指（趾）骨，常为多发。初期改变为骨质疏松，继而在骨内形成囊性破坏，骨皮质变薄，骨干膨胀，故又有骨囊样结核和骨气鼓之称。

CT：可显示低密度的骨质破坏区，其内常见多数小斑片状高密度影为死骨。可见周围软组织肿胀，结核性脓肿密度低于肌肉，注射对比剂后其边缘可有强化。

超声：早期可发现骨皮质微小破损，破坏的骨皮质呈细碎斑块状，骨膜抬高，骨膜与骨皮质之间可见脓肿低回声区。

核素显像：表现为片状放射性摄取增高，骨与骨之间关节面模糊。骨显像对骨与关节结核的探查灵敏度高、特异性差。多发的骨结核病灶在骨显像上可呈现多发性放射性异常浓聚，这与转移性骨肿瘤的骨显像表现相似。在诊断骨结核时，骨显像不是首选，除非X线诊断不能确定时才选用骨显像。

（2）脊椎结核

X线片：脊椎结核以腰椎多见，其次是胸椎和颈椎。主要表现为：①骨质破坏：病变好累及相邻的两个椎体，附件较少受累，椎体结核主要引起骨松质的破坏。由于骨质破坏和脊柱承重的关系，椎体塌陷变扁或呈楔形。②椎间隙变窄或消失：由于病变开始多累及椎体的上下缘及邻近软骨板，较早就引起软骨板破坏，而侵入椎间盘，使椎间隙变窄，甚至消失和椎体互相嵌入融合而难于分辨。③后突畸形：受累的脊柱节段常出现后突变形，是脊椎结核晚期的特征性表现，可伴有侧弯。④冷脓肿：病变在破坏骨质时可产生大量干酪样物质流入脊柱周围软组织中而形成冷脓肿（cold abscess）。腰椎结核干酪样物质沿一侧或两侧腰大肌流注，称为腰大肌脓肿，表现为腰大肌轮廓不清或呈弧形突出。胸椎结核的脓肿在胸椎两旁，形成椎旁脓肿，表现为局限性梭形软组织肿胀，边缘清楚。在颈椎，表现为咽后壁软组织增厚，并呈弧形前突，侧位上易于观察。时间较长的冷性脓肿可有不规则形钙化。

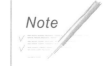

CT：显示椎体及附件的骨质破坏、死骨和椎旁脓肿优于X线片。椎体骨质破坏可引起椎体塌陷后突以致椎管狭窄（图2-34），CT可以显示这一改变。结核性脓肿的位置因发病部位而异，呈液性密度，注射对比剂后周缘有环形强化。CT还可发现椎管内硬膜外脓肿。

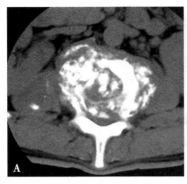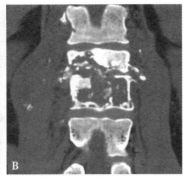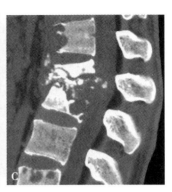

图2-34　腰椎结核（CT）

A. 腰椎横轴位；B. 冠状位；C. 矢状位。腰1、2椎体相邻部分骨质破坏，椎间隙变窄，椎体塌陷变扁，局部后突，椎管狭窄。两侧腰大肌肿胀，右侧腰大肌冷脓肿。胸12椎体前缘、腰3椎体上缘也可见骨质破坏

MRI：脊椎结核的骨破坏区在T1WI呈低信号，T2WI为高信号并混有少许低信号影。骨破坏区周围骨髓因反应性水肿在T1WI上也呈低信号而T2WI上呈高信号。矢状面和冠状面图像有利于椎间盘的观察。如椎间盘受累可见椎体终板破坏、椎间隙变窄和T2WI上椎间隙信号增高。结核性脓肿在T1WI上呈低信号、在T2WI上呈高信号，其内可见斑点状或索条状低信号影，代表脓肿内的纤维化或钙化，增强后脓肿壁可强化。由于MRI可多平面成像，对脓肿的部位、大小、形态和椎管内侵犯的显示优于X线片和CT。

超声：可见椎体骨质破损，周围死骨形成的强回声斑块，腰大肌内可见寒性脓肿，表现为腰大肌内液性暗区，壁较厚，内部呈不均匀低回声，可见坏死组织碎片形成的高回声（图2-35）。

图2-35　腰椎结核（声像图）

腹部声像图短轴切面显示，腰椎椎体（V）骨质破坏，表面呈不规则样表现；椎骨周边可见不均匀低回声积液（↑），提示脓肿形成

【诊断与鉴别诊断】

骨结核的诊断要点是：起病缓慢、以骨破坏为主、少或无骨质增生、冷脓肿形成。长骨干骺端结核应与慢性骨脓肿鉴别，前者破坏区常跨越骨骺线侵犯骨骺，边界模糊，周围无骨质增生硬化，患肢有骨质疏松等。脊椎结核有时需与椎体压缩性骨折鉴别，前者的主要X线表现是椎体骨质破坏、变形，椎间隙变窄或消失和冷性脓肿的出现；后者有明确的外伤史，椎体仅表现楔状变形，无骨质破坏，早期椎间隙不变窄。

2. 关节结核　关节结核（tuberculosis of joint）为继发于肺结核或其他部位结核的并发症。可继发于骨干骺端结核，为骨型关节结核，也可是细菌经血行先累及滑膜，为滑膜型结核。在后期关节组织和骨质均有明显改变时，则无法分型。多见于儿童和青年，常单发，好侵犯髋关节及膝关节，其他关节也可受累。起病比较缓慢，局部疼痛和肿胀，关节活动受限。时间长者可伴有相邻肌肉萎缩。

【影像表现】

（1）骨型关节结核：X 线表现较为明显，即在骺、干骺端结核征象的基础上，又有关节周围软组织肿胀、关节间隙不对称性狭窄或关节骨质破坏等（图 2-36）。CT 可见肿胀增厚的关节囊和关节周围软组织以及关节腔内积液，骨性关节面毛糙有虫蚀样骨质缺损。关节周围的冷脓肿表现为略低密度影，注射对比剂后其边缘可出现强化。

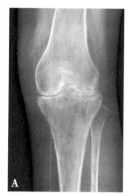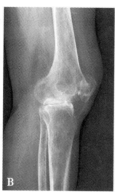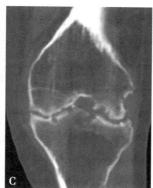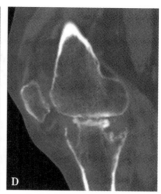

图 2-36　左膝关节结核，滑膜型（平片、CT）

A. 左膝关节正位片；B. 侧位片；C. 冠状位；D. 矢状位。左膝关节上下关节面虫蚀状骨质破坏，关节间隙变窄，邻近股骨和胫腓骨骨质疏松

（2）滑膜型关节结核：较常见，大多累及一个较大关节，以髋关节和膝关节常见，其次为肘、腕和踝关节。早期 X 线表现为关节囊和关节周围软组织肿胀，密度增高，关节间隙正常或增宽和骨质疏松。这些变化系因滑膜肿胀、增厚，形成肉芽组织和关节积液所致。可持续几个月到一年以上。因 X 线表现无特点，诊断较难。病变发展，滑膜肉芽组织逐渐侵犯软骨和关节面，首先累及承重轻、接触面小的边缘部分，造成关节面的虫蚀状骨质破坏。常上下骨面对称受累。由于病变首先侵犯滑膜，关节渗出液中又常缺少蛋白质溶解酶，关节软骨破坏出现较晚。因此，虽然已有明显关节面骨质破坏，而关节间隙变窄则较晚，与化脓性关节炎不同。待关节软骨破坏较多时，则关节间隙变窄。此时可发生半脱位。邻近骨骼骨质疏松明显，肌肉也萎缩变细。关节周围软组织常因干酪液化而形成冷性脓肿。有时穿破关节囊，形成瘘管。如继发化脓性感染，则可引起骨质增生硬化，从而改变结核以骨质破坏为主的 X 线特点。晚期，病变愈合，则骨质破坏停止发展，关节面骨质边缘变得锐利。骨质疏松也逐渐消失。严重病例，愈合后产生关节强直，多为纤维性强直。

MRI 检查，滑膜型关节结核早期可见关节周围软组织肿胀，肌间隙模糊。关节囊内大量积液，关节滑膜增厚呈 T1WI 低信号、T2WI 略高信号。病变进一步发展可见关节腔内肉芽组织在 T1WI 为均匀低信号，T2WI 呈等、高混合信号。关节软骨破坏表现为软骨不连续、碎裂或大部消失。关节面下骨破坏区内的肉芽组织信号特点与关节腔内肉芽组织相同，若为干酪坏死则 T2WI 呈高信号。关节周围的结核性脓肿呈 T1WI 低信号、T2WI 高信号。在儿童，受累的骨骺和骺板表现为 T1WI 低信号和 T2WI 高信号影。注射对比剂后，充血肥厚的滑膜明显强化与不强化的囊内积液形成明显对比，在关节腔内和骨破坏区内的肉芽组织以及结核性脓肿的边缘亦明显强化。

超声：关节滑膜增厚呈结节样，关节内积脓，脓液稠厚，内可见点、片状强回声；此外，伴有关节周围滑囊积液者在声像图上亦可出现类似表现。

【诊断与鉴别诊断】

本病应与化脓性关节炎鉴别。滑膜型关节结核多为慢性发展，骨质破坏一般见于关节面边缘,以后才累及承重部分。关节软骨破坏较晚,以致关节间隙变窄出现较晚,程度较轻。关节囊肿胀、密度增高,而邻近的骨骼与肌肉多有明显疏松和萎缩。这些表现均与急性化脓性关节炎明显不同。

四、骨与关节肿瘤及瘤样病变

骨肿瘤并不多见,其中原发骨肿瘤约占全部肿瘤的 2%~3%,恶性骨肿瘤约占全身恶性肿瘤的 1%。影像学检查在骨肿瘤的诊断中占重要地位,不仅能显示肿瘤的部位、大小、邻近骨骼和软组织的改变,还能判断其为良性或恶性、原发性或转移性,这对确定治疗方案和估计预后很重要。对骨肿瘤影像诊断的要求是:①判断骨骼病变是否为肿瘤;②明确肿瘤的大小及范围;③如属肿瘤,是良性或恶性,属原发性还是转移性;④肿瘤的组织类型。其重点在于判断骨肿瘤的良、恶性。

在观察图像时,应注意发病部位、病变数目、骨质改变、骨膜增生和周围软组织变化等。

发病部位:不同的骨肿瘤有其一定的好发部位,例如骨巨细胞瘤好发于长骨骨端,骨肉瘤好发于长骨干骺端,而骨髓瘤则好发于扁骨和异状骨。

病变数目:原发性骨肿瘤多单发,转移性骨肿瘤和骨髓瘤常多发。

骨质变化:常见的变化是骨质破坏。良性骨肿瘤多引起膨胀性、压迫性骨质破坏,界限清晰、锐利,破坏邻近的骨皮质多连续完整。恶性骨肿瘤则为浸润性骨质破坏,少见膨胀,界限不清,边缘不整,骨皮质较早出现虫蚀状破坏和缺损,同时肿瘤易穿破骨皮质而进入周围软组织中形成肿块影。一些骨肿瘤还可见骨质增生。一种是生长较慢的骨肿瘤可引起邻近骨质的成骨反应,例如良性或恶性程度较低的肿瘤,其破坏区周围有骨质增生。另一种是肿瘤组织自身的成骨,即肿瘤骨的生成,这种骨质增生可呈毛玻璃状、斑片状、放射针状或骨皮质硬化,常见于骨肉瘤。

骨膜增生:良性骨肿瘤常无骨膜增生,如出现,则骨膜新生骨均匀致密,常与骨皮质融合。恶性骨肿瘤常有广泛的不同形式的骨膜增生,而且骨膜新生骨还可被肿瘤所破坏,形成 Codman 三角,这种表现对恶性骨肿瘤有特征性。

周围软组织变化:良性骨肿瘤多无软组织肿胀,仅见软组织被肿瘤推移。肿瘤较大突破骨皮质时,可见局部软组织肿块,但其边缘与邻近软组织界限清楚。恶性骨肿瘤常侵入软组织,并形成肿块影,与邻近软组织界限不清(表 2-1)。

表 2-1　良、恶性骨肿瘤的影像学鉴别诊断

	良性	恶性
生长速度	缓慢	迅速
生长方式	膨胀性	浸润性
骨质破坏边缘	清楚,常有周围硬化带	不清楚
骨皮质改变	变薄膨胀,但多完整	虫蚀状破坏,缺损中断
骨膜反应	一般无,骨折后可有少量	常见,破坏并形成 Codman 三角
肿瘤骨	无	常见,针状、放射状
软组织肿块	一般无,如有边界清楚	常见,边界不清
远处转移	无	常见

骨肿瘤的诊断需结合临床资料。应注意肿瘤发病率、年龄、症状、体征和实验室检查结果等。这些资料对骨肿瘤定性诊断有参考价值。

发病率:在良性骨肿瘤中以骨软骨瘤多见,恶性骨肿瘤以转移瘤为多见,而原发恶性骨肿瘤则以骨肉瘤为常见。

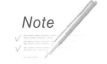
Note

年龄：多数骨肿瘤患者的年龄分布有相对的规律性。在恶性骨肿瘤中，年龄更有参考价值，在婴儿多为转移性神经母细胞瘤，童年与少年好发尤文肉瘤，青少年以骨肉瘤为多见，而40岁以上则多为骨髓瘤和转移瘤。

症状与体征：良性骨肿瘤较少引起疼痛，而恶性者，疼痛常是首发症状，而且常是剧痛。良性骨肿瘤的肿块边界清楚，压痛不明显，而恶性者则边界不清，压痛明显。良性骨肿瘤患者健康状况良好，而恶性者可有消瘦和恶病质，而且发展快，病程短。

实验室检查：良性骨肿瘤，血液、尿和骨髓检查均正常，而恶性者则常有变化，如骨肉瘤碱性磷酸酶增高，尤文肉瘤血白细胞可增高，转移瘤和骨髓瘤可发生继发性贫血及血钙增高。骨髓瘤患者血清蛋白增高，尿中可查出 Bence-Jones 蛋白。

（一）良性骨肿瘤

1. 骨瘤　骨瘤（osteoma）是一种成骨性良性肿瘤，起源于膜内成骨，多见于膜内化骨的骨骼，也可见于其他骨骼有膜内成骨的部分。骨瘤以构成大量成熟板层骨或编织骨为特点，生长缓慢。骨瘤约占骨良性肿瘤的8%。

骨瘤可发生于各个年龄组，其中以11~30岁最多。男多于女。骨瘤可在观察期内长期稳定不增大或缓慢增大。较小的骨瘤可无症状，较大者随部位不同可引起相应的症状，如发生于鼻窦者可有头痛，窦口闭塞可引起继发性炎症和黏液性囊肿；发生于眶内者可引起眼球突出移位；位于颅骨表面者局部隆起变形。

【影像表现】

X线平片：骨瘤好发于颅骨，其次为颌骨，多见于颅骨外板和鼻窦壁。也可见于软骨内成骨的骨，如股骨、胫骨和手足骨等。一般为单发，少数为多发，可分为致密型和疏松型两种类型。①致密型：大多突出于骨表面，表现为半球状、分叶状边缘光滑的高密度影。内部骨结构均匀实密，基底与颅外板或骨皮质相连。位于鼻窦的骨瘤多为致密型，有蒂，常呈分叶状突出于鼻窦腔内。四肢骨骨瘤多为致密型，突出于骨表面，基底部与骨皮质外表面相连，肿瘤表面光滑。②疏松型：较少见，可长得较大。自颅板呈半球状或扁平状向外突出，边缘光滑，密度似板障或呈磨玻璃样改变。起于板障者可见内外板分离，外板向外突出较明显，内板多有增厚。

CT：能更好地显示X线平片上骨瘤表现的各种征象，并可发现位于骨性外耳道、乳突内侧等隐蔽部位的较小骨瘤。

MRI：致密型骨瘤在T1WI和T2WI上均呈边缘光滑的低信号或无信号影，其信号强度与邻近骨皮质一致，与宿主骨骨皮质间无间隙。邻近软组织信号正常。

【诊断与鉴别诊断】

骨瘤好发于颅骨，其次为颌骨和鼻窦壁，多为致密型，少数为疏松型。需与下列疾病鉴别诊断：骨岛、骨软骨瘤、骨旁骨肉瘤。骨岛是正常松质骨内的局灶性致密骨块，它是软骨内成骨过程中次级骨小梁未被改建吸收的残留部分。X线平片上表现为位于骨内的致密影，密度类似于骨皮质，边缘清楚但不锐利，常可见有骨小梁与周围正常小梁相连。CT可清楚显示位于骨髓腔内的致密骨块，邻近骨质正常，骨外形无改变。

2. 骨软骨瘤　骨软骨瘤（osteochondroma），又称骨软骨性外生骨疣（osteocartilagenous exostosis），是指在骨的表面覆以软骨帽的骨性突出物。骨软骨瘤是最常见的骨肿瘤，据国内统计，占骨良性肿瘤的31.6%，占所有骨肿瘤的17%，居首位。骨软骨瘤有单发和多发之分，而以单发多见。本病好发于10~30岁，男性多于女性。肿瘤早期一般无症状，仅局部可扪及硬结。肿瘤增大时可有轻度压痛和局部畸形，近关节的可引起活动障碍，或可压迫邻近的神经而引起相应的症状。若肿瘤突然长大或生长迅速，应考虑有恶变的可能。

【影像表现】

X线平片：骨软骨瘤可发生于任何软骨内化骨的骨，长骨干骺端是其好发部位，以股骨下端和胫骨上端最常见,约占 50%。肿瘤起始于干骺端,随骨的生长而向骨干移行。发生于长管状骨者多背离关节生长。X 线片上肿瘤包括骨性基底和软骨盖帽两部分(图 2-37)。前者为母体骨骨皮质向外伸延突出的骨性赘生物,其中可见骨小梁,也与母体骨的小梁相延续。基底部顶端略为膨大,或呈菜花状,或呈丘状隆起,基底部顶缘为不规则的致密线。软骨盖帽在 X 线片上不显影。当软骨钙化时,基底顶缘外出现点状或环形钙化影。肿瘤骨性基底在非切线位上可呈环形致密影。发生于扁骨或不规则骨的肿瘤多有较大的软骨帽,瘤体内常有多量钙化而骨性基底相对较小。肿瘤可压迫邻近骨产生移位或畸形。

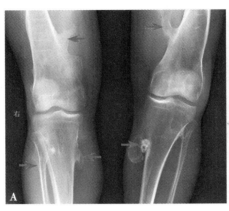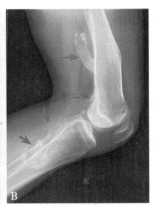

图 2-37　骨软骨瘤(平片)

A. 双膝关节正位片;B. 左膝关节侧位片。双侧股骨下段和胫腓骨上端多个骨性突起,呈菜花状或杵状,背离关节生长

CT:骨性基底的骨皮质和骨松质均与母体骨相延续,表面有软骨覆盖。软骨帽边缘多光整,其内可见点状或环形钙化。增强扫描无明显强化。在 X 线片显示不清的情况下,CT 可以显示骨皮质和骨松质与母体骨相延续的肿瘤基底,从而明确诊断。

MRI:肿瘤的形态特点与 X 线、CT 所见相同。骨性基底各部的信号特点与母体骨相同,软骨帽在 T1WI 上呈低信号,在脂肪抑制 T2WI 上为明显的高信号,信号特点与关节透明软骨相似。

超声:自干骺端向外突起的骨性隆起,边缘清晰,表面光滑。软骨帽表现为无回声或低回声,呈月牙状或镰刀状,帽下见强回声表面轮廓线,呈平滑弧形、凹凸不平或菜花状分叶状轮廓,边缘部与本干皮质表面延续(图 2-38)。骨软骨瘤可与周围软组织摩擦形成滑囊,当滑囊积液扩张时,软骨帽周围可见无回声暗区,使软骨帽表面更加清晰,也可在周边软组织内出现高回声的骨软骨游离体。

【诊断与鉴别诊断】

骨软骨瘤可发生于任何软骨内化骨的骨,长骨干骺端是其好发部位,以股骨下端和胫骨上端最常见,X 线片上肿瘤包括骨性基底和软骨盖帽两部分。应与下列疾病鉴别诊断:骨旁骨瘤、表面骨肉瘤、皮质旁软骨瘤和皮质旁软骨肉瘤。这几种疾病不具有骨皮质和骨松质结构的基底,肿瘤基

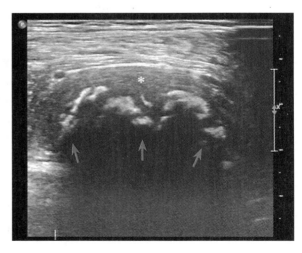

图 2-38　骨软骨瘤(声像图)

股骨骨软骨瘤短轴切面显示,骨软骨瘤呈椭圆形隆起,基底部较宽,外侧软骨帽呈均质低回声(*),帽下可见凹凸不平强回声轮廓线(↑)

底部与母体骨没有骨皮质和骨小梁的延续。

3. 骨巨细胞瘤 骨巨细胞瘤（giant cell tumor of bone，GCT）是起源于骨骼结缔组织之间充质的肿瘤。由于肿瘤的主要组成细胞之一类似破骨细胞，故亦称之为破骨细胞瘤。以 20~40 岁为常见，约占 65%。好发于骨骺板已闭合的四肢长骨骨端，以股骨下端、胫骨上端和桡骨下端为常见。根据肿瘤细胞分化程度不同，有良性、生长活跃与恶性之分。良性者邻近肿瘤的骨皮质变薄、膨胀，形成菲薄骨壳，生长活跃者可穿破骨壳而长入软组织中。肿瘤组织可突破骨皮质形成肿块。一般肿瘤邻近无骨膜增生。

【影像表现】

X 线片：长骨骨巨细胞瘤的 X 线表现多较典型，常侵犯骨端，病变直达骨性关节面下。多数为偏侧性破坏，边界清楚。瘤区 X 线表现可有两种类型，较多的病例破坏区内可有数量不等、比较纤细的骨嵴，X 线上可见似有分隔，成为大小不一的小房征，称为分房型（图 2-39）。少数病例破坏区内无骨嵴，表现为单一的骨质破坏，称为溶骨型。病变局部骨骼常呈偏侧性膨大，骨皮质变薄，肿瘤明显膨胀时，周围只留一薄层骨性包壳。肿瘤内无钙化或骨化影，邻近无反应性骨增生，边缘亦无骨硬化带，如不并发骨折，也不出现骨膜增生。破坏区骨性包壳不完全，并于周围软组织中出现肿块者表示肿瘤生长活

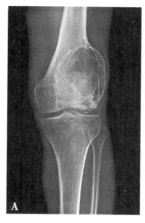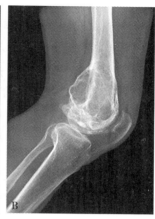

图 2-39 骨巨细胞瘤 I 级（平片）

A. 左股骨下段正位片；B. 侧位片。左股骨下段偏外侧骨质破坏，破坏区内有数量不等、较纤细的骨嵴，呈分房型。病变局部骨骼膨大，骨皮质变薄

跃。肿瘤边缘出现筛孔状或虫蚀状骨破坏，骨嵴残缺紊乱，侵犯软组织出现明确肿块者，则提示为恶性骨巨细胞瘤。肿瘤一般不穿破关节软骨，但偶可发生，甚至越过关节侵犯邻近骨骼。

CT：表现为位于骨端的囊性膨胀性骨破坏区，骨壳基本完整，但多数可有小范围的间断。骨破坏与正常骨小梁的交界部多无骨增生硬化带。骨壳外缘基本光滑，内缘多呈波浪状为骨壳内面的骨嵴所致，一般无真性骨性间隔，X 线片上所见的分房征象实为骨壳内面骨嵴的投影。骨破坏区内为软组织密度影，无钙化和骨化影，如肿瘤出现坏死液化则可见更低密度区。囊变区内偶尔可见液 - 液平面，即两种不同性质液体的水平界面，通常下部液体较上部液体密度高，并随体位而改变，其成因可能是坏死组织碎屑或血细胞的沉积。生长活跃的骨巨细胞瘤和恶性巨细胞瘤的骨壳往往不完整并常可见骨壳外的软组织肿块影。增强扫描肿瘤组织有较明显的强化，而坏死囊变区无强化。

MRI：肿瘤在 T1WI 上多呈低或中等信号强度，在 T2WI 上多为高信号。坏死改变区在 T1WI 上信号较低而在 T2WI 呈高信号。肿瘤内出血在 T1WI 和 T2WI 上均为高信号。液 - 液平面在 T1WI 上常下部信号高于上部，而在 T2WI 上则相反。若肿瘤内有含铁血黄素沉积则在 T1WI 和 T2WI 上均为低信号。

超声：骨皮质膨胀、菲薄，可有微小破损，髓腔内显示实性不均质低回声，边界清晰，病灶内可见相互交错的间隔样回声及囊腔样结构。偏良性骨巨细胞瘤边界清晰，内部及边缘可显示少许血流信号；偏恶性骨巨细胞瘤边界不清，肿瘤可侵犯周围软组织，形成软组织肿块，形态不规则，呈分叶状及多个结节样肿块，瘤体内可显示丰富的血流信号。

【诊断与鉴别诊断】

骨巨细胞瘤是一比较特殊的肿瘤，多数为良性，但亦有部分为生长活跃性和少数恶性。病

理上有以分级法表明肿瘤的生物学行为,1级为良性,2级为生长活跃或侵袭性,3级为恶性。影像诊断时除拟诊肿瘤的细胞类型外,还须注意有无恶性征象及恶性程度。骨巨细胞瘤好发于骨骺板已闭合的四肢长骨骨端,以股骨下端、胫骨上端和桡骨下端为常见。多数为偏侧性骨质破坏,边界清楚。病变破坏区内可有数量不等、比较纤细的骨嵴,X线片上可见似有分隔。良性骨巨细胞瘤应与骨囊肿等鉴别,恶性骨巨细胞瘤应与骨肉瘤鉴别。

(二)原发性恶性骨肿瘤

1. **骨肉瘤**　骨肉瘤(osteosarcoma)是起源于骨间叶组织以瘤细胞能直接形成骨样组织或骨质为特征的最常见的原发性恶性骨肿瘤。多见于青少年,11~20岁约占47.5%,男性较多。好发于股骨下端、胫骨上端和肱骨上端,干骺端为好发部位。主要临床表现是局部进行性疼痛、肿胀和功能障碍。局部皮温常较高并有浅静脉怒张。病变进展迅速,可发生早期远处转移,预后较差。

肿瘤的外观表现不一,切面上瘤组织为灰红色,黄白色处提示为瘤骨形成,半透明区为软骨成分,暗红色为出血区,构成肉眼上多彩状特点。生长在长骨干骺端的骨肉瘤开始在骨髓腔内产生不同程度、不规则的骨破坏和增生。病变向骨干一侧发展而侵蚀骨皮质,侵入骨膜下则出现平行、层状骨膜增生,肿瘤可侵及和破坏骨膜新生骨,当侵入周围软组织时,则形成肿块,其中可见多少不等的肿瘤新生骨。

【影像表现】

X线片:骨肉瘤可发生于任何骨,最常发生部位依次为股骨、胫骨、肱骨、颌骨、腓骨及骨盆。肿瘤好发于长骨干骺端,尤其是股骨远端和胫骨近端最多见。在儿童发育期,骨肉瘤的发展可破坏骺板软骨和关节软骨而侵入关节内。成年后,肿瘤可侵及骨端。骨肉瘤可有以下的基本X线表现:

(1)骨质破坏:多始于干骺端中央或边缘部分,松质骨呈小斑片状骨质破坏,皮质边缘示小而密集的虫蚀样破坏区,在皮质内表现为哈氏管扩张而呈筛孔状破坏,以后骨破坏区融合扩大形成大片的骨缺损。

(2)肿瘤骨:在众多的征象中,确认肿瘤骨的存在,是诊断骨肉瘤的重要依据。肿瘤骨的形态主要有:①云絮状:密度较低,边界模糊,是分化较差的瘤骨;②斑块状:密度较高,边界清楚,多见于髓腔内或肿瘤的中心部,为分化较好的瘤骨;③针状:为多数细长骨化影,大小不一,边界清楚或模糊,彼此平行或呈辐射状,多位于骨外软组织肿块内。

(3)软组织肿块:表示肿瘤已侵犯骨外软组织,肿块多呈圆形或半圆形,境界多不清楚。在软组织肿块内可见云穗状或斑片状瘤骨。肿瘤性软骨组织发生钙化后则表现为小点状、弧形或环形钙化影。根据软骨分化程度和数量的不同,钙化影或密或疏、或多或少、边界清楚或模糊。一般多分布于肿瘤的外围。

(4)骨膜增生和Codman三角:骨肉瘤可引起各种形态的骨膜新生骨和Codman三角,两者虽是骨肉瘤常见而重要的征象,但并非特异,也可见于其他骨肿瘤和非肿瘤性病变。

由于上述X线表现出现的多少与阶段不同,而使骨肉瘤的X线表现多种多样。大致可分为成骨型、溶骨型和混合型,以混合型多见。①成骨型骨肉瘤:以瘤骨形成为主,为均匀骨化影,呈斑片状,范围较广,明显时可呈大片致密影称象牙质变(图2-40)。早期骨皮质完整,以后也被破坏。骨膜增生较明显。软组织肿块中多有肿瘤骨生成,肿瘤骨X线所见无骨小梁结构。肺转移灶密度多较高。②溶骨型骨肉瘤:以骨质破坏为主,很少或没有骨质增生。破坏多偏于一侧,呈不规则斑片状或大片溶骨性骨质破坏,边界不清。骨皮质受侵较早,呈虫蚀状破坏甚至消失,范围较广。骨膜增生易被肿瘤破坏,而于边缘部分残留,形成骨膜三角,即Codman三角。软组织肿块中大多无新骨生成。广泛性溶骨性破坏,易引起病理性骨折。③混合型骨肉瘤:成骨与溶骨的程度大致相同。于溶骨性破坏区和软组织肿块中可见较多的肿瘤骨,密度不均匀,形态不一。肿瘤周围常见程度不等的骨膜增生。

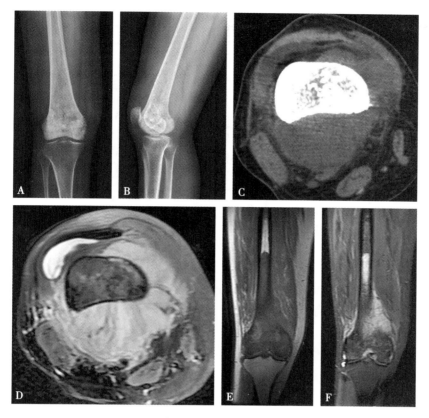

图 2-40　右股骨骨肉瘤（平片、CT、MRI）

A、B. 右股骨下段正侧位片，右股骨下段密度稍增高，呈高低混杂密度；C. CT 横轴位，右股骨骨质破坏和硬化，周围软组织肿块；D、E、F. MRI 横轴位压脂 T2WI、矢状位 T1WI 和压脂 T2WI，右股骨骨质破坏、骨髓腔受侵和软组织肿块显示更清楚

CT：骨肉瘤的骨破坏在 CT 上表现为松质骨的斑片状缺损，骨皮质内表面的侵蚀或骨皮质全层的虫蚀状、斑片状破坏甚至大片的缺损。CT 发现肿瘤骨较平片敏感，瘤骨分布在骨破坏区和软组织肿块内，形态与 X 线片所见相似，密度差别较大。CT 能较好地显示肿瘤在髓腔的蔓延范围，表现为低密度含脂肪的骨髓为软组织密度的肿瘤所取代（图 2-40）。软组织肿块常偏于病骨一侧或围绕病骨生长，其边缘大多模糊而与周围正常的肌肉、神经和血管分界不清，其内常见大小不等的坏死囊变区。CT 能很好显示肿瘤与邻近结构的关系，血管神经等结构受侵表现为肿瘤组织直接与这些结构相贴或包绕，两者之间无脂肪层相隔。增强扫描肿瘤的实质部分（非骨化的部分）可有较明显的强化，使肿瘤与周围组织的区分变得较为清楚。

MRI：大多数骨肉瘤在 T1WI 上表现为不均匀的低信号，而在 T2WI 上表现为不均匀的高信号。肿块外形不规则，边缘多不清楚。骨质破坏、骨膜反应、瘤骨和瘤软骨钙化在 T2WI 上均表现为低信号影，其形态与 CT 所见相似，但 MRI 显示细小、淡薄的骨化或钙化的能力远不及 CT（图 2-40）。MRI 的多平面成像可以清楚地显示肿瘤与周围正常结构的关系，也能清楚显示肿瘤在髓腔内以及向骨髓和关节腔的蔓延。

超声：可显示骨肉瘤早期骨皮质微小破损，粗糙不光滑，继而可见骨膜线状增厚、抬高与骨皮质分离，形成三角形结构，相当于 X 线显示的 Codman 三角。随病程进展骨质破坏的深度和范围增大，肿瘤突破骨屏障侵犯软组织，局部可出现包绕骨皮质的软组织肿块，肿块回声可呈低回声、强回声及混合回声。肿块内可见大量垂直于骨皮质方向、放射状排列的强回声针状瘤骨（图 2-41）。彩色多普勒血流显像显示肿瘤内血供丰富，新生血管走行紊乱，与扭曲扩张的血管相互交通，并可探及瘤体内沿针状瘤骨分布的丰富血流信号。

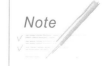

Note

核素显像:典型的骨显像特征为病变部位极其强烈的异常放射性核素浓聚(图2-42)。病灶内显像剂分布均匀,有时可见其间某些部位有放射性分布的稀疏区(即"热区"中的"冷区"),则提示肿瘤有骨坏死的情况存在。

【诊断与鉴别诊断】

骨肉瘤具有明确的好发年龄和侵犯部位,影像表现亦具有特征性。表现典型的骨肉瘤 X 线片即可确诊。X 线平片无法判断骨髓受侵犯的程度,更不能检出骨髓内的跳跃性子灶,对准确判定软组织受侵犯的范围亦有较大的限度。因此在 X 线平片的基础上宜进一步行 CT 和 MRI 检查。骨肉瘤应注意与化脓性骨髓炎鉴别,前者一

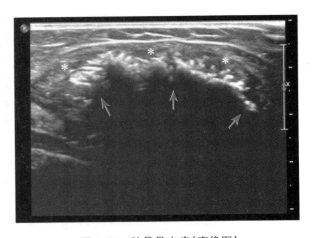

图 2-41　肱骨骨肉瘤(声像图)

肱骨外侧声像图短轴切面显示,骨肉瘤呈现为稍低回声的软组织肿块(*),内部见大量垂直于骨皮质方向、放射状排列的强回声针状瘤骨,呈"日射征"

般无急性发病,病变相对比较局限,无向全骨广泛蔓延的倾向;病变区不但可有骨膜增生,且常见数量不等的瘤骨;可穿破骨皮质侵犯软组织,形成软组织肿块。

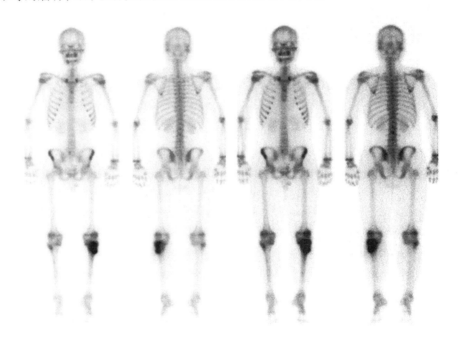

图 2-42　左胫骨骨肉瘤(骨显像)

左胫骨上段病变部位极其强烈的异常放射性核素浓聚

2. 尤文肉瘤　尤文肉瘤(Ewing sarcoma),又称尤文瘤(Ewing tumor),1921 年由 Ewing 首先描述并命名。目前认为本病起源于骨髓间充质结缔组织,偶尔发生于骨外软组织,称为骨外尤文肉瘤。

【影像表现】

X 线片:发生于长骨骨干和干骺端者均可分为中心型和周围型。骨干中心型最多见,病灶位于骨干中段髓腔内,呈弥漫性骨质疏松及斑点状、虫蚀样破坏,边界不清。周围骨皮质呈筛孔样或花边样缺损。骨膜反应呈葱皮样,可被破坏形成骨膜三角,并可见细小放射状骨针。早期

病变可穿破皮质形成软组织肿块。骨干周围型其皮质外缘常呈蝶形破坏,具一定特征性。肿瘤多呈卵圆形或分叶状向外扩展,软组织肿块较大,与骨破坏不成比例。干骺中心型位于干骺端中央,骨破坏与骨硬化同时出现。干骺周围型位于干骺端边缘,多呈溶骨性破坏并有软组织肿块和骨膜反应,少数可侵及骨骺。发生于扁骨及不规则骨者,亦表现为溶骨性破坏、不规则骨硬化或混合存在。发生于骨外者,主要表现为大小不等的软组织肿块,边界不清,密度较高,少数可出现邻近骨质硬化或皮质粗糙变厚。

CT:病变呈片状、筛孔样或虫蚀样溶骨性破坏,其内常包含有斑片状骨质增生硬化。病变早期可见广泛的骨旁肿块,内可有针状骨,长短不一,较纤细,为肿瘤间质成骨。增强扫描肿瘤有不同程度强化。

MRI:显示髓腔内浸润及骨破坏早于 X 线片和 CT,呈不均匀长 T1 长 T2 信号,皮质信号不规则中断,骨膜反应呈等 T1 中短 T2 信号,病变周围软组织肿块呈长 T1 长 T2 信号。

超声:可探及骨皮质的异常,包括骨质溶解导致的局部缺损以及增生性病理改变所导致的骨质突起;此外,彩色多普勒血流显像可观察到骨膜周边较丰富的血流信号。

【诊断与鉴别诊断】

尤文肉瘤影像表现特征不明显,骨干中心型最多见,病灶位于骨干中段髓腔内,呈弥漫性骨质疏松及斑点状、虫蚀样破坏,边界不清。骨膜反应呈葱皮样,可被破坏形成骨膜三角,并可见细小放射状骨针。应与以下疾病相鉴别:急性骨髓炎、转移性神经母细胞瘤、骨干结核。

（三）转移性骨肿瘤

转移性骨肿瘤(metastatic tumor of bone)是恶性骨肿瘤中最常见类型,主要是经血流从远处骨外原发肿瘤如癌、肉瘤转移而来。转移性骨肿瘤常发生在中年以后。原发肿瘤多为乳腺癌、肺癌、甲状腺癌、前列腺癌、肾癌、鼻咽癌等。恶性骨肿瘤很少向骨转移,但尤文肉瘤、骨肉瘤和骨恶性淋巴瘤例外。转移瘤常多发,多见于胸椎、腰椎、肋骨和股骨上段,其次为髂骨、颅骨和肱骨。膝关节和肘关节以下骨骼很少被累及。主要临床表现为进行性骨痛、病理性骨折和截瘫。转移瘤引起广泛性骨质破坏时,血清碱性磷酸酶可增高,这有助于同多发性骨髓瘤鉴别。

【影像表现】

X 线片:血行性骨转移瘤的 X 线表现可分溶骨型、成骨型和混合型,以溶骨型常见。①溶骨型转移瘤:发生在长骨者,多在骨干或邻近的干骺端,表现为骨松质中多发或单发小的虫蚀状骨质破坏。病变发展,破坏融合扩大,形成大片溶骨性骨质破坏区,骨皮质也被破坏,但一般无骨膜增生(图 2-43)。常并发病理性骨折。发生在脊椎则见椎体的广泛性破坏,因承重而被压变扁,但椎间隙保持完整。椎弓根多受侵蚀、破坏。②成骨型转移瘤:少见,多系生长较缓慢的肿瘤所

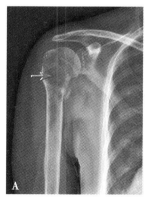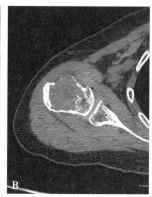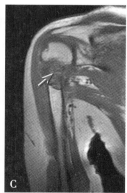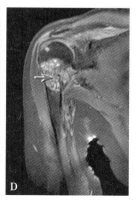

图 2-43 右肱骨转移性骨肿瘤

A. 右肱骨正侧位片,右肱骨上段骨质破坏,内侧骨皮质不连续;B. CT 横轴位,右肱骨上段骨质破坏,周围软组织稍肿胀;C、D. MRI 冠状位 T1WI 和压脂 T2WI,骨质破坏、骨髓腔受侵显示更清楚

引起,见于前列腺癌、乳腺癌、肺癌或膀胱癌的转移。病变为高密度影,位于骨松质内,呈斑片状或结节状,密度均匀一致,骨皮质多完整,多发生在腰椎与骨盆。常多发,境界不清。椎体不压缩、变扁。③混合型转移瘤:兼有溶骨型和成骨型的骨质改变。

CT:显示骨转移瘤远较 X 线平片敏感,还能清楚显示骨外局部软组织肿块的范围、大小以及与邻近脏器的关系。溶骨型转移表现为松质骨或(和)皮质骨的低密度缺损区,边缘较清楚,无硬化,常伴有不太大的软组织肿块(图 2-43)。成骨型转移为松质骨内斑点状、片状、棉团状或结节状边缘模糊的高密度灶,一般无软组织肿块,少有骨膜反应。混合型则兼有上述两型表现。

MRI:对含脂肪的骨髓组织中的肿瘤组织及其周围水肿非常敏感,因此能检出 X 线平片、CT甚至核素骨显像不易发现的转移灶,能发现尚未引起明显骨质破坏的骨转移瘤,能明确转移瘤的数目、大小、分布和邻近组织是否受累。大多数骨转移瘤在 T1WI 上呈低信号,在高信号的骨髓组织的衬托下显示非常清楚;在 T2WI 上呈程度不同的高信号,脂肪抑制序列可以清楚显示。

超声:转移性骨肿瘤超声表现多样,可发现骨质破坏,因肿瘤内反应性新生骨多少不一,组织纤维化、脂肪变性及出血坏死等原因,实性肿块回声各异,可见低回声型、高回声型及混合回声型,病变边界欠清,内可探及丰富的血流信号(图 2-44)。

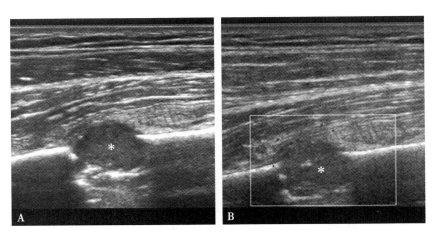

图 2-44　股骨转移性肿瘤(声像图)
A. 股骨中段内侧长轴切面,股骨局部骨皮质破坏缺损,呈低回声(*),局部向外隆
起;B. 彩色多普勒血流显像,于肿块周边部探及线状血流信号

核素显像:骨转移瘤最常见的表现为多发的、散在分布的异常放射性核素浓聚,常见于脊柱、肋骨、骨盆等(图 2-45)。如为单个的放射性浓聚,虽可能是恶性肿瘤转移的一个征象,但却不能明确诊断为骨转移瘤,因为有许多良性病变也会出现单个放射性核素浓聚,如骨纤维结构不良、活动性关节炎、多发性骨髓炎、畸形性骨炎等,应密切随访观察。

【诊断与鉴别诊断】

转移性骨肿瘤以其高龄发病、多发、侵犯长骨时少见骨膜增生及软组织肿块形成,较少侵犯膝关节与肘关节以下的骨骼等特点,可与原发性骨肿瘤鉴别。个别不典型的病变或转移瘤的早期 X 线尚未能显示异常时,应行 MRI 或核素显像检查以确诊。

五、骨坏死和骨软骨病

骨坏死(osteonecrosis)的分类和命名比较混乱,以前将骨软骨缺血性坏死作为这一类疾病的总称,也有称之为骨软骨病、骨软骨炎、无菌坏死等。有学者将成人发生的缺血坏死归为一类,包括成人股骨头缺血坏死、骨梗死、自发性骨坏死以及减压性骨坏死等;将儿童发病的归为一类,称之为骨软骨病,如儿童股骨头骨骺缺血坏死(也称 Legg-Calve-Perthes 病)、胫骨结节骨软

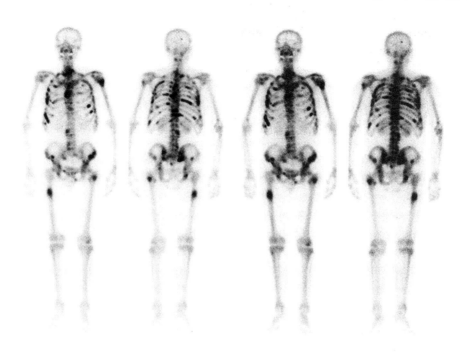

图 2-45　全身多发转移性骨肿瘤（骨显像）

全身多发的、散在分布的异常放射性核素浓聚，以脊柱、肋骨、骨盆等部位明显

骨病（也称 Osgood-Schlatter 病）、第 2 跖骨头缺血坏死、腕月骨缺血坏死、足舟骨缺血坏死、椎体骨骺缺血坏死（也称 Scheuermann 病）等。最近的研究倾向于将这组疾病分成 3 组，第 1 组为各种因素导致的较大供血动脉闭塞所引起的骨缺血性坏死，如股骨头缺血坏死、骨梗死等；另一组与慢性反复创伤或应力改变有关，如剥脱性骨软骨炎、自发性骨坏死、胫骨结节骨软骨病等；第 3 组病因仍不明了，如 Blount 病、椎体骨骺缺血坏死等。

1. 成人股骨头缺血坏死　成人股骨头缺血坏死（ischemic necrosis of femoral head in adult）病因较多，常见的有酒精中毒、皮质激素治疗和外伤，其他少见原因有血液系统疾病、戈谢病、减压病、妊娠、放射线照射、胶原血管病、肾移植、化疗、慢性胰腺炎和痛风等。本病好发于 30~60 岁男性。初发单侧受累，约 50%~80% 的患者最终双侧受累。主要症状和体征为髋部疼痛、压痛、活动受限、跛行及 "4" 字试验阳性。晚期，关节活动受限加重，同时还有肢体短缩、肌肉萎缩和屈曲、内收畸形。

【影像表现】

X 线平片：根据股骨头和关节间隙改变，大致可分为三期。

早期：股骨头外形和关节间隙正常。股骨头内出现散在的斑片状或条带状硬化区，边界模糊，其中邻近颈部的横行硬化带称为颈横线。少数混杂有斑片状和（或）伴硬化边的囊状透光区。

中期：股骨头塌陷，但关节间隙无变窄。股骨头内以混杂存在的致密硬化区和斑片状、囊状透光区为主（图 2-46）。部分表现为单纯硬化性死骨和混合性死骨，即承重部致密硬化区和硬化、透光并存区，周围伴有内外并行的透光带和硬化带。少数仍可呈单纯致密硬化改变。

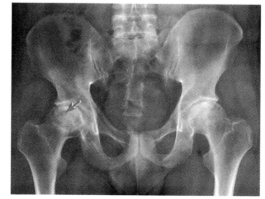

图 2-46　股骨头无菌坏死（平片）

右侧股骨头塌陷，股骨头内以混杂存在的致密硬化区和斑片状、囊状透光区。左侧股骨头密度不均，无明显塌陷。关节间隙无变窄

晚期：股骨头塌陷加重，承重区关节间隙变窄。股骨头内多呈混合性死骨改变，或表现为硬化及透光区混杂存在。

CT：主要用于明确 X 线平片阴性或可疑的股骨头缺血坏死征象，从而进行诊断。早期表现为股骨头内簇状、条带状和斑片状高密度硬化影，边缘较模糊。条带状硬化粗细不均，主要有三种走行：①沿正常股骨头星芒结构，自股骨头中心向周围延伸；②与正常股骨头星芒结构交叉走行；③伴行于股骨头边缘皮质下或表现为皮质增厚。三种走行方式可单独或同时存在。斑片状高密度硬化区多呈扇形或地图形，其内正常骨小梁结构模糊或消失，可呈磨玻璃样改变，周围多有高密度硬化条带构成的边缘，颇具诊断特征。

股骨头塌陷可发生于低密度区出现前后或同时，表现为股骨头皮质成角、台阶征、双边征、裂隙征和股骨头碎裂。由于股骨头塌陷多以承重的顶部明显，CT 扫描有时难以发现 X 线片已显示的轻微塌陷。新月征多显示于股骨头前侧皮质下。台阶征和双边征亦多发生于前侧皮质。裂隙征多出现于股骨头前上部高密度硬化区内，呈条状软组织密度线。股骨头和髋臼边缘增生肥大，关节面增生硬化，关节间隙变窄见于本病晚期。

MRI：能较 X 线平片和 CT 更加敏感发现早期病变，大多表现为股骨头前上部边缘的异常条带影，T1WI 上为低信号、T2WI 亦为低信号、或两条内外并行的高低信号，与 CT 上的硬化带或并行的透光及硬化带相对应，为较特异的诊断征象（图 2-47）。条带影所包绕的股骨头前上部可呈四种信号特点：①正常骨髓信号；②长 T1、长 T2 组织信号；③长 T1、短 T2 组织信号；④混合信号，即以上三种信号特点混合存在。其中长 T1、长 T2 信号多为圆形或不规则形，分布于股骨头前上部病变的周边区，尤以异常信号带附近最多见。异常信号带远侧的正常骨髓信号内亦可出现长 T1、长 T2 组织信号或长 T1、短 T2 组织信号。长 T1、长 T2 信号多呈大片状，边界不清，可经股骨颈延伸至转子间髓腔，为骨髓水肿或肉芽组织增生所致。

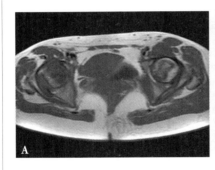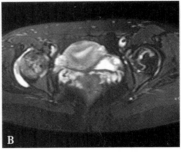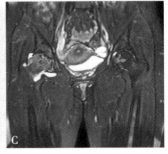

图 2-47　股骨头无菌坏死（MRI）

A、B. 横轴位 FSE T1WI、压脂 T2WI；C. 冠状位压脂 T2WI。右侧股骨头塌陷，左侧股骨头信号不均，无明显塌陷。股骨头前上部条带形或环形异常信号，T1WI 上呈低信号，T2WI 呈内外并行的高低信号

超声：在股骨头缺血性坏死的影像诊断中，超声不是首选检查，但可作为 X 线与磁共振检查的重要补充。其声像图表现包括：早期股骨头外形轮廓基本为正常的半球形，但中晚期股骨头形态失常，变扁、变小甚至塌陷（图 2-48）；股骨头骨性关节面早期呈小片状凹陷，中晚期表现为表面不光滑、凹凸不平，连续性中断，可见骨赘的形成；股骨头软骨早期厚度无明显变化，中晚期软骨厚薄不均，继而变薄甚至缺如，部分回声增强；髋关节前间隙可见不同程度的积液，部分较黏稠；髋关节滑膜可见不均匀增厚，内侧面可见绒毛状结构（血管翳）突起，部分滑膜内可见点线状血流信号；部分髋关节间隙中可见大小 2~3mm 游离体，呈片状高回声后方伴声影。

核素显像：缺血性骨坏死在骨显像上的表现与病程有关。疾病早期（无症状或 1 个月左右），股骨头因血供中断在三相骨显像的血流、血池、延迟相均表现为放射性减低，周围无浓聚反应。随病情进展，股骨头放射性缺损区周边出现放射性浓聚，形成所谓"炸面圈"征象，此征为本病的

特征性表现。到中后期,股骨头周围的成骨反应更为活跃,股骨头及髋臼部均呈放射性浓聚影(图2-49)。

【诊断与鉴别诊断】

X线片检查是本病诊断和分期的主要方法,但难以显示早期病变。CT检查可显示X线可疑或难以显示的坏死骨修复早期改变。MRI可显示坏死期的改变,是诊断早期股骨头缺血坏死较为敏感和特异的方法,能直接多方位确定骨缺血坏死的位置和范围,对X线片和CT阴性患者及时作出诊断。ECT对观察骨缺血坏死早期反应非常敏感,但特异性低,可作为高度可疑患者的初选检查方法。

2. 胫骨结节缺血坏死 胫骨结节缺血坏死(osteochondrosis of tibial tuberosity)又称Osgood-Schlatter病。关于发病机制既往倾向

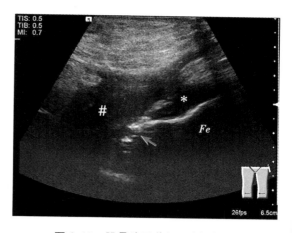

图2-48 股骨头无菌坏死(声像图)
髋关节外侧长轴切面显示,股骨头失去正常类圆形强回声光环结构,呈不规则形(↑),盂唇结构消失,髋臼窝内可见不均匀性低回声软组织充填(#),关节滑膜增厚呈低回声(*)

于胫骨结节的软骨炎或缺血坏死,而现多认为系髌韧带慢性牵拉性损伤所致的胫骨结节撕脱骨折和髌韧带骨化。此外,髌韧带牵拉,也可刺激胫骨结节处的成骨细胞增生成骨,故病变晚期胫骨结节常有增大。由于发病基础不在骨骺而是韧带,所以成人亦可发病。本病好发于10~13岁的青少年,多单侧发病,右侧更常见,常有明确的外伤史。

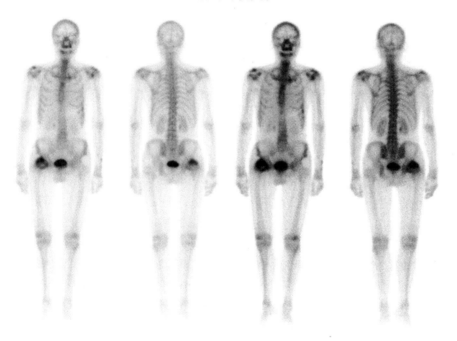

图2-49 右股骨头无菌坏死(骨显像)
右股骨头及髋臼显示放射性核素浓聚

【影像表现】

早期髌韧带肥厚,髌韧带下可见多个骨片。随病程进展,髌韧带中可见到游离的圆形、卵圆形或三角形骨化或钙化影。胫骨结节骨骺不规则增大,密度不均,可节裂形成大小、形态不一、排列不整的骨块,并常向上方移位。胫骨干骺端前缘常有较大的骨质缺损区,范围常大于

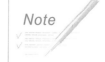

骨碎块。

病变修复后,胫骨结节骨质可恢复正常。撕下的软骨块可因软骨化骨而继续长大,并与胫骨结节愈合而形成骨性隆起,亦可长期游离于髌韧带内或下方。

超声:可清晰显示因骨软骨病导致的小的钙化碎片和骨皮质线的不规则、生长软骨的低回声肿大,髌腱低回声肿胀等退行性改变,以及髌下囊滑囊炎。在急性期,彩色多普勒血流显像可检测到局部的充血状态。

【诊断与鉴别诊断】

青少年期出现胫骨结节髌韧带附着处肿痛。X 线显示髌韧带及附着处软组织肿胀,胫骨结节骨骺形态不规则、密度不均、节裂或部分缺失,即可作出诊断。正常发育的胫骨结节骨化中心可表现为数个骨块,但排列规整,胫骨结节前软组织无肿胀。

3. 椎体骨骺缺血性坏死　椎体骨骺缺血性坏死(spinal osteochondrosis)又称 Scheunnann 病、青年性脊柱后弯、青年驼背症等,是一种常见的缺血坏死。好发于胸椎下段和腰椎上段,以生理后突明显且负重较大的胸 8 至胸 11 椎受累最多见,常侵犯多个椎体。

【影像表现】

常为相连续的多个椎体发病,椎体骨骺出现迟缓,密度增高或不均,轮廓不清,形态不规则或呈分节状。相应椎体边缘亦可见类似改变,骺板与椎体间匀称透明线不规则增宽。椎体前窄后宽呈楔形,部分患者椎体前部上下缘局限性凹陷,呈阶梯状变形。椎体前缘亦可不整齐,脊柱胸段失去正常生理曲度而形成典型的圆驼状后突。椎间隙正常或前部加宽,椎体上下缘常可见椎间盘疝入之压迹(Schmorl 结节),多位于椎体前中部,边缘硬化。成年后遗留多个椎体楔状变形和脊柱后突。

【诊断与鉴别诊断】

青少年期出现多个椎体楔状或阶梯状变形,骨骺及相对椎体边缘形态不规则、密度异常,骺线增宽,Schmorl 结节,即可诊断本病。成年后,多个程度相似的椎体楔状变形和 Schmorl 结节,无明显骨质疏松,亦可作出诊断。

六、骨与关节自身免疫性疾病

1. 强直性脊柱炎　强直性脊柱炎(ankylosing spondylitis,AS)是一种以中轴关节慢性炎症为主的全身疾病,原因不明。几乎骶髂关节全部受累,常导致脊柱韧带广泛骨化而致骨性强直。

【影像表现】

X 线片:骶髂关节常为最早受累的关节,并且几乎 100% 被累及,双侧对称性发病为其特征,是诊断的主要依据。骨质破坏以髂侧为主,开始髂侧关节面模糊,以后侵蚀破坏,呈鼠咬状,边缘增生硬化,关节间隙“假增宽”。随后关节间隙变窄,最终表现为骨性强直、硬化消失。

骶髂关节炎发病后,逐渐上行性侵及脊柱,约 74.8% 受累。开始病变侵蚀椎体前缘上、下角(Romanus 病灶)及骨突关节,Romanus 病灶加重则椎体前面的凹面变平直,甚至凸起,形成“方椎”(图 2-50)。炎症引起纤维环及前纵韧带深层的骨化,形成平行脊柱的韧带骨赘,使脊柱呈竹节外观,即“竹节状脊柱”。晚期,骨突关节囊、黄韧带、棘间和棘上韧带均可骨化;广泛的骨化使脊柱强直,且其强度下降,轻微外伤即可导致骨折。

肌腱、韧带及关节囊与骨的附着部可有与骨面垂直的骨化,呈粗胡须状,也可有骨侵蚀,即为附丽病,占 AS 患者的 10.7%。坐骨结节、股骨大转子、髂峰、脊柱的棘突和跟骨结节等为常见发病部位。

髋关节是最常受累的周围关节,占 AS 的 37.9%。AS 也可首先累及髋关节或膝关节,随后侵犯骶髂关节和脊柱。髋关节炎多双侧对称,表现为关节间隙变窄、关节面侵蚀、关节面下囊变、反应性骨硬化、髋臼和股骨头关节面外缘骨赘及骨性强直。其他周围关节少有 X 线改变。

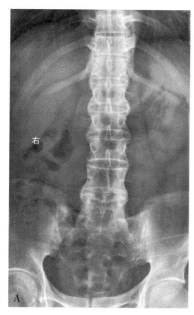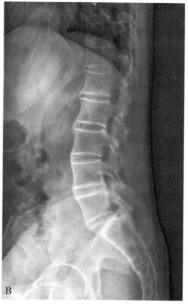

图 2-50　强直性脊柱炎(平片)

A. 腰椎正位片;B. 侧位片。腰椎纤维环及前纵韧带骨化,脊柱呈竹节外观。骶髂关节髂侧关节面模糊,边缘增生硬化

CT:对于显示 AS 早期骨质改变有较大帮助,尤其对骶髂关节病变更加直观。病变早期,能更清晰地显示关节的侵蚀、破坏区及周围多形性软骨下骨硬化和关节内骨质缺损。病变晚期,表现为严重的软骨下侵蚀、囊变,以及关节完全强直和韧带囊变、侵蚀等部分受累。

MRI:骶髂关节常有典型 MRI 表现。关节间隙血管翳为长 T1 长 T2 信号,明显强化,与侵蚀灶相延续。平扫加增强可以准确地显示炎症,并可根据强化的程度来判断病变的活动性,是最敏感的影像学方法。MRI 发现强直后脊柱骨折比 X 线片敏感,并能显示出脊髓受压情况。

超声:可用于检测强直性脊柱炎的基本病理改变之一肌腱病变。其声像图表现为肌腱端增厚,回声减弱,纹理模糊;滑囊内积液超声正常范围,可伴滑膜增生;肌腱附着点骨皮质破坏,表现为骨皮质线回声在长轴和短轴两个相互垂直的切面上均不连续,局部回声紊乱、粗糙;肌腱端骨赘形成,肌腱附着点部局部骨皮质线突起;肌腱钙化,肌腱端内出现孤立或多个散在的点状或短条状强回声;彩色多普勒血流显像于肌腱端内可检测到不同丰富程度的血流信号。超声检查还可用于检测骶髂关节炎的存在。由于骶髂关节间隙斜行走向,且受骨骼和超声探测深度的影响,超声并不能直接显示骶髂关节滑膜组织的形态学改变,但因骶髂关节炎病理的发生和发展与炎性血管过度形成有关,彩色多普勒血流显像可通过局部病变的异常血流信息为临床诊断提供帮助。

核素显像:在疾病早期,骨扫描表现为典型的双侧骶髂关节放射性摄取增高,在此前可以出现或不出现脊柱病变。当累及脊柱时,针孔显像表现为骨突关节斑片样放射性摄取增高,椎体连接处横行的带状放射性摄取增高,棘上韧带和棘间韧带放射性摄取增高。

【诊断与鉴别诊断】

主要依靠临床病史、体征和 X 线表现,双侧对称性骶髂关节炎为其特征,当临床高度怀疑本病,而 X 线片正常时,可以选用 CT 和 MRI 检查。本病几乎 100% 对称侵犯骶髂关节,大多侵犯脊柱,青年男性易发病,类风湿因子阴性,因而容易与类风湿性关节炎鉴别。牛皮癣性关节炎和 Reiter 综合征累及脊柱和骶髂关节较少,病变不对称,常形成与脊柱垂直的骨赘,而本病则形成与脊柱平行的韧带赘。

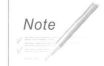

Note

2. 类风湿性关节炎　类风湿性关节炎(rheumatoid arthritis,RA)是一慢性全身性自身免疫性疾病,主要侵犯各处关节,同时机体其他器官或组织亦可受累。病因不明。多见于中年妇女。本病常累及关节,手足小关节尤其好发。受侵关节呈梭形肿胀、疼痛、活动受限、肌无力、萎缩和关节半脱位等。常累及近侧指间关节,呈对称性。部分患者出现较硬的皮下结节。实验室检查血清类风湿因子常呈阳性。

【影像表现】

骨关节的 X 线改变大多出现在发病 3 个月以后。主要改变有:①关节软组织变形肿胀。②关节间隙早期因关节积液而增宽,病变发展关节软骨破坏,关节间隙变窄(图 2-12)。③关节面骨质侵蚀多见于边缘,是滑膜血管翳侵犯的结果,也可累及邻近骨皮质。小关节,特别是手骨最为常见。④骨性关节面模糊、中断,软骨下骨质吸收囊变是血管翳侵入骨内所致,内充纤维肉芽组织及滑膜液,呈半透明影,周围有硬化,最后为骨质充填。关节邻近的骨骼发生骨质疏松,病变进展则延及全身骨骼。⑤膝、肘等大关节可形成滑膜囊肿向邻近突出。晚期可见四肢肌萎缩,关节半脱位或脱位,骨端破坏后形成骨性融合(图 2-51)。半脱位可发生于环枢椎,可以是最早的变化。指间、掌指间关节半脱位明显,且常造成手指向尺侧偏斜畸形,具有一定特点。

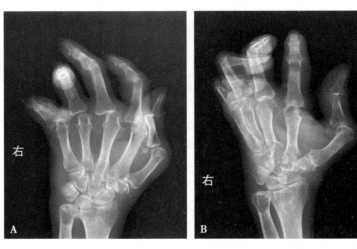

图 2-51　类风湿性关节炎(平片)
A. 右手正位片;B. 斜位片。关节面边缘骨质侵蚀,骨性关节面模糊,关节面下、尺骨远端见囊样骨质破坏,部分关节半脱位或脱位

超声检查可用于检测类风湿性关节炎所累及关节特别是小关节(腕关节、掌指关节、指间关节、跖趾关节等)及其周围软组织病理改变,有助于类风湿性关节炎的早期诊断。其声像图表现包括:①滑膜炎:关节滑膜增厚,回声减低,关节间隙增宽,伴或不伴有关节积液,伴有活动性炎症时彩色/能量多普勒血流显像可于滑膜组织内探及不同丰富程度的血流信号(图 2-52);②骨侵蚀:于相互垂直的长轴和短轴切面上均能观察到骨皮质局部缺损,严重者呈"虫蚀样"表现;③关节软骨破坏:表现为关节软骨面粗糙、回声增强,继而变薄甚至消失,软骨下骨质不规则;④肌腱/腱鞘炎:表现为腱鞘内积液,腱鞘增厚、回声减低,肌腱肿胀、内部回声减低、纤维纹理消失,彩色/能量多普勒血流显像可显示肌腱或腱鞘内血流信号增多;⑤类风湿结节:部分患者可在手指屈肌腱处出现类风湿结节,表现为卵圆形的低回声结节,体积较小,界限清晰,可位于肌腱组织内、肌腱边缘或腱周皮下组织。

核素显像:类风湿关节炎的早期当关节骨和软骨仍未破坏时,骨显像就能在关节区见到显像剂摄取某些增加,故骨显像先于 X 线检查出现异常。骨扫描表现为受累关节对称性放射性分布增高,以及延迟相关节周围放射性摄取增高。

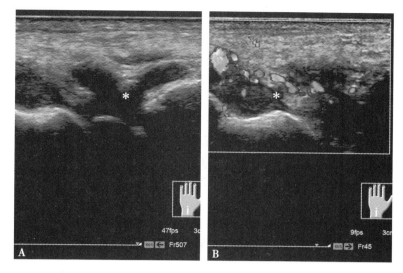

图 2-52 类风湿性关节炎滑膜炎(声像图)(见书末彩插)

A. 腕关节掌侧长轴切面,腕关节滑膜增生呈低回声(*);B. 彩色多普勒血流显像,于增生滑膜内探及丰富的血流信号(*)

【诊断与鉴别诊断】

本病为一全身多发性、对称性慢性关节炎。影像表现虽有一些特点,但对定性诊断多无特殊意义,必须结合临床和实验室检查做出诊断。

七、全身代谢性疾病的骨改变

代谢性骨病是指机体因先天或后天性因素破坏或干扰了正常骨代谢和生化状态,导致骨生化代谢障碍而发生的骨疾患。代谢性骨病的发病机制包括骨吸收、骨生长和矿物质沉积三个方面的异常。而引起的 X 线改变主要是骨质疏松、骨质软化和骨质硬化等。X 线检查在诊断、随诊与疗效的评估中占有重要地位。

1. 骨质疏松症 骨质疏松症(osteoporosis,OP)是否为一种独立的疾病,一直存在争议,其定义也曾几经修改。目前认为,如果骨质疏松伴有骨折、明显腰背痛或神经症状时,应视为一种疾病。由 WHO 推荐并被普遍认可的定义为:骨的有机成分和无机成分等比例减少,导致骨微细结构退化,引起骨脆性增加和骨折危险性增大的病变。

【影像表现】

X 线片:对原发性骨质疏松症早期诊断意义不大,因 X 线平片显示骨质疏松时,骨量已丢失30%~50%。X 线检查一般应包括胸椎正侧位片、腰椎正侧位片、股骨、骨盆及双手正位片,其 X 线表现见骨基本病变的影像表现。椎体骨为维持骨的承重作用,只遗留上下承重方向的骨小梁,于上下垂直方向沿应力线排列呈栅栏状,而负重较少的横行骨小梁较早被吸收,椎体常出现双凹变形或压缩性骨折。

CT:表现基本同 X 线片,对显示皮质内条纹征和皮质内缘扇贝样改变优于 X 线片,同时可显示骨小梁数目减少、纤细、间隙增宽及周围软组织改变。

MRI:骨质疏松时,增宽的小梁间隙中被过多的脂肪、造血组织所充填,尤其以黄骨髓增多明显,导致骨髓呈短 T1 和中长 T2 信号。骨皮质疏松则表现为低信号的皮质内出现异常等信号区,代表皮质内的哈氏系统扩张或黄骨髓入侵。骨质疏松合并陈旧压缩性骨折时,TWI 和 T2WI 上均呈低信号,据此可与新鲜骨折相鉴别。

【诊断与鉴别诊断】

骨质疏松需与下列疾病相鉴别:①骨质软化症,X线平片和CT主要表现为骨小梁减少、变细,骨皮质变薄,边缘模糊不清,有骨骼畸形和假骨折线。②骨髓瘤,肿瘤多位于中轴骨和四肢骨近端等红骨髓集中部位,X线和CT表现为穿凿状、鼠咬状或蜂窝状骨质破坏。③转移瘤,引起椎体病理性骨折时,应与骨质疏松所致病理性骨折鉴别,转移性肿瘤所致椎体骨折多为一致性椎体塌陷或变扁,有椎体边缘或椎弓根骨质破坏。

2. 维生素D缺乏性佝偻病　　维生素D缺乏性佝偻病(vitamin D deficiency rickets)是婴幼儿维生素D不足引起钙磷代谢障碍,使骨生长中的骨样组织缺乏钙盐沉积所致,是全身性骨疾病。骨质变化主要在生长活跃的骺和干骺端。由于骨样组织钙化不足而发生骨化异常、骨质软化和变形。

维生素D缺乏主要是食物中缺少维生素D,或缺少日光照射致使皮下胆固醇不能转变为维生素D。6个月内的婴儿由于从母体得到维生素D,少得此症。成人的维生素D缺乏,则引起骨质软化病。

佝偻病的一般病理改变是全身骨骼由于软骨基质钙化不足和骨样组织不能钙化,而大量堆积于骨骺软骨处,使之向四周膨大。再加上骨质脱钙和原有的骨结构被吸收而发生普遍性骨质软化,骨小梁稀少、粗糙,骨皮质变薄。

【影像表现】

佝偻病一般行X线检查即可确诊。具有典型X线表现的骨骼是在长骨干骺端,特别是在幼儿发育较快的尺桡骨远端、胫骨、肱骨上端、股骨下端和肋骨的前端等。较早的变化在骺板,由于软骨基质钙化不足,临时钙化带变得不规则、模糊、变薄,以至于消失。干骺端远端凹陷变形,明显者呈杯口状变形,其边缘因骨样组织不规则钙化而呈毛刷状致密影,干骺端宽大。骺出现延迟,密度低,边缘模糊,乃至不出现。骺与干骺端的距离由于骺板软骨增生、肥大、堆积、不骨化而增宽。干骺端边缘出现骨刺乃系骨皮质向干骺端方向延伸所致。肋骨前端由于软骨增生而膨大,形成串珠肋,X线表现肋骨前端呈宽的杯口状。由于骨质软化,承重的长骨常弯曲变形,在下肢发生膝内翻(O形腿)或膝外翻(X形腿)。少数可发生青枝骨折或假性骨折。骨质软化症由于发生在成人,骨骺已愈合,所以仅表现为骨的密度减低和程度不等的骨骼弯曲、变形和假性骨折等。

佝偻病愈合的X线表现先是临时钙化带的重新出现,几周后干骺端出现大量不规则或均匀的钙盐沉积,使杯口状凹陷和毛刷状改变减轻、消失。干骺端与骺的距离恢复正常。但干骺端新骨化的致密带需经几个月后才能恢复。骨膜下骨样组织钙化后,先呈层状改变,随后与骨皮质融合,呈均匀性增厚和致密,尤其是骨的凹面。其周边也迅速骨化而增大,至于骨的变形,则多长期存在。

【诊断与鉴别诊断】

佝偻病应与可引起普遍性骨密度减低的其他全身性疾病鉴别,注意干骺端的典型表现和骨软化,特别是结合临床和实验室检查的结果,可资区别。

全身性疾病的骨骼改变,是一种继发性、并发性的病理改变,其主要特点为全身骨骼普遍受累。除此之外,确定病因的影像表现特征不多,必须强调要结合临床表现和实验室检查结果,才能做出正确诊断。

本章小结

骨、关节与软组织具备良好的自然对比,X线片即可使骨关节清楚显影,因此是运动系

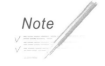

统首选影像学检查方法。X线片有助于显示骨关节结构的全貌,不仅能显示各种基本病变的范围和程度,而且还有可能作出定性诊断。但不少骨关节疾病早期X线片检查可能无明显异常表现,初次检查结果阴性不能排除病变的存在。CT密度分辨率高,无前后结构重叠,CT薄层扫描结合MPR等后处理技术,有利于观察解剖关系较复杂部位的结构,显示骨关节病变和软组织病变优于X线片。CT易于区分皮质骨和松质骨的破坏,对于脊椎、髋关节、腕关节等结构复杂的骨关节,CT可显示明确的解剖关系。对骨破坏区的死骨、钙化、骨化以及破坏区周围骨质增生、软组织肿块等的显示,CT优于常规X线片。MRI有良好的软组织分辨力,可任意方向成像,对脊髓、骨、关节和软组织病变的显示较X线片和CT更具优势,如对早期骨质破坏和细微骨折较X线片和CT敏感。MRI对脊柱解剖结构的显示及了解病变与椎管内结构的关系优于CT。在长骨的纵切面和脊柱的矢状面图像上,较易发现恶性骨肿瘤的跳跃生长和转移病灶。MRI能更清晰显示软组织和骨肿瘤软组织肿块的边界。但是,MRI上骨和软组织内的钙化和骨化一般表现为低信号,MRI难以显示较细小的钙化和骨化,有时需结合X线片和CT。CT和MRI增强扫描能判断肿瘤的血供情况,显示病变与血管的关系,有助于肿瘤的定性诊断。

　　超声成像是检查诊断软组织病变的有效方法,可用于诊断软组织肿瘤、外伤、感染和异物等。超声波在骨膜与骨的表面大部分被反射和吸收,难以穿透骨,常得不到骨的完整图像。但对于婴儿未完全成熟的骨骼,成人的骨质破坏、变薄、断裂和消失的部位,超声波易于穿透,可获得较完整的骨声像图。超声对关节肿胀、积液、肿块、脱位等病变显示较直观,可判断积液量的多少。超声对肌腱损伤、软组织囊实性病变的鉴别具有较大优势,对四肢动静脉阻塞和静脉曲张的诊断也有一定价值。

　　放射性核素骨显像在骨关节系统的应用非常广泛,^{99m}Tc标记的磷酸盐化合物是常用的骨显像剂,对早期骨转移瘤、骨坏死、骨髓病变等的显示非常敏感,但特异性较差。正电子发射计算机体层摄影(PET、PET/CT)近年来广泛应用于骨关节系统肿瘤检查,主要用于骨良恶性肿瘤鉴别及恶性程度的判断,肿瘤病程的分期及患者预后的评价,肿瘤复发和转移灶的监控,肿瘤放疗靶区定位,肿瘤治疗后疗效评估,鉴别肿瘤治疗后残存组织的性质,肿瘤复发的早期判断及复发或转移诊断等。

思考题

　　1. 简述骨骼基本病变的影像表现。

　　2. 简述骨折的影像诊断。

　　3. 简述退行性骨关节病的影像诊断。

　　4. 简述良、恶性骨肿瘤的影像学鉴别诊断。

　　5. 试述影像检查技术在运动系统损伤和疾病的综合应用。

(邹利光　郑元义　张 青)

参考文献

　　1. 白人驹,徐克. 医学影像学. 第7版. 北京:人民卫生出版社,2013.

　　2. Adam A,Dixon AK,Gillard JH,et al. Grainger & Allison's Diagnostic Radiology. 6th ed. Churchill Livingstone,2014.

　　3. 邓德茂,孟悛非,陈应明,等. 近10年国内外骨骼肌肉系统主要影像学论文的分析与展望. 中华放射学杂志,2007,41(3):274-279.

Note

4. 程晓光,曾津津,余卫.我国儿童手腕部骨龄影像评估存在的问题及研究方向.中华放射学杂志,2013,47(12):1061-1062.

5. Henry MJ,Pasco JA,Merriman EN,et al. Fracture risk score and absolute risk of fracture. Radiology,2011,259(2):495-501.

6. Sander AL,Laurer H,Lehnert T,et al. A clinically useful classification of traumatic intervertebral disk lesions. Am J Roentgenol,2013,200(3):618-623.

7. Nakanishi K,Kobayashi M,Nakaguchi K,et al. Whole-body MRI for detecting metastatic bone tumor:diagnostic value of diffusion-weighted images. Magn Reson Med Sci,2007,6(3):147-155.

8. Tateishi U,Morita S,Taguri M,et al. A meta-analysis of (18)F-Fluoride positron emission tomography for assessment of metastatic bone tumor. Ann Nucl Med,2010,24(7):523-531.

9. 中华医学会放射学会网站,http://www.chinaradiology.org.

10. Website of Radiological Society of North America,http://www.rsna.org.

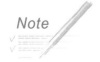
Note

第三章　电生理学检查

第一节　电生理的基本知识

电生理学是研究生物体在各个生理过程中产生的生物电信号的性质及其功能的学科。有记载的人类首次发现生物电现象是某些鱼类的电器官放电现象。John Walsh 在 1776 年成功地以闪光的形式展示了电器官的放电现象，这也标志着电生理学的创立。

现代生理学揭示生物体的各种电现象，归根结底是生物体细胞膜的电活动。而细胞膜的各种电现象都产生于细胞基质与细胞外基质中离子分布的不对称性，而细胞膜内外离子分布不对称性的形成则取决于细胞膜的结构。正如所有的热力学系统，细胞膜将细胞和周围内环境分离开来并达到内环境的稳态。因此，在没有外来能量干扰的情况下，细胞膜的化学反应及正向和反向的转运过程是平衡的。

通过 K^+ 与 Cl^- 透膜实验证实，K^+ 将顺浓度梯度进行扩散，从而使两侧的溶液达到电荷平衡的状态。因此，电中性原理是电生理学的基本原则，每个 K^+ 的扩散必将伴随一个 Cl^- 的透膜，这种透膜现象就是 Donnan 平衡。在这种平衡状态下，KCl 的内流等于外流。但是由于不可透膜性阴离子的存在，使得两部分的电位差使膜成为一个电容器，而此电位差称为 Donnan 电位（E_d）。在平衡状态时的任意一种离子浓度梯度形成的电位差称为 Nernst 电位（$\triangle E_N$）。实验测量结果显示，静息电位 Em 处于 E_K 和 E_{Cl} 的值之间，而与 E_{Na} 相差很大。这说明，生物膜在静息状态下对各种离子的通透率是不同的，其中 K^+ 和 Cl^- 的通透率明显高于 Na^+ 的通透率。

动作电位的产生过程如下：从静息电位（接近于 K^+ 的 Nernst 电位）去极化开始，如果去极化超过细胞膜阈电位，就会产生 Na^+ 电导，使膜电位迅速接近 Na^+ 的 Nernst 电位；Na^+ 电导自发失活导致细胞膜复极化；K^+ 电导延迟激活导致复极化加速；K^+ 电导升高导致超极化，是膜电位接近 K^+ 的 Nernst 电位。动作电位的产生机制因兴奋细胞的种类不同而有所不同。比如神经细胞动作电位的产生机制是受体细胞接受外部信号的输入，将其转换成膜电位的改变。在初级受体细胞上，细胞极化超过阈值，产生动作电位，动作电位沿轴突扩散，传递到另一个神经细胞。次级受体细胞将极化信号传递到一个神经细胞，在那里信号将与其他输入进行综合。

电信号的传导机制是突触传递，这种信号传导的离子基础是 Eccles 发现的。动作电位一旦到达突触前神经细胞，Ca^+ 就进入，触发神经递质从突触囊泡释放到突触间隙。神经递质扩散到突触后神经细胞膜上，通过特定的受体调节选择性离子通道，膜电位因此发生改变。由于通道的类型不同，膜电位的变化也不同。若突触是兴奋性的，则膜电位去极化；若突触是抑制性的，则膜电位超极化。

而其他非神经细胞的动作电位则略有不同。在骨骼肌纤维上记录到的动作电位由两部分组成，一是源于沿肌纤维表面扩散的动作电位，二是部分来源于扩散至 T 管系统的动作电位，这部分动作电位促使 Ca^+ 从肌浆网中释放出来，进而产生收缩。与神经细胞相似，骨骼肌纤维上的动作电位的离子基础也是 Na^+ 通道的开放和自发关闭及 K^+ 通道的开放。在平滑肌细胞上，快速门控 Ca^+ 通道所起的作用与 Na^+ 通道在神经细胞和骨骼肌细胞上所起的作用相同。

Note

根据记录电极及放置位置的不同,可以将电信号记录分为:体表电信号记录,组织电信号记录及单个细胞的电信号记录。现在很多用于记录体表电信号的技术已经广泛应用于现代医学诊断与治疗中,其中常用的诊断方法有:皮肤电描记法,脑电图,神经电图,脊髓电学记录,肌电描记法等。在这些方法的应用中,我们可以简单地将机体看成是一个装有 NaCl 溶液的容器,因此就可以很容易的在体表记录到电信号。当电极和体表接触后,可以测到一种微弱的电信号,其实体表记录到的电信号是由机体内部的电活动产生后传导到体表所产生。

在电生理学测量电信号时常常受到各种各样的干扰。我们所观察的信号以外的所有干扰信号都被视为噪声。如波动的细胞膜电流、电极、电子放大器、电线、计算机及监控仪器等。如若滤过设备不完善的话,那么在信息的数据转化过程中也会产生噪声。一般我们将噪声分为以下几种:

(1) 热噪声:热噪声是有导体中带电微粒的热运动引起的。热噪声在所有频率上的分布都是均匀的,故属于白色噪声。

(2) 散射噪声:散射噪声是电流通过晶体管时产生的。

(3) 电介质噪声:电介质噪音是发生在电容器上的热噪声,是由于电容器的绝缘性丧失引起的。

(4) 数字化噪声:数字化噪声是在将对等的电流或电压信号转化为数字符号时产生的。

(5) 其他噪声。

因此,电生理学研究和应用过程中,电信号的采集和降低噪声干扰同样重要。

第二节　电生理监测的术中应用

在脊柱外科及神经外科手术中,神经系统的结构与功能的完整性处于受损的危险状态下。而电生理监测技术能够根据神经系统的电生理信号的改变情况,精确客观有效地评估处于受损风险下的神经系统结构与功能的完整性。因此,术中电生理监测(intraoperative neurophysiological monitoring,IOM)技术与其他术中的监测方法,如 X 线、血管造影、B 超及其他影像技术一样,已成为外科手术中常用的监测方法。同时,由于近年来科技的快速发展,也极大地推动了电生理监测技术在临床工作中的应用。目前术中电生理监测已经成为临床脊柱外科手术中评估神经系统结构与功能完整性,及时发现并降低术中神经损害,进一步提高手术安全和疗效的不可缺少的一部分。

脊柱外科手术中常用的电生理监测技术包括:

(1) 躯体感觉诱发电位(somatosensory evoked potentials,SEP):监测上行感觉神经传导通路;

(2) 运动诱发电位(motor evoked potentials,MEP):监测下行运动神经传导通路;

(3) 肌电图(electromyogram,EMG):监测支配相应肌肉活动的脊髓神经根以及外周神经功能状态。

以上监测技术都应用于何种临床手术呢? 广义上讲,任何涉及中枢神经系统及周围神经系统的手术都可以应用以上的技术。

在早期,术中的电生理监测技术应用很少,且方法也不多。直到 20 世纪下半叶,躯体感觉诱发电位首先被用于脊柱侧凸矫形术中;同时肌电描记法也被用于监测面肌收缩;此后听觉脑干诱发电位被常规的应用于后颅窝及斜坡的肿瘤手术中。目前电生理监测技术应用范围更加广泛成熟。比如在进行选择性神经根切除、脊髓粘连分离及腰骶椎肿瘤分离过程中,根据触发肌电图来决定需要分离、切除或保留的范围,从而尽量保护尿道括约肌、肛门括约肌的功能;在脊柱侧凸截骨矫形术中,通过 SEP 及 MEP 的监测结果来决定截骨矫形的程度;在腰椎手术中,通过触发肌电图可以监测置入的椎弓根螺钉是否突破皮质进入椎管。因此凡是涉及脊髓、神经根及外周神经的手术,都可以利用电生理监测技术来了解各个神经的功能状态,从而降低神经损害的发生率。

躯体感觉诱发电位(SEP)是较早应用于临床的电生理监测手段。下面我们就来了解一下脊髓的感觉传导通路:脊髓通过前后神经根组成的 31 对脊神经与周围神经连接,自外周神经传入的感觉冲动信号通过脊髓的传导到达大脑皮层,皮层的下行冲动经脊髓传导至脊神经。对本体感觉诱发电位来说,最重要的是传导上行深感觉的脊髓后索。来自外周的感觉信号经后根进入脊髓后索,然后信号沿同侧上行至脑干。信号进入脊髓的同时,还会发出侧支与邻近节段后角细胞形成突触。文献报道此突触连接也参与感觉诱发电位形成,特别是时间发生较晚的反应成分。但由于脊髓后索是传导精细触觉、关节位置觉及振动觉的,因此,感觉诱发电位不一定能反映患者的疼痛觉及温觉。

脊髓的血液供应主要来自于腹侧正中的脊髓前动脉,供应脊髓的腹侧、外侧的白质传导束和前角、后角的灰质。脊髓后外侧动脉供应脊髓后索的血供。因此,脊髓背侧和腹侧的血液供应是相对独立的。这就使得 SEP 监测只能反映脊髓背侧的功能状态,而不能反映腹侧的状态。因此单纯的脊髓前动脉损伤,SEP 监测结果仍会是正常的,但患者术后可能会出现运动功能障碍。SEP 的测定是通过特定的神经电生理仪器,采用脉冲电刺激周围混合神经的感觉支,在近端周围神经、脊髓表面或头皮皮层感觉区记录生物电活动波形的方法。

术中 SEP 监测主要观测指标为潜伏期和波幅(图 3-1)。为了及时发现异常的 SEP 改变,基准值和警戒标准十分重要。现在一致认为,波幅下降超过 50% 和(或)潜伏期延长超过 10% 是

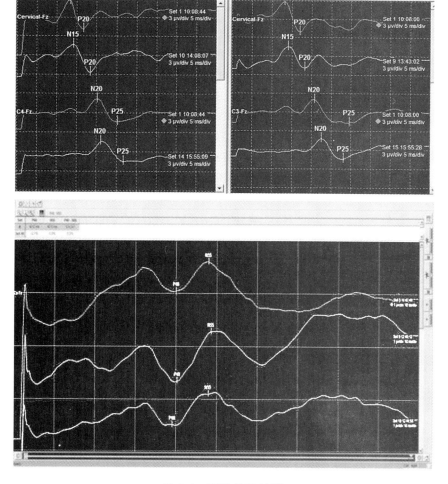

图 3-1　正常 SEP 波形

警戒标准。SEP 改变持续 10 分钟以上提示有神经损害的危险。SEP 可重复性较好,可连续监测,远离手术野,对手术影响小,安全性高,因此可操作性好,现已广泛应用于临床(图 3-2)。尽管如此,在手术过程中,只靠单一的体感诱发电位,不能达到对脊髓整体功能状态的监测,不能保证患者术后的运动功能正常。特别是在脊髓前动脉综合征中体感诱发电位的假阴性率更高。同时美国脊髓研究协会在 33 000 名脊髓手术病例的回顾调查中发现,28% 的神经并发症并不能被体感诱发电位检测出来。因此,必须借助运动诱发电位来监测脊髓的运动功能状态。

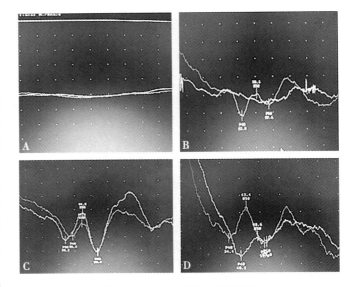

图 3-2　手术中异常 SEP 波形
A. 双侧 SEP 波形消失;B. 单侧 SEP 波形消失;C. 潜伏期延长;D. SEP 波幅不对称

运动诱发电位(MEP)是指应用电或磁刺激皮层运动区或脊髓产生兴奋,通过下行传导径路,使脊髓前角细胞或周围神经运动纤维去极化,在相应肌肉或神经表面记录到的生物电活动。脊髓运动传导通路的损伤在各种手术,特别是脊柱外科手术中是最令人担忧的。近 30 年来,MEP 的价值和高效性在术中监护中已越来越受到重视。常用的刺激方法有经颅刺激和经脊髓刺激。经颅刺激运动诱发电位是通过刺激头皮运动区代表区,在手术操作节段以下的肌肉记录的电位;经脊髓刺激运动诱发电位是通过在硬膜外或硬膜下直接刺激脊髓,在手术操作节段以下的肌肉记录的电位。

MEP 根据记录的部位不同可分肌源性 MEP(EMG)和神经源性 MEP(NMEP)。

脊髓诱发电位是通过刺激上段脊髓,在下段脊髓记录到的电位反应。通过将刺激电极置于手术部位以上的硬膜外或硬膜下刺激,在手术部位下的硬膜外或硬膜下记录到的电位反应,进而反映手术操作部位脊髓的功能状态。因为脊髓有上行和下行的传导束。因此会产生两种明显不同的波形:潜伏期较短,波幅较高的单向波为"D"波,或称直接波;随后出现的潜伏期较长,波幅较低的多向波为"I"波,或称间接波。"D"波来自于下行的皮质脊髓束,因此其潜伏期较短,波幅较高。"I"波来自于上行的感觉传导术逆行传导,因此其潜伏期较长,波幅较低。

由于 MEP 对肌松剂非常敏感,应常规监测肌松程度。常用的监测肌松程度的方法为四联刺激肌肉收缩实验(train of four twitch test,TOF)。TOF 是指使用间隔为 1.5 秒的连续 4 个 2Hz 电刺激神经所引发的肌肉收缩实验,以检验神经 - 肌肉接头处的乙酰胆碱耗竭水平。如若麻醉维持阶段使用非去极化神经肌肉阻断剂,TOF 的第四个反应波的波幅要低于第一个反应波。因此可以根据第四个反应波的波幅 / 第一个反应波的波幅的数值来判断肌松程度。而应用去极化神经肌肉阻断剂(琥珀酰胆碱),TOF 值始终为 1,因此无法反映肌松程度。TOF 记录和刺激电极位置常用以下几个:①刺激内踝部的胫后神经,在足背部的踇长伸肌记录;②刺激正中神经,在大鱼际肌记录;③刺激腓神经,在胫前肌记录(图 3-3)。

EMG 和 NMEP 记录各有优缺点。EMG 优点是波幅大和潜伏期可靠,缺点是波幅和形态变异性较大。EMG 监测警戒标准争议较大,现在大部分学者倾向于接受"全或无"的警戒标准。

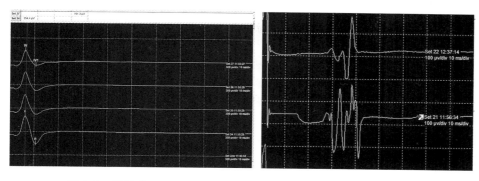

图 3-3　TOF 为 191.3/354.4=0.54，此时的 MEP 波形能较好的引出

EMG 监测过程中因肌肉收缩会影响手术操作，使得监测次数减少，也就降低了发现神经损害的敏感性。而 NMEP 在波幅、潜伏期及波形上变异性较小，监测警戒标准的制订相对容易，一般认为潜伏期延长 10% 和波幅下降 80% 为警戒标准。正常的 MEP 波形如图 3-4 所示。MEP 的预警标准现下主要有四种：①"全"或"无"标准；②波幅标准；③阈值标准；④波形标准。其中"全"或"无"标准应用最广泛。基于这项标准，只有当 MEP 全部消失才预示术后的运动障碍。但正是由于这一标准，可能术中一些小的神经损伤不能在术中及时发现而导致术后的运动障碍。波幅标准是由 Langeloo 提出的，至少 6 次有 1 次的波幅降低 80% 视为阳性变化。他通过 142 例患者的研究发现，此标准的灵敏性是 100%，特异性是 91%。总得来说 MEP 监测的可重复性比 SEP 差，但 MEP 将是一种非常有前景的术中脊髓监测手段，它与 SEP 等其他监测技术的联合应用将会大大降低脊柱手术的神经并发症。

　　MEP 能有效地监测皮质脊髓束的功能状态，对于术后的运动障碍更敏感。要判断患者运动功能的完整性，术中的唤醒试验曾一直被视为金标准。唤醒试验是在术中唤醒患者并让患者活动脚趾。但由于唤醒试验会延长手术时间，且唤醒试验的应用对象有明显限制，最重要的是对调整手术策略帮助不大，因此 MEP 的应用越来越广泛。

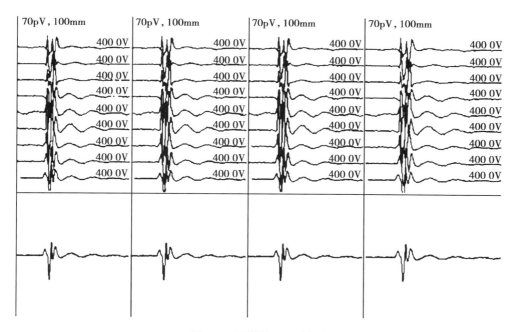

图 3-4　正常的 MEP 波形

虽然 MEP 现在被视为监测运动功能的金标准,但其也有局限性。最主要的是不能持续性监测,只有通过与 SEP 联合监测才能完成;此外 MEP 的引出需要更高的技术要求。MEP 的成功引出率在上肢大约是 94.8%,下肢是 66.6%。因此,SEP 和 MEP 联合监测是脊柱手术术中监测的标准模式(图 3-5,图 3-6)。由于 MEP 对麻醉剂依赖性特别高,因此麻醉方案最好使用全静脉方案,必要时加用芬太尼及异丙酚。吸入麻醉剂、肌松剂不能应用,或者小剂量维持,并要求患者在整个操作过程中保持体位不变,所以这就要求监护者与麻醉医师进行合作。

记录肌肉自发或随意收缩引起的动作电位这一肌肉电活动的方法称为肌电图(EMG)。EMG 记录的是肌细胞膜去极化产生的电信号,而术中 EMG 所记录的是不同肌群的整体肌电活动,而不是单一肌纤维和肌束的电活动。术中引用肌电图来记录整组肌肉的电活动,来了解支配该群肌肉的神经功能状态。在手术过程中,肌电图的记录部位主要根据手术所涉及的部位,可能损伤的神经根等情况所决定。机体的肌肉系统主要分为头颈部肌群、上肢肌群、躯干肌群、下肢肌群、尿道及肛门括约肌。

术中常用的肌电监测方法主要分为两种:自由描记肌电图(free-run EMG)及触发肌电图(triggered EMG)。

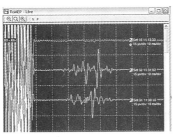 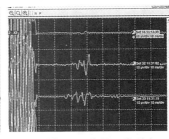 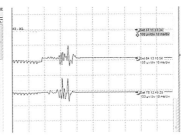

矫形前 MEP 信号正常引出

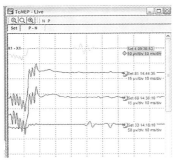 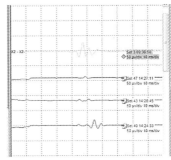 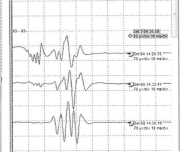

矫形后双下肢 MEP 信号消失,而上肢信号仍然存在

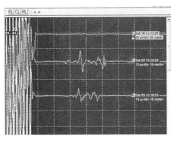 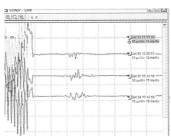 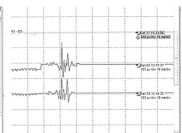

松掉矫形棒后双下肢 MEP 波形逐渐恢复正常

图 3-5　典型的 MEP 阳性表现

特发性脊柱侧凸行脊柱后路矫形内固定植骨融合术,矫形后突然出现 MEP 消失。随即将矫形棒松开,几分钟后 MEP 又重新恢复。患者术后未出现神经损害的症状

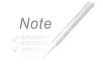

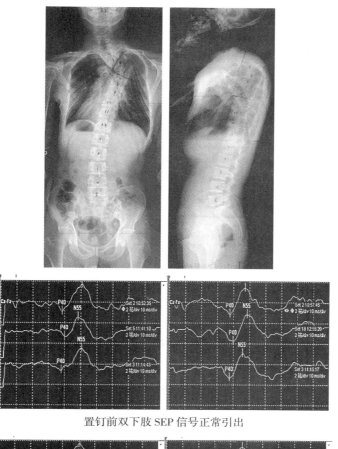

置钉前双下肢 SEP 信号正常引出

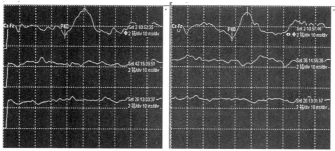

置钉后双下肢 SEP 信号消失

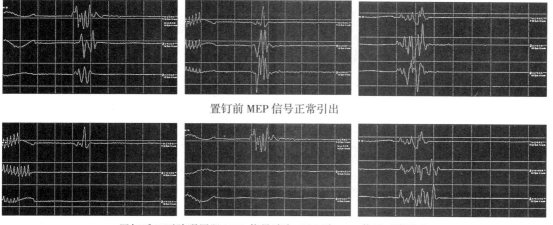

置钉前 MEP 信号正常引出

置钉后双下肢蹬展肌 MEP 信号消失，而上肢 MEP 信号正常引出

图 3-6　神经纤维瘤病伴脊柱侧后凸畸形患者，在置入胸椎椎弓根螺钉时出现双下肢 SEP 及 MEP 信号的消失，同时上肢 MEP 信号无明显变化，表明置入的椎弓根螺钉对脊髓造成了损伤

Note

自由描记肌电图又称自发性肌电图,是在正常状态下,通过针电极连续记录肌群的静息电活动,记录到的信号为平线。而当手术操作过程中各种动作触碰、牵拉、分离神经等一系列机械性刺激时,受到刺激的神经所支配的肌肉就会出现肌肉动作电位而发生收缩。记录到的肌电图会有不同的表现。

(1) 爆发性肌电活动:是指在短时间内,肌肉运动单位同步发生放电活动。常见于分离肿瘤、牵拉及电刀电凝等造成的对神经的一过性刺激。肌电图表现为平线上突然出现一个或几个电活动。

(2) 连续发生的肌电活动:不同步的肌肉电活动组成的一组连续发生的肌肉电活动波形,在刺激源消失后,还可持续一段时间。提示为较严重持续的机械性刺激。

(3) 自发性肌电活动:无明显刺激自发发生的肌肉发电活动。

触发肌电图是指用外加电刺激周围或脊髓神经根,使支配的肌肉收缩,从而得到的肌电图。触发肌电图包括直接刺激和间接刺激肌电图。

触发肌电图最常用的方法为刺激椎弓根钉的方法。当刺激电流通过刺激电极传导到金属螺钉上后,如果椎弓根钉完全植入在骨质内,椎弓根完整,由于椎弓根钉周围骨组织将螺钉与神经组织很好的分离开来,因此需要很强的电刺激量才能引起相关肌肉的收缩活动。而当椎弓根钉穿破椎弓根皮质或进入椎管或椎间孔内时,此时只需要较小的电刺激量就能引起相应肌肉的收缩活动。现在常将小于 10mA 就引起肌肉收缩时,提示此椎弓根钉已穿破皮质,此时应及时调整椎弓根钉位置(图 3-7);当大于 15mA 引起肌肉收缩时,提示此椎弓根钉完全位于骨组织的包围中,位置好;当大于 10mA 而小于 15mA 引起肌肉收缩时,提示此椎弓根钉位置不确定,应及时结合术中透视来检查其位置。

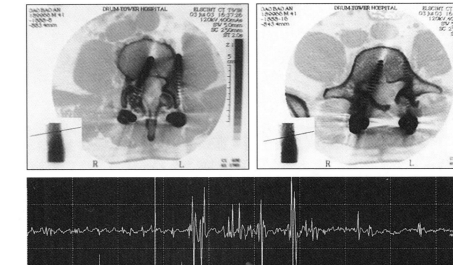

图 3-7　用 7mA 就引起肌肉收缩,提示此椎弓根钉已穿破皮质

本章小结

　　在脊柱外科手术中的主要监测技术包括躯体感觉诱发电位、运动诱发电位、自由肌电图及触发肌电图。躯体感觉诱发电位监测最早在临床中应用,但是其监测范围仅局限在脊髓后索的感觉传导通路的功能,对脊髓前外侧束的运动传导通路的功能监测则有很大的局限性。因此,在有些情况下即使躯体感觉诱发电位监测正常,但患者术后仍出现运动功能的障碍,特别是脊柱的前入路手术方式。因此躯体感觉诱发电位和运动诱发电位联合监测是保障脊髓功能监测的金标准。而在下腰椎手术中,则是要重点监测神经根的功能状态,此时躯体感觉诱发电位和运动诱发电位不能提供有用的信息,自由肌电图及触发肌电图则成为此种手术中监测的主角。

思考题

　　1. 术中电生理监测及在骨科手术中常用的监测手段有哪些?
　　2. 躯体感觉诱发电位的传导途径及脊髓的血供情况如何?
　　3. 根据记录部位的不同记录到的躯体感觉诱发电位信号有哪些?
　　4. 躯体感觉诱发电位和运动诱发电位的预警标准是什么?
　　5. 四联刺激肌肉收缩试验及其意义是什么?

（朱泽章）

参考文献

　　1. Glasstone, S K, Laidler, J, Eyring, H. The theory of rate processes. New York: McGraw-Hill Book Comp, 1941.

　　2. Hille B. Ionic Channels of Excitable Membrances. Sunderland: Sinauer Associates Inc, 2001.

　　3. Hsu B, Cree A K, Lagopoulos J, et al. Transcranial motor-evoked potentials combined with response recording through compound muscle action potential as the sole modality of spinal cord monitoring in spinal deformity surgery. Spine, 2008, 33: 1100-1106.

　　4. Chen X, Sterio D, Ming X, et al. Success rate of motor evoked potentials for intraoperative neurophysiologic monitoring: effects of age, lesion location, and preoperative neurologic deficits. J Clin Neurophysiol, 2007, 24: 281-285.

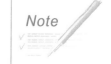
Note

第四章　常用操作技术

第一节　石膏绷带与夹板固定技术

一、石膏固定技术

（一）传统石膏绷带

传统的石膏绷带（plaster bandage）是黏附了无水硫酸钙（熟石灰）细粉末的稀孔绷带，无水硫酸钙吸水结晶后，石膏绷带会变得十分坚固。石膏绷带是通过对肢体的紧密贴附而起到固定作用的，适用于骨关节损伤及术后的外固定。其优点是能够根据肢体的形状塑形，操作便捷，固定确实，护理方便；其缺点是较沉重、透气性及 X 射线透光性差。一般须超过骨折部的上、下关节，可导致关节僵硬。

1. 石膏绷带的用法　为了保护骨隆突部的皮肤和其他软组织不被压伤导致褥疮（图 4-1），在包石膏前，必须放好衬垫。将石膏绷带卷平放在温水桶内，待无气泡时取出，以手握其两端，轻轻挤去水分，即可使用。

2. 常用石膏固定类型

（1）石膏托（plaster support）：在平板上，按需要将石膏绷带折叠成需要长度的石膏条带，置于伤肢的背侧（或后侧），用纱布绷带包缠，达到固定的目的。上肢一般 10~12 层；下肢一般 12~15 层。其宽度以包围肢体周径的 2/3 为宜。

（2）石膏夹板（plaster splint）：按石膏托的方法制作两条石膏条带，分别置贴于被固定肢体的伸侧及屈侧，用手抹贴于肢体，纱布绷带包缠。石膏夹板固定的牢固性优于石膏托，多用于骨关节急性损伤后的肢体肿胀期，便于调整松紧，对肢体血运的影响小。

（3）石膏管型（plaster cast）：石膏管型是将石膏条带置于伤肢屈伸两侧，再用石膏绷带包缠固定肢体的方法（图 4-2）。有时为防止肢体肿胀导致血液循环障碍，在石膏管型塑型后尚未干硬时，于肢体前方纵行剖开，称之为石膏管型的剖缝（图 4-3）。

3. 石膏绷带固定适应证

（1）夹板难于固定的某些部位的骨折，如脊柱骨折。

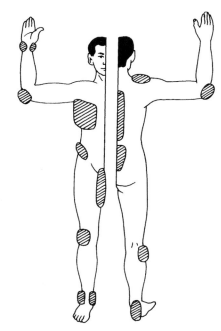

图 4-1　身体各隆突部位

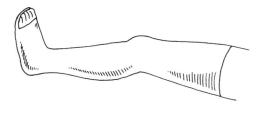

图 4-2　下肢管型石膏

Note

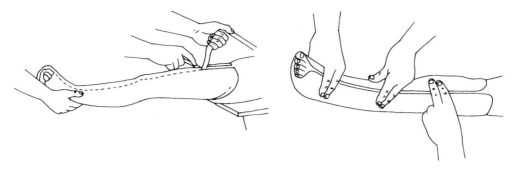

图 4-3　管型石膏的剖缝

（2）开放性骨折清创缝合术后，创口尚未愈合，软组织不宜受压，不适合夹板固定者。

（3）某些骨关节术后，须较长时间固定于特定位置者，如关节融合术。

（4）病理性骨折。

（5）化脓性骨髓炎、关节炎及骨关节结核等，用以固定患肢，减轻疼痛，控制炎症。

（6）某些软组织损伤，如肌腱（包括跟腱）、肌肉、血管、神经断裂缝合术后需在松弛位固定者，以及韧带损伤者，如膝关节外侧副韧带损伤，需行外翻位石膏托或石膏管型固定。

4. 石膏绷带固定的注意事项

（1）要平整，切勿将石膏绷带卷扭转再包（图 4-4），以防形成皱折造成肢体的压疮。

（2）塑捏成型：使石膏绷带干硬后能完全符合肢体的轮廓，在肢体应如同紧身衣裤，足部应注意足弓的塑形（图 4-5）。整体上的良好帖服是石膏实现固定效果的必要条件。

（3）应将手指、足趾露出，以便观察肢体的血液循环、感觉和活动功能等，同时有利功能锻炼。

（4）石膏绷带包扎完毕抹光后，应在石膏上注明包缠石膏的日期，如固定肢体有创口的，需将位置标明或直接开窗。

（5）密切观察肢体远端的血液循环、感觉及运动。如有剧痛、麻木及血运障碍应及时将石膏绷带纵行剖开，以免发生缺血性肌挛缩或肢体坏死。

（6）为防止骨质疏松和肌萎缩，应鼓励患者积极进行功能锻炼。

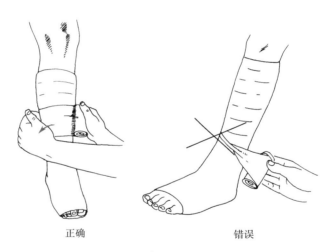

正确　　　　　　　　错误

图 4-4　石膏绷带的包缠方式

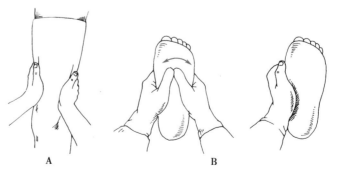

A　　　　　　　B

图 4-5　石膏的塑型
A. 膝部塑型；B. 足横弓及纵弓的塑型

（7）及时更换石膏：石膏会因为肢体的肿胀而变紧，也会因为肢体肿胀的消退而变得松弛，因此需要动态观察石膏的松紧度，及时更换石膏。避免因石膏变紧而影响肢体的血液循环或因为石膏松弛而影响固定效果。

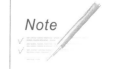

（二）新型石膏绷带

目前新型的石膏绷带多为高分子材料，如树脂、SK 聚氨酯等，具有强度高、重量轻、透气性好、X 射线透光性强、不怕水、没有皮肤过敏反应等优点，但价格较昂贵。

二、夹板固定技术

夹板（splint）是我国传统医学治疗骨折的外固定材料。夹板一般用厚 3~5mm 的柳木、椴木、杉木或竹片制成。夹板外固定取材方便、简便易行，费用低，不需固定上下关节，便于早期功能练习。

（一）夹板固定操作方法

夹板固定所常用的材料有夹板、固定垫（棉垫或纱布）、绷带、棉花、胶布等。

1. 夹板　根据骨折的不同部位，选用不同类型的夹板。夹板宽度的总和应略窄于患肢的最大周径，使每两块夹板之间有一定的空隙。最常见的有超肩肱骨干夹板、前臂尺桡骨夹板、桡骨远端夹板、股骨干夹板、胫腓骨超踝夹板、踝关节夹板等。

2. 固定垫　常用的有平垫、大头垫、坡形垫、空心垫、分骨垫等。在夹板内的作用是防止骨折复位后再发生移位，但不可依赖固定垫对骨折端的挤压作用来代替手法复位，否则将引起压迫性溃疡或肌肉缺血性坏死等不良后果。根据骨折的不同部位和移位情况，选用不同类型的固定垫。其中平垫常用的有两垫（图 4-6）、三垫（图 4-7）及四垫固定法。

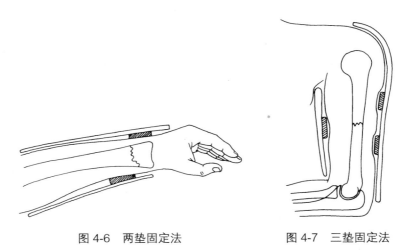

图 4-6　两垫固定法　　　　　　图 4-7　三垫固定法

3. 夹板固定的包扎方法　骨折复位后，垫好固定垫。将几块夹板依次安置于骨折处四周，外用 3~4 根横带捆扎，松紧适度。以横带上下活动各 1cm 为度。

（二）夹板固定的适应证

1. 不全骨折。

2. 稳定性骨折。

3. 四肢闭合性管状骨骨折。但股骨骨折因大腿肌肉较为丰富，肌拉力大，常需结合持续骨牵引。

4. 四肢开放性骨折，创口小，经处理后伤口已闭合者。

5. 陈旧性四肢骨折仍适合于手法复位者。

6. 用石膏固定的骨折虽已愈合，但尚不坚固，为缩小固定范围可用以代替石膏固定。

第二节 牵引技术

牵引(traction)是骨科常用的治疗方法,利用牵引力和反牵引力作用于骨折部,以达到复位或维持复位(固定)的目的,同时也用于炎症肢体的制动和挛缩畸形肢体的矫正治疗。牵引技术分为持续皮肤牵引、持续骨骼牵引、特殊牵引等。

一、皮肤牵引

皮肤牵引(skin traction)是用胶布贴敷于患肢皮肤上或牵引带包捆于患肢皮肤上(图4-8),利用其与皮肤的摩擦力,通过滑轮装置,在肢体远端施加持续引力传递到骨骼上。

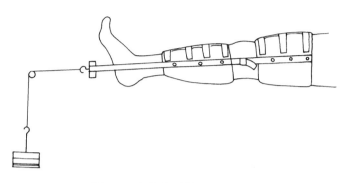

图 4-8 应用牵引带的皮肤牵引

皮肤牵引的重量一般不超过5kg。行下肢皮牵引时,牵引带不能压迫腓骨头部,以免压迫腓总神经,导致麻痹。

持续皮肤牵引适应证

1. 小儿股骨骨折。
2. 年老体弱者的股骨骨折,在夹板固定的同时辅以患肢皮牵引。
3. 手术前的辅助治疗,如股骨头骨折、股骨颈骨折、股骨转子间骨折等。
4. 手术后的辅助治疗,如股骨颈骨折内固定、人工股骨头置换、全髋关节置换术后等。

二、骨牵引

骨牵引(skeletal traction)是在骨骼上穿过克氏针或斯氏针,安置好牵引弓后,通过牵引绳及滑轮连接秤砣而组成的牵引装置,使牵引力直接作用于骨骼上,用以对抗肢体肌肉的痉挛或收缩的力量,达到骨折复位或固定的目的。

持续骨牵引适应证

1. 成人长骨不稳定性骨折(如斜形、螺旋形及粉碎性骨折)。
2. 肌肉强大或容易移位的骨折(如股骨、胫骨、骨盆、颈椎)。
3. 骨折部的皮肤损伤或部分软组织缺损时。
4. 开放性骨折感染或战伤骨折。
5. 患者有严重复合损伤,需密切观察而肢体不宜做其他固定者。

常用的骨牵引有:

(一)股骨髁上骨牵引

适用于有移位的股骨骨折、骨盆骨折、髋关节中心脱位等。陈旧性髋关节脱位或先天性髋关节脱位的术前准备及由于软组织挛缩引起的髋关节畸形,用皮肤牵引无效者。

操作步骤 将伤肢放在布朗氏牵引架上,进出针点位于髌骨上缘水平(老年人骨质疏松,进钉位置要距髌骨上缘略高一些)。首先分别经股骨内上髁最高点和腓骨头前缘做股部纵轴的平行线,而后于髌骨上缘水平向上述两条直线引垂线,交点即为穿刺的进出针点。消毒、局麻后,将皮肤稍上提,由股部内侧标记点刺入斯氏针直至股骨,注意保护大收肌裂孔附近的股动、静脉及其分支和隐神经,保持针水平位,与股骨垂直,使其由股部外侧标记点穿出,并使两侧牵引针外露部分等长。安装牵引弓后进行牵引,同时床脚抬高 20cm 左右,作对抗牵引(图 4-9)。牵引的重量应根据患者的体重及伤情决定,一般为体重的 1/7~1/10。

(二)胫骨结节骨牵引

适用于有移位的股骨及骨盆骨折、髋关节中心脱位等。操作方便,相对安全,较常用,但不如股骨髁上牵引作用直接,且不便调整旋转。

操作步骤　将伤肢放在布朗氏牵引架上,助手牵引踝部固定伤肢。以胫骨结节和腓骨小头连线的中点作为外侧进针点,其内侧对应点作为出针点(图 4-10)。此牵引方法及牵引重量与股骨髁上牵引相同。注意进针应从外侧到内侧,防止损伤腓总神经。

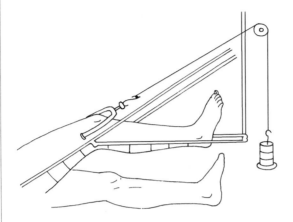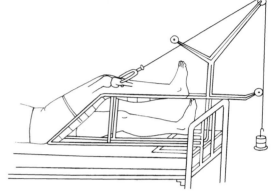

图 4-9　股骨髁上牵引　　　　　　　　　　图 4-10　胫骨结节牵引

(三)跟骨骨牵引

适用于胫腓骨不稳定骨折,膝关节轻度挛缩畸形的早期治疗。

操作步骤　踝关节保持于中立位,以内踝尖与足跟后下缘连线的中点为进针点。消毒、局麻后,用斯氏针从内侧标记点刺入到跟骨,保持针的水平位与小腿纵轴垂直,将针打入或钻入。使针穿过对侧皮肤并使牵引针两端外露等长(图 4-11)。一般成人的牵引重量为 4~6kg。

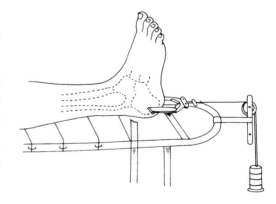

图 4-11　跟骨牵引

(四)尺骨鹰嘴骨牵引

适用于肱骨颈、干、肱骨髁上及髁间粉碎性骨折,局部肿胀严重,不能立即复位者。

操作步骤　沿尺骨鹰嘴顶点下 3cm,作一条尺骨背侧缘的垂直线;在尺骨背侧缘的两侧各 2cm 处,分别作一条与尺骨背侧缘平行的直线,相交两点即为进出针标记点。助手牵引患肢并提起,消毒,局麻后,由内侧标记点将克氏针刺入到尺骨,从外侧标记点刺出,并使外露部分等长。此时要注意不要损伤尺神经,不要进入关节腔。保持肘关节屈曲 90°,牵引重量为 2~4kg。

(五)颅骨牵引

适用于颈椎骨折和脱位。

操作步骤　剃发,仰卧位,头部固定,在两侧乳突之间作一条冠状线,再沿鼻尖到枕外隆凸作一条矢状线,将颅骨牵引弓的交叉部支点对准两线的交点,两端钩尖放在横线上,并充分撑开牵引弓,钩尖所在横线上的落点作为切口标记,一般为两侧眉弓外缘的矢状线与两侧乳突冠状线的交点。在两标记点处分别消毒,施局麻,各作一小横切口,直至骨膜,用颅骨钻在标记点钻孔,使钻头的方向与牵引弓钩尖的方向一致,仅钻入颅骨外板(成人约为 4mm,小儿约为 3mm)。钻孔后安置牵引弓,进行牵引(图 4-12)。床头抬高,作为对抗牵引。牵引重量一般为 6~8kg,如伴小关节绞锁,适当加大牵引,但重量一般不超过 15kg。术后用小棉圈或海绵垫垫于枕部,以免发生褥疮。应经常检查牵引的方向有无歪斜,并根据病情和治疗需要,调整颈部于过伸、屈曲或中间位以及重量的增减。

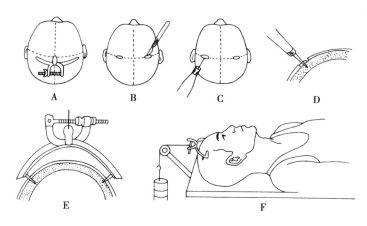

图 4-12 颅骨牵引

三、特殊牵引

(一)颌枕带牵引

适用于轻度颈椎骨折或脱位、颈椎间盘突出症及根性颈椎病等。分两种方法:一为卧床持续牵引,牵引重量一般为 2.5~3kg,这样使颈椎间隙松弛,病变处水肿尽快吸收,使其症状缓解。二为坐位牵引,牵引重量自 6kg 开始,逐渐增加,可到 15kg,但要注意不要牵引过重,以免加重症状。牵引时间为每日 1~2 次,每次 30 分钟左右(图 4-13)。

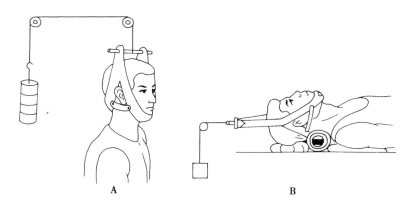

图 4-13 颌枕带牵引

(二)骨盆悬带牵引

适用于骨盆骨折有明显分离移位者。骨盆兜用厚帆布制成,其宽度上抵髂骨翼顶点,下达股骨大转子,悬吊重量以将臀部抬离床面为准(图 4-14)。

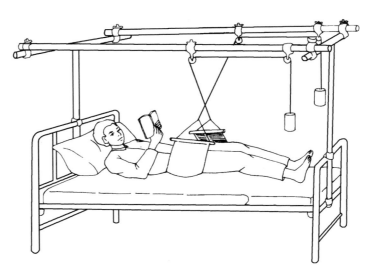

图 4-14　骨盆悬带牵引

第三节　关节穿刺技术

当四肢关节腔内积液,需行穿刺抽液检查或引流、必要时注射药物进行治疗时,以及行关节造影术时,可实行关节穿刺术(arthrocentesis)。

一、肩关节

1. 患肢轻度外展外旋,肘关节屈曲位。于肱骨小结节与喙突之间垂直刺入关节腔。

2. 从喙突尖下外侧三角肌前缘,向后外方向刺入关节腔(图 4-15)。

二、肘关节

1. 肘关节屈曲 90°,紧依桡骨头近侧,于其后外向前下进针。此处关节囊表面最浅,桡骨头也易触及。

2. 在尺骨鹰嘴顶端和肱骨外上髁之间向内前方刺入关节腔。

3. 经尺骨鹰嘴上方,通过肱三头肌腱向前下方刺入关节腔。

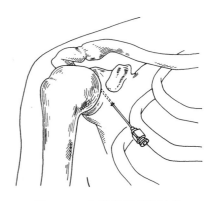

图 4-15　肩关节穿刺进针点

三、腕关节

在腕关节背面,鼻烟窝尺侧,桡骨远端垂直进针进入关节腔。

四、髋关节

1. 在髂前上棘与耻骨结节连线的中点,腹股沟韧带下 2cm,股动脉的外侧垂直进入。

2. 在大转子下缘的前面,与肢体长轴呈 45° 角向上向内进针。推进时应使针贴近股骨转子间线,进入 5~10cm 可进入关节腔。

3. 在大转子中点与髂后下棘连线的中外 1/3 处垂直进针。

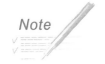

五、膝关节

1. 以髌骨上缘的水平线与髌骨内外缘的垂直线的交点为穿刺点,经此点刺入关节腔(图4-16)。

2. 经髌韧带的两侧,紧贴髌骨下方向后进针(图4-16)。

六、踝关节

1. 在外踝尖下缘,向内上进针,经外踝与距骨之间进入关节腔。

2. 在内踝尖下缘,向外上进针,经内踝与距骨之间进入关节腔。

关节穿刺术注意事项

1. 应严格无菌操作,以免引起关节腔感染。

2. 穿刺时边回抽、边进针。当刺入血管,吸出新鲜血时,应退出少许,改变方向后再进针。

3. 穿刺不宜过深,以免损伤关节软骨。

4. 关节腔内注射类固醇,不应超过3次,以免造成关节损伤。

5. 关节腔内有明显积液者,穿刺后应加压包扎,适当固定。根据液体多少确定穿刺间隔时间,一般每周不超过两次。

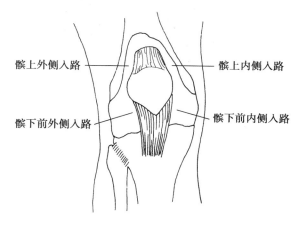

图4-16　膝关节穿刺进针点

第四节　骨折手法复位技术

骨折手法复位(manipulative reduction of fractures)是利用力学的三点固定原则和杠杆的原理,整复骨折端。在骨折复位前必须先了解外力的性质、大小、方向、局部软组织损伤程度及肌肉对骨折段的牵拉作用,弄清骨折移位时所经过的途径,而后选择合适的手法,将移位的骨折断端沿着原来的移位途径倒返回来,骨折就会顺利地得到复位。某些骨折用手法复位,可取得满意的效果。

一、手法复位的时机

1. 一般伤后1~4小时局部肿胀不严重,软组织弹性较好,手法操作容易,有利于骨折复位。

2. 当患者有休克、昏迷等情况时,须待全身情况稳定后,才能作手法复位。

3. 当伤肢出现严重的肿胀或水疱时,可待肿胀减轻后,再行手法复位。

二、手法复位方法

1. 解除疼痛　应用麻醉可以消除疼痛、解除肌痉挛。最好用局部麻醉或神经阻滞麻醉,儿童可用全身麻醉。

2. 肌松弛位　待麻醉完成后,将患肢各关节置于肌松弛的位置,以减少肌肉对骨折段的牵引力,有利于复位。

3. 对准方向　将远侧骨折段对准近侧骨折段所指的方向。因近侧骨折段的位置不易改变,而远侧骨折段因已失去连续,可使之移动。

4. 拔伸牵引　即加以适当的牵引力及对抗牵引力。在伤肢远端,沿其纵轴施行牵引,矫正骨折移位。牵引时,必须同时有对抗牵引,并稳定近折端。根据骨折移位情况施行不同拔伸手法,以矫正短缩移位、成角移位和旋转移位。

第五节　止血带技术

应用止血带(tourniquet)使四肢手术更易于进行。然而,止血带的应用具有潜在的危险性,因此使用时必须对其相关知识有充分的掌握。在一些精细的手术中(如手外科手术),使用止血带是必需的。与马丁薄弹性橡胶带相比,充气止血带(图 4-17,表 4-1)更安全。

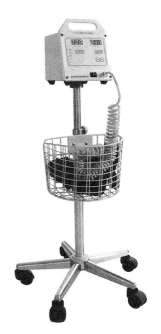

图 4-17　充气止血带

一、止血带的使用方法

在止血带使用前应将所有剩余气体排出。应尽可能减少使用止血带的时间,止血带充气加压前要做好肢体准备,将肢体抬高 2 分钟;或使用马丁薄弹性橡胶带或弹性绷带驱血,近端达到止血带水平。止血带加压要快,以防止动脉阻断前造成浅表静脉充血。

止血带加压所需要压力在上肢应高于收缩压 50~100mmHg;在下肢为收缩压的 2 倍。根据 Crenshaw 等的研究,充气压力较低时宽的止血袖带比窄的止血袖带更为有效。Pedowitz 等证实采用弧形止血带对肢体锥形部分加压时,使动脉闭塞所需要的压力比使用直(长方形)止血带时显著降低。因此,在圆锥形大腿上应用避免使用直止血带,尤其是那些肌肉非常丰富或过度肥胖的患者。

表 4-1　充气止血带的 10 点使用原则

应用对象	应用于健康肢体,慎用于非健康肢体
止血带规格	上肢 10cm,下肢 15cm 或更宽
应用部位	上臂上部,大腿中部或上部
垫料	最少 2 层以上的外科绒棉
术前准备	止血带及垫料包缠时应紧贴皮肤,同时要防止垫料被浸湿;肢体粗壮者应使用大号(宽)袖套而非增加压力
时间	单次使用时间最长不超过 2 小时
环境温度	宜冷不宜热(应避免热、光等),保持组织湿润
使用记录	每周最少检查 1 次使用记录,包括使用持续时间和压力
校准	校正测量表或水银测压计校正
保养检修	每 3 个月保养检修 1 次

二、止血带的并发症

1. 止血带瘫　可以由以下几个原因导致:①压力过大;②压力不足导致局部充血水肿,引起神经出血性浸润;③止血带单次使用时间过长;④使用时忽视了局部解剖。目前还无法证实止血带使用多长时间是安全的,这个时限可能因患者的年龄及肢体的血供而异。50 岁以下的健康成人,我们一般掌握止血带的单次使用时限不超过 2 小时,如果下肢的手术需要 2 小时以上,则应设法尽快完成手术,这样比松开止血带 10 分钟后再次对止血带充气更好。目前发现长时间使用止血带后,组织需要约 40 分钟才能恢复正常。

2. 止血带综合征　止血带综合征首先由 Bunnell 提出,是肢体延迟缺血造成的常见反应,

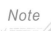

表现为水肿、苍白、关节僵硬、运动无力及麻木感。一般认为该症状与缺血时间有关,与止血带的机械作用无关。Sepaga 等人已证实,缺血 2~3 小时会引发组织间质水肿、毛细血管通透性增加、微血管充血及肌肉收缩力降低。止血带综合征可影响术后早期活动,增加止痛药的用量。此综合征一般可在术后 1 周内自行消失。

3. 其他罕见的并发症　如筋膜室综合征、横纹肌溶解和肺栓塞等。在严重动脉硬化和人造血管移植的患者中,可出现血管并发症,因此不能在移植人造血管的上方敷扎止血带。

第六节　骨科假肢与矫形器

矫形器(orthosis)又称支具(brace),它是通过限制或辅助身体运动,或改变身体力线等作用,以减轻四肢、脊柱、骨骼肌系统功能障碍的体外无创支撑装置,是矫形外科康复工程中治疗骨关节损伤,脊柱与四肢畸形的一个重要部分。假肢,也称"义肢",是供截肢者使用以代偿缺损肢体部分功能的人造肢体,有上肢假肢和下肢假肢。它们用来取代肢体的功能障碍(不论暂时性或永久性),或是用来掩饰肢体伤残。

一、假肢与矫形器的功用

假肢是为截肢者弥补已缺失肢体和代偿其部分功能而制造装配的人工肢体。安装假肢可以部分恢复原有肢体的形态和功能,使患者能够最大限度地回归正常生活、回归社会,实现生活自理或部分自理,同时能够进行一定程度的学习和工作。矫形器是一种以减轻四肢、脊柱骨骼肌肉系统的功能障碍为目的的体外支撑装置,主要有以下基本作用:

1. 稳定关节和支持肢体　通过限制关节异常活动,稳定关节,恢复其承重功能,以利站立和步行,如脊髓损伤下肢肌肉麻痹者使用的膝踝足矫形器用于稳定膝踝关节。

2. 固定、保护关节及肢体　通过对病变肢体或关节的固定和保护,促进病变痊愈,如用于关节损伤的限位矫形器。

3. 矫正畸形,防止畸形的发展　对于柔软性畸形可以利用矫形器矫治,如脊柱侧凸矫形器;对僵硬性畸形或手术矫治前的患者,可利用矫形器限制畸形的发展,如足外翻矫形器。

4. 免荷作用,减轻疼痛　免荷式矫形器是为减轻下肢承载的负荷而使用的矫形器。常用的有髌腱承重(PTB)矫形器和坐骨承重矫形器。

5. 功能代偿,辅助肢体运动　指改进患者步行、进食等日常生活和工作能力,如帮助手部畸形患者改进握持功能的腕手矫形器。

6. 保护作用,防止软组织损伤　通过对关节的紧固固定来防止关节周围的肌肉及韧带损伤,如护肩、护肘、护膝等各种软性护带和软性护腰等。

二、假肢与矫形器的分类

(一)假肢的分类

按其部位与功用可以分为上肢假肢、下肢假肢。其中上肢假肢包括:假手指、假手掌、前臂假肢、肘离断假肢、上臂假肢和肩离断假肢;下肢假肢可分为假足趾、假脚、塞姆假肢、小腿假肢、膝离断假肢、大腿假肢和髋离断假肢。按截肢后的康复时间阶段可分为临时假肢和正式假肢。按力源可分为体外力源式假肢(包括电动假肢、肌电假肢)和自身力源假肢。

(二)矫形器的分类

矫形器按其部位与功用可以分为上肢矫形器、下肢矫形器与躯干矫形器。其中上肢矫形器可以分为手指矫形器、腕关节矫形器、前臂矫形器、肘关节矫形器、上臂矫形器、肩关节矫形器和手臂矫形器;下肢矫形器分为脚趾矫形器、矫形鞋与矫形鞋垫、踝关节矫形器、小腿矫形器、膝关

Note

节矫形器、大腿矫形器、髋关节矫形器、全下肢矫形器等;躯干矫形器分为头部矫形器、颈部矫形器、颈胸腰矫形器、胸腰骶矫形器、腰骶矫形器、颈胸腰骶矫形器与骶髂矫形器。

三、假肢与矫形器技术的特点

(一) 多学科集成

假肢及矫形器学是医工结合的边缘性学科,它是集医学、工程学、生物力学、高分子化学、电子学、材料学以及计算机技术于一身的学科。

(二) 个体化

假肢和矫形器不同于一般的医疗器械,是要穿戴在人身上的辅助装置,需要严格适应肢体伤残者的心理、病理和医学原理的需求。矫形器是针对功能障碍者的生理、病理要求进行辅助治疗的,更需要得到临床医生与康复工作者的指导。因为人体是一个很复杂的机体,每一位患者在截肢或伤残后,都有自己特殊的身体状况,因此假肢与矫形器应个体化。

(三) 专业性和主观能动性

用工程的办法和手段使伤残者康复,促使其功能恢复、重建或代偿,是假肢与矫形器技术的主要任务。患者接受假肢和矫形器后需要康复医生提出专业的治疗与康复计划。同时,还需要物理治疗、作业治疗和言语治疗等其他手段配合。假肢与矫形器技术需要临床医生、康复师、患者及患者家属密切合作,帮助伤残者最大限度地开发潜能,恢复其独立生活、学习、工作、回归社会能力的科学。

四、假肢与矫形器技术的发展趋势

传统产品与计算机技术相结合,形成机电一体化或人工智能化产品,如智能膝关节产品一般都装有力—位传感器、微机处理系统和力矩控制装置,可以感受步行速度、路面状况等信息,并根据这些信息调节关节力矩,改变假肢的运动,达到保证安全、改善步态的目的。将生物材料技术用于人体康复,形成"人机一体化"产品。例如置入式骨整合假肢,这是 20 世纪 90 年代后期发展的技术,其原理是采用生物相容性材料制成置入体,将一端置入与患者残端骨骼长成一体,另一端在体外与假肢连接。采用这种技术除了可以克服原有接受腔带来的不舒适、更符合生物力学原理等优点外,还有许多可进一步开发的技术潜力,例如实现神经控制等。

本章小结

石膏和夹板的共同点是均可用于固定简单及稳定骨折,而石膏还可用于病理性骨折、感染性疾病、关节及软组织修复(重建)术后的制动。牵引是骨科常用的治疗方法,兼具复位和维持复位(固定)的作用。在进行骨牵引时要注意穿刺点周围的局部解剖,避免出现副损伤。关节穿刺是重要的诊断和治疗手段,作为一种有创的治疗方法,同骨牵引一样要避免穿刺时的医源性损伤。对于某些简单及稳定骨折,手法复位外固定依然是首选的治疗方法,解除(或有效缓解)疼痛基础上充分的牵引是复位成功的关键。止血带加压的压力在上肢应高于收缩压 50~100mmHg;在下肢为收缩压的 2 倍;严格掌握其使用原则是避免合并症的关键。矫形器是辅助肢体活动或保护肢体结构的体外无创支撑装置;假肢是代偿缺损肢体部分功能的人造肢体,现代技术及理念的引入大大提升了假肢的功能。

思考题

1. 石膏绷带与夹板固定适应证的共同点和区别是什么?

2. 常用骨牵引穿刺点的定位方法和牵引重量是什么?

3. 止血带加压所需的压力是多少?

4. 矫形器和假肢的概念是什么?

(高忠礼)

参考文献

1. S. Terry Canale,James H,Beaty. 坎贝尔骨科手术学 . 王岩 . 北京:人民军医出版社,2011.

2. 宁志杰,孙磊 . 现代矫形器与假肢的应用 . 北京:军事医学科学出版社,2004.

第五章 微 创 骨 科

第一节 概 述

微创骨科是微创外科技术在骨科领域中的运用,是指通过特殊的手术入路、运用特殊的设备及手术器械,如内镜、计算机导航、3D X 透视等,以最小的侵袭损伤或者生理干扰来实现最佳外科治疗的一种骨科新技术。微创骨科与现行的标准骨科手术相比具有手术切口小、手术定位精准、局部组织损伤轻、全身内环境干扰小、围术期并发症低、术后恢复时间短、患者心理接受能力强等优点。自 1983 年外科医师 Wickham 首次提出微创外科(minimally invasive surgery,MIS)概念以来,微创外科理论及其技术逐渐运用于骨科临床,如早在 20 世纪 70 年代的经皮穿刺椎间盘切除术。近年来,随着影像及导航技术的发展、内镜技术的革新及骨科内固定器械的创新,微创骨科在临床上的运用越来越广泛。

对于微创的概念需要注意如下,微创并非等同于小切口手术,如果解剖不清,对皮下组织进行暴力牵拉反而可能损伤重要血管神经组织、延长手术时间,最终影响手术疗效和组织愈合。一个合格的骨科医生应具有微创骨科意识,在患者诊疗过程中首先考虑患者是否符合微创骨科手术指征,其能否减少组织损伤、缩短疗程、减少康复时间及节省治疗费用等。微创骨科的技术理念核心在于以患者为本,通过严格手术适应证的选择和规范操作,不断提高医疗服务质量,使疗效达到或超过传统手术患者效果。

一、微创技术在创伤骨科中的应用

近年来采用微创技术治疗四肢骨折已成为一种趋势。微创外科理念推动了骨折治疗理念的转变,使得骨折内固定治疗理念从国际内固定研究学会(Association for the Study of Internal Fixation,AO/ASIF)强调的坚强内固定达到一期愈合的生物力学观念,逐渐演变为生物学内固定(bio-logical osteosynthesis,BO)的以保护骨折局部血运的生物学达到骨折二期愈合的观点。对于长管状骨的治疗由传统的解剖复位坚强内固定演变为以维持长管状骨正常长度,防止成角及旋转畸形,注意保护骨折局部血供的相对稳定、间接固定微创技术。在 BO 骨折内固定理念指导下,内固定材料的弹性模量接近骨骼,并且采用生物降解材料或应力松弛钢板以减少应力遮挡效应,减少钢板与骨骼的接触面积、改进为点状有限接触钢板以降低或防止局部骨质疏松。内固定器械的设计方面注重机械固定与生物学固定相结合,髓内固定与髓外固定相结合的理念,革新创造了多种内固定器械,包括经皮微创钢板接骨术(minimally invasive percutaneous osteosynthesis,MIPO)、锁定加压钢板(locking compression pate,LCP)、点接触式内固定系统(point contact fixator,PC-FIX)及微创内固定系统(less invasive stabilization system,LISS)。上述创伤骨科器械锁定钢板与骨皮质不接触或有限接触技术均为微创外科理念的体现,此类内固定器械最大程度减少了骨折部位骨膜及周围软组织的损伤、降低了髓腔血液循环障碍的风险、有效保留了骨折部位血运,为骨折的修复及愈合创造了良好的环境,极大降低了骨折部位感染及骨不连的风险。创伤骨折内固定的选择方面需要注意生物固定与机械内固定相结合、髓内内固定与髓外内固定相结合的理念,除关节附近骨折外,推荐采用对骨膜血运破坏较少的髓内钉尤其是交锁髓内钉内固定。利用经皮微创骨科技术进行骨折复位内固定手术时手术切口微小,骨折复位过程中在 X 线透视下进行,无需暴露骨折部位即可完成纠正骨折的成角和旋转畸形、恢复骨折短缩畸形;骨折闭合复位后髓内固定操作可通过皮下隧道在肌肉深部安装一钢板来完成骨折部位的桥接固定。值得注意的是创伤骨折的微创技术固然重要,但并不与骨折非手术治疗相矛盾,手术治疗和手法复位治疗骨折各有其适应证,随着微创治疗观念的革新和成熟,骨折治疗过程将尽量减少创伤,尽量采用简便有效的方法治疗骨折,使骨折部位组织修复处于理想生物学环境,以利于术后康复及功能锻炼。

二、微创技术在关节外科中的应用

关节镜技术为骨科最早使用的微创外科技术,是 20 世纪骨科诊疗技术重大进展之一。临床医师应用关节镜技术能直观清晰的观察关节的构造、生理及病理状态,极大地提高了关节疾病的诊治率和治疗范围,并且其能完成诸多常规骨科操作难以实施的手术。其适用范围已经从初创时单纯膝关节发展到肩关节、肘关节、腕关节、踝关节甚至指间关节,从最初的简单半月板损伤处理和滑膜疾病发展到目前的关节镜下半月板移植术、前后交叉韧带重建术和软骨缺损移植术。除关节疾病外,关节镜还作为关节内骨折复位后的评价辅助手段,使得尽量减少关节干扰的情况下关节内骨折能够更接近解剖复位,关节创伤小,骨折断端血运破坏小,围术期并发症显著降低。

微创全髋关节置换术是近年来关节外科最新发展的微创技术。尽管传统髋关节置换术已经取得满意的长期疗效,但是鉴于髋关节位置较深、周围肌肉发达、术中软组织剥离较多、术中失血量大、术后多会出现肌力减弱,难以进行早期髋关节锻炼,故微创全髋关节置换术应运而生。微创全髋关节置换术手术切口仅为 8~10cm,通过特殊设计的拉钩及手术器械,临床采用“两个切口”技术,在 X 线透视下一个切口置入股骨假体、另一个切口置入髋臼假体。微创全髋关节置换术的优势在于,术中失血少、术中肌肉等软组织破坏小、术后髋关节稳定好、术后疼痛较轻、术后关节功能恢复较快、关节感染率低。然而由于手术视野较小,本术式主要适合初次髋关节置换术,尤其是身材瘦小者,不适于肥胖体形、髋关节畸形、髋关节术后翻修者。迄今这一技术仍存在争议。

自 1974 年第一例全膝关节表面置换术成功实施以来,全膝关节表面置换技术非常成熟,其远期疗效也非常令人满意。微创全膝关节置换始于单髁置换术,该技术手术切口为常规手术的 1/3,手术切口位于髌骨内侧,其强调不累及股四头肌、不干扰伸膝装置及髌上囊、无需反转髌骨、最大限度保留伸膝功能,患者术后疼痛轻、康复快,显著加快了全膝关节置换术后的关节康复时间。然而微创膝关节置换术尚处于起步阶段,目前该技术仅仅适用于关节内翻 10° 以内、外翻 15° 以内及屈曲挛缩畸形 10° 以内的膝关节置换术,随着影像导航技术及手术器械的更新和完善,其手术适应证亦将进一步扩大。微创全膝关节置换及其他技术尚未成熟、有待完善。

三、微创技术在脊柱外科中的应用

20 世纪 80 年代以来的脊柱微创外科技术取得了长足进步,包括内镜辅助下的微创脊柱外科技术、脊柱经皮微创技术、计算机辅助微创导航技术等。

内镜辅助下的微创脊柱外科技术包括后正中入路显微内镜(microscopic endoscopy,MED)和胸腔镜辅助下的脊柱手术。

后正中入路显微内镜(microscopic endoscopy,MED)可以治疗椎间盘突出症及侧隐窝狭窄症等,其手术在 C 型 X 线机、术中 CT 或 MRI 的监测下定位,切开皮肤 1.8~2.0cm,无需切除椎板下缘或椎间关节即可完成开窗、神经根分离、突出髓核摘除等手术。本手术的特点为不影响脊柱正常生物力学结构、手术创伤小、术中出血少、术后康复快。我国学者做了大量工作,有着丰富

Note

经验,但迄今为止用单纯 MED 治疗腰椎间盘突出症与传统切口髓核摘除术相比优劣仍有争议。

胸腔镜辅助下可以完成胸椎间盘切除、脊柱畸形的胸椎前路松解、脊柱畸形前路矫形融合内固定术、胸椎骨折的前方减压和重建术、胸椎病变活检及病灶清除、胸椎感染的清创引流术。腹腔镜下通过腹膜充气技术可以直视腰椎,配合手术器械进行手术操作。在腹腔镜辅助下可以完成前路腰椎间盘摘除术、腰椎疾病病灶清除、腰椎前路融合内固定术。腹膜外入路内镜下置入椎间融合器(cage)是治疗腰椎退变性椎间盘病变和节段性不稳的一种微创技术。胸腹腔镜用于脊柱疾病与小切口手术比较其优势并不明显,相反设备昂贵、手术学习曲线陡峭、并发症多,因而逐渐为微创小切口手术取代。

经皮穿刺技术治疗脊柱疾病始于 20 世纪 60 年代,最初在 X 线透视引导下经皮穿刺将蛋白酶注入病变椎间盘治疗一些保守治疗无效的单纯椎间盘突出症患者。然而该手术并发症多,如术中神经根损伤甚至胶原酶误入蛛网膜下腔造成截瘫等,远期疗效不佳故发展受限。70 年代后,在此基础上发展了经皮穿刺椎间盘切吸减压术,即将套管置入病变椎间盘并通过特制器械对髓核组织进行机械切割,其并发症较胶原酶注射法降低,疗效亦比胶原酶注射法改善。90 年代又出现了椎间盘激光疗法,即通过置入病变椎间盘的套管放入激光纤维光缆,利用激光能量将腰椎间盘髓核组织气化,降低椎间盘内部压力,使突出的椎间盘回缩,从而减轻或解除突出椎间盘对神经根的压迫,进而达到治疗目的。此后还有椎间盘突出射频(radiofrequency RF)治疗技术,它是通过特定穿刺导针精确输出超高频电波,使局部髓核组织产生局部高温,起到热凝固使椎间盘髓核萎缩,从而治疗椎间盘突出,因此被又称之为"椎间盘突出射频热凝"或"椎间盘突出射频消融"。鉴于经皮技术创伤小、不干扰椎管内部结构、并发症低、操作简单、康复快、疗效满意,故临床应用广泛。

经皮椎体成形术(percutaneous vertebroplasty,PVP)和经皮椎体后凸成形术(percutaneous kyphoplasty,PKP)目前已成为微创脊柱外科研究热点。PVP 源于法国,1987 年 Galibert 等在 X 线透视下经皮穿刺将导针通过椎弓根置入到椎体内,并通过导针将聚甲基丙烯酸甲酯(PMMA)直接加压注入椎体治疗血管瘤,获得显著疗效。后来此技术逐渐运用于治疗骨质疏松引起的椎体骨折、溶骨性转移瘤等其他脊柱疾患,其疗效显著,但缺点为不能使压缩椎体再度膨胀、恢复椎体高度、矫正后凸畸形,同时骨水泥渗漏率高。故经皮椎体球囊扩张后凸成形术应运而生,其优势在于术中扩张球囊能够恢复椎体高度、矫正后凸畸形,其操作过程为 X 线透视下将一个能扩张的球囊经椎弓根或椎弓根外途径置入椎体,通过注入造影剂使球囊扩张,恢复椎体高度,然后取出球囊,在椎体内形成的腔隙注入骨水泥。PVP 及 PKP 在椎体压缩性骨折术后镇痛方面疗效均显著,PKP 优势在于有可能恢复压缩椎体的高度,防止脊柱后凸畸形的进一步加重,并且降低了骨水泥渗漏等并发症,PVP 的优势在于价格低廉。近年来我国椎体成形术在各级医院得到广泛推广,临床疗效亦令人满意。

计算机辅助导航下脊柱外科技术已经应用于脊柱外科领域,其可以通过 3D X 线透视及计算机辅助导航系统对手术区域附近的结构进行三维定向和定位,可以提高椎弓根钉的置钉的准确率,尤其是对于颈椎、上胸椎、脊柱畸形及脊柱翻修手术者,脊柱导航系统使手术操作精确安全方便。总的来说脊柱导航系统手术创伤小、手术精准度高、手术操作程序简化、手术并发症降低、患者术后康复时间短,随着影像导航定位系统的不断改进,其运用范围将越来越广。

四、微创骨科需要注意的问题

尽管微创是外科医师永恒的追求,尽管微创骨科技术已取得飞跃发展并拓展至骨科各个领域,然而我们必须谨记微创骨科技术是建立在传统骨科理念上的新技术,需要严格掌握手术指征,需要坚实的外科基本功和熟练的外科技术。一个合格的骨科医师若想成为有一个优秀的微创骨科医师,必须具备坚实的传统开放手术的基础。在患者诊疗过程中,应首先考虑其是否符合微创骨科手术指征,其能否减少组织创伤、开展微创骨科手术时需要切合实际,根据本单位的实际情况及患者的病情,有选择的行微创骨科手术以造福患者。

总之,微创骨科技术在21世纪骨科领域具有重要意义和良好应用前景,随着科技的进步、临床经验积累,微创骨科诊疗技术将不断改进,微创骨科操作技术也将日益成熟,可以相信在不远的将来,微创骨科技术将部分取代传统手术,成为骨科手术的主要方法。

第二节　微创脊柱外科

微创脊柱外科(minimally invasive spine surgery,MISS)是指经非传统手术途径并借助医学影像学设备、特殊手术器械和仪器进行脊柱疾患诊治操作的微创技术和方法。其目的在于将医源性副损伤降低到最小的程度,同时获得与开放手术相同甚至更好的手术效果。自1964年Lyman Smith等首先报道了后外侧入路穿刺注入木瓜蛋白酶进行椎间盘髓核化学溶解术治疗腰椎间盘突出症,开创了微创脊柱外科的先河以来,随着临床水平的提高、影像学设备的革新、内镜技术的发展和手术器械的发展,各种内镜及可扩张通道等微创外科技术应用于脊柱外科领域,逐步形成了微创脊柱外科这一微创外科的分支,成为脊柱外科发展的一个新方向。20世纪80年代,我国先后开展显微镜下腰椎间盘摘除手术,经皮穿刺激光髓核汽化术,经皮穿刺髓核化学溶解术等,拉开了我国微创脊柱外科的序幕。近年来在脊柱外科领域微创技术迅速发展,新的技术不断出现,应用范围不断扩大,几乎涉及了脊柱外科的所有疾病,尤其是腰椎间盘疾病的微创治疗开展最为成熟。越来越多的脊柱外科医生涉足了这一领域。微创脊柱外科技术是近十几年来脊柱外科领域临床水平和科学技术发展的主要标志之一,更是脊柱外科工作者努力的方向。目前微创脊柱外科技术主要包括两大类:经皮穿刺技术和内镜辅助技术。本章节针对临床上常用的主流技术介绍如下:

一、经皮穿刺技术

经皮穿刺技术是指在影像学设备的辅助或导航下,采用非直视下穿刺的方法将工作通道建立至目标区域内(椎间盘、椎体、椎弓根),然后进一步行溶解、切除、强化或固定等治疗的微创手术技术。目前临床上常用的经皮穿刺技术包括经皮激光汽化椎间盘减压术,经皮穿刺椎间盘内电热疗法(intradiscal electrothermytherapy,IDET)和射频髓核成形术,经皮椎体强化技术和经皮内固定技术等。

(一)经皮穿刺椎间盘内介入治疗技术

这项技术是指将相应的设备或器械穿刺至椎间盘内,利用化学溶解、激光烧灼、电热灭活或射频消融等手段进行治疗以达到减轻疼痛、缓解神经受压症状的技术,主要包括以下几种:

1. 经皮穿刺椎间盘髓核化学溶解技术　1964年Smith首先报道了经皮穿刺腰椎间盘髓核化学溶解术,它是在X射线透视下将穿刺针置入病变椎间盘内,然后注入木瓜蛋白酶使髓核组织溶解脱水,是微创外科技术发展的一个里程碑。此项技术的基本原理是利用蛋白酶对髓核组织的水解作用,使其溶解、释放水分,最终萎缩,从而造成椎间盘内压力降低,达到解除神经根压迫的目的,也称为酶溶解法治疗椎间盘突出症。临床应用报道的优良率为58%~80%。但由于并发症较多,如疼痛反应剧烈、容易损伤神经根及硬脊膜、椎间隙感染率高,可导致过敏和死亡等,这项技术的临床应用逐渐被其他方式所替代。

2. 经皮穿刺腰椎间盘切除术(percutaneous lumbar discectomy,PLD)　此项技术由Hijikata在1975年首先报道的,随着这项技术的逐渐完善和发展,出现了纤维椎间盘镜下经对侧入路作椎间盘切除,后外侧入路穿刺,经皮椎间盘自动切削系统等改进。国内外报道的手术成功率在66%~80%之间。该技术的适应证为轻到中度的未游离的椎间盘突出,伴有影像学及

Note

临床上的神经根的压迫,且腿疼重于腰疼症状者。禁忌证为进行性的严重神经功能缺失,如足下垂或马尾综合征等;伴有严重腰椎管狭窄者。严重并发症主要为套管放置错误而引起的马尾损伤。

3. 经皮激光椎间盘减压术(percutaneous laser disc decompression,PLDD) 经皮激光椎间盘减压术的概念是由 Choy 等人于 1984 年首先提出用于治疗椎间盘突出症的,在影像学设备导引下,通过工作套管导入一根光纤维于椎间盘内发射激光,将椎间盘气化,达到减小椎间盘压力使髓核回纳、减轻神经根压迫的目的。相比于其他类似技术,本技术所使用的激光的能量比较容易控制,细光纤维可放置于椎间盘深处,比较容易完全去除髓核组织,穿刺针较细,损伤较小,没有严重的并发症。PLDD 是一种操作简便、相对安全有效、操作时间短的治疗方法。但是该技术的缺点是在非直视下进行,且需要较昂贵的激光设备及专业人员操作,在临床上不易推广。

4. 经皮射频消融髓核成形术 本技术是在椎间盘内应用射频能量在椎间盘内切除髓核组织从而对神经根减压的微创外科手术,可用于治疗腰椎间盘源性疼痛和椎间盘突出症。原理是运用射频能量在椎间盘内部通过高温下气化部分髓核组织,在椎间盘上形成多个孔道,使髓核内胶原纤维气化、收缩和固化,从而降低椎间盘内的压力,达到缓解疼痛和减轻椎间盘组织对神经根的压迫和刺激的目的。本技术与激光气化技术相比,具有局部工作温度低(40~70℃),对周围组织热损伤小,患者疼痛缓解快,可早期活动等优点。有报道显示,其有效率可达 80%。

(二)经皮椎体强化技术

经皮椎体强化技术主要包括经皮椎体成形术(percutaneous vertebroplasty,PVP)和经皮椎体后凸成形术(percutaneous kyphoplasty,PKP)。此项技术是在影像学设备辅助下,采用经皮穿刺的方法,将工作通道经椎弓根或椎弓根外途径建立于椎体内,直接注入或采用球囊撑开之后注入骨充填材料,以达到缓解疼痛、强化椎体、恢复椎体高度的目的。本技术首先由 Galibert 等于 1984 年报道,向椎体内注入骨水泥用于治疗椎体血管瘤。目前主要适用于疼痛性骨质疏松性椎体压缩骨折以及椎体破坏性病变(包括骨髓瘤、血管瘤等)的治疗。PVP 技术具有创伤小、疼痛缓解快、患者恢复快,住院时间短等优点,其主要并发症为骨水泥渗漏造成的脊髓、神经损伤以及肺栓塞等。相比于 PVP,由于 PKP 技术使用球囊撑开椎体,使其具有了骨水泥填充压力小、注射量多,渗漏率低、椎体高度恢复较好的优势;但同时使手术时间相应增加,治疗费用增高。临床上常用的骨填充材料聚甲基丙烯酸甲酯(polymethylmethacrtlate,PMMA)骨水泥具有生物可降解性差、毒性高,生物力学强度过高等缺点。新一代的骨充填物具有较好的防渗漏性、可吸收性、骨诱导性和良好的生物相容性,如高黏度骨水泥、磷酸钙骨替代物(Ca-P)等正在研究和初步应用之中。

(三)经皮内固定技术

最初应用于临床的经皮内固定技术是由 Alexander R. Vaccaro(1994)设计的一套经皮穿刺C1、2 关节突螺钉固定器械,后来经由 McGuire 和 Harkey(1995)在其基础上作了改良,亦应用经皮穿刺技术进行 C1、2 关节突螺钉固定。之后,新的经皮内固定技术不断涌现,如经皮齿状突螺钉内固定术,经皮关节突螺钉寰枢椎内固定术等,目前临床上最常用的技术为经皮椎弓根螺钉(percutaneous pedicle screw,PPF)技术。经皮椎弓根螺钉技术为椎弓根技术开辟了新的发展领域,可应用于脊柱骨折整复内固定、脊柱矫形、椎体感染等疾病,在与可扩张通道技术结合的情况下,还可用于治疗腰椎退变性疾病如腰椎管狭窄症、退变性腰椎滑脱症等。与开放椎弓根螺钉技术相比,本技术不需要广泛的组织切开,仅需在影像设备导引下进行螺钉置入和钛棒安装,切口小且椎旁组织创伤小、失血量小,患者恢复快,住院时间短。但同时也具有经皮技术的缺点:术中医患所受辐射量较大,手术时间相对较长,手术操作难度较高,需特殊设备和工具等。随着科学技术及医疗设备的发展,O 型臂导航下经皮椎弓根钉植入技术以及机器人引导下经皮椎弓根钉植入技术已逐渐开始应用于临床,使手术的精准性显著提升,并发症明显减少,但由于其设备较昂贵及技术专利原因,目前国内外尚未普遍开展。

二、内镜技术

(一)胸腔镜技术

1993 年 Mack 等人报道了首例胸腔镜下脊柱前路手术,自此以后胸腔镜辅助下的脊柱前路手术技术发展迅速,其创伤小的优势在国内、外已得到广泛认可,应用范围日趋广泛,由最初的单纯前路胸椎间盘切除、神经根与脊髓减压、结核病灶清除到后来的镜下胸椎前路松解、内固定、矫形及重建等。与传统开胸手术相比,胸腔镜下脊柱外科手术不仅能安全、有效地达到常规开放手术同样的疗效,而且软组织损伤少,对脏器的干扰小,可减少手术出血和术后胸壁疼痛、肩关节功能障碍;胸腔镜途径的不足之处在于它要求较高的技术和设备,需要单肺通气,缺少前路设备系统,难以修复破裂的硬膜,标准的"锁孔技术"工作通道操作空间受限等。随着腔镜技术的进步,国内外学者采用小切口直视或胸腔镜辅助下小切口技术进行脊柱前路手术,以弥补标准"锁孔"胸腔镜下手术的不足,能有效结合内镜与开放手术技术的综合优势来减少传统开胸术和"锁孔"胸腔镜手术并发症的发生,能缩短掌握技术的学习曲线,并可应用常规手术器械进行有效手术,减少手术费用。

(二)腹腔镜技术

Obenchain 等人在 1991 年首次报道了腹腔镜下腰椎手术,随后使用腹腔镜进行腰椎前路融合术开始在临床上应用。腹腔镜技术具有切口小,对腹腔脏器的干扰较少的优势,可使患者术后伤口疼痛程度明显减轻,肠麻痹时间短,从而可大大缩短住院时间。术中出血也较开放手术明显少。该类手术的最初阶段手术时间较长,术中转为开放手术率也较高(36%~67%),尤其是在行多节段腰椎融合和 L4/5 水平融合术时更为明显。随着骨科医师使用腹腔镜熟练程度的提高和对解剖的熟悉,手术时间和术中改为开放手术率逐渐下降。手术并发症有逆行射精,发生率在 10%~20% 之间,其他并发症有输尿管损伤、肠道损伤等。

(三)显微内镜腰椎间盘切除术(MED)

1996 年,美国推出了第一代经椎板间隙途径的显微内镜腰椎间盘切除系统(micro-endoscopy discectomy,MED),在此基础上 1999 年又推出了第二代 MED 设备。Foley 和 Smith 在 1997 年率先使用 MED 开展了经椎板间隙椎间盘镜下腰椎间盘摘除术,随着此技术的发展,逐渐又出现了采用双侧入路行椎间盘切除植骨融合术,甚至切除髓核后植入人工髓核。本技术与开放手术相比具有创伤小,恢复快、手术及住院时间短等优势。目前在我国普及率较高,但有学者认为它与小切口开放手术相比优势不明显,昂贵的设备,加之技术困难如进入椎管困难、出血时视野不清、止血困难、神经根损伤及神经根减压不彻底性等都是需要改进之处。MED 手术成功的关键是对手术适应证的严格掌握,该术式操作简便,但对脊柱外科医师要求手眼配合熟练,并且有较多开放椎间盘切除手术的经验。此技术的禁忌证是有髓核化学融核术史、开放手术史者以及有中央型腰椎管狭窄者。

(四)经皮椎间孔镜技术

20 世纪 80 年代初,经皮穿刺内镜下椎间盘摘除术(arthroscopic microdiscectomy,AMD)开始应用于临床,经皮椎间孔镜技术(percutaneous transforaminal endoscopic discectomy,PTED)由 AMD 技术基础上发展而来,通过椎间孔入路或其他入路,可完成椎间盘切除、椎间孔扩大成形、椎间融合等操作。其手术技术主要为:①Yeung 等介绍的 YESS(Yeung's endoscopic spinal surgery)技术:此技术为经椎间 Kambin 安全三角区进入椎间盘内,通过切除椎间盘内髓核组织达到间接椎间盘减压的目的。YESS 技术优点为操作比较简单,学习周期短,缺点为适应证相对狭窄,对脱出和游离的椎间盘组织无法摘除。②Hoogland 等人设计的经椎间孔进入椎管内行直

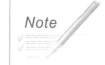

Note

接神经根松解和减压的 TESSYS(transforaminal endoscopic spine system)技术,此技术可行椎间孔扩大成形术,使椎间盘镜从侧后方经椎间孔进入椎管内,直接切除突出或游离的椎间盘组织。TESSYS 技术优点为手术适应证较广,由单纯椎间盘突出症发展到各种类型的椎间盘突出症,同时也包括了侧隐窝狭窄症等,但也存在学习曲线长,操作难度高,易损伤神经根和硬膜囊等缺点。

三、其他技术

微创脊柱外科技术还包括一些其他技术如脊柱显微外科技术(如经口入路手术显微镜下齿状突切除术)、内镜与管道技术结合下的脊柱外科手术(如 MED 结合可扩张通道系统技术)、导航辅助下微创手术等。这些术式均具有微创手术的共同优点如切口小,出血少,恢复快等,但也均具有各自的不足之处需要改进,尚不能成为临床上的主流术式。相信随着微创脊柱外科技术的发展,各项技术的改进,会逐渐扩大其临床应用,获得满意疗效。

第三节　关　节　微　创

"关节微创"技术因其手术创伤小,组织损伤轻,下床活动早,形成血栓的术后早期并发症等优点,一直是骨科医生所努力追求的最高境界。早在 1918 年东京大学 Kenji Takagi 教授首次用膀胱镜检查膝关节,从而设计了专门用于检查关节的关节镜。气体关节镜于 1921 年首先应用于临床。1931 年报道了在关节镜监视下进行钳取活检术。1934 年报道了进行关节镜检查所得的结果并阐述了应用关节镜明确诊断膝关节病变的重要性。O'Connor 成功地改进了标准关节镜,并和医疗设备公司合作研制了一台手术关节镜。1983 年沈阳举办第一次全国关节镜学习班引起了骨科界注意,在我国掀起了第一次热潮。1991 年成立了中华医学会骨科分会关节镜学组,在骨科界又掀起了第二次关节镜热潮。这段时期我国有两部自己的著作,膝关节镜外科是发展最快的一个阶段,形成了以北京、上海、广州等地为核心,辐射周边城市的广泛发展模式,大量的关节镜医师开始涌现,他们是在老一代学者引导、培养下,自己努力成长起来的。在骨科界老前辈及相关各级领导支持下,使膝关节镜外科在我国迅速普及、发展,有些领域在接近、达到国际水平的同时还有自主创新。

近年来,导航系统在骨科领域取得了突飞猛进的应用和发展,已逐步形成计算机辅助矫形外科(computer assisted orthopedics surgery,CAOS),使骨科手术朝着微创、迅速、安全、准确的方向迈进。导航系统通过计算机对患髋、患膝关节截骨的位置进行实时监控,指导医生准确地进行每一项手术操作,并对假体大小、接入方向及位置的设计提供客观的指导依据,使假体安放精确地符合肢体力线。Pitto 等通过临床实践证明手术导航能明显提高手术精确性和成功率,降低假体脱位、松动等并发症的发生(图 5-1)。

"关节微创"已经进入了骨科临床的各个领域,目前研究的方向主要包括:①关节镜手术系统;②计算机导航手术系统;③外科模拟手术系统;④机器人手术系统;⑤手术进一步的微型化;⑥远程手术。本

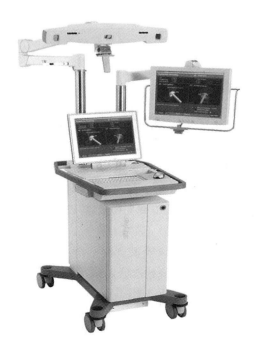

图 5-1　美国 Stryker 红外线导航系统

节主要介绍关节镜手术系统及计算机导航手术系统：

（一）关节镜

随着计算机技术的进步与关节镜配套设备的研发，关节镜新技术、新方法不断涌现，关节镜由单纯的用于膝关节，拓展到了髋、膝、踝、肩、肘、腕和趾跖等关节的关节镜手术。过去没有关节镜技术之前，半月板损伤多采用开放手术切除。以前认为半月板是可有可无的组织，随着对半月板解剖学和生物力学的研究逐步深化，发现半月板切除后 10 年，56%~88% 的膝关节 X 线有退变表现。为了防止半月板损伤切除后受累的膝关节发生骨性关节炎，进行了半月板缝合修复的研究，解剖学研究发现，半月板属于缺少血供的纤维软骨组织，其血供主要来自于关节囊的边缘和半月板的前后角附着处，越靠周边血供越好，越靠近中心则无血供。根据半月板的血供情况，分成"红区"和"白区"，最外区叫红区：缝合后愈合率高；中间区叫红白区：缝合后愈合率较低；内区称白区：缝合后不可能愈合。研究发现异体半月板移植是预防退行性骨关节炎的有效手段。半月板移植成功后与受体愈合，可缓解疼痛，改善功能，防止骨性关节炎的发生。新鲜异体半月板移植成功率较高，但由于选择合适的新鲜异体半月板供体比较困难，而且有传播疾病的可能性，所以新鲜异体半月板移植已被库存的异体半月板所替代。异体半月板的保存方法有深冻、冻干和低温保存。异体半月板移植的患者，必须是已经发育成熟的成年，半月板机械性的损伤，而不是退行性改变或由滑膜病变造成的半月板损坏。膝关节症状经保守治疗无效且不适合膝关节置换的年轻患者。半月板移植成功后，是否防止了膝骨性关节炎的进展，还需经过临床随访的长期考验。

前交叉韧带（ACL）损伤是当今膝关节外科研究的热点之一。由于 ACL 损伤后引起膝关节不稳，继发膝关节骨性关节炎和半月板损伤，早期重建有助于功能恢复。关节镜下交叉韧带重建已经成为主流，修复重建的方法较多，采用何种方法和材料进行重建是目前探讨的重要课题。以自体骨 - 髌腱 - 骨（B-PT-B）介面螺钉固定为代表的方法，曾被称为交叉韧带重建的"金标准"。然而，B-PT-B 移植的手术并发症引起了广大学者的关注。越来越多的学者推崇采用半腱肌、股薄肌腱和股四头肌腱移植重建 ACL。生物力学实验研究表明：B-PT-B 最大载荷强度为 ACL 的114%，双股半腱肌腱强度为 ACL 的 130%，四股半腱肌腱最大载荷强度为 ACL 的 229%；有人认为四股腘绳肌腱可能是重建前交叉韧带最好的移植物。股骨端采用 Endobutton 固定，由于移植物股骨端固定点远离 ACL 解剖止点，移植物在骨性隧道内容易发生钟摆效应，使骨性隧道扩大，影响肌腱与骨隧道的愈合，已引起学者们的重视。鉴于上述情况，设计和开发新的交叉韧带重建方法也是当今研究的热点。腘绳肌腱结合带髌骨块的股四头肌腱嵌压固定法，重建前后交叉韧带损伤，在克服上述方法不足方面具有较强的优势。带髌骨块的股四头肌腱的止点为直接止点，植入后抗拉强度大。骨栓与骨性隧道嵌压严密，可有效地防止骨道渗出和关节液浸入骨性隧道。移植物嵌压固定后生物相容性好，摩擦阻力大，隧道血运丰富，有利于移植物与隧道愈合。由于无金属材料和异物植入，免除界面螺钉对肌腱骨块切割，免用高值耗材和再次手术取出内固定物的痛苦，大大节约了经费。重建的 ACL 接近解剖止点，避免"钟摆现象"，防止隧道扩大。骨性隧道与移植肌腱之间植入自体松质骨，有利于愈合。适合于不同年龄的患者，不作髁间窝成形术，保留其坚硬的皮质骨，有利于增加隧道内口的强度。通过动物试验、生物力学实验证实方法可行，临床应用取得了理想效果，具有良好的生物学性能，显示了良好的应用前景。早在 1987 年 Mott 提出了用腘绳肌双束重建前交叉韧带的概念，Rosenburg 介绍了关节镜下双股骨隧道、单胫骨隧道重建 ACL 的方法。近几年双束双隧道重建交叉韧带的研究呈上升趋势，双束双隧道重建 ACL 的实验研究和临床相关报道越来越多，显示具有良好的发展前景和优势。1994 年 Muneta 尝试了双股骨、双胫骨隧道重建 ACL 的方法，重现了 ACL 双束的形态结构和功能。生物力学研究显示 ACL 解剖重建，不但能够很好地对抗胫骨的前向不稳，而且可以克服旋转负荷。但是，Adachi 对单束和双束腘绳肌重建 ACL，进行了临床随机比较，发现本体觉和 KT-

2000 检测，尽管双束重建在理论上占有优势，但临床上前向松弛度两者并没有明显区别，并没有显示出比传统方法有更明显的改善。有人认为目前临床研究还缺少循证医学方面的证据，建议手术例数还不多的医生，不要追求时髦，放弃单束重建 ACL 的技术，对远期疗效还需进行长期的临床随访和更加深入的研究。

肩关节疾患是中老年人的好发部位，过去对肩关节疾病认识不足，笼统的将肩关节疾患诊断为"肩周炎"。20 世纪 80 年代中期，随着 MRI 诊断技术的发展，大大提高了诊断的准确率。MRI 能清楚地显示肩袖损伤的程度、大小和残余肩袖组织的情况。可观察冈上肌腱滑囊面和关节腔面以及肩袖浅层磨损和全层损伤情况。清楚地显示肩关节内滑膜炎、冈上肌腱退变、SLAP 损伤、盂肱关节软骨面损伤和肱二头肌腱部分断裂及半脱位等病理改变。肩袖和肩关节盂唇损伤可以通过 MRA 检查作出明确的诊断。关节镜的发展不仅大大地提高了肩关节疾患的准确诊断率，同时可以进行镜下手术治疗。原则上肩袖损伤 10~30mm 可在关节镜下手术，巨大的肩袖撕裂，由于冈上肌腱回缩、粘连、滑囊瘢痕化，可开放手术修复。金属和可吸收材料锚钉（anchor）用于关节镜下手术，创伤小，暴露少，操作快，减少肱骨大结节骨折的危险性，修复肩袖和 Bankart 损伤具有良好效果。关节镜对肩袖损伤和肩峰撞击症进行肩峰成型和减压术可有效的保留三角肌在肩峰上附着点，有利于术后早期功能康复。肩关节 Bankart 损伤是复发性肩关节前脱位的常见原因，病损可发生在关节囊在肩盂的附着处、关节囊组织本身、关节囊在肱骨颈附着处等不同部位。其中肩盂损伤占 74%，关节囊本身病损占 17%，肱骨病损占 9%。随着关节镜技术的进展，关节镜下金属和可吸收锚钉（anchor）或生物可吸收钉固定修复 Bankart 病损和 +SLAP 病变（Ⅴ 型）等肩关节不稳进展较快。取得了良好的效果。使手术变得更加简便、快捷、有效和安全，避免了开放手术对肩关节周围解剖结构的损伤，有利于术后肩关节功能康复。

近几年随着髋关节镜器械和技术的发展，一些疾病可以通过关节镜技术完成诊断和治疗。髋关节感染保守治疗无效者，可行关节镜清理，进一步明确细菌学诊断并行关节内灌注负压吸引术。髋臼盂唇损伤、髋臼发育不良合并骨性关节炎和髋关节滑膜软骨瘤病，通过关节镜进行清理和游离体取出，可有效地解除绞锁症状。股骨头坏死 Ficat 分期Ⅰ、Ⅱ期的病例适合于在关节镜下滑膜切削清理和钻孔减压，对Ⅲ、Ⅳ期股骨头塌陷伴骨性关节炎者原则上不适合。早期强直性脊柱炎，关节镜下清除增生肥厚的滑膜组织可有效地延缓病情。髋臼内肿瘤性质不明确者，可在关节镜下进行活检，为明确诊断和治疗提供可靠的依据。

随着关节镜技术的进步，腕、肘、掌指关节和跖趾等小关节的关节镜技术已经有了长足的发展。腕关节三角软骨损伤，可以通过关节镜下进行缝合修复。腕舟状骨骨折关节镜下内固定术、关节内粘连松解术、小关节的骨性关节炎滑膜炎等手术，均可以在关节镜下完成。关节镜下踝关节距舟关节融合术，大大减少了手术创伤。随着关节镜技术的发展，关节镜微创技术将渗透到骨科的各个领域，其应用范围必将拓宽。

（二）计算机导航系统

在全髋关节置换术中，髋臼假体的位置是否理想是决定手术近期和远期效果的重要因素之一。目前手术中通常使用髋臼假体定位器或完全根据术者的经验来判断髋臼假体的安装角度，因而术后常常出现假体的位置不准确，造成髋关节应力分布异常，术后关节不稳定，关节周围骨受力不均，局部骨小梁吸收，关节过早松动，而不得不翻修。假体置换中髋臼假体的位置非常重要，随着技术的不断发展，应用新型非影像全髋关节置换手术导航系统进行是近几年开展的新技术。其特点是不但能够最大限度地使髋臼假体植入角度及位置恢复正常，更好地恢复髋关节应力分布，减少仅凭目测和经验而发生误差的可能，提高髋臼假体安放的精确性，一般可保证髋臼倾斜角 30°~50°、前倾角 5°~25°。导航系统（图 5-2）：美国 Stryker 公司，主要包括带有红外线发光二极管（LED）的指示器和定位跟踪器、位置侦察摄像仪、计算机工作站、可安装 LED 定位跟踪器的髋臼锉和髋臼打入器、计算机操作系统。其工作原理是带有 LED 的指示器和定位跟踪器

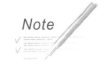
Note

通过位置侦察摄像仪将患者髋关节各项解剖数据采集到计算机工作站进行处理,模拟出患者骨盆的立体几何图形,经软件分析计算,显示手术中所需放置髋臼假体的最佳位置参数,并按照计算机的数据提示植入假体。

　　连硬外麻醉成功后,患者半侧卧位,常规消毒铺巾,首先用固定肢体示踪器,髂前上棘、股骨远端分别旋入1枚带连接杆的螺钉,放置定位跟踪器。各器具注册完毕后,行解剖结构注册,用指示器注册两侧的髂前上棘和耻骨联合,活动髋关节(伸、屈、内收、外展),确定股骨头中心的位置。采用常规的前外侧切口进入髋关节,股骨颈截骨,清理髋臼窝内的软组织及其周围的关节囊。指示器均匀地采集髋臼边缘、髋臼窝内表面标志,数据传入计算机内处理,确定髋臼的大小、深度。使用安装有定位跟踪器的髋臼锉和髋臼打入器,通过导航仪可以在计算机屏幕上显示髋臼锉和髋臼

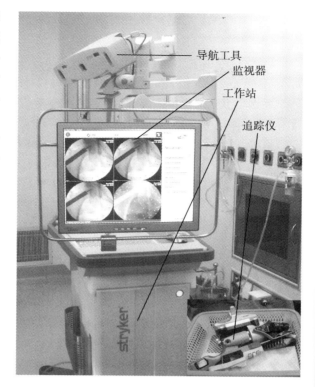

图 5-2　手术导航系统示意图

打入器的位置和方向,根据导航系统的提示调整角度,于设定的理想角度位置并打入髋臼假体。髋关节手术导航系统的使用,可以明显地提高手术的精确性和成功率,提高下肢长度的精确性,减少术后脱位、松动等并发症的发生,提高植入物的寿命,大大减少了机体的创伤,具有良好临床应用前景。

本章小结

　　微创骨科是微创外科技术在骨科领域中的运用,是指通过特殊的手术入路、运用特殊的设备及手术器械,如内镜、计算机导航、3D X 透视等,以最小的侵袭损伤或者生理干扰来实现最佳外科治疗的一种骨科新技术,具有手术切口小、手术定位精准、局部组织损伤轻、全身内环境干扰小、围术期并发症低、术后恢复时间短、患者心理接受能力强等优点。微创脊柱外科技术主要包括:经皮穿刺技术和内镜辅助技术。关节微创技术由单纯的用于膝关节,拓展到了髋、膝、踝、肩、肘、腕和趾跖等关节。近年来,计算机导航系统在骨科领域取得了突飞猛进的应用和发展,使骨科手术朝着微创、迅速、安全、准确的方向迈进。

思考题

　　1. 微创骨科的概念是什么?
　　2. 微创脊柱外科的常用技术有哪些?
　　3. 关节微创目前的研究方向有哪些?
　　4. 展望微创关节外科。

（郑召民　赵德伟）

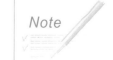

参考文献

1. Degiannis E,Bowley DM,Smith MD. Minimally invasive surgery in trauma:technology looking for an application. Injury,2004,35(5):474-478.

2. 郑召民.经皮椎体成形术和经皮椎体后凸成形术——问题与对策.中华医学杂志,2006,86(6):1878-1880.

3. Mark D. Miller,Brian J .Cole. Textbook of Arthroscopy. America:Saunders;Har/Cdr,2004.

4. Gao K,Chen S,Wang L,et al. Anterior cruciate ligament reconstruction with LARS artificial ligament:a multicenter study with 3 to 5 year follow up. Arthroscopy,2010,26(4):515-523.

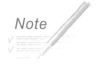

第六章 围术期的管理

围术期是围绕手术的一个全过程,从患者决定接受手术治疗开始,到手术治疗直至基本康复。包括术前、术中、术后三个阶段,术前主要是了解患者情况,调节其心理和生理状态,治疗并存疾病;术前充分的准备和完善的手术计划是确保术中顺利的保障;也为术后疗效和安全性打下了基础;术后主要是保证肢体功能恢复,促使患者早日重返社会。

围术期任何一个阶段的准备工作不充分、处置不恰当,均可导致手术并发症,甚至手术失败。因此,重视骨科手术围术期准备对保证手术疗效有重要意义。

第一节 术 前 管 理

术前管理从门诊接诊时就已经开始,根据手术的大小、难易和患者的具体情况进行评价,然后决定手术与否,有心肺肝肾等重要脏器合并症的患者,应在门诊进行初步检查和评估,非急重症,暂缓入院,进行门诊干预。

入院后要详细问病史、全面体检与实验室检查,准确评估心、肺、脑、肝、肾等重要脏器功能、患者的营养和心理状态,分析影响手术安全和术后恢复的因素,采取预防措施,保证患者在最佳状态下进行手术,最大限度防范手术并发症的发生。

一、骨科围术期常规管理

(一)入院宣教

围术期禁烟酒,最好是术前2周即停止;指导患者学会功能锻炼,包括关节活动、肌力力量训练、呼吸功能锻炼等;常有患者长期口服阿司匹林、华法林、非甾体抗炎镇痛药等,术前需要停用,必须进行抗凝治疗者要使用低分子肝素替代;对于合并高血压且规律用药控制良好者,嘱患者继续目前方案用药;口服降糖药物患者,若拟行手术对胃肠道影响较小,仅需术晨禁食,可不做调整;对于腹膜后或骶骨前等手术,胃肠道影响大,应嘱患者停用口服药物,改为胰岛素控制血糖。

(二)病历文书准备

详细采集患者病史和目前情况,完成病历书写。术前与患者和家属进行充分的沟通,签署与家属谈话记录、手术同意书、手术授权委托书、麻醉同意书、特殊器材使用同意书。对难度高、风险大以及新开展的手术技术要与麻醉师、手术室充分沟通,必要时会诊。对骨盆、脊柱等部位进行耗时长、出血量大的手术,如半骨盆切除、骶骨肿瘤切除等,还应签署输血同意书,并备血。

(三)纠正水、电解质失衡、贫血、低蛋白血症

术前纠正水、电解质紊乱,特别注意低钠低钾血症。术前血浆白蛋白 <35g/L,需要予以支持纠正,降低感染、伤口愈合延迟的发生率。常规术前6小时禁食、4小时禁水,以防吸入性肺炎或窒息。对腹膜后、骶骨前手术需要胃肠道准备,术前3天开始进食流质、口服肠道抑菌剂、术前一日口服泻药或清洁灌肠。

Note

二、骨科急诊围术期准备

按照病情的轻重缓急,骨科手术一般被分为急症、限期、择期三种手术方式,术前准备各具特点。择期手术患者的病情短时期内不会发生很大变化,手术时间的早晚不会影响治疗效果,可以进行充分的术前准备,选择患者的最佳状态进行手术。例如,系统性红斑狼疮患者进行关节置换手术可以选择系统性红斑狼疮控制稳定后再行手术。限期手术主要针对骨科的恶性肿瘤、部分骨折的复位内固定、神经损伤的探查修复等,需要在一定的时限内完成,否则会影响手术效果或失去手术时机。择期和限期手术围术期准备差别不大,但急诊手术准备却大不相同。

(一) 一般情况评估

骨科急症手术以创伤为主,快速问清楚致伤因素、受伤时间、过程与机制,判断病情的严重程度。对严重创伤患者,特别是开放骨折,临床上需要决定哪个器官系统损伤的诊治优先处理,正确的处理顺序常决定治疗成功与否,需要在 5~10 分钟内快速完成对生命体征评估,立即处理呼吸道阻塞、血管出血和休克等紧急情况,马上建立畅通快速的静脉补液通道,必要时选择深静脉穿刺或静脉切开。需要注意心率增快可能是休克早期的唯一表现,以免延误诊治;对难以控制的大出血,在抗休克同时,需要快速做好手术止血的准备。

(二) 专科评估

患者生命体征一旦稳定,进一步详细询问病史,明确外伤发生的时间、地点、损伤机制、治疗经过、用药情况、进食时间,进行全面的体格检查,可以按照 ABCDE 的顺序:气道(A airway)、呼吸(B breathing)、循环(C circulation)、功能障碍(D disability,主要指神经损伤,包括颅脑损伤、脊髓损伤)、暴露检查(E exposure,脱掉衣服,仔细检查,不能遗漏),注意是否合并血管、神经、重要脏器损伤;对于严重的多发伤,要注意临床表现明显的损伤并不一定是最危急的损伤(如颅脑损伤开始可能没有症状)。在治疗观察 12~24 小时后,随着病情稳定,一些表现明显的损伤症状缓解,有些起初表现不明显的重要损伤可能显示出来,通过再次全面仔细的体格检查可以发现,结合 B 超、CT 以及 MRI 等明确诊断,避免漏诊。若存在多发伤、复合伤,需要相应多科专家参与讨论手术时机、方案以及相应的术前准备,如同时存在张力性气胸、连枷胸需要胸外科紧急处理。现在老年骨折患者明显增多,多伴有心脑血管疾病、糖尿病等,要重视并存疾病给急症手术带来的风险,采取相应的处理措施。

(三) 急诊检查

在急诊过程中,要注意病史资料的及时记录与完整,特别要注意重要体征的变化和相应的救治措施,体征主要包括:精神状态、末梢循环、脉搏、血压以及神经功能等。在生命体征稳定的前提下,根据诊断需要选择进一步辅助检查,X 线常规拍摄正侧位片,包括邻近关节,必要时加摄轴位等特殊体位或对侧摄片对比;CT 可以明确细微骨折和深部位的损伤,如髋关节、骨盆、脊柱等部位的骨折与移位程度、了解有无脊髓受压等;MRI 对于脊柱、脊髓、肌肉和韧带损伤具有独特优势;B 超对判断胸腹部脏器损伤是简便实用的有效方法。

(四) 受伤部位处理

1. 伤口的处理　用无菌纱布或敷料包扎伤口,临时加压止血,防止污染;刺入胸腹部的异物应固定好后搬运,过长者应设法锯断,在手术室取出比较安全,不能当场取出。离断指(肢)体用干净敷料包裹,可外置冰袋降温保存。

2. 有效固定　四肢骨折可用各种夹板或替代物品进行妥善固定;怀疑脊柱损伤的患者,进行检查、搬动时要平托,颈椎损伤给予颈托或颈部固定器固定,避免脊柱的任何扭曲。

3. 转运流程　对严重创伤患者诊断、手术治疗转运时,需要评估患者的生命体征,一般以生命体征稳定时转运为宜,并记录清楚,备好转运过程急救药品、设施,与接受部门交代清楚,做好相应准备工作。转运前需要与家属做好沟通,告知风险并签字。

三、择期手术并存疾病术前评估及处理

(一)心血管系统

心血管系统疾病是围术期最主要的死亡原因,因此,术前手术风险评估的很多指标是针对心血管系统。

临床上对于心血管系统评估最重要、最实用的是如下四个方面的评估:血压调控、心脏功能、心肌供血情况和心律失常处理。

1. **血压调控**　高血压患者通常不要求血压降低到正常水平,一般控制在 150/90mmHg 以内即可。围术期抗高血压药物必须持续,手术当天清晨少量清水吞服药物,利血平或含有利血平的复方制剂,如北京降压灵这类药物是肾上腺素能神经元阻断性抗高血压药。通过耗竭周围交感神经末梢的去甲肾上腺素,心、脑及其他组织中的儿茶酚胺和 5- 羟色胺达到抗高血压、减慢心率和抑制中枢神经系统的作用,但如果手术中出现大出血或低血压时,血压将很难提升与维持,可能导致很严重的后果。所以一般手术前要停药至少 1~2 周。

2. **心功能评估**　常用的是美国纽约心脏病学会(NYHA)1928 年提出的一项分级方案,主要是根据患者自觉的活动能力划分为四级。一、二级心功能耐受骨科大多数手术。三级心功能手术应慎重,四级则不能手术。另外爬楼试验和六分钟步行试验也是评价慢性心衰的一项简单易行方法。

3. **评估心肌供血**　诊断冠心病的金标准依然是冠脉造影,CT 冠脉成像、心电图(ECG)运动试验是诊断冠心病的重要的无创检查方法,近年来心肌核素灌注显像也被广泛应用于冠心病的诊断及鉴别诊断,心肌标志物如肌钙蛋白 I(cTnI)、肌钙蛋白 T(cTnT)和血清超敏 C 反应蛋白(hsCRP)除了辅助心肌梗死诊断外,其峰值越高预示着患者预后越差。另外,颈动脉粥样硬化或狭窄是冠脉狭窄的预警指标,可以通过颈动脉彩超检查初步筛查冠心病。对于冠状动脉疾患已经稳定,心电图重复检查无变化,心绞痛发作后经过 3 个月以上已稳定者,可实施择期手术,围术期使用冠状血管扩张剂纠正心脏供血量,术中注意防止血压下降;新近发生过心肌梗死而施行大型骨科手术,会导致死亡率显著增高,如果不是挽救生命的急诊手术,应尽可能推迟至少三周,择期手术尽可能推迟半年以后。对于重度冠脉狭窄或心肌核素显像证实为高危险状态的冠心病,应该心脏科治疗病情平稳 6 个月后再实施择期手术。

4. **心律失常**　生理性偶发房性或室性早搏、阵发性室上性心动过速、窦性心动过速或过缓、I 度 / II 度房室传导阻滞及单纯右束支传导阻滞,无需特殊处理;房颤患者应进行心脏彩超检查,如果有心内附壁血栓,应先到心脏科治疗,围术期应加强抗凝治疗;病理性窦性心动过缓、III 度房室传导阻滞、完全性左束支传导阻滞、完全性右束支传导阻滞合并左束支分支传导阻滞需要安置心脏起搏器后才能手术。

(二)呼吸系统

老年人常存在肺部感染或肺血氧交换能力降低。老年人慢性支气管炎、肺气肿、COPD 及哮喘等呼吸系统并存疾病,是导致围术期肺部感染、呼吸衰竭甚至死亡的重要原因。术前了解有无咳嗽、咳痰、气喘和呼吸困难,排查肺部感染非常重要,同时测定肺血氧交换能力,测定和评估血气分析,有助于术中的呼吸管理和术后并发症的风险评估和预防,对提高手术安全性具有重要意义,主要包括以下几个方面:

1. **控制肺部感染**　术前戒烟 2 周,予以雾化、祛痰,加强咳嗽咳痰,排除气道痰液,存在无症状性肺部感染时,应使用强有效的抗菌药物,感染控制后才能手术。

2. **改善通气功能,提高血氧交换能力**　指导患者做深呼吸训练和咳嗽、咳痰练习,增加肺活量、呼吸肌力量,哮喘患者,应定期吸氧及应用 β- 受体兴奋药物解除支气管痉挛,必要时可加用

Note

地塞米松等激素类药物。通过吸氧前后血气分析结果,了解血氧交换能力变化。

3. 提高血氧交换能力　定期低浓度吸氧(氧浓度:30%,氧流量:3L/min),必要时使用地塞米松等激素类药物。

(三) 肾脏疾病

肾病综合征、慢性肾小球肾炎、肾盂肾炎等导致肾功能不全,水电解质和酸碱平衡紊乱,是围术期肾衰竭甚至死亡的高危因素,通过滤过功能和代谢功能评估肾脏能否耐受手术,对提高手术安全性具有重要意义。

1. 改善滤过功能　保证 24 小时尿量 >1000ml,必要时予以长期口服利尿剂、扩肾脏血管药物,保证肾脏血流灌注,围术期避免血压波动导致肾脏灌注不足,慎用血管收缩剂及肾毒性药物,选用肾脏损害最小的抗生素。

2 改善代谢功能　予以低盐高糖、优质蛋白饮食,纠正水电解质紊乱及酸碱失衡,必要时行血液透析治疗,严重肾功能损害多合并贫血,纠正后才能手术,必要时先行内科治疗,肾功能障碍常合并尿路感染,尿常规和小便培养可明确诊断,应积极治疗。

(四) 肝脏疾病

慢性肝炎、肝硬化等导致肝功能损害,特别创伤和麻醉药物会加重肝功损害,围术期容易出现肝衰竭导致死亡,术前肝脏功能评估及处理主要有如下几个方面:

1. 临床症状　有明显肝脏及消化系统症状患者,或者严重的门静脉高压或腹水,应先行内科治疗。

2. 肝脏酶学　轻度酶学升高可以予以保肝降酶治疗,围术期必须要有麻醉师来进行评估麻醉药对肝脏的损害,慎用肝脏损害的药物,如特耐、曲马多、喹诺酮类抗菌药物;高胆红素血症易导致围术期低血压及肾功能衰竭,肾衰发生率为 8.4%,其死亡率高达 64.1%,因此需先内科治疗后才能手术。

3. 凝血功能　轻度 PT 或 APTT 升高可肌注维生素 K_1 治疗,严重的凝血功能障碍表明肝脏功能极差,应先内科治疗,禁忌手术。

(五) 内分泌系统

内分泌系统疾病如糖尿病、甲状腺功能亢进 / 甲状腺功能减低、肾上腺皮质功能不全等,容易导致围术期感染、循环不稳甚至死亡等并发症发生率增加,术前评估和控制血糖、激素水平对提高手术安全性具有重要意义。

1. 糖尿病　常规监测清晨空腹及三餐后 2 小时血糖,使用短效胰岛素控制血糖,餐后血糖控制在 8~10mmol/L 左右,防止出现高 / 低血糖,术后当天每 4~6 小时测血糖 1 次,累及心脏、肾脏及血管等靶器官损害时,需进行相应系统评估,必要时先行内科治疗。

2. 甲状腺疾病　甲状腺功能亢进或甲状腺功能减低患者应先行内科治疗,临床症状体征改善、激素水平正常后才能手术,围术期相关药物继续服用,累及心脏等靶器官损害时,需进行相应系统评估,必要时先行内科治疗。

3. 激素替代治疗　肾上腺皮质功能减退患者,包括类风湿关节炎、哮喘或 SLE 及硬皮病等长期服用激素的患者,围术期应进行激素替代治疗。具体方案是:手术前后分别静滴氢化可的松 100mg,术后第 1 天和第 2 天分别予以静滴 100mg 和 50mg,之后过渡到原治疗方案。

(六) 血液系统疾病

血小板减少、贫血、血友病等血液系统疾病容易导致大出血、循环不稳甚至死亡等,术前评估及积极处理对提高手术安全性具有重要意义。

1. 凝血功能　血小板减少患者术前应询问皮肤淤斑、牙龈出血以及外伤出血史,查全血图,血小板 >80 × 10⁹/L 无需特殊处理,50~79 × 10⁹/L 补充血浆即可,<50 × 10⁹/L 术前输入血小板 1~2u,静注丙种球蛋白能显著提高血小板水平,不敏感的患者可联合应用激素,停用能抑制血小

板药物如阿司匹林、波立维、非选择性 NSAIDs 抗炎镇痛药、低分子肝素等,阿司匹林停药 7 天以上,低分子肝素停药 24 小时,非选择性 NSAIDs 停药 3 天,麻醉方式上应选择全麻。

2. 围术期血液管理　贫血患者术前开始补充铁剂、B_{12}、叶酸、促红细胞生成素(EPO),术中静滴氨甲环酸(tranexamic acid ,TXA)减少出血,TKA 于关闭切口前使用(剂量:15mg/kg),THA 于切皮前使用(剂量:20mg/kg),局部应用 3g 也可有效减少失血,使用 TXA 后根据术后出血停止或术后 6~12 小时引流量的变化来决定抗凝药物使用时间,既可以减少出血又可以预防 VTE,达到抗纤溶和抗凝的平衡。

3. 血常规异常处理　对于白细胞异常降低者,可以予以升白细胞药物治疗,白细胞异常升高者,应积极排查潜在感染灶,必要先内科治疗,对于红细胞异常增高者,围术期应加强抗凝治疗。

(七) 风湿免疫系统疾病

类风湿关节炎、强直性脊柱炎、SLE、银屑病、皮肌炎及硬皮病等风湿免疫疾病,术后容易出现原有疾病病情加重,增加感染、死亡等并发症的风险,仔细的术前评估及治疗是提高手术安全性的重要保障。

1. 控制体内炎症反应　疾病处于稳定期患者术前维持原用药方案,活跃期患者需增加激素用量,全身及局部情况达到耐受手术条件后才能手术,必要时先行内科治疗。

2. 激素替代治疗　长期服用激素或激素停药时间小于 6 个月患者,围术期需要激素替代治疗,老年患者肾上腺功能低下,术后可口服泼尼松 5mg/d,服用 1 周,提高应激能力,注意长期使用激素的副反应:应激性溃疡、伤口延迟愈合、感染、骨质疏松等。应选择广谱、高效抗菌药物,适当延长拆线时间。

(八) 外周血管疾病

动脉粥样硬化 / 狭窄、静脉血栓等导致肢体血液循环障碍、伤口愈合及感染风险增高,甚至肢体缺血坏死、肺栓塞死亡等严重并发症,术前应仔细评估肢体血供条件。

1. 评估动脉功能　足背动脉搏动弱或缺失或骨盆正位或膝关节侧位片有动脉钙化斑者,应行下肢动脉彩超或血管造影检查,狭窄不明显可手术,围术期予以扩血管药物改善肢体供血,严重的动脉狭窄或肢体供血不足应先血管外科治疗。

2. 评估静脉功能　静脉曲张明显的患者或静脉回流障碍导致肢体水肿、皮肤破溃感染者,应先血管外科治疗结束后才能手术,术前有静脉血栓者禁用驱血带及充气泵,术后抗凝时间提前,周期延长。

(九) 营养及精神状态评估

营养状况如贫血、低蛋白血症会增加术后感染、死亡等并发症的风险;神经和精神系统疾病如脑梗死、脑出血、帕金森病及抑郁症、精神分裂症等,会导致认知功能、肢体控制能力受损,术前评估及改善营养状况,调节患者精神和心理状态,对提高手术安全性具有重要意义。

1. 增强胃肠道营养摄入　肝肾功能好的患者应进食高蛋白高热食物,如鸡蛋、精瘦肉,必要时配制要素饮食及予以促进胃肠蠕动药物,肝、肾功能不全的老年患者,蛋白质的输入量要适当,做好氮平衡的监测。

2. 纠正贫血及低蛋白血症　予以补铁、促红细胞生成素(EPO)纠正贫血,必要时予以输血和白蛋白。

3. 对于近期有脑出血或脑梗死患者,应先神经科治疗,病情平稳 6 个月后再重新评估能否手术。

4. 对于精神状况差,或不能自主控制肢体活动,或不能合作的患者,应先行内科治疗,慎重手术。

Note

第二节 并发症防治

骨科患者术后常见并发症涉及呼吸、泌尿、心血管及消化系统,还包括压疮、深静脉血栓和肺栓塞等。

一、深静脉血栓

深静脉血栓形成(deep vein thrombosis,DVT)是指血液在静脉内不正常地凝结,使血管完全或不完全阻塞而引起的一系列临床症状,属于静脉回流障碍性疾病。DVT 根据临床表现分为无症状型及有症状型。无症状型 DVT 指患者无临床表现,仅辅助检查(如彩超)提示血栓形成。有症状型 DVT 的典型临床表现为髋膝关节置换术后,患者出现单侧肢体肿胀,皮温升高,可伴有疼痛。血栓可造成局部静脉出现炎症反应,从而导致局部压痛。小腿腓肠肌挤压试验(Homans征)阳性表现为小腿后方压痛,提示 DVT 可能。彩色多普勒超声是临床最常用的检查方法之一。DVT 常见的超声表现为:①静脉局部充盈缺损:常常表现为低密度团块状区域,探头挤压不消失。②血管闭塞或血流中断。静脉造影是确诊 DVT 的金标准,但属于有创检查,临床应用较少。常见的彩色多普勒超声 DVT 的表现包括:血流中断或闭塞、局部充盈缺损、血管再通和侧支循环建立。

深静脉血栓的治疗主要包括一般治疗、抗凝治疗和溶栓治疗。

1. 一般治疗 包括卧床休息、抬高患肢,以减轻肢体肿胀。局部症状缓解后,可进行适当活动或下地锻炼。

2. 抗凝治疗 目前髋膝关节置换术后最常用的抗凝药物包括低分子肝素、利伐沙班和阿哌沙班。前者可选择性抗凝血因子 Xa 活性,使用时需要根据体重进行调整,常用剂量控制在 0.24~0.4ml/d。后两者通过口服给药,可直接抑制血浆中激活的 Xa 因子的活性部位,常用剂量为 10mg/d(利伐沙班)和 5mg/d(阿哌沙班),持续时间膝关节置换为 10~14 天,髋关节可延长到 35 天。

3. 溶栓治疗 一般较少使用。部分并发急性肺栓塞的患者可考虑溶栓治疗。

二、肺栓塞

骨科大手术后易发生深静脉血栓,若血栓脱落引起肺动脉血栓栓塞(pulmonary thromboembolism,PE),DVT 与 PE 都属于静脉血栓栓塞症,即静脉血栓栓塞症在不同部位和不同阶段的两种临床表现形式。PE 术后死亡率可达 0.32%~0.41%。其中以髋膝关节置换术、髋部骨折手术最为常见。

肺动脉阻塞的主要表现大致可分为两个方面,一是肺动脉阻塞表现,以呼吸困难和气促最为常见,其他包括虚脱、面色苍白、出冷汗等,常伴有胸痛、咳嗽、咯血等。二是脑缺氧表现,包括昏厥、焦虑不安、神情淡漠、呼之不应、恐惧、恶心、抽搐等,其中昏厥可为 PE 的唯一或首发症状。其中呼吸困难、胸痛及咯血被称为肺栓塞三联征,但临床上出现典型三联征的比例不超过 1/3。症状发作之前可能伴有下肢深静脉血栓形成表现。

CT 肺血管造影仍然是诊断 PE 的"金标准",敏感性和特异性都可达到 95% 以上。阳性征象包括:血管完全阻塞、局部充盈缺损、造影剂流动缓慢、局部低灌注等。其他的实验室检查和影像学检查也有提示作用。

1. 血液学检查 主要表现为 D- 二聚体升高,常常 >500μg/L。D- 二聚体作为纤维蛋白复合物溶解时的产物,在血栓形成后明显升高。血气分析为氧分压下降等缺氧表现。

2. 胸部 X 线片 对于肺栓塞的诊断缺乏特异性和敏感性。无肺梗死的急性肺栓塞表现为肺纹理减少,透光度增加。伴有肺梗死的急性肺栓塞表现为肺野的单灶或多灶性实变。

3. **核素肺通气／灌注扫描**　是 PE 重要的诊断方法。

4. **超声心动图**　用于排除其他心血管方面疾病。

确诊 PE 后首先要绝对卧床休息、高浓度吸氧、监测中心静脉压、镇痛、抗休克和解痉处理。同时应用抗凝治疗，目的是防止血栓再形成和复发。常用药物包括低分子肝素、利伐沙班和阿哌沙班。如果有溶栓治疗的指针，可通过溶栓使得血栓面积减小，进而使得血管部分再通。常用药物包括链激酶、尿激酶等。对于急性大面积 PE、有溶栓禁忌证、对溶栓和内科治疗效果差的患者，可考虑通过外科手术取栓。

三、肺部感染

研究表明，外科手术后肺部并发症发生率高达 30%，术后卧床后患者出现发热、咳嗽咳痰、食欲和精神减退、肺底湿啰音等表现，应进行胸片或胸部 CT 检查，明确有无肺部感染。肺部感染又和其他肺部并发症关系密切，甚至可以说肺部感染是肺部其他并发症的后果，例如肺不张是由于气道阻塞所致，但如不能有效缓解，数天甚至数小时即可继发细菌感染。骨科大术后患者活动能力下降，一些老年人保护呼吸道误吸的能力降低和肺活量下降，也是肺部感染的常见诱因。

术后肺部感染病原菌主要有三个来源，直接吸入含有病原菌的空气，误吸口咽部或胃肠道含有细菌的分泌物，还有就是当肺功能差，充气不足，或肺组织有慢性水肿炎症时，经血行或淋巴感染。近年来研究发现骨科手术后肺部感染病原菌和内科肺炎有所不同，多数为革兰阴性细菌，其次是革兰阳性球菌。因此，对于一般术后肺部感染的治疗，抗菌药物应主要针对革兰阴性杆菌，同时兼顾革兰阳性球菌。可用哌拉西林或第二代或第三代头孢菌素，最好与氨基糖苷类联用；也可用氟喹诺酮类的左氧氟沙星、加替沙星、莫西沙星。治疗中根据疗效反应及菌源学结果调整用药。病情进展迅速的重症术后肺炎，初始经验用药应贯彻"全面覆盖"的方针，范围包括革兰阴性肠道杆菌，铜绿假单胞菌和革兰阳性球菌。可用具有抗假单胞菌活性的 β- 内酰胺类如哌拉西林／他唑巴坦或头孢他啶、头孢哌酮或头孢哌酮／舒巴坦、头孢吡肟，或用碳青霉烯类（亚胺培南、美罗培南），仍可与氨基糖苷类配伍。怀疑 MRSA 感染则加用万古霉素。

四、压疮

压疮是由于局部组织长期受压，发生持续缺血、缺氧、营养不良而致组织溃烂坏死。皮肤压疮在骨科围术期康复治疗、护理中是一个普通性的问题。据有关文献报道，每年约有 6 万人死于压疮合并症。主要原因是长期卧床、截瘫或牵引患者，由于全身血液循环差，皮肤抵抗力低下，局部组织长期受压，各骨突处容易发生压疮。

NPUAP（美国国家压疮专家组）1998 年对压疮分为四期，具体压疮的分期如下：①压疮 Ⅰ 期：皮肤完整且出现发红区，在受压发红区以手指下压，颜色不会变白。②压疮 Ⅱ 期：皮肤损伤在表皮或真皮，溃疡呈浅表性。临床上可见表皮擦伤、水泡、浅的火山口状伤口。③压疮 Ⅲ 期：伤口侵入皮下组织，但尚未侵犯筋膜。临床上可见深的火山口状伤口，且已侵蚀周围邻近组织。④压疮 Ⅳ 期：组织完全被破坏或坏死至肌肉层、骨骼及支持性结构（如肌腱、关节囊等）。

2007 年，美国国家压疮专家组将压疮的分期更新为六个期，增加了"组织损伤的可疑深度"和"难以分期的压疮"，此更新的分期更能反映临床工作遇到的病情，但应用没有前者广泛。

压疮的预防比治疗更重要，如果早期皮肤发红，采取翻身、减压等措施后可好转。对于压疮高危人群，采用气垫床，骨突处预防性使用垫圈，每 2~4 小时翻身一次，定期温水擦浴。

五、泌尿系统并发症

泌尿系统常见的并发症包括尿潴留和尿路感染。尿潴留不是一种独立的疾病，是指膀胱内

Note

充满尿液但不能自行排出的症状。在正常情况下,人的排尿功能受两个神经中枢的控制,比较重要的神经中枢位于2、3、4骶髓,形成排尿反射,另一中枢在大脑,随人的意志活动而控制排尿。骨科一部分患者在急诊手术和择期手术后都会出现尿潴留的现象,原因很多,例如由于全身麻醉或蛛网膜下腔麻醉后,排尿反射受抑制;切口疼痛引起膀胱和后尿道括约肌反射性痉挛;以及患者不习惯在床上排尿等。尿潴留可引起患者不适及尿路感染,应及时处理。处理方法主要有:①稳定患者情绪,增加自行排尿的信心,因为焦虑和紧张更会加重尿道括约肌痉挛,使排尿困难。②病情允许时,可协助患者坐于床沿或下床排尿,尤其对于男性患者而言,常常需站立才能顺利排尿。③热敷(泌尿系统手术者除外),通过按摩下腹部以诱导排尿,促使自行排尿。④采用以上措施无效时,应行导尿术。

尿路感染多发生在膀胱,也可上行感染,引起肾盂炎和肾盂肾炎。急性膀胱炎表现为尿频、尿急和尿痛,有时尚有排尿困难。小便常规检查有较多的红细胞和脓细胞。急性肾盂肾炎多见于女患者,主要表现为发冷、发热、肾区疼痛、白细胞计数增高,尿检查有红细胞,严格无菌中段尿内有大量白细胞和细菌,尿细菌培养多数为革兰染色阴性的肠源性细菌。尿路感染的治疗,主要是应用有效的抗菌药物、多饮水维持充分的尿量以及保持排尿通畅。

六、手术部位感染

手术部位感染是常见的医院内感染和手术并发症,是影响临床疗效的常见原因。手术部位感染在美国院内感染中居第三位,占院内感染患者的14%~16%,是手术患者最常见的院内感染。手术部位感染常导致手术切口延迟愈合、切口裂开、甚至引起全身感染乃至患者死亡,给患者与社会带来了沉重的负担。有效地控制并降低手术部位感染有助于提升医疗质量,已经成为院内感染控制的重要内容。

手术部位感染微生物来源主要有三个方面:

1. **内源性原因**　由患者自身菌群构成大多数手术部位感染,源自患者手术切口周围皮肤、黏膜(胃肠道、口咽或泌尿生殖器黏膜)或空腔脏器,引起手术部位尤其是骨科内植物周围感染属于内源性原因。

2. **外源性原因**　源自于与患者接触的环境、手术室人员、手术室空气、手术器械等。

3. **血源性原因**　病原微生物在远隔手术部位或隐性感染经血液或淋巴循环到达手术部位,特别是骨科内植物周围,导致手术部位感染。

对于手术部位感染,表浅感染加强营养,积极引流,红外线照射促进局部血液循环,有效抗菌药物应用,防止感染扩散,导致深部感染,一旦确认深层感染,在有效抗菌药水应用前提下,应尽快行手术清创,必要时局部灌洗引流。

第三节　骨科围术期血液管理

任何创伤都可能伴有出血,而且骨组织血运丰富,尤其是骨断面、骨髓腔的出血,不易控制。骨科有些创面较大的手术或复杂的矫形往往会引起大量失血,四肢手术虽可在止血带下进行,但放松止血带后,局部血管扩张,出血量也不可低估。如全髋关节置换术失血量为500~1500ml;骶骨、脊柱肿瘤切除,骨盆切除等有时可高达7000~8000ml,甚至超过10 000ml。

围术期大量失血必然导致术后贫血甚至出现失血性休克。如何减少出血,降低输血率,加强围术期的血液管理,可从以下几个方面着手。

1. **血液稀释**　在手术当天给予补液扩容500~1000ml,以达到血液稀释的目的,即使术中失血,也可以减少血液中有效成分的丢失。

2. **自体血回输**　将术中创面或体腔内的血液,在严格的无菌条件下用适当的装备吸出,再经过抗凝、过滤、洗涤和浓缩后回输给患者。由于血液收集装置的改进和完善,该方法在国内外已被广泛采用,是目前使用最为简单方便、耗时最少及效力最高的自体输血方法,特别适用于骨科手术、心脏手术、创伤性肝脾破裂急诊手术等预计出血量较大的手术,但是肿瘤患者的使用尚待进一步的研究。

3. 促红素的应用　促红素是由肾皮质近曲小管管周细胞分泌的由 166 个氨基酸组成的糖蛋白。临床应用的促红素为重组人红细胞生成素(rhEPO),是用 DNA 重组技术合成的,作用与天然的内源性物质相似。它可与红系干细胞表面的红细胞生成素受体结合,刺激红系干细胞,促进其增殖、分化和成熟,使红细胞数增多,血红蛋白含量增加。同时还能稳定红细胞膜,增强红细胞抗氧能力。

按美国 FDA 和欧洲 EMA 批准的促红素在围术期红细胞动员的适应证,促红素的标准用法是术前 21 天,术前 14 天、术前 7 天以及手术日,给予促红素 600U/kg,皮下注射,每周一次,连用3 周。同时说明书还提到,如果术前治疗期不足三周,可按 300U/kg,从术前 10 天连用至术后 4 天。荷兰 2014 年一项多中心大样本随机对照研究表明,在严格遵从输血指南的情况下,EPO 组与对照组相比,也能显著减少 55% 红细胞输注量($P<0.01$),同时患者输血率减少 55%($P<0.001$)。注意在应用促红素的同时,要适当补充铁剂。

4. 控制性降压　控制性降压指采用降压药物与技术等方法,将收缩压下降至 80~90mmHg或平均动脉压降低至 50~65mmHg 或低于基础值的 30%。在不导致重要器官的缺血缺氧性损害的前提下,减少出血。伴有重要器官实质性病变患者,如脑血管病变、心功能不全、肝肾功能不全,外周血管病变及术前低血容量或贫血患者不建议使用控制性降压策略。

5. 氨甲环酸抗纤溶止血　氨甲环酸(tranexamic acid TXA)是赖氨酸的合成衍生物,和纤溶酶原的赖氨酸结合位点具有高亲和性,可以阻断含有赖氨酸残基的纤维蛋白与纤溶酶原相互作用,从而抑制纤维蛋白分解,起到止血作用。四川大学华西医院的大量临床研究表明,围术期应用氨甲环酸可以有效减少失血和减低输血率。需要注意的是,围术期使用氨甲环酸减少出血和骨科大手术后抗凝药物预防静脉血栓栓塞症是一个矛盾,正确使用氨甲环酸后及时、有效的使用抗凝药物,使止血和抗凝达到平衡,才能在不增加 VTE 形成的基础上最大限度地减少出血、降低输血患者比例。

6. 成分输血　通常有浓缩红细胞、浓缩血小板、新鲜冰冻血浆与冷沉淀。如血小板减少是因血小板破坏增加所致,预防性输注血小板既无效果,亦无指征。反之,即使血小板计数正常,若患者有血小板功能障碍及渗血症状,临床仍然有输注血小板的指征。我国规定手工制备血小板每单位含血小板约 2×10^{10}~2.5×10^{10} 个,机器单采血小板每单位含血小板约 2×10^{11}~3×10^{11}个。若患者血小板功能正常,成年人可耐受 50×10^9 个 /L 甚至更低的血小板水平。

新鲜冰冻血浆内含有大量的凝血因子,可改善机体凝血功能,但同时,新鲜冰冻血浆是成分输血的各种血制品中最容易发生过敏反应及感染性疾病的一种。使用新鲜冰冻血浆纠正低血容量和低白蛋白血症的做法是绝对错误的。研究表明,北美洲与欧洲白种人维持 30% 凝血因子浓度就可以达到正常凝血状态。因此仅当 PT 与 APTT 大于 1.5 倍正常值且有渗血症状、已知有某种凝血因子缺乏但无此种凝血因子的浓缩液、继发于大量输血后凝血因子缺乏所造成的渗血及用于逆转抗凝药物如华法林等的作用时,才建议使用新鲜冰冻血浆治疗。一个单位冷沉淀约含纤维蛋白原 150~250mg,Ⅷ因子 80~100 单位,因此血浆冷沉淀物主要用于补充纤维蛋白原与Ⅷ因子。一般用于大量输血后广泛渗血患者,血浆纤维蛋白原 <80~100mg/dl 患者,以及血友病或先天性纤维蛋白缺乏症患者。

第四节 围术期镇痛与康复

一、围术期镇痛

疼痛是外科手术最常见问题,影响患者身体康复和生活质量,被称为继血压、呼吸、脉搏、体温之后的"第五大生命体征",因此,围术期镇痛非常重要。

骨科手术疼痛起初由手术切割皮肤引起,而后由创伤导致的受损组织释放化学物质和酶引起,使疼痛呈现"瀑布效应"样扩大,此阶段延续至术后较长时间。有效的术后镇痛能减少或消除患者身体和精神的痛楚,降低分解代谢,有利于进行早期康复锻炼,降低血栓形成及栓塞发生率,缩短住院天数等。术后镇痛中应注意某些骨科手术可能并发症的发生,如胫腓骨骨折患者术后可发生肌筋膜间隙综合征,其早期症状(剧痛、麻木、无力)在镇痛情况下往往不明显,因而术后应密切注意患肢的情况变化;复杂的全膝关节置换术、足外翻矫形术、高位胫骨截骨术等术后有可能发生腓总神经损伤,早期发现、早期诊断可通过屈曲膝关节、变换包扎方式避免或减轻神经损伤。

1. 疼痛分级 临床最常用的是视觉模拟评分法(visual analogue scale/score,简称 VAS):该法比较灵敏,有可比性。在纸上面划一条 10cm 的横线,横线的一端为 0 分,表示无痛;另一端为 10 分,表示剧痛;中间部分表示不同程度的疼痛。让患者根据自我感觉在横线上划一记号,表示疼痛的程度。轻度疼痛平均值为 2.57 ± 1.04;中度疼痛平均值为 5.18 ± 1.41;重度疼痛平均值为 8.41 ± 1.35。因此定义 1~3 分为轻度疼痛,4~7 分为中度疼痛,8~10 分为重度疼痛。

2. 不同骨科手术的疼痛强度 不同手术的疼痛强度及疼痛持续时间有较大差异,与手术部位及手术类型相关,可以指导镇痛模式的选择。

轻度疼痛评分(1~3 分):关节清洗术,局部软组织手术,内固定取出等。

中度疼痛评分(4~7 分):关节韧带重建,脊柱融合术,椎板切除术等。

重度疼痛评分(8~10 分):骨肿瘤手术,关节置换术,骨折内固定术,截肢术等。

3. 疼痛处理原则 围术期镇痛按照时段可以分为术前、术中、术后三个阶段,达到解除疼痛、改善功能、提高患者生活质量的目的。过去"按需镇痛"的传统理念逐步被超前、个体化、多模式镇痛的新理念所替代。

4. 围术期镇痛的常用药物与方案 常用的药物有注射和口服两大类:①注射药物有吗啡、哌替啶、曲马多;②口服药物:曲马多片、COX-Ⅱ抑制剂、抗炎镇痛药物。药物选择考虑起效快、持续时间长、给药方便安全、患者舒适。

常用多模式镇痛方案,联合下述 2~3 种方法:

(1) 术前:塞来昔布 200~400mg,术前 4~8 小时口服,或塞来昔布 200mg 每日一次,术前口服三天。

(2) 术中关节周围注射:通常使用罗哌卡因 200mg 稀释后局部注射或"鸡尾酒"法。

(3) 术后:骨科手术围术期常规使用低分子肝素等抗凝药物,可能引起硬膜外血肿导致肢体瘫痪,近年来硬膜外阻滞镇痛已逐渐少用,多采用静脉镇痛泵;局部神经阻滞采用布比卡因或罗哌卡因行单次浸润,可以达到 12~18 小时的镇痛。置管行持续股神经、臂丛神经阻滞可以取得更长时间的镇痛。关节腔内注射局部麻醉药或阿片类药物也可以产生有效镇痛,且十分安全,特别适用于门诊关节镜手术的患者。另外,非甾体抗炎镇痛药也可提高镇痛效果,如特耐 40mg 肌注,每日 1~2 次或西乐葆 200~400mg 口服,每日一次,用 1~2 周。也可选用哌替啶、美施康定、吗啡控释片,注意呼吸抑制的发生。

二、骨科术后康复

任何骨与关节损伤治疗的目的都是尽可能恢复肢体的功能。而康复是其中重要一环,功能锻炼是为了:①促进肿胀消退;②预防或减轻肌肉萎缩;③防止关节粘连、僵硬;④促进骨折愈合;对于关节内骨折,通过早期有保护的关节运动,也可以是关节面塑性;⑤提高功能障碍手术的治疗效果;⑥预防并发症的发生;⑦改善心理状态,树立对疾病恢复的信心;⑧学会活动辅助装置的使用。

1. **康复治疗分期**　康复治疗大致可分为三个阶段。

(1)早期(第一阶段):以有限地主动活动为主,肌肉等长收缩,促进消肿。术后或伤后骨折端有效制动前提下,应尽早进行肌肉等长收缩,每小时 10~20 次,当肌力达到 3 级以上可进行关节的适当屈伸活动。

(2)中期(第二阶段):主动锻炼与被动活动一并进行,部分负重情况的活动度训练和肌力练习。通常从术后 2~4 周开始,至骨折愈合,此期损伤部位疼痛已减轻,患者全身状态改善,可以进行主动锻炼,目标是逐步增加肌力与增加关节活动范围,以主动锻炼为主。关节活动差的肢体适当进行被动活动。

(3)后期(第三阶段):负重情况的活动训练与肌力练习,并增加行走、持物训练,可进行较大幅度的活动。以主动锻炼为主,对有关节活动障碍者,在患者主动锻炼的同时,可在专业康复师帮助下进行恢复锻炼,为重返社会做准备。

需注意,这些方式不是一成不变的,需要注意因人而异、循序渐进、持之以恒、患者主动参与和全面锻炼等原则。

此外,从第二阶段过渡到第三阶段之间有一个过渡期,例如:踝关节手术的患者从一般的关节肌肉活动练习,到正常行走之间,要经过一个练习负重的使用性锻炼过程。在这个过程中往往会出现种种症状和征象,比如关节疼痛、足底疼痛、小腿肌肉痉挛、足趾痉挛、肿胀、皮肤发绀等。这种情况时,应暂时终止负重,立即抬高患肢,进行足、踝的自主活动和按摩,一旦肿胀消失,发绀转红,可继续练习负重;如出现疼痛或痉挛时,可放入温水内作足、踝的自主活动,消退后再继续练习。

2. **康复方法**　围术期功能锻炼方法主要有被动活动、主动活动。其他辅助方式还包括康复工程、康复护理与心理治疗等。

(1)主动活动:主动活动主要包括肌肉力量训练和关节活动度训练。

1)肌肉力量训练:等长收缩:所谓等长收缩,就是在不活动关节的情况下,有意识地绷紧肌肉,持续一定时间后再放松。该锻炼属于静力锻炼,一般不会导致骨折移位。肌肉收缩后应维持 5~7 秒,然后放松休息 2~3 秒,如此循环锻炼 5~10 次,收缩力量的大小可由患者自己控制,循环锻炼的次数应逐渐增多。

等张收缩:如腿上绑上 2kg 沙袋,练习膝关节屈伸运动,可训练肌肉的持久力。

等速练习:等速练习是目前公认的最先进的肌肉训练方法,在控制关节运动速率的条件下,达到锻炼肌肉的目的。在等速练习机上,肌肉收缩所受抵抗力,是随收缩力的大小而变化的,但运动速率不变。该锻炼的单位时间所做的功,比单纯依靠提高运动速度所做的功要大。兼有等长收缩的一些特点和优点。

2)关节主动活动:关节内骨折在牵引、局部外固定或内固定的条件下,进行关节活动,利用相应关节面的研磨塑形,并减少关节内的粘连。而固定部位以外的其他关节更应早期开始主动屈伸活动。

主动活动并不都是有益的。一般而言,凡是不增加或减弱骨折端应力活动的锻炼都是有利的,反之都是不利的。对每个患者功能锻炼的体位和具体动作都应从有利和不利两个

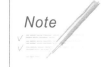

方面加以分析,严格要求,一切有利的主动活动应该积极进行,而一切不利的活动都应加以限制。

(2) 被动活动

1) 按摩:对损伤部位以远的肢体进行按摩,可以帮助消肿和解除肌肉痉挛。

2) 活动关节:对无法进行自我锻炼的患者(如昏迷、截瘫的患者),对其未僵硬的关节进行轻柔的被动活动以预防肌肉粘连、关节挛缩和畸形的发生。这种被动活动只需少量即可,但每一次被动活动必须达到最大的幅度。

3) 外力启动和加强主动活动范围:肌肉无力发动关节进行活动时,可给予一个外力,以弥补肌力的不足,如髋部手术后练习直腿抬高时,可在开始给予外力,帮助抬离床面。或者主动活动达到最大限度时,为了扩大运动范围,也可以给予有限的外力作为加强,如膝关节手术后帮助其加强屈曲活动度练习。

4) 挛缩肌腱的被动牵长:肌腱挛缩,可通过逐渐增加的、重复的、缓和的被动牵拉,使之展长。

5) 僵硬关节的手法治疗:关节内粘连完全进化,形成关节僵硬,依靠主动活动无法改善,为创造锻炼的条件,可以手法撕断瘢痕组织。而后应尽早进行主动的功能锻炼,这种手法在短期内不应一再重复。

6) 持续被动运动:持续被动运动(continuous passive motion),简称为 CPM,主要用于膝关节术后。患肢置于 CPM 练习器上,通过机器活动,带动膝关节活动,可以避免关节内的粘连,保持关节的活动范围。

被动活动虽然可以预防关节粘连僵硬,或使活动受限的关节增加活动范围,但最终仍需由神经支配的肌肉来运动关节和肢体。因此主动活动和被动活动应该是主从关系,主动活动是锻炼的根本,被动活动是主动活动的准备和补充。被动活动不能替代主动活动。

本章小结

围术期指从手术治疗开始到手术结束的一段时间,包括手术前、手术中、手术后三个阶段,任何一个阶段的准备工作不充分、处置不恰当,均可导致手术并发症,甚至手术失败。因此,重视骨科手术围术期准备对保证手术疗效有重要意义。主要包括并存疾病评估、并发症防治和术后康复。

随着老龄社会的到来,老年人接受手术治疗的机会显著增加。由于老年患者脏器功能存在不同程度的衰退,代偿能力下降;机体免疫力低下,感染不易控制;而且老年人感知能力较差,心血管疾病、糖尿病、肝肾疾病等慢性病又是老年患者的常见合并症;当这些合并多种疾病的患者需接受手术治疗时,在遭受手术、麻醉等打击后,常使得病情的发生、发展复杂化,诱发并加重心肝肾功能的损害,甚至可发生器官衰竭,使得手术死亡率增高。因此,术前并存疾病评估,积极风险防范,是减低手术死亡率的关键,提高手术疗效及安全性的关键。

并发症防治最重要的是有效控制手术创伤,多方面措施减少出血、降低输血率;预防深静脉血栓形成及肺栓塞;防止尿路及肺部感染、压疮;降低手术部位感染。

任何骨与关节损伤治疗的目的都是尽可能恢复肢体的功能,因此康复是其中重要一环,功能锻炼可以促进肿胀消退和骨赘愈合,防止肌肉萎缩及关节粘连,同时能提高功能障碍手术的治疗效果,预防并发症的发生,最终改善心理状态,树立对疾病恢复的信心。

思考题

　　1. 心肺肝肾等重要脏器并存疾病术前评估方法有哪些?

　　2. 骨科常见术后并发症有哪些,如何预防和处理?

　　3. 疼痛评分方法有哪些,如何进行多模式镇痛?

(裴福兴)

参考文献

　　1. 裴福兴. 关节外科聚焦. 北京:人民军医出版社,2007.

　　2. 裴福兴. 关节外科手术操作技巧. 北京:人民卫生出版社,2008.

　　3. Perret D,Chang EY,Pang W,et al. Reflecting on pain management for patients with osteoarthritis and other rheumatic disorders:there's more to pain management than managing pain. Pain Manag,2013,3(4):295-301.

　　4. 邱贵兴,戴尅戎. 骨科手术学. 第3版. 北京:人民卫生出版社,2005.

　　5. 中华医学会外科学分会-中华外科杂志编辑委员会. 围术期预防应用抗菌药物指南. 中华关节外科杂志,2006,44(23):1594-1596.

　　6. 中华医学会骨科学分会. 骨科常见疼痛的专家处理建议. 中华骨科杂志,2008,28(1):78-81.

　　7. Spahn DR.Anemia and patient blood management in hip and knee surgery:A systematic review of the literature.Anesthesiology,2010,113:482-495.

　　8. 中华医学会骨科学分会. 中国骨科大手术静脉血栓栓塞症预防指南. 中华关节外科杂志(电子版),2009,3(3):70-72.

　　9. Januel JM,Chen G,Ruffieux C,et al. Symptomatic in-hospital deep vein thrombosis and pulmonary embolism following hip and knee arthroplasty among patients receiving recommended prophylaxis-a systematic review. JAMA,2012,307(3):294-303.

　　10. Lieberman JR,Pensak MJ. Prevention of venous thromboembolic disease after total hip and knee arthroplasty. J Bone Joint Surg Am,2013,95(19):1801-1811.

Note

第二篇 创 伤

器官·系统
整合教材
O S B C

第七章　创　伤　总　论

　　创伤(trauma)是指机械性因素作用于机体所致的组织结构完整性的破坏或功能障碍。随着社会进步和科学技术的不断发展,不少疾病已逐步得到有效控制,但创伤却有增无减,而且成为继心脏疾病、恶性肿瘤和脑血管疾病之后的第四位死亡原因。所以,创伤越来越受到社会的广泛关注,医务人员更应给予足够的重视。本章将简要介绍有关创伤的基础知识、共性规律及救治原则。

第一节　创伤的病理生理

　　在致伤因子刺激下,伤后数小时内即出现炎症反应,如果合并有细菌污染、异物存留或坏死组织较多,则炎症反应更为强烈,其病理变化与一般急性炎症反应基本相同。伤后局部小血管先出现短时间的收缩,随即转为扩张,毛细血管壁的通透性增高,血浆及血细胞渗出至间质内。起初,渗出的白细胞以中性粒细胞为主,继而以单核细胞为主,单核细胞在血管外成为巨噬细胞。

　　机体对致伤因素迅速产生各种局部和全身性防御性反应,目的是维持机体内环境的稳定。适当的炎症反应对组织修复具有积极作用,如渗出的血浆纤维蛋白原转变成纤维蛋白后,能在组织间隙内起支架作用;中性粒细胞在补体和免疫球蛋白的作用下可吞噬和杀灭细菌;巨噬细胞可清除局部的组织碎片、死菌和异物;局部血流量的增加,为细胞增生提供充分的营养成分。但是,过度的炎症反应可因大量血浆渗出而使血容量减少,组织内压过高,局部血液循环受阻,组织破坏产物和细胞碎片入血后可损害其他器官。

　　创伤后机体局部炎症反应和全身性炎症反应常同时存在,但损伤性质不同,机体的反应程度也不相同。如局部软组织轻微损伤,一般以局部反应为主,全身反应较轻或持续时间短;而严重的局部损伤,特别是战伤,局部组织损伤较重,且往往有坏死组织存在,此时,不仅局部反应重,全身反应也较明显且持续时间也长,两者还可相互加重以形成恶性循环。所以,对局部伤口的早期正确处理将有利于全身反应的减轻,并可促进局部反应的消退。

一、局部反应

　　由于组织结构破坏、细胞变性坏死、微循环障碍,或病原微生物入侵及异物存留等所致,主要表现为局部的红、肿、热、痛。红、肿、热主要是由于肥大细胞释放组胺,使微血管扩张,血管通透性增高,形成充血和渗出所致;疼痛是因组织内压增高,缓激肽等引起。局部反应的轻重与致伤因素的种类、作用时间、组织损害程度和性质,以及污染程度和是否存在异物等因素有关。创伤严重时,由于创伤区组织细胞损伤较重,多存在组织结构破坏及邻近组织细胞严重变性坏死,加之创口常有污染、异物存留、局部微循环障碍及各种化学物质生成而造成的继发性损伤,致使局部炎症反应更为严重,血管通透性增加及渗出更加明显,局部炎症细胞浸润更为显著,炎症持续时间可能更长,对全身的影响将更大。创伤性炎症反应是非特异性的防御反应,有利于清除坏死组织、杀灭细菌及组织修复。

二、创伤性全身反应

创伤性全身反应是致伤因素作用于机体后引起的一系列神经内分泌活动增强并由此而引发的各种功能和代谢改变的过程,是一种非特异性应激反应。表现为综合性的复杂过程,不仅包括神经内分泌系统和营养物质代谢,还涉及凝血系统、免疫系统、重要器官和一些炎症介质及细胞因子等。

(一)神经应激反应

创伤后,外界刺激通过自主神经系统促使中枢神经内的特定感受器做出迅速的反应,部分器官功能得到加强,另一部分器官功能受到抑制,从而使机体内环境相对稳定,达到保护器官生理功能,维持生命的作用。

神经系统除通过高级神经活动及神经反射调节内分泌器官外,恐惧、疼痛等神经刺激也可以导致原发性休克或神经性休克。通过神经反射还可促发心血管系统对缺血的反应,从神经源性休克转变为低血容量性休克。此外,出血、感染、疼痛等均可引起神经生理反射,诱发出反射弧,导致下丘脑反应和最终的神经、内分泌和代谢等变化。

(二)神经内分泌系统的反应

创伤后由于失血、疼痛和精神紧张等因素的作用,可引发一系列神经内分泌系统的改变,其中以下丘脑 - 垂体 - 肾上腺皮质系统、下丘脑 - 神经垂体系统和肾素 - 醛固酮系统的反应最为重要。

1. 下丘脑 - 垂体 - 肾上腺皮质轴反应　下丘脑 - 垂体 - 肾上腺皮质轴,亦被称为边缘系统 - 下丘脑 - 垂体 - 肾上腺轴,是一个直接作用和反馈互动的复杂集合,包括下丘脑(脑内的一个中空漏斗状区域),脑垂体(下丘脑下部的一个豌豆状结构),以及肾上腺(肾脏上部的一个小圆锥状器官)。下丘脑 - 垂体 - 肾上腺皮质轴是神经内分泌系统的重要部分,参与调控应激反应,并调节机体的功能活动,如消化,免疫系统,心情和情绪,性行为,以及能量贮存和消耗。创伤后,下丘脑腹侧正中隆起部释放促肾上腺皮质激素释放激素(corticotropin releasing hormone,CRH),CRH 到达腺垂体并使其释放促肾上腺皮质激素(adrenocorticotropic hormone,ACTH)。创伤在不同情况下,腺垂体释放的激素常有所不同:低血糖时,主要导致 ACTH 及生长激素的释放;低血容量性休克时,可促使 ACTH 及抗利尿激素(antidiuretic hormone,ADH)的释放;疼痛、手术及精神紧张时,主要释放 ACTH、ADH、生长激素及催乳激素;单纯血液渗透压升高时仅释放 ADH,情感刺激时仅释放 ACTH。任何创伤均可促进 ACTH 的分泌亢进,从而使肾上腺皮质激素分泌增加,其意义在于:促进葡萄糖异生,使血糖水平增高,还能与生长激素共同促进脂肪的分解,产生能量;参与儿茶酚胺对血管功能的调节,以维持血压;能抑制炎症反应,减少血管渗出,抑制白细胞活动,稳定其溶酶体膜,由此减轻炎症的损害作用。

2. 下丘脑 - 神经垂体轴反应　神经垂体在结构与功能上都与下丘脑密切相关。从下丘脑视上核和室旁核的神经元发出的神经纤维直接进入神经垂体,称下丘脑垂体束。由视上核和室旁核的神经元合成和分泌的激素沿此束被送至神经垂体贮藏,需要时再释放入血液循环。视上核主要分泌抗利尿激素,而室旁核主要以分泌催产素为主。创伤后,血容量降低刺激心房的容量感受器及颈动脉窦的压力感受器,使神经垂体的 ADH 分泌增加。细胞外液晶体渗透压增高、疼痛、缺氧、情绪紧张等均可刺激 ADH 增多,后者通过腺苷酸环化酶使环磷腺苷(cAMP)增加,激活肾小管腔面细胞膜上的蛋白激酶,促使膜蛋白磷酸化,改变膜蛋白构形,细胞膜通透性也随之改变,从而加速肾远曲小管和集合管对水分的重吸收,其作用在于维持循环血量和内环境的稳定。

3. 肾素 - 醛固酮系统(肾素 - 血管紧张素系统)　肾素 - 醛固酮系统是人体内重要的体液调节系统。该系统既存在于循环系统中,也存在于心脏、血管壁、中枢、肾脏和肾上腺等组织中,共同参与对靶器官的调节。在正常情况下,它对心血管系统的正常发育,心血管功能稳态、电解

Note

质和体液平衡的维持,以及血压的调节均有重要作用。肾素是一种酶,作用于血浆中的血管紧张素原(α_2球蛋白),形成血管紧张素Ⅰ,血管紧张素Ⅰ经血浆转换酶的作用,形成血管紧张素Ⅱ。创伤后出现心排血量或循环血量减少时,球旁器分泌肾素增多,由此降低肾小球滤过率以维持循环血量。血管紧张素Ⅱ增强交感-肾上腺髓质系统的升压反应,并促使肾上腺皮质分泌醛固酮。醛固酮使远端肾小管减少对钠离子(Na^+)排出,代之以钾离子(K^+)和氢离子(H^+)排出,从而保存体内水分。在失血、体液丧失等有效灌流量降低时,对恢复循环血量有重要作用。

(三) 创伤后机体代谢变化

1. 糖代谢　创伤后,糖代谢的改变是机体重要的代谢变化。由于创伤后,机体摄取和利用葡萄糖氧化供能的能力下降;肾上腺髓质分泌的儿茶酚胺使肝糖原和肌糖原分解转化为葡萄糖;糖原异生作用增强,肝糖原及肌肉分解产生的氨基酸、甘油等物质均可合成葡萄糖;儿茶酚胺、胰高血糖素、皮质醇、生长激素分泌增多,使得胰岛素分泌减少或胰岛素作用受抑制,因此,伤后早期常出现高血糖和糖尿,即创伤性糖尿症。高血糖对脑组织提供了充分的能量,还有利于机体对休克的耐受;如发生严重低血糖,则是一种危象。目前,糖代谢改变对机体的影响尚不十分清楚,仍需进一步研究。

2. 脂肪代谢　脂肪是伤后最重要的能源。人体能量有相当大的部分来源于脂肪组织,可占体重的5%~25%。创伤后,分解代谢阶段,脂肪分解供能,约占热量的80%。伤后儿茶酚胺、ACTH等分泌增多,在皮质醇协同下,通过脂肪细胞膜上的特异性受体,使细胞内环磷酸腺苷增高,从而增强了脂肪酶活性,促使脂肪分解,以适应伤后机体的需要。创伤后,机体因脂肪分解的明显增强,加上糖原储备及营养摄入不足,机体脂肪氧化供能增加,可引起体重下降及脂血症的出现。有学者认为,创伤后血浆内游离脂肪酸浓度的增加可能是造成严重创伤后脂肪栓塞的重要原因之一。

3. 蛋白质代谢　严重创伤后,蛋白质分解显著增强,合成代谢受抑,即使摄入大量蛋白质,仍会发生负氮平衡,可能是由于皮质醇水平增高和胰岛素作用受抑制,限制了肌细胞对氨基酸的摄取所致。负氮平衡常导致患者体重降低,伤口愈合减慢,恢复期延长等。骨骼肌丢失蛋白质是尿氮排出增多的主要原因。除肌肉组织外,血浆蛋白分解也是导致负氮平衡的原因之一,创伤后约20%的尿氮来源于血浆蛋白的分解。低血容量及缺氧可加速机体蛋白质分解代谢加速,伤后迅速恢复血容量,纠正缺氧状态可有效减少蛋白质分解,有利于纠正创伤后机体出现的负氮平衡。

(四) 水与电解质代谢

1. 水代谢　创伤后,由于呼吸频率增加、发热、出汗等因素导致部分水从机体内丢失;胃肠道运动及肠道吸收功能减退,导致机体水分摄入不足。

2. 低钠血症　血钠降低是创伤后常见的现象,血钠降低与下列因素相关:醛固酮(aldosterone,ALD)及ADH水平升高,引起钠水潴留;机体代谢增加;内生水增加;Na^+进入细胞内。

3. 高钾血症　血钾升高同样是创伤后常见的现象,血钾升高可能与组织破坏释放钾离子;血肿吸收;酸中毒;K^+由细胞内向细胞外转移;肾衰竭等原因引起。

4. 维生素代谢　创伤发生后,机体中抗坏血酸、硫胺和烟酸自尿排出减少,脂溶性维生素A、D、K在创伤后需要量增加。

(五) 免疫功能变化

炎症反应与免疫反应两者关系很密切。许多免疫因子可激发、诱导甚至调控炎症反应,炎症细胞,如中性粒细胞和单核细胞也是有重要免疫功能的细胞成分。

以往认为,严重创伤后,免疫功能常发生不同程度的抑制,如中性粒细胞和单核巨噬细胞的趋化性、吞噬能力和杀菌作用降低,标志吞噬活性的细胞发光活性和酸性磷酸酶含量降低;辅助T细胞减少,抑制T细胞增加,并易发生感染。现已认识到,严重创伤后机体免疫功能发生紊乱或失调,既可能低下,也可能亢进。

严重创伤后早期,各种免疫细胞和多种液体介质也参与了早期的炎症反应,补体系统,如 C3a、C3b、C5a、C5b 等活化,对中性粒细胞,单核巨噬细胞等的功能起调理作用。此时免疫细胞处于一种激发状态,如病情稳定,则炎症反应逐渐消退,损伤组织得以修复;如再次出现致伤因素(如组织坏死、出血、感染等),则可使处于激发状态的炎症细胞释放大量炎症性介质,如吞噬细胞释放肿瘤坏死因子(TNF-α)、白介素(IL-1β、IL-6、IL-8)等,作用于某些靶细胞后,又使靶细胞释放新的介质,这样多级的介质释放,称为瀑布样反应,或称级联反应,最终可形成全身炎症反应综合征(systemic inflammatory response syndrome,SIRS),SIRS 是"免疫亢进"的表现,此时促炎反应占优势,由于对外界刺激反应过于强烈,因而会导致自身细胞损伤;反之,当抗炎反应占优势时,则表现为"免疫麻痹",或称代偿性抗炎症反应综合征(compensatory anti-inflammatory response syndrome,CARS),使机体对外来刺激反应低下,因而易于引起感染。SIRS 和 CARS 都反映了机体炎症反应失控,严重者可导致多器官功能障碍综合征(multiple organ dysfunction syndrome,MODS)。

（六）主要脏器的功能变化

1. 心血管　创伤后出现血容量减少,儿茶酚胺分泌增多,后者通过减少皮肤、肌肉等处的血流量来维持生命器官的血液灌流。待病情稳定后,心血管功能可自行调整,增加心搏出量和末梢血流,以弥补早期组织缺血。如血容量减少 1000ml 以上,可发生休克,原有心脏病或动脉硬化的患者代偿能力低,易引起心律失常以致心力衰竭。

2. 肺　伤后因能量需要或失血、感染等原因,常出现呼吸增强,如胸腹部损伤和疼痛等原因影响换气时,可发生呼吸障碍。换气障碍能引起低氧血症和高碳酸血症,即呼吸性酸中毒;过度换气则导致低碳酸血症,即呼吸性碱中毒。肺挫伤和胸外严重损伤、休克、大量输血输液等情况下可发生急性呼吸窘迫综合征(acute respiratory distress syndrome,ARDS)或急性肺损伤(acute lung injury,ALI)。

3. 肾　失血等原因导致肾血流量减少,经垂体抗利尿激素和醛固酮的作用,加强排钾保钠和肾小管对水分的重吸收,有助于体液保留。如伤后血红蛋白、肌红蛋白游离分解产生卟啉类和其他组织损伤崩解产物,可损伤肾小管,导致急性肾衰竭。

4. 肝　肝脏是重要的代谢器官,具有多种功能,因此,严重的创伤对肝脏是一种沉重的负担。创伤后,肝功能将出现不同程度的减退,当合并出现休克和缺氧等情况时,肝脏功能减退则更为明显。严重创伤后,肝血流量减少,肝功能的许多指标如血清胆红素、转氨酶等均可出现异常改变。

5. 胃肠　大面积烧伤、颅脑损伤或腹部大手术后可发生应激性溃疡,表现为胃肠黏膜急性出血、糜烂和坏死,是上消化道出血的常见病因之一(占 11%~36%),发病原因除应激外,还与再灌注后胃酸增多、胃黏膜缺血和黏膜屏障破坏有关。

6. 脑　体温中枢受损时可出现体温过高或过低;脑血流不足可发生低血氧,进而诱发脑水肿的出现。颅脑创伤后还可出现躁动或嗜睡甚至昏迷。

（七）并发症

严重创伤后,由于组织或器官损伤,局部及全身器官功能和代谢紊乱,易发生较多的并发症,可影响患者的伤情及病程的发展和预后。故对创伤并发症应有足够的警惕性,要密切观察,早期诊断,积极采取措施预防和处理。常见的并发症有以下几种:

1. 感染　开放性创伤一般都有污染,如果污染严重,处理不及时或不当,加之免疫功能降低,很容易发生感染。闭合性创伤如果累及消化道或呼吸道,也容易发生感染。初期可为局部感染,重者可迅速扩散成全身感染。特别是广泛软组织损伤,伤道较深,并有大量坏死组织存在,且污染较重者,还应注意发生厌氧菌(破伤风或气性坏疽)感染的可能。

Note

2. 休克　创伤性休克是由于重要脏器损伤、大出血使有效循环血量锐减,以及剧烈疼痛、恐惧等多种因素综合形成的。创伤后,早期常为失血性休克,晚期由于感染发生可导致脓毒症甚至脓毒性休克。长期使用止血带突然释放而出现的"止血带休克",也被认定为创伤性休克的一种。

3. 脂肪栓塞综合征　是外伤、骨折等严重伤的并发症。常见于多发性骨折,主要病变部位是肺,可造成肺通气功能障碍甚至呼吸功能不全。创伤早期如出现心动过速,体温升高超过38℃,动脉氧分压下降,肺部出现暴风雪阴影等特殊征象时,可确诊为脂肪栓塞综合征。脂肪栓塞的发生,多数人认为与骨折未进行制动、处理粗暴及骨折端不断发生移动,使脂肪栓子释放血流的机会增加有关。此外,临床上发现,脂肪栓塞的发生与休克关系密切,休克可增加创伤部位脂肪的吸收,休克肺的蓄积作用与肺脂肪栓塞亦有直接关系。

4. 应激性溃疡　发生率较高,多见于胃、十二指肠,小肠和食管也可发生。应激性溃疡最先的发病表现为出血。起初黏膜病变浅而少,不引起出血,以后病变增多加深。出血一般发生在应激情况开始后 5~10 天。应激性溃疡可为多发性,有的面积较大,且可深至浆膜层,可发生大出血或穿孔。出血时不伴疼痛,出血是间歇性的,有时两次间隔数天,可能由于病症分批出现,同时有旧病症愈合和新病症形成。

5. 凝血功能障碍　主要是由于凝血物质消耗、缺乏,抗凝系统活跃,低体温和酸中毒等,常表现为出血倾向。凝血功能障碍、低体温和酸中毒被称为"死亡三联症",是重症创伤死亡的重要原因之一。

6. 器官功能障碍　与一般的外科疾病相比,创伤多伴有组织的严重损伤,存在大量的坏死组织,可造成机体严重而持久的炎症反应,加之休克、应激、免疫功能紊乱及全身因素的作用,容易并发急性肾衰竭、急性呼吸窘迫综合征等严重内脏并发症。此外,由于缺血缺氧、毒性产物、炎症介质和细胞因子的作用,还可发生心脏和肝脏功能损害。

第二节　创伤的组织修复

损伤造成机体部分细胞和组织丧失后,机体对所形成缺损进行修补恢复的过程,称为修复。组织修复和创伤愈合的基本方式是由伤后增生的细胞和细胞间质再生增殖、充填、连接或替代损伤后的缺损组织。理想的修复是组织缺损完全由原来性质的细胞来修复,恢复原有的结构和功能,称为完全修复。但由于人体各种组织细胞固有的再生增殖能力不同,使各种组织创伤后修复情况差别较大。因此,创伤后多见的组织修复方式是不完全修复,即组织损伤不能由原来性质的细胞修复,而是由其他性质细胞(常是成纤维细胞)增生替代来完成。

一、不同组织的修复过程

(一) 伤口愈合的基本过程

组织修复和伤口愈合过程大致可分为三个既相互区分又相互联系的阶段:①局部炎症反应阶段;②细胞增殖分化和肉芽组织生成阶段;③组织塑形阶段。

1. 局部炎症反应阶段　伤后立即开始,通常持续 3~5 天。其主要改变是血液凝固和纤维蛋白溶解、免疫应答、微血管通透性增高、炎症细胞(起初为中性粒细胞,随后为单核细胞)渗出,其意义在于清除致伤因子(如病原体等外来异物)和坏死组织,防止感染,以奠定组织再生与修复的基础。

2. 细胞增殖分化和肉芽组织生成阶段　伤后 24~48 小时伤缘上皮细胞开始增生,一部分基底细胞与真皮脱离,向缺损区移行,并可见有丝分裂。同时,伤处出现胞质丰富、呈梭形或星形的成纤维细胞及成肌纤维细胞,后者与前者相似,但含有与细胞长轴平行的微丝束,并附着于胞膜上(有利于细胞收缩)。血管形成主要是由已有的血管"发芽"长出新的毛细血管,已有的血管襻也可能延长。新的毛细血管主要由损伤处附近的小静脉长出,它包括三个主要步骤,即内皮细胞移动、分化和成熟。首先,在血管形成刺激物的刺激下,内皮细胞产生某些蛋白酶,降解受到刺激一侧的血管基膜。约 24 小时后,内皮细胞穿过基膜,向刺激物方向移动,并开始分裂增殖,形成实心的细胞条束。以后由于内皮细胞成熟和血流的冲击,新生细胞条束的中间部分开通,血流由此进入,形成新生的毛细血管。毛细血管新生支生长速度每天可达 0.1~0.6mm,甚至 2mm。增生的成纤维细胞与新生的毛细血管合称为肉芽组织,肉芽组织表层的成纤维细胞与毛细血管平行排列。由于以毛细血管弓为基础,加上周围成纤维细胞,使肉芽组织肉眼观察时呈"颗粒状"。肉芽组织因含丰富的血管和炎性渗出物,故色鲜红,较湿润,触之易出血。此时神经尚未长入,故无痛觉,肉芽组织除填补和修复缺损的组织外,还有较强的抗感染力和吸收、清除坏死组织的作用。

3. 组织塑形阶段 伤后 3~5 天,伤口的边缘开始向中心移动、收缩,以消除创面,恢复机体组织的连续性。这一过程就是伤口收缩。它常发生在创面尚未完全上皮化时。伤口收缩的机制是:起初,是由于伤缘上皮细胞微纤维束收缩所致。因伤缘上皮呈梭形,其长轴与伤缘平行,胞质中微纤维与细胞长轴平行,收缩时类似于钱包口收拢,故称"钱包收拢"效应;最后为位于伤口中央的肌成纤维细胞发生收缩,即"牵拉"效应。

随着愈合过程的进展,胶原纤维不断增加,成纤维细胞和毛细血管逐渐减少,最后转变为细胞和血管均少而纤维较多的瘢痕组织。

(二)骨组织修复过程

骨折愈合的好坏,所需的时间与骨折的部位、性质、错位的程度、年龄以及引起骨折的原因等因素有关。一般而言,经过良好复位后的单纯性外伤性骨折,几个月内便可完全愈合,恢复正常结构和功能。骨折愈合过程可分为以下几个阶段:

1. 血肿炎症机化期 形成肉芽组织过程:骨折导致骨髓腔、骨膜下和周围组织血管破裂出血,在骨折断端及其周围形成血肿。伤后 6~8 小时,由于内、外凝血系统的激活,骨折断端的血肿凝结成血块。而且严重的损伤和血管断裂使骨折端缺血,可致其部分软组织和骨组织坏死,在骨折处引起无菌性炎症反应。缺血和坏死的细胞所释放的产物,引起局部毛细血管扩张、血浆渗出、水肿和炎性细胞浸润。中性粒细胞、淋巴细胞、单核细胞和巨噬细胞侵入血肿的骨坏死区,逐渐清除凝血块、坏死软组织和死骨,而使血肿机化形成肉芽组织。

纤维连接过程:骨折端坏死的骨细胞、成骨细胞以及被吸收的骨基质均向周围释放内源性生长因子,如 IGF-I、IGF-II、PDGF、bFGF、转化生长因子 β(TGF-β)等,在炎症期刺激间充质细胞聚集、增殖及血管增生,并向成骨细胞转化。骨形态发生蛋白(BMP)具有独特的诱导成骨作用,主要诱导未分化间充质细胞分化形成软骨和骨。肉芽组织内成纤维细胞合成和分泌大量胶原纤维,转化成纤维结缔组织,使骨折两端连接起来,称为纤维连接。这一过程约在骨折后 2 周完成。同时,骨折端附近骨外膜的成骨细胞伤后不久即活跃增生,一周后即开始形成与骨干平行的骨样组织,并逐渐延伸增厚。骨内膜在稍晚时也发生同样改变。

2. 原始骨痂形成期 首先形成内骨痂和外骨痂,骨内、外膜增生,新生血管长入,成骨细胞大量增生,合成并分泌骨基质,使骨折端附近内、外形成的骨样组织逐渐骨化,形成新骨,即膜内成骨。由骨内、外膜紧贴骨皮质内、外形成的新骨,分别称为内骨痂和外骨痂。

继之形成桥梁骨痂,填充于骨折断端间和髓腔内的纤维组织逐渐转化为软骨组织,并随着成骨细胞侵入软骨基质,软骨细胞发生变性而凋亡,软骨基质经钙化而成骨,即软骨内成骨,形成环状骨痂和髓腔内骨痂,即为连接骨痂。连接骨痂与内、外骨痂相连,形成桥梁骨痂,标志着原始骨痂形成。这些骨痂不断钙化加强,当其达到足以抵抗肌肉收缩及剪力和旋转力时,则骨折达到临床愈合,在成人一般约需 12~24 周。此时 X 线平片上可见骨折处有梭形骨痂阴影,但骨折线仍隐约可见。

骨折愈合过程中,膜内成骨比软骨内成骨快,而膜内成骨又以骨外膜为主。因此,任何对骨外膜的损伤均对骨折愈合不利。

3. 骨痂改造塑形期　原始骨痂中新生骨小梁逐渐增粗,排列逐渐规则和致密。骨折端的死骨经破骨和成骨细胞的侵入,完成死骨清除和新骨形成的爬行替代过程。原始骨痂被板层所替代,使骨折部位形成坚强的骨性连接,这一过程需 1~2 年。随着肢体活动和负重,根据 Wolff 定律,骨的机械强度取决于骨的结构,成熟骨板经过成骨细胞和破骨细胞相互作用,在应力轴线上成骨细胞相对活跃,有更多的新骨使之形成坚强的板层骨,而在应力轴线以外,破骨细胞相对活跃,使多余的骨痂逐渐被吸收而清除。髓腔重新沟通,骨折处恢复正常骨结构,在组织学和放射学上不留痕迹。

二、影响创伤愈合的因素

损伤的程度,组织的再生能力,伤口有无坏死组织和异物,以及有无感染等因素决定了组织修复的方式、愈合的时间以及瘢痕的大小。因此,治疗原则应是缩小创面(如对合伤口)、防止再损伤和感染以及促进组织再生。影响再生修复的因素包括全身及局部因素两方面。

(一) 全身因素

1. 年龄　青少年的组织再生能力强、愈合快。老年人则相反,组织再生能力差、愈合慢。这与老年人血管硬化、血液供应减少有很大关系。

2. 营养　严重的蛋白质缺乏,尤其是含硫氨基酸(如甲硫氨酸、胱氨酸)缺乏时,肉芽组织及胶原形成不良、伤口愈合延缓。维生素中以维生素 C 对愈合最重要。这是由于 α- 多肽链中的两个主要氨基酸——脯氨酸和赖氨酸,必须经过羟化酶羟化,才能形成前胶原分子,而维生素 C 具有催化羟化酶的作用。因此,维生素 C 缺乏时,前胶原分子难以形成,从而影响了胶原纤维的形成。在微量元素中,锌对创伤愈合有重要作用。手术后,伤口愈合迟缓的患者,其皮肤中锌含量大多比愈合良好患者皮肤中锌含量低。因此,补给锌能促进伤口愈合。其作用机制可能与锌是细胞内一些氧化酶的成分有关。

(二) 局部因素

1. 感染与异物　感染对再生修复的影响很大。许多化脓菌产生的一些毒素和酶能引起组织坏死、溶解基质或胶原纤维、加重局部组织损伤,妨碍创伤愈合;伤口感染时,渗出物很多,可增加局部伤口的张力,常使正在愈合的伤口或已缝合的伤口裂开,或者导致感染扩散加重损伤;坏死组织及其他异物也妨碍愈合并有利于感染。因此,伤口如有感染,或有较多的坏死组织及异物,必然是二期愈合。临床上对创面较大,已被细菌污染但尚未发生明显感染的伤口,施行清创术以清除坏死组织、异物和细菌,并可在确保没有感染的情况下,缝合创口。这样有可能使本来是二期愈合的伤口达到一期愈合。

2. 局部血液循环　局部血液循环一方面保证组织再生所需的氧和营养,另一方面对坏死物质的吸收及控制局部感染也起重要作用。因此,局部血液供应良好时,其再生修复较为理想,相反,如有下肢血管动脉硬化或静脉曲张等病变,使局部血液循环不良时,则该处伤口愈合迟缓。

3. 神经支配　正常的神经支配对组织再生有一定的作用。例如麻风引起的溃疡不易愈合,是神经受累致使局部神经性营养不良的缘故。自主神经损伤,使局部血液供应发生变化,对再生的影响更为明显。

4. 电离辐射　能破坏细胞、损伤小血管、抑制组织再生,因此影响创伤的愈合。

(三) 细胞、生长因子和纤维连接蛋白在创伤修复中的作用

1. 细胞

(1) 中性粒细胞:在花生四烯酸衍化物、血凝块中的血清和其他物质的化学趋化作用诱导

下,最早进入损伤部位,通过吞噬、氧自由基抗菌效应和补体激活等方式清除坏死组织和异物,保护正常组织,防止发生感染。中性粒细胞可释放各种介质和酶,如花生四烯酸及其衍化物、白三烯、硫酸软骨素、肝素等,这些有助于单核细胞、成纤维细胞、内皮细胞趋化迁移和基质结构的降解。

通常在伤后 2~3 天,在坏死组织与正常组织间,有一条由中性粒细胞构成的分界带,它可促使坏死组织分离脱落,为组织修复创造条件。

(2) 巨噬细胞:血液中的单核细胞到达损伤区后转化为巨噬细胞。伤后 7 天,伤口内的细胞中 80% 为巨噬细胞。这些细胞吞噬坏死组织、崩解的中性粒细胞碎片和细菌产物,起到清除"废墟"的作用,故曾被称为"清道夫细胞"。但是,巨噬细胞在创伤修复中还有更重要的作用,即通过释放各种生物活性物质,例如转化生长因子 α,β(TGF-α,TGF-β),血小板衍化生长因子 A(PDGF-A),胰岛素样生长因子(insulin-like growth factor,IGF)等对成纤维细胞的趋化、增殖及胶原合成产生重要的影响,调控创伤愈合。

巨噬细胞对血管生成也有重要作用,如分泌的 EGF 有促进血管内皮细胞增生的作用,血小板衍化内皮细胞生长因子(platelet-derived endothelial cell growth factor,PDECGF)有促进血管平滑肌细胞增生的作用。巨噬细胞还分泌胶原酶、弹性蛋白酶、纤溶酶原激活剂等,可促进纤维蛋白及基质中的胶原降解,对伤口部位组织的重建起重要作用。

(3) 血小板:可使流出血管外的血液发生凝固,凝血块填塞伤口,起到保护作用。活化的血小板可发动或驱动整个愈合过程。在伤口的体液中能分离出血小板衍生生长因子(platelet derived growth factor,PDGF),PDGF 是一种化学趋化物质,它可促使成纤维细胞作定向游动,当游至 PDGF 浓度较高的部位时,PDGF 又可促使成纤维细胞发生分裂。

(4) 淋巴细胞:在巨噬细胞协同下,淋巴细胞可产生淋巴因子(lymphokines),它可促使细胞分裂和血管生长。T 淋巴细胞可释放一种蛋白质,对人体真皮成纤维细胞有化学趋化作用。

(5) 肥大细胞:实验显示,伤口处的肥大细胞在伤后 24 小时减少,3~5 天增多,第 8 天,即肉芽组织增生时最多。肥大细胞主要分泌组胺和肝素,一方面作为炎症介质发挥作用(如伤后早期释放组胺使血管扩张);另一方面,肝素是组胺的拮抗剂,它有促使酶失活、抗毒和刺激原纤维形成的作用。此外,肥大细胞还参与合成肉芽组织中的黏多糖。

2. 生长因子　创伤愈合的各个阶段都有生长因子的参与和调控,分述如下。

(1) 炎症反应期:由血小板释放出的 PDGF,IGF-1,TGF-β,上皮生长因子(EGF)等,作为炎症细胞的趋化剂而发挥重要作用。巨噬细胞在伤口处合成并分泌 TGF-β,TGF-α,碱性成纤维细胞生长因子(bFGF),MDGF 和亲肝素性上皮生长因子(HB-EGF),这些因子可刺激成纤维细胞、表皮细胞和血管内皮细胞向伤口移动。

(2) 组织增生和肉芽形成期:成纤维细胞分泌 IGF-1,bFGF,TGF-β,PDGF 和角化细胞生长因子(KGF);内皮细胞合成 bFGF 和 PDGF;角化细胞合成 TGF-β,TGF-α 和角化细胞来源的自分泌因子(KAF)。这些生长因子刺激细胞增殖、细胞间基质蛋白合成和血管生成。

(3) 伤口收缩与瘢痕形成期:PDGF,TGF-β 等在肉芽组织转变为瘢痕的过程中具有重要作用。

3. 纤维连接蛋白(Fn)　纤维连接蛋白(Fn)是一组大分子蛋白质,分子量为 44 万 ~45 万。分为血浆 Fn(存在于血液、淋巴液和脑脊液中)和组织 Fn(广泛存在于细胞外基质内)。

在创口愈合过程中,血浆 Fn 最早出现于凝血块内,随着成纤维细胞的长入,伤区内 Fn 含量增加,沿胶原分布于肉芽组织中。当新生上皮覆盖创面和胶原成熟时,Fn 逐渐消失。Fn 在创伤修复中有以下几方面的作用:①血浆 Fn 参与凝血过程,促进血小板凝聚和血液凝固;②增强巨噬细胞的功能,促使其释放 FGF;③使成纤维细胞和内皮细胞向伤区移动,促进新生血管形成;④促使上皮细胞向伤区移动。

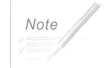
Note

4. 成纤维细胞增生与胶原合成　创伤愈合的稍后期,伤处有大量的成纤维细胞,它是主要的修复细胞,其来源有二:一是邻近组织中未分化的间质细胞和成纤维细胞在生长因子和化学趋化物质作用下分化、迁移而来;二是 PDGF,FGF,TGF-β,EGF 等刺激成纤维细胞有丝分裂而增生。成纤维细胞在积极参与组织修复后最终分化为纤维细胞。

成纤维细胞的主要功能是合成胶原纤维。在创伤愈合中胶原大致经历细胞内合成、细胞外沉积和被再吸收的动态过程。即将合成胶原的成纤维细胞含有丰富的粗面内质网、发达的高尔基体。成纤维细胞在粗面内质网内合成前胶原,合成后由高尔基体分泌排出细胞外,电镜下可见合成活跃的成纤维细胞近细胞膜的胞质内有不少原纤维丝。前胶原在细胞外液中转变为原胶原。原胶原分子按一定规律排列,聚合成微原纤维,许多微原纤维聚合成原纤维。

生长因子在胶原的合成代谢中起重要调节作用,主要是通过影响胶原蛋白基因表达而实现的。

三、伤口愈合类型

伤口愈合一般分为一期愈合和二期愈合。

1. 一期愈合　指创口小、清洁、无感染、不产生或很少产生肉芽组织的愈合,典型的实例是外科切口的愈合。皮肤和皮下组织被切开后会发生出血,刀口之间形成凝血块,将断离两端连接。伤后 24 小时内,血凝块被中性粒细胞崩解后释放出的酶所溶解。第 3~4 天,巨噬细胞吞噬和清除残留的纤维蛋白、红细胞和细胞碎片。约在伤后第 3 天,毛细血管每天以 2mm 左右的速度从伤口边缘长入,形成血液循环。同时,邻近的成纤维细胞增生并移行进入伤口,伤后 1 周,胶原纤维跨越切口,将其连接。一期愈合过程中,最初跨伤口的往往是表皮,伤后 24 小时,伤缘周围 3~4mm 范围内的表皮基底细胞移行,呈扁形,形成继续向前延伸的一层"薄膜",即单层扁平上皮细胞。在这些移动的表皮中,很少见到有丝分裂,细胞增生主要发生于表皮基底层和邻近的汗腺及皮脂腺上皮。新生的表皮在血凝块下面长入真皮;伤后 48 小时,表皮跨越伤口搭桥,形成复层上皮,长入真皮的表皮细胞以后被吸收消失。

2. 二期愈合　二期愈合又称间接愈合,多发生于创口较大、坏死组织较多、伴有感染或未经及时而优良的外科处理的伤口,因伤口不能直接对合,而需经肉芽组织填补缺损的组织后方能愈合,其过程即前述的炎症反应肉芽组织增生—瘢痕形成。在伤口愈合中的上皮细胞活动包括细胞的移行、分裂和分化三个过程。较小的伤口,其上皮形成主要依靠细胞移行。细胞移行从基底开始,细胞先变大,出现大量伪足突起,并平行排列在伤口表面,依靠这些伪足突起和细胞桥粒,细胞可固定在纤维蛋白渗出物或其下的间质上。较大的伤口,其上皮形成不仅有赖于上皮移行,而且要进行有丝分裂,远离伤口的表皮中就可看到有较多的有丝分裂。基底细胞是上皮再生的来源。再生的上皮细胞具有吞噬纤维蛋白和组织碎屑的功能,并能生成胶原分解酶,参与伤口的清理和改建。通常,上皮形成与肉芽组织生长成熟同步,如肉芽凹陷于(低于)或凸出于(高于)伤口平面,上皮难以移行、伸展和覆盖,从而延缓伤口的愈合。

新近的研究表明,在表皮基底层和毛囊根部附近,存在一些有潜在分化能力的表皮干细胞。这些细胞在创伤后有可能分化为表皮细胞,例如在深Ⅱ度烧伤后,残存的一些表皮干细胞,通过增殖、分化后可形成表皮细胞。目前在离体的细胞培养中得到初步证实,但是否有临床应用价值,还需做更多的研究。

四、影响骨折愈合的因素

影响骨折愈合的因素可大致概括为以下几方面:

1. 全身性因素　影响骨折愈合的全身性因素主要为年龄因素,儿童时期骨组织再生能力强,骨折愈合较快,随着年龄增长,骨骼再生能力减弱,骨骼愈合时间延长。影响骨折愈合的其他因素还包括营养状态、某些代谢性疾病如糖尿病、佝偻病、骨质疏松等,严重蛋白质缺乏和维生素 A、维生素 C、维生素 D 缺乏均可影响骨折愈合进程。

2. 局部因素

(1) 局部血液供应:影响骨折愈合最根本的因素是骨折区域的血液供应。一切影响骨折区域血液供应的因素,均会影响骨折愈合的进程。如果骨折部位血液供应丰富,骨折愈合过程较快,而局部血液供应差,不但影响骨折端修复组织生长,甚至会出现断端骨坏死,造成骨折愈合速度减慢,增加骨折延迟愈合或骨折不愈合的发生率。

(2) 感染:感染是影响骨折愈合的另一重要因素。骨折后,骨折断端本身会发生不同程度的骨坏死,若同时合并感染,则会加重原有骨折断端骨坏死程度,使骨折愈合时间延长,若同时存在骨折固定不牢靠,骨缺损等因素时,更易发生骨折不愈合或延迟愈合。

(3) 骨折断端的状态:骨折断端对位不好或骨折断端间有软组织嵌塞,均会导致骨折延迟愈合甚至不愈合。此外,损伤严重的骨折,骨膜及周围软组织损伤也较重,对周围组织和骨折端血运影响较大,往往加重骨折断端的坏死程度。骨折区软组织损伤严重,使新生毛细血管生成速度减慢,侵入血肿形成机化的时间延长,进而影响骨折愈合的进程。

(4) 骨折断端的固定:骨折断端固定不当,存在旋转或剪切应力,将严重影响骨折断端的愈合。外固定范围不够或位置不正确,难以阻止旋转及剪切应力对骨折断端的影响。固定时间过短或过早及不正确的功能锻炼,都可使骨折断端出现旋转、成角及剪切应力的影响,造成髓内新生毛细血管和已形成的骨痂断裂,促使断端纤维组织和软骨形成,影响骨折的愈合进程。

3. 治疗方法不当

(1) 复位不及时或复位不当:完全性骨折由于肌肉的收缩,常常发生错位或有其他组织、异物的嵌塞,可使愈合延迟或不能愈合。及时、正确的复位为骨折完全愈合创造必要的条件。没有及时将骨折断端进行有效复位,复位时方法不当,尤其是手法复位粗暴以及反复多次复位,严重破坏骨折断端的局部血运,影响骨折愈合。

(2) 过度牵引:过度牵引可使骨折断端间的距离增大,骨痂不能跨越骨折断端,增加了骨折断端发生骨折不愈合的可能。过度牵引同时可使机化的毛细血管发生缩窄,影响血运,进而影响骨折的愈合。

(3) 不合理的固定:骨折断端即使已经复位,由于肌肉活动仍可错位,因而复位后的及时、牢靠的固定(如石膏固定、髓内钉或钢板固定)更显重要,一般要固定到骨性骨痂形成后。固定范围不够、位置不当、过于松动及时间过短,都会在不同的阶段增加骨折端应力的干扰,或者造成骨折端接触不良,影响骨折的愈合。

(4) 手术操作的影响:不必要的或粗糙的切开复位内固定,造成局部血运损害,骨膜过多的剥离,不仅影响了骨膜的血运,也可导致感染。在开放骨折中,过多地去除碎骨片,可造成骨缺损,影响骨折愈合。

(5) 不正确的功能锻炼:由于骨折后常需复位、固定及卧床,虽然有利于局部愈合,但长期卧床,血运不良,又会延迟愈合。正确的功能锻炼将有助于减少骨及肌肉失用性萎缩、关节强直等不利后果的发生。但违反功能锻炼指导原则的治疗,可以使骨端间产生剪力、成角或扭转应力,进而影响骨折的愈合。

第三节　创伤的检查与诊断

随着现代交通运输业的高速发展,创伤呈现了复杂化的趋势,尤其是高能量损伤和多发损伤的死亡率和致残率、致畸率非常高,严重影响患者的生活质量。因此对创伤患者的检查,一定要有整体观念,首先要注意患者的生命体征,其次要检查受伤部位,在检查过程中要时刻注意患者生命体征的变化,有助于迅速发现最危及生命的脏器损伤,从而挽救患者的生命。病情严重时,常需边检查边治疗;在患者意识障碍、病情不允许搬动或某一部位伤情重而掩盖其他部位的征象等情况下,医生需要凭经验先做出初步判断,然后再仔细检查。

一、全身检查

全身检查对于严重创伤和多发伤患者极为重要,重视全身检查,有助于早期发现致命性损伤,降低患者的死亡率。同时全身检查本身也可以反映创伤的严重程度。

多发伤的救治分为院前救治和院内救治两阶段。院前救治又称为现场急救,对于多发伤患者,其病情危急,病死率高,致死的高峰期多出现在事故发生后的数秒至数分钟内,这段时间被称为"白金十分钟";目前已经有 CRAMS 评分(C,circulation,循环;R,respiration,呼吸;A,abdomen,腹部;M,motor,运动;S,speech,语言)等一系列的院前创伤严重度评分方法帮助我们进行急救,但创伤医生仍应坚持争分夺秒,救命第一的原则迅速处理最威胁生命的创伤,在现场做简单处理后应尽快转向就近的医疗单位,而不拘泥于各种评分表的程序。成功实施院前急救的关键在于观察患者的生命体征,以下三个方面是观察的重点所在:①呼吸:呼吸频率是否 >25 次 / 分,或 <15 次 / 分;是否有呼吸困难、呼吸过浅或发绀等情况。②心血管:脉率是否 >100 次 / 分或微弱、触诊不清;收缩压是否 <90mmHg;毛细血管充盈时间是否 >2 秒。③意识、精神状态:是否有意识障碍;语言对答或对疼痛刺激是否出现反应迟钝。以上均有利于迅速对患者的全身状况作出整体的判断,需要指出的是在整个创伤患者的救治过程中,要注意以上指标是否出现大的波动,从而有助于诊断和治疗。

从院前转送到院内进行高级生命支持的 1 小时又被称为"黄金 1 小时",往往决定了多发患者是否能够救治成功。在"黄金 1 小时"内对患者的检查不可能像日常门诊那样进行,需要抓住重点,确保不漏诊重要器官或系统的损伤。著名的"CRASH PLAN"此时多有助于做出重要的诊治,该计划由 Freeland 医生提出,按照每个英文字母排序依次为:C=circulation 循环,R=respiratory 呼吸,A=abdomen 腹部,S=spine 脊柱,H=head 头颅,P=pelvis 骨盆,L=limbs 四肢,A=arteries and veins 动静脉,N=nerves 神经,目前已得到大多数创伤外科医生的认可。在实施院内救治的过程中,一些创伤严重程度评分系统有助于我们对患者的预后做出判断。其中最常用的是损伤严重程度评分(injury severity score,ISS),它是在简明损伤评分(abbreviated injury score,AIS)的基础上发展起来的。

AIS 评分法自 1969 年问世以来,随着时代的进步和科学技术的不断发展不断进行改进,目前的最新版本为 AIS2005,其核心要素是以解剖学损伤为基础,将人体分为头颈部、面部、胸部、腹部及盆腔、四肢及骨盆和体表 6 个部位,每个部分的损伤分为轻度、重度不危及生命、重度危及生命、危重或可存活 5 个等级,分别赋值 1~5 分。另外将"头颈部:碾压骨折、脑干碾压撕裂、断头、C_3 或 C_3 以上骨折 / 脱位、颈髓裂伤或横断;心脏:复杂性碎裂或撕脱;胸部:胸主动脉完全断离、胸部广泛碾压毁损;腹部:躯干横断、肝脏横断、肝脏撕脱伤(所有血管完全断离);体表:Ⅱ度或Ⅲ度烧伤 / 脱套伤≥90% 体表面积"赋值 6 分,定义为最严重程度损伤。以上各部位损伤分数之和即为 AIS 分值。但 AIS 总分值与各系统损伤严重程度之间呈非线性关系,而学者们在研究中发现患者的预后与损伤最严重的系统的平方和有关系,与之相关的一系列研究最终导致了 ISS 的问世,ISS 即为 3 个不同部位最高 AIS 分值的平方和,分值范围为 1~75 分,当患者存在 1 处或多处 AIS 分值 6 分时,自动确定为最高 ISS 值 75 分。目前一般认为 ISS≥16 分应列为严重损伤,ISS>20 分者死亡率明显增加,ISS>50 分者存活者少,ISS 为 75 分是难以救治的极重度损伤。现举例如下:一名交通伤患者,发生了脑干损伤(AIS=5),膈肌破裂(AIS=3),股骨骨折(AIS=3),腹膜后血肿(AIS=3),其 ISS 为 $5^2+3^2+3^2+3^2=52$。

二、闭合性创伤的检查

闭合性损伤指皮肤保持完整,有时虽有伤痕,但不伴皮肤破裂及外出血,可有皮肤青紫(皮下出血,又称瘀斑或皮下瘀血)的一类损伤。若损伤部位较深,则伤后数日方见青紫。

（一）常见闭合性损伤

1. 挤压伤　由重物较长时间挤压所造成的严重创伤。如房屋倒塌、坑道泥土陷埋、车辆相撞等原因。可引起受压部位大量肌肉缺血坏死,常伴有严重休克,并可导致急性肾衰竭。

2. 创伤性窒息　一种特殊的胸部挤压伤,较少见。表现为上胸部、肩部、头颈部的皮下组织,眼结膜、口腔黏膜有广泛分布的小出血点(瘀斑)。这是因为在胸部受挤压的瞬间,伤者的声门紧闭,使气管和肺内的空气不能排出,造成胸内压力急剧升高,迫使心脏和大静脉内的血液倒流,引起上半身瘀血甚至小静脉和毛细血管破裂的结果。创伤性窒息本身一般无严重后果,其结局取决于伴随的肋骨骨折和胸内脏器的伤情。

3. 挫伤　由钝器或钝性暴力所造成的皮肤或皮下诸组织的创伤。常有皮下脂肪、小血管的破裂,有时还可致深部脏器的破裂。

4. 扭伤　指关节部位在一个方向受暴力所造成的韧带、肌肉、肌腱的创伤。一般情况下扭伤并不造成关节的脱位,但却可引起关节附近骨骼的骨片撕脱。

5. 闭合性骨折及关节脱位　直接或间接外来暴力造成骨骼的连续性中断,但皮肤无破裂。在骨折发生的同时,伴有附近肌肉、血管及神经的损伤。关节脱位是指关节受直接或间接外来暴力,使构成关节的两骨丧失其解剖关系。同时有关节囊破裂,也可有骨片撕脱。

6. 冲击伤　又称爆震伤,强烈的爆炸(如重型炸弹、鱼雷、核武器等爆炸)产生的强烈冲击波造成的创伤。体表可无伤痕,但体内的脏器却遭受严重的损伤。地面、空中爆炸的冲击波多引起耳和胸部损伤,表现为失听、耳痛头晕、平衡失调(由于鼓膜穿孔,鼓室出血),或气胸、血胸。水中爆炸者多伤及腹部内脏,出现腹痛、腹部压痛、腹膜炎的表现。腹腔内实质性脏器破裂出血者,可出现休克。胸部受伤时,可出现颅内压增高症状。

（二）闭合性损伤检查的原则

不同闭合性创伤的症状、体征各不相同,有些易于诊断,如肢体受伤后出现的疼痛和肿胀,同时有运动障碍、外观畸形、甚至骨擦音等,这属于典型的骨折体征,进行辅助 X 线片检查即可明确诊断;另一些则缺乏典型的临床症状,如老年骨质疏松患者的椎体压缩骨折、不完全性脾破裂等,这时只能依靠医生的经验有选择的借助于辅助检查来确诊,对于某些当时不能确诊的患者,如迟发性脾破裂等要向患者讲明疾病的病理生理过程,以取得患者及其家属的理解和配合,避免医疗事故的发生。具体而言,以下方法有助于某些创伤的诊断。

1. 诊断性穿刺　胸腔穿刺查出有血胸或气胸,表明有肺和胸膜损伤;腹腔穿刺查出有血液、胆汁、气体或污物表明有血管、胆道、肠管或其他脏器损伤,但需注意可能有技术误差,如腹腔穿刺时可能刺入胀气的肠管,吸出肠内容物,因而误认为肠破裂;反之,已有脏器破裂但出血量少或针头被堵,也可能抽不出血来。为减少误差,需细心操作,必要时借助超声波检查作引导,或再次穿刺,或改变穿刺点,或穿刺后置入导管,以提高诊断的准确性。

2. 影像学检查　X 线检查适用于骨折、脱位、金属异物存留和胸腹腔的游离气体等。B 超适用于检查肝、脾、肾等脏器和局部积液,还可指引穿刺点;过于肥胖、肠积气或腹壁有创伤时不宜用。CT 主要用于检查颅脑损伤,近年来多层 CT 检查技术(multislice computed tomography)的出现开创了多发伤检查的新局面,它可以在较短的时间内完成对患者的全身评估,发现最威胁生命的器官损伤,尤其适用于入院时即出现昏迷患者,此时常规的物理检查往往不能提供重要脏器损伤的信息。这种检查方式不受医生主观经验的制约,能够充分利用"黄金 1 小时"展开治疗以取得最佳效果,但是该技术需要昂贵的螺旋 CT 设备及迅速的后处理成像技术,这种设备往

Note

往往集中在三甲医院,不适合在基层推广。

MRI 可清晰地显示内脏器官,近似于解剖图形,对脊髓、颅凹、骨盆等处损伤的诊断效果很好,但如有金属异物存留则禁用。

3. 导管术　插入导尿管有助于诊断泌尿系损伤。如尿道断裂等,有些胸腹部伤,插入导管后可动态观察内脏出血或破裂。

4. 探查手术　有些患者伤情严重,病情变化快,高度怀疑有内脏破裂等严重创伤时,常需做探查手术,如开颅术、心包探查术等,这些探查手术既可明确诊断,又能起到抢救和治疗的作用。

（三）开放性创伤的检查

1. 常见开放性创伤　开放性损伤指伴有皮肤黏膜破裂及外出血的一类损伤,此时细菌易从创口侵入,引起感染,故开放性创伤必须及时清创。常见的开放性损伤有以下几种。

（1）火器伤:由枪弹,弹片等所造成的创伤。不仅枪弹、弹片可在弹道造成各种组织、器官的直接破坏,高速震荡还可造成弹道周围组织、器官的创伤,弹片可将泥土、衣片带入伤口,造成严重的污染,引起化脓性感染、破伤风或气性坏疽。

（2）撕裂伤:钝器打击造成挫伤的同时可引起皮肤和软组织裂开。创口边缘不整齐,周围组织的破坏较广泛。运转的机器、车辆将皮肤及皮下组织撕脱造成撕裂伤,有时还可将肌肉、肌腱、血管及神经撕脱。撕裂伤常引起皮肤坏死及感染。手腕部撕裂伤在临床上最常见。

（3）刺伤:由细长、尖锐的致伤物所造成。伤口虽不大,但深部的组织、器官可遭受破坏而不易被察觉,而被忽视。刺伤易引起深部感染。

（4）切割伤:由锋利的致伤物（如刀刃、玻璃）造成。伤口边缘较整齐。切割伤深度随外力大小而异。腕部肘部深切割伤同时有肌腱、血管、神经的断裂。

（5）擦伤:皮肤同粗糙致伤物摩擦而造成的表浅创伤。受伤部位仅有少量出血及渗出,因而伤情都较轻。

2. 开放性创伤的检查原则　开放性伤口,如有进行性出血、开放性气胸、腹部肠管脱出等情况,应先作止血、堵塞和覆盖等紧急处理,这一工作一般在院前急救时完成。检查要点如下:

（1）伤口大小、深度、形状等,常可提示致伤原因和损伤类型。如切割伤伤口多呈浅的线条状,一般枪弹伤伤口多呈较小圆形或椭圆形,爆炸性武器致伤的伤口呈哆开式或"拖把"状,长的生锈铁钉戳人体内时伤口既小又深,易发生厌氧性感染,等等。

（2）伤口污染情况:清洁伤口适宜做一期缝合,污染重的伤口,如火器伤和爆炸伤,则需彻底清创后做延期缝合。对于某些四肢严重污染的创面,第一次清创时无法准确判断组织的活力,可以在首次清创后保持创面开放,24~48 小时后再次进入手术室进行清创,必要时反复多次清创,最终达到创面的愈合。

（3）伤口的性状:颅脑外伤后从耳道、鼻腔流出脑脊液,表明有颅底骨折,并有鼓室、鼻窦的开放性损伤;伤口组织有捻发音,肌肉呈粉红色、有异味,预示有厌氧菌感染;伤口有黄色奶油状无臭的脓性液为葡萄球菌感染;有暗红色稀薄脓液、无臭味为链球菌感染;有绿色脓液及臭味者为铜绿假单胞菌感染。

（4）伤口内异物存留:浅层易发现,深层需依靠 X 线摄片,必要时可用探针检查。对于某些损伤如爆炸伤后玻璃破碎刺入肌组织的患者,在清创时要向患者交代清楚,某些细小颗粒的异物不能保证完全清除,存在异物残留的可能性,以避免不必要的医疗纠纷的产生。检查伤口时要避免增加患者痛苦和新的创伤。

第四节　创伤的治疗

创伤患者的救治过程可以简单地分为院前急救和院内治疗。对于院前急救来说,迅速发现致命性损伤非常重要,医生一瞬间的犹豫即决定了患者的生与死。进入院内急救阶段后,常需要急诊科,放射科,麻醉科,重症监护科,矫形及创伤外科,神经外科,泌尿科,心胸外科和整形外科医生以及医务辅助人员共同组成的创伤团队的通力合作,这对于多发伤患者尤为如此,此时面对错综复杂的伤情,由于医护人员自身的知识和技能的局限性,错误常难以避免,因此现代创伤诊治应该有一个简单实用的原则和一个高度程序化的标准化方案。这主要体现在院前急救和入院后的进一步处理上。

一、急救

急救的目的是挽救生命和稳定伤情。处理复杂伤情时,应优先解除危及患者生命的情况,使伤情得到初步控制,然后再进行后续处理,并尽可能稳定伤情,为转送和后续确定性治疗创造条件。必须优先抢救的急症主要包括心跳呼吸骤停、窒息、大出血、张力性气胸和休克等。常用的急救技术主要有复苏、通气、止血、包扎、固定和搬运等。

1. 复苏 心跳、呼吸骤停时,应立即行体外心脏按压及口对口人工呼吸;有条件时用呼吸面罩及手法加压给氧或气管插管接呼吸机支持呼吸;在心电监测下电除颤;紧急时可开胸心脏按压;药物除颤,并兼顾脑复苏。

2. 通气 呼吸道发生阻塞可在很短时间内使患者窒息死亡,故抢救时必须争分夺秒地解除各种阻塞原因,维持呼吸道的通畅。造成呼吸道阻塞的原因主要有:①颌面、颈部损伤后,血液、凝血块、骨碎片、软组织块、呕出物和分泌物及异物阻塞气道;颈部血管伤形成血肿压迫,或气管直接受损等;②重型颅脑伤致患者深度昏迷,下颌及舌根后坠,口腔分泌物和呕吐物吸入或堵塞气道;③火灾等导致的吸入性损伤发生时,喉及气道黏膜水肿;④肺部爆炸伤造成的肺出血或气管损伤。根据受伤史和受伤部位,患者面色及口唇因缺氧而青紫发绀、呼吸困难、有痰鸣音或气道阻塞、呼吸急促等,可作出呼吸道阻塞的判断。

对呼吸道阻塞的患者,必须果断地、以最简单、最迅速有效的方式予以通气。常用的方法有:①手指掏出致阻塞异物:适用颌面部伤所致的口腔内呼吸道阻塞。呼吸道通畅后应将患者头偏向一侧或取侧卧位。②抬起下颌:适用于颅脑伤舌根后坠及患者深度昏迷而窒息者。用双手抬起患者两侧下颌角。即可解除呼吸道阻塞。如仍有呼吸异常音,应迅速用手指掰开下颌,掏出或吸出口内分泌物和血液、凝血块等。呼吸道通畅后应将患者头偏向一侧或取侧卧位。必要时可将舌拉出,用别针或丝线穿过舌尖固定于衣扣上或用口咽通气管。③环甲膜穿刺或切开:在情况特别紧急,或上述两项措施不见效时,可用粗针头作环甲膜穿刺,对不能满足通气需要者,可用尖刀片作环甲膜切开,然后放入导管,吸出气道内血液和分泌物。④气管插管。⑤气管切开:可彻底解除上呼吸道阻塞和清除下呼吸道分泌物。

3. 止血 大出血可使患者迅速陷入休克,甚至致死,须及时止血。注意出血的性质有助于出血的处理。动脉出血呈鲜红色,速度快,呈间歇性喷射状;静脉出血多为暗红色,持续涌出;毛细血管损伤多为渗血,呈鲜红色,自伤口缓慢流出。常用的止血方法有指压法、加压包扎法、填塞法和止血带法等。

(1) 指压法:用手指压迫动脉经过骨骼表面的部位,达到止血目的。如头颈部大出血,可压迫一侧颈总动脉、颞动脉或颌动脉;上臂出血可根据伤部压迫腋动脉或肱动脉;下肢出血可压迫股动脉等。指压法止血是应急措施,因四肢动脉有侧支循环,故其效果有限,且难以持久。因此,应根据情况适时改用其他止血方法。

(2) 加压包扎法:现场急救中最为常用的方法。一般小动脉和静脉损伤出血均可用此法。方法是先将灭菌纱布或敷料填塞或置于伤口,外加纱布垫压,再以绷带加压包扎。包扎后将伤肢抬高,以增加静脉回流和减少出血。

(3) 填塞法:用于肌肉、骨端等渗血。先用1~2层大的无菌纱布覆盖伤口,以纱布条或绷带充填其中,再加压包扎。此法止血不够彻底,且可能增加感染机会。另外,在清创去除填塞物时,可能由于凝血块随同填塞物同时被取出,导致继发性出血。

(4) 止血带法:仅用于四肢伤大出血,加压包扎无效时。使用止血带时,接触面积应较大,以免造成神经损伤。止血带的位置应靠近伤口的最近端。止血带以局部充气式最好,其副反应小。只有在紧急情况下,才可使用三角巾或绷带等代替,但应在其下方放好衬垫物。禁用细绳索或电线等充当止血带。使用止血带应注意以下两点:每隔 1 小时放松 2~3 分钟,且使用时间一般不应超过 4 小时;止血带的患者必须有显著标志并注明启用时间,优先转送。在院前急救过程中,正确有效的加压包扎方法可为绝大多数患者实现有效止血,即使在股动脉和肱动脉等四肢主要血管损伤时,可在损伤部位填塞无菌敷料,然后在伤口周围进行加压包扎,也可以实现有效的止血。年轻医生轻视基本操作,掌握不了加压包扎的要领,盲目使用止血带止血,这不仅为加重肢体远端肌肉的缺血再灌注损伤的发生,而且在实际应用中,一旦止血带时间超过 1 个小时,即使按照操作规程进行短时间的松止血带操作,患者本身也会感到非常痛苦,不符合现在的医学模式,缺乏人文关怀。

4. 包扎　包扎的目的是保护伤口、减少污染、压迫止血、固定骨折、关节和敷料并止痛。最常用的材料是绷带和三角巾。无上述物品时,可就地取材用干净毛巾、包袱布、手绢、衣服等替代。绷带有环形包扎、螺旋反折包扎 8 字形包扎和帽式包扎等。包扎要掌握“三点一走行”,即绷带的起点、止点、着力点(多在伤处)和走行方向顺序。三角巾使用简单、方便、灵活,可用于身体不同部位的包扎也可作较大面积创伤的包扎但不便加压,也不够牢固。在进行伤口包扎时,包扎动作要轻巧,松紧要适宜、牢靠,既要保证敷料固定和压迫止血,又不能影响肢体的血液循环。包扎敷料应超出伤口边缘 5~10cm。遇有外露污染的骨折断端或腹内脏器,不可轻易还纳。若系腹腔组织脱出,应先用干净器皿保护后再包扎,不要将敷料直接包扎在脱出的组织上面。

5. 固定　骨关节损伤时必须固定制动,以减轻疼痛,避免骨折端损伤血管和神经,并有利于防治休克和搬运后送。较重的软组织损伤,也应局部固定制动。固定前应尽可能牵引伤肢矫正畸形,然后将其放在适当位置,固定于夹板或其他支持物上(可就地取材如用木板、竹竿树枝等。固定范围一般应包括骨折处远和近端的两个关节,既要牢靠,又不可固定过紧。急救中如缺乏固定材料,可行自体固定法,如将上肢固定于胸廓上,受伤的下肢固定于健肢上。伤口出血者,应先止血并包扎,然后再固定。开放性骨折固定时外露的骨折端不要还纳伤口内,以免造成污染扩散。固定的夹板不可与皮肤直接接触,须垫以衬物,尤其是夹板两端和骨突出部位,以防止组织受压损伤。

6. 搬运　搬运患者经过初步处理后,需从现场送到医院进一步检查与治疗。正确的搬运可减少患者痛苦,避免继发损伤。多采用担架或徒手搬运。对骨折患者,特别是脊柱损伤的患者,搬运时必须保持伤处稳定、切勿弯曲或扭动,以免加重损伤。搬运昏迷患者时,应将头偏向一侧,或采用半卧位及侧卧位以保持呼吸道通畅。

二、进一步救治

患者经现场急救被送到救治机构后,即应对其伤情进行判断、分类,然后采取针对性的措施进行救治。

(一)首次评估和治疗

患者进入急诊室后,创伤科医生对其基本生命体征进行的评估称之为首次评估,其目的在于迅速诊治威胁患者生命的损伤,这些损伤包括:气道损伤和窒息(如喉外伤);张力性气胸或血气胸;胸部开放损伤和连枷胸;心包填塞;广泛的外出血或内出血。

首次评估的治疗措施主要包括以下几个方面。

1. 气道的维护和颈椎制动　所有患者都给予 100% 的氧吸入,并采用颈托保护颈椎。可能

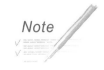

导致气道阻塞的原因包括：下颌或面中部骨折，喉或气管的直接损害，血液或呕吐物的误吸，以及异物。任何气道阻塞都必须紧急解除，一般情况下多采用气管插管进行干预，在紧急情况下可行环甲膜穿刺术或气管切开术。

2. 呼吸支持　　一般可从发绀，呼吸困难，喘鸣，意识减弱，胸部异常扩张和主要胸部损伤（肺挫伤，张力性气胸和血胸）等症状和体征即可诊断呼吸功能异常。对于气胸和血气胸应该置入胸腔闭式引流管以减轻胸腔内的压力。严重的脑外伤或由于严重的低血容量继发脑缺氧引起的大脑损伤都造成呼吸功能受损。直接的心脏创伤或继发的心肌梗死都可以引起肺水肿，这也可以由胸腔受压造成。对于严重多发伤患者，迅速气管插管并给予每公斤体重 8~10ml 的潮气量，5ml 的呼气末正压通气和 50% 的氧饱和度是保证充足通气的先决条件。

3. 循环评估和出血控制　　一旦气道和呼吸得到保障后，则应通过对循环系统的评估和纠正休克将心血管循环系统提供的组织中的氧气浓度达到最大化。对于创伤患者来说，最常见的休克为低血容量性休克，它常由于急性失血所致。尽管休克患者的血压可能处于正常范围内的低值，但我们应将低血压的患者视为低血容量性休克来进行早期干预。而低血压是低血容量性休克患者进行充分代偿后的表现。检查甲床和结膜后可发现毛细血管血流减少，这是血管灌注不足的最敏感征象。正常人的尿量应超过每小时每公斤体重 1ml，尿量减少也是血容量不足的表现，也是诊断休克的敏感指标，还可用来检测患者对复苏的反应。低血容量休克分为四个阶段。在第一阶段，失血量小于血容量的 15%（750ml）。血压、呼吸频率、意识和毛细血管灌注正常，皮肤苍白，患者通过血管床的收缩来进行代偿。在第二阶段，失血量达到了血容量的 15%~30%（750~1500ml）。此时通过血管收缩不能维持心输出量，心率大于 100 次 / 分，呼吸频率增加，毛细血管再充盈时间延长，交感神经兴奋导致发汗，脉压减少。在第三阶段，失血量达到血容量的 30%~40%（1500~2000ml），患者意识模糊，发冷汗，皮肤苍白，毛细血管再充盈时间延长，心率大于 120 次 / 分，呼吸频率大于 30 次 / 分，收缩压小于 100mmHg，尿量减少。在第四阶段，失血量超过血容量的 40%（2000ml），存在明显的心动过速和呼吸急促，收缩压小于 70mmHg，毛细血管再充盈消失，无尿，患者嗜睡甚至昏迷。此时的治疗措施包括通过迅速的静脉补血补液重建血容量，寻找内部或外部出血点并进行止血。胸平片、腹平片、骨盆正位片以及腹部超声检查有助于发现出血点。

4. 神经功能评估　　重建循环功能后，应该迅速地行神经系统检查。对于意识清楚的患者，格拉斯哥昏迷评分（GCS）有助于对患者实施快速的神经功能检查，并检测到任何可能发生的后续神经功能恶化。运动功能丧失提示脊髓损伤或周围神经损伤。对于严重开放骨折或肢体毁损伤，神经功能检查有助于判断是否有必要保肢。在对患者行插管麻醉前，必须完成神经功能检查。对于 GCS 评分 8 分及其以下的患者，必须气管插管和持续颅内压监测。瞳孔的大小及对光反射和角膜反射均有助于发现中枢神经系统损伤。如果有必要行 CT 检查（GCS 小于 10 分或神经功能持续性恶化），则应稍后在二次评估中进行。

5. 暴露和环境控制　　用剪子去除患者衣服进行检查后，采用保温毯覆盖以预防由于各种内源性和医源性因素造成的低体温。由于静脉输注冷液体会降低患者的中心温度，因此应该对这些液体进行适当加热。

如果建立外周静脉液路困难，则可在踝关节附近行大隐静脉切开术。在患者进入急诊室的 15~20 分钟内，血库应提供配型好的血液。如果情况紧急，也可以输注 O 型血，但在输入 O 型血前应取患者的血样以备随后的交叉配型。对于严重多发伤患者，由于血液稀释，低温，凝血因子消耗和弥散性血管内凝血等原因，要对凝血障碍有充分的估计。静脉输入热液体纠正低体温至关重要。应根据临床判断和实验室检查结果使用血小板、新鲜冰冻血浆和其他血液制品。一般通过观察患者的临床反应以及简单临床指标（脉搏，血压，毛细血管充盈和尿量）的测量来观察容积替代治疗的疗效。导尿则是强制性的。

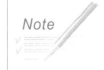

对于严重损伤或伤情复杂的患者,在抢救早期就应采用有创的动脉压检测、中心静脉压检测以及肺动脉压检测。虽然在某些特殊情况下还存在争议,但是现在一般都主张维持重要生命体征正常化,并将中心静脉压控制到 8~15mmHg。对于看起来稳定的患者,连续检测酸碱平衡的参数(尤其是碱剩余和血清乳酸值)有助于评估患者对于治疗的反应,并发现潜在的灌注不足。应通过定期测量血红蛋白浓度来决定是否需要持续输血,必要时可应用床旁动脉血气分析迅速做出判断。对于需要持续不断的补血补液的患者,一定要反复寻找其出血部位。休克治疗是一个动态过程,对于需要持续输血的患者,常需要进行外科干预。

6. **镇静止痛和心理治疗**　剧烈疼痛可诱发或加重休克,故在不影响病情观察的情况下可选用药物镇静止痛。无昏迷或瘫痪的患者可皮下或肌注哌替啶(度冷丁)75~100mg 或盐酸吗啡 5~10mg 止痛。由于患者可有恐惧、焦虑等,甚至个别可发生创伤后精神病。故心理治疗很重要,使患者配合治疗,有利于康复。

7. **防止感染**　遵循无菌术操作原则,使用抗菌药物。开放性创伤需加用破伤风抗毒素。抗菌药在伤后 2~6 小时内使用可起预防作用,延迟用药起治疗作用,并需延长持续用药时间。对于抗感染能力低下的患者,用药时间也需延长,且常调整药物品种。

(二)二次评估和治疗

对患者进行首次评估和治疗后,应该对其生理状态进行评估和分类,这种生理状态评估是建立在伤情整体严重程度、具体损伤情况和血流动力学状态的基础上。为了保证评估的正确性,医生在进行评估前必须保证患者已经得到了充分的复苏,也就是说在复苏完成时,患者必须符合以下条件:血压和脉搏稳定,血氧饱和度稳定,乳酸水平 <2mmol/L,无凝血障碍,体温正常,每小时每公斤体重的尿量 >1ml,不需要强心剂。

一般将患者的状态分为稳定、介于稳定和不稳定之间、不稳定和极端情况四类。稳定指:患者对最初的治疗反应良好,血流动力学稳定。他们没有威胁到生命的损伤和生理状态紊乱的现象(凝血障碍、呼吸窘迫、潜在的组织灌注不足和酸碱平衡失调)。介于稳定和不稳定之间指:患者对最初的复苏治疗有稳定性反应,但由于其存在严重合并症导致预后不佳,病情随时可能发生恶化。不稳定指:患者接受初步治疗后,患者血流动力学仍然不稳定,病情迅速发生恶化,导致多器官功能衰竭和死亡的风险很大。此时应将患者转运到重症监护病房进行治疗,除非在绝对必要时才可以实施迅速的救命性手术。极端是指:患者经常伴有持续性的不可控制的出血。由于伤情严重,患者距离死亡非常近。在持续复苏后,患者的生理状况仍不稳定。他们经常受到"低体温、酸中毒和凝血障碍"死亡三联征的困扰。此时应将患者迅速送至重症监护室,提供血液学和心肺功能支持,并进行更高级别的监护。在重症监护室或急诊室采用外固定架迅速处理骨科损伤,这种处理不能耽误其他抢救措施的实施。其他任何重建手术都需要在患者生存后延期进行。这种策略就是"损伤控制外科"(damage control surgery,DCS)的理念。这种理念并不一定能够挽救患者的生命,但它至少不会加速死亡进程。

损伤控制外科理念是多发伤救治领域的里程碑式的进展。在第二次世界大战及其以前的时期,受当时医疗条件和科技水平的限制,分级救治和择期手术观点成为多发伤救治的标准理念;从第二次世界大战结束到 20 世纪 70 年代,随着第三次科技革命的到来,外科水平不断进步,外科 ICU 病房的出现使得术后监护水平不断提高,因此那个时代的绝大多数医生均主张一期手术解决所有创伤,但是大规模的随访发现患者术后的死亡率并没有得到降低;1983 年美国埃默里(Maryland)大学医学院的 Stone 医生通过对 31 例多发伤合并凝血障碍患者救治经验中发现存在体温不升、代谢性酸中毒和凝血障碍的患者,如果一期手术解决所有问题,死亡率多在 90%以上,因此他提出了损伤控制外科的概念。诸多学者在基础和临床上对此进行了深入的研究,迄今已经演化出骨科损伤控制、腹部外科损伤控制等诸多理念,这些理念有效地指导着临床工作,降低了多发伤患者的死亡率。

总之,多发伤患者损伤的严重程度和其临床状况是影响治疗方案选择的最主要因素。对于稳定的患者,一期手术治疗是最佳选择。在复苏完成后的 24 小时内,可以安全地对这类患者进行终极手术治疗。对于介于稳定和不稳定之间的患者,一期手术治疗仍然可能有效。此时术者必须提高警惕,在手术过程中一旦发现患者生理状态的恶化,必须毫不犹豫转为损伤控制程序治疗。对处于不稳定状态以及极端情况的患者,则推荐采用损伤控制程序。此时进行所有的手术操作前都应该考虑其是否有利于挽救患者的生命,是否能够迅速有效的实施。对于存在严重脑外伤的患者,也推荐采用损伤控制,此时应该优先考虑对中枢神经系统的治疗和保护措施,以避免遗留残疾和畸形。

三、常见闭合性创伤的治疗

临床上多见的如软组织挫伤、扭伤等。软组织挫伤多因钝性外力碰撞或打击导致部分组织细胞受损,微血管破裂出血,继而引发炎症。临床表现为局部疼痛、肿胀、触痛,或有皮肤发红,继而转为皮下青紫瘀斑。治疗上常选择物理疗法,如伤后初期局部可用冷敷。12 小时后改用热敷或红外线治疗或包扎制动,还可服用云南白药等。少数挫伤后有血肿形成时,可加压包扎。如挫伤系由强大暴力所致,须检查深部组织器官有无损伤,以免因漏诊和延误治疗而造成严重后果。

闭合性骨折和脱位应先予以复位,然后根据情况选用各种外固定或内固定的方法制动。头部、颈部、胸部、腹部等的闭合性创伤,都可能造成深部组织器官的损伤,甚至危及生命,必须仔细检查诊断以采取相应的治疗措施。

四、常见开放性创伤的治疗

擦伤、表浅的小刺伤和小切割伤,可用非手术疗法。其他的开放性创伤均需手术处理,目的是为了修复断裂的组织,但必须根据具体的伤情选择合适的方法。例如:伤口可分清洁伤口(clean wound)(无菌手术切口)、污染伤口(contaminated wound)(有细菌污染但尚未构成感染)和感染伤口。清洁伤口可以直接缝合。开放性创伤早期为污染伤口可行清创术(debridement),直接缝合或者延期缝合。感染伤口先要引流然后再作其他处理。较深入体内的创伤在手术中必须仔细探查和修复。伤口或组织内存有异物,应尽早取出以利于组织修复,但若异物数量多,或者摘取可能造成严重的再次损伤,处理时必须权衡利弊。另外,开放性创伤应注射破伤风抗毒素治疗,在伤后 12 小时内应用可起到预防作用。污染和感染伤口还要根据伤情和感染程度考虑使用抗菌药。

清创术的目的是将污染伤口变为清洁伤口,为组织愈合创造良好条件。清创时间越早越好,伤后 6~8 小时内清创一般可达到一期愈合。清创步骤是:①先用无菌敷料覆盖伤口,用无菌刷和肥皂液清洗周围皮肤;②去除伤口敷料后取出明显可见的异物、血块及脱落的组织碎片,用生理盐水反复冲洗;③常规消毒铺巾;④沿原伤口切除创缘皮肤 1~2mm,必要时可扩大伤口,但肢体部位应沿纵轴切开,经关节的切口应作 S 形切开;⑤由浅至深,切除失活的组织,清除血肿、凝血块和异物,对损伤的肌腱和神经可酌情进行修复或仅用周围组织掩盖;⑥彻底止血;⑦再次用生理盐水反复冲洗伤口,污染重且怀疑厌氧菌感染者可用 3% 过氧化氢溶液清洗后再以生理盐水冲洗;⑧彻底清创后,伤后时间短和污染轻的伤口可予缝合,但不宜过密、过紧以伤口边缘对合为度。缝合后消毒皮肤,外加包扎,必要时固定制动。

如果伤口污染较重或处理时间已超过伤后 8~12 小时,但尚未发生明显的感染,皮肤的线暂不结扎,伤口内留置盐水纱条引流。24~48 小时后伤口仍无明显感染者,可将缝线结扎创缘对合。如果伤口已感染,则取下缝线按感染伤口(infected wound)进行换药,待感染消除,创面肉芽组织新鲜后再行缝合术。

五、战伤救治的基本原则

战伤的救治由于受到野战环境和战区卫生资源及设备等条件的限制,不可能如平时创伤那样在一个救治机构完成所有的治疗而是采用分级救治(也称阶梯治疗)的组织形式由梯次配置于战区和后方的各级救治机构分工负责,在保持继承性和连续性的前提下共同完成。患者在受伤地及其附近由靠近前线的救治人员或机构进行急救主要是挽救生命和稳定伤情然后使用不同的后送工具(如担架、机动车辆、船只和飞机等)逐级或越级后送到远离战场的救治机构进行确定性治疗。战伤救治技术方面,强调火线急救。挽救生命包括保持呼吸道通畅、止血、包扎、固定和搬运后送等。在检伤分类的基础上,积极抗休克维持呼吸、循环稳定。伤口的处理原则是尽早清创。除头、面、手和外阴部外,一般禁止初期缝合。此外还应注意止痛、抗感染及后送途中患者的治疗等问题。

火器伤的全身治疗与一般创伤相同,主要是全面了解伤情,积极防治休克维持呼吸、循环的稳定。局部治疗主要尽早清创,充分显露伤道,清除坏死和失活的组织。清创后伤口开放,保持引流通畅 3~5 天后,酌情行延期缝合。冲击伤治疗的关键是早期、正确的诊断,救治原则与其他伤相似。肺冲击伤应注意掌握输血输液量和输注速度,以免引起或加重肺水肿;中耳冲击伤时禁止填塞、冲洗,或向中耳内滴注药液。另外凡是两种以上致伤因素造成的损伤应称复合伤,其伤情通常十分严重,具有死亡率高、休克发生率高、感染发生早而重等特点。其救治原则是尽早消除致伤因素的作用,如撤离现场、清除放射或化学污染,抗放射或抗病毒治疗等。同时应采取针对性措施积极抗休克、复苏、防治感染伤口处理及全身支持等。

六、我国创伤救治存在的问题和展望

新中国成立以来,特别是改革开放 30 年来,随着我国经济的发展,创伤外科技术尤其是多发伤救治水平得到了一定程度的提高,但是还存在着下列问题。①对院前救治重视不够,急救网络跟欧美发达国家尚存在着一定的差距,欧美发达国家创伤发生后平均 5 分钟左右救护车即可到达现场,我国经济最发达的上海市的平均时间则为 15 分钟,30 分钟后才能到达现场的省份占很大比例,不但错过了"白金 10 分钟",而且错过了"黄金 1 小时",患者入院后投入多,收效差,救治成功率低,这是我们急需解决的问题之一。②院内救治缺乏专业的创伤队伍,很多医院没有独立的创伤中心,患者送到急诊科后由急诊科护士联系普通外科、泌尿外科、骨外科、神经外科等相关科室医生临时组织会诊,医生的视野多局限在自己的专业范围内,缺少创伤救治理念(诸如创伤控制理论)的指导,往往耽误了救治时间。针对这个问题,我国外科学鼻祖裘法祖在 2004 年即呼吁"建立创伤外科专科,提高多发伤救治水平"。裘老建议选拔优秀医生在腹部外科、胸心外科、骨外科、神经外科、麻醉科和影像科进行 3~5 年的轮转,并到国外创伤中心进行学习,成为能够独立处理创伤相关问题的专科人才。裘老的教诲在今天仍然具有极强的现实意义和指导意义。③缺乏符合中国国情的多发伤评分系统和救治模式,我国人口基数众多,因此创伤发生人数和多发伤发生人数在全球中也是首屈一指,但到目前为止尚无自己的多发伤救治数据库,仍然照抄国外的 ISS 和 AIS 评分,按照这个评分指导治疗,在创伤外科的具体领域(比如骨科)也是沿袭国外的救治模式,照搬国外的手术器械和手术方式,这是一件非常可怕的事情,因为东方人有着和西方人不同的体质,不同的生理特点。笔者对我院在 2003~2007 年的 65 267 例骨折患者进行了分型,不仅发现了骶髂关节前脱位这一新的损伤类型,而且还发现了国人在损伤类型上和西方有着诸多不同。

综上所述,对我国的多发伤救治提出如下希望,①希望早日建立全国的多发伤数据库,充分利用我国大量的病例资源,采用循证医学的观点科学评价临床治疗及疗效。要组织大规模、多中心、严格设计的临床研究,经过长期的数据积累和临床随访后,我们必将提出中国的 ISS 和 AIS 评分标准,进一步提高我国的多发伤救治水平。②早日建立创伤专科,培养一大批具有多学科背景,能够独立处理多发伤患者的专业人才,提高院内救治水平。③重视对院前救治的投入,特别是我国即将放开民用低空飞行领域,我们可利用这一契机建立配备直升机的地域性创伤急救中心,这可以大大提高救治速度,充分利用"白金 10 分钟"和"黄金 1 小时"展开救治。最后,随着中国经济水平的增长,机动车数量急剧增多,交通事故频发,自从 1991 年以来,道路交通伤害的死亡率呈明显上升趋势,至 2000 年达到 15.19/10 万,成为我国第一位伤害死因,因此我们应提高驾驶员及行人的安全意识及守法观念,加强交通立法,严格交通执法,重视道路等基础设施建设,以"不治已病治未病,不治已乱治未乱"的态度尽最大可能降低多发伤对人民群众生命安全的威胁。

本章小结

　　创伤是指机械性因素作用于机体所致的组织结构完整性的破坏或功能障碍。创伤后的机体局部炎症反应和全身炎症反应常同时存在。局部反应主要表现为损伤局部的红、肿、热、痛,全身反应则是致伤因素作用于机体后引起的一系列神经内分泌互动增强并由此而引发的各种功能和代谢改变的过程,是一种非特异性应激反应。脂肪栓塞综合征是外伤、骨折等严重伤的并发症。常见于多发性骨折,主要病变部位是肺,可造成肺通气功能障碍甚至呼吸功能不全。创伤早期如出现心动过速,体温升高超过 38℃,动脉氧分压下降,肺部出现暴风雪阴影等特殊征象时,可确诊为脂肪栓塞综合征。凝血功能障碍、低体温和酸中毒被称为"死亡三联症",是重症创伤死亡的重要原因之一。组织修复和伤口愈合过程分为局部炎症反应、细胞增殖分化和肉芽组织生成阶段以及组织塑形三个阶段。骨折愈合过程可分为血肿炎症机化期、原始骨痂形成期和骨痂改造塑形期。影响创伤愈合的因素分为全身因素和局部因素两个方面。局部因素主要包括感染与异物,局部血液循环,神经支配和电离辐射四个方面。伤口愈合一般分为一期愈合和二期愈合。对创伤患者的检查,一定要有整体观念,首先要注意患者的生命体征,其次要检查受伤部位,在检查过程中要时刻注意患者生命体征的变化,有助于迅速发现最危及生命的脏器损伤,从而挽救患者的生命。病情严重时,常需边检查边治疗;在患者意识障碍、病情不允许搬动或某一部位伤情重而掩盖其他部位的征象等情况下,医生需要凭经验先做出初步判断,然后再仔细检查。ISS≥16 分为严重损伤。冲击伤又称爆震伤,指强烈的爆炸(如重型炸弹、鱼雷、核武器等爆炸)产生的强烈冲击波造成的创伤。体表可无伤痕,但体内的脏器却遭受严重的损伤。对于某些四肢严重污染的创面,第一次清创时无法准确判断组织的活力,可以在首次清创后保持创面开放,24~48 小时后再次进入手术室进行清创,必要时反复多次清创,最终达到创面的愈合。常用的急救技术主要有复苏、通气、止血、包扎、固定和搬运等。头颈部大出血,可压迫一侧颈总动脉、颞动脉或颌动脉;上臂出血可根据伤部压迫腋动脉或肱动脉;下肢出血可压迫股动脉等。使用止血带应注意以下两点:每隔 1 小时放松 2~3 分钟,且使用时间一般不应超过 4 小时;止血带的患者必须有显著标志并注明启用时间,优先转送。

思考题

　　1. 简述创伤的修复过程。

　　2. 不利于创伤修复的因素有哪些?

　　3. 简述创伤应激时葡萄糖代谢将发生哪些变化。

　　4. 简述战伤救治的基本原则。

(张英泽)

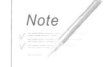

参考文献

1. Gormican SP. CRAMS scale：field triage of trauma victims. Ann Emerg Med，1982，11（3）：132-35.

2. SCHMEISSER G Jr. CRASH PLAN. Md State Med J，1964，13：76-77.

3. Baker SP，O'Neill B，Haddon W Jr，et al. The injury severity score：a method for describing patients with multiple injuries and evaluating emergency care. J Trauma，1974，14（3）：187-196.

4. Teasdale G，Maas A，Lecky F，et al. The Glasgow Coma Scale at 40 years：standing the test of time. Lancet Neurol，2014，13（8）：844-854.

5. Stone HH，Strom PR，Mullins RJ. Management of the major coagulopathy with onset during laparotomy. Ann Surg，1983，197（5）：532-535.

第八章 骨 折 总 论

骨折多由暴力造成,是创伤过程中非常常见的一种损伤。骨折产生的原因、机制、暴力大小、骨折累及部位、形态、合并软组织及血管神经损伤情况、并发症情况等也各不相同。人类对骨折的积极治疗至少可以追溯到公元前300年。科学家在对古埃及墓穴的考古中发现两具人体标本,一具患有股骨干中段开放粉碎骨折,另一具为前臂开放骨折,其治疗方法均为采取木制夹板固定。这种古老的治疗方法一直被后人沿用下来。在人类文明的发展过程中,对于骨折认识及治疗的进步一直没有停止。

第一节 概 述

一、定义

随着时代的发展,人类对于骨折的认识也不断加深,对于骨折的定义也有许多不同的表达,例如:

1. 骨质的完整性或连续性中断,称为骨折;
2. 骨与软骨由于外力的作用失去其完整性,称之为骨折;
3. 骨质连续性离断,称之骨折;
4. 骨的完整性、连续性发生部分或完全断裂者,称为骨折;
5. 由于一定强度的外力作用,致使骨质的完整性部分地或完全地断裂,称为骨折,此时常伴有软组织损伤;
6. 骨的完整性或连续性遭到破坏,称为骨折。

骨是人体的器官之一,由骨质、骨膜、骨髓、神经和血管等组成。骨质包括皮质骨、松质骨。其中骨质的完整性遭到破坏或其连续性中断时即称为骨折。最多见的骨折是皮质骨骨折,宏观上常表现为骨折的成角、移位等。单纯松质骨骨折并不多见,其中之一是股骨颈骨折后,股骨头血运受到影响,此时即使股骨头形态未发生改变,但其内部骨小梁的完整性或连续性可能已经遭到破坏,即骨小梁发生骨折,成为继发股骨头塌陷、变形的主要原因之一。软骨骨折在普通 X 线片上无法显示,必须结合骨科检查或在手术直视下才可发现,例如肋软骨骨折、干骺端关节面软骨骨折等。

二、成因

骨折多由暴力造成,但病理性骨折和应力(疲劳)骨折例外。

1. 病理性骨折　因已经存在的某种疾病造成局部骨质薄弱,对于正常骨质无破坏力的应力作用于此薄弱部位时发生的骨折称为病理性骨折。骨质疏松是病理性骨折的常见原因,是导致老年人发生病理性骨折的重要因素。尽管所有疾病导致的骨折均可称为病理性骨折,但它常用于狭义地描述发生在肿瘤部位的骨折,如骨转移瘤或原发肿瘤(如骨髓瘤)等造成的骨折。有人曾建议用"功能不全骨折"来描述肿瘤性疾病造成的病理性骨折。

Note

2. 应力骨折　骨皮质与其他材料一样,在反复的应力作用下可以出现断裂,导致完全骨折,称为应力骨折。应力骨折可发生于任何年龄阶段,最多见于接受严格军事训练的新兵,偶见于舞蹈演员和运动员。对于应力骨折的成因,一种观点认为,肌肉疲劳后丧失了其相应的功能,导致异常应力集中于骨骼,并最终导致骨骼的疲劳、断裂。

三、分类

根据创伤的原因、解剖部位、骨折形态特点、骨折端是否与外界相通等对骨折进行描述,如桡骨远端伸直型粉碎开放骨折。

可根据很多方法对骨折进行分类:

1. 按解剖部位(骨干近 1/3、中 1/3 和远 1/3 ;髁上;粗隆下);
2. 按骨折线形态(横断、斜形、螺旋形等);
3. 按骨折线粉碎程度(如骨折线多少等)。

青枝骨折多见于儿童,成人中罕见,但偶可在成人发现不全骨折,例如单侧骨皮质断裂或缺损等。压缩骨折是指在外力造成骨折后长骨骨折端被推挤进入干骺端松质骨,常见于肱骨近端骨折、股骨髁上骨折、胫骨平台骨折等。

当皮肤、软组织、肌肉等被撕裂,骨折端外露时称为开放骨折,否则称为闭合骨折。因严重暴力所致碾锉,皮肤发生广泛皮下剥离,但并不存在明显伤口,同时也造成了骨折,发生皮下剥离的皮肤常常出现部分或全部坏死,属潜在开放骨折;但若骨折端周围包裹有完整的肌肉,则即使皮肤发生坏死也不会成为开放骨折。

四、临床表现

大多数骨折容易诊断,但以下症状和体征,无论是单独或联合发生,均提示有骨折的可能。

1. 疼痛和肿胀　神经系统完整的患者,虽然骨折严重程度不同,但均可导致疼痛。如椎体轻微压缩骨折,疼痛可能并没有严重到促使患者就诊,而未经治疗;另一方面,疼痛和肿胀可以是骨折唯一的证据(例如,肩胛骨骨折和疲劳骨折)。

中老年人过度活动后足跟疼痛通常是由于应力骨折,2~3 周后 X 线检查发现由于骨痂产生密度增高带。对可疑病例,可采取放射性骨扫描检查。

2. 功能丧失　大多数骨折由于疼痛和丧失杠杆力臂而造成功能丧失,但股骨颈不全骨折,患者可继续行走,甚至可以骑自行车。

3. 畸形　大多数骨折导致出血,造成可以感觉到的肿胀,也常导致成角或旋转畸形。

4. 姿势　患者姿势有时具有诊断意义。锁骨骨折者一般用对侧手部支撑受累上肢,头转向骨折侧。当患者自仰卧位坐起时,用手抱住头部,常可能是齿状突骨折。

5. 异常活动和摩擦音　长骨干中段有活动,则毫无疑问发生了骨折,也可出现摩擦音,骨碎片互相摩擦也可导致摩擦感。由于这些体征可加重患者疼痛和具有危险性,不应刻意引出。

6. 神经血管损伤　对所有可疑骨折的检查均包括对其周围神经功能和血管进行评估。特别是在怀疑肱骨和股骨髁上骨折时更应如此。

五、影像学表现

X 线片是最基本的首选的检查方法。其他任何检查方法都是在其检查基础上的进一步检查。X 线检查目的包括:①骨或软组织内有无病变或骨折;②损伤的部位、类型;③鉴别诊断及进一步诊断和治疗计划等。X 线片应包括骨折每一侧的关节,其拍摄质量必须得到保证。X 线片能满足大部分临床的需要,少量患者需要行 CT、MRI 等检查。

CT 扫描是在 X 线片基础上的进一步检查,已经在临床上广泛应用。CT 图像的特点是轴层

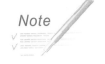

断面,它没有影像重叠,解剖关系清楚。一些 X 线片不易显示的部位应用 CT 扫描获得良好的显示,如寰椎和由于肠道影响观察的骶骨与骶髂关节等。除轴向扫描外,对四肢远端还可以进行其他方位的扫描。因此,有些 X 线片很难显示的细微骨折通过 CT 扫描可以得到明确的结果。另外,CT 扫描在观察关节内骨折和进行骨折分型上明显优于普通 X 线片。在脊柱骨折中,CT 扫描必不可少,其除能观察骨折外,还能观察骨折所造成的椎管的改变以及骨折对脊髓所造成的损害,对治疗和预后都有参考价值,对椎间盘和韧带损伤的诊断 CT 扫描较 X 线片有优势。

CT 扫描的三维成像是螺旋 CT 机的一个特殊功能,此功能在头面部骨折及髋臼骨折的诊断中具有很高的价值,尤其对手术前的准备和计划很有帮助。

但也要注意正确应用 CT 扫描,不能盲目检查,检查目的要填写清楚。有些损伤进行 CT 检查无明显意义,如膝半月板损伤等。

MRI 是非 X 线检查,是人体内氢质子的磁共振成像。由于 MRI 是多序列、多方位成像,因而可从不同角度观察影像信息。主要应用范围包括脊柱脊髓损伤、膝半月板损伤、韧带损伤及隐匿性骨折等。脊柱损伤常合并脊髓损伤、出血,此时 MRI 诊断作用明显。MRI 对膝半月板和交叉韧带损伤也有重要诊断价值,普通 X 线及 CT 检查无法替代。观察骨折时,MRI 除能观察到骨折线外还能观察到骨髓内水肿和出血。另外,在诊断隐匿性骨折方面,MRI 也较普通 X 线片有明显优势。

MRI 对病理性骨折的鉴别诊断有重要意义。当怀疑有病理性骨折时,通过 MRI 的 T1WI、T2WI 的成像可使骨内病变显示出来。

骨折线的表现说明骨骼发生了断裂以及骨骼的连续性发生了中断,在 X 线片上出现低密度透亮线即骨折线。骨骼发生骨折后,骨皮质中断,骨骼错位、扭曲、变形,骨小梁亦发生了中断。CT 在骨折中的应用有限,主要用于诊断细微骨折与隐性骨折。进行 CT 扫描时要注意扫描平面要与骨折线成一定角度,否则骨折线容易显示不佳。MRI 主要应用于观察骨髓内水肿,单纯为了观察骨折线则没有必要进行 MRI 检查。只有极少数患者需要除外是否存在隐匿性骨折时,需要进行 MRI 检查。

X 线片不仅能显示骨折范围、程度和分型,而且绝大部分能做出定性诊断。骨折分型对治疗有重要意义。根据不同情况可有不同分型:根据骨折程度可分为完全和不完全性骨折;根据骨折原因可分为病理性和非病理性骨折;根据年龄可分为成人与儿童骨折;根据骨折线形状和走行可分线形、星形、横形、斜形和螺旋形骨折,还可分为"Y"形或"T"形骨折;根据骨折碎片和部位还可分为撕脱性、嵌插性和粉碎性骨折。

骨折整复后必须观察疗效及骨折愈合情况,判断整复后质量主要观察骨折部位对位对线,骨折愈合则要观察内骨痂与外骨痂,普通 X 线片可明确显示上述状况,只有当骨折不愈合时或部分愈合时,进行 CT 或 MRI 检查才有助于确诊和查找骨折不愈合的原因,如感染、骨坏死等,甚至有些骨折旋转错位也可以通过 CT 检查进行确定。

第二节　骨折的愈合

治疗骨及软组织损伤的原则首先是避免组织的进一步损伤,避免对自然修复过程的干扰,为修复过程创造适宜的生物和力学环境。同时,需要了解各种组织的修复能力,以及影响这些能力的因素。骨及软组织损伤后,在治疗中往往注意骨折的治疗而忽略周围软组织,实际上与骨折有关的软组织损伤,例如肌腱、韧带、关节囊、半月板和关节软骨等,以及周围的神经、血管及淋巴管,都会给治疗带来很多困难,并能导致比骨折更为严重的结果。

愈合是损伤后组织为恢复其结构和功能所做的反应,它是由一系列复杂的和相互联系的细胞反应、体液反应和血管反应所完成的。急性创伤造成组织破坏、出血,引发有血供的组织如骨

Note

骼、致密纤维和肌肉组织的反应,包括:炎症、修复和再塑形三个阶段。这三个阶段并不是分别发生的,而是连续的一系列的细胞、体液和血管反应。这一系列反应由炎性介质的释放开始,以再塑形达到动态平衡结束。无血供组织,如:软骨、半月板内层区域损伤后,不能引发明确的炎性反应,但能引起细胞反应,因而不能形成创伤的愈合。

　　骨组织有精细的血液供应系统,并有神经支配和淋巴循环。骨膜由两层组成,外部纤维层和内部的细胞和血管丰富的生发层。骨膜覆盖骨外表面参与骨折的愈合。婴儿或儿童的骨膜较成人的厚,并更富含血管成分,这与儿童骨折愈合中骨膜更积极参与有关。

　　人类骨组织有两种形式:皮质骨和松质骨。长骨干部主要由皮质骨组成,长骨干骺端以及不规则骨仅有一层薄皮质骨,主要组成成分是松质骨,这种皮质骨和松质骨的分布的不同造成它们骨折愈合能力的不同。

　　两种骨在力学和生物学特性上也有所不同:网织或非成熟骨和板层或成熟骨。网织骨形成胚胎时骨骼并且随着发育和生长由板层骨替代。与皮质骨比较,松质骨再生和吸收能力强,其基质的纤维蛋白排列不规则,其每单位体积骨细胞含量高于皮质骨4倍,基质矿物质排序不均。由于上述特点,骨痂中的松质骨与皮质骨在X线片上表现也有所不同。由于胶原蛋白纤维和矿物质的排序不规则,以及相对多的细胞和水浓度,网织骨较板层骨强度低,更易变形。

一、骨折愈合过程

　　骨折能启动一系列的炎症、修复及再塑形反应,最终恢复到原始状态。损伤后炎症反应马上开始,随后修复阶段启动,损伤的细胞和基质被替代修复后,就开始了较长时间的再塑形期(图8-1)。在炎症期能量需求快速增加,在修复期达到峰值,这时骨痂中的细胞增殖,大量新生基质合成。当再塑形开始,细胞浓度和活性降低,骨折愈合的能量需求有所减少。

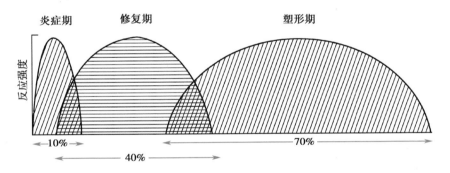

图 8-1　骨折愈合的分期

（一）炎症

　　引起骨折的损伤不仅破坏了细胞、血管和骨基质,而且损伤了周围的软组织,包括骨膜和肌肉。在髓腔内,两骨折断端间、掀起的骨膜下都可形成血肿。血管破坏后,骨细胞失去营养,骨折端出现坏死细胞。严重损伤的骨膜和骨髓及周围的软组织都形成骨折部位的坏死物质。

　　血小板和坏死受伤的细胞释放炎性介质从而引起血管扩张,血浆渗出,形成骨折局部的急性水肿。炎性细胞向受伤部位移动,这些细胞包括:多形核粒细胞、肥大细胞、淋巴细胞,它们释放细胞激动素(cytokine),能刺激新生血管形成,随着炎症反应的消退,坏死组织及渗出物被吸收,成纤维细胞出现并开始产生新基质。

（二）修复

　　能激发骨折修复的因子包括:在炎症反应期局部释放出的趋化因子(chemotactic factor),骨基质蛋白,包括骨组织破坏后出现的细胞激动因子。电刺激可能也有作用。在新鲜骨折处可发现负电性,也许能刺激新骨生成。这种负电性有赖于细胞的活力,它不像在完整骨上可观察到的电流现象,它不是由受应力而产生。负电性随着骨折愈合而逐渐消失。

尽管几乎所有的骨折都会引起炎症反应,但修复组织的数量和成分以及修复的速率却有很大的不同,这取决于骨折是发生在松质骨,如:骨骺、干骺端、椎体,还是在管状骨的骨干部位。骨折后的力学稳定性将影响修复过程。修复和再塑形可以发生在骨折端存在反常活动的情况下,也可以发生在骨折端稳定固定、紧密接触的情况下。

1. **不稳定骨折的修复**　骨、髓腔、骨膜及周围软组织中血管的破裂引起骨折处血液外渗而形成血肿。血肿的机化一般认为是骨折修复的第一步。实验表明,血肿损失将妨碍或减慢骨折愈合,这说明血肿以及包绕血肿的软组织合页的完整对修复的早期有重要作用。开放骨折或切开复位破坏了血肿的机化,因而有可能减慢愈合进程。为什么血肿能影响骨折愈合仍不十分清楚。有人提出骨折后血肿能提供纤维支架而便于修复细胞的移动。另外,生长因子、血小板和血肿中细胞释放的蛋白质介导了骨折修复中的重要步骤,例如:细胞移动、增殖和合成修复组织基质。

血肿机化过程中,骨折处的微环境呈现酸性,这在修复早期对细胞行为有所影响。随着修复的进展,局部 pH 值回到中性,随后变成弱碱性,这时碱性磷酸酶活性增强,有利于矿物质在骨痂中的沉积。

骨折后局部的血管增生,早期主要是骨膜血管床的增生,随后髓腔内营养血管增生,并起重要作用。成纤维细胞生长因子对血管新生起重要作用,但真正对血管浸润和内皮细胞增生起刺激的原因尚不十分清楚。当治疗中由于过多剥离骨膜或使用髓内针破坏了骨折的血供,那么修复过程必须由其他来源提供血液供应。

骨折端因失去血供而坏死吸收,这在 X 线片上表现为骨折几周后出现骨折端明显间隙。这是由破骨细胞作用造成的,破骨细胞来源于循环中的单核细胞和骨髓中单核细胞前体细胞,成骨细胞来源于骨折处的未分化原生质细胞。引起骨吸收的机制尚不清楚,但实验证实在骨折处前列腺素(prostaglandin)含量较多,前列腺素可以增加破骨细胞活力并引起其数量增加。

具有多分化能力的原生质细胞可以在骨折处形成纤维组织、软骨组织以及骨组织。这些细胞有的从受损组织中来,有的随血流移动至受损处。骨膜生发层的细胞形成最早的骨组织。骨膜中的细胞在骨折愈合中起一定作用,特别是儿童,他们的骨膜厚并富含细胞。随着年龄增加,骨膜变薄,在骨折愈合中所起作用也减小。在骨生成中起作用的大多数细胞均有出现在替代血肿的肉芽组织中,虽然它们伴随着成纤维细胞和毛细血管的浸润出现,但它们准确的来源尚不清楚。

骨折端的原生质增生、分化生成骨痂,它主要由纤维组织、软骨组织、网织骨组成。骨痂充填并包裹骨折端,在愈合早期,骨痂有两种,一种是硬性或骨性骨痂,另一种称为软骨痂或软骨骨痂。骨膜内成骨形成的周边骨痂为硬骨痂。软骨痂形成于低氧张力的中央部分,主要由软骨构成。通过软骨内成骨过程骨逐渐替代软骨,增加了硬骨痂量,提高了骨折端的稳定性。这一过程不断继续,直到骨折端骨性桥接,骨连续性得到恢复。

2. **不稳定骨折的再塑形**　在修复的最后阶段,修复组织的再塑形开始了,板层骨替换了网织骨,多余的骨痂被重吸收。在网织骨被替代后,再塑形包括破骨细胞对多余的排列紊乱的骨小梁的吸收,以及依应力方向重新排列的骨组织。

电场可能影响骨折再塑形。当骨承受应力时,在骨的凸面呈现电阳性。在凹面呈现负电荷。有证据表明正电荷区域破骨细胞活跃,负电荷区成骨细胞活跃。Wolff 定律是指骨结构随着其所受的应力改变而改变,那么用影响细胞活性的电场可以作为另一种解释。再塑形的最终目的是骨痂满足功能的需要。

尽管骨痂再塑形经历一系列细胞和基质的变化,但患者功能的恢复则表现为骨折处力学稳定性的增加。不断增加的骨折稳定性过程可分为四个阶段,第一阶段:愈合中的骨受到扭转应力时,在原骨折处断裂,表现为低刚度特性。第二阶段:骨在原处断裂,但断裂呈现高刚度,硬性组织的形式。第三阶段:骨折部分发生在原处,部分发生在原完整骨处,呈现高刚度,硬性组织形式。第四阶段:骨折未发生在原骨折处,表明新生组织已具有原骨组织的力学特性。

虽然骨折成功愈合,但受伤肢体的骨密度在数年内均有降低。这一现象的临床意义尚不十分清楚,但骨折以及骨折引起的肢体负重减少将对肢体产生长时间的影响。

3. **稳定骨折的修复和再塑形**　当骨折存在有限的活动时,骨痂逐渐将骨折稳定并再塑形成为板层骨。然而当骨折端相互接触并被坚强固定时,不论在松质骨还是在皮质骨,骨折愈合且没有骨痂生成。有些医学者将这种愈合形式称为I期愈合,即愈合中不出现骨痂形成和替代。很多压缩性的松质骨骨折,或经过干骺端松质骨进行截骨术以及通过手术方法固定进行稳定的关节融合,都可形成I期愈合。在骨干部骨折或截骨,则需要通过器械进行加压和牢固固定才能取得I期愈合。

比利时医生 Robert Danis 首先提出了I期愈合,阐述了坚强内固定的原则。在 1958 年,以 Mauric E Muller 领导的一组瑞士医生组成了 AO 组织,并提出了内固定的四项原则:①解剖复位;②坚强内固定;③无创外科技术;④术后 10 天内进行早期无痛主动的肢体活动。

Shenk 和 Willenegger 描述了两种I期愈合形式:间隙愈合和哈弗系统再塑形愈合。某种程度上这两种形式相当于骨折不稳定固定时,修复和再塑形时期的表现。对骨折用加压钢板固定后进行观察表明,并非整个骨折端都能获得紧密接触,同时存在不同大小的间隙,这些不同的间隙影响了骨折处新生骨的形成机制、结构、速度。当骨折两端皮质骨紧密接触时,通过骨单位的扩张,板层骨经过骨折线直接形成,方向平行于骨长轴。部分破骨细胞穿过骨折线,其后跟随成骨细胞沉积新生骨,新生血管随即长入。新生骨基质含有骨细胞和血管组成哈弗系统,或称为"初级骨单位"。这一过程称为"接触愈合"。在小间隙中,相当于骨单位外径约 $150\sim200\mu m$,细胞沿垂直长轴的方向形成板层骨。在大间隙中,即 $200\mu m\sim1mm$,细胞以网质骨形式充填。当间隙愈合后,哈弗系统再塑形开始,重建正常皮质骨结构。由破骨细胞、血管和成骨细胞组成的成骨系统横贯间隙中的新生骨,沉积板层骨并重建骨折处的皮质骨血供。哈弗系统再塑形可沿坏死血管途径,也可新建途径。如果有较大坏死骨块,通过骨单位扩张的间隙仍可进行,但进展十分缓慢,而且此区域的再塑形过程很晚才开始。

(三)管状骨的愈合过程分为四期

1. **肉芽修复期**　骨折后,骨折断端部位之骨细胞、骨膜以及周围组织细胞坏死,坏死物的刺激,引起局部的创伤性炎症反应,包括局部的血管扩张、血浆渗出、水肿、炎性细胞浸润,与此同时骨本身及周围软组织的血管破裂、出血,在骨折端之间、髓腔内、被掀起的骨膜下以及邻近的软组织间隙内形成血肿,血肿于伤后 6~8 小时即开始凝结成含有网状纤维蛋白的血凝块。

来自骨外膜、髓腔和周围软组织的新生血管逐渐向血肿内伸入,血管周围有大量间质细胞增生,伴随血管向血肿内爬行,并分化为成纤维细胞、吞噬细胞等。随着血肿内红细胞的破坏,纤维蛋白渗出,血肿被清除、机化并演变为肉芽组织,继而形成纤维性骨痂,而将骨折端初步粘连在一起。这一过程大约在骨折后 2~3 周内完成。

有人认为,损伤组织分解释放出组织胺、乙酰胆碱和激肽等,又造成局部血管的扩张和充血,同时组织细胞坏死后释放出二氧化碳,以及局部的缺氧,使血肿内酸量达到高浓度,使骨折端的钙质溶解于血肿内,因此骨折端出现吸收现象,变为粗糙而多孔的状态。

2. **原始骨痂期**　骨折后 24 小时内,骨折端附近的外骨膜开始增生、肥厚,以后骨膜血管网弯曲扩张,新生血管伸入骨膜深层,即膜内骨化。与此同时,骨折端髓腔内的骨内膜,也以同样的方式产生新骨,由于血运供给障碍,生长较慢。二者不断生长,各自逐渐接近而会合。

填充于骨折断端之间和被剥离的骨膜下,由血肿机化而形成的纤维组织大部分转变为软骨,软骨细胞经过增生、变性、骨化而成骨,即软骨内骨化。

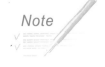
Note

包绕于骨折外围的来自骨外膜的膜内骨化及部分软骨内骨化的新生骨称为外骨痂,包绕于髓腔内层的来自骨内膜的膜内骨化及软骨内骨化的新生骨称为内骨痂。

在血肿机化前,来自骨外膜的成骨细胞只能绕过血肿沿其外围,从骨折线两边相互接近而会合,随着血肿的机化,纤维组织经软骨而骨化,并与内外骨痂相连形成桥梁骨痂。

新形成的骨痂中的血管,连同破骨细胞和成骨细胞侵入骨折端,一面继续清除坏死组织,一面又形成活的骨组织,交替进行。同时,由于骨外膜、骨内膜增殖成软骨细胞和成骨细胞而释放出磷酸酶(骨酶),使血肿内的骨酶含量激增,它可以水解血浆内有机结合的磷酸,释出磷酸盐,与原溶解于血肿内的钙结合为磷酸钙,沉积后使骨样组织转变为骨组织。

内、外骨痂与桥梁骨痂的融合即意味着原始骨痂的完全形成。这两个阶段需要伤后 6~10 周完成。

3. **成熟骨板期** 骨折的原始骨痂进一步改造。新生骨小梁逐渐增加,排列渐趋于规则,骨折端的坏死部分经过血管和成骨细胞、破骨细胞的侵入,完成清除死骨形成新骨的爬行替代过程,原始骨痂被改造为成熟的板状骨,达到坚固的骨性连接,骨髓腔也为骨痂所封闭。一般需伤后 8~12 周完成。

4. **塑形期** 根据人体的使用需要,骨结构按照力学原则重新改造。成骨细胞和破骨细胞继续作用,多余的骨痂被吸收。不足的部位通过膜内骨化而得到补充,以适应局部的负荷,对位好的骨折则最后骨折痕迹消失,髓腔重新开放。但是,错位明显的骨折,只能部分塑形。这一时期经过 2~4 年。

从这一系列变化来看,骨折的愈合是一个连续不断的过程,是一面破坏清除,一面新生修复的过程,新生修复的过程是由膜内骨化与软骨内骨化共同完成的。骨折愈合的过程也是由暂时性紧急连接过渡到永久性的坚固连接的过程。为了叙述而将骨折愈合分为四个阶段,实际上在每一阶段尚未结束之前,下一阶段即已开始和产生,各阶段之间紧密联系,相互交错,是不能截然分开的。

二、延迟愈合、不愈合

(一)基本概念

尽管有最好的治疗,有些骨折愈合缓慢或不愈合。确定一个骨折的准确愈合时间是很困难的,但当愈合时间超过一般的平均愈合时间则可称为延迟愈合。Watson-Jones 描述一种他称为缓慢愈合的状态,即骨折线在片上仍清晰可见,但骨折端没有过度分离,骨端表面没有囊腔,没有钙化及硬化。

骨折愈合受到干扰而破坏了愈合的进程时,在临床上也会有所反映。局部水肿持久存在,压痛长期不消失,甚至在一个时期反而突然加重。由于缺乏血运,在 X 线片上可以显示软骨成骨的骨痂出现晚而且少,并长期不能连成一片,骨折端的吸收更为明显,间隙愈显增宽,边缘也因吸收而模糊,呈绒毛状。在骨膜断裂的一侧,骨端可变得圆钝,但整个骨端并无硬化。

如果在 X 线片上显示软骨内骨化的骨痂过分膨大,而与膜内成骨的骨痂不能相互连接成桥时,常说明骨折端因受到应力而干扰了骨折的愈合。

骨折愈合发生了延迟,经过正确的处理,其临床表现可以转变。X 线片上也会同时呈现骨折愈合进展的征象,最终骨折仍然可以达到愈合。

骨折愈合失败或骨折不愈合是骨愈合过程停止。

关于骨折不愈合的定义很多种,为了便于临床研究,美国食品药品监督管理局(FDA)有一个定义,值得借鉴,即:骨折至少已过 9 个月,且连续 3 个月无任何迹象表明愈合有进展。

只有在骨折愈合过程不经过进一步处理,不为之进一步创造条件,就不可能再进展时,才能确定为不愈合,在临床上最肯定的体征就是骨折端之间的异常活动。X 线片上可以有三种

Note

表现形式：

1. 骨端硬化，髓腔封闭。

2. 骨端萎缩疏松，中间存在较大的间隙。

3. 骨端硬化，相互成为杵臼状假关节。

无论是哪一种形式，其骨端之间界线清楚，均无任何骨小梁通过（有时需在给予应力的特定位置上拍 X 线片才能识别）。

尽管有大量骨痂围绕骨折端，但骨折仍发生不愈合，这称为肥大型不愈合。相反，骨折端几乎没有骨痂，并出现吸收现象，则被称为萎缩型不愈合。

在有些不愈合患者，骨折端表面有软骨样组织形成，并被包以囊腔，有像正常关节液那样的清亮液体，这被称为假关节。假关节患者可以或不表现疼痛，但一定有肢体不稳定。在其他不愈合患者中，骨折端充满纤维或纤维软骨样组织，有时这些致密的纤维或纤维软骨样组织能牢固稳定两骨折端而形成纤维愈合。虽然纤维愈合也可以不出现疼痛，但它不能达到正常骨的强度。

（二）影响骨折愈合的因素

有时延迟愈合或不愈合的发生没有明显的原因，但大多数情况下存在很多对愈合不利的因素，例如：损伤情况、患者条件和治疗效果等，包括伴有严重软组织损伤的开放骨折或高能量闭合骨折、感染、多段骨折、病理骨折、骨折端有软组织嵌压、局部血供差、患者有系统疾病、营养不良，使用激素以及医源性不良干预。

1. 损伤因素

（1）损伤程度严重：骨折常伴有较大软组织伤口、软组织缺损、移位大的粉碎骨块、骨缺损、局部血供破坏。

（2）开放骨折：严重开放骨折会造成软组织撕脱、骨折移位甚至缺损。使骨折处血供遭到破坏，形成坏死骨及软组织，妨碍了骨折血肿的形成，进而修复组织形成受到影响。

（3）通关节骨折：骨折线涉及关节面将不利于骨愈合并增加治疗难度。

（4）多段骨折：长骨多端骨折使中段的髓腔内血供遭到破坏，严重软组织损伤又使骨折处骨膜被破坏，这些将使远或近处的骨折发生不愈合的可能性增加。

（5）软组织嵌压：在两骨折端嵌压软组织。

（6）骨折端血供不足：血供不足能延缓或妨碍骨愈合。例如：股骨头、腕舟骨近端、胫骨远端、距骨体。

2. 患者因素

（1）年龄：患者年龄对骨折愈合有很大影响。婴儿骨折愈合最快。在骨骼成熟以前，随年龄增加骨愈合速度减低。但当骨骼生长完成后，随年龄增加，骨愈合速度并无明显减低，不愈合的危险性亦未增加。儿童具有较强的愈合能力是因为他们具有更多的能产生修复组织的细胞，原生质细胞池中的新生细胞分化速度快，在儿童体内未分化的原生质组织池较成人更大。同时，儿童随生长有较快的骨再塑形能力，能纠正较大的畸形。

（2）体内激素的作用：多种激素能影响骨折愈合。皮质类固醇激素能破坏骨折愈合，这是由于激素抑制了原生质细胞分化成成骨细胞，减少了修复所必需的骨有机基质的合成。长期使用皮质类固醇激素还能引起骨密度降低，增加髋部、桡骨远端、肋骨和椎体骨折的危险性。生长激素在骨折愈合中的作用尚不十分清楚。甲状腺激素、降钙素、胰岛素和合成类固醇被认为能提高愈合速度。实验表明，糖尿病，维生素 D 过多症，佝偻病能减低愈合速度。然而在临床中激素水平异常的患者愈合较正常为慢，但仍能完成骨愈合。

3. 骨折端间不利于骨折愈合的应力干扰　骨折愈合过程如果是连续不断地正常进行着，即使因其本身条件差，愈合时间尽管延长，仍属正常愈合。但如果在愈合过程中受到不利于骨折愈合的应力干扰(使骨折发生再移位趋势的应力是不利于骨折愈合的应力),就可能影响骨折修复的正常进行,经常发生的干扰,例如肌肉收缩的应力和肢体重力作用对骨折端之间造成的应力,尤其是剪式或旋转应力,可以产生骨折端的不利活动。合理的固定应该是能够将应力减少到最低限度,但如果骨折端间的异常活动不能被固定所限制时,骨折正常的修复过程则会受到影响和破坏,因而不同程度地延长了原来可以达到愈合的时间,成为延迟愈合。但只要修复过程尚能继续进行,无论时间多长都只能认为是延迟愈合,如果这种干扰十分严重并多次重复,破坏了骨折修复的正常进行,甚至使骨折的修复完全停止,即可造成不愈合。

在正常的骨折愈合过程中,膜内骨化与软骨骨化是同时进行的,是相辅相成的。而在形成延迟愈合和不愈合过程中,两种骨化方式均受到干扰,在反复存在的应力作用下,来自髓腔、骨膜和周围软组织的新生血管的形成,和相互之间的吻合过程受到影响。修复细胞的来源和演变也变得迟缓,以至于停止,无论膜内骨化或软骨内骨化均同时变得缓慢甚至终止。临床过程表现为骨折愈合延迟或发生不愈合。

4. 感染　感染是对骨折愈合过程形成的另一种干扰,感染可以增加骨折端的坏死,同时也延长了局部充血的时间,直到感染被控制时才停止。因此骨折端的坏死和吸收就更加明显,血管再生和重建血运的爬行替代过程延长,骨痂的形成和转化过程也随之受到干扰,首先造成骨折的愈合过程延迟。在延迟愈合过程中再加以骨折端之间应力的干扰,或者因感染严重,骨折端吸收明显而形成断端间的缺损,骨折愈合的过程可能停止,从而导致骨折不愈合。

5. 人为的干扰　骨折本身的条件不良,包括局部血运障碍和骨折端分离,以及骨折端受到应力的干扰和感染的干扰,会造成骨折的延迟愈合,甚至不愈合。而由于治疗措施上的不正确,也同样可以造成或加重局部血运障碍,骨折端接触不良,增加骨折端承受的应力,和局部发生感染,这些因素也必然同样会引起骨折延迟愈合甚至不愈合。

(1) 粗暴的或是反复多次的手法整复:在骨折复位一章中已经提到骨折手法复位时,手法愈重,次数愈多,增加创伤的机会和程度也愈大。这不仅可以使骨折失去稳定性,而且还会破坏局部的血运,使已经形成的肉芽组织或骨痂重新损伤和断裂,在一定程度上延缓了骨折愈合的时间。

(2) 过度牵引:骨折在牵引治疗中若发生过度牵引,可因其牵引张力使机化血肿内的毛细血管受到绞窄,影响血运的供应。另外,也可使血肿机化过程中新形成的细胞层被撕开,以致骨折端分离,失去接触。这也是使骨折愈合延迟的原因。

(3) 不合理的固定:包括固定范围不够,固定位置不当(如内固定的钢板或髓内针长度不够,或螺丝钉未能穿过两侧皮质等),以及时间过短,都会在不同阶段增加骨折端的应力干扰,或是造成骨折端接触不良。

(4) 不正确的练习活动:违反功能锻炼指导原则的活动,可以使骨折端间产生剪力、成角及扭转应力,将会影响骨折愈合的顺利进行。

(5) 手术操作的干扰:不必要地或粗糙地切开复位内固定,可以造成骨膜的广泛剥离,不仅影响了骨膜的血运,也带来感染的危险。在开放骨折中,过多地去除碎骨片,可以造成骨缺损,均可影响骨折的愈合。

治疗应该是为了保证骨折的正常愈合,但如果不了解骨折的愈合过程和愈合条件是什么,不知道每项治疗步骤和治疗措施可能带来的影响是什么,就不能针对骨折愈合的不同阶段和不同情况采取恰当的治疗措施,反而会变成人为的干扰,带来不应发生的后果。

(三) 骨折不愈合的治疗

治疗已经肯定为不愈合的骨折,植骨术仍然是公认的较为可靠的,并且是经常选用的方法。

1. 骨移植的作用　骨移植后,由于丧失了血液供给,大部分组织细胞死亡,但并不是所有骨细胞均死亡。在移植骨的表面,边缘周围的细胞,直接从体液中吸取营养,不仅可以生存,而且还显著增殖。同时移植部位的宿主骨产生肉芽组织,肉芽组织伴随新生血管自周围长入移植骨片的死骨细胞陷窝和已经扩大的哈弗管。死骨被巨噬细胞逐渐吸收,成骨细胞开始沉积新骨,即出现"爬行替代"的过程。因此,移植骨主要是起"架桥"作用,引导新生的细胞通过骨折部而达到愈合。此外,移植骨还可以提供成骨细胞和钙质,对宿主骨也可能起到刺激成骨功能的作用。而移植骨的爬行替代过程,主要依靠宿主骨的成骨细胞的活动,因此,移植骨必须与富有血运的宿主骨接触,才能完成爬行替代过程。

移植骨成骨的活动,与体液直接接触的面积有关,移植骨的表面细胞未坏死,与宿主骨之间可以直接成骨。松质骨较皮质骨修复快。皮质骨的爬行替代过程较慢是因为在修复过程中,排除死骨的过程比较长。因此,一般认为移植松质骨容易成活。

2. 植骨术成功的条件

植骨术前的准备:

1) 控制感染:首先应该控制局部的感染。在感染的条件下进行植骨,不仅植骨不易成活,还有使感染扩散的可能,一般应在感染控制和伤口闭合 3~6 个月以后再行植骨术。

2) 改善局部软组织的血运:皮肤如果存在有严重的瘢痕,血运供应条件不良,不仅不利于植骨的成活,而且术后也容易发生皮肤的坏死,甚至继发感染导致植骨术的失败。必要时在植骨术前或植骨术同时更换皮肤,包括交叉皮瓣、皮管转移、游离皮瓣等方法的应用。

3. **骨折端的处理**　在不愈合的骨折中,骨折端之间及其周围往往为瘢痕组织所充填或包围,骨折端可以硬化、髓腔闭锁,甚至形成假关节。在植骨术时,骨折端处理是否得当也是植骨术能否成功的一个重要条件。大多数人认为,应将骨折端硬化部分和纤维瘢痕切除,将闭锁的髓腔开放,以利于骨折端骨质和髓腔的血运重新建立,从而给骨折愈合创造了必要的条件。但是,Muller(1970)提出,硬化的骨折端不是"死骨",而可能是有丰富血运而过度产生新骨所形成的。如果施以坚固的内固定,骨折端间的软骨和纤维组织可以迅速的骨化,因此不必重新修整骨折端,也不必植骨,而仅以加压钢板或髓内针(扩大髓腔后置入)固定即可以获得愈合。

在处理骨折端的同时,应尽可能恢复骨折端的对线和对位,并保持骨折端的稳定,在条件许可的情况下,可以选用不同的内固定方法,包括钢板、髓内钉和加压钢板等,如果骨折部位不允许进行内固定,则需依靠牵引或外固定来达到骨折端的稳定。

4. **植骨术的方法**　由于骨折不愈合的情况各不相同,可提供作为植骨的条件也有所不同,因此,植骨术的方式需根据具体情况决定。

(1) 骨折端周围植骨(Phemister 植骨):适用于骨折端对位、对线较好,吸收或硬化不明显,纤维组织瘢痕可以维持骨折端稳定的骨折不愈合,仅在瘢痕周围置以细条形松质骨,操作较为简单,剥离范围小,对软组织血运破坏少,同时不损失骨干的长度。

(2) 上盖植骨术(onlay bone graft):将骨折端上下之一侧骨皮质去平,形成骨床。切除断端之瘢痕组织,并去除硬化之骨端,将髓腔钻通,取胫骨上段部分皮质骨及松质骨,或用腓骨之一段做移植骨用,适用于骨干中段部位之骨折不愈合,植骨后需用外固定。

(3) 双侧上盖植骨术(dual onlay bone graft):方法同上。不同处系以双侧骨板加强植骨的坚固性,适用于骨干之骨缺损且承受重力较大的部分(如股骨、胫骨)。近关节部位的骨折不愈合,或因骨萎缩而不宜做内固定时,以及在需要通过植骨而增加骨干周径时也可应用。

(4) 嵌入植骨术(inlay bone graft):将骨折端两侧骨干各做成槽形,可与髓腔相通或不相通,取适宜之条形骨嵌入槽内,常同时在断端周围植以松质骨,骨缺损存在时,亦可取相应之骨块嵌入骨折端之间而减少长度的损失,此时常合并应用内固定。

半侧嵌入植骨术系将骨折端两侧在同一面各切除一部分并使髓腔通畅,取相应的松质骨(常取自髂骨)嵌入,在植骨块上面再以钢板将骨折两端固定,同时借助钢板的压力,使移植骨与宿

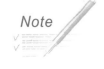

主骨之间保持紧密嵌压,以利愈合。

(5) 滑行植骨术(sliding bone graft):在骨折端之两侧切取一段长条形骨(小于骨干周径的1/2),骨折线的两侧不等长。将切取的条形骨倒置,使较长的那部分骨块跨过两侧骨折端,形成架桥。其优点为移植骨来自患肢,且植骨后并不增加骨折部位的体积,术后容易闭合伤口,不引起皮肤张力的增加,因此可用于骨折不愈合或骨缺损的治疗。其缺点为可能影响骨干的坚实程度。

(6) 髓内植骨术(medullary bone graft):在骨折端两侧髓腔内置以条形骨,常用于掌骨、跖骨骨折不愈合,亦可用于长骨干的近干骺端部位的骨折不愈合或骨缺损。

(7) 带肌蒂植骨术:将带有肌蒂的骨块移植于骨折不愈合部位。多以股方肌带蒂植骨来治疗股骨颈骨折不愈合。

(8) 带血管蒂游离移植术:由于显微外科的发展,带血管的骨移植——游离骨移植已经获得成功,保证了移植骨在移植后仍然得到良好的血液供给,成骨细胞保持存活,骨移植的愈合过程转化为一般骨折的愈合过程,提高了移植骨的成活率。目前用游离骨移植可供移植的骨有腓骨、肋骨、髂骨和肩胛骨。

三、畸形愈合

(一)概念

人体骨骼当长期受到恒定外力的作用时,其形态和结构都会产生相应的改变,以适应外力加之于骨骼上的应力作用。骨折愈合后,根据肢体使用的影响,也会产生如上的适应形态和结构的变化。另外,与骨折部位有联系的关节肌肉也可以形成功能的代偿,以弥补存在的不足。由于这种关系,一定程度的错位愈合在功能恢复上,是可以得到补偿的。这个界限就所谓的“功能复位”,超出了这个界限,功能就容易受到影响。因此,在错位愈合的骨折中,只应把那些造成了肢体功能障碍,或有明显外观畸形的,称之为骨折畸形愈合,或者更直截了当地称为“非功能位愈合”。

(二)骨折畸形愈合所直接引起的功能障碍

1. 关节活动受限;

2. 肢体各关节运动不协调;

3. 平衡失调与步态失常;

4. 肌肉作用的削弱。

错位愈合后,通过骨愈合的塑形和儿童期骨骺发育的改造作用仍不能得到矫正的,就会造成功能障碍。但人体在使用过程中,对于已造成的功能障碍,仍可以通过肌肉关节的调节作用来代偿或部分代偿。代偿的方式可概括为关节代偿、体位代偿和平衡代偿。

(三)与畸形愈合有关的晚期并发症

1. 关节的劳损 直接受畸形愈合的影响而发生的关节劳损主要见于下肢。与所属关节运动面不一致的骨干成角畸形愈合,既不能被修复塑形或发育改造矫正,也不能得到有效的代偿,晚期的并发症往往是难以避免的。因此,这类畸形必须尽量防止出现。

2. 创伤性关节炎 关节面不平整或体重不均匀的传导而引起的关节面承重不平衡,都可以造成晚期创伤性关节炎。

关节内骨折整复不完善或固定不可靠而错位愈合,关节本身又无时不在运动,下肢关节更负有承受体重的作用,长期的磨损使关节软骨退变,这是最常引起创伤性关节炎的原因。

保证关节内骨折的良好对位和肢体的正常生理轴线,是预防创伤性关节炎的两个基本条件。

3. 代偿部位的劳损 骨折畸形愈合后,功能障碍能够得到代偿的,由于其代偿部位的关节或肌肉长期处于非生理状态,晚期往往出现劳损症状。

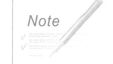

例如:两下肢不等长所引起的代偿性脊柱侧弯,晚期可因骶棘肌、腰肌以及脊柱韧带的慢性劳损而产生下腰痛。

代偿程度愈大的,出现劳损的症状可能愈早,愈严重。因此,我们不应该满足于患者已经获得的代偿,而应充分估计到代偿的代价有多大,把可能出现的并发症考虑在内,采取必要的措施来减少需要代偿的程度。

4. 迟发性神经炎。

5. 自发性肌腱断裂　错位的骨端突出部,使经过的肌腱长期磨损而断裂。

关节劳损、创伤性关节炎和迟发性神经炎之类并发症,由于早期可以全无表现,或很少有症状,往往易被忽视。在治疗期间,务必要预见到这种可能性,防患于未然。

(四) 畸形愈合的治疗

1. 功能的矫形　骨折畸形愈合行矫正术的根本目的是改善功能,而不是只为了外形。这两个目的尽管经常是一致的,但也必须严格区别开。

治疗骨折畸形愈合总的原则只应该是改善功能,兼顾外形。主要是"功能的矫形"而不是"外观的矫形"。

2. 有选择的矫形　错位愈合不需要矫形,畸形愈合也并非都需要矫形。

错位愈合可以通过骨折的塑形和发育的改造自行矫正,畸形愈合也可以获得部分的功能代偿。就是得不到代偿的也并不一定通过手术来矫正,而在需要通过手术获得功能矫形的骨折中,也不仅限于闭合骨折或切开复位这一类范畴。必须全面权衡矫形术的利弊,有选择地进行。要善于判断其代偿是否充分,并应预见到晚期会不会产生并发症。

儿童期的畸形愈合,即使很严重,也不一定需要手术矫形,其理由已如前述。

骨折畸形愈合功能有障碍而又得到了充分代偿的,还需进一步分析其晚期出现并发症的可能性有多少,可能性确实很大的仍应矫正。

功能有障碍而又得不到充分代偿的,也应该首先考虑更简单的非手术方法。例如两下肢不等长,差距不太大的,可以适当加高患肢的鞋底,方法易行,效果可靠。髋内翻畸形出现臀中肌失效步态的老年患者,利用手杖支持健侧,以抵消患肢负重时的骨盆健侧倾斜趋势,可以基本行走自如,不一定需要通过手术治疗。

3. 选择适当的手术时机　骨折畸形愈合后,将来可能出现功能障碍或并发症,而暂时还未出现的,应不应该矫正?

关节内骨折在对位不良的条件下愈合,或关节附近部位骨折畸形愈合形成内翻或外翻的就属于此类情况,有时判断有困难。畸形较轻,但晚期出现并发症的可能性仍存在的,并不一定需要早期手术,而容许通过使用观察其转归。一种转归是长期不出现并发症,一种则是逐渐出现了早期症状。发现了早期症状,自然应当机立断,避免无谓的拖延。有些关节内骨折畸形愈合后,关节自行融合在功能位,也不一定再作手术处理。

儿童期关节部位的骨折畸形愈合,往往影响到骨骼的正常发育,造成关节畸形,而且晚期处理相当困难,因此,需要尽早矫正。如肱骨外髁骨折畸形愈合,晚期不仅会形成肘外翻,甚至会继发迟发性尺神经炎,应早期矫正以预防发生,但因肱骨下端骨骺本身损伤所造成的鱼尾畸形则难以早期预防。在儿童骨干部位的骨折畸形愈合,由于自身矫正的能力很强,因此,可以给予更多的观察机会。此外,有些预计到不易自行矫正的,如肱骨髁上骨折的肘内翻畸形,对功能的直接影响不大,也容许有一段时间观察。

一切应施行矫形术的,为了能在术后得到较迅速的恢复,应该在术前尽量消除一切不利的条件。置换局部血运不良的皮肤,改善肌肉的萎缩,增加僵硬关节的活动度和消除骨质失用性脱钙状态。为了改进局部条件而推迟手术时间,将使术后功能恢复较快,整个疗程反而缩短,效果更为理想。

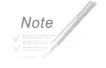

第三节　骨折的治疗

一、治疗原则

骨折的最终治疗必须等到患者的基本状况稳定后方可进行。保持呼吸道通畅、治疗胸部、腹部和其他有生命危险的损伤都应优先于对骨折的处理。

骨折治疗的目的就是要使骨骼在对其功能和外观尽量无损的位置上获得愈合，并且争取最少的花费和尽可能缩短恢复时间。但这些目标有些时候很难兼得。因此，要根据患者的不同情况和需求为基础制订其治疗目标。

骨折的治疗通常要涉及"保守的"和"手术的"这两种方法，但保守的方法并不仅仅意味着不采取手术治疗，而现在更倾向于分为是采取开放的，还是闭合的治疗方法。

（一）闭合治疗

骨折的闭合治疗通常由一系列操作组成，即先"复位"，然后通过某些措施来维持复位直到骨折愈合。

1. 复位　对骨折的复位应越早、越快越好。因为在损伤6~12小时后，肢体的肿胀趋于加剧，软组织内的出血和水肿使得它们失去弹性并变成获得充分复位的障碍。虽然闭合性骨折并非外科急症，但毋庸置疑的是早期比晚期更容易进行复位。

在着手进行复位操作之前，必须拍摄正确的 X 线片以决定操作的目标，以及是否确实有必要进行复位。在下列情况中闭合复位是禁忌的：①没有明显的移位；②虽有移位，但其影响很小（如：肱骨干骨折）；③没有获得复位可能性的（如：肱骨头、颈的粉碎性骨折）；④复位虽可获得，但无法维持复位（如：椎体的压缩骨折）；⑤因牵张应力造成的骨折（如：髌骨的移位型骨折）。

为实现复位，建议采取下述步骤：①沿着肢体的长轴进行牵引；②逆转造成骨折的机制；③对能够控制的骨折端获得良好的对线。

2. 制动　一旦能够获得令人满意的复位，就必须维持其复位，直到出现骨折早期愈合。可以通过石膏管型、持续牵引或某些类型的夹板来对骨折进行制动。

（1）石膏固定的效果：使用石膏管型的目的在于保持骨折的对位和对线直至骨折愈合。用石膏制动只有在软组织合页完整时才能起到比较满意的作用，当骨折具有复位后的内在稳定性，石膏管型才能符合三点固定原则。石膏管型要求三点固定，可以通过用简单的方法塑造未干的石膏管型来实现。这三点中的两点是用手做到的，但二力单独作用不能稳定骨折，必须提供第三个力。这第三个力是通过覆盖肢体的近端处的管型的某处来提供。过度复位可使软组织合页处于最大张力之下从而更加稳定。

有些学者把骨折分为三种类型：①具有内在的能抵抗短缩的稳定性骨折（横断骨折）；②具有潜在的能抵抗短缩的稳定性的骨折（斜形骨折与骨的长轴的夹角小于45度）；③不具有能抵抗短缩的稳定性的骨折（斜形、螺旋形和粉碎性骨折）。只有前两种类型才适合于单独使用石膏管型制动。

仅靠某种外部夹板就能实现绝对制动的想法是非常幼稚的。在治疗早期，患者通常非常清楚骨折端的活动，但随着骨痂的产生和骨折临床愈合，这种现象就会逐渐消失。对前臂和小腿的某些骨折来说，骨折的三点固定可通过石膏管型获得比较好的制动，而关节内骨折则不然。

（2）持续牵引制动：有些骨折特别不稳定，以至于使用石膏管型也不可能维持复位；有时由于很多的原因，甚至无法采取石膏管型进行固定。在这种情况下，如果还存在软组织合页，通过持续牵引就能使骨折复位并且维持其肢体长度。

经验足以证明牵引是治疗骨折的一种安全而可靠的方式。但是需要谨慎的护理和长期住院，费用昂贵。长期卧床休息容易出现血栓脱落栓塞、褥疮、肺炎和肺不张等并发症，在使用牵

Note

引治疗期间必须重视上述并发症。

持续牵引可通过把牵引胶带粘贴在皮肤上或通过金属针贯穿骨骼来直接牵引。

（3）石膏管型和牵引的并发症：

1）石膏压疮：皮肤不能长时间不缓解地受到压迫。当这样的压迫持续长达 2 小时，就将发生不可逆的损害。

往往上述情况的发生都有先期预兆，因此，在给截瘫患者或那些感觉损伤的患者使用环状管型时一定要谨慎小心。患者若有潜在的石膏压疮总是会抱怨烧灼样疼痛或不适，对这些主诉必须认真对待。

衬垫在骨性突起上应该可以移动，这样就不会造成压疮。如果感觉衬垫就像粘在石膏上一样不能移动时，就要注意预防压疮。此外还要注意：①管型石膏过紧；②石膏的热效应；③血栓性静脉炎和马蹄足姿势；④管型石膏综合征；⑤石膏使用的继发感染；⑥过敏性反应。

2）牵引的风险：牵引的患者与那些用石膏治疗的患者一样容易发生压疮。每天必须检查与 Thomas 架的环相接触的皮肤、骶骨和其他的受压区域。对待一些高危患者，要用"抗重力垫"将骶骨保护起来。用羊皮或商用泡沫垫也有助于保护长期牵引患者的背部。足跟部特别容易发生褥疮，应该用足跟杯、海绵橡胶垫或充满水的手套予以保护。

如果将足放在马蹄足的位置，将会发生永久性的下垂足挛缩。这可以通过主动训练和采取支具来防止。

对于环状绷带应该经常检查，并且若有必要就重新进行包扎，以防止环形缢痕和保证皮肤胶带没有失效。对正在用 Bryant 或 gallow 牵引进行治疗的孩子一定要切实落实上述措施。通常在非常小的孩子身上，这个方法是最好的，牵引重量可使用 20 磅（1 磅 =0.45kg）以上，并且绝对上限是 30 磅。对大一些的孩子，建议按 Weber 方法进行牵引。

无论如何不应允许下肢在 Thomas 架中发生外旋，这将会造成腓神经压迫并继发麻痹。

在颈椎骨折的治疗中，枕颌吊带牵引只能在短期内使用，因为容易发生波及整个颏部的压疮，应尽可能早点使用颅骨钳进行牵引。

3. **骨折的外固定**　1934 年，在美国就有学者建议用一副配有贯穿针的外固定支架来复位复杂的胫骨骨折，然后使用管型把这些针结合起来。如果合并有严重的软组织创伤，则用这套装置进行早期固定。

外固定架治疗骨折时允许骨折处存在一定的间隙，且不增加软组织损伤，它们能够保持骨折肢体的长度和对线而不封闭，这使得能够很容易地检查和治疗软组织创面，并且其提供的稳定性可以允许进行早期活动和功能锻炼。

外固定在胫骨的开放骨折的治疗中特别有帮助，但在某些情况下也可以被用于股骨、骨盆、肱骨和其他的骨折。

（1）外固定的类型：近年来，有关在临床使用外固定架治疗骨折的研究报道非常多，这些装置分为两组：针固定架和环形固定架。针固定架则被进一步细分为简单装置和夹钳装置。

在环形固定架中，其结构是由许多封闭的或不封闭的环和连接杆组建而成，并包绕着肢体，贯穿针或金属丝通过该结构悬吊着骨骼。在针固定架中，坚硬的针作为支架结构的一项固有的组成部分，就像固定到骨骼上的锚一样坚强。在简单的外固定架中，这些针分别直接通过独立的关节固定于纵向连杆上；但是在针固定架的其他类型中，这些针先由夹钳（图 8-2）把持，这些夹钳再依次通过关节固定于纵向连杆上。

每一枚固定针独立地与连杆相联结被称为简单外固定架（simple configuration），它要求首先对骨折端进行手法复位，并分别将位于两骨折段的第 1 枚固定针尽可能远离骨折线，且要相互平行。然后，2 枚固定针分别通过夹钳与连杆相连。每一个骨折段上的第 2 枚固定针应该尽可能地靠近骨折线，使同一骨折段上的 2 枚固定针间的距离保持最大。简单外固定架的优点是稳

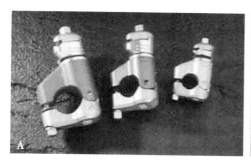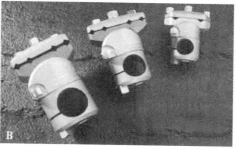

图 8-2　单一夹钳和组夹钳

定性较好,缺点是首先要复位骨折端,并且在安放外固定架过程中必须保持骨折端的复位,因此,技术上要求高、用时较长。

组合式外固定架(modular external fixators)是用 1 个夹钳将 2~3 枚为一组的固定针组合在一起,然后再通过连杆与其他组的固定针连接在一起。通常固定夹钳本身具有万向节。其主要优点是固定针和夹钳可以在骨折复位和与连杆相连之前就组合在一起。此外,当固定针和夹钳安放完毕之后,骨折对线和长度依然可以通过万向节进行调整。从另一方面讲,正是这些万向节本身也构成了组合式外固定架不稳定的潜在因素。万向节的存在也增加了连杆和骨干之间的距离。其次,夹钳限制了在一个骨折段内 2 枚固定针之间的距离。由于上述原因造成了组合式外固定架的稳定性要逊于简单外固定架。

Hoffmann-Vidal-Adrey 系统及 ASIF 的管形外固定架系统为了增加固定的牢固程度,利用其自身所特有的简便、易于组合的优势按力学结构分为四种基本构型:①单平面单支架半针固定型;②双平面单支架半针固定型;③单平面双支架全针固定型;④双平面双支架全针半针结合型。每一种构型均具有独特的临床和机械特征(图 8-3)。

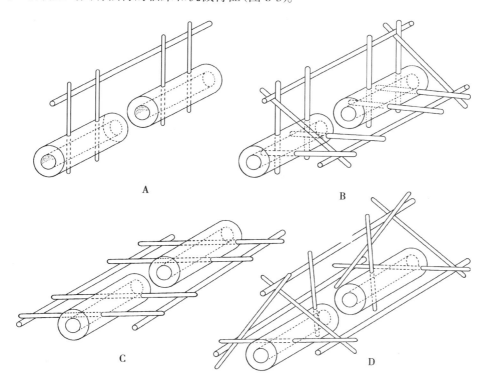

图 8-3　四种基本构型

A. 单平面单支架半针固定型;B. 双平面单支架半针固定型;C. 单平面双支架全针固定型;
D. 双平面双支架全针半针结合型

Note

对于简单的骨折类型,若复位较好,可使用简单的单平面构型就可以满足大部分损伤情况。双平面构型能够更有效地中和多方向弯曲和扭转活动,仅需用于处理严重粉碎性骨折、骨缺损、关节融合术及截骨术。双平面的构型确实可以提高骨折端的稳定性,但对大多数需要用外固定架固定的骨折来讲,并非必须依靠复杂的构型才能获得足够的稳定。不可一味地追求增加固定的强度。正如前文所述,过度的稳定对骨折愈合具有一定的负面影响,有作者戏称这种外固定架为导致骨折不愈合的机器(nonunion machine)。

铰链式固定(articulated fixation)。伤后早期进行关节活动有益于患者的全身和局部功能的恢复,因此,在 20 世纪 90 年代前后,有一些研究人员发明了在固定腕、肘和踝关节骨折的同时能使这些关节得以早期开始活动的铰链式外固定架。但因人体关节在运动过程中的旋转轴并非固定于一点,而是一条轨迹,此外难以准确地将铰链中心置于具体的每一个关节的活动轴上,所以并不能获得理想的预期结果。通过生物力学测定发现有限的关节活动范围也仅限于单一的一个方向,大范围的关节活动实际上往往伴有一定程度的骨折端之间的异常活动。

混合式外固定(hybrid external fixation)。将环形或半环形张力克氏针和半针外固定架组合在一起,称为混合式外固定架,其目的在于希望充分发挥各自的优点。通常将环形或半环形张力克氏针置于干骺端,而将半针固定置于胫骨干。细的张力克氏针可以穿过细小的松质骨骨折块,通过其上的"橄榄状"突起在张力下可以起到类似拉力螺钉的作用而使关节内骨折获得复位、加压。半针固定可以尽量避免损伤软组织。这种固定方式多用于治疗合并软组织损伤,且关节内骨折粉碎程度不十分严重的胫骨远、近段骨折。具体而言最适用于 AO 分型中的 A 型、C1 和 C2 型骨折。

(2) 外固定架的优点

1) 在其他固定方法不适用时,外固定架可使骨折获得牢固的固定。常用于因为软组织损伤不宜进行石膏固定或牵引的Ⅱ型、Ⅲ型开放性骨折,或因手术内固定可能影响患者的生命以及大面积的污染能增加感染或失去肢体的患者。

2) 根据骨折的类型,使用外固定装置可使骨折端间获得加压、保持位置或分离固定。横行骨折通过外固定架可使骨折端之间获得加压;粉碎性骨折在近侧和远侧折段拧入固定针进行外固定可保持肢体的长度;平行的两个骨骼中有一个骨折伴有骨缺损者,可用外固定装置保持分离固定,如尺、桡骨或胫腓骨骨折。

3) 应用外固定架后可以直接观察肢体或创面的情况。如创面愈合、肢体血管神经的情况、皮瓣的成活和肢体筋膜室间隔的张力等。

4) 有助于治疗,如换药、皮肤移植、骨移植和清创术,不会影响骨折的对线和固定。稳定的外固定允许对骨和软组织损伤同时进行治疗。

5) 允许近侧或远侧关节立即活动,可减轻水肿,有利于关节表面的营养,并可防止关节囊纤维化、关节僵硬、肌肉萎缩和骨质疏松。

6) 外固定装置能够悬挂在床上,可使肢体抬高,容易减轻水肿并解除后侧组织的压力。

7) 肢体进行稳定的外固定后可以进行早期活动,也可保持所需要的某种位置。稳定的、非粉碎性骨折,通常可以进行早期活动,这在牵引和石膏治疗的病例中是不可能的。应用外固定装置亦允许某些骨盆骨折的患者进行早期活动。

8) 如患者的全身情况不能进行脊麻或全麻,则可在局麻下安放外固定架。

9) 在一些有感染的骨折中容易发生骨折不愈合,坚强固定有利于控制或消除感染因素。现代的外固定架能提供稳定的、其他方法所不能承担的固定作用。

10) 当牢固固定后失败、关节成形术后感染或已不可能进行重建关节,但仍须作关节固定术者,亦可使用外固定架。

(3) 外固定架的缺点

1) 粗暴的插针技术,皮肤和针道处理不妥,都易导致针道感染。

2) 缺乏经验的外科医师对针和固定支架在力学上组合起来有困难。

3) 支架比较笨重,患者常可因美观、生活不便等问题而不愿使用。

4) 可能发生针道穿过骨折部位。

5) 支架去除后可能发生再骨折,除非肢体有确实的保护,直到骨组织具有正常的应力。

6) 器材价格昂贵。

7) 不按照医嘱规定的患者(即依从性差者)会扰乱支架的调整。

8) 骨折位于骨干的近端或远端时,大骨片上的支持针不足以承担杠杆作用,而需要对邻近关节进行制动,此时有可能发生关节僵硬。

(4) 外固定架的使用原则:所应用的外固定架必须适合肢体的解剖形态;利于二次手术;能够满足受损肢体的力学需要;患者感到舒适。

(5) 外固定架的适应证

1) 开放骨折:绝大多数胫骨干的 Gustilo Ⅲ 度开放骨折是外固定架的最佳适应证。单边半针外固定架是治疗胫骨干开放骨折最常用的外固定架。在解剖安全区内置入固定针就可以避免损伤肌肉、肌腱和血管神经结构。使用外固定架影响对伤口的二期处理的因素包括进行换药、清创、植骨和软组织覆盖等。如果骨折复位满意、固定牢固而且软组织愈合好,可以允许患者尽早开始患肢关节活动并部分负重。若骨折为稳定性骨折则可以立即开始外固定架的动力化(逐渐关闭)。如果骨折属不稳定性骨折,动力化应延迟至骨折端有骨痂以后再开始。对于因高能量创伤所致的粉碎性或有骨缺损的开放骨折,应在伤后 6~12 周通过局部或经小腿后外侧入路进行植骨,以促进骨折愈合、缩短外固定架的固定时间。

开放性骨盆骨折是外固定架最佳的适应证之一。保持骨盆环的稳定是控制出血、处理软组织损伤进而使伤员得以早期活动的基础。外固定架通常是紧急处理此种损伤的有效方法,它最适合治疗"开书型"骨盆骨折。对于有纵向移位的骨盆环骨折,即使使用复杂构型的外固定架也不能充分地维持复位,须借助附加的骨牵引或Ⅱ期内固定术。

肘部严重的Ⅲ型开放骨折也是外固定架的适应证。可用"铰链式"外固定架。对于不稳定的开放、粉碎性桡骨远端骨折,外固定架是一种很好的固定方式。可在桡骨干的背外侧和第2或第3掌骨干为固定针置入点,进行构筑外固定架可以获得比较满意的固定效果。

因高能量致伤的股骨髁上、髁间、胫骨平台和 Pilon 等开放性骨折可用有限的内固定物维持关节面的正常解剖对合关系,再辅以超关节或不超关节的外固定架进行固定。

大多数股骨干开放性骨折的病例可以急诊或延期使用不扩髓的交锁髓内钉进行有效地固定。外固定架仅用于不能采用上述方式治疗,或当污染严重而且预期将很可能发生感染的Ⅲ型开放骨折。

由于肱骨干被大量的肌肉组织所包围,而且血管、神经结构邻近肱骨干,使用外固定架很容易损伤上述软组织。因此,仅对ⅢB型和ⅢC型肱骨干开放性骨折使用外固定架固定,并且尽量在直视下置入固定针,特别是在邻近桡神经行程处须格外小心谨慎。常用单平面单边半针外固定系统进行固定。

绝大多数尺、桡骨骨干部位的开放骨折可以通过Ⅰ期内固定方式获得成功地治疗,其并发症的发生率很低。因此,对绝大多数尺、桡骨骨干骨折来讲,外固定架固定不是首选。

2) 感染性骨折不愈合:感染是导致骨折不愈合的重要原因。彻底清创是消除感染的根本,必须去除所有坏死和感染的组织,原有的内固定物常被慢性炎症组织所包绕且往往表现为明显松动,作为异物严重影响感染的彻底消除,因此一定要将慢性感染的内固定物完全取出。积水潭医院成功地应用一期开放植骨的方法,即将扩创与植骨在一次手术中完成,术后使伤口保持开放,治疗感染性骨折延迟愈合及不愈合,它具有简单、有效、省时等优点,基本克服了传统方法之不足。对于骨缺损不超过 4cm 者可以使用 Phemister 植骨术;而对于骨缺损超过 4cm 者可以

Note

使用带血管蒂的腓骨或髂骨移植术治疗,也可以行胫腓骨融合术。

3)多发骨折:对长骨骨折进行早期固定是治疗严重多发创伤患者的有效措施之一。当患者合并休克、颅脑损伤、胸腹部脏器损伤或凝血功能障碍时,需时较长而且会进一步增加出血的内固定术将可能加重患者的病情,此时外固定架可发挥其操作便捷、创伤小和出血少等特点,对管状骨骨折进行快捷便利的临时固定,它是治疗多发创伤的有效手段。

4)骨盆骨折:抢救合并失血性休克的骨盆骨折患者,其重要措施就是尽早固定不稳定的骨盆骨折。对于前后骨盆环均严重断裂的骨盆骨折而言,虽然仅以外固定架固定骨盆的前侧不足以达到牢固固定骨盆环骨折的目的,但是却有助于止痛、减少出血并利于搬运和护理伤员。

5)复杂的关节内和邻近关节的骨折:严重粉碎的膝关节和踝关节关节内骨折脱位常由高能量创伤所致,因此,往往合并多发伤或局部开放性骨折。为了抢救患者的生命、维持血流动力学的稳定,有时不允许对上述骨折实施用时较长的复位、固定和植骨术等手术步骤。在这种情况下,外固定架可以作为一种临时固定装置。

6)桡骨远端骨折:严重粉碎的桡骨远端骨折因为不能使用内固定方式对骨折进行固定,也适用于外固定架治疗。

7)骨运输或延长:骨运输(bone transport)是将位于骨缺损区近侧或远侧截断的一段骨块,在尽可能多地保护其骨膜的情况下依靠缓慢的牵拉跨过骨缺损区运送至另一端,而同时在截骨部通过骨痂牵拉(callus distraction)的方式形成新骨。骨痂牵拉的基本原理是由 Ilizarov 发现的。

8)矫正骨骼畸形,也可以矫正软组织挛缩造成的畸形:Ilizarov 牵伸生物学理论(distraction histogenesis)证明通过一定张力一定频率的缓慢牵伸可刺激骨骼和软组织具有和胎儿组织生长方式相同的再生和活跃生长。Ilizarov 架不但可以矫正骨骼畸形,也可以矫正软组织挛缩造成的畸形。

(6)外固定架的并发症

1)针道感染:针道感染是使用外固定架过程中最常见的并发症。外固定架的并发症曾一度制约了它的发展。其发生率依不同肢体部位、不同作者和不同种类的器械各不相同。随着外固定架理论、技术及器材的发展,现在临床上针道感染的发生率已明显降低。对胫骨开放骨折使用外固定架固定,其针道感染发生率为 6.9%~14.2%。只要做到小心预防,早期诊断,积极治疗,此并发症将不会明显影响骨折的治疗。

2)固定针松动:在骨折愈合的过程中,由于固定针长期承受不同方向的应力,因此,固定针的松动是一种自然过程。医生所能做到的就是如何尽量延长其发生松动的时间,包括正确置入固定针,避免预弯负荷,解除固定针与周围软组织之间的任何张力。同内固定一样,外固定架失效与骨折愈合之间也存在着一种比赛,所以促进骨折早日愈合也是防止固定针发生松动的重要手段。对骨缺损的部位早期进行植骨并适时进行动力化就可以达到这个目标。

3)外固定失效:外固定架失效包括固定针和连杆的断裂和弯曲变形。目前,由于固定针的直径为 5mm 和 6mm,所以固定针折断的发生率明显减少。多次重复使用外固定架的各部件,使金属发生疲劳,是外固定架失效的主要原因。

4)骨折畸形愈合,延迟愈合和不愈合:骨折畸形愈合的主要原因就在于原始复位不满意。相对于骨折端之间发生的成角畸形而言,旋转畸形发生率较高。为避免畸形的发生,在置入固定针之前应尽可能地恢复骨折端的理想对位,而不要过多地依赖外固定架自身的调整。虽然参照健侧肢体是一种有效的复位方式,但最准确的手段还是术中及术后所摄的 X 线片。使用不透X 线的连杆,可能会影响判断骨折的复位程度,因此,除常规摄正、侧位 X 线片外,有时还需加照斜位 X 线片。

患者术后的功能锻炼和负重使外固定架不断地承受应力,这将导致外固定架失效,最终不能维持骨折端之间的良好复位。一定要将这一可能性在术前向患者讲清楚,使之对此多加注意并定期来院复查,使得能够对外固定架及时进行调整。

5）神经血管损伤:盲目穿针的恶果就是造成神经血管损伤。包括直接损伤和固定针炎性反应引起的慢性腐蚀性损伤。通常后者所引起的神经和血管受损的症状逐渐出现,并呈进行性加重。

6）拴桩效应(tethering effect):一旦肌肉或肌腱被外固定架的固定针所穿入,就如同被拴在树桩上一样,产生类似肌腱固定术(tenodesis)或肌肉固定术(myodesis)一样的后果,其所跨过的关节的活动范围将受影响。

7）骨筋膜室综合征:这种并发症较少发生。究竟是因为原始损伤所致,还是由于在置入固定针的过程中出血导致了骨筋膜室内压力增高尚无定论。

(二)骨折的内固定

现代骨折治疗目的不仅仅是骨折的复位和愈合,而更重要的是恢复肢体功能。因此要求在骨折得到牢固固定以保证其愈合的前提下,允许肢体进行早期、无痛、主动的活动,以防骨折合并症的发生。使包括骨、关节及肌肉的整体运动系统得到功能康复。

1. 骨折固定机制　骨折固定的基本机制有2种:夹板作用和加压作用。夹板作用是用一坚硬物体将骨折两端连接起来。夹板作用的强弱程度与夹板和骨骼之间的距离成反比。距离越大固定作用越弱。常用的夹板有石膏、小夹板、钢板、髓内针等。加压作用是在骨折复位后在骨折端施以加压力,使骨折端具有压力前负荷。

(1)夹板作用:夹板有2个基本形式:一个是可以允许骨折块间内固定物滑动,另一个则不允许滑动。传统的非内锁式髓内针允许骨沿针滑动。这是由于针与骨间的摩擦力一般很小。钢板是不允许滑动的。因为钢板螺钉所产生的摩擦力很大(1枚螺钉在钢板下面与骨骼之间所产生的加压力平均高达3000N)。

髓内针是一种治疗骨折非常有效的器材,可以不附带任何其他的固定方法。髓内针允许骨折端有小的移位。而由于吸收可造成骨折端有一定的短缩。沿髓内针的滑动(必须发生骨端吸收)可以使骨折端重新接触并重获稳定。钢板用于简单的骨折,如不附加其他方法(如骨折端加压),则无法提供有效的稳定性来防止骨折端之间的微小活动所造成的骨吸收。当这种吸收发生时,钢板下面与骨骼表面之间的摩擦力则无法承担骨连接作用。此时钢板将承受骨骼上的全部负荷,并会发生疲劳断裂。因此,钢板固定一定要伴有用螺钉获得的骨折端加压,或应用钢板预弯的方法获得轴向加压(或由于功能性负荷造成的接触),来保证骨性接触足以抵抗负荷而无间断性移位。

(2)加压:加压是骨折固定的一种非常好的方法。因为可以用最少量的内固定材料来获得有效的稳定性。加压是将两个表面(骨对骨或内固定物对骨)相互压迫。

加压可分为2种不同的类型

1）静力加压:施加静力加压以后,骨折端之间存在相互压迫。随着骨折端的吸收,静力加压力将逐渐消失。

2）动力加压:由于功能运动而产生的动力造成骨折接触面产生负荷和除去负荷。作为张力带而用的钢丝或钢板,将功能性张力变为压力,于是产生一种允许某些负荷传导性运动的固定。

产生加压可以用不同的方法。它们之间的区别不仅在于应用的内固定物不同,而在于加压作用的机制及效果也不同。

用1枚螺钉穿过骨折线的方法来获得骨折的加压,其具体方法是螺纹部分把持在靠近螺钉尖的骨折块中,当拧螺钉时,骨折块就会被拉向螺钉头顶住的另一骨折块(图8-4)。拉力螺钉产生作用的前提是靠近螺钉头的骨折块。

通过对钢板的预弯,应用钢板可产生加压。这种加压方法的先决条件是骨折端有接触,之后便可以承受负荷。

Note

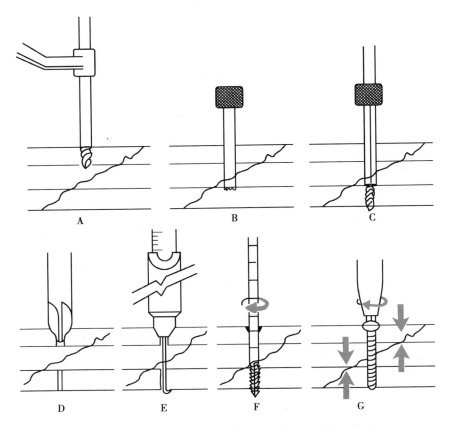

图 8-4　骨折复位后 4.5mm 皮质骨拉力螺钉的操作步骤

A. 近侧骨皮质用 4.5mm 钻头钻孔；B. 插入 3.2mm 钻头导向器；C. 用 3.2mm 钻头
将对侧皮质钻孔；D. 用埋头器将近端钉孔扩大；E. 测量长度；F. 用 4.5mm 丝攻将
对侧皮质攻出螺纹；G. 拧入 4.5mm 皮质骨螺钉，在骨折端产生加压作用

　　当一块预弯后的钢板固定于骨骼时，弯曲便被伸展开来，由于其弹性回缩，钢板便有重新弯曲的趋势，而这种弯曲是由塑性（不可逆）形变所造成的，于是产生了使得远端骨折间隙靠拢并加压的弯曲力矩（如远离钢板的间隙）。

　　张力带固定是靠功能负荷中的动力成分而产生加压力。张力带的经典范例是用钢丝固定于横断髌骨骨折的表面。钢丝与股骨髁的支持协同作用，将股四头肌作用下的张力转化为作用于髌骨关节面的动力性压力。

　　张力带技术主要应用于干骺端骨折。少量的不稳定对于松质骨愈合影响较小（图 8-5）。

　　2. 内固定材料

　　（1）螺钉

　　1）螺钉的结构（图 8-6）：

　　螺钉外径：螺钉螺纹的直径。

　　螺钉钉芯：螺纹部分的钉杆。

　　螺距：螺纹之间的距离。

　　螺杆：螺钉无螺纹部分的螺杆。

　　螺钉中钉芯部分非常重要，其截面积的大小与抗弯曲强度直接有关。钉芯直径越大，抗弯曲强度越大。另外钉芯的直径与所应用的钻头直径相关。

　　在内固定的应用中，螺钉的另一特性"拔出应力（pull out stress）"十分重要。螺钉的抗拔出力与螺纹的面积和成正比。螺距越小，螺纹面积越大，抗拔出力越强。

　　对于应用钢板进行长管状骨折内固定时螺钉的最少数目，AO 经过大量的临床研究，在其

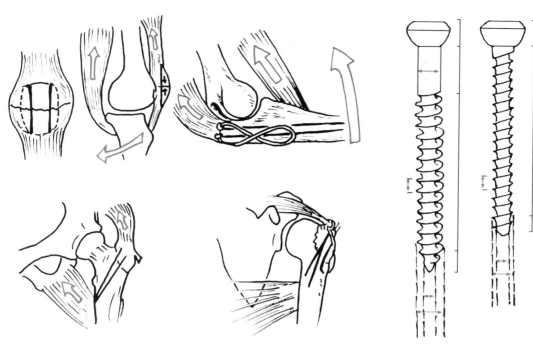

图 8-5　张力带内固定原则　　　　图 8-6　螺丝钉的结构

《内固定手册》中做出了明确规定。在骨折线的一侧最少需要固定的骨皮质数目:股骨 7 层、胫骨、肱骨 6 层、尺桡骨 5 层。

2）螺钉的种类

i. 皮质骨螺钉:皮质骨螺钉为浅螺纹、短螺距的全螺纹非自攻型螺钉。由于钉芯相对较短,抗弯曲能力很强（图 8-7）。

ii. 松质骨螺钉:松质骨螺钉螺纹很深,螺距较长,钉芯直径相对小。由于外径与钉芯比例很大,或者说螺纹面积较大,故在骨质中有良好的把持作用。松质骨螺钉用于干骺端的松质骨。分全螺纹和半螺纹两种。当螺钉用于拉力螺钉时应选择半螺纹螺钉（图 8-8）。

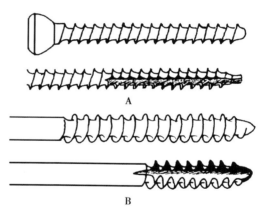

图 8-7　丝攻及相应的螺丝钉

A. 4.5mm 系列皮质骨螺丝钉及丝攻;B. 6.5mm 系列松质骨螺丝钉及丝攻

其螺纹长度选择的原则是螺纹要全部位于对侧骨块中,而不要经过骨折线,否则影响加压效果（图 8-9）。

iii. 空心螺钉:空心螺钉外形为松质骨螺钉,其中空结构允许导针通过。对于某些骨折,在 X 线监视下先钻入导针暂时固定,如复位及导针位置满意,通过导针即可拧入空心螺钉。临床上常用于干骺端骨折闭合复位,经皮螺钉固定。

iv. 锁定螺钉:用于锁定钢板。主要结构特点是螺钉钉帽和钢板钉孔之间有连接固定装置,螺钉拧入钢板固定后,螺钉和钢板间有特定的固定机构连接,使螺钉和钢板间不会再产生相对活动,产生角度固定作用。

（2）钢板:钢板是内固定技术中常用的材料。钢板可根据其所起到的生物学作用而分为:中和钢板、加压钢板、支持钢板和桥接钢板等。另外,根据不同的设计形态又可分为动力加压钢板、有限接触钢板、管状钢板、重建钢板、角度钢板及滑动螺钉钢板等。根据不同生物力学需要和不同解剖部位可选择不同的钢板。同一块钢板,在不同的操作方法下可起到不同的生物力学功能。

Note

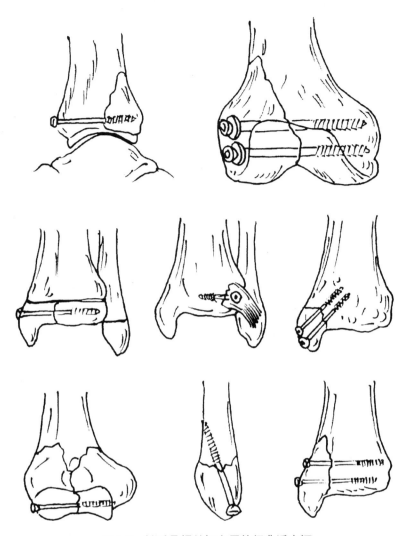

图 8-8　松质骨螺丝钉应用的经典适应证

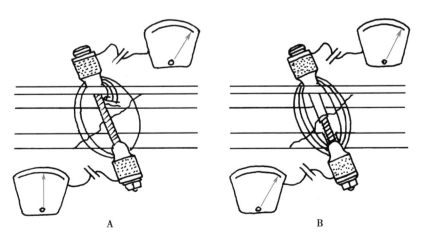

图 8-9　拉力螺丝钉加压作用的减少及恢复

A. 应用全螺纹拉力螺丝钉加压作用减少 40%；B. 应用部分螺纹拉力螺丝钉骨
折端得到良好的加压

1）钢板的生物力学功能

i. 中和钢板：在长管状骨骨折以拉力螺钉固定时，虽然骨折端获得的压力提高了固定的稳定性，但不足以抵抗骨骼所承受的弯力、扭力和剪力。在中和钢板的保护下，肢体可以进行早期的活动，而生理应力由中和钢板来承担，以保证骨折端稳定的力学环境（图8-10）。

ii. 支持钢板：支持钢板主要应用于关节内及干骺端骨折。骨折复位后支持钢板的应用可以维持复位并抵抗轴向应力引起的作用于骨折端的弯力、加压和剪力。支持钢板应用时需要良好的塑形，使其形态与钢板下骨一致，否则钢板固定后会发生骨折移位。

iii. 加压钢板：加压钢板用于长管状骨横形或短斜形骨折（图8-11）。先在钢板一侧中心位拧入螺钉，再于另一侧偏心位拧入螺钉，骨折端可获得加压力。

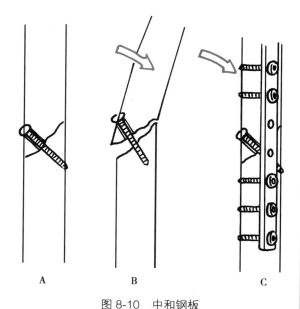

图 8-10　中和钢板

A. 单独应用螺丝钉内固定；B. 内固定失效；C. 加用中和钢板内固定

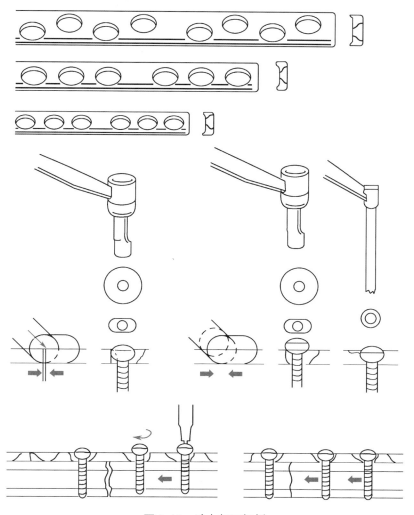

图 8-11　动力加压钢板

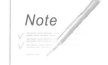

加压钢板在行加压固定之前一定要预弯,即事先将钢板弯曲后再置放于骨骼上。当螺钉拧紧后钢板的弹性回缩力可使对侧骨皮质同样获得加压,否则对侧骨皮质骨折线会张开。

iv. 桥接钢板:桥接钢板主要应用于骨不连。在钢板置入前在位于骨缺损或骨折粉碎的部分弯曲塑形,固定时该部分不置放任何螺钉,在该部分行植骨(图8-12)。

2)钢板固定的张力带原则:钢板在长管状骨骨干骨折固定时的置放位置十分重要。由于骨骼的形态均略有弯曲,在轴向应力作用下,骨骼的一侧受到压力,而对侧受到张力(图8-13)。

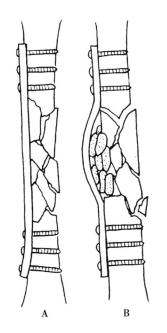

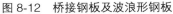

图 8-12　桥接钢板及波浪形钢板

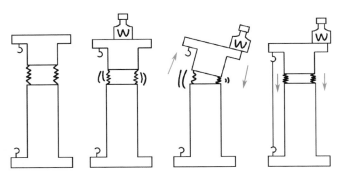

图 8-13　钢板固定的张力带原则

钢板固定时原则上应将其置于张力一侧,否则固定的稳定性减弱(图8-14)。

各长管状骨的张力侧位置不同:股骨干位于后外侧,胫骨在步态负重期位于外侧,在步态摆动期位于前侧,肱骨位于外侧,尺骨位于背侧,桡骨位于桡侧。

二、急救处理

在世界范围内,高速运动造成的创伤已成为青壮年死亡的第一因素。在美国每年因高速运动创伤所致的经济损失高达750亿美元。近年来随着我国的经济发展和社会生活水平的提高,特别是汽车的普及,交通伤已成为严重创伤的主要致病因素。创伤的急救组织和急诊处治的研究和规划在我国仍需进一步加强研究和更规范化实施。

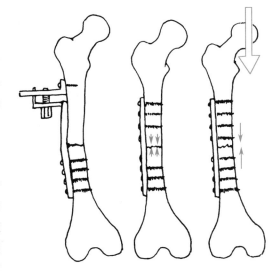

图 8-14　股骨干外侧加压钢板的应用,静力加压和动力加压的联合示意图

严重创伤的早期处理是否得当,对患者的预后起着关键作用,对个人和社会都会产生巨大影响。

(一)急救的组织

对多器官复合损伤的治疗需要一个完整的医疗组进行诊治处理。这个医疗组必须能够对患者的损伤状态进行快速评定,对所遇到的问题能够进行有效处治,进行逐一的讨论并能快速做出决定,及时实施有效的抢救和治疗措施。

创伤死亡有三种模式:急性死亡、早期死亡和晚期死亡。急性死亡通常是严重的头部损伤或主动脉的横断损伤等,对于这些死亡,只能通过采取预防措施和进行公共教育进行控制。伤员的早期死亡通常是可纠正的损伤造成的,如颅内血肿、血气胸、脾脏或肝脏的损伤或多发肢体创伤的失血等。拥有完善的抢救体系,医疗抢救中心通常能挽救大多数这类伤员的生命。晚期死亡通常是由于创伤的并发症所致,如败血症、多器官功能衰竭(multiple organ failure,MOF)等。对这些并发症的治疗,需要具有较多的临床经验及医疗设备及药品,以及在 ICU 监护室中进行治疗。有的患者还需要采取较专业的手术治疗。一般中心医院拥有丰富的临床经验和完善的医疗设备,对这些并发症可进行恰当的诊治和处理。

创伤评分系统的研究目前对预防创伤的死亡起着积极的作用。West 的一项研究表明,在加利福尼亚地区,在应用创伤分级系统以后,创伤死亡率减低了 50%。通过在圣地亚哥应用创伤部位评分系统,在创伤的护理、评估、处治和死亡率方面都得到了很大改善。最明显的是,对于可挽救患者的死亡率自 13.6% 降至 2.7%。但即使在美国,也有很多医院和地区没有良好的创伤评分系统。这说明创伤评分系统还需要进一步研究、普及和应用。

（二）患者的运输

多发创伤患者在伤后应及时得到救治。伤员在从现场救出送往医院的过程中,必须要保持呼吸道通畅,休克要早期得到处理。在美国,院外医疗救护组织属于消防和地方紧急情况救护体系,受本地意外事故紧急报警系统指挥。在 20 世纪,50~60 年代,急救车上的救护人员只管将患者抬上车,送往最近的医院。现在救护车上则大都配有医疗救护员(emergency medical technicians,EMTs)。这些救护员都得到过良好的训练,在急救车中还有相应的设备用于将患者从受伤的环境中救出(如撞毁的汽车中)以及特殊的担架、呼吸设备、输液设备、药品、监护设备、心脏除颤器、骨折固定夹板等。同时,带有同样设备的急救直升机在近年也逐渐增加。在我国,多年来医疗救护为单独的救护体系。改革开放以后,各大中心城市、地区相应地建立了地区性急救中心,救护人员大多毕业于医疗护理院校,医疗训练相对系统、正规。也相应引进了国外成套的医疗救护车辆和设备,使院外抢救、运送得到了很大改进。近期,国内几大中心城市都在筹划和逐步使用直升机进行救护工作。

急救车上的急救人员在遇到多发创伤的患者时,对肢体的损伤要有一定的判断和记录,包括对肢体的感觉运动功能及末端的血液循环功能进行判断,对伤口进行包扎处理。对于肢体骨折畸形,在现场应进行对线性的复位,并要避免继发损伤。可使用夹板、气囊、真空支具进行固定。在缺乏固定用具时,可临时将下肢骨折固定于健肢上,上肢则可与躯干进行固定。抗休克裤的使用现在仍有一定争议,但对于低血压患者和骨盆出血患者仍可应用,一般裤内压力不要超过 100mmHg,长时间使用压力应不超过 30mmHg。在使用抗休克裤时要注意避免发生下肢骨筋膜室综合征,不要漏诊下肢骨折及注意其对患者呼吸功能的影响。

院前急救的管理是一个系统工程。不但需要医护人员的努力,医疗救护网的设置,通讯的高效畅通,伤员的分类以及按分级方式进行伤员的输送,救护人员日常的救护配合训练,都对院前急救的成功起着重要作用。对成批伤的救治更是如此。

（三）抢救的合理安排

骨关节及其软组织损伤是多发创伤中最常见的损伤。有研究表明在多发创伤患者中,78% 的患者存在明显的骨关节损伤,与头部损伤的发生率相当,是胸部损伤的 2 倍,腹部损伤的 4 倍。Wolff 等人将伤员在指定的中心医院内的抢救工作分为 5 个阶段:①复苏阶段;②急症的处理和紧急手术;③维持生命体征的稳定;④延期手术;⑤康复。

1. 复苏　对于严重多发创伤患者,在救护人员到达其身边时,其呼吸、心跳可能已经停止。这时,救护人员要立即进行心肺复苏工作。复苏工作的 ABC 原则现在已被大家所熟知。ABC

Note

是英语气道（airway）、呼吸（breathing）、循环（circulation）的缩写，也是抢救工作的关键。

（1）气道（airway）：抢救伤员最先需要处理的是患者的呼吸道。在抢救过程中首先要保证患者呼吸道通畅，恢复或维持患者通气，给予吸氧支持。在患者受伤后，口腔、鼻腔内可能会有一些异物、出血和损伤组织妨碍通气。患者的体位对呼吸道的通畅和呼吸运动也有很大影响，对于一些体胖的患者更是如此。在抢救现场，急救人员要尽快通过手法清理鼻、口内的阻塞物，通过牵引摆好头部体位，通常是仰头位，吸出气道内液体，并尽快插入气管插管，以维持呼吸道通畅。对于颌面部没有损伤的患者，也可采用经鼻腔插管。对于怀疑患者有颈部损伤时，进行气管插管时要格外小心，以尽量减少继发性损伤。但不能因为患者有颈椎损伤而放弃建立通畅的气道。此时应手扶枕部，沿颈部进行直线牵引，手法要轻柔，轻仰头部插入气管插管。

（2）呼吸（breathing）：在建立通畅的气道后，若患者还不能进行良好通气，常见的原因则是气管插管的位置问题和血气胸。如证实或怀疑有血气胸的存在，应尽早进行胸腔闭式引流。在没有拍摄胸部 X 线片的条件下，通过听诊也要尽快做出合理的诊断。对于不能进行自主呼吸的患者，应尽快使用辅助呼吸和吸氧。呼吸机在建立气管插管后很容易与患者连通。这在患者有头部损伤、"连枷胸"等情况下对呼吸的支持十分重要。在没有呼吸机的条件下则要进行人工呼吸。

（3）循环（circulation）：在有明显出血的情况下，进行静脉输液是必不可少的。这对维持患者的血压和血容量十分重要。一般进行静脉输液穿刺的部位常选择肘窝或腹股沟区，有时则需要进行静脉切开插管。要避免在受伤肢体的远端进行输液。在输液过程中要注意观察患者的血压、脉搏和血细胞比容。有很多医生喜欢进行锁骨下穿刺，以便进行输液并可观察血流动力学的变化。通过检测中心静脉压或肺动脉压，可直接了解血容量是否充足，并且可直接进行大容量补液。补液时可先输入 1000ml 林格液，观察皮肤灌注情况（皮肤的颜色、温度和充盈情况等）、尿量，如有条件可观察中心静脉压。在病情不稳定的情况下至少应 5 分钟观察 1 次。如果血压没有恢复或血细胞比容低于 30%，应考虑进行输血。输血最好使用同型红细胞悬液，而非全血。如果患者对补充液体没有良好的反应，应考虑继续失血的情况存在。一个单纯股骨干骨折的患者，一般不会在补充液体后仍处于持续低血压状态，否则应考虑其是否合并有其他损伤。

伤口内可见的活动出血应及时用止血钳进行夹闭，也可用肢体止血带控制出血。肢体骨折应进行牵引或夹板固定，以减少不稳定骨折端的出血。如有紧急手术指征（表 8-1），应进行紧急手术。在生命体征相对平稳的情况下，为明确一些出血诊断，可进行腹部或骨盆的血管造影，必要时可进行血管栓塞止血。

表 8-1　紧急手术指征

紧急手术的指征	紧急手术的指征
1. 继发性出血	2. 预防肺功能衰竭
（1）肝、脾、肾实质脏器的损伤：剖腹探查术	（1）股骨干骨折的固定
（2）主动脉、腔静脉或肺血管的撕裂：开胸探查术	（2）骨盆骨折的固定
（3）压缩性颅骨骨折或急性硬膜下血肿：开颅术	
（4）骨盆骨折：固定术	

2. **紧急手术**　急诊手术通常应在手术室内进行。手术室应可以进行抢救生命所需的所有手术。对于一名持续性低血压的患者，为了进行紧急抢救，在进行手术时可能没有对全部损伤做出诊断。在特殊情况下，某些手术可能在急诊室进行，如胸腔闭式引流、心内按摩术等。进入手术室的患者通常带有气管插管、静脉插管、导尿管等。如果没有颈椎的 X 线片，不能明确颈部是否有损伤时，应在手术时临时使用颈托固定颈部，避免在手术时加重颈部损伤。在紧急情况下手术，患者胃内可能存在大量内容物或是可能是在饮酒后致伤，所以在进行气管插管后，一定要给气管插管进行气囊充气，以封闭气道，避免胃内容物呕出后阻塞气道。此时麻醉师可给予

短效静脉或吸入性麻醉剂及肌肉松弛剂,以配合抢救工作。

绝大多数这类手术是为了控制大出血。如为控制实质性腹腔脏器损伤或动脉损伤而进行的剖腹探查,或为控制主动脉、腔静脉及肺血管出血而进行的开胸手术等。穿通伤的损伤类型根据致伤物的不同,常有不同情况发生,常有多发损伤存在。在探查修复时应进行全面仔细检查,以防止遗漏。塌陷性颅骨骨折和硬膜下血肿也是紧急手术的指征,可在采取胸腹探查的同时进行开颅手术。在少数情况下,持续性出血是由于肢体损伤造成的,这时通常需要进行吻合血管和对骨折进行固定手术。

对于闭合性多发创伤患者,对股骨干和骨盆骨折的固定可减少肺功能衰竭的发生率。所以建议在出血得到控制后,患者病情相对平稳时,应对股骨干和骨盆骨折进行一期固定。对于非紧急的胫骨、足踝和上肢损伤,则可延期处理。如果患者情况允许,也可一期处理所有开放骨折和移位的股骨颈骨折及距骨颈骨折。在抢救过程中应注意保持患者体温。如果患者在暴露和输液过程中产生低体温状态,这将会对血小板功能、心脏功能和药物代谢极为不利。

在治疗过程中,对于伤情、患者的年龄、营养状态、一般身体状况要进行综合分析。目前有许多评分系统对多发创伤患者的受伤严重程度进行评价,并应用于创伤病例的分析研究中。包括创伤指数(trauma index,TI),创伤评分(trauma scale,TS),简明损伤评分(abbreviated injury scale,AIS),创伤严重度评分(injury severity score,ISS)。在急诊手术中要综合考虑患者年龄、一般情况和 ISS 分值。如一名 ISS 为 40 分的 20 岁青年骑摩托所致的小腿严重开放骨折,进行的治疗可能是清创、外固定架固定,而对同样 70 岁的患者可能需进行膝下截肢术。

3. 稳定病情 这个阶段对患者的诊治目标可因患者在此之前的救治情况而有所不同。如果患者在此之前进行了紧急手术,这时就需要对患者进行详细的全身体检,补充一些早期没有明确的诊断。如果在此之前复苏工作十分成功,已完成了主要的诊断工作,这时的主要工作就是观察患者病情,稳定患者的生命体征。Claudi 和 Meyers 对此阶段的工作进行了总结,认为此阶段的主要工作应包括:①恢复患者稳定的血液动力系统;②恢复机体的供氧和功能器官的灌注;③恢复肾功能;④治疗出血性病变等。

这个阶段的工作应在紧急手术后和休克治疗的早期就应开始。这个时期可能持续几个小时到几天。这个阶段,要对所有开放伤口进行处理,骨折的肢体要固定在功能位。通常这个治疗过程应在 ICU 进行。在这里要尽快稳定患者的病情,防止发生器质性的损伤,并尽快为二期手术做好准备。

这个阶段,对休克进行观察和治疗仍是最重要的工作。要密切观察患者皮肤的颜色、温度、脉搏、血压等生命体征。对于年轻患者,由于有良好的代偿能力,这些体征可能表现的不突出。失血 20% 时可能观察不到这些体征的变化;在失血 40% 时,可出现严重休克的表现,如呼吸急促、心跳加快、低血压、代谢性酸中毒等。这时必须立刻纠正休克,防止发生器官衰竭。如果患者休克时间过长,要仔细观察肢体是否发生了骨筋膜室综合征,有时这种情况甚至会发生在健侧肢体。

仔细阅读患者入院时的胸部 X 线片及每天对胸部 X 线片进行复查,对患者的呼吸管理十分有益。患者肋骨骨折的数量与血气胸的发生有直接关系。早期进行骨盆和股骨骨折的固定,避免进行牵引是此阶段对患者进行治疗的关键。

4. 延期手术 对多发创伤患者进行抢救时,应首先要处理好开放伤口,所有骨折在治疗期间都应使用内固定或者外固定进行制动,肢体要保持在功能位。这样可以减少感染的发生机会;由于对肢体的固定也缓解了疼痛,也可减少麻醉药品的使用。麻醉剂对神经系统、呼吸系统和胃肠功能都有抑制作用,应尽可能减少其使用量。在多数情况下,可在 3~4 小时内稳定住病情,可以对患者在手术室内进行非致命性损伤的处理。长时间使用呼吸机或需要使用高压通气时,对麻醉师和麻醉机都有特殊要求。

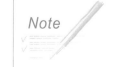

如前所述,手术固定股骨骨折和骨盆骨折对预防肺功能衰竭有很大好处,所以在可能的情况下,应一期对股骨骨折和骨盆骨折进行固定。为避免发生一些肌肉骨骼系统的并发症,有些问题应在 6~8 小时内得到处理。小腿和前臂最容易发生骨筋膜室综合征。为防止肌肉细胞坏死和神经功能的丧失,应在骨筋膜室综合征发生的早期进行筋膜切开术。骨筋膜室综合征的发生与低血压和周围组织的血液灌注较差有关。对进行长时间复苏抢救的患者,对此应有警惕。有时此并发症可发生在非骨折的肢体。开放骨折的感染发生率相对较高。对开放骨折要急诊手术并进行清创冲洗,以减少感染的发生。对于合并血管损伤的骨折,应在 6 小时内进行血管重建,以避免丧失肌肉、神经功能。如果血管再通时间超过这个时间,要警惕骨筋膜室综合征的发生。有些证据表明,早期进行关节囊切开,开放复位股骨颈骨折并进行加压内固定,可减少股骨头坏死的发生。对股骨颈骨折及移位的距骨颈骨折进行早期处理,也可避免这些主要的负重关节发生骨坏死。

其他一些主要部位的骨折,如股骨远端、胫骨近端、胫骨远端、足部和踝部、腕部和肘部的骨折,应为下一步优先处理的骨折。特别是肘关节、踝部及后足部的严重骨折,如不能在 8~10 小时内完成手术,局部将肿胀、形成水泡,这种情况下手术不得不在伤后 8~12 天后进行。那时则骨折复位会比较困难。所以如有机会,对这类手术也应尽早进行。由于转诊不得不延期手术的患者发生并发症的机会较多。对于胫骨闭合骨折的内固定手术可在二期进行,特别是合并同侧股骨干骨折时,更应如此。根据 Veith 等人的报道,此类患者经保守治疗的结果很差,骨折不愈合发生率较高,并且膝关节活动明显受限。上肢骨干的骨折也应属于此类骨折。钝性创伤患者,特别是早期需进行气管插管或合并颅脑损伤的患者,由于无法进行体检,常常会有漏诊的情况发生。所以第二天应对四肢进行全面复查,以早期进行诊断。这类漏诊在意外伤害中的发生率接近 10%。对于有低血压发生的患者,要警惕骨筋膜室综合征的发生,对足部、踝部以及前臂都应进行检查。

对于有或无神经损伤的不稳定的颈椎、胸椎及腰椎的骨折,要根据情况进行治疗。如患者有完全的远端肢体神经功能丧失,且脊髓水平的反射有恢复(如球海绵体反射),最好的治疗是早期对骨折进行稳定手术,以利患者康复。此类患者不应采取卧床及保守治疗。手术应在 5~7 天内完成,大多是进行后路固定和融合。这样患者可将体位直立,以改善肺循环的通气灌注效率。此类患者因缺乏肢体活动,深静脉栓塞的发生率较高,进行手术固定后,可进行早期被动活动,以降低血栓形成的可能性。对于没有神经损伤的脊柱损伤,为进行早期活动及防止由于长期卧床所造成的合并症的发生,也可采取相同的治疗。

对于创伤患者的营养状态也应给予足够的重视。多发创伤患者在愈合过程中对营养热量的需求很大。在患者不能自己进食的情况下,可进行鼻饲。如患者有颅脑损伤或有腹部手术、颌面部损伤,每天进食热量达不到 2~3kcal,就应进行周围静脉营养支持。应根据计算热量、皮脂厚度及淋巴细胞计数指导制订营养计划。

经过以上治疗后,下一步的问题是抗感染。及时合理地应用抗生素也可预防伤口合并症的发生。

创伤和复苏过程会激活白细胞系统,产生氧自由基,对组织产生进一步损伤,如肠道黏膜的损伤等。损伤后细菌可进入肠道的淋巴系统和门静脉系统,也可以激活肝脏的白细胞系统。这些反应可能与肺脏及多器官的衰竭(MOF)有直接关系。肺的白细胞系统的激活及肺的脂肪栓塞与肺不张的发生有关。所以钝性多系统的创伤会激活多系统的白细胞,产生氧自由基,导致感染性器官衰竭。在肺部则常发生成人呼吸窘迫综合征(adult respiratory distress syndrome,ARDS)。

5. 康复　在对多发创伤患者进行生命复苏、创伤修复以及控制并发症后,患者进入了恢复阶段。在完成对患者挽救生命、创伤修复后,患者最后的功能恢复将依赖于此阶段的康复工作。

Note

多发创伤后患者遗留的永久性功能障碍,绝大多数是由于肌肉骨骼系统和神经系统创伤造成的。目前的医疗水平还不能恢复神经完全损伤造成的功能丧失。但对于肌肉骨骼损伤的治疗,可恢复运动系统的大部分功能。对肌肉骨骼损伤的修复应尽早进行。在骨折愈合发生前,骨折复位容易达到良好结果。关节内骨折最好在 24 小时内进行手术处理。急诊进行脊柱的复位和固定,对不全的脊髓损伤和神经根损伤的功能恢复有最好的结果。患者的康复工作在手术治疗完成后就应开始进行。对颅脑损伤、颌面部损伤及泌尿生殖系损伤的患者,应注意其营养问题。同样,在创伤后患者会产生精神抑郁。营养师和心理医生在此阶段起着重要作用,对最后患者的功能恢复有着直接影响。

三、开放性骨折的治疗

骨折端经过软组织与皮肤或黏膜破口与外界相通的骨折称为开放性骨折。

有时开放性骨折的诊断很难确定,需在手术过程中方能做出明确的诊断。如果骨折附近的皮肤存在伤口,除非已经明确排除了开放性骨折,否则应该按开放性骨折的原则来处理。

由于软组织损伤的严重程度不同,创面损伤情况程度变化很大,可能是很小的损伤,治疗及预后与闭合性骨折无差异。也可能损伤非常广泛、严重,需要行截肢术。

除明确骨折的特点外,还应重点关注软组织损伤情况和细菌污染程度,后二者对预后的影响往往大于骨折本身的因素。开放性骨折治疗的最终和最重要的目标是尽早全面地恢复肢体的功能。为达到这一目标,必须预防感染、重建软组织、获得骨折愈合、避免畸形愈合、尽早开始关节运动和肌肉康复。在这些过程中,感染常导致畸形愈合、不愈合、功能丧失,故避免感染的发生是开放性骨折治疗过程中最重要的环节。

开放性骨折好发部位依次是:胫腓骨、股骨、尺桡骨、踝关节、肱骨、鹰嘴。

(一)开放性骨折的分类

开放性骨折的分类有多种,目前世界范围内普遍接受 Gustilo-Anderson 分类方法。

Gustilo-Anderson 根据开放性骨折软组织损伤情况、创面污染严重程度和骨折情况将开放性骨折分为三型,其中第Ⅲ型又分为 3 个亚型。

Ⅰ型通常是由低能量损伤造成,伤口小于 1cm,一般是由于骨折自内向外穿透皮肤所致。细菌污染是非常少的。Ⅰ型开放性骨折一般没有或仅有少许肌肉损伤。但判断是否为Ⅰ型开放性骨折不能仅仅根据伤口的大小,而应与受伤时所受暴力大小,伤口污染程度等诸多因素相结合来做出诊断(图 8-15)。

Ⅱ型伤口一般大于 1cm,伴有中等程度的软组织损伤,由于外力较大,伤口通常是由外向内受暴力所致。常常发现肌肉组织有坏死,但程度和范围较局限,一般仅波及一个骨筋膜室。没有或仅有少许骨膜的剥脱,无需使用植皮或皮瓣的方法来闭合伤口(图 8-16)。

Ⅲ型是一种高能量损伤,伤口自外向内造成,伴有广泛的肌肉坏死。骨折端移位大,多为粉碎性骨折。枪伤、车祸伤、农场伤等多为Ⅲ型开放性骨折。在做出Ⅲ型开放性骨折的判断时,应考虑到致伤外力的大小以及软组织损伤的严重程度。Ⅲ型开放性骨折可以进一步分为 3 个亚型。

ⅢA 型开放性骨折的骨膜剥离不广泛,骨折端有适当的软组织覆盖(图 8-17)。

ⅢB 型开放性骨折有广泛的骨膜剥离,伴有大量的软组织坏死和丢失,常常需要局部转移皮瓣或游离皮瓣才能覆盖折端(图 8-18)。

ⅢC 型开放性骨折伴有大血管的损伤,只有修复损伤的血管,才能够保存肢体(图 8-19)。

Gustilo-Anderson 开放性骨折的分类包含了主观因素和客观因素。仅仅在急诊室对伤口表面的观察和 X 线片显示便做出骨折的分类常出现错误。应该结合清创术中的发现,对开放性骨折有一个完整彻底的认识后,才有可能做出正确的分类。Brumback 用 125 个胫骨开放性骨折图片对医生进行调查,仅 60% 分类正确,对创伤医生的调查显示仅 66% 正确。

Note

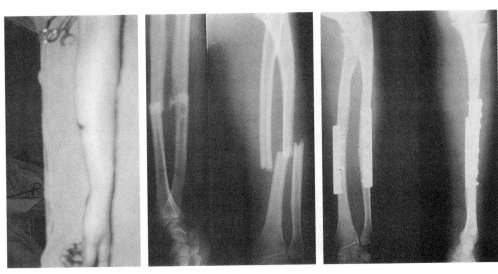

图 8-15 Gustilo I 型

由摔倒损伤造成,伤口小于 1cm,骨折端自内向外穿透皮肤,骨折端不稳定,污染非常轻

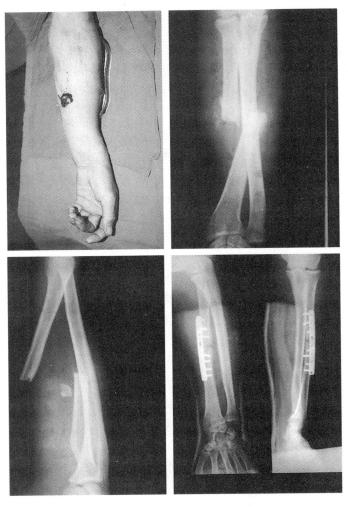

图 8-16 Gustilo II 型

为钢筋穿透前臂致伤,伤口大于 1cm,中等程度的软组织损伤,伴有下尺桡关节损伤

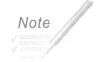

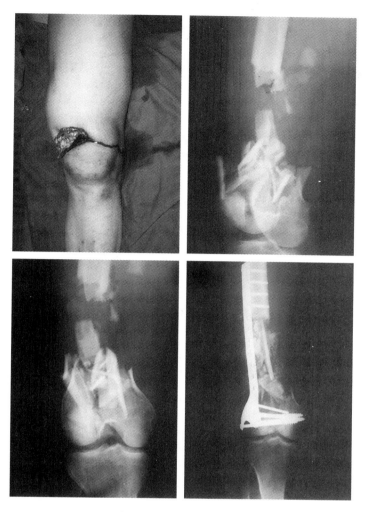

图 8-17 Gustilo Ⅲ A 型

车祸伤,粉碎性骨折,骨折端有适当的软组织覆盖

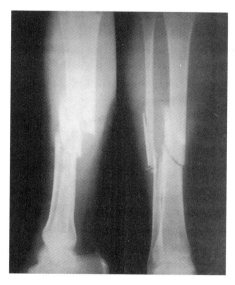

图 8-18 Gustilo Ⅲ B 型

车祸伤,粉碎性骨折,伴有广泛的骨膜剥离,有大量的软组织坏死和丢失

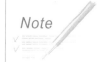

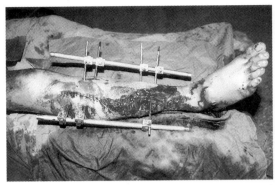
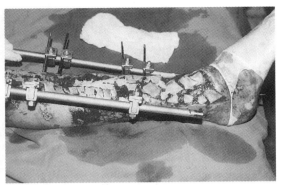

图 8-18(续)

Gustilo- Anderson 报道 207 例开放性骨折中 I 型:34%,II 型:27%,III 型:39%,其中 III A:55%,III B:30%,III C:15%。

除 Gustilo 分类以外还有许多其他分类方法,如 AO/ASIF 分类和 Tscherne 的分类方法。

(二)开放性骨折的治疗

较早的开放性骨折的治疗原则包括:①彻底清创;②使用坚强的内固定;③采取有效的方法闭合伤口,消灭创面;④合理使用抗生素。

目前开放性骨折的治疗原则包括:①反复彻底的清创;②使用内外固定保持骨折端稳定;③适合的伤口闭合;④短期应用广谱抗生素。

Robert E、Tooms 根 据 Gustilo、Burgess、Tscherne、AO/ASIF 组织和其他一些治疗原

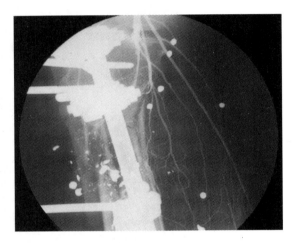

图 8-19 Gustilo III C 型
枪伤,伴腘动脉损伤

则,建议以下的治疗原则:①视所有开放性骨折为急诊;②进行全身彻底检查以发现有危及生命的损伤;③在急诊室开始应用抗生素(最迟也要在手术室内进行),一般连续用 2~3 天;④立即清创,充分冲洗,对 II 型及 III 型开放性骨折应在 24~72 小时内反复清创冲洗;⑤稳定骨折;⑥伤口开放 5~7 天;⑦早期行自体骨移植;⑧伤肢康复锻炼。

1. 最初处置和抢救   患者到达急诊室后,创伤小组应立即对患者进行详细全面检查。进行必要的通气、心肺复苏和抗休克治疗。应该常规拍摄胸部、骨盆、颈椎侧位的 X 线片,建立静脉输液通道,采集标本并送实验室分析。如病情稳定,要对骨盆及脊椎进行检查,轻柔地去除在事故现场所做的部分包扎及夹板,以暴露受伤肢体,如有活动出血,应该加压包扎或使用止血带,不应钳夹血管,这将损伤血管或夹伤邻近神经。应对患者肢体的血运和神经功能进行检查。

原则上不宜在急诊室对创面进行探查,这不仅仅会给创面带来进一步的污染,而且与手术室内麻醉下彻底的探查术相比较,这样探查的结果是很不完全的,并且易造成进一步的损伤与出血。也不宜为减轻疼痛和探查伤口使用局麻,这将干扰对病情及检查结果的判断。在急诊室内取材行细菌培养的作用还有待进一步证实,但应明确的是,应在急诊室开始应用广谱抗生素。

要询问患者伤后至来院前使用的药物,除非肯定近期注射过破伤风抗毒素,所有患者应常规注射破伤风抗毒素 1500IU。

一般在患者病情平稳后才开始摄 X 线片,应常规摄颈椎侧位、胸片和骨盆片。除非患者病情危重不宜搬动,应在抢救室内摄片外,应尽可能在放射科摄片。应包括标准的正侧位片,X 线片范围应包括骨折远近端的关节,如有必要应摄特殊位置的 X 线片。对于那些复杂骨折如涉及

关节、骨盆、头颅的骨折还应行 CT 检查。在患者进行 X 线片检查时，伤肢应用无菌敷料加压包扎并确实固定。对于有血管神经受压的骨折脱位，宜首先将脱位进行复位固定后再去摄片。

2. 冲洗与清创　清创术是处理开放性创伤的一种手术方法。包括切除失去活力和被污染的组织，清除异物，使其成为由健康组织组成的新鲜创面，仅含有极少细菌，为闭合创面及修复重要结构创造条件，以达到防止感染、缩短疗程和减轻残废的目的。

患者在到达手术室并麻醉后，在肢体近端放置气囊止血带。开始刷洗肢体，刷洗的皮肤范围要符合手术要求，常规要求用消毒肥皂水刷洗三遍，也可用外科医生刷手制剂来替代。仅可在冲洗皮肤时使用自来水，在冲洗创面时应用无菌盐水。有人建议冲洗液中加入抗生素，但大多认为单独林格液和生理盐水已足够，如有必要，可加入化学消毒剂，不提倡在冲洗液中加入抗生素。

刷洗完成后，用消毒手术巾擦干水滴，开始消毒铺巾。在刷洗过程中，应使用专用的刷子、水桶、冲洗槽等物品，并有专人对接触开放性骨折创面的物品进行消毒和管理，以避免在操作过程中造成开放性骨折创面的污染。

清创术的原则包括：①凡肉眼所见的异物和污染，失活的组织均须逐一清除和切除；②对已清创的创面尽量避免再污染、再损伤；③尽量减少对组织的创伤，因此要用锐利的刀片切割组织，少用剪刀。不作大块钳夹和结扎组织；④手术从创口的皮肤边缘开始，由浅入深直至创底。必要时可扩大切口；⑤要彻底止血、清除血块，减少结扎线头和其他内固定物等；⑥清创完毕后，创面应由新鲜、健康组织组成，无异物、无空腔、无血块、污染极微。

开放性骨折的软组织损伤污染严重，有些病例在就诊时已经是在伤后 6~8 小时以上，一次清创不能完全清除掉所有的坏死和失活组织，需在以后的 48~72 小时内反复多次清创才能得到一个干净的创面，加之软组织缺失多，肢体肿胀等原因，故这些病例不具有一期闭合伤口的条件，患者需要在 24~48 小时间隔重复清创，直到没有坏死组织出现。

（1）皮肤和皮下组织：对于软组织损伤较小的创面，可通过一个梭形切除便可得到一个清洁的创面。但多数情况下，医生所面对的是一个大的不规则的创面，在开始切除皮肤及皮下组织前，医生应考虑以下方面的问题：

1）皮肤及皮下组织损伤的范围；

2）是否存在皮肤剥脱；

3）计划好延长切口的方向和长度；

4）确定是否与邻近伤口相连；

5）损伤形成的组织瓣是否能成活；

6）可以去除皮肤的范围；

7）是否有足够的皮肤及软组织覆盖骨折端；

8）尽量保护浅静脉；

9）创面及延长切口应有利于对深部组织结构的探查。

去除皮缘 1~2mm，对健康的皮肤应尽量保留，特别是位于胫前、手和足的皮肤，应尽可能少去除，有时有挫伤的皮肤也能够顺利愈合而不发生坏死。对于创伤形成的皮肤瓣，应按照重建外科组织瓣基底宽与高的比例来进行清创，比例一般遵守基底宽：皮瓣高度 =1：2 的规律，对于过长或临界水平的皮瓣，应在放松止血带条件下仔细检查皮缘出血状况和毛细血管充盈情况，对于血运有怀疑的部位，如条件允许可不闭合伤口，对皮瓣进行观察，行延迟清创术或延迟伤口闭合。开放性骨折的肢体常常伴有大面积的皮肤剥脱，甚至是整个肢体的皮肤完全剥脱。由于皮肤及皮下脂肪与深筋膜剥离，如简单原位加压包扎可导致皮肤及皮下脂肪坏死，继而出现感染，从而危及患者的生命。对于大面积的皮肤剥脱应将剥脱的皮肤切下，行反取皮后，植于清创后的创面上，一般会有 90% 的植皮成活。

（2）筋膜：对于坏死、受损严重或污染严重的筋膜应彻底清除。

（3）肌肉：由于肌肉富含水分，其本身易受冲击波的损害。在高能损伤的开放性骨折中，有时虽然皮肤破口很小，但由于骨折端或骨块移位很大，会对肌肉组织造成广泛的损伤。坏死的肌肉是细菌最好的培养基，应尽可能去除所有坏死的肌肉组织，但在清创术中对肌肉坏死的判断是很困难的。可在第 1 次清创中保留肌肉边缘的部分，在后期清创术中可观察肌肉组织是否坏死。也有人建议对怀疑有坏死的肌肉便可立即去除，保存生命比保留功能更重要。

目前对肌肉状态的判断是根据 4C（颜色 color、张力 consistency、收缩 contractility、出血 capacity to bleed）的标准。在这 4 个指标中，张力和出血两项最可靠，也有人认为是收缩和张力因素最可靠。这说明，对肌肉状态的判断应全面认真综合考虑，临床医生的经验就非常重要了。

（4）肌腱：肌腱对功能的恢复至关重要，应尽可能保留肌腱。肌腱组织不易发生感染，清创的关键是保留腱周组织，术中应尽可能用冲洗的方法来去除对肌腱的污染。如不能保留腱周组织，应用肌肉、皮下脂肪来覆盖肌腱。如伤口不闭合，肌腱不易直接暴露在伤口内，宜使用灌洗等方法保持伤口湿润以防肌腱干燥。

（5）骨：如果没有肌肉等软组织的存在，因为血供差，骨组织极易发生感染。对于小的没有任何软组织附着的皮质骨骨块可去除。而对于相同的松质骨小骨块，可将其当做植骨块来使用。如果骨折片很大，影响肢体的长度、对线和关节的完整性应给与保留。如骨块有任何软组织相连，说明骨块有可能获得血供，不应去除。

与肌腱组织相同，骨组织也不应直接暴露在伤口中，应使用各种软组织来覆盖，或用灌洗的方法保持湿润。

（6）关节：涉及关节的损伤，原则上应对关节腔进行探查。如伤口较大，可很方便地打开关节腔进行清创术，如涉及关节腔的伤口很小，切开关节行清创探查术将会带来不必要的损伤，使用关节镜探查受累的关节腔或许是一种更好的方法。

（7）神经和血管：对于在清创术中所遇到的小的出血应遵循清创术的步骤自外向内，自浅入深逐步结扎或电凝止血。对于毛细血管渗血只能是采取一定时间的压迫方法。应该在清创术前明确影响肢体血供的大血管损伤，对于肢体失血运大于 8 小时的病例，应慎重恢复血液循环。如需修复血管，应有血管外科经验的医生在场，以简练的方法快速完成清创操作，以争取时间，尽快恢复肢体的血运。

对于断裂的神经应尽可能给予吻合，如不能一期进行修复，应给予标记，以便二期手术时辨认。

（8）筋膜切开术：在开放性骨折术后，特别是伴有血供重建术后，肢体的肿胀严重，常导致骨筋膜室综合征的发生。为预防骨筋膜室综合征的发生，应常规行筋膜切开术。

3. 早期截肢 由于骨科手术技术的发展，使过去常需采用截肢术的肢体得以保留。造成截肢术的主要原因是不可恢复的肢体血液循环和不可控制的感染。现在，临床上越来越多地保留肢体，但最终结果与人们所期望的目标相差很大，保留的肢体功能不能达到令人满意的结果。在国内，几乎所有患者都在急诊手术时选择保肢治疗，其中的绝大多数患者虽然经过数年的多次重建手术，虽不能返回原工作岗位及独立生活，但在医生复查随访时，仍反对行截肢术。但也确有一些患者，在保肢治疗的数年内，对重建手术失去信心，最终选择了截肢。由于损伤的性质是很难判断的，在这个领域的骨科医生的个人经验也有限，通常不可能在损伤的预后判断清楚之前就做出保肢或截肢的决定。伴有血管损伤需要修复（ⅢC 型损伤）的严重损伤肢体，常让医生进退两难，这方面的研究结果很少，前瞻性的分级标准还未广泛应用。有关受伤肢体的评分标准有多个，其中经过回顾性和前瞻性研究的评分标准为 MESS 评分。如评分≥7 分，建议行截肢术，如评分≤6 分，则保肢的结果好。

Lange 建议ⅢC 胫骨骨折一期截肢的绝对适应证为：

（1）成人胫后神经彻底破损；

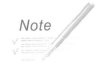

（2）挤压伤伴随热缺血时间 >6 小时。

相对适应证为：

（1）严重多发伤；

（2）严重的同侧损伤；

（3）预期行多次软组织延长和骨重建的。

但在临床随访中发现，早期截肢确能减少并发症、缩短病程、减轻经济负担，但对日常生活和工作质量的改善是不确定的，因为日常生活和工作的需求每一个人都不一样。与保肢相比，使用假肢会在夜间起床、淋浴、紧急情况下逃离危险区域带来极大不便。所以，对于那些足底有感觉的肢体应尽力保留。

4. 骨折的稳定　清创完成后，应稳定骨折，骨折稳定的同时也稳定了软组织，在解剖位置的骨的固定将恢复血管神经和肌肉的排列结构、降低炎症反应、改善静脉回流、增强局部血管再生、也会防止过度移位损伤软组织和血管神经。骨折的稳定会减少死腔和诸如疼痛、水肿、僵硬、骨质疏松等问题。另外，骨折固定后允许患者活动将减少呼吸系统的并发症和护理的困难，也允许患者较容易地转运和有利于伤口的后续治疗，允许肌肉和关节早期活动，使肢体尽早恢复其功能。

骨折固定的方法很多，包括石膏、牵引、外固定和内固定。也可是上述方法相互间的组合。骨折固定的方法各有优缺点，不可能使用一种方法来治疗所有的开放性骨折。

（1）石膏：现在已很少单独使用石膏来治疗开放性骨折了。主要是由于石膏不能足以稳定骨折端，又妨碍伤口的处理。但对于 Gustilo Ⅰ、Ⅱ型开放性骨折，伤口小且骨折端经手法复位后稳定，可使用石膏来固定，特别是在儿童病例中。

一般使用管型石膏来固定肢体。在石膏固定后，一侧用石膏锯开口，以适应肢体的肿胀，同时也可提供较好的稳定性。石膏应包括骨折的远近关节，常规开窗以便观察伤口愈合情况和伤口换药（图 8-20）。如果伤口愈合，可更换一个更加贴附的管型石膏、支具或内固定，也可将石膏与斯氏针相结合来使用。在外固定架未普及使用前，曾用斯氏针穿过骨折的远近端以控制不稳定骨折，并将斯氏针固定在石膏内。由于外固定架的广泛应用，现在已很少再看见用此种方法来治疗开放性骨折了。但在经济不发达地区，此种方法可能仍是一种经济可靠的治疗开放性骨折的有效方法（图 8-21）。最好使用带螺纹的斯氏针，使针不易松动，减少针道感染的发生。一

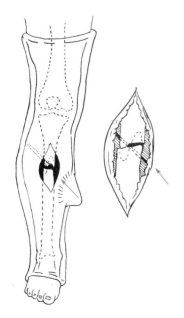

图 8-20　石膏应包括骨折的远近端关节，常规开窗，以便观察伤口愈合情况和伤口换药

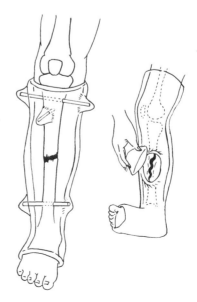

图 8-21　用斯氏针穿过骨折的远近端以控制不稳定骨折，并将斯氏针固定在石膏内

Note

般在 8 周后拔除斯氏针,改用管型石膏或支具来固定。这种针与石膏相结合的方法常用于胫骨开放性骨折,也可用于前臂开放性骨折。

(2) 牵引:在临床工作中,基本上看不到使用牵引治疗开放性骨折直至骨愈合的病例。牵引仅在某些特殊阶段或病例中使用。牵引不能够提供骨折端足够的稳定,且住院时间过长。在开放性骨盆骨折清创术后使用牵引术可维持至骨盆骨折愈合。在清创术后确定行二期髓内针固定的骨折,可使用牵引维持折端的力线和长度至二期手术时。有时由于骨折复杂、出现意外情况、按术前计划在术中未能有效固定骨折端,可在术后加用牵引以保证骨折端的稳定。有时在初次骨折固定后,固定物或装置失效,在再次手术前用牵引的方法来维持骨折端的暂时固定。由于外固定架的广泛使用,牵引的应用范围被极大地缩小了。

(3) 外固定架:外固定架治疗开放性骨折的优点是操作简便快速;足以稳定骨折端;可获得解剖对位;对软组织损伤小,便于伤口的操作;可进行肢体的早期功能锻炼。

外固定架治疗开放性骨折的缺点是有时外固定的组装繁琐费时;对肌肉、肌腱、软组织有损伤;妨碍局部软组织重建的手术操作;针松动和针道感染;延迟愈合和不愈合。

外固定架的使用应遵循以下原则:

1) 彻底的清创术是治疗开放性骨折的基础;

2) 外固定架的使用不应妨碍伤口的处理;

3) 尽可能取得解剖复位和骨折块间最大面积的接触;

4) 避免损伤神经血管和肌肉组织;

外固定架的适应证:一般而言,如开放性骨折的感染可能性小,宜选用内固定,反之宜选用外固定架。所以外固定架主要用于治疗 Gustilo Ⅲ型开放性骨折,特别是ⅢB 和ⅢC 型开放性骨折。

对于上肢骨折,由于致伤能量低,且软组织丰富,一般使用内固定的方法来固定骨折端。对于ⅢB 或ⅢC 型肱骨干开放性骨折,可使用单平面单臂外固定架来固定骨折端。在上肢另一个经常使用外固定架的骨折是桡骨远端粉碎、不稳定的关节内骨折,外固定架一端固定在桡骨背面,另一端与第 2、3 掌骨相固定。

骨盆开放性骨折是使用外固定架的最佳适应证之一。两侧髂嵴各 2 枚针可固定大多数的骨盆环损伤,特别是“开书型”骨盆开放性骨折。

尽量不使用外固定架来治疗股骨干开放性骨折。因为外固定架常常不能使股骨干骨折端充分稳定,且外固定针穿过股部肌肉,妨碍肢体的活动。而对于股骨远端的粉碎骨折,因固定物不能有效稳定骨折端,可使用超关节外固定架、组合式外固定架或与拉力钉结合使用来稳定骨折端。对于ⅢB 和ⅢC 型股骨干开放性骨折可使用外固定架暂时固定,待软组织愈合后用内固定物来替换。

使用外固定架最多的地方是小腿开放性骨折,这包括胫骨平台骨折和胫骨远端骨折(Pilon骨折)。虽然有报道认为可使用较细的实心的不扩髓髓内针治疗胫骨开放性骨折,但外固定架在治疗开放性胫骨骨折方面具有其不可替代的优越性。

外固定架可使用直至骨折愈合,也可在软组织愈合后使用石膏 / 内固定物来替换。

(4) 内固定:在传统习惯上,由于惧怕感染,在开放性骨折中使用内固定方法是相对适应证。近年来,由于伤口处理技术、抗生素使用和内固定技术的发展,一期使用内固定治疗开放性骨折的适应证发生了变化。

但应明确的是,内固定方法一旦出现并发症将会比外固定的并发症严重。使用内固定治疗开放性骨折成功的基础是:①严格选择适应证;②彻底的清创术;③可靠的内固定技术;④患者积极配合的术后护理。

在进行一期开放性骨折的内固定时,应考虑以下几个方面的因素:①骨折的特殊性;②医生的能力;③必要的仪器设备和植入物是否可用;④社会因素;⑤心理因素;⑥经济因素。

一般来讲,在严格清创术的基础上,Ⅰ型关节内开放性骨折一期内固定的感染率与闭合性关节内骨折相同,而Ⅱ、Ⅲ型开放性关节内骨折感染的危险性就增大了。但不管怎样,内固定使骨折端稳定对降低感染发生的作用要远远大于促进感染发生的作用。

内固定的优点在于可使患者及早开始肌肉和关节的功能锻炼。对于关节内骨折应在术后立即使用 CPM 练习器。对于使用带锁髓内固定的肢体,应尽早开始部分负重锻炼。

四、并发症

(一)全身性并发症

任何运动系统(肌肉骨骼系统)的创伤都可能危及生命或致残,这取决于局部损伤的严重度和由此而产生的全身反应的性质。甚至单纯的股骨干骨折也可诱发引起多系统衰竭的"瀑布反应"。这表明,当我们处理任何骨折或损伤时,都不能把它认为是"单发"或"孤立"的,要考虑其全身和局部并发症。

1. 创伤出血性休克　休克是急性有效循环血量不足、组织灌注不良和缺氧,并威胁重要器官功能的一种临床状态或综合征。休克的本质是以微循环血流障碍为特征、由于低灌流而导致组织缺氧、细胞的生理和代谢功能发生一系列病理改变。因此,可以说缺氧是休克发生中最本质和最重要的病理生理改变。

多发伤和骨关节损伤常伴休克发生,北京积水潭医院一组病例中,严重创伤(ISS>16)并发休克者高达 90% 以上。一组创伤病例显示,55% 的休克患者仅有骨关节损伤,其中 50% 是长骨骨折,32% 为骨盆骨折,这些患者均无胸、腹腔损伤,说明单纯多发骨折即可引起休克。此类创伤中大量失血和失液是导致有效循环血容量不足,进而发生休克的根本原因。

(1)临床表现

1)意识与表情:休克早期,脑组织的血液灌流未明显减少,缺氧尚轻,神经细胞的反应为兴奋,患者表现烦躁、焦虑或激动。当休克加重,收缩压降至 50mmHg 左右时,神经细胞的反应显著降低,神志由兴奋转为抑制,目光暗淡,精神萎靡,表情淡漠,反应迟钝,意识模糊,甚至昏迷。如不及时救治,即向不可逆性休克的方向进展。反之,休克患者由昏迷转为清醒,由烦躁转为安静,是休克程度减轻、伤情好转的征象。

2)皮肤:应注意皮肤的颜色、温度和湿度。皮肤苍白、发绀,斑状阴影,四肢皮肤湿冷,表示周围血管收缩,毛细血管灌流不足。观察肤色常用的部位有面颊、口唇和甲床。肤色的改变,往往出现在血压、脉搏变化之前。若在治疗过程中皮肤由苍白、发绀转为红润,四肢转为温暖,出汗停止,说明周围组织毛细血管灌流改善,此时即或血压尚未恢复正常,亦表示休克在好转。

3)脉搏:脉细而快,常在休克早期即出现,往往出现在血压下降之前,故可作为早期诊断休克的征象之一。休克患者的脉率增快,常可超过 120 次 / 分钟。在休克晚期心力衰竭时,脉搏可变为慢而细。除观察脉率外,脉搏是否清楚亦属重要。有时血压虽然仍低,但脉搏清楚可及,手足温暖,说明微循环灌流尚好,休克好转。脉律不齐通常表明心肌有缺氧性损害,或有灶性心肌坏死。

4)颈静脉及外周静脉:观察其萎陷或充盈情况。静脉萎陷,提示血容量不足,静脉过于充盈,提示心功能衰竭或补液过多。

5)血压:一般认为,当收缩压低于 90mmHg 时,提示已有休克发生。低血压是诊断休克的一个重要指标,但不是一个早期指标。在严重休克患者中,当血量丢失 20%~40%,收缩压低于 75mmHg 时,心脏每搏输出量下降 50%,腹腔内动脉血量降到 33%,肠系膜上动脉血量降到 35%,胃和肠管(特别是胃黏膜)受到明显影响。当收缩压降到 35mmHg 时,心、脑、肺等即受到严重缺氧性影响,但有的组织如肌肉、皮肤则可耐受较低的(<20mmHg)收缩压。当收缩压下降时,常见舒张压随之升高,以致脉压缩小。这是由于血容量减少后儿茶酚胺的效应,使小动脉

Note

收缩、周围阻力增加的结果。若患者收缩压尚在正常水平,而脉压缩小,心率增快,就要考虑到潜在性休克的可能,应积极予以防治。

6) 中心静脉压(CVP):中心静脉压是由以下几个因素决定的:①血容量;②静脉血管张力;③右心室排血能力;④胸腔内压力;⑤静脉回心血量;⑥肺循环阻力等多方面因素综合作用的结果。尤其是静脉回心量及右心室排血能力两者间的动态关系,最为重要,所以要连续监测。其目的可达到:①估计休克状态;②衡量治疗的效果;③估计输液的限度;④估计右心功能;⑤便于输入高渗的或刺激性较强的液体(如氯化钾等)。中心静脉压的零点,应以右心房为准,一般以腋中线为其表面标志,其正常值为 6~12cmH$_2$O。休克患者通常低于 5cmH$_2$O。

7) 微循环观察:若粗略地判断,可通过指压甲床看毛细血管的充盈度;细致的方法是显微镜下观察甲皱、眼球结合膜及眼底微循环的状况。观察方法是将少许香柏油滴于患者手甲皱部分,使聚光灯线从 45° 角方向射于该处,在低倍镜下观察毛细血管袢数目、口径、长度、血色、血流速度、细胞聚集程度、管袢显现规律、视野清晰度和血管舒缩等。

8) 心电图:在休克和危重患者中,内生儿茶酚胺升高,使心肌的应激性和氧耗增加,因而常发生心肌缺氧和心律的失常。

心电图是目前最常用的非损伤性的监测方法。

9) 尿量:在正常情况下,血容量和血管张力的改变能迅速地通过尿量变化反映出来,所以尿量测定是简便易行的临床监测方法。如果尿量 >0.5ml/(kg·h),表示组织的血流灌流已能维持。

通常收缩压在 80mmHg 上下时,如肾功能正常,每小时平均尿量 20~30ml。尿量的极度减少或无尿,说明肾小球滤过压低于 70mmHg,肾皮质的血流减少或肾小球滤过率降低。如动脉血压已正常,而仍有少尿和尿比重降低,则要警惕急性肾衰竭的发生,这时输液量要适当控制,以免过量。

10) 呼吸:休克时,患者常有呼吸困难和发绀;代偿性代谢性酸中毒时,呼吸深而快;严重的代谢性酸中毒时,呼吸深而慢;发生呼吸衰竭或心力衰竭时,更加重呼吸困难。

(2) 治疗:低血容量休克的治疗目的在于恢复适当的血容量和携氧能力,也就是尽快恢复适当的组织灌流,不应先行矫正个别器官系统的功能不足。

创伤出血性休克的救治原则为消除创伤的不利影响,弥补由于创伤所造成的机体代谢紊乱,调整机体的反应,动员机体的潜在功能以对抗休克。其处理原则主要是三方面:维持和稳定重要脏器功能;判断和纠正血流动力学及代谢功能的紊乱;查明和纠正导致休克的病理过程及其因素。

(3) 手术时机:多发严重创伤患者,在有严重开放损伤或实质脏器损伤的活动出血时,如不及时手术止血,则休克不可能恢复。近年来,由于外科与麻醉技术的进步,抗休克治疗经验的积累,已有可能使抗休克与麻醉及手术同时进行。即在边抗休克边进行必要的术前准备之后,不必等待其休克的恢复,便可开始麻醉及手术。但应根据患者的具体情况,制订一个恰当的麻醉及手术方案。根据前述原则,在麻醉及手术同时,也继续进行抗休克的治疗。

2. 急性呼吸窘迫综合征　急性呼吸窘迫综合征(acute respiratory distress syndrome,ARDS)是一种以进行性呼吸困难和顽固性低氧血症为主要特征的急性呼吸衰竭。ARDS 多发生于严重创伤、感染、胃内容物误吸、大量输血和大手术等,其实质是多种原因引起的急性肺损伤(acute lung injury,ALI),当病理过程进一步加重则导致 ARDS。

自 1967 年 Ashbaugh 等人首次报道 ARDS 以来,经过 30 多年的基础和临床研究,对其流行病学、发病机制、诊断标准和治疗模式均取得较大进展,但死亡率仍高达 50%~70%。由于 ARDS 晚期多合并多器官功能障碍综合征(multiple organ dysfunction syndrome,MODS),多器官功能衰竭(multiple organ failure,MOF),故预后不容乐观。

严重创伤和休克在多发性骨折数小时内,便出现低氧血症。尸检表明,严重损伤伴骨折者,

20%~70% 可见明显的肺脂肪栓塞,Hurst 报道长骨骨折脂肪栓塞发生率为 100%。因此,脂肪栓塞是发生 ARDS 的重要因素。

严重创伤多合并低血容量性休克,组织缺血和再灌注损伤而引发的全身炎症反应综合征 (systemic inflammatory response syndrome,SIRS) 又与 ALI/ARDS 的发生密切相关。

大量输血、输液在严重创伤患者中,扩大了细胞外液量,同时降低胶体渗透压导致肺水肿,而血小板 - 纤维素微聚物在肺毛细血管中的栓塞则进一步加剧了肺泡上皮的损伤。如 24 小时输血 3000ml,ALI/ARDS 发生率可高达 34%。

目前,国内外 ARDS 的诊断标准较多,国内多采纳 1988 年广州 ARDS 专题讨论会修订的标准:①具有可引起 ARDS 的原发疾病;②呼吸频数(>28 次 / 分)或窘迫;③低氧血症:海平面呼吸空气时,$PaO_2<8kPa(60mmHg)$,或氧合指数(PaO_2/FiO_2)$<40kPa(300mmHg)$;④ X 线胸片示肺纹理增多、模糊,或呈斑片状、大片状阴影;⑤除外慢性肺疾病和左心功能衰竭。在上述 5 点中,胸部 X 线表现缺乏特性,仅作为诊断的参考条件,其他 4 点则为必备条件。

1997 年全国 ARDS 长春会议上,对美欧 1992 年的标准加以适当修改,提出我国新的 ARDS 诊断标准:①有相应的原发病或诱因;②急性起病,出现呼吸困难或窘迫;③氧合障碍,即不论呼吸末正压(PEEP)的高低,$PaO_2/FiO_2≤26.7kPa(200mmHg)$,若 $PaO_2/FiO_2≤40kPa(300mmHg)$,则诊断 ALI;④ X 线胸片后前位示双肺纹理增多,边缘模糊,斑片状或大片密度增高影,间质性或肺泡性水肿、浸润影;肺动脉楔压≤2.4kPa(18mmHg)或无进行性左心功能不全的临床证据。

ARDS 的治疗,时至今日尚无特异方法,只是根据其病理变化和临床表现进行针对性和支持性治疗。尽早除去病因,强调有效的控制感染,积极治疗休克,合理的机械通气,以及骨折复位和伤口清创仍是治疗的重要措施。

3. **静脉血栓形成和栓塞** 对血栓栓塞性疾病的预防显然应重于治疗。因为一旦深静脉血栓形成后,即使采取抗凝措施,也并不能降低肺栓塞发生率,而且对多发伤患者还增加了出血的可能。遗憾的是到目前为止,许多骨科医生还未认识到预防的重要性,甚至对高危患者也未采取预防性治疗措施。

血栓栓塞性疾病还有许多问题有待解决:起始机制不清,临床识别困难,复发率高,死亡率无法预测。因此还需努力深入探讨。

临床上,将静脉血栓形成分为两类:血栓性浅静脉炎和深静脉血栓形成。后者是我们关注的重点。

静脉血栓栓塞性疾病最严重的并发症为脱落的血栓随血液循环到达肺部,引发肺栓塞。

肺栓塞是血栓、空气、脂肪等物质经由静脉途径至右心,再进入肺动脉致其部分或完全阻塞,从而引起呼吸和循环功能障碍的一种疾病,是围术期发生的一种危重并发症。栓子的种类主要是血栓,而血栓栓子的来源主要是下肢深静脉,约占 90%,盆腔静脉占 5%,右心房及上肢深静脉 5%。

肺栓塞临床表现轻重不同,取决于肺栓塞范围和患者原有的心肺功能状况。栓塞范围累及肺血管床 30% 以下,对心肺功能良好患者可不产生任何明显症状。栓塞范围超过 50% 以上,可在短时间内致死。

(1) 在临床上,为发现深静脉血栓,主要有以下检查。

1) 实验室检查:血浆 D-dimer、FIB、FDP 的检测,简便易行,无创,费用低廉,但特异性受到炎症反应、创伤或手术的影响。

单次检测只能起到提示作用,无法完全判断血栓状态,连续检测能根据化验指标的变化趋势推演血栓发展的过程。

2) 超声检查:对于有症状的下肢近端 DVT 患者,超声检查的敏感性(89%~96%)和特异性(94%~99%)均较高。骨折的患者因为体位原因导致 B 超对腘静脉血栓的检出率较低。

Note

3）静脉造影：静脉造影是诊断 DVT 的金标准。但因其有创，可能导致血栓、血栓性静脉炎、出血、过敏反应等并发症，而通常不作为首选的影像学检查手段。对于创伤的患者来说，由于可能存在强迫体位，影响 B 超检出率，造影则成为的最后的杀手锏。

（2）对于骨折的患者预防深静脉血栓及肺栓塞发生主要有以下措施：

1）基本预防：①手术时，操作尽量轻巧，避免损伤静脉；②规范使用止血带；③术后抬高患肢，防止深静脉回流障碍；④常规进行静脉血栓知识宣教，鼓励患者勤翻身、早期功能锻炼、下床活动、做深呼吸及咳嗽动作；⑤术中和术后适度补液，多饮水，避免脱水；⑥建议患者改善生活方式，如戒烟、戒酒、控制血糖、控制血脂等。

2）物理预防：主要的方法包括分级压力袜（GCS）或弹力袜、间断气囊压迫（IPC）装置以及下肢静脉泵（VFP）等。这些物理预防的效果要逊于抗凝药物。优点是没有出血并发症，为增强预防的效果推荐与药物预防联合应用。

（3）药物预防：通常使用的药物包括普通肝素、低分子肝素、Xa 因子抑制剂以及维生素 K 拮抗剂等。所有这些药物预防的措施都有统一的主要副反应，即增加出血风险。

（4）腔静脉滤器：这种方式在近些年被越来越多的使用，对预防致死性肺栓塞有显著的疗效，但因此为有创的操作，技术及器械要求高、费用高、需长时间抗凝或需再次手术取出、有可能有脱落等并发症等，在临床过程中需要严格选择适应证，谨慎使用。

4. 脂肪栓塞综合征　脂肪栓塞综合征（fat embolism syndrome，FES）是创伤和骨折后严重并发症之一，多见于长骨骨折后。以呼吸困难、进行性低氧血症、意识障碍、皮肤黏膜出血为主要特征。据文献报道，严重创伤后肺部脂肪栓塞的发生率为 90%~100%。脂肪栓塞和脂肪栓塞综合征是两个不同的概念，前者指骨折或严重创伤后肺实质内或外周循环中存在脂肪颗粒，是病理诊断名称；后者是脂肪栓塞引起的严重并发症，即以肺部病变为基础，呼吸困难为中心，并有神经系统改变的一组症候群。男性发病率高于女性，男女之比约为 3∶1。FES 发病突然，病情甚为严重，在各类骨折后，FES 的平均死亡率可达 16.3%，如果股骨干骨折合并多发骨折或合并休克者，可分别达到 50% 和 60%。因此，对严重创伤或多发骨折特别是长骨骨折的伤员应引起高度重视，要随时警惕 FES 的发生。如能做到早期诊断，处理得当，可降低死亡率。

骨折主要发生在脂肪含量丰富的长骨骨折，尤以股骨干为主的多发性骨折发生率最高。其他部位如脊柱、胸骨、肋骨、锁骨和坐骨等骨折也可并发。故临床上脂肪栓塞发生与否，与进入血流的脂肪含量有关。

FES 的临床表现常呈突发性，往往在伤后立即发作或 2~3 天后发生，据 Sevitt 的报道，100 个 FES 患者中，有 25 人在伤后 12 小时内发病，36 小时内出现症状和体征的有 75 人，伤后 48 小时有 85 人表现出 FES 的症状。

从伤后的脂肪栓塞，到重要器官出现病理改变，以至于临床表现出典型的症状和体征，往往需要一定的时间，尽管这一时段有时非常短暂，但临床上一定要引起高度重视，随时想到 FES 发生的可能。要密切注意患者的呼吸、神志、特别要动态观察血氧分压变化，争取在亚临床阶段做出诊断，及时处理，这是抢救、治疗 FES 成功的关键。

（1）临床表现

1）呼吸系统症状：患者常表现出呼吸急促、胸闷、胸痛、发绀、咳嗽，发生肺水肿时两肺可闻到水泡音。但要区别因大量输液、输血所致的急性左心衰，所表现出的呼吸系统症状。肺脂肪栓塞的典型 X 线表现，被 Aldred 描述为"暴风雪影像"，主要为分布均匀的斑点状阴影，肺纹增多。

2）神经系统症状：脑脂肪栓塞多属弥漫性，因此极少出现定位体征，临床上主要表现为意识障碍，如烦躁、谵妄、嗜睡、昏迷等。对于一个年轻、健康的骨折患者，当出现上述症状时多数表明发生了 FES。

3）循环系统症状：脉搏突然增快是脂肪栓塞的常见症状，心率可达 120~140 次 / 分或更快，血压变化不大，通常保持在正常范围，心电图表现为 Q-T 间期延长，S-T 段电压低，T 波低平或倒置，束支传导阻滞及心律紊乱等心肌缺血性改变。

4）出血点：这是 FES 特征性表现之一，但发生率不一，最低 20%，最高 50% 以上。通常在伤后 24~48 小时出现，多分布在肩颈、胸腋部、上下眼睑结合膜及口腔腭部。通过皮肤活检证明出血点处有脂肪栓子。

5）发热：体温多在 38℃ 以上，多发生在创伤后 48 小时之内，几乎与神经系统症状同时出现。

（2）诊断标准：FES 的诊断主要根据创伤病史、临床表现、X 线及实验室检查综合分析，以及临床医师对 FES 的高度重视。Gurd 的诊断标准，可归为 3 项主要标准，2 项次要标准和 7 项参考标准。

1）主要标准：①点状出血：伤后 2~3 天在颈前、胸前、双肩或眼睑结膜处有出血点；②呼吸系统症状：胸闷、胸痛、咳嗽、发绀等，肺部 X 线片显示出分布均匀的斑点状影；③无脑外伤的伤员出现头痛、烦躁、谵妄、甚至木僵状态或昏迷。

2）次要标准：①动脉血氧分压下降，低于 60mmHg 以下有诊断意义；②血红蛋白下降，一般要低于 100g/L 以下。尤其是身体内无其他出血征象情况下，若 12 小时内下降 40~50g/L 者，更有诊断意义。

3）参考标准：①脉搏达 100~120 次 / 分，有时高达 140 次 / 分以上；②体温 38~39℃；③血小板减少，在早期阶段血小板减少可低于 $100×10^9$/L，红细胞比容降低；④尿中出现脂肪滴，正常时尿中无脂肪滴出现；⑤血沉快，Gurd 认为 70mm/ 小时以上有诊断意义；⑥血清脂肪酶上升，肺脂肪栓塞时，肺实质可以分泌脂酶以分解中性脂肪栓子，而这种脂酶可以出现于体循环中，因此测定血清脂肪酶对诊断有意义。一般伤后 3~4 天才开始增高，7~8 天达到高峰；⑦血游离脂肪滴阳性。

上述标准中，有主要标准 2 项以上，或主要标准仅有 1 项，而次要标准、参考标准有 4 项以上，均可确诊。无主要标准，只有次要标准 1 项及参考标准 4 项以上者，应疑为隐性脂肪栓塞综合征。

（3）FES 的救治：到目前为止，尚没有一种能溶解脂肪栓子，解除脂肪的药物，过去对 FES 的治疗重点放在清除脂肪、脂肪酶活性和红细胞积聚等问题上，而忽略了脂肪栓塞后对重要脏器的功能损害。Murray 认为，治疗 FES 的重点应放在间质性肺炎和急性肺水肿方面。

（二）肢体局部的并发症

1. 气性坏疽　气性坏疽是一种急性的、迅速扩展的、以肌肉坏死为主的最严重的创伤感染。易发生在氧分压低下的受伤组织里，如：严重的肌肉挤压、撕裂挫灭伤或血管损伤，不恰当的使用止血带或敷料、石膏绷带过紧导致血液循环障碍，从而造成肌肉缺血坏死以及伤口严重污染。

引起人类气性坏疽的主要菌种是产气荚膜梭状芽孢杆菌、若非菌、败血梭状芽孢菌、溶组织梭状芽孢菌、双酶梭状芽孢菌和橘榨杆菌，它们分泌出的外毒素，已查明的达 20 余种，能从多方面损伤人体，其中的 α 毒素为致死性毒素，它能破坏细胞膜，引起溶血和弥散性血管内凝血，使血管的通透性增加，与其他毒素的协同作用可造成快速扩散的液化性坏死。

局部疼痛剧烈程度与损伤情况不相称。患者突然诉说伤口沉重，胀痛，应立即检查伤口。对伤口分泌物或水泡抽吸物涂片作革兰染色，如发现很多粗大的革兰阳性杆菌，结合临床表现，即可确定气性坏疽的诊断。但若仅伤口分泌物涂片有梭状芽孢杆菌，临床上没有局部和全身的气性坏疽表现，气性坏疽的诊断则难以成立，仅说明伤口有气性坏疽病原菌污染，应高度警惕发展成气性坏疽的可能性。梭状芽孢杆菌虽可形成芽孢，但在感染组织中很少看见芽孢。如果发现伤口颜色异常，闻有恶臭，特别伤口周围皮下有捻发音，分泌物涂片可见革兰阳性粗大杆菌，则气性坏疽的诊断可基本上成立。但在气性坏疽早期,对分布在肌肉组织内的小气泡进行触诊不一定能够发现捻发音。

气性坏疽进展迅速,早期诊断、早期治疗是挽救患者的关键。气性坏疽的诊断主要靠以下四个方面:①观察伤口颜色的变化;②闻伤口有无恶臭;③伤口周围皮下有无捻发音;④查伤口分泌物涂片找厌氧杆菌。必要时应多次涂片或厌氧杆菌培养,局部严重肿胀、皮肤呈紫铜色。

诊断明确,治疗应立即开始,越早越好,不但可以挽救患者的生命,而且还可以减少组织的坏死和截肢率。

2. 骨筋膜室综合征　　骨筋膜室综合征系指四肢的肌肉和神经血管都处于由筋膜形成的间隔区之中,当肢体创伤后筋膜间隔区内的压力增加时,会影响血液循环及组织功能,最后导致肌肉坏死、神经麻痹,严重时并可引起肾衰竭而造成死亡(详细见第十章下肢骨折部分)。

3. 骨髓炎　　细菌所导致的骨骼感染称为骨髓炎。细菌通过血流进入骨内造成的骨髓炎称为血源性骨髓炎,细菌自损伤的外环境中进入骨内发生的骨髓炎称为外源性骨髓炎。骨髓炎又分为急性、亚急性和慢性骨髓炎。

创伤后感染开放骨折、火器伤以及手术切开复位内固定等,对骨折处直接造成了污染。其特点是感染灶局限于骨折部位,可能有软组织缺损并且骨外露,有的是内固定物的反应等。受感染的骨端因无骨膜覆盖,导致血液供应受到破坏而造成坏死感染。

急性骨髓炎治疗成功的关键是早期诊断、早期应用大剂量抗生素和局部的正确处理。

本章小结

骨是人体的器官之一,由骨质、骨膜、骨髓、神经和血管等组成。骨质包括皮质骨、松质骨。当其中骨质的完整性遭到破坏或其连续性中断时即称为骨折。诊断尤其要注意临床表现及体检。辅助检查的首选方法是 X 线片,X 线片能满足大部分临床的需要,少量患者需要进行 CT、MRI 等检查。骨折能启动一系列的炎症、修复及再塑形反应,最终恢复到原始状态。治疗骨及软组织损伤的原则首先是避免组织的进一步损伤,避免对自然修复过程的干扰,为修复过程创造适宜的生物和力学环境。骨折治疗的目的就是要使骨骼在对其功能和外观尽量无损的位置上获得愈合,并且争取最少的花费和尽可能缩短恢复时间。但这些目标有些时候很难兼得。因此,要根据患者的不同情况和需求为基础制订其治疗目标。骨折的治疗通常分为手术的和非手术的治疗方法。现代骨折治疗目的不仅仅是骨折的复位和愈合,而更重要的是恢复肢体功能。因此要求在骨折得到牢固固定以保证其愈合的前提下,允许肢体进行早期、无痛、主动的活动,以防骨折并发症的发生。使包括骨、关节及肌肉的整体运动系统得到功能康复。

思考题

1. 请简述骨折的定义及临床表现。
2. 请简述骨折愈合的过程及影响愈合的因素。
3. 骨折畸形愈合的治疗原则是什么?
4. 请简述开放性骨折的 Gustilo 分型及治疗原则。

（田　伟）

参考文献

1. 田伟. 实用骨科学. 北京:人民卫生出版社,2008.

2. 田伟,王满宜,荣国威.骨折.第2版. 北京:人民卫生出版社,2013.

3. 王亦璁,孟继懋,郭子恒.骨与关节损伤.北京:人民卫生出版社,1996.

4. 王云钊,李果珍.骨关节创伤X线诊断学.北京:北京医科大学中国协和医科大学联合出版社,1994.

5. Browner BD, Green NE, Jupiter, JB. Levine AM Skeletal trauma. 4th ed. Philadelphia:WB Saunders,2008.

6. Bucholz RW,Heckman JD,Court_Brown C. Rockwood and Green's Fractures in Adults. 6th edition. Philadelphia:Lippincott Williams & Wilkins,2006.

第九章　上肢骨折

人类拥有极其灵巧的双手，上肢的结构为手部活动提供了保障，肩、肘、腕以及手部各关节的复杂连接，各肌群高度协调，以及整个上肢的长度，都是为了使双手得以充分发挥其活动功能。因此，上肢骨折后治疗的主要目标是恢复上肢关节的活动能力，维持和恢复手部动作的灵活性和协调性，从而恢复正常活动能力与工作能力。

第一节　锁骨骨折

锁骨骨折（fracture of clavicle）是一类很常见骨科疾病，《医宗金鉴·正骨心法要旨》中说："锁子骨，经名柱骨，横卧于两肩前缺盆之外，其两端外接肩胛。"

【解剖结构】

锁骨是上肢与躯干的连接和支撑装置，呈 S 形。外 1/3 呈扁平状；中 1/3 虽圆柱状，骨直径较细，且少有肌、韧带附着，是锁骨的力学薄弱部；内 1/3 呈棱柱状。锁骨近端与胸骨柄形成胸锁关节，远端与肩峰形成肩锁关节。锁骨骨折时，近端骨块由于胸锁乳突肌的牵拉向上移位，而远端骨块由于上肢重力作用向下移位。锁骨后方有锁骨下血管、臂丛神经，位于第 1 肋骨与锁骨之间，骨折可导致这些神经、血管损伤。

【疾病分布和发病机制】

锁骨骨折占全身骨折的 2.6%~5%，占肩部骨折的 44%~66%；男性患者数量约为女性患者的两倍，较常见于年轻人。常见的受伤机制是侧方摔倒，肩部着地，力传导至锁骨，以第 1 肋骨为支点，发生斜形骨折。也可因手或肘部着地，暴力经肩部传导至锁骨，发生斜形或横形骨折。更多的骨折发生于高能量交通事故或竞技运动中，直接暴力常由胸上方撞击锁骨，导致粉碎形骨折，但较少见。若移位明显，可引起臂丛神经及锁骨下血管损伤。Stanley 等发现 94% 的患者受伤机制是直接撞击。

【疾病分类和分型】

根据暴力作用的大小、方向等，骨折可发生在外侧、中段和内侧，以锁骨中段为最多。锁骨中段骨折可分横形、斜形和粉碎形。临床最常用的分类是 Allman 分类。Ⅰ型为锁骨中 1/3 骨折，最常见，约 80%；Ⅱ型为锁骨远端 1/3 骨折，约占 15%；Ⅲ型为锁骨近端 1/3 骨折，约占 5%。该分类Ⅰ型进一步分成微小移位骨折（骨折端部分骨皮质接触）和移位骨折（骨折端完全移位）。相比前者，后者骨折延迟愈合及骨不连发生率更高。Allman 分类Ⅱ型进一步分成三型：Ⅰ型为微小移位骨折，此类骨折发生于椎状韧带与斜方韧带之间或喙锁韧带与肩锁韧带之间，韧带完整；Ⅱ型为移位骨折，由于喙锁韧带受损，近端锁骨向上移位，远端锁骨无明显移位，复位和固定较困难；Ⅲ型为累及肩锁关节面的骨折，此类骨折少见，主要表现为锁骨远端粉碎骨折，可有关节面骨折及合并肩锁关节脱位，喙锁韧带完整，但很可能与肩锁关节关节炎有关。

Neer 又把成人锁骨远端骨折分为五型：Ⅰ型发生于喙锁韧带外侧，多无移位。Ⅱ型发生于喙锁韧带内侧，近折段上移，远折段下移。Ⅲ型为外侧端包括肩锁关节面的骨折。Ⅳ型见于儿童喙锁韧带与骨膜相连而骨折近段移位。Ⅴ型为撕脱骨折，仅有下方皮质骨块附着于喙锁韧带上，是不稳定骨折。儿童锁骨骨折多为青枝骨折，成人多为斜形、粉碎形骨折。锁骨发生开放性骨折的机会较少。

【临床表现和影像学】

锁骨位于皮下,位置表浅。骨折后,出现肿胀、瘀斑,肩关节活动使疼痛加重。患者常用健手托住肘部,减少肩部活动引起骨折端移动所导致的疼痛。头部向患侧偏斜,以减轻因胸锁乳突肌牵拉骨折端活动而导致疼痛。检查时,可扪及骨折端,有局限性压痛,常有骨摩擦感,根据物理检查和症状,可对锁骨骨折作出正确诊断,在无移位或儿童的青枝骨折时,单靠物理检查有时难以作出正确诊断,但其头多向患侧偏斜、颌部转向健侧,此特点有助于临床诊断。当出现物理检查无法明确诊断锁骨骨折时,上胸部的正位和45°斜位X线照片是必不可缺少的检查方法,可发现骨折的前后移位情况,锁骨远端骨折除常规X线照片检查外,应加照向头侧倾斜40°位的X线片,必要时行双肩负重时的正位照片,以判断喙锁韧带损伤情况。锁骨外端关节面的骨折常需CT检查才能作出正确诊断。

【诊断和鉴别诊断】

诊断标准:

1. 有明确的肩部间接或直接外伤史;

2. 骨折局部疼痛、肿胀、压痛明显,有移位的骨折可触及异常活动及骨擦感;

3. X线摄片检查可明确骨折类型及移位情况。

锁骨后方有臂丛神经及锁骨下血管经过,若暴力作用强大,骨折移位明显,局部肿胀严重,还应仔细检查上肢的神经功能及血供情况,以便对锁骨骨折合并神经、血管损伤做出正确诊断。

本病需与以下疾病鉴别:

1. 臂丛神经损伤 其中腋神经损伤时可有三角肌萎缩,肩关节外展受限。可伴有桡神经损伤、肌皮神经损伤以及正中神经损伤。X线检查有无骨折线,神经电生理检查肌电图(EMG)及神经传导速度(NCV)检查可帮助确诊。

2. 先天性锁骨假关节 锁骨两端之间可扪及不同程度活动,无压痛,锁骨胸骨端偏上,位于另一端的内前方,肩关节不对称,但肩关节活动一般正常,仅有少数患者肩关节外展受限及臂力减弱。X线片显示锁骨假关节处两断端增大变粗。

【治疗】

儿童的青枝骨折及成人的无移位骨折可不作特殊治疗。仅用三角巾悬吊患肢3~6周即可开始活动。成人有移位的中段骨折,采用手法复位,横行8字绷带固定。

绷带固定后应严密观察双侧上肢血液循环及感觉运动功能,若出现肢体肿胀、麻木,表示固定过紧,应及时放松固定。术后1周左右,由于骨折区肿胀消失,或因绷带张力降低,常使固定的绷带松弛而导致再移位,因此复位后2周内应经常检查固定是否可靠,及时调整固定的松紧度。由于锁骨的功能主要是支撑上肢,即使复位不良,只要骨折愈合,多不影响功能。

有以下情况时可考虑行切开复位内固定(open reduction and internal fixation ,ORIF):①骨折不愈合:这是最常见的切开复位适应证;②神经血管受累:闭合复位不容易解决的神经血管受累,需立即切开复位和内固定;③成人锁骨远端骨折;④由于软组织嵌入,骨折端之间持续存在较宽的分离;⑤漂浮肩:锁骨骨折和肩胛骨肩胛颈骨折可以造成肩胛骨骨折不稳定;⑥当出现复位后再移位、开放性骨折以及锁骨远端骨折合并喙锁韧带断裂时也应考虑手术治疗。

第二节 肱 骨 骨 折

肱骨近端骨折

肱骨近端骨折(proximal humeral fractures),是最常见的骨折之一,占各种骨折的5%左右,其中多为无移位或轻微移位的骨折。肱骨近端骨折可发生于任何年龄,但最常见于伴有骨质疏松的老年患者,尤其是老年女性。老年患者的肱骨近端骨折常由低能量损伤所致;青壮年患者的肱骨近端骨折则往往为高能量损伤所致,常伴有明显移位、粉碎骨块或其他损伤;青少年患者肱骨近端骨折大多为无移位或轻微移位的大结节骨折,由骺板相对薄弱所导致。

【解剖结构】

　　肱骨近端包括肱骨头、肱骨大结节、肱骨小结节及肱骨干骺端。肱骨头与肱骨大、小结节和干骺端相连接的部位为肱骨解剖颈,在肱骨大、小结节基底部下缘处为肱骨外科颈。臂丛神经、腋神经血管在肱骨近端内侧经过,因此骨折可合并神经血管损伤。

【病因学】

　　肱骨近端骨折可由直接暴力或间接暴力导致。直接暴力多为直接作用于肱骨前侧、外侧或后外侧的撞击,年轻患者多见于交通事故、高处坠落等高能量损伤,而老年患者则绝大多数由侧身跌倒等低能量损伤所致。间接暴力是因跌倒时手或肘部撑地,暴力通过肱骨干传导至肱骨近端,由于摔倒时手臂外展,此时大结节不能避开肩峰,肱骨颈顶在肩峰上从而引起骨折或骨折脱位,最终造成的损伤或骨折类型取决于骨与周围韧带强度的对比关系以及手臂固定后躯干的移动方向。

【临床表现】

1. 病史　明确创伤史,暴力直接累及肩部或跌倒时手臂呈外展位撑地。

2. 症状　患侧肩关节疼痛伴活动受限。

3. 体征　患者常用对侧手托扶患臂,患肩肿胀,触压痛明显,骨折移位或成角严重者可见畸形。后期因广泛淤血扩散,肩部及上臂可出现瘀斑。如骨折远端向内侧移位,可能累及腋动脉,因此必须检查所有肱骨近端骨折患侧的血管神经。肱骨近端骨折还可累及腋神经,需检查患肢三角肌区皮肤感觉。如早期患者因疼痛不能配合三角肌肌力检查,应在伤后4周内复查。如4周后仍存在三角肌失张力导致的肩关节半脱位,应考虑是否为腋神经麻痹。

【影像学检查】

　　肱骨近端骨折的确诊和分型依赖于影像学检查,而影像学检查的质量直接影响对骨折的判断。

1. X线检查　对肱骨近端骨折的评估应基于肩关节3个互相垂直的平面的X线平片,即"创伤系列片",包括肩关节正位片、肩胛骨侧位片以及腋位片。通过"创伤系列片"一般都能明确骨折块之间的关系。但对于儿童患者,要注意区别骨骺线,以免误诊。

　　肩关节正位:由于盂肱关节前倾,摄片时患者应直立背靠暗盒,身体健侧向前转约30°。正位片可以清晰显示关节盂与肱骨头间的间隙。

　　肩胛骨侧位片:摄片时患侧外侧紧靠暗盒,健侧向前倾斜约35°,肩胛骨为"Y"形结构。侧位片可用于鉴别前后脱位,肱骨近端骨折成角及大结节移位情况。

　　腋位片:摄片时患者仰卧,患肩外展70°~90°,暗盒置于肩上,由腋下向上投照。腋位片可用于鉴别前后脱位、肱骨近端骨折成角及大结节移位情况。

2. CT　CT在判断大小结节移位、肱骨头劈裂骨折、压缩骨折、盂缘骨折及骨折脱位方面具有很大帮助,对于复杂肱骨近端骨折可以提供更为准确的信息。

3. MRI　MRI对于软组织损伤的诊断具有较大意义,尤其是对于肩袖、肱二头肌腱、盂唇损伤的诊断。

【骨折分型】

　　肱骨近端骨折包括肱骨解剖颈、外科颈、大结节和小结节四个部分的骨折。这些骨折既可以单独发生,也可以同时发生。肱骨解剖颈骨折较为少见。由于肱骨头骨折块几乎全部为关节软骨所覆盖,且无软组织附着,血液循环很差,如果骨折块有移位,肱骨头缺血性坏死的几率很高。肱骨外科颈最为常见,在此区域可发生外展嵌插型骨折和剪切型骨折。

Note

Neer以此为基础,提出肱骨近端骨折Neer分型法,包括因不同创伤机制引起的骨折的解剖位置、移位程度,不同骨折类型对肱骨血运的影响,以及因肌肉牵拉而导致的骨折的不同移位方向,对临床治疗方案的制订提供了可靠的参考。

Neer分型法将肱骨近端骨折分为以下类型,其"部分"的构成标准为相邻骨折块移位超过1cm或成角大于45°。

一部分骨折:包括所有无移位骨折和轻微移位或成角的骨折,即骨折块移位不超过1cm且成角小于45°而不论粉碎程度。该型骨折最为常见,约占所有肱骨近端骨折的85%左右,尤其常见于60岁以上的老年患者。

二部分骨折:是指肱骨近端四部分中,任一部分发生移位即为二部分骨折。肱骨外科颈骨折和肱骨大结节撕脱性骨折是最常见的二部分骨折,肱骨小结节撕脱和单纯解剖颈骨折则非常少见。

三部分骨折:是指二个主要结构骨折伴移位或成角,通常累及肱骨头、外科颈以下的肱骨干和其中一个结节。

四部分骨折:是指移位骨折同时累及外科颈及大、小结节,其病理解剖特征是一个小的新月状近端关节骨块从肱骨头解剖颈处分离。四部分骨折是肱骨近端骨折中最为严重的一种,常伴有严重的软组织损伤,约占全部肱骨骨折的3%。四部分骨折可分为两种类型,一种是肱骨头新月状骨块发生嵌插,骨折很稳定;另一种是骨折无嵌插,为不稳定骨折,肱骨头坏死几率较高。

骨折脱位:是指肱骨头从关节盂脱出,而无论肱骨头是否与大、小结节相连,二、三或四部分骨折都可能合并肱骨头向前、后或外侧脱位。其中前下脱位最常见,可能合并神经血管损伤。

【治疗】

治疗方式的选择不仅取决于骨折类型,还应考虑患肢软组织条件和患者一般情况。由于大多数肱骨近端骨折属于无移位或轻微移位骨折,稳定性较好,保守治疗即可以取得很好的治疗效果。对于老年体弱、内科合并症严重、功能要求不高的患者,即使骨折有移位,也可考虑采用保守治疗。但是对于不稳定型骨折或骨折脱位,特别是年轻患者,由于肱骨近端骨折后延迟愈合、骨不连及肱骨头缺血性坏死等并发症的发生率较高,通常需要手术治疗,以重建正常的解剖结构,并使骨折断端具有良好的稳定性,从而允许早期功能锻炼,以促进恢复。

肱骨干骨折

肱骨干骨折是一种常见的损伤,约占全身骨折的1%,常由典型的直接暴力所致,也可见于旋转暴力较大的体育运动,如投掷、摔跤等。尽管大多数肱骨干骨折可以采用非手术治疗,但仍有部分骨折需要手术治疗。

【解剖】

肱骨干近端呈圆柱形,起于胸大肌止点的上缘,远端至肱骨髁上,近似于三棱柱型。肱骨干的血液供应来自肱动脉的分支。从肱动脉发出的一支或多支营养血管、肱深动脉或旋肱后动脉,提供肱骨干远端和髓内的血液供应。骨膜周围的血液循环也是由这些血管和许多小的肌支以及肘部动脉吻合支构成的。在手术治疗骨折的时候必须小心避免同时破坏髓内和骨膜周围的血液供应。

【分型】

肱骨干骨折通常是以骨折线的位置和形态、损伤暴力的大小以及合并软组织损伤的程度来分类。根据解剖部位可将肱骨干骨折分为:胸大肌止点近端的骨折、胸大肌和三角肌止点之间的骨折以及三角肌止点以远的骨折。不同位置水平的骨折,由于肱骨干肌肉附着的不同而产生不同角度的移位。发生在胸大肌止点近端的骨折,近骨折段在肩袖肌的作用下外展外旋;发生在胸大肌和三角肌止点之间的骨折,三角肌牵拉远骨折端而向近端和外侧移位,近骨折端在胸大肌的作用下内收;发生在三角肌止点以远的骨折,近骨折段外展,远骨折段在肱三头肌和肱二头肌收缩的作用下向近端移位。

【诊断】

(一)病史及体格检查

首先要明确受伤机制,以便对患者病情的判断提供重要线索。对于多发伤患者,应该依据进展性创伤生命维持(ATLS)原则进行体格检查,观察患者的呼吸道是否通畅,评估呼吸、循环的复苏,控制出血,评估肢体的活动能力,在进行完这些基本的步骤之后,才可以将注意力集中于损伤的肢体上。仔细检查上臂肿胀、淤血及畸形情况。应该在不同的水平对整个肢体的神经血管功能分别进行评估。必须仔细检查桡神经、尺神经和正中神经的运动、感觉功能。

(二)影像学检查

肱骨的标准影像学检查应该包括正位、侧位像,同时将肩、肘关节包括在内,必要时加拍斜位片。在病理性骨折中,还需要进行骨扫描、CT 和 MRI 等检查。

【治疗】

在制订治疗方案时,应当综合考虑患者的骨折类型、软组织损伤程度、相应的神经损伤、年龄和合并症等,以期取得良好的疗效,并降低并发症的风险。

(一)非手术治疗

绝大多数肱骨干骨折能采用非手术治疗。肱骨 20° 的向前成角和 30° 的向内成角畸形可由正常的肩、肘关节活动度代偿,肱骨也可以接受 15° 的旋转对位不良和 3cm 以内的短缩畸形而几乎不影响功能。非手术治疗措施主要包括:悬垂石膏、接骨夹板、Velpeau 吊带、外展架、U 型石膏骨牵引以及功能性支具。目前,功能性支具已经基本上取代了其他的治疗措施,最常见的治疗是在骨折后的 3~7 天内应用悬垂石膏或夹板,至疼痛减轻后换成功能性支具。

(二)手术治疗

尽管非手术治疗在大多数肱骨干骨折的患者中可以取得很好的效果,但在某些情况下,仍然需要手术治疗。手术固定有绝对和相对的手术指征(表 9-1)。必须充分考虑患者的年龄、骨折类型、伴随损伤和疾病以及患者对手术的耐受程度。对于活动较多的患者,如果发生横行或短斜行骨折,非手术治疗又具有相对愈合延迟的倾向,也可以考虑手术治疗。

表 9-1　肱骨干骨折的手术指征

相对指征	绝对指征
多发创伤	长螺旋骨折
开放性骨折	横行骨折
双侧肱骨干骨折、多断端骨折	臂丛神经损伤
病理性骨折	主要神经麻痹
漂浮肘	闭合复位不满意
合并血管损伤	神经缺损
闭合复位后桡神经麻痹	合并帕金森病
骨不连、畸形愈合	患者无法耐受非手术治疗或依从性不好
合并关节内骨折	肥胖、巨乳症

手术治疗的方式包括接骨钢板、髓内钉以及外固定支架。其中,钢板几乎可以应用于所有的肱骨骨折,特别是骨干的近、远端骨折以及累及关节的粉碎性骨折,通常可以取得良好的疗效,而且术后很少残留肩肘关节的僵硬,对于肱骨干畸形愈合或不愈合,钢板固定也是一个标准的治疗方法。在肱骨干多段骨折、骨质疏松性骨折以及病理性骨折的治疗中,髓内钉更为合适。

外固定架很少使用,通常应用在其他现有治疗方法禁忌使用的时候,主要为严重的开放骨折伴有大面积软组织和损伤骨缺损。

肱骨干骨折是较为常见的损伤。尽管大多数可以采用非手术治疗,但要取得良好的疗效仍需要根据骨折类型与患者需要来选择恰当的治疗方式。如果选择切开复位,对于有移位的肱骨干骨折采用钢板内固定仍然是金标准。

肱骨远端骨折

肱骨远端骨折发生率相对较低,约占所有骨折的 2% 以及肱骨骨折的 1/3,多见于 12~19 岁的男性以及 80 岁以上的老年女性。低能量损伤多由于摔倒时肘部受到直接撞击或伸直位受到轴向的间接暴力所致,高能量损伤多见于遭受车祸或高空坠落伤的年轻患者,常为开放性骨折,且伴有合并损伤。

【解剖】

肱骨远端呈 Y 形分开,由内、外侧柱和中央滑车组成,形成一个坚强的骨性三角区,三角区后方为一近似于三角形的凹陷,即鹰嘴窝,在肘关节完全伸直时容纳尺骨鹰嘴的近端。前方凹陷被一纵向骨嵴分开,分别为尺侧的冠突窝和桡侧的桡窝,分别与尺骨冠状突及桡骨小头相关节。

【分型】

肱骨远端骨折的类型不尽相同,根据骨折部位不同可分为肱骨髁上骨折、肱骨髁间骨折、肱骨内、外髁骨折及肱骨小头骨折等。

【诊断】

(一)病史及体格检查

仔细询问外伤史有助于分析损伤时组织受到外力的能量大小,伤后肘关节肿胀,偶有开放性伤口,并可能有短缩畸形,累及关节面的肱骨远端骨折时肘后三角关系多发生改变,可与肘关节后脱位相混淆。查体时必须仔细检查肢体末端的血管神经状况。

(二)影像学检查

应拍摄骨折部位的正侧位 X 线片,必要时加拍斜位片。在麻醉状态下拍片或透视时对患肢施加轻柔的牵引,有助于辨别骨折的形态以制订术前计划,投照健侧作为对比也有助于手术设计。CT 检查及三维重建有助于发现较小的骨折块及关节损伤情况。

【治疗】

(一)非手术治疗

对于无移位、稳定的肱骨远端骨折可采用非手术治疗,石膏固定 4~6 周,X 线检查骨折基本愈合后拆除石膏并功能锻炼。儿童肱骨髁上骨折,若受伤时间短,肿胀程度轻,且无血液循环障碍,可试行手法复位,前臂纵轴牵引克服短缩畸形,并根据损伤机制不同采用不同的手法复位,注意恢复肱骨远端前倾角及提携角,手法复位后石膏固定,4~6 周后开始功能锻炼。

(二)手术治疗

当骨折移位明显、累及关节面、开放性骨折或伴有神经血管损伤时应选择手术治疗。手术治疗可通过钢板和螺钉内固定使骨折端获得足够的稳定性,从而可以在早期进行功能锻炼。若骨折粉碎,骨量丢失导致内固定不牢固,术后需制动肘关节 4 周,期间加强肩及腕关节的活动。若内固定牢固则不需要辅助外固定,术后 24 小时拔出引流管后开始肘关节主动活动,但禁止对肘关节进行间断性的被动牵拉,抗阻锻炼需延迟至术后 4 周开始。

【并发症】

肱骨远端骨折常见并发症包括关节僵硬、骨不连和畸形愈合、感染以及尺神经麻痹。鹰嘴截骨的患者还有可能出现截骨部位的骨不连。骨质疏松严重的老年患者还容易出现内固定失败。

Note

第三节　前　臂　骨　折

尺桡骨骨折

前臂由并行的尺桡两根长骨组成,尺骨近端的鹰嘴窝与肱骨滑车构成肱尺关节。桡骨头与肱骨小头构成肱桡关节。尺骨近端膨大,与桡骨小头相互构成上尺桡关节,附着在尺骨桡侧切迹前后缘的环状韧带包绕桡骨头,防止脱位,方形韧带起于尺骨桡侧切迹下缘,止于桡骨颈,有一定限制桡骨旋转作用。尺骨下端为尺骨小头,借助三角软骨与腕骨近侧列形成关节。桡骨下端膨大,与尺骨小头一起,与近侧列腕骨形成桡腕关节。桡、尺骨下端又相互构成下尺桡关节。上下尺桡关节主前臂旋转活动,前臂旋转包括桡骨的自转和桡骨围绕尺骨的公转活动;前臂旋转的轴线位于自桡骨头中心到尺骨下端中心的连线上。从前臂掌侧正面观,见尺骨较直,桡骨中部约有 9.3° 的弧度凸向背侧,两骨的弧度有利于前臂的旋转活动。

尺桡骨之间由坚韧的骨间膜相连。当前臂处于中立位时,两骨中部距离最宽,此时骨间膜最紧张,最稳定,旋后位次之,旋前位骨间隙最窄,骨间膜最松弛,两骨间的稳定也最差。骨间膜结构使前臂的旋转活动限制在一定范围内,避免过度旋转导致尺、桡上或下关节不稳定。若骨间膜发生挛缩,必然导致前臂旋转活动障碍。

前臂上 2/3 肌肉丰富,下 1/3 多是肌腱,因而上部粗下部细,外形椭圆,前臂有四组肌肉:①屈肌群起于肱骨内上髁;②伸肌群起于肱骨外上髁;③旋前肌群,即为旋前圆肌和旋前方肌;④旋后肌群,即为旋后肌、肱二头肌及肱桡肌等。此四组肌肉的作用,可使前臂旋转,能够伸腕伸指和屈腕屈指,由于前臂肌肉多是跨关节或跨尺桡二骨的,故若前臂发生骨折,亦可导致骨折端的各种移位,如骨干骨折端的侧方重叠及成角移位,主要为前臂伸屈肌群的作用,而骨折端的旋转移位主要为旋前或旋后肌群的作用。由于骨折部位的不同,前臂骨折端产生的移位也有不同,手法复位外固定治疗时,需注意肌肉的牵拉作用,使之易于整复。

(一)尺、桡骨干骨折

1. 病因与分类　尺、桡骨干骨折(fracture of ulna and radius shaft)较为多见,约占全身骨折 6% 左右,可由直接暴力、间接暴力、扭转暴力引起,有时导致骨折的暴力因素复杂,难以分析其确切因素。

(1)直接暴力:多由于重物打击、机器或车轮的直接压榨,或刀砍伤,导致同一平面的横形或粉碎性骨折,骨折端复位不稳定,骨折愈合较慢,所以对前臂和手的功能影响较大,同时由于暴力的直接作用,多伴有不同程度的软组织损伤,包括肌、肌腱断裂,神经血管损伤等。

(2)间接暴力:跌倒时手掌着地,暴力通过腕关节向上传导,由于桡骨负重多于尺骨,暴力作用首先使桡骨骨折。若残余暴力比较强大,则通过骨间膜向内下方传导,引起低位尺骨斜形骨折。此类骨折的软组织损伤一般不严重,如为儿童可发生青枝骨折,尺桡骨的骨折端均有向掌侧成角移位,且有远侧骨折端的旋后移位。

(3)扭转暴力:跌倒时手掌着地,同时前臂发生旋转,或手被卷人机器内遭受扭转暴力,可同时发生软组织撕裂、神经血管损伤,或合并他处骨折,导致不同平面的尺桡骨螺旋形骨折或斜形骨折,多为高位尺骨骨折和低位桡骨骨折。由于两骨成角方向相反,使手法复位困难。

按 AO 分类法,尺桡骨干骨折分为 A 型:简单骨折;A1 型为单纯尺骨骨折,桡骨完整;A2 型为单纯桡骨骨折,尺骨完整;A3 型为尺桡骨干双骨折。每一亚型又根据不同情况各分为 3 组,其中 A1 型合并桡骨头脱位(即孟氏骨折)为 A1③组;A2 型合并下尺桡关节脱位为 A2③组。B 型:楔形骨折;B1 型为尺骨楔形,桡骨完整,B2 型为桡骨楔形,尺骨完整;B3 型为尺骨或桡骨中一骨为楔形,另一骨为简单骨折或楔形骨折,与 A 型一样,每一亚型又各分为三组。C 型:复杂骨折;

C1 型为尺骨复杂骨折,桡骨完整,C2 型为桡骨复杂骨折,尺骨完整;C3 型为尺、桡骨干均为复杂骨折,与 A、B 型一样,又各分为 3 组。

2. **临床表现与诊断** 受伤后,前臂出现疼痛、肿胀、成角畸形及功能障碍,检查局部明显压痛,可扪及骨折端、骨擦感及假关节活动,在临床工作中,可不必检查骨折端的骨擦感及假关节活动,以免增加创伤及患者痛苦。听诊发现骨传导音减弱或消失。正位及侧位 X 线照片检查应包括肘关节或腕关节,可发现骨折的准确部位、骨折类型及移位方向,以及是否并有桡骨头脱位或尺骨小头脱位。尺骨上 1/3 骨干骨折可合并桡骨头脱位,称为 Monteggia 骨折。桡骨干下 1/3 骨折合并尺骨小头脱位,称 Galeazzi 骨折。严重尺、桡骨干骨折可合并神经血管损伤,或因严重肿胀发生骨筋膜室高压,应仔细检查手的血液循环及神经功能。

3. 治疗

(1) 手法复位外固定:尺桡骨骨干双骨折由于暴力大小、作用方向、受伤姿势及急救方法不同,可发生多种移位,如重叠、成角及侧方移位等。由于肌牵拉,可出现典型的旋转移位。若治疗不当可发生尺、桡骨交叉愈合,影响旋转功能。因此治疗的目标除了良好的对位、对线以外,特别注意防止畸形和旋转。

1) 手法复位可在局部麻醉或臂丛神经阻滞麻醉下进行。在肩外展 90°、前屈 30°~50°、屈肘 90° 位,沿前臂纵轴向远端作持续牵引,肘部向上作反牵引,待克服重叠、旋转畸形之后,用双手拇指与其余手指在尺桡骨间用力挤压,使骨间膜分开,紧张的骨间膜牵动骨折端复位。

2) 小夹板固定:维持复位位置,在前臂中立位用 4 块小夹板分别放置于前臂掌侧、背侧,尺侧和桡侧,用带捆扎后,将前臂放在防旋板上固定,再用三角巾悬吊患肢。为了更好地维持复位位置,过去曾在尺、桡骨间使用分骨垫和固定垫,但应注意松紧度,严密观察患肢血液循环,肿胀及疼痛程度,避免压迫引起皮肤、肌坏死,或骨筋膜室综合征。

3) 石膏固定:手法复位成功后,也可用上肢前、后石膏夹板固定。待肿胀消退后改为上肢管型石膏固定,一般 8~12 周可达到骨性愈合。若尺桡两骨折端或其中一骨折端为不稳定性骨折,上肢石膏加压塑性固定后,还需用铁丝手指夹板做手指持续牵引,以维持骨折的对位。

(2) 切开复位内固定:闭合复位外固定,可使部分尺、桡骨干骨折患者获得良好功能,随着对前臂功能解剖认识的不断深入,人们对治疗结果的要求更高,目前更倾向于采用切开复位内固定术治疗。在以下情况时考虑手术治疗:①不稳定骨折;②手法复位失败;③受伤时间较短,伤口污染不重的开放骨折;④合并神经、血管、肌腱损伤;⑤同侧肢体有多发性损伤;⑥陈旧骨折畸形愈合或交叉愈合,影响功能。

(3) 外固定架:在以下情况时,首选外固定架:①尺骨干骨折合并桡骨远端粉碎骨折;②Ⅱ度和Ⅲ度开放性骨折及复杂骨折。外固定架一般在桡骨干和第 2 掌骨干上穿针,针尖以恰好穿过对侧骨皮质为度,然后安放外固定架,尺骨干骨折用钢板固定。

(4) 康复治疗

1) 无论手法复位外固定或切开复位内固定,术后均应抬高患肢,严密观察肢体肿胀程度,感觉、运动功能及血液循环情况,警惕骨筋膜室综合征的发生。

2) 术后 2 周即开始练习手指屈伸活动和腕关节活动。4 周以后开始练习肘、肩关节活动,8~10 周后 X 线照片证实骨折已愈合,才可进行前臂旋转活动。

4. 并发症室

(1) 前臂骨筋膜室综合征:前臂有掌侧及背侧两个骨筋膜室,当尺、桡骨因暴力作用发生骨折时,易出现前臂筋膜室高压,引起肌缺血、坏死、手指感觉运动障碍。主要原因为:①严重创伤,前臂肌、软组织挫伤出血,组织创伤反应严重;②骨折端出血;③反复多次手法复位,加重软组织损伤;④切开复位内固定操作粗暴,组织挫伤重,止血不仔细;⑤外固定过紧等。应严密观察肿胀程度、手指血液循环及感觉功能。一旦高度怀疑骨筋膜室高压存在,即应紧急作两个筋膜室切开减压术;抬高患肢;应用脱水剂等。

(2) 骨折不愈合:尺桡骨折不愈合较为常见,其发生率各作者报道有较大差异,为 9%~16%。一旦确诊骨折不愈合,应行手术治疗,切开暴露并修整骨端,纠正旋转和成角畸形,植骨,加强固定。

(3) 骨折畸形愈合:尺桡骨骨折畸形愈合,导致功能障碍。是否需行手术截骨矫正畸形治疗,必须根据伤员年龄、生活及工作的情况而决定,还要看患肢骨及软组织的条件,以及功能障碍的原因,综合分析再决定手术治疗的方案。如为尺桡二骨折端同一方向成角畸形愈合,且为青少年或壮年,可行骨折部位的截骨和植骨及内固定治疗;若为尺桡骨的上或下关节脱位或半脱位或关节对合不好,导致前臂旋转功能差者,可考虑切除桡骨小头或尺骨小头,以改善其前臂旋转功能。亦可根据年龄及职业情况,在桡骨近下端部位或尺骨上 1/3 部位做截骨术纠正轴线及旋转畸形。

(4) 尺桡骨折交叉愈合:多为伴有严重的骨间膜损伤,或粗暴的切开复位内固定所造成的骨间膜损伤。使尺桡骨的骨折端连通在同一血肿内,血肿机化和成骨而形成交叉愈合,使尺桡骨连成一块,不能旋转活动,应行手术切除尺桡骨之间的骨桥,并行筋膜或游离脂肪移植,术后早期活动,可逐渐恢复前臂旋转功能。

(5) 前臂旋转活动受限:除以上各种影响前臂旋转活动障碍外,如因上下尺桡关节骨折或脱位未能整复因素,影响前臂旋转活动功能者,可考虑行桡骨头或尺骨头切除治疗,可改善前臂旋转活动功能。

(二) Monteggia 骨折

Monteggia 骨折约占全身骨折的 0.8%。1914 年 Monteggia 首先描述了这种骨折类型.是指尺骨上 1/3 骨折合并桡骨头向前脱位的一种联合损伤。1967 年 Bado 进一步完善 Monteggia 骨折的概念,即任何部位的尺骨骨折合并桡骨头脱位。后来随着人们对这种损伤机制的进一步研究,使该损伤概念的范围逐渐扩大,将桡骨头各方向脱位合并不同水平的尺骨骨折或尺、桡骨双骨折都列入其中。

1. 病因与分类　Monteggia 骨折可由直接暴力、间接暴力引起。当肘部伸直、旋前位跌倒着地,力沿桡骨干传达至桡骨头,撞击肱骨小头,使桡骨头脱位。若暴力未衰减,使尺骨遭受暴力,则发生尺骨上段骨折。当前臂近侧 1/3 段背侧受到直接暴力打击时,则可发生尺骨骨折,并向前移位,其残余暴力可导致桡骨头向前方脱位。由于导致骨折暴力的大小、作用方向、年龄等因素的影响,骨折有不同的移位类型。

(1) 伸直型:典型移位是尺骨近端 1/3 骨折,并向掌侧成角,桡骨头向掌侧脱位。多见于青少年在前臂旋前位跌倒,手掌着地,力传导至尺骨和桡骨头而发生骨折与脱位。也有暴力从前臂近端直接撞击引起。

(2) 屈曲型:典型移位是桡骨头向后脱位,尺骨近端 1/3 骨折向背侧成角。多见于成年人,在肘关节屈曲位,前臂处于旋前位,手掌着地受伤所致。

(3) 内收型:多见于儿童,桡骨头向前外侧脱位,尺骨干骺端骨折,可表现为横形、纵形骨折,并向桡侧成角。这种类型的骨折多见于上肢处于内收位跌倒受伤,有时肘内侧遭受直接暴力也可发生。

(4) 特殊型:此型的特点是尺、桡骨近端发生双骨折,同时合并桡骨头向前、外侧脱位。多由肘后的直接暴力打击引起。临床上常只注意了尺、桡骨干骨折,桡骨头脱位常被忽视。

2. 临床表现与诊断　肘部遭受直接暴力打击,或前臂伸直、旋前位跌倒,手掌着地受伤,前臂近端出现疼痛、肿胀、畸形,检查局部有压痛,假关节活动,在肘前方或肘后外方扪到桡骨头,前臂不能旋转,即应考虑有 Monteggia 骨折的存在,常规进行包括肘关节的前臂近端正、侧位 X 线照片,即可明确骨折的类型、移位方向。有时在现场急救时牵拉前臂,已使脱位的桡骨头复位,

X 线照片仅见尺骨近端 1/3 骨折,仍应诊断为 Monteggia 骨折。

屈曲型骨折由于尺骨近端 1/3 向掌侧成角移位,有可能损伤正中神经;桡骨头向外、后方脱位时,可能损伤桡神经深支,因此在诊断时,需进行正中神经、桡神经功能检查,以免延误骨折合并神经损伤的诊断。

3. 治疗

(1) 手法复位、外固定:多数儿童的 Monteggia 骨折可采用手法复位、外固定方法治疗。在臂丛麻醉下,持续对抗牵引。首先复位桡骨头,并屈肘,使复位的桡骨头稳定,依靠桡骨的支撑、牵引作用,克服尺骨的成角畸形,再用手法使尺骨复位。复位的桡骨头一般在旋后位时较稳定。若复位后试行前臂旋转,再次发生桡骨头脱位时,应怀疑桡骨头关节窝内有韧带或撕脱骨片嵌入,应行桡骨头切开复位,取消阻碍复位因素,重建环状韧带。在屈肘 90° 位膏固定或超肘关节小夹板固定。儿童固定 4~6 周,成人固定 6~8 周,X 线照片证实骨愈合后,即可进行功能训练。

(2) 切开复位内固定:成人的 Monteggia 骨折手法复位困难,在以下情况应作切开复位内固定:①手法复位失败;②桡骨头复位后再脱位,表示有环状韧带嵌入关节窝,应手术切开复位,修复环状韧带;③陈旧骨折畸形愈合,影响前臂功能;④陈旧骨折不愈合。

手术可以在臂丛神经阻滞麻醉或高位硬膜外麻醉下进行。在尺骨嵴上作弧形切口,骨膜下剥离,直接暴露骨折端。牵引、手法复位桡骨头,克服尺骨成角畸形,恢复长度,复位尺骨。用加压钢板螺钉固定,也可选用髓内针固定。若尺骨在直视下复位困难,应怀疑桡骨头复位不良或桡骨头复位后十分不稳定,很容易再脱位,表示环状韧带嵌入关节窝,此时应在肘桡侧另作切口,以后外侧切口暴露桡骨头及关节窝,松解嵌入的环状韧带,将桡骨头复位,修复环状韧带,然后再作尺骨复位与内固定。

(3) 术后处理:术后用石膏托板在屈肘 90° 位固定 3 周,待环状韧带修复后,开始主动功能训练。对于陈旧性骨折畸形愈合者,可行截骨术矫正畸形;对于骨折不愈合者,可取自体髂骨植骨,重新内固定。

(三) Galeazzi 骨折

Galeazzi 骨折桡骨中下 1/3 骨折合并下尺桡关节脱位,又称盖氏骨折。早在 1929 年法国人即称之为反 Monteggia 骨折。1934 年 Galeazzi 详细描述了此种损伤,并建议强力牵引拇指整复之。此后即称此种损伤为 Galeazzi 骨折。还曾被称为 Piedmon 骨折。此种损伤较 Monteggia 骨折更为多见,其发生率约高于后者 6 倍。Galeazzi 骨折也被称为"必须骨折",因为要获得良好的功能,常必须切开复位内固定。

1. 病因与分类 Galeazzi 骨折可由桡骨下端遭受直接暴力或间接暴力引起。当前臂极度旋前位遭受暴力打击时,使桡骨远端 1/3 发生骨折,同时尺骨向背侧脱位,常合并三角纤维软骨损伤及尺骨茎突撕脱骨折,在前臂极度旋前位,手掌桡侧着地摔倒时,力从掌侧经桡骨向上传导,产生桡骨远侧 1/3 骨折及尺骨小头脱位,无论直接暴力或间接暴力,可发生以下几种移位:①桡骨远折端向近侧移位;②尺骨小头向背、尺侧脱位;③下尺、桡关节分离。

有学者根据骨折移位方向及复位后骨折的稳定性,将 Galeazzi 骨折分为三型:Ⅰ型(稳定型),桡骨为横行骨折;Ⅱ型(不稳定型),桡骨为斜形或粉碎型骨折;Ⅲ型(特殊型),尺桡骨远侧 1/3 同时骨折,各型合并尺骨小头脱位或下尺桡关节分离,或儿童尺骨下端骨骺分离。

2. 临床表现与诊断 在直接暴力或间接暴力损伤后,前臂远侧出现疼痛、肿胀、前臂远端成角或短缩畸形,尺骨小头突起,活动障碍;检查发现局部压痛,桡骨有假关节活动,即可作出 Galeazzi 骨折的临床诊断。包括腕关节的正侧位 X 线照片,可帮助发现骨折的部位,明确骨折类型和移位方向等。通常骨折部位在桡骨中下 1/3 交界处,为横形或短斜形,多无严重粉碎。如桡骨骨折移位显著,下尺桡关节将完全脱位。于前后位 X 线片上,桡骨表现为短缩,远侧尺桡骨间距减少,桡骨向尺骨靠拢。侧位 X 线片上,桡骨通常向掌侧成角,尺骨头向背侧突出。Galeazzi

骨折可引起骨筋膜室综合征及骨间前神经损伤,应引起相应重视,必要时需进行血管神经功能检查,以免延误骨折合并血管神经损伤的诊断。

3. 治疗   对 Galeazzi 骨折可在臂丛麻醉下行手法复位,石膏或夹板固定,对Ⅱ、Ⅲ型骨折,手法复位不易成功,即使复位良好,因旋前方肌、肱桡肌的牵拉,易发生再移位,因此主张行切开复位,钢板螺钉内固定术,并尽可能修复下尺桡关节的稳定性。

对尺骨小头复位多可采用手法复位治疗,复位后如何稳定下尺桡关节的关系十分重要,在前臂中立位超过腕关节的石膏固定,可使撕裂关节囊及韧带自行修复,如果复位后尺骨小头不稳定,可作尺骨下段背侧切口,暴露尺桡下关节,修复三角纤维软骨和背侧关节囊、韧带。可由尺骨下端穿入克氏针直到桡骨,暂时固定下尺桡关节,2~3 周后拆除克氏针。手术中应注意保留手的旋前旋后功能,尤其是旋后功能,这对患者上肢功能恢复格外重要。对于伴有骨筋膜室综合征的患者,应立即切开减压,复位后采用外固定支架予以固定。

陈旧性骨折畸形愈合,影响功能,应作截骨矫正术。陈旧性尺骨小头脱位,影响前臂旋转功能者,可行尺骨小头切除术,或下尺桡关节融合、尺骨小头近端截骨、假关节成形术。

桡骨远端骨折

桡骨远端骨折是人类全身最常见的骨折,其发病率约占急诊骨折患者的 17%;桡骨远端关节内骨折约占整个前臂骨折的 5%,占桡骨远端骨折的 25%。正因为桡骨远端骨折的常见性、骨折形态的多样性,以及腕关节是全身最重要、活动频率高、功能恢复要求较高的关节之一,治疗不当易导致腕关节慢性疼痛和僵硬,严重影响手的功能;所以良好的复位才能获得腕关节更好的功能,也是治疗的关键。

桡骨远端骨折(fracture of distal end of radius)是指距桡骨下端关节面 3cm 以内的骨折。这个部位是松质骨与皮质骨的交界处,为解剖薄弱处,一旦遭受外力,容易骨折,桡骨下端关节面呈由背侧向掌侧、由桡侧向尺侧的凹面、分别形成掌倾角(10°~15°)和尺倾角(20°~25°)。桡骨下端尺侧与尺骨小头桡侧构成下尺桡关节,与上尺桡关节一起,构成前臂旋转活动的解剖学基础。桡骨茎突位于尺骨茎突平面以远 1~1.5cm。尺、桡骨下端共同与腕骨近侧列形成腕关节。

桡骨远端骨折多为间接暴力引起。跌倒时,手部着地,暴力向上传导,发生桡骨下端骨折。多发生于中老年,与骨质量下降因素有关。直接暴力发生骨折的机会较少。桡骨远端骨折有多种分类方法,AO 的分类法是将尺桡骨下端均包含在内:A 型为关节外骨折,A1 型为尺骨骨折,桡骨完整;A2 型为桡骨简单骨折或嵌插骨折。若伴有背侧旋转,即为 Colles 骨折,伴有掌侧旋转即 Smith 骨折;A3 型为桡骨粉碎骨折,可以是楔形、嵌插、复杂粉碎骨折。B 型为部分关节内骨折,B1 型为桡骨矢状面部分关节内骨折;B2 型为桡骨背侧缘部分关节内骨折,即 Barton 骨折,伴腕关节向背侧脱位;B3 型为桡骨掌侧缘部分关节内骨折,即反 Barton 骨折,伴有腕关节向掌侧脱位。C 型为完全关节内骨折,C1 型为桡骨干骺端及关节内简单骨折;C2 型为桡骨干骺端粉碎骨折,关节内简单骨折;C3 型为桡骨关节面粉碎骨折,伴有干骺端简单骨折或粉碎骨折。临床上习惯于依据受伤机制的不同,将桡骨下端骨折分为伸直型、屈曲型及桡骨远端关节面骨折。

(一)伸直型骨折

伸直型骨折在 AO 分类中可属于 A 型及 B 型。由 Abraham Colles 于 1814 年详细描述了这种骨折,因此以他的名字命名,称为 Colles 骨折。多由间接暴力引起,通常的受伤机制是腕关节处于背伸位、手掌着地、前臂旋前时受伤,应力通过手掌传导到桡骨下端发生骨折。骨质疏松者多见。

1. 临床表现与诊断   伤后局部疼痛、肿胀可出现典型畸形姿势,即侧面看呈"银叉"畸形,正面看呈"枪刺样"畸形。检查局部压痛明显,腕关节活动障碍,皮下出现瘀斑。X 线片可见骨折端有以下几种移位表现:①桡骨远骨折端向背侧移位;②远端向桡侧移位;③骨折端向掌侧成

Note

角;④近端嵌入远端,桡骨短缩,或远端呈粉碎骨折;⑤桡骨远端旋转。因此表现出典型的畸形体征。可同时伴有下尺桡关节脱位及尺骨茎突撕脱骨折,可合并三角纤维软骨损伤。

2. 治疗

(1) 手法复位外固定:对于 AO 分型中 A 型和 B1 型的桡骨远端骨折首选手法复位石膏托外固定。复位方法如下:在局部麻醉下,肩外展 90°,助手一手握住拇指,另一手握住其余手指,沿前臂纵轴,向远端持续牵引,另一位助手握住肘上方作反牵引。待克服重叠畸形后,术者双手握住腕部,拇指压住骨折远端向远侧推挤,2~5 指顶住骨折近端,加大屈腕角度,取消成角,然后向尺侧挤压,缓慢放松牵引,在屈腕、尺偏位检查骨折对位对线情况及稳定情况。在屈腕、尺偏位用超腕关节小夹板固定或石膏夹板固定 2 周,水肿消退后,在腕关节中立位继续用小夹板或改用前臂管型石膏固定。

(2) 切开复位内固定:手术治疗的目的是恢复下尺桡关节的正常解剖关系,恢复桡骨下端关节面的完整性。

1) 手术适应证:①严重粉碎骨折,桡骨下端关节面破坏;②手法复位失败,或复位成功,外固定不能维持复位以及嵌插骨折,导致尺、桡骨下端关节面显著不平衡者。

2) 手术方法:桡骨远端骨折的手术入路有掌侧和背侧两种。考虑到桡骨远端骨、肌腱、神经和血管的解剖特点,应首选掌侧入路。但在下述情况下应该选择背侧入路:AO 分型中的 B2 型骨折(背侧 Barton 骨折);背侧骨折粉碎、估计复位后有明显的骨质缺损,需要术中背侧植骨者。

对于桡骨远端粉碎性而无法行板钉固定的骨折,可以行切开复位后再行外固定架固定。如骨折复位后相对稳定,即可单纯用外固定架固定;如骨折不稳定,用 2~3 枚克氏针进行内固定后,加行外固定架固定。严重的桡骨粉碎性骨折,桡骨短缩明显,外固定支架是首选的方法。对于某些关节内骨折在使用外固定支架时,加用桡骨茎突经皮穿针来固定桡骨远端的骨折块,则进一步扩大了外固定支架的应用范围。

3) 术后处理:行钉板系统固定的患者,伤口常规放置橡皮引流条,术后 24 小时拔除。术后第 1 天开始指间关节和掌指关节主动活动,同时配合肢体静脉泵消肿治疗。术后第 2 天减少伤口敷料,包扎后开始腕关节功能练习,由患者健侧手辅助被动活动逐渐过渡到患侧腕关节的主动活动。到伤口拆线时患侧腕关节应达到正常的活动范围。

(3) 康复治疗:无论手法复位或切开复位,术后均应早期进行手指屈伸活动,4~6 周后可去除外固定,逐渐开始腕关节活动。骨折愈合后,桡骨下端因骨痂生长,或由于骨折对位不良,使桡骨背侧面变得不平滑,拇长伸肌腱在不平滑的骨面反复摩擦,导致慢性损伤,可发生自发性肌腱断裂,可作肌腱转移术修复。若骨折短缩畸形未能纠正,使尺骨长度相对增加,尺、桡下端关节面不平衡,常是后期腕关节疼痛及旋转障碍的原因,可作尺骨短缩术。

(二) 屈曲型骨折

1847 年 Smith 首先描述了与 Colles 骨折不同特点的桡骨下端屈曲型骨折,又称为 Smith 骨折。该骨折常由于跌倒时,腕关节屈曲、手背着地受伤引起,或手掌着地,前臂处于旋后位受伤引起,也可因腕背部受到直接暴力打击发生。较伸直型骨折少见。

1975 年 Thomas 将此类骨折分为三型:Ⅰ型为关节外骨折,折线为横形,远折端向掌侧移位,向背侧成角;Ⅱ型骨折线为斜形,由远背侧斜向近掌侧;Ⅲ型为关节内骨折,骨折线穿过关节,并向近侧、掌侧移位。在 AO 分类中可属于 A 型或 B 型。

1. 临床表现与诊断　受伤后,腕部下垂,局部肿胀,腕背侧皮下瘀斑,腕部活动受限。检查局部有明显压痛,尺桡骨茎突关系异常。X 线照片可发现典型移位,近折端向背侧移位,远折端向掌侧,尺侧移位,与伸直型骨折移位方向相反,称为反 Colles 骨折或 Smith 骨折。可伴有尺骨茎突骨折,很少出现嵌入骨折。

2. 治疗　主要采用手法复位,夹板或石膏固定。复位手法与伸直型骨折相反,基本原则相同。由于复位后维持复位较困难,因此有学者主张在前臂旋后位用长臂石膏固定,屈肘 90° 固定 5~6 周。复位后若极不稳定,外固定不能维持复位者,行切开复位,钢板或钢针内固定,其手术方式与 Colles 骨折相似。

(三) Barton 骨折

1838 年 Barton 首次描述了一种腕关节半脱位并涉及桡骨远端关节面的骨折。主要包括两种类型:一种为腕关节向背侧脱位,骨折块向背侧移位;另一种则为腕关节向掌侧脱位,骨折块向掌侧移位。分为前缘(掌侧缘)及后缘(背侧缘)两大类。Barton 背缘骨折常见于跌倒后患肢手掌撑地致腕关节背伸,前臂旋前,外力经腕骨撞击桡骨远端关节面背侧缘形成骨折。骨折块位于桡骨远端背侧缘,呈楔形,包含了关节面的 1/3,多向背侧移位,腕关节呈半脱位状态。Barton 前缘骨折常见于跌倒后患肢手背撑地致腕关节掌倾,外力经腕骨撞击桡骨远端关节面掌侧缘形成骨折。骨折块位于桡骨远端掌侧缘,向掌侧移位同时伴腕关节半脱位。

1. 临床表现与诊断　患者存在摔倒或外伤累及患肢腕关节病史,伤后患肢腕部迅速肿胀,痛感明显,累及手背及前臂下 1/3,腕关节、手指活动受限,前臂旋转活动障碍。桡骨远端腕部存在明显压痛,部分严重骨折患者可有明显骨擦感。患肢腕关节 X 线检查可见桡骨远端骨折累及关节面,骨折块根据受伤机制可向掌侧或背侧移位伴腕关节半脱位。CT 检查则可进一步了解关节面骨折情况及骨折移位情况等。

2. 治疗　治疗 Barton 骨折方法很多,治疗关键是恢复关节面的完整性、桡骨的长度和正常的生理角度,对 Barton 骨折不同类型采用"个性化"治疗原则,分别选择不同的内外固定方法,最大限度地恢复桡骨的相对长度、关节面的平整、掌倾角及尺偏角,是取得 Barton 骨折满意疗效的关键。

(1) 闭合复位石膏外固定:适用于骨折块较小或移位不明显的 Barton 骨折,患者取仰卧或坐位,术者位于患侧沿纵轴牵拉患者手掌及拇指做牵引(必要时可于神经阻滞后进行复位),助手于患者肘部作反牵引,将患肢掌倾,轻度旋前及尺偏,轻轻旋转脱位腕关节远侧部分将其复位。根据 X 线检查结果,如骨折块向掌侧移位,可在适度牵引下将腕关节前屈,轻度内旋尺偏,随牵引进行同时向背侧下方推压骨折块使其复位。反之,若骨折块向背侧移位,则在适度牵引下将腕关节背伸,轻度外旋尺偏,随牵引进行同时向掌侧下方推压骨折块使其复位。复位后可用石膏托固定腕于中立位,若骨折块向掌侧移位,可在固定时轻度掌倾尺偏,若骨折块向背侧移位,则腕关节在固定时轻度背伸内旋尺偏。石膏固定 1 个月并摄片确认复位完成后嘱患者主动屈伸掌指关节、指间关节,注意石膏松紧变化,定期拍摄 X 片复诊。

(2) 手术切开复位内固定:适用于极不稳定的粉碎性骨折或骨折端移位明显手法复位困难或不适合石膏外固定保守治疗的患者。Mehara 等对 Barton 骨折 2~3 年的临床观察结果显示,关节面复位相差 2mm 以下的,有 73.4% 的患者表示满意;关节面复位相差 2mm 以上的,只有 25% 的患者满意。因此,对于难以复位和复位后无法保持稳定的 Barton 骨折,切开复位是有必要的。Knirk 等认为,关节面移位大于 2mm 时就有切开复位的指征,手术治疗有助于直视下完成解剖复位并使患者早期活动,有利于患者功能康复。对于背侧型 Barton 骨折大多采用克氏针内固定,选用背侧切口,以 2 枚克氏针固定,针尾留置皮外。如采用钢板或螺丝钉固定,在前臂伸肌腱下使用不方便,桡骨远端背侧伸肌腱腱鞘多,手术显露时需经过该结构,置入的板钉紧贴肌腱,容易导致术后肌腱粘连,而且拇长伸肌腱常须横跨在固定板上,可能产生磨损。所以,背侧置入板钉比掌侧造成的组织创伤大。而对掌侧 Barton 骨折则可采用 1~2mm 厚的 T 型钢板支撑固定或交叉克氏针固定,经掌侧入路可以完全显露骨片,直视下复位,将 T 型板塑形后放置骨折部位,其远侧的横行部位充当支架,近侧骨折端用 2 枚螺丝钉内固定,远侧横行部位即可压顶在骨折远端骨块上起固定作用。但要注意选择合适的 T 型板,不要顶压桡骨茎突处皮肤以免术后引起疼痛及皮肤坏死。对粉碎性骨折可选择比臂适当宽一点的 T 型板,对粉碎性压缩性骨折植骨,

T型板完全能顶住骨块与腕骨向掌侧移位。

第四节　手　外　伤

一、概述

手是日常生活和工作中最常用到的一个器官,需要不断地接触各种工具和物体。多数情况下,手部没有太多的保护。外伤(如摔倒或撞击)时,其反射性地扶持、遮挡、支撑,也使它成为全身最易受伤的部分。手受伤时常伴不同程度的皮肤、神经、肌腱、血管及骨关节的损伤。手的结构精细,功能复杂,所以手外伤的处理对形态及功能的要求较高。因此,复杂的手外伤常需要具有显微外科修复技术的专业医务人员处理。

(一)应用解剖

1. **手的休息位**　即手处于自然静止状态的姿势。此时,手的内在肌、外在肌、关节囊、韧带的张力处于相对平衡状态。表现为腕关节轻度背伸、尺偏;拇指轻度外展,其指腹接近或触及示指远侧指间关节桡侧;从示指到小指,近指间关节屈曲,掌指关节和远指间关节半屈曲位,越向尺侧屈曲程度越大,各指尖指向腕舟结节(图9-1)。若运动神经损伤或肌腱断裂时,则会因屈伸肌力的不平衡使手的休息位发生改变(图9-2)。

2. **手的功能位**　是手可以发挥最大功能的位置,如张手、握拳、捏物等。表现为腕关节背伸20°~25°,轻度尺偏;拇指外展对掌,掌指关节和指间关节微屈;其余四指手指略分开,掌指关节和远指间关节微屈曲,近指间关节半屈位,各指的关节屈曲位置较一致。手外伤后,特别是估计日后关节功能难以恢复正常,甚至会发生关节强直者,在此位置固定,可使伤手保持最大的功能(图9-3)。

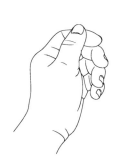
图 9-1　手的休息位

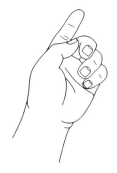
图 9-2　示指屈肌腱断裂后手的休息位改变

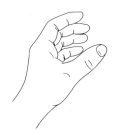
图 9-3　手的功能位

(二)病因

1. **贯穿伤**　如钉、木刺、子弹等造成。特点是进口小,损伤深,可伤及深部组织,并可将污物带入组织内,导致异物存留及腱鞘或深部组织感染。必须仔细地检查,结合局部解剖,作出正确判断,避免遗漏。

2. **切割伤**　刀、玻璃、电锯等锐器切割伤。伤口污染一般较轻,创缘较整齐,深浅不一,组织损伤程度亦不同。常造成重要的深部组织如神经、肌腱、血管的断裂,电锯损伤由于锯路的存在,清创后可有程度不一的组织缺损。

3. **挫裂伤**　摔伤、钝器砸伤等可导致组织的碾锉与撕裂。伤口污染一般较重,创缘不规则,重者累及血管、神经、肌腱和骨关节。重物的砸伤,可造成手指或全手各种组织严重毁损。

4. **挤压伤**　门窗、车轮、机器滚轴等挤压导致手的挤压伤。挤压伤可引起受压部位血管的

Note

广泛损伤,出血、水肿可造成肢体的严重肿胀。轻度的挤压仅引起皮肤损伤,如皮下血肿、甲床破裂等;重者可引起深部结构如手内在肌的坏死、多发性骨折和脱位。预后功能差,有时手指和全手毁损性损伤需行截肢(指)。

5. 撕脱伤　指背、手背皮肤松软,皮下组织疏松,在手受到挤压时暴力牵拉易撕脱形成一逆行皮瓣,甚或手指、全手皮肤的套状撕脱,深部组织裸露、损伤。

6. 爆炸伤　损伤机制兼有撕脱、冲击、挤压、烧伤等复合作用,常造成软组织的严重损伤,严重时可致多个手指毁损。伤口污染严重,并存有大量异物,容易发生感染。失活组织与正常组织间的界限不清,在伤后 2~3 天,经过充血、瘀血、渗出、血栓形成等一系列病理改变,组织坏死界限逐渐清楚。

(三) 治疗原则

1. 早期彻底清创(6~8 小时)　严格地进行对各种组织彻底清创既是全面进一步地了解组织损伤情况,也是将Ⅱ类伤口或创面相对变为较清洁的Ⅰ类伤口或创面,以利术后组织的愈合。

2. 尽可能修复损伤组织解剖结构　对损伤断裂的各种组织,只要条件允许均应争取一期修复其正常的解剖连续性。首先恢复骨关节的结构与稳定,在保证肢体的血供良好,创面可以一期闭合的前提下,修复肌腱和神经。

3. 妥善地闭合伤口　这是预防开放性手部损伤感染的有效措施。它的基础是彻底的清创术。原则是在无张力下闭合。

4. 合理的制动和早期进行功能锻炼　功能位固定:血管吻合 2 周;神经、肌肉、肌腱缝合 3~4 周;关节脱位 3 周;骨折 4~6 周。制动解除后立即做循序渐进的功能锻炼(先主动后被动),给予必要的理疗,防止肌腱粘连,关节僵直,最大限度地恢复手部功能。

二、手部皮肤损伤

手部皮肤损伤即为手部开放性损伤。了解手部皮肤的解剖特点有助于我们处理皮肤损伤:手掌侧皮肤厚韧,皮肤深面有许多垂直的纤维将皮肤与深中的筋膜、腱鞘、骨膜相连,皮肤不易滑移,利于抓握;手背的皮肤与屈曲牵张相适应,薄软且富有弹性。

(一) 手部皮肤损伤的检查

1. 了解伤口的部位和性质　根据局部解剖关系,推测皮下各种重要组织如神经、血管、肌腱损伤的可能性。

2. 皮肤缺损的估计　创面皮肤是否有缺损,能否直接缝合,是否需用植皮或皮瓣修复创面。

3. 皮肤活力的判断　不同的致伤机制对皮肤的损伤程度不同。切割伤对皮肤血供影响小,伤口易愈合。撕脱伤皮肤多位于主要血管的浅层,皮肤与基底部血供中断,其血运来自于远端组织的逆行供血,加之静脉回流受阻,易引起皮瓣近端缺血坏死。爆炸伤由于"间生态"组织的存在,早期易造成对创缘皮肤活力的错判。

(二) 手部皮肤损伤的处理

1. 单纯皮肤裂伤　单纯皮肤裂伤多可直接缝合。跨越关节与皮纹垂直的、与指蹼边缘平行的伤口,采用 Z 字成形术改变伤口的走行。以免术后瘢痕牵缩影响关节活动。

2. 指端皮肤缺损　指端是一个手指最珍贵的部分,因为它不仅要完成抓、捏、握动作,而且含有丰富的感觉神经末梢。指端皮肤的缺损后若愈合不良,疼痛的瘢痕,末节指骨的畸形愈合和指甲的畸形都相当大的损害伤指的功能。指端的皮肤缺损多有指骨的暴露,创面小者可用鱼际皮瓣、V-Y 推进皮瓣修复,较大者可用指掌侧推进皮瓣、远端蒂逆行岛状皮瓣、邻指皮瓣等修复,亦可选择用游离足踇趾腓侧皮瓣或带蒂皮管修复。

3. 手掌、背部皮肤缺损　基底部软组织良好或深部重要组织(肌腱、神经、骨关节)能用周围软组织覆盖者,可自体游离植皮。深部重要组织外露者不适宜游离植皮。可选用局部转移皮瓣、带蒂皮瓣或游离皮瓣移植修复。手掌部皮肤缺损应充分考虑到手掌的解剖结构特点,尽量选择与其结构相似的皮肤移植修复(如足底内侧的皮肤)。手背部皮肤握拳较伸直时增加约25%,植皮或做皮瓣时,须加大面积,术后将手固定在屈曲或半握拳位。

4. 皮肤撕脱伤 皮肤撕脱伤是手部极为严重的软组织损伤,应仔细检查,判断撕脱皮瓣的血运,根据皮瓣血运情况,做原位缝合,皮片或皮瓣移植覆盖创面。撕脱伤的皮肤撕脱层次并非一致,在前臂、腕部和手背部一般在深筋膜的浅层,掌部在掌腱膜浅层,手指部在骨关节及肌腱、腱鞘浅层。

(1) 逆行皮肤撕脱伤:皮瓣血运不良,特别是表现为静脉回流不好时,可行手背静脉吻合或血管移植修复静脉,改善皮瓣血运使伤口愈合。

(2) 拇指套状撕脱伤:可用吻合血管的游离拇甲瓣移植术,中、环指侧方双岛状皮瓣转位术,前臂逆行岛状皮瓣移位术,胸部或腹部皮管成形术等。具体应用时需根据患者的伤情及医疗单位的医疗技术水平,作出恰当的选择。

(3) 单指撕脱伤:从手功能角度考虑,环、小指撕脱伤可予以截指。示、中指的单指撕脱伤,应根据患者的年龄,职业,及个人的要求决定是否保留。修复的方法有皮管成形术埋藏法及植皮术等。

(4) 多指撕脱伤:多指套状撕脱伤,经清创后,去除外露的末节指骨,分别用一枚克氏针纵行固定手指于伸直位(克氏针在断蒂时拔除,开始练习活动)。可采用腹部"S"形皮瓣成形术。分别覆盖手指掌侧及背侧创面。术后5~6周行断蒂术。如皮瓣修薄为带真皮下毛细血管网的薄形皮瓣,断蒂时间可缩短。

(5) 全手套状撕脱伤:经彻底清创后,用游离植皮和皮瓣移植修复创面。一般前臂部,腕部、手背及手掌可用游离植皮,手指部应行皮瓣移植。而且拇指与其他四指所用皮瓣移植方式不同。拇指最好用管状皮瓣,2~5指用袋状皮瓣。术后4周拇指皮管断蒂,在袋状皮瓣一侧行延迟术,术后5~6周,袋状皮瓣断蒂,手指背为袋状皮瓣覆盖,手指掌侧带有重建血运的软组织,行游离植皮术。伤口完全愈合后鼓励患者练习掌指关节活动,其指间关节大部分强直。3个月后再行分指术,首先做中、环指分指。再等2~3个月后行示、中及环、小指分指植皮术。采用吻合血管的显微外科方法为全手脱套伤提供了更广阔的思路。用拇甲瓣修复拇指,带神经的股前外侧皮瓣修复手掌,胸脐皮瓣修复手背,手指间隔保留,以皮瓣包绕。亦有对手指损伤严重者,用游离足趾移植,重建手指。但显微外科修复技术难度大,一旦失败伤残更重。

5. 手部创面感染 严重的手部挫裂伤、挤压伤、爆炸伤时,皮肤缺损伴创面污染严重,受伤时间长,感染可能性大。术中清除异物和明显坏死组织后生理盐水湿敷,3~5天后再次清创;亦可用持续性负压吸引技术(VSD)暂时覆盖创面,延期缝合或植皮。

三、手部血管损伤

(一) 应用解剖

手的血供极为丰富,桡动脉和尺动脉的终末端在手掌部形成的掌深弓和掌浅弓是手血供的主要来源;每个手指的掌侧方均有两条指动脉是手指血供的主要来源,靠近中指侧的动脉较粗为手指的优势供血动脉。这些血管以动脉网或动脉弓的形式,彼此间的吻合丰富,代偿能力良好。手部深静脉形态细小,浅静脉粗大,由深静脉向浅静脉回流。

(二) 临床表现

各种致伤因素均可致手部血管损伤,单一的血管损伤非常少见。手部血液循环状况和血管损伤可通过手指的颜色、温度和毛细血管回流试验和血管搏动来判断,如肤色苍白,皮温降低、指腹干瘪、毛细血管充盈缓慢或消失,动脉搏动消失,表示为动脉损伤。如皮肤青紫,肿胀、毛细血管充盈加快,动脉搏动良好,则为静脉回流障碍。Allen试验可检查尺、桡动脉通畅和两者间的吻合情况,方法为:让患者用力握拳,将手中血液驱至前臂,检查者用两手拇指分别用力按压前臂远端尺、桡动脉、不让血流通过,再让患者伸展手指,此时手部苍白缺血。然后放开压迫的尺动脉,血流通过则全手迅速变红,重复上述试验,然后放开压迫的桡动脉,全手也迅速变红,若放开尺动脉或桡动脉压迫后,手部仍呈苍白,则表示该动脉断裂或栓塞。

（三）治疗

在开放性损伤中,出血是在所难免的,如果出现喷射性出血,则可能伤及动脉,此时要及时压迫止血。手指活动性出血时以拇示指于手指近节两侧钳夹并在指根部以橡皮条环扎止血。掌腕部的活动性出血可于伤口上加压包扎,必要时在上臂上止血带止血。如果出现伤口远端苍白、无脉、皮温明显减低,多提示该部位血运极差,不吻合血管、重建血液循环则肢体不能得以保全,此时,应将患者直接送至有手外科专科的医院救治,以免因为反复转院而耽误了治疗。

手部的主要血管损伤的处理原则是:只要具备血管修复的必要条件,均应进行一期血管修复,如有必要还需进行血管移植,以保证手部充足的血液供应,以利于手部各种功能恢复。

血管修复术后应将伤肢于腕关节屈曲位,用前臂背侧石膏托予以固定。并适当应用抗凝、解痉和抗菌药物,以防血管痉挛和血管栓塞以及伤口感染。一般于术后2周拆除石膏托固定,并同时拆除缝线,开始进行功能锻炼。

四、手部神经损伤

（一）应用解剖

手部的运动和感觉功能分别由来自臂丛的正中神经、尺神经和桡神经支配,手腕和手指屈伸活动的肌肉及其支配神经的分支均位于前臂近端。手外伤时所致的神经损伤主要表现为手部感觉功能和手内在肌功能障碍。

（二）临床表现

1. 正中神经损伤

（1）感觉:感觉障碍发生在拇、示、中指和环指桡侧半的掌面及手背侧拇指指间关节平面以远,示、中指及环指桡侧半近侧指间关节平面以远的部分。

（2）运动:手部正中神经运动支主要支配鱼际部的拇短展肌、拇对掌肌及拇短屈肌浅头和第1、2蚓状肌。蚓状肌为屈掌指关节的主要肌肉,1、2蚓状肌麻痹表现为示、中指掌指关节过伸,指间关节屈的爪形畸形。正中神经为支配鱼际部肌肉的主要神经,麻痹可致鱼际肌萎缩、拇指对掌障碍,表现为猿手畸形。

2. 尺神经损伤

（1）感觉:小指和环指尺侧半掌、背侧感觉障碍。

（2）运动:手部尺神经主要支配小鱼际肌群、全部骨间肌、3、4蚓状肌、拇短屈肌的深头和拇收肌。3、4蚓状肌麻痹可致环、小指掌指关节过伸,指间关节屈曲的爪形畸形。拇短屈肌的深头、骨间肌和拇收肌收缩功能障碍可致手部 Froment 征:即示指与拇指用力对指时,因拇收肌、拇短屈肌、骨间肌麻痹,肌力不平衡,无法再形成一个圆形,表现为第一掌骨伸展、拇指掌指关节过伸、示指掌指关节内收、近侧指间关节过度屈曲。

3. 桡神经损伤　腕部以下无运动支,仅表现为手背桡侧及桡侧3个半手指近侧指间关节近端感觉障碍（图 9-4）。

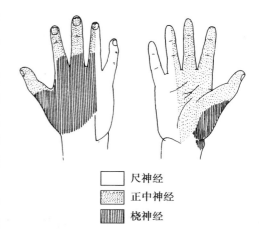

□ 尺神经
▨ 正中神经
▥ 桡神经

图 9-4　手部感觉神经的分布

Note

（三）治疗

神经损伤后修复越早越好。术中发现神经断裂，条件允许均应一期缝合，<2cm 的缺损可以通过屈曲关节，游离神经远近端来解决，如张力仍过大则需行神经移植术。闭合性神经损伤观察一定时间后（一般 3 个月）无神经再生表现，应行手术探查。神经缝合后于无张力位石膏固定 3~4 周。

五、手部肌腱损伤

肌腱是手部关节活动的传动装置，具有良好的滑动性能，肌腱损伤的治疗强调早期修复、无创操作及早期功能锻炼。

（一）应用解剖

为了防止关节屈伸活动时肌腱滑脱，关节部位的肌腱周围有纤维鞘管固定其位置。纤维鞘管内的肌腱被覆双层的滑膜，称滑膜鞘，两层滑膜间沿纵轴相连，形成半透明的腱系膜，内含血管营养肌腱。纤维鞘管外的肌腱以疏松的腱旁组织与周围组织相隔。手部掌骨远端至中节指骨中段的纤维鞘管一体相连，统称腱鞘；大关节周围的纤维鞘管又称支持带。

根据解剖结构和生理特点，临床上将屈伸肌腱各分为五个区。

1. **屈肌腱分区**　Ⅰ区：指深屈肌腱抵止区，指深屈肌腱止点至中节指骨中份；Ⅱ区：腱鞘区，又称"无人区"，中节指骨中份指浅屈肌腱抵止处至腱鞘近端；Ⅲ区：手掌区，肌腱进入腱鞘前的区域至腕横韧带远端；Ⅳ区：腕管区；Ⅴ区：前臂区，腕管近端至肌腱起始部。

2. **伸肌腱分区**　Ⅰ区：远节指骨背侧基底至中央腱抵止处；Ⅱ区：中央腱止点至近节指骨中点（指伸肌腱扩张部远端）；Ⅲ区：指伸肌腱扩张部远端至伸肌支持带远端；Ⅳ区：伸肌支持带深面；Ⅴ区：伸肌支持带远端至伸肌腱起始部。

（二）临床表现

肌腱损伤包括挫伤、不完全断裂、完全断裂。前两者体检不易发现阳性体征，以完全断裂为例进行阐述。

1. **屈肌腱断裂**　掌指关节可屈曲，指间关节的主动屈曲活动丧失（图 9-5）。

（1）指深屈肌腱断裂：伤指的远侧指间关节不能主动屈曲；近侧指间关节能主动屈曲。

（2）指浅屈肌腱断裂：被动控制其他手指在伸直位时，伤指的近侧指间关节不能主动屈曲。

（3）深浅屈肌腱均断裂：手休息位改变，伤指呈自然伸直位。

2. **伸肌腱断裂**

（1）Ⅰ区指伸肌腱断裂：远侧指间关节不能主动伸直，呈半屈曲状，呈"锤状指"。应注意末节指骨有无撕脱性骨折。

（2）Ⅱ区指伸肌腱断裂：近侧指间关节不能主动伸直（中央束和侧腱束完全损伤）或伸直不协调（中央束和侧腱束不完全损伤）。陈旧性中央束断裂，由于侧腱束向掌侧滑脱，伸指时近指间关节屈，远指间关节过伸，形成"钮孔畸形"。

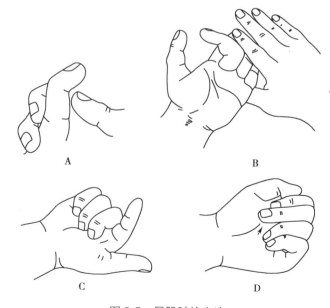

A　　　　　　　B

C　　　　　　　D

图 9-5　屈肌腱检查法
A. 指深屈肌腱检查法；B. 指浅屈肌腱检查法；C. 指浅屈肌腱断裂；D. 指深屈肌腱断裂

（3）Ⅲ区 -Ⅴ区指伸肌腱断裂：拇指指间关节、余四指掌指关节不能主动伸直。由于Ⅲ区内有指伸肌腱的联合腱，同时Ⅲ区 -Ⅴ区还有示指和小指固有伸肌腱，在联合腱近端的损伤，仍可有伸指动作，但力量减弱，或伸指不完全。

（三）治疗

1. 治疗原则　开放性肌腱断裂不论分区均应一期手术修复。闭合性肌腱断裂主要发生在伸肌腱Ⅰ区止点处，单纯肌腱断裂或伴有撕脱骨折不超过关节面的 1/3 且未有移位者，可采用非手术治疗。

（1）修复时机：新鲜肌腱损伤，在全身情况及技术条件允许下，进行一期修复。如不宜进行一期修复，可在伤后一个月内做延迟一期修复。一期修复失败，或曾发生感染，至少要 5 个月以上，待软组织的瘢痕软化后，再行二期修复。

（2）腱鞘处理：鞘管的完整可以促进肌腱愈合，还可以减少肌腱粘连。较为完整的鞘管不应切除，应予修复；破损严重的鞘管应该切除，但要保留重要的环形滑车，如 A2、A4 等。

（3）局部条件：如肌腱修复部位有瘢痕组织覆盖，或皮肤有挛缩，则应先改善皮肤覆盖条件（皮瓣、皮肤松解），再行肌腱手术。关节僵硬或关节活动受限，应先行理疗、支具牵引，待关节条件改善后，再行肌腱手术。

（4）功能锻炼：条件允许时，可进行早期锻炼。早期功能锻炼应在严格的监督指导下进行，先主动后被动，避免发生肌腱断裂等并发症。条件不具备时，应采用制动方法。

2. 修复方法　修复肌腱时应注意保护肌腱的血供，有利于肌腱愈合和减少粘连。为了减少术后肌腱粘连，适应术后早期功能锻炼，肌腱的缝合要力求方法简便、可靠，有一定的抗张能力，并能减少腱端缝合部位的肌腱血管绞窄。目前常用的肌腱缝合法有：Kessler 法（图 9-6）、Kleinert 法（图 9-7）和津下套圈法等，对扁平状肌腱及腱帽扩张部常用"8"字缝合法。Ⅴ区腱腹交界部损伤，肌腱与肌腹不宜直接缝合者，应采用肌腱移位术，用编织缝合法（图 9-8）。陈旧性肌腱断裂不能直接缝合时可采用肌腱移植术。

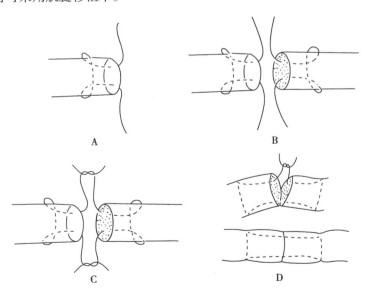

图 9-6　Kessler 缝合法
A. 一侧断端处理；B. 两断端处理完毕；C. 打结；D. 单线缝合法

六、手部骨与关节损伤

手部骨与关节损伤诊断需要依据病史分析、体格检查和放射学检查。其临床表现主要为局部肿胀、畸形、疼痛与压痛、骨擦感、反常活动、运动功能障等。其中，畸形、反常活动和骨擦感都

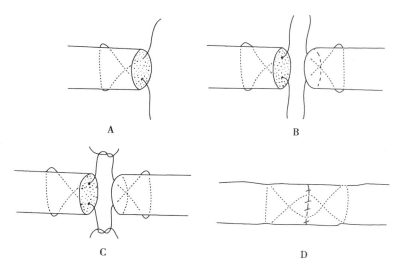

图 9-7　Kleinert 缝合法

A. 一侧断端处理；B. 两断端处理完毕；C. 打结；D. 断缘周边缝合

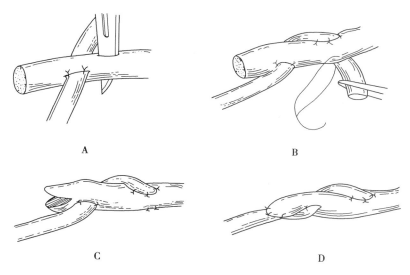

图 9-8　肌腱编织缝合法

A. 用尖刀刺第二孔；B. 固定缝合；C. 断端修成鱼口状；D. 缝合完毕

具有特异性。然而，临床表现和骨与关节损伤的程度并非总是一致的。有时，严重损伤的临床表现却不明显。因此，骨与关节损伤的确诊还需放射学检查。最常用的放射学检查是 X 线平片摄影检查。常用的为手的正、斜位，手指的正、侧位 X 片。CT 检查可用来诊断复杂和隐秘性骨折、关节内粉碎性骨折和舟骨成角移位等。MRI 检查主要用于诊断隐匿性骨折、早期骨坏死、骨间韧带损伤及肿瘤等疾病。

　　治疗手部骨、关节损伤的方法众多，需要根据受伤的情况和患者需求来决定。和其他部位的骨、关节损伤一样，准确的复位、有效的固定和早期功能锻炼是治疗手部骨、关节损伤的基本原则。常用的固定的方法有：石膏、铝托、外固定架外固定，克氏针、钢丝、螺钉、钢板内固定等。切开复位内固定能增加复位和牢固固定的机会，但对软组织损伤较大，是否需要切开复位内固定应该根据患者伤情和需求决定。在保证损伤愈合的前提下，应尽早进行功能锻炼，有利于消除肿胀，防止肌肉萎缩和关节僵直。手部骨、关节损伤常见的并发症有骨折畸形愈合、关节僵直、骨折延迟或不愈合、关节不稳定等。

（一）腕舟骨骨折

腕骨骨折以舟骨骨折最常见，其发生率约占腕骨骨折的80%。舟骨骨折多为暴力迫使腕关节过度背伸、桡偏及旋前引起。

1. 应用解剖　舟骨位于远近两排腕骨之间，发生骨折时，骨折远端与远排腕骨相随活动，骨折近端与近排腕骨相随活动，骨折端极易产生剪切力。舟骨近端无血管供血，近端血供主要来自腰部入骨的血管向近端延展的分支。基于以上原因，舟骨骨折常出现骨折不愈合及近端骨折块的坏死。

2. 临床表现　常有腕关节强力背伸的外伤史，表现为关节桡侧肿胀、鼻烟窝变浅，鼻烟窝及舟骨结节有局限性压痛，腕关节活动受限。

3. 骨折分型　舟骨骨折分型较多，常用的有以下几种

（1）新鲜与陈旧骨折：小于4周为新鲜骨折，4周~6个月为陈旧性骨折；

（2）稳定与不稳定骨折：无移位或侧方移位<1mm为稳定骨折，移位>1mm或有成角畸形、伴腕骨脱位的为不稳定骨折；

（3）按骨折部位可分为：舟骨结节骨折、远1/3骨折、腰部骨折、近1/3骨折。

4. 治疗　新鲜稳定性骨折，可使用闭合复位前臂拇指人字管型石膏外固定，即石膏管型从肘下至远端掌横纹及拇指近节；舟骨结节或远1/3的骨折一般固定4~8周，其他部位10~12周或更长。新鲜不稳定性骨折和陈旧性骨折、骨不连需切开复位内固定。移位者多伴有骨缺损，需植骨以增加稳定性，陈旧性骨折也须植骨促进骨愈合。

（二）第一掌骨基底部骨折

第1掌骨骨折，几乎都发生在基底，多由直接暴力或者沿掌骨传导的间接暴力导致，分为关节内、外骨折两种。

1. 应用解剖　骨折近端受拇长展肌的牵拉，向桡背侧移位，骨折远端受拇长屈肌腱及拇收肌的牵拉，向尺掌侧移位，骨折向桡背侧成角。关节内尺侧斜行骨折时，尺侧三角形骨块因附着于掌骨间韧带而保持原位，桡侧掌骨在拇长展肌及鱼际肌的共同作用下向桡背侧、近侧脱位，称Bennett骨折。

2. 临床表现　腕掌关节背侧肿、痛，掌骨屈曲和对掌运动受限。

3. 治疗　关节外骨折少见，多为短斜形骨折。无旋转移位者，多行闭合复位石膏托固定；有旋转移位，必须矫正，行闭合复位经皮穿针内固定或切开复位内固定。关节内骨折多见，除旋转移位，也多伴有短缩和侧向成角移位，治疗多考虑闭合复位经皮穿针内固定，术后石膏固定4~6周。闭合复位失败者，可行切开复位，然后使用克氏针、螺钉内固定。

（三）第二至四掌骨骨折

掌骨干骨折可分为横形、斜形、螺旋形和粉碎形骨折。横形骨折，多为直接暴力引起。移位小者，行闭合复位石膏托外固定，可以三点加压的方式防止成角移位。移位大者，多采用闭合复位经皮穿针内固定或外固定架固定。斜形、螺旋形骨折，多为扭转暴力引起。无旋转和成角位移者，短缩移位小于5mm者采用闭合复位石膏托外固定，短缩移位大于5mm者行闭合复位经皮穿针内固定或切开复位克氏针/螺钉/钢板内固定。粉碎性骨折多为挤压伤引起，多有严重的软组织损伤，可行闭合复位固定架外固定或经邻近掌骨穿针固定。术后石膏固定4~6周。

1. 掌骨颈骨折　多为作用于掌骨头的纵向暴力所致，因骨间肌牵拉，掌骨头向掌侧屈曲，多为背向成角移位。掌指关节侧副韧带附着于掌骨头偏背侧，伸指位牵引复位时，使掌骨头更向掌侧旋转。所以手法复位时，要将掌指关节屈曲90°，以近节指骨推顶掌骨头后再行牵引。背向成角不矫正，握物时会出现不适感，角度越大，不适感就越明显。骨折稳定且移位小者，使用石膏托固定于掌指关节半屈曲、腕关节功能位6周；移位大者，可行闭合复位石膏托于掌指关节、

Note

近指间关节屈曲 90°位固定 4 周,去除外固定物,行功能锻炼。为早期功能锻炼,可经皮穿克氏针代替外固定。掌骨头和掌骨干完全分离、无法闭合复位者,也可行切开复位钢板螺钉内固定。背向成角畸形愈合者,可行楔形截骨来矫正。

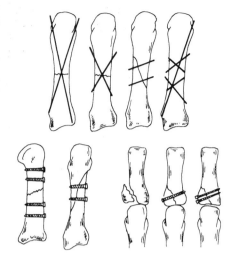

2. 指骨骨折　　手部骨折,以指骨骨折最为常见,多合并周围组织损伤,为复合型损伤。指骨骨折的治疗应注意避免旋转、侧方成角及大于 10°的掌、背向成角移位。旋转和侧方移位将改变患指的运动轨迹,使其在屈曲时与相邻的手指发生推挤,从而妨碍手指的屈曲运动。背向或掌向成角移位将增加指骨周边肌腱滑动阻力,可能引起肌腱的断裂。在指骨骨折复位时,可被动屈曲手指,观察指尖的指向,从而判断是否出现旋转或者侧方成角移位。内固定方式以克氏针为主,固定时间 4~6 周,近节指骨骨折亦可用微型钢板固定。远节甲粗隆骨折按软组织损伤处理(图 9-9)。

图 9-9　掌指骨骨折内固定

七、手指再造

手外伤常导致手部组织不同程度的缺损,单一组织缺损的修复已在前述章节中叙述,本节主要讲述手指缺损的修复方法。当手指缺损影响功能时,重建其外形与功能的修复方法称为手指再造。在伤口愈合 3 个月后,水肿消退,组织柔软,手部各关节活动良好时,可考虑进行手指再造。拇指功能占手的 40%,其他四指功能占 60%。其中示、中指各占 20%,环、小指各占 10%。理论上讲,任一手指的任何缺损都有再造的必要,但也不能忽略人的代偿和适应能力。应用游离足趾移植再造手指时,还需考虑到对供区足部的损伤大小。

手指缺损程度是决定是否再造的重要参考指标,通常分为 6 度。

Ⅰ度:手指远节部分缺损;Ⅱ度:拇指于指间关节、其他四指于远指间关节平面以远缺损;Ⅲ度:拇指于近节指骨、其他四指于中节指骨平面以远缺损;Ⅳ度:拇指于掌指关节、其他四指于近侧指间关节平面以远缺损;Ⅴ度:拇指于第一掌骨、其他四指于近节指骨平面缺损;Ⅵ度:拇指于腕掌关节、其他四指于掌指关节平面以远缺损。

通常拇指Ⅱ度以上的缺损均建议再造,而小指缺损一般不予再造。是否再造、如何再造,除了依据伤情、手指缺损程度之外,还要考虑到患者职业、意愿、经济条件、医生技术力量等综合情况。

现将几种常用的拇指再造的方法予以介绍。

(一)残指或示指拇化术

适于拇指Ⅳ~Ⅴ度缺损,鱼际功能正常,患者不愿意接受足趾移植者。

利用功能不大或无用的伤残邻指,将残指连同血管、神经、肌腱及其周围软组织一并转移至第一掌骨残端,以克氏针于对掌位固定,使拇化的残指能与各指指腹接触。若选用正常的示指移位拇化,因其以牺牲正常示指为代价而应慎重考虑。此法具有一次完成手术、感觉及运动功能良好、手术操作相对安全、外形较满意的优点。

(二)残端延长术

适用拇指Ⅲ度以下缺损并残端软组织松软者。

1. 拇指残端提升加长术　　在掌指关节稍近侧环形切开皮肤至浅筋膜层;保留供应远端的血管、神经,于指骨表面向远近端游离,全层游离远侧皮瓣形成帽状皮瓣;在指骨残端植入形状长短合适的髂骨,提升帽状皮瓣覆盖骨端,近端创面植皮修复。

2. **第一掌骨牵张延长术**　在第一掌骨桡背侧纵行切开皮肤,直达骨膜。在掌骨的远近端各穿两枚平行的克氏针,儿童为避免损伤骨骺,近端克氏针可固定于桡骨远端。在第一掌骨中段于骨膜下剥离并截骨,以两根可旋转延长的螺杆连接四枚克氏针,缝合伤口。术后 4~5 天开始延长,分两次每天延长 1mm 至满意长度(图 9-10)。

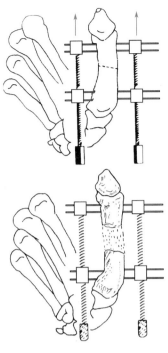

(三)游离足趾移植

拇指Ⅲ度以上缺损,再造的拇指外形最好的是以游离足踇甲瓣包裹髂骨或第二趾骨关节再造拇指术,功能最好的是游离第 2 足趾移植再造拇指术。采用游离足趾移植再造拇指或手指与其他传统的再造方法相比有以下优点:①手术一次完成、疗程短;②再造手指长度适中,有指甲,外形好;③再造手指血运好,有感觉,可最大程度恢复手指功能;④切取有限的足趾对供足功能无明显影响。

手法方法:足部切取带有足背动静脉、趾屈伸肌腱及趾底神经的第 2 趾移至受区,克氏针固定趾、掌骨。趾屈、伸肌腱分别与拇长屈肌腱、拇长伸肌腱近端缝合;趾神经与拇指指神经缝合;足背动脉与鼻烟窝处的桡动脉分支吻合,足背静脉与头静脉吻合;缝合皮肤。

图 9-10　第一掌骨牵张延长术

第五节　断肢(指)再植

一、概述

1963 年,我国在国际上首次报道断腕再植成功,1965 年又成功开展了断指再植。断肢(指)再植在国内外已广泛开展,再植技术已相当成熟,取得了大量成功经验和突破性进展,如 10 指离断再植、四肢断离再植、末节离断再植、婴幼儿再植、多平面离断再植等。我国断肢(指)再植技术水平一直在国际上处于领先地位。

(一)分类

断肢(指)按损伤程度不同分为完全性离断和不完全离断两大类。

1. **完全性离断**　离断肢体的远侧部分与近侧完全分离,无任何组织相连。或虽有少量挫伤组织相连,但清创时必须将这部分组织切除,亦称为完全性离断。

2. **不完全离断**　肢体断面有骨折或关节脱位,远断端主干供血血管断裂或栓塞,断面残余的软组织小于断面总量的 1/4,或残留皮肤小于肢体周径的 1/8,伤肢无血运或严重缺血,若不经血管修复将导致远端肢体坏死者,称不完全离断。

"离断"这一概念强调远端肢体的血运障碍,要与开放性骨折并血管、神经、肌腱损伤相区别。

(二)病理生理

肢体断离后血液循环虽然中断,但组织并未立即坏死。因为离断的肢体内各组织还可以利用残存的氧气和营养物质进行代谢。氧气耗尽后还可行无氧酵解。此时能量消耗较大且新陈代谢不能进入三羧酸循环,乳酸堆积,原有氧呼吸时产生的二氧化碳亦无法排出,导致细胞内酸中毒,使细胞结构受损,最终导致组织细胞坏死。不同组织对缺氧的耐受性不同,其中肌组织最敏感。肌细胞在常温下缺血 6~7 小时即可发生不可逆的病理变化,逐渐发生坏死。坏死肌细胞释放出大量离子、肌红蛋的、肽类有毒物质,若此时实施再植手术,接通血管后,大量有毒物质自

Note

断肢静脉回流入全身,可引起全身的中毒症状,患者会突然出现血压下降、脉速、心跳停搏、肌红蛋白尿、甚至无尿和中毒性昏迷等症状。肢体离断平面越高,肌肉含量越丰富,再植后全身反应亦越大;反之,离断平面越低,术后反应越轻。断指可以在离断后室温保存 24 小时以上仍能再植成活,全身反应亦较轻。

组织对缺血的耐受时间与温度关系很大。温度高时,组织细胞代谢快,需氧气养分多,对缺血耐受时间短,易坏死。温度降低,组织代谢率下降,耐缺血时间延长。

二、断肢（指）再植术

（一）急救处理

肢体离断后,应将伤员尽快送到有条件进行再植手术的医院。断肢(指)近端以清洁敷料加压包扎,最好不用止血带。对必须使用止血带者,应每小时放松 1 次。松止血带时以手指压住近心侧的动脉主干以控制出血。对不完全离断的肢体,运送伤员时注意临时固定伤肢,以免在转运时发生二次损伤。转运前注意观察生命体征,首先处理危及生命的损伤。离断肢体的保存宜用干冷法:清洁敷料直接包扎断肢(指),外罩防水袋,置入冰水混合物中。忌将肢体浸泡在任何液体中,包括生理盐水。（图 9-11）

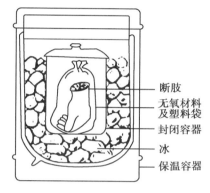

断肢
无氧材料及塑料袋
封闭容器
冰
保温容器

图 9-11　离断肢(指)体的保存方式

接诊伤员后,首先进行全身检查,作出准确的伤情估计。视具体情况对伤肢进行 X 线检查,排除可能合并的其他损伤。同时备足术中用血,并做好术前准备。如发现患者有休克或合并伤存在,应首先处理休克;或一面积极处理合并伤,一面进行断离肢(体)的清创,以节约再植手术时间,一旦患者全身情况得到纠正,即可进行再植手术。

（二）手术适应证与禁忌证

随着显微外科技术的普及与提高,断肢(指)再植的适应证在不断扩大,不少以前认为不能再植的肢体,现在可以成功地进行再植。

1. 全身情况　伤者全身情况良好是断肢(指)再植的首要条件。若有重要器官损伤应先行抢救,可将断肢置于 4℃冰箱内,待全身情况稳定后再实施再植。

2. 肢体伤情　断面整齐,再植成活率高;组织挫伤重,需彻底清创至血管及周围软组织健康的平面才能保证成活率,可以采取短缩肢(指)体或血管移植的方法。

3. 离断平面及受伤时间　高位离断的肢体,如肩部、股上部,一般伤情严重,危及生命,要严格把握手术指征。伤后时间短,断面整齐,身体条件好且患者再植意愿强烈时可考虑再植,但需反复强调风险及预后。高位肢体的离断,因肌肉丰富,耐缺血时间短,如预估在伤后 6~8 小时内能建立血液循环,可考虑再植。对腕、踝平面的离断,肌肉成分少,即使肌肉坏死对全身影响亦不大,再植时限可相应放宽。手指耐缺血时间长,经验丰富的显微外科医生,即使缺血时间超过 24 小时,仍可试行再植。

4. 禁忌证　多脏器损伤,全身情况差,应着重抢救生命;患有全身性慢性疾病,不耐受长时间手术或有出血倾向者;臂丛损伤撕脱性离断患者;高位离断夏季超过 6 小时,冬季超过 8 小时,勉强再植术后发生感染、大出血、中毒的危险性增大,术后断肢功能差,不宜再植;断肢(指)软组织挫伤重,血管床严重破坏,神经、肌腱抽脱,预计术后功能恢复较差者;患者精神不正常、不能配合手术或本人无再植要求者。

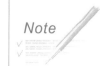

Note

（三）断肢（指）再植手术

断肢（指）再植要求术者具有良好的外科基本功及娴熟的显微外科操作技术。再植顺序通常是固定骨骼、修复伸屈肌腱、吻合静脉、吻合动脉、吻合神经，闭合伤口。若肢体离断时间过长，清创后可先行吻合动脉恢复组织的血供，然后吻合静脉以减少失血，再行修复其他组织。

1. **彻底清创**　有条件分为两组，对肢体的远、近端同时清创。清创同时寻找并标记需修复的血管、神经、肌腱，仔细甄别变性失活的组织，不可姑息。手指的清创宜在显微镜下进行。

2. **骨关节固定**　适当缩短骨骼，缩短长度应以血管、神经在无张力下缝合，肌肉、肌腱在适当张力下缝合，皮肤能够覆盖创面为标准。固定方式要求简单、可靠，常用克氏针、钢丝、钢板等。关节面完整的撕脱离断，如为指间关节等小关节，可行关节融合；功能重要的大关节，皮肤软组织条件良好时，可考虑保留关节，通过血管、神经移植的方式来解决缝合张力问题。

3. **肌肉和肌腱的修复**　如肌肉、肌腱没有缺损，争取一期修复。先缝合伸肌腱，再缝合屈肌腱以调节张力，手指伸、屈肌腱缝合后，手应处于休息位。

4. **血管吻合**　血管吻合需在显微镜下进行。主干动脉均应吻合，腕、踝以远的肢体离断吻合浅静脉，近端肢体的离断主要吻合与动脉伴行的深静脉，吻合的动、静脉比例以 1：2 为宜。吻合时应确保血管及周围的血管床为正常组织。

5. **神经修复**　多用神经外膜缝合法，强调无张力缝合，如有缺损应行神经移植。

6. **闭合伤口**　断肢（指）再植的创面宜一期闭合，不遗留任何创面。这一点在清创时应充分估计，以适当缩短骨骼来满足创面闭合需要。缝合皮肤时，为了避免形成环形缩窄的瘢痕，可采用 Z 字成形术。若有皮肤缺损，应首先保证血管表面的软组织覆盖，缺损处可用植皮或皮瓣修复。

7. **包扎**　用温生理盐水洗去血迹，松软包扎，指间分开，指端外露，以便于观察再植肢体的末梢循环。功能位石膏固定 4~6 周。

三、术后处理

首先应重视生命体征的观测，保持水电解质平衡是保证再植肢体成活的基础，及时补充血容量，切忌使用升压药物。

（一）一般处理

病房应安静、舒适、空气新鲜、温度适宜。局部用一个 60W 的落地灯照射断肢（指），既能局部加温，又方便观察血运。通常把患肢置于心脏平面，过高影响动脉供血，过低易致静脉淤滞。卧床休息 1 周，禁止患者和探视者吸烟以及饮用含咖啡因的饮料。应用合适的麻醉性止痛药物和镇静药物。

（二）药物治疗

1. **抗凝**　再植术后 10 日内，容易发生血管痉挛及栓塞。可选用低分子右旋糖酐，不仅能扩充血容量、提高血浆胶体渗透压，又能增加红、白细胞表面的负电荷，降低周围循环阻力，且对纤维蛋白溶解系统有一定激活作用。小剂量阿司匹林能抑制凝血酶原的生成，并可抑制血小板的聚集，从而改善微循环。

2. **抗痉挛**　罂粟碱具有解除血管平滑肌痉挛的作用，既可于术中血管周围外用，亦可术后常规皮下或肌内注射。

3. **抗感染**　主要依靠术中严格、彻底的清创，对伤口污染重，手术时间长的患者，术后应考虑静脉使用抗生素。

（三）术后观察

术后 24~72 小时内是吻合血管出现循环危象的高发期，因此应每 30~60 分钟观察一次，其中应密切观察的指标有：皮肤的颜色、皮温、指腹张力、毛细血管反流、指端侧方切开出血等情况。

1. 临床观察　血运判断以末梢指(趾)体为主,若指体由红润变成苍白,说明断肢(指)处于缺血状态,可由动脉痉挛或栓塞引起。如指体色泽由红润变成灰色,张力低,末端侧方切开有少量暗色血缓慢外溢,提示无动脉供血,乃动脉危象,应立即手术探查;如由红润变成暗紫色,且指腹张力高,则提示静脉回流障碍,应及时手术探查,重建静脉回流。

2. 皮肤温度　再植肢(指)体的温度大致与健侧相同,温差在 2℃ 以内。为了获得正确的皮温数据,每次进行检测前,应及时记录室温,先检测健侧皮温,再检测再植侧。如果皮温变化超过 3℃,说明再植肢体血液循环发生障碍,此时应结合其他指标进行全面分析。

3. 毛细血管充盈观察　用手指轻压指腹或指甲,此时被压的指腹或指甲呈苍白色,移开压迫后,受压区在 1~2 秒钟内由苍白变成红润。发生动脉危象时,指体呈苍白或灰紫色,毛细血管充盈试验无反应或充盈时间极为缓慢;若指体由红润变成紫红,毛细血管回充盈时间迅速,说明静脉回流受阻。

4. 张力　如动脉供血障碍,则呈现指体苍白、瘪塌、发凉,指腹张力明显降低;如发生静脉危象,指体呈暗紫色,无毛细血管回充盈现象,指腹张力明显增高。

5. 小刀口侧方切开放血　酒精消毒后,用 11 号刀片于指端的一侧作深约 3mm,长约 5mm 的切口,根据出血速度、颜色进行判断。切开 1~2 秒内即流出鲜红色血,用生理盐水棉球边擦边流,说明指体循环正常;如果切开后不出血,用力挤压切口处挤出少许血液,说明动脉供血障碍;如果切开后立即流出暗紫色血液,不久又流出鲜红色血液,且流速较快,指体色泽由紫变红,说明指体静脉回流障碍。

(四) 血管危象及其处理

1. 动脉危象

(1) 动脉痉挛:多发生于术后 1~3 日,尤其是 48 小时以后出现的动脉危象,多数为痉挛引起。表现为再植指体苍白、指温下降,指腹干瘪,无毛细血管充盈现象,可由寒冷、疼痛、精神紧张、情绪低落或哭闹等原因引起,一般予以对症治疗可缓解,如保温、镇痛、镇静剂或者使用解痉药物。若不缓解,则应怀疑动脉栓塞。

(2) 动脉栓塞:根据一般规律,再植术后 3 日内发生的动脉栓塞多系血管清创不彻底或者缝合质量差导致;3 日后发生栓塞多因局部血肿压迫及局部感染刺激所致。临床症状与动脉痉挛相似,经过解痉观察一段时间后指体血液循环无改变,应考虑为动脉栓塞,需要手术探查。

2. 静脉危象　因血管清创不彻底或者缝合质量差所导致,临床表现为指体由红润变成暗红,指腹张力明显增高,毛细血管充盈消失,指端侧方切开可见暗红色血液流出,以后流出鲜红色血液,不久指体由紫转为红润,出现毛细血管回充盈现象。手指中节中段以远的再植,3 日以后发生静脉危象,可考虑小刀口放血疗法,余均应积极手术探查。

(五) 康复治疗

肢(指)体成活,骨折愈合后,应积极进行主动和被动的功能锻炼,循序渐进,辅以物理治疗,促进功能恢复。若肌腱、关节粘连严重时,可适时进行松解手术,以更好的恢复再植肢(指)的功能。

本章小结

　　锁骨骨折治疗原则:儿童的青枝骨折及成人的无移位骨折可不作特殊治疗。仅用三角巾悬吊患肢 3~6 周即可开始活动。成人有移位的中段骨折,采用手法复位,横行 8 字绷带固定。有以下情况时可考虑行切开复位内固定:骨折不愈合,神经血管受累,由于软组织嵌入,骨折端之间持续存在较宽的分离,漂浮肩;当出现复位后再移位,开放性骨折以及锁骨

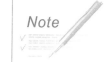
Note

外端骨折合并喙锁韧带断裂时也应考虑手术治疗。

尺桡骨骨折手法复位外固定:尺桡骨骨干双骨折由于暴力大小、作用方向、受伤姿势及急救方法不同,可发生多种移位,如重叠、成角及侧方移位等。由于肌牵拉,可出现典型的旋转移位。若治疗不当可发生尺、桡骨交叉愈合,影响旋转功能。因此治疗的目标除了良好的对位、对线外,特别注意防止畸形和旋转。

桡骨远端骨折伸直型骨折 多由间接暴力引起,通常的受伤机制是腕关节处于背伸位、手掌着地、前臂旋前时受伤,应力通过手掌传导到桡骨下端发生骨折。骨质疏松者多见。屈曲型骨折常由于跌倒时,腕关节屈曲、手背着地受伤引起,或手掌着地,前臂处于旋后位受伤引起,也可因腕背部受到直接暴力打击发生。可根据受伤机制不同,可采用不同的手法复位,之后用夹板或石膏固定,通常可获得满意效果。切开复位内固定手术适应证包括:①严重粉碎骨折,桡骨下端关节面破坏;②手法复位失败,或复位成功,外固定不能维持复位以及嵌插骨折,导致尺、桡骨下端关节面显著不平衡者。

肱骨近端骨折骨折分型:Neer 分型将相邻骨折块移位超过 1cm 或成角大于 45°定义为一部分,将肱骨近端骨折分为一、二、三、四部分骨折。治疗方式的选择不仅取决于骨折类型,还应考虑患肢软组织条件和患者一般情况。由于大多数肱骨近端骨折属于无移位或轻微移位骨折,稳定性较好,保守治疗即可以取得很好的治疗效果。对于老年体弱、内科合并症严重、功能要求不高的患者,即使骨折有移位,也可考虑采用保守治疗。但是对于不稳定型骨折或骨折脱位,特别是年轻患者,由于肱骨近端骨折后延迟愈合、骨不连及肱骨头缺血性坏死等并发症的发生率较高,通常需要手术治疗,以重建正常的解剖结构,并使骨折断端具有良好的稳定性,从而允许早期功能锻炼,以促进恢复。

肱骨远端呈 Y 形分开,由内、外侧柱和中央滑车组成,形成一个坚强的骨性三角区,远端尺骨冠状突及桡骨小头相连形成肘关节。因肱骨滑车即内髁的桡侧低于尺侧,滑车关节面倾斜,肘关节完全伸展时形成一外翻角即提携角,男性 5°~10°,女性 10°~15°。肱骨远端的前内侧有肱动脉和正中神经通过,外侧有桡神经通过,尺神经从内上髁下方的尺神经沟通过。根据骨折部位不同可分为肱骨髁上骨折、肱骨髁间骨折、肱骨内、外髁骨折及肱骨小头骨折等。临床上较常用的是 AO 分型,它将肱骨远端骨折分为关节外骨折(A 型)、部分关节内骨折(B 型)和完全关节内骨折。对于无移位、稳定的肱骨远端骨折可采用非手术治疗,石膏固定 4~6 周。儿童肱骨髁上骨折,若受伤时间短,肿胀程度轻,且无血液循环障碍,可试行手法复位。当骨折移位明显、累及关节面、开放性骨折或伴有神经血管损伤时应选择手术治疗。

手功能位是手可以发挥最大功能的位置,如张手、握拳、捏物等。表现为腕关节背伸 20°~25°,轻度尺偏;拇指外展对掌,掌指关节和指间关节微屈;其余四指手指略分开,掌指关节和远指间关节微屈曲,近指间关节半屈位,各指的关节屈曲位置较一致。手外伤后,特别是估计日后关节功能难以恢复正常,甚至会发生关节强直者,在此位置固定,可使伤手保持最大的功能。

手外伤的治疗原则:早期彻底清创,将Ⅱ类伤口或创面相对变为较清洁的Ⅰ类伤口或创面;尽可能修复损伤组织解剖结构,首先恢复骨关节的结构与稳定,在保证肢体的血供良好,创面可以一期闭合的前提下,修复肌腱和神经;原则是在无张力下闭合伤口;合理的制动和早期进行功能锻炼,制动解除后立即做循序渐进的功能锻炼(先主动后被动),给予必要的理疗,防止肌腱粘连,关节僵直,最大限度地恢复手部功能。

思考题

1. 请概述锁骨骨折的 Allman 分类。

2. 试述肱骨干骨折的治疗原则。

3. 简述 Barton 骨折,Colles 骨折,Smith 骨折的定义。

4. 简述断肢(指)再植的原则,适应证。

5. 简述断肢急救的注意事项、断肢的保存。

6. 简述手外伤的治疗原则、断肢(指)再植的原则和适应证。

7. 简述手外伤的检查方法,断肢急救的注意事项、断肢的保存。

（张长青）

参考文献

1. Postacchini F,Gumina S,De Santis P,et al. Epidemiology of clavicle fractures. J Shoulder Elbow Surg,2002,11(5):452-456.

2. 吴在德,吴肇汉. 外科学. 第 7 版. 北京:人民卫生出版社,2008.

3. Toogood P,Horst P,Samagh S,et al. Clavicle fractures:a review of the literature and update on treatment. J Phys Sportsmed,2011,39(3):42-150.

4. S.Terry Canale MD,James H. Beaty MD,et al. M Campbell's Operative Orthopaedics. People's Military Medical Press,2008:2639-2643.

5. 胥少汀,葛宝丰. 实用骨科学. 第 2 版. 北京:人民军医出版社,1999.

6. Sommer C,Brendebach L,Meier R,et al. Distal radius fractures retrospective quality control after conservative and operative therapy. Swiss Surg,2001,7(2):68.

7. Swigart C R,Wolfe S W. Limited incision open techniques for distal radius fracture management. Orthop Clin North Am,2001,32(2):317.

8. Mehara A K,Rastogi S,Bhan S,et al. Classification and treatment of vofar Barton fractures. Injury,1993,24:55.

9. Knirk J L,Jupiter J B.Intra articular fractures of the distal end of the radius in young adults. J Bone Joint Surg(Am),1986,68:647.

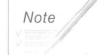

第十章 下 肢 骨 折

下肢骨折有以下特点:从流行病学观点看,发病率高,易合并多发伤、开放伤;从解剖及生物力学观点看,下肢主要为负重及行走功能,需要高度的稳定性,治疗中要求骨折满意复位,恢复下肢的正常轴线,以避免骨关节炎的发生。下肢受力较大,要求内固定器材坚固。两下肢应等长,若长度相差 2 厘米以上,就会影响走路,相差愈大,影响愈严重。在 20 世纪初以前下肢骨折,多采用石膏固定及牵引治疗,现国内外下肢骨折多采用内固定治疗。

第一节 髋 部 骨 折

股骨颈骨折

【解剖概要】

股骨颈为锥桶状结构,是连接股骨头与股骨干的桥梁,也是躯干与下肢的重要连接装置及承重结构。股骨颈的长轴与股骨干纵轴线之间形成颈干角,其可增加下肢的活动范围,并使躯干重力由较窄的髋关节负重部传达到较宽广的股骨颈基底部。颈干角为 110°~140°,平均 127°。在儿童和成年人,颈干角的大小有所不同,儿童颈干角大于成年人。在重力传导时,力线并不沿股骨颈中心线传导,而是沿股骨小转子、股骨颈内缘传导,因此,形成骨皮质增厚部分,又称为"股骨距"。若颈干角变大,为髋外翻,变小为髋内翻。由于颈干角改变,使力的传导也发生改变,容易导致骨折和关节软骨退变,发生创伤关节炎。从矢状面观察,股骨颈的长轴线与股骨干的纵轴线也不在同一平面上,股骨颈有向前的角,称为前倾角,儿童的前倾角较成人稍大。在股骨颈骨折复位及人工关节置换时应该注意此角的存在。

髋关节的关节囊较大,从各个方向包绕髋臼、股骨头和股骨颈。在关节囊包绕的部分没有骨膜。在髋关节后、外、下方则没有关节囊包绕。关节囊的前上方有髂骨韧带,在后、上、内方,有坐骨韧带,是髋关节的稳定结构。成人股骨头的血液供应有多种来源:①股骨头圆韧带内的小凹动脉,提供股骨头凹部的血液循环;②股骨干滋养动脉升支,沿股骨颈进入股骨头;③旋股内、外侧动脉的分支,是股骨头、颈的重要营养动脉。旋股内侧动脉发自股深动脉,在股骨颈基底部关节囊滑膜反折处,分为骺外侧动脉,干骺端上侧动脉和干骺端下侧动脉进入股骨头。既往观点认为骺外侧动脉供应股骨头 2/3~4/5 区域的血液循环,是股骨头最主要的供血来源。旋股内侧动脉损伤是导致股骨头缺血性坏死的主要原因。旋股外侧动脉也发自股深动脉,其分支供应股骨头小部分血液循环。旋股内、外侧动脉的分支互相吻合,在股骨颈基底部形成动脉环,并发出分支营养股骨颈。目前新的研究显示后上支持带动脉,后下支持带动脉,前支持带动脉,股骨头圆韧带动脉进入股骨头内相互连接形成股骨头骨内动脉环,因此也为股骨颈骨折的治疗提供了新的认识。

【病因与分类】

股骨颈骨折的发生是内外因素综合作用的结果。尤其老年人,主要与骨质疏松导致的骨质量下降有关,当遭受轻微扭转暴力则可发生骨折。多数情况下是在走路滑倒时,身体发生扭转倒地,间接暴力传导,致股骨颈发生骨折。在青少年,发生股骨颈骨折较少,常需要较大暴力才会引起,且不稳定型更多见。

（一）按骨折线部位分类(图 10-1)

股骨头下型骨折:骨折线位于股骨头与股骨颈的交界处,骨折后股骨头完全游离,股骨头仅有小凹动脉很少量的血供,致使股骨头严重缺血,故发生股骨头缺血性坏死的机会很大。

经股骨颈骨折:骨折线位于股骨颈中部,股骨头亦有明显血供不足,易发生股骨头缺血坏死,或骨折不愈合。

股骨颈基底骨折:骨折线位于股骨颈与大、小转子间连线处。由于有旋股内、外侧动脉分支吻合成的动脉环提供血液循环,对骨折部血液供应的损伤较小,骨折容易愈合。

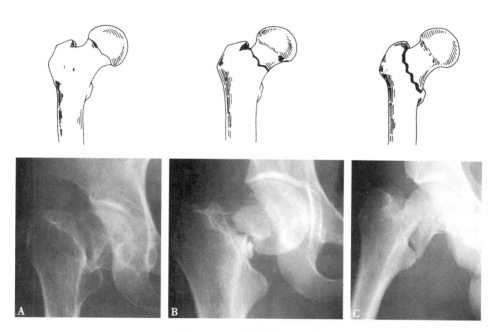

图 10-1　按骨折线部位分类

A. 股骨头下骨折;B. 经股骨颈骨折;C. 股骨颈基底骨折

（二）按骨折线方向分类(图 10-2)

1. 内收骨折　远端骨折线与两侧髂嵴连线的夹角(Pauwells 角)大于 50° 为内收骨折。由于骨折面接触较少,容易再移位,故属于不稳定性骨折。Pauwells 角越大,骨折端所遭受的剪切力越大,骨折越不稳定。

2. 外展骨折　远端骨折线与两侧髂嵴连线的夹角小于 30°,为外展骨折。由于骨折面接触较多,不容易再移位,故属于稳定性骨折。但若处理不当,如过度牵引、外旋、内收,或过早负重等,也可发生移位,成为不稳定性骨折。

（三）按移位程度分类(图 10-3)

Garden 分型是最常用的分型之一,其根据股骨近端正位 X 线片上骨折移位程度分为 4 型。其中 I 型:不完全骨折,骨完整性部分中断,占股骨颈骨折的 2.7%。II 型:完全骨折但不移位,占股骨颈骨折的 32.8%。III 型:完全骨折,部分移位且股骨头与股骨颈有接触,占股骨颈骨折的 62.8%。IV 型:完全移位的骨折,占股骨颈骨折的 1.7%。近年来研究证实,X 线平片诊断为 Garden I 型的骨折经 CT 检查均为完全骨折。因此有学者认为成人 Garden I 型骨折实际上不存在。某些骨折在 X 线片上虽呈外展型,未发现明显移位,甚至呈外展嵌插型而被认为是稳定型骨折,但在搬运过程中,或在非手术治疗中体位不当,过早翻身,固定姿势不良等,都可能使稳定

Note

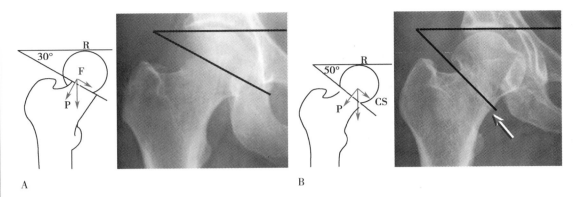

图 10-2　按 X 线表现分类

A. 外展型骨折(稳定型骨折):Pauwells 角 <30°,骨折面接触多、稳定;B. 内收型骨折(不稳定型骨折):Pauwells 角 >50°,骨折面接触少

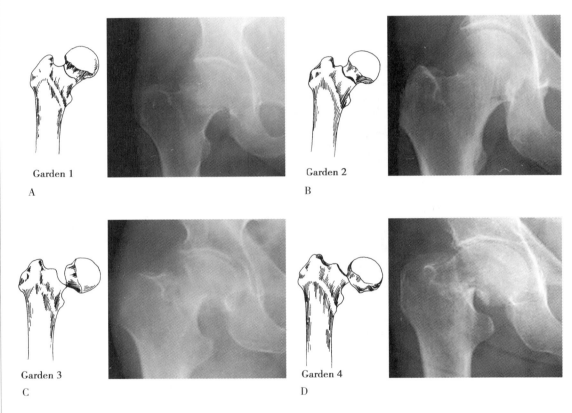

图 10-3　按移位程度分类

A. 不完全骨折;B. 完全骨折无移位;C. 完全骨折部分移位;D. 完全骨折完全移位

骨折变成不稳定骨折,无移位骨折变成有移位骨折。

【临床表现和诊断】

中老年人有摔伤史,伤后髋部疼痛,下肢活动受限,不能站立和行走,应怀疑患者有股骨颈骨折。有时伤后并不立即出现活动障碍,仍能行走,但数天后,髋部疼痛加重,逐渐出现活动后疼痛更加重,甚至完全不能行走,这说明受伤时可能为稳定骨折,以后发展为不稳定骨折而发生功能障碍。检查时可发现患者出现外旋畸形,一般在 45°~60° 之间。这是由于股骨远端失去了关节囊及髂股韧带的稳定作用,附着于大转子的臀中、小肌和臀大肌的牵拉,而发生外旋畸形,若外旋畸形达到 90°,应怀疑有转子间骨折。伤后少有出现髋部肿胀及淤斑,可出现局部压痛及轴向叩击痛。

肢体测量可发现患肢缩短。在平卧位,由髂前上棘向水平画垂线,构成 Bryant 三角,股骨颈骨折时,此三角底边较健侧缩短。在卧位并半屈髋,由髂前上棘与坐骨结节之间画线,为 Nelaton 线,正常情况下,大转子在此线上,若大转子超过此线之上,表明大转子向上移位。X 线平片检查可明确骨折的部位、类型、移位情况,是选择治疗方法的重要依据。髋部的正位摄片不能发现骨折的前后移位,需加拍侧位片,才能准确判断移位情况;应当注意的是有些无移位的骨折在伤后立即拍摄的 X 线片上可以看不见骨折线,当时可行 CT、MRI 检查,或者等 2~3 周后,因骨折处部分骨质发生吸收现象,骨折线才清楚地显示出来。

【治疗】

(一)非手术治疗

年龄过大,全身情况差,合并有严重心、肺、肝、肾等功能障碍不能耐受手术者,可选择非手术方法治疗,穿防旋鞋,下肢骨牵引或皮牵引 6~8 周,同时进行股四头肌等长收缩训练和踝、足趾的屈伸活动,避免静脉回流障碍或静脉血栓形成。期间不可侧卧,不可使患肢内收,不能盘腿而坐,避免发生骨折移位。3 个月后,可逐渐扶双拐下地,患肢不负重行走。6 个月后,根据骨折愈合情况决定挂拐或改为借助助行器练习行走。本方法卧床时间长,常因长期卧床而发生一系列并发症,如肺部感染,泌尿道感染,压疮等。对全身情况很差的高龄患者,应以挽救生命,治疗并发症为主,骨折可不进行特殊治疗。

(二)手术治疗

1. 手术指征

(1)有移位的股骨颈骨折,应采用闭合复位内固定手术治疗。对无移位骨折,也应尽早采用内固定治疗,以防转变为移位骨折,而增加治疗难度。

(2)65 岁以上老年人的 Garden Ⅲ、Ⅳ 型骨折,由于股骨头的血液循环已严重破坏,股骨头坏死发生率很高,多采用人工关节置换术治疗。

(3)由于误诊、漏诊,或治疗方法不当,导致股骨颈陈旧骨折不愈合,影响功能的畸形愈合,股骨头缺血坏死,关节面塌陷导致髋关节骨关节炎疼痛跛行的,应采取手术方法治疗。

研究显示通过数字减影及血管造影术(DSA)检查可以发现,股骨颈骨折后周围血运变化,因此依据数字减影及血管造影术结果选择手术方式对股骨颈骨折的治愈率将大大提高。

2. 手术方法

(1)闭合复位内固定:在硬膜外麻醉下,患者仰卧于骨科手术床上。先纵向牵引纠正短缩移位。逐渐外展,术者在侧方施加外展牵引力,同时使下肢内旋,逐渐减少牵引力。整个操作过程均在 C 形臂 X 线监测下进行。证实复位成功后,在股骨外侧纵形切口,暴露股骨大转子和股骨近端,经大转子向股骨头方向打入导针。X 线证实导针穿过骨折线,达股骨头软骨下骨质后,沿导针呈倒三角形平行拧入三枚空心拉力螺纹钉内固定,或动力髋螺钉固定。若置钉时股骨头有旋转,也可将螺钉与动力髋螺钉联合应用。由于这一手术方法不切开关节囊,不暴露骨折端,对股骨头血液循环干扰较少。在 X 线监视下,复位及内固定均可靠,术后骨折不愈合及股骨头坏死的发病率均较低。对于常规闭合复位失败的病例,术中可采取头干互动三维复位法,尽量避免切开复位。

(2)切开复位内固定:手法复位失败,或固定不可靠,或青壮年的陈旧骨折不愈合,宜采用切开复位内固定术。经前外侧口暴露骨折后,清除骨折端的硬化组织,直视下经大转子打入空心拉力螺纹钉,也可同时切取带旋髂深血管蒂的髂骨块植骨,或用旋股外血管升支的髂骨块植骨,或带缝匠肌蒂的髂骨块植骨,促进骨折愈合,防止股骨头缺血性坏死。若采用后外侧切口进行复位内固定,也可用股方肌蒂骨块植入治疗;尤其是在青壮年 Garden Ⅲ、Ⅳ 型骨折采用带血管蒂髂骨瓣转移联合两枚空心螺钉固定方式治疗明显优于传统单纯空心螺钉固定方式。

(3)人工关节置换术:对全身情况尚好的高龄患者的股骨头下型骨折,已合并骨关节炎或股骨头坏死者,可选择单纯人工股骨头置换术和全髋关节置换术治疗。

3. **术后处理**　空心拉力螺纹钉内固定手术后,骨折端增强了稳定性,经过 2~3 天卧床休息后,即可在床上坐起,活动膝、踝关节。6 周后扶双拐下地部分负重行走。骨愈合后可弃拐负重行走。对于人工股骨头置换或全髋关节置换术患者可在术后 1 周开始借助助行器下地活动。

股骨转子间骨折

【解剖概要】

股骨上端上外侧为大转子,下内侧为小转子。在大、小转子及转子间均为松质骨。转子间处于股骨干与股骨颈的交界处,是承受剪切应力最大的部位。由于应力分布的特殊性,在股骨颈、干连接的内后方,形成致密的纵形骨板,称为股骨距。该纵行骨板稍呈弧形,沿小转子的前外侧垂直向上,上极与股骨颈后侧骨皮质融合,下极与小转子下方的股骨干后内侧骨皮质融合,前缘与股骨上端前内侧骨皮质相连,后缘在股骨上端外后侧相连。股骨距的存在决定了转子间骨折的稳定性。

【病因与分类】

与股骨颈骨折相似,老年人骨质疏松,肢体不灵活,当下肢突然扭转,跌倒或使大粗隆直接触地致伤,甚易造成骨折。由于粗隆部受到内翻及向前成角的复合应力,引起髋内翻畸形和以小粗隆为支点的嵌压形成小粗隆蝶形骨折,亦可由髂腰肌突然收缩造成小粗隆撕脱骨折。粗隆部骨质松脆,故骨折常为粉碎型。由于转子部的骨骼结构主要是松质骨所组成,四周包围着丰富的肌肉层,血运丰富,骨骼的营养较股骨头优越,无论何种类型的骨折,均极少发生不愈合,也很少发生股骨头缺血坏死等合并症。主要的问题是常遗留有髋内翻、下肢外旋和短缩畸形。转子部骨折多发生于老人,由于骨折患者失去行走能力,患者可由于长期卧床发生并发症而导致死亡,如肺炎、肺栓塞、褥疮、尿路感染、血栓形成等,造成治疗及康复的困难。故准确的复位和可靠的内固定常是老年人转子间骨折成功治疗的关键。

骨折后股骨距的稳定性未受到破坏为稳定性骨折;股骨距不完整,为不稳定性骨折。转子间骨折有多种分类法。参照 Tronzo-Evans 的分类方法(图 10-4),可将转子间骨折分为两大类:

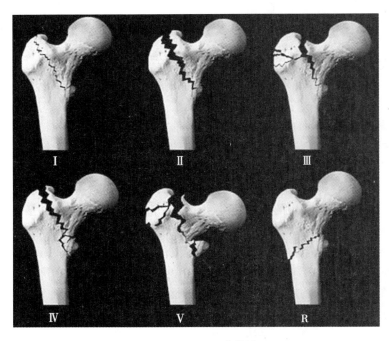

图 10-4　Evans 分类法

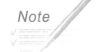

1. 第一大类 指骨折线从股骨大粗隆的外上方斜向内下方者(小粗隆)。该类又分为以下四型：

(1) 第Ⅰ型：系通过大小粗隆之间的裂缝骨折，或骨折间移位不超过3mm者。此型不仅稳定，且愈合快、预后好。

(2) 第Ⅱ型：指大粗隆上方开口，而小粗隆处无嵌顿、或稍许嵌顿(不超过5mm)者，伴有轻度髋内翻畸形。此型经牵引后易达到解剖对位，且骨折端稳定，预后亦好。

(3) 第Ⅲ型：于小粗隆部有明显嵌插，多为近侧断端内侧缘嵌插至远侧端骨松质内。不仅髋内翻畸形明显，牵出后，嵌插处常残留骨缺损，非常容易再次发生髋内翻，属于不稳定型骨折。此种特点在临床上常不被初学者所注意。

(4) 第Ⅳ型：指粉碎性骨折，与前者同样属于不稳定性骨折，主要问题是因小粗隆部骨皮质碎裂、缺损或嵌入等而易继发髋内翻畸形。因此，在治疗上问题较多。

2. 第二大类 指骨折线由内上方(小粗隆处)斜向外下方(股骨干上端)，此实际上系粗隆下骨折，易引起变位。主要是近侧端外展、外旋及前屈，而远侧端短缩及内收，此型多需手术治疗。本型又可分为两型，即单纯型与粉碎型。

【临床表现和诊断】

外伤史，多为老年人，伤后髋部疼痛，不能站立或行走。下肢短缩及外旋畸形明显，检查时可见患侧大粗隆升高，局部可见肿胀及淤斑，局部压痛明显。叩击足跟部常引起患处剧烈疼痛。一般说在粗隆间骨折局部疼痛和肿胀的程度比股骨颈骨折明显，往往需经X线检查后，才能确定诊断，并根据X线片进行分型。

【治疗】

(一) 非手术治疗

牵引疗法适应所有类型的粗隆间骨折。对无移位的稳定性骨折并有较重内脏疾患不适于手术者；骨折严重粉碎骨质疏松者，不适宜内固定及患者要求用牵引治疗者均适用。一般选用Russell牵引法，肢体安置在带有屈膝附件的托马斯架上，亦可用胫骨结节牵引。Russell牵引的优点是可控制患肢外旋，对Ⅰ、Ⅱ型稳定性骨折，牵引8周，然后活动关节，用拐下地，但患肢负重须待12周骨折愈合牢固之后才可，以防髋内翻的发生。

(二) 手术疗法

术后内固定的优点：①解除疼痛，从而降低了因疼痛刺激引起的脑血管、心血管并发症；②可早期下床、负重，避免长期卧床引起的并发症，降低死亡率；③功能恢复较快，护理工作也大为简化。

手术禁忌证为：①高龄合并心脏疾病，心功能失代偿期者；②急性脑供血障碍者；③尿毒症或肝性昏迷；④糖尿病患者尿酮体阳性者。

手术治疗的根本目的是，对股骨转子间骨折进行牢固的固定。而固定是否坚强取决于以下因素：①骨骼质量；②骨折类型；③复位；④内固定物的设计；⑤内固定材料的置放位置。

近年来，治疗股骨转子间骨折的内固定材料不断发展更新，其中常用的标准内固定物可分为两类：①滑动加压螺钉加侧方钢板，如Richards钉板，DHS。②髓内固定，如Ender针、带锁髓内针、Gamma钉等。

(1) 滑动加压螺钉加侧方钢板固定：其基本原理是将加压螺钉插入股骨头颈部以固定骨折近端，在其尾部套入一侧方钢板以固定骨折远端，由于滑动加压螺钉加侧方钢板系统固定后承受大部分负荷直至骨折愈合；固定后股骨颈干角自然恢复，骨折端特别是骨距部分可产生加压力，目前已成为股骨转子间骨折的常用标准固定方法。

(2) 髓内固定：目前常用的髓内固定可分为两类，股骨髁 - 股骨头髓内针和股骨头 - 髓腔内针。①股骨髁 - 股骨头髓内针：在股骨转子部可分别放置于压力、张力骨小梁处，提高固定的稳定性。优点：手术时间短，创伤小，出血量少；患者肢体功能恢复快；感染率低；骨折延缓愈合及不愈合率低。缺点：术后膝关节疼痛；髓内针脱出；髓内针穿出股骨头；术后外旋畸形愈合等。②股骨头 - 髓腔内针：股骨头髓腔内针固定股骨粗隆间骨折在近年来有很大发展，主要有Gamma 钉、Russell-Tayler 重建钉、Uniflex 钉等。其特点是通过髓内针插入一螺栓至股骨头颈。其优点：A. 有固定角度的螺栓，可使股骨颈干角完全恢复。B. 可有效防止旋转畸形。C. 骨折闭合复位，髓内固定使骨折端干扰减少，提高骨折愈合率。D. 中心位髓内固定，内固定物所受弯曲应力较钢板减少，内固定物断裂发生率降低。目前股骨头髓腔内针已逐渐成为股骨转子间骨折，特别是粉碎、不稳定型的首选固定方法。

第二节 股 骨 骨 折

股骨干骨折

股骨干骨折(femoral shaft fracture)是指转子下、股骨髁上这一段骨干的骨折。股骨干是人体最粗、最长、承受应力最大的管状骨。由于股骨的解剖和生物力学特点，需遭受强大暴力才能发生股骨干骨折，同时也使骨折后的愈合与重塑时间延长。股骨干有轻度向前外的弧度。股骨干后面有股骨嵴，为股后部肌附着处。切开复位时，常以股骨嵴作为标志。股骨干血运丰富，一旦骨折，不仅营养血管破裂出血，周围肌肉肌支也常被撕破出血，常因失血量大而出现休克前期甚至休克期的临床表现，闭合性股骨干骨折可引起大腿内大量出血(0.5~1.5L)。双侧股骨干骨折由于合并其他系统损伤因而死亡率更高。股骨肌肉是膝关节屈伸活动的重要结构，导致股骨干骨折的暴力同时也使周围肌、筋膜损伤，再加上出血后血肿机化、粘连、骨折的固定等，使肌功能发生障碍，从而导致膝关节活动受限。

【解剖结构】

（一）肌肉分布

前群：股直肌、股中间肌、股外侧肌、股内侧肌。内侧群：耻骨肌、长收肌、短收肌、大收肌、股薄肌。后群：股二头肌、半腱肌、半膜肌。

（二）大腿的血管和神经

1. 动脉

（1）股动脉：是大腿的主要供血动脉，于腹股沟韧带中点深面续于髂外动脉，下行入股三角，经收肌管入腘窝移行为腘动脉。

（2）闭孔动脉始于髂内动脉，出闭膜管后分为前、后二终支。

2. 静脉 大腿的静脉包括浅静脉和深静脉。深静脉为动脉的伴行静脉。浅静脉主要是大隐静脉及其属支，经隐静脉裂孔入股静脉(图 10-5)。

【病因与分类】

重物直接打击、车轮辗轧、火器性损伤等直接暴力作用于股骨，容易引起股骨干的横行或粉碎性骨折，同时有广泛软组织损伤。高处坠落伤、机器扭转伤等间接暴力作用，常导致股骨干斜形或螺旋形骨折，周围软组织损伤较轻，股骨干骨折占成人骨折的 4.6%。股骨干骨折可分为上1/3、中 1/3 和下 1/3 骨折。各个部位由于所附着的肌起止点的牵拉而出现典型的移位。在上 1/3骨折，由于髂腰肌、臀中、小肌和外旋肌的牵拉，使近折端向前、外及外旋方向移位；远折端则由于内收肌的牵拉而向内、后方向移位，由于股四头肌、阔筋膜张肌及内收肌的共同作用而向近端移位。股骨干中 1/3 骨折后，由于内收肌群的牵拉，使骨折向外成角。下 1/3 骨折后，远折端由于腓肠肌的牵拉以及肢体的重力作用而向后方移位，又由于股前、外、内的肌牵拉的合力，使近折端向前上移位，形成缩短畸形。股骨干骨折移位的方向除受肌肉牵拉的影响外，与暴力作用

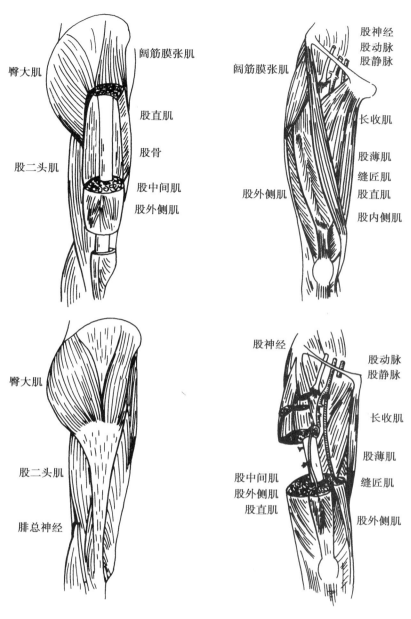

图 10-5　大腿解剖图

的方向、大小、肢体所处的位置、急救搬运过程等诸多因素有关。

【骨折的分型】

1. 按照骨折的程度可分为　①完全骨折;②不完全骨折。

2. 按照骨折线的走行可分为　①横行骨折;②斜行骨折;③Y形骨折。

3. 按照骨折碎片可分为　①撕脱骨折;②嵌入骨折;③粉碎骨折。

4. Muller AO 分型　系统将股骨干骨折分型为 32-A2 32-B2 32-C1(图 10-6)。

【临床表现与诊断】

根据受伤后出现的骨折特有表现,即可作出临床诊断。X 线正侧位拍片,应包括骨折上下关节以更好的排除其他骨折,明确骨折的准确部位、类型和移位情况。在下 1/3 段骨折,由于远端骨折向后移位,有可能损伤腘动脉、腘静脉和胫神经、腓总神经,应同时仔细检查远端肢体的血液循环及感觉运动功能。单一股骨干骨折因失血量较多,可能出现休克前期临床表现,若合并多处骨折,或双侧股骨干骨折,发生休克的可能性很大,应对患者的全身情况作出正确判断,但是绝对不能因此认为患者低血压及失血性休克是股骨骨折引起的,必须要排除其他脏器的损伤导致的出血。

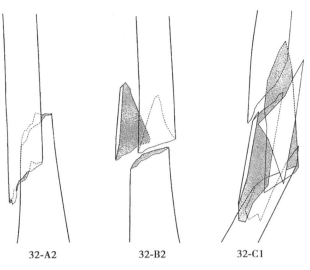

【治疗】

(一)非手术治疗

对比较稳定的股骨干骨折,软组织条件差者,可采用非手术疗法。在麻醉下,在胫骨结节或股骨髁上进行骨骼牵引。纠正短缩畸形后,用手法复位,减轻牵引重量,叩击肢体远端,使骨折端嵌插紧密。X线证实对位对

32-A2　　　　32-B2　　　　32-C1

图 10-6　股骨干骨折的 AO 分型

线良好,大腿部用四块夹板固定。同时继续用维持重量牵引。牵引的方法很多。在成人,可采用 Braun 架固定持续牵引,或 Thomas 架平衡持续牵引。3 岁以下儿童则采用垂直悬吊皮肤牵引。在牵引过程中,要定时测量肢体长度和进行床旁 X 线平片,了解牵引是否足够。若牵引力过大,导致过度牵引,骨折端出现间隙,将会发生骨折不愈合。儿童的股骨干骨折多采用手法复位、小夹板固定,皮肤牵引维持方法治疗。较小的成角畸形及 2cm 以内的重叠是可以接受的。因为儿童骨的再塑造能力强,随着生长发育,逐渐代偿,至成人后可不留痕迹。

成人的股骨干骨折近年来多采用手术内固定治疗。对于不愿意接受手术或存在手术禁忌证的,可行持续牵引 8~10 周。卧床期间,要加强肌肉收缩训练,预防肌肉萎缩、关节粘连和深静脉血栓形成。床旁 X 线平片证实骨折愈合后,可逐渐下地活动。

(二)手术治疗

手术治疗的指征 在以下情况需要用手术治疗:①非手术疗法失败;②同一肢体或其他部位有多处骨折;③合并神经血管损伤;④老年人的骨折,不宜长期卧床者;⑤陈旧骨折不愈合或有功能障碍的畸形愈合;⑥开放性骨折。

1. **手术治疗方法**　手术多采用钢板、带锁髓内钉、弹性钉内固定或外固定架外固定。

(1)髓内钉:髓内钉固定可采取顺行或逆行置入。新型的髓内钉系统无论是顺行还是逆行,其主钉均为空心,而且都使用同一套器械。目前顺行髓内钉固定依然是治疗的金标准。

(2)钢板固定:股骨干骨折切开复位内固定已有 100 多年的历史,优点是便于清创和血肿的清除,并可直接观察骨折处及精确复位。缺点是增加失血量和破坏骨折处的血供,增加骨折不愈合和感染的机会,因为股骨本身的承受应力较高,所以使用钢板内固定失败的风险要高于髓内针固定。

(3)外固定架:外固定架的使用越来越多地被用于高危患者股骨干骨折的临时固定。优点是安装便捷、简单,一般作为临时固定,最终的内固定应该在 14 天内进行。

目前常用的手术切口入路:股骨前外侧入路,前外侧入路可以显露股骨干全长,并可以与髋关节前外侧入路相连接,从而可以暴露整个股骨。皮肤切口:自髂前上棘下方 5cm 处至髌骨外缘连一直线,为手术切口,根据骨折的位置决定切口的长度及范围。浅层分离:逐层切开皮肤及皮下组织,沿股直肌与股外侧肌之间的间隙钝性分开,将股直肌向内侧牵开,股外侧肌向外侧牵开,显露深层的股中间肌。深层分离:沿股中间肌纤维方向切开,直达股骨,切开骨膜,并钝性剥离,即可显露股骨(图 10-7)。

2. 术后治疗

（1）股骨手术必须穿越较多的肌肉组织，所以术后渗出较多，术后应加强创口的护理防止感染，注意无菌换药。

（2）术后应做好功能恢复练习，避免膝关节创伤性关节炎的发生。

（3）对于高龄患者应注意卧床产生的术后并发症，肺炎，褥疮，患肢的深静脉血栓，骨筋膜室综合征的发生。

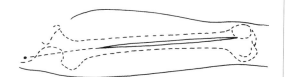

股骨外内外侧手术切口

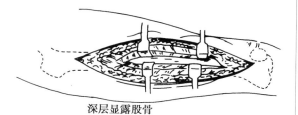

深层显露股骨

图 10-7 股骨干骨折手术示意图

治疗可能出现的错误

（一）手术适应证选择不当

1. 对儿童股骨干骨折轻率的选择手术复位：儿童的股骨干骨折多能用牵引加夹板治疗，即使有轻度的成角或 1~2cm 的重叠，也能在今后的生长中塑形代偿，恢复其解剖形状及正常功能，因而不宜轻易地切开复位。

2. 对儿童股骨干骨折选用髓内针固定将损伤骨骺，可能影响儿童的正常发育，要慎重选择手术方法。

（二）手术入路选择不当

手术治疗股骨干骨折的入路有前外侧、外侧和后外侧入路等。良好的入路应该包括操作方便，损伤小，能通过肌间隙进入，能避开重要的血管神经以及便于置入内固定等。前外侧入路必须切开股中间肌，其中下段是该肌肉的腱性部分，易产生粘连，影响膝关节功能；另外该切口在中上段有支配股外侧肌的神经血管束横过切口，影响操作，若不慎将其切断，股外侧肌将萎缩。外侧切口则需切开股外侧肌。外后侧切口则无需切开肌肉，可通过股外侧肌的后缘和外侧肌间隔的前面直接进入股骨。取侧卧位，该入路方便做髓内针固定，也方便在股骨张力侧置入钢板螺钉的操作。

术中复位困难 该情况常见于受伤时间较长的斜行或螺旋形骨折合并重叠移位的患者，术中手法牵引不能对抗已有挛缩的强大的股肌，又不便采用"折顶法"复位，常使手术陷入困境，预防的方法有：

（1）术前先做牵引；

（2）术中使用骨折牵开复位器或骨折牵引床。

（三）股骨干节段性骨折（双重骨折）手术中的失误

由于股骨干骨折多系高能高速性损伤，双重骨折并不少见。中间骨折段严重旋转移位者，髓内针固定是其适应证。主要的失误是术者只想到中间骨段的复位，却忽视了它的血液供应只能依靠仍与它相连的周围软组织，这些软组织必然会妨碍复位的操作，若因此将其剥离，即形成了一段失去血供的死骨，使手术实质上已经成了用大段死骨移植修复骨缺损的手术，是很难愈合和完成爬行替代的。因此术中应绝对避免损坏骨块与软组织的联系，牵引中间骨折段时应该尽量用骨钩而少用持骨钳，并应以髓内针治疗为益，若能采用闭合打针则最为理想。无论闭合或开放进行髓内针固定，均宜在伤后尽快进行（局部感染创口除外），否则软组织挛缩、将使中间骨段无法在保持软组织联系中复位。

股骨髁上骨折

股骨远端包括股骨髁和股骨髁上，股骨内外髁构成远端关节面。股骨远端的后面有腓肠肌内外侧头的起点。股骨的两髁，与相应的胫骨平台形成关节。在外髁的外侧面有外侧副韧带的

Note

起点。内髁比外髁大,在远端有内侧副韧带的起点。位于内髁最上方的部分是内收肌结节,是内收肌的止点。

【分型和受伤机制】

股骨髁上骨折是指发生于股骨髁至股骨干干骺端,也即皮质骨和松质骨的移行部位的骨折,大多数病例为高速公路损伤及由高处坠落伤所致。远骨折块由于腘绳肌和腓肠肌的牵拉而向后移位,有可能损伤血管和神经。股骨髁骨折可损伤关节面或改变下肢负重力线,多需手术切开复位内固定。股骨髁间骨折常称为 T 形或 Y 形骨折。股骨髁上骨折的 AO 分型:A2 关节外骨折,干骺端楔形骨折。B3 骨折累及部分关节,冠状位的骨折。C2 累及整个关节(图 10-8)。

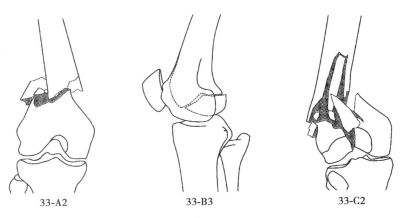

33-A2　　　　　33-B3　　　　　33-C2

图 10-8　股骨髁上骨折的 AO 分型

【临床表现与诊断】

膝关节和股骨远端部位有肿胀、畸形和压痛。骨折端有异常活动和骨擦感。若大腿张力较高,应监测筋膜室压力,以警惕筋膜室综合征的发生。当小腿血运差,足背动脉搏动弱,怀疑有血管损伤时,应采用 Doppler 超声检查,明确有无腘动脉损伤,必要时进行血管造影。常规摄股骨远端正斜位 X 线平片。如果骨折粉碎较严重,应在牵引下拍片,更有利于骨折的分型。车祸等高能量创伤所致的股骨远端骨折,应同时拍骨盆 X 线平片,以免漏诊。因少数患者可合并腘部神经损伤,注意查体。

【治疗】

非手术治疗包括闭合复位、骨牵引、管型石膏固定等,这些方法卧床时间长、护理难度大,并发症多,现已少采用。

手术治疗股骨远端骨折的目的是解剖复位、坚强的内固定和早期进行康复锻炼。绝大多数股骨远端骨折都应采用手术治疗。常用的内固定有如下几种:①松质骨螺钉及支持钢板;②95°角状钢板;③动力髁螺钉(DSC);④股骨髁解剖钢板;⑤股骨远端逆行带锁髓内钉。

并发症:在复位过程中,轴向和旋转复位不良是常见问题,因为腓肠肌和大收肌的牵引会导致膝关节反屈畸形以及其后的膝关节过伸和松弛,术中保持膝关节屈曲有助于防止其发生。

第三节　膝关节损伤

髌 骨 骨 折

【解剖概要】

髌骨是人体最大的籽骨,呈三角形而扁。后面有一纵嵴将髌骨分为内、外侧两部分,每个部

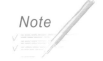

分又分为上中下 3 个小关节面,在内侧 3 个关节面最内侧,另有 1 个纵行的小关节面。在膝关节屈伸活动过程中不同关节面与股骨滑车面相接触,与股骨滑车面形成髌股关节。髌骨前方有股四头肌腱膜覆盖,并向下延伸形成髌韧带,止于胫骨结节,向上为股四头肌腱;两侧为内外侧支持带及髌旁腱膜,内侧支持带宽大,可防止髌骨向外侧脱位;股外侧肌与髌韧带的轴线偏外侧,拉髌骨向外侧移位,形成股四头肌髌骨角(称 Q 角),此角正常不超过 14 度,故髌股关节的正常运动是依靠股内侧肌的拉力来维持平衡。

髌骨与其周围的韧带、腱膜共同形成伸膝装置,增大股四头肌作用力矩,集中股四头肌各方向的牵引力,再通过髌韧带止于胫骨结节,有效地完成股四头肌的伸膝动作,是下肢活动中十分重要的结构。髌骨在膝关节活动中有重要的生物力学功能,其主要作用为:传导并增强股四头肌的作用,协助维持膝关节的稳定,保护膝关节,并在膝关节伸直过程中起滑车作用。若切除髌骨,髌韧带更贴近膝关节的活动中心,使伸膝的杠杆臂缩短,股四头肌需要比正常多 30% 的肌力才能伸膝。在多数患者,尤其是老年人不能承受这种力,因此,髌骨骨折后应尽可能恢复其完整性。如治疗不当可引起膝关节功能障碍,如外伤性膝关节炎。

【病因与分类】

髌骨骨折是临床常见的一种骨折类型,其发生率较高,约占全部骨折的 10%,以中壮年多见。引起髌骨骨折的暴力可分为直接暴力和肌肉牵拉暴力。暴力直接作用于髌骨,如跌倒时跪地,髌骨直接撞击地面,常致髌骨粉碎性骨折;间接暴力较多见,由于肌肉的强力牵拉,如跌倒时,为防止倒地,股四头肌猛烈收缩,膝关节如果因外力骤然增加而屈曲,髌骨即可被折断,常致髌骨横形骨折。依骨折部位可分为髌骨上极、髌骨中部和髌骨下极骨折。骨折后,上段被股四头肌牵拉向上最大移位可达 2~3cm,软组织撕裂越严重,其移位也越严重。髌骨骨折具体分型如下:

1. Ⅰ型　骨折无移位或移位距离 <5mm,髌骨关节面移位 <2mm,或虽有移位,但骨折位于髌骨下极且未涉及关节面。

2. Ⅱ型　骨折为 2 块,呈横形、斜形或纵形,位于髌骨体中部,移位距离 ≥5mm,髌骨关节面移位 ≥2mm。

3. Ⅲ型　粉碎性骨折,移位距离 ≥5mm,髌骨关节面移位 ≥2mm。其中,Ⅲ型又分为ⅢA、ⅢB、ⅢC 3 个亚型。①ⅢA 型:骨折为 3 块,骨折块 ≥10mm²;②ⅢB 型:骨折为 4 块以上,大部分骨折块 ≥10mm²;③ⅢC 型:骨折块数目多,大部分骨折块 <10mm²。

髌骨骨折导致髌骨软骨面损伤,同时,也使相对的股骨滑车面的软骨损伤,易出现髌股关节创伤性关节炎。随髌骨骨折分离移位的程度不同,髌骨腱膜和关节囊也有不同程度的损伤,若修复不好,将严重影响伸膝功能。

【临床表现与诊断】

髌骨骨折属关节内骨折,受伤后膝关节腔内有大量积血,膝前方肿胀、疼痛、淤斑。膝部无力,不能主动伸直膝关节。检查可发现髌骨前方压痛,受伤早期可扪到骨折分离出现的凹陷。由于关节内积血,可出现浮髌试验阳性。膝关节的正侧位 X 线摄片可明确骨折的部位、类型及移位程度,是选择治疗方法的重要依据。如为纵裂或边缘骨折,须自髌骨的纵轴方向投照,方能查出。

【治疗】

治疗髌骨骨折的目的在于:恢复髌骨关节面的光滑,预防产生髌骨及股骨下端间的创伤性关节炎;修复股四头肌腱,以恢复关节伸展及稳定功能;并应该尽早进行功能锻炼。

无移位的髌骨骨折采用非手术方法治疗。保持膝关节伸直位,采用石膏托或下肢支架固定4~6 周,即可开始股四头肌等长收缩功能锻炼,6 周后开始作膝关节主动伸屈活动训练。若关节内血肿张力大,可在严格无菌条件下抽出积血,加压包扎。移位小于 0.5cm 的横行骨折可采用

Note

非手术方法治疗。在治疗过程中随时观察骨折端移位情况,若外固定不当或过早的股四头肌收缩,可加重分离移位,超过0.5cm的分离移位的骨折和粉碎性骨折应该手术治疗。采用切开复位张力带钢丝固定,或钢丝捆扎固定(图10-9),术后在稳定的前提下,可早期膝关节活动功能锻炼,髌骨的上极或下极骨折,骨折块较大,仍可以采用上述方法治疗。如骨折块太小,可予以切除,钢丝缝合重建髌韧带,术后伸直位固定4~6周。粉碎性髌骨骨折如果关节软骨面不平整,应手术治疗,恢复关节面的平整,钢丝环绕捆扎固定或镍钛聚髌器内固定。术后膝关节伸直位固定6~8周,开始功能锻炼。对于严重的粉碎性骨折,无法恢复髌骨软骨面完整性时,可摘除髌骨,修补韧带及关节,术后3~4周开始进行功能锻炼。

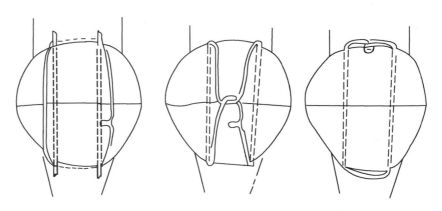

图10-9　髌骨横行骨折内固定

治疗效果衡量标准:①完全无痛或偶尔轻痛,不影响日常生活及工作;②股四头肌肌力5级;③膝关节主动伸直正常,屈曲受限不足20°;④无晚期创伤性关节炎症状出现。

膝关节韧带损伤

【解剖概要】

膝关节的关节囊松弛薄弱,关节的稳定性主要依靠韧带和肌肉维持。主要的韧带结构包括:内侧副韧带、外侧副韧带、前交叉韧带、后交叉韧带以及其他一些辅助韧带。其中,以内侧副韧带最为重要,它位于股骨内上髁与胫骨内侧髁之间,有深、浅两层纤维。浅层呈三角形,甚为坚韧,起自股骨内收肌结节前下方,纤维呈纵向平行下行,止于关节线下2~4cm胫骨骨膜,是限制膝关节外翻的主要结构,在屈膝30°位更容易发现其损伤,在屈膝位是限制胫骨内旋的主要结构。内侧副韧带深层起于浅层股骨附着部下方,纤维与关节囊融合,并与内侧半月板相连,止于关节线下胫骨平台内侧缘。内侧副韧带浅层纵向平行纤维的后方,深浅两层韧带融合,称之为后斜韧带,在伸膝位或接近伸膝位时是限制胫骨内旋的主要结构。

外侧副韧带为强有力的条索状圆形韧带,起于股骨外上髁,它的远端呈腱性结构,与股二头肌腱汇合成联合肌腱结构,一起附着于腓骨小头,是防止膝关节外翻的首要结构。外侧副韧带与外侧半月板之间有滑囊相隔,在伸膝位紧张,屈膝时放松,与其他结构一起增强膝关节的外侧稳定性。这些结构包括:腘肌腱、腘腓韧带,与外侧副韧带共同称为后外侧复合体。膝关节伸直时两侧副韧带拉紧,无内收、外展与旋转动作;膝关节屈曲时,韧带逐渐松弛,膝关节的内收、外展与旋转动作亦增加。

前交叉韧带起自股骨髁间窝的外侧面(即股骨外侧髁的内侧面),向前内下方止于胫骨髁间嵴的前方。由两条功能束支组成,前内侧束,后外侧束,来自股骨髁后上的纤维束止于胫骨髁间嵴前内侧构成前内侧束,前下区的纤维束止于胫骨髁间嵴的后外侧部构成后外侧束,其前内侧束与后外侧束长度相差一倍以上。前交叉韧带是膝关节重要的静力与动力性稳定结构,当膝关节完全屈曲和内旋胫骨时,此韧带牵拉最紧,防止胫骨向前移动,在伸膝时阻止膝关节过伸,控制膝关节旋转,不同屈膝角度可控制膝关节内外翻,参与伸膝时最后的"锁扣"运动。

后交叉韧带起自股骨髁间窝的内侧面(即股骨内侧髁的外侧面),向后下方止于胫骨髁间嵴的后方,是膝关节最强的韧带,解剖上分为2个功能束,前外侧束和后内侧束,在股骨附着部前外侧束居前方,后内侧束居后方,在胫骨附着部前外侧束居外侧,后内侧束居内侧主要功能是在屈膝过程中限制膝关节后移,维持膝关节的后直相稳定(图10-10)。

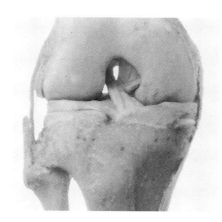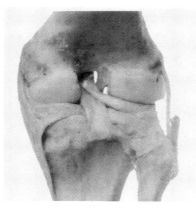

图 10-10　膝关节周围韧带

【损伤机制及病理变化】

常见造成膝关节周围韧带损伤的机制有:①股骨在胫骨上外展、屈曲和内旋;②股骨在胫骨上内收、屈曲和外旋;③过伸;④前后移位。

1. 膝关节内侧副韧带损伤　内侧副韧带损伤主要为膝外翻暴力所致,多见于运动损伤,如足球、滑雪、摔跤等。当膝关节外侧受到直接暴力,使膝关节猛烈外翻,便会损伤内侧副韧带。当膝关节半曲位时,小腿突然外展外旋的间接暴力均会使内侧副韧带损伤或断裂。膝关节微屈时,暴力直接作用于膝外侧,也会引起膝内侧副韧带损伤,内侧副韧带深层关节囊韧带中部断裂时,常合并内侧半月板边缘撕裂,或合并前交叉韧带断裂。

膝关节内侧副韧带损伤分类方法,主要有两种:一是分为完全性和不完全性断裂,临床检查时大概估计,外翻应力试验阳性时多为完全性断裂,部分纤维撕裂者,应力试验一般阴性;另一种分类法将损伤分为Ⅰ度、Ⅱ度、Ⅲ度。Ⅰ度损伤是少量韧带纤维断裂,膝关节的创伤反应及功能影响都小,应力试验稳定性好,X线片示膝内侧间隙无明显增宽,Ⅱ度损伤是较多韧带组织断裂,关节的软组织反应较大,稳定性受影响,出现小腿外展松动,X线片见膝内侧间隙增宽小于5mm之内;Ⅲ度损伤是韧带完全断裂,膝关节肿胀明显,松动失稳,X线片见膝关节内侧间隙增宽大于5mm。这种方法有利于指导临床治疗。

2. 外侧副韧带损伤主要为膝内翻暴力所致　当外力作用于膝部内侧或足部外侧时,膝关节受到内翻应力。因膝关节外侧方髂胫束比较强大,单独外侧副韧带损伤少见。轻度外力时外侧副韧带轻度损伤,中度外力受限使外侧副韧带损伤,当外力加大时出现前交叉韧带损伤,当外力进一步加大时出现后交叉韧带损伤。如果暴力强大,髂胫束和腓总神经都难免受损伤。

3. 前交叉韧带损伤　膝关节伸直位下内翻损伤和膝关节屈曲位下外翻损伤都可以使前交叉韧带断裂。一般前交叉韧带很少会单独损伤,往往合并有内、外侧副韧带与半月板损伤,但在膝关节过伸时有可能单独损伤前交叉韧带。另外,来自胫骨上端后方的暴力也可使前交叉韧带断裂。前交叉韧带损伤亦多见于竞技运动。

4. 后交叉韧带损伤　无论膝关节处于屈曲位或伸直位,来自前方的使胫骨上端后移的暴

Note

力都可以使后交叉韧带断裂。后交叉韧带损伤少见,单独后交叉韧带损伤更为少见。通常与前交叉韧带同时损伤。后交叉韧带是关节运动的轴心,一旦损伤,患者会出现关节不稳,影响日常活动。

　　5. 膝关节复合韧带损伤　　是急性膝关节脱位的结果,膝关节脱位一般至少侵犯膝关节的两条主要韧带,常伴有半月板损伤和关节软骨损伤,严重影响膝关节稳定性,亦可伴有血管神经损伤,其治疗仍是一个严峻的挑战。

　　韧带的损伤可以分为扭伤(即部分纤维断裂)、部分韧带断裂、韧带完全断裂和联合性损伤。例如前交叉韧带断裂可以同时合并有内侧副韧带与内侧半月板损伤,称为"三联伤"。韧带断裂的部分又可分成韧带体部断裂、韧带与骨骼连接处断裂及韧带附着处的撕脱性骨折。第一种损伤愈合慢且强度差,以第三种愈合后最为牢固。

　　【临床表现】

　　都有外伤病史。以青少年多见,男性多于女性,以运动员最为多见。受伤时有时可以听到韧带断裂的响声,很快便因为剧烈疼痛而不能再继续运动或工作。膝关节出现剧烈疼痛,出现肿胀、压痛与积液(血),膝部肌肉痉挛,膝关节处于强迫体位,或伸直,或屈曲。膝关节侧副韧带的断裂处有明显的压痛点,有时还会摸到蜷缩的韧带断端。

　　【物理检查】

　　1. 侧方应力试验　　在膝关节完全伸直位与屈曲 20°~30° 位置下做被动膝内翻与膝外翻动作,并与对侧作比较,如有疼痛或发现内翻、外翻角度超出正常范围并有弹跳感,提示有侧副韧带扭伤或断裂。急性期做侧方应力试验检查可加重疼痛,患者很难配合,可等待数天或局部麻醉下检查。外翻应力试验需分别在伸直位和屈曲 30° 位进行,分别检查内侧副韧带的后斜韧带及浅层(图 10-11)。

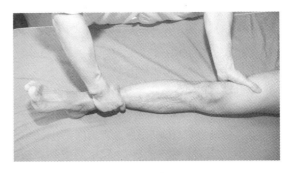

图 10-11　外翻应力试验(检查内侧副韧带)

　　2. 胫骨外旋试验　　患者俯卧位,在膝关节 30° 及 90° 位置,用力将双侧足进行最大外旋,测定足相对于股骨轴的外旋角度是否对称,若两侧外旋角度相差大于 10° 视为病理现象(图 10-12)。屈膝 30° 时与对侧比较,外旋增加大于 10°,但在屈膝 90° 时无此表现,提示单纯后外侧复合体损伤。当屈膝 30° 和 90° 都有此表现时,提示后外侧复合体及后交叉韧带均有损伤。

　　3. 抽屉试验　　检查方法见第一章理学检查部分。由于正常膝关节在屈曲 90° 位置下亦能

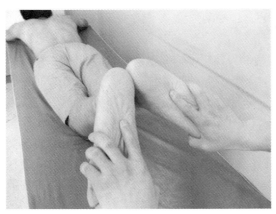
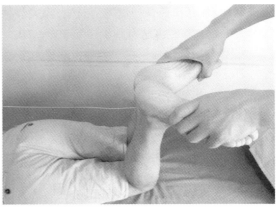

图 10-12　胫骨外旋试验

有轻度前后被动运动,故需将患侧与健侧对比。单独前交叉韧带断裂时,胫骨前移幅度略大于正常,若前移明显增加,说明可能还合并有内侧副韧带损伤。

4. **轴移试验** 本试验用来检查前交叉韧带断裂后出现的膝关节不稳定。患者仰卧于检查台,肌肉放松。检查者站在一侧,一手握住踝部,屈曲膝关节到90°,另一手在膝外侧施力,使膝处于外翻位置,然后缓慢伸直膝关节,至屈曲30°位时觉疼痛与弹跳,是为阳性结果(图10-13)。这主要是失去前交叉韧带控制的股骨外侧髁滑向胫骨平台的后方,在伸直过程中股骨外侧髁突然复位而产生疼痛。

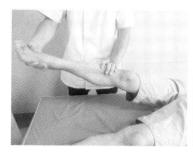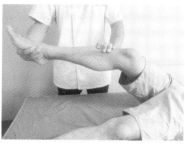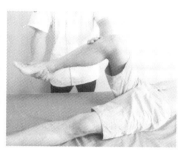

图 10-13　轴移试验

5. **Lachman 试验** 患者仰卧于检查台,髋部放平,膝部移至床旁,小腿移至床外,膝关节屈曲 20°~30°。检查者用身体挡住垂到床边的或者足部,嘱患者放松肌肉。检查者一手握住患者大腿远端,一手握住小腿近端,将小腿向前拉动(图10-14)。如小腿近端向前移动增大超过 5mm,为 Lachman 试验阳性,提示前交叉韧带损伤,一般认为该试验敏感性比抽屉试验更高。

6. **股骨后坠试验** 患者仰卧位,屈髋、屈膝各 90°。检查者一手握住双侧足跟,一手比较双侧胫骨结节是否等高。与健侧对比,胫骨结节下沉增大即为阳性,提示后交叉韧带损伤。

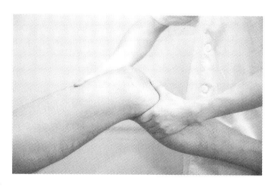

图 10-14　Lachman 试验

【影像学与关节镜检查】

普通 X 线片检查只能显示撕脱的骨折块。检查有无内、外侧副韧带损伤,可摄应力位片,即在膝内翻和膝外翻位置下摄片。在 X 线片上比较内、外侧间隙张开情况。

一般认为,两侧间隙相差 4mm 以下为轻度扭伤,4~12mm 为部分断裂,12mm 以上为完全性断裂,可能还合并有前交叉韧带损伤。

MRI 检查可以清晰地显示出前、后交叉韧带的情况,还可以发现意想不到的韧带结构损伤与隐匿的骨折线。

关节镜检查不仅为诊断的重要手段,同时也是一种重要的治疗方法,可对断裂的交叉韧带和损伤的半月板进行修复。

【治疗】

在受伤现场进行及时的局部制动、冷敷、加压包扎和抬高患肢是十分必要的。

1. **内侧副韧带损伤** 内侧副韧带扭伤或部分性断裂(深层)可以保守治疗,用长腿管型石膏固定 4~6 周。完全断裂者应及早修补。如有半月板损伤与前交叉韧带损伤,也应在手术时同时进行处理。恢复期可采用针灸、手法、药物治疗及物理治疗。

2. **外侧副韧带损伤** 外侧副韧带断裂者应立即手术修补。

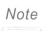
Note

3. 前交叉韧带损伤　前交叉韧带断裂，传统手术缝合，多效果欠佳。目前主张在关节镜下做韧带重建手术，可以选择自体腘绳肌腱、自体骨髌腱骨移植，同种异体肌腱移植，目前多不主张使用人工韧带重建前交叉韧带。

4. 后交叉韧带损伤　对断裂的后交叉韧带是否要重建以往有争论，目前的意见偏向于在关节镜下早期重建。

半月板损伤

【解剖概要】

半月板是一种月牙状纤维软骨盘，具有一定的弹性，充填在股骨与胫骨关节间隙内，它们的周围部分较厚，附着于胫骨平台的边缘，中央部分则较薄，半月板接触股骨髁的上面略凹陷，而接触胫骨平台的下面则平坦。半月板内部无血液供应，其营养主要来自关节滑液，只有与胫骨边缘连接的边缘部分（即外围的 10%~30%）能从滑膜得到血液供应（图 10-15）。因为半月板血液供应差，所以破裂后愈合能力很差。每个膝关节有 2 个半月板：内侧半月板与外侧半月板。

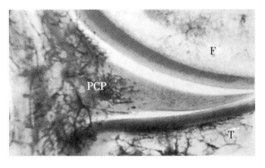

图 10-15　半月板外围血供
F. 股骨；T. 胫骨

内侧半月板比较大，近似"C"形，前角附着于前交叉韧带附着点髁间嵴的前方，后角附着于后交叉韧带止点的前方、髁间嵴的后方，该处均无关节面。中部外缘与内侧副韧带的深层纤维相连，所以内侧半月板只有前半部稍松弛，有活动的余地。

外侧半月板较小，形状似"O"形，前角附着于前交叉韧带止点的外侧方、髁间嵴的前方，后角则附着在髁间嵴的后方、后交叉韧带止点的前方。外缘与肌腱相连，不与外侧副韧带相连，所以外侧半月板的活动度比内侧半月板大。

在胚胎期，半月板为一完整的软骨盘，充填于股骨与胫骨之间的间隙内，随着交叉韧带的发育，半月板分成内、外两侧。在出生时其中心部分已吸收，成为"O"形或"C"形（图 10-16）。如果中央部分没有被吸收而发生椭圆形盘状畸形，称为盘状半月板。盘状半月板可因轻微外伤而破裂。在我国，外侧盘状半月板较多见，损伤发生率较内侧半月板高，与国外报道的相反。半月板血供差，仅外围 10%~30% 能从滑膜得到血液供应，其余部位是无血运组织，主要靠关节液维持

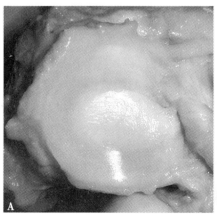
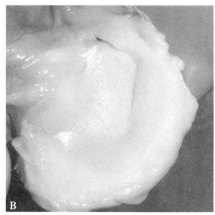

图 10-16　膝关节半月板
A. 膝关节外侧半月板的上面观；B. 膝关节内侧半月板上面观

新陈代谢。由于营养相对不足,破裂后愈合能力差。

半月板的功能:①它的外厚内薄和上凹下平的特殊形态可以充分充填在股骨与胫骨的关节间,保持膝关节的稳定性;②由纤维软骨构成,富于弹性,能承受重力、吸收震荡;③散布滑液,润滑关节,减少股骨与胫骨之间的磨损;④协同膝关节的伸屈与旋转活动,膝关节伸直与屈曲时,半月板可以前后活动,膝关节旋转时,两个半月板一个向前、一个向后,旋转活动最容易使半月板发生破裂。

【发病机制与病理】

研磨力量是产生半月板破裂的主要原因。膝关节伸直时,两侧副韧带紧张,关节稳定。当下肢负重时,足部固定,膝部处于略屈的位置,关节突然内旋、伸膝或外旋、伸膝,常引起半月板撕裂损伤。足球运动员射门时,如果射门方向不在正前方,就要扭转躯干,此时支撑腿股骨内侧髁急骤内旋,股骨髁与半月板的接触面积减小,由于重力的作用,半月板的下面与胫骨平台的接触面积比较固定,内侧半月板便会挤在股骨内侧髁与胫骨平台之间受到猛烈的旋转产生的研磨力量而发生破裂。半蹲或蹲位工作最容易发生半月板损伤。膝关节屈曲时股骨下端会有2°~3°外旋,煤矿工人长期从事蹲位或半蹲位工作,双腿分开,使股骨外髁与半月板的接触更为明显。铲煤和抛煤所致的膝关节旋转动作使外侧半月板受股骨外髁的研磨力量而破裂。如原有外侧半月板盘状畸形,则更易破裂。因此产生半月板损伤必备的四个因素:膝半屈,内收或外展,重力挤压和旋转力量。

半月板破裂的类型(图10-17):按撕裂部位分:①前1/3撕裂,也称前角撕裂;②中1/3撕裂,又称体部撕裂;③后1/3撕裂,也称后角撕裂。按撕裂形态分:①纵裂,也称桶柄样撕裂,②放射状撕裂;③分层撕裂,又名水平劈裂;④斜行撕裂;⑤复合撕裂。

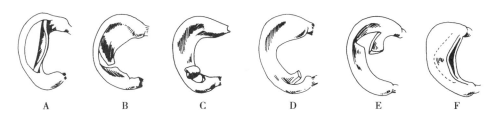

图 10-17 膝关节半月板损伤的类型
A.纵裂;B.中1/3撕裂;C.前角撕裂;D.前1/3撕裂;E.后1/3撕裂;F.分层撕裂

【临床表现】

1. 多见于运动员与体力劳动者。

2. 急性受伤时患者有时能听到关节内响声,慢性损伤者无明确外伤病史。男性多于女性。

3. 受伤后膝关节剧痛,伸不直,往往同时伴有关节囊内壁滑膜损伤,引起关节内积血、渗液,并迅速出现肿胀。经过休息及一般消肿止痛治疗,症状减轻,但关节间隙仍然疼痛,特别是当关节伸屈到某个位置时尤其明显,活动时多有弹响。

4. 关节交锁 有时破裂的半月板嵌于关节内不能解脱,造成伸膝时突然发生伸直障碍,协助患肢旋转摇摆后,突然弹响后关节又可伸直。

5. 打软腿 膝关节不稳定以及股四头肌力弱引起,尤其是上下台阶,走不平的道路,有突然要跪倒的趋势。

6. 慢性阶段的体征有关节间隙压痛、行走弹跳、股四头肌萎缩等。根据压痛点部位,可以大致判断出是前角、体部或后角撕裂。

7. 几种特殊试验

(1)过伸试验:膝关节完全伸直并轻度过伸时,半月板破裂处受牵拉或挤压而产生剧痛。

（2）过屈试验：将膝关节极度屈曲，破裂的后角被卡住而产生剧痛。

（3）旋转挤压试验（McMurray-Fouche 试验）：患者仰卧，患侧髋膝完全屈曲，检查者一手放在关节外间隙处做触诊，另一手握住足跟后做小腿大幅度环转运动，内旋环转试验外侧半月板，外旋环转试验内侧半月板，在维持旋转位置下将膝关节逐渐伸到 90°（McMurray 试验）（图 10-18）。注意发生响声时的关节角度。若在关节完全屈曲位下发生响声，表示半月板后角损伤；关节伸到 90°左右时才发生响声，表示为体部损伤。再在维持旋转位置下逐渐伸直至微屈位（Fouche 试验），此时听到或感到响声，表示可能有半月板前角损伤。

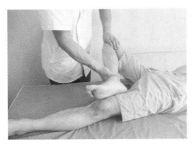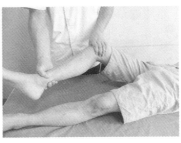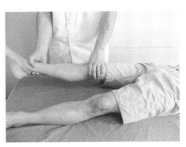

图 10-18　旋转挤压试验

（4）研磨试验（Apley 试验）：患者俯卧，膝关节屈成 90°。检查者将小腿用力下压，并且做内旋和外旋运动，使股骨与胫骨关节面之间发生摩擦（图 10-19）。若外旋产生疼痛，提示为内侧半月板损伤。此后将小腿上提，并做内旋和外旋运动，如外旋时引起疼痛，提示为内侧副韧带。本试验在检查髋关节强直患者的半月板时有一定实用意义。

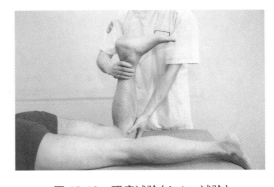

图 10-19　研磨试验（Apley 试验）

（5）蹲走试验：主要用来检查半月板后角有无损伤。方法如下：嘱患者蹲下走鸭步，并不时变换方向，或左或右。本试验仅适用于检查青少年患者，特别适用于大规模体检时检查半月板有无损伤。

必须注意，没有一个试验是诊断膝关节半月板损伤的唯一依据。应综合临床症状、压痛点以及各种阳性试验结果，才能做出最后诊断。

【影像学与关节镜检查】

X 射线平片检查不能显示半月板形态，主要用来排除膝关节其他病变与损伤。关节空气造影、碘溶液造影或空气 - 碘溶液对比造影一度是有效的辅助诊断方法，但目前已被 MRI 检查所替代。超声检查尚处在试验阶段。分辨率高的 MRI 可以清晰地显示半月板有无变性、破裂（图10-20，图 10-21），还可以观察有无关节积液与韧带损伤。半月板在 MRI 的影像学表现一般分为四级：正常信号 0 级，表现为均匀低信号影，半月板形态规则；Ⅰ级信号表现不与半月板关节面相接触的圆形或椭圆形增高信号影；Ⅱ级信号表现线性的半月板内信号增高，可延伸至半月板的关节囊缘，但未达到半月板的关节面缘 - 半月板内撕裂；Ⅲ级信号表现为线样高信号影且与关节线相通，提示半月板撕裂。当半月板桶柄样撕裂时，常可见"双前交叉韧带"或"双后交叉韧带"影。

最准确的检查为关节镜检查（图 10-22，图 10-23），近年来应用广泛。不仅可用于诊断，也可通过内镜进行手术操作，如活组织检查和半月板修复及部分切除术。

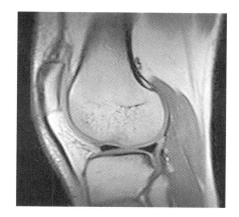

图 10-20 正常膝关节半月板 MRI（矢状位）

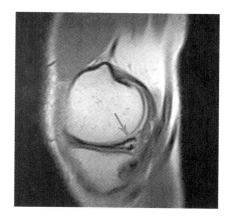

图 10-21 膝关节内侧半月板后角撕裂（矢状位）

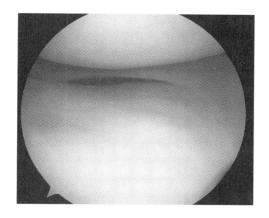

图 10-22 关节镜下观察正常半月板形态

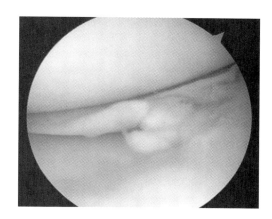

图 10-23 关节镜下观察半月板撕裂

【治疗】

1. 非手术疗法 一般认为部分厚度的沿半月板长轴裂伤、<5mm 的全层垂直或斜形裂伤、<5mm 的放射状裂伤均可不做手术，进行非手术疗法治疗。

急性期如关节有明显积液（或积血），应在严格无菌操作下抽出积液；然后用长腿石膏托固定膝关节略屈曲 20°位 3~4 周，以消除关节肿胀、滑膜炎症、肌肉痉挛，待其自行愈合，配合股四头肌锻炼以免发生肌萎缩。同时辅助中药治疗，物理治疗等方法。

2. 手术治疗 膝关节半月板撕裂诊断明确者，以往都做半月板切除术，但影响关节稳定，很容易产生骨关节炎。因此，如经非手术治疗无效，症状和体征明显，诊断明确者，应及早在关节镜下手术切除损伤的半月板或把撕裂部分切除或进行半月板修补缝合，以防发生创伤性关节炎。如果患者比较年轻，损伤位于血液供应区域，而且韧带完整应尽量将撕裂的半月板缝合；如果患者年龄比较大，损伤位于没有血液供应区域，应将半月板撕裂的部分切除，目前不主张将半月板完全切除，有条件缝合的半月板要缝合修复。撕裂严重、无法修复的半月板可以在镜下行全切除或次全切除，但要尽可能保留稳定的半月板滑膜缘，为将来可能的半月板移植做准备。

对半月板损伤严重无法修补或半月板切除术后的患者可以考虑进行半月板重建手术。目前应用较多、较为成熟的方法是同种异体半月板移植，也有用工程组织来代替，在解决免疫排斥后，植入的半月板可能发挥一定的功能。还有采用人工高分子生物材料制成的半月板假体移植到体内，这可能取代同种异体半月板移植，但这种技术还处于临床实验阶段。

内镜下手术创口很小，对关节干扰小，术后恢复快，可以早期起床活动，已成为常规处理方法。

Note

第四节　胫腓骨骨折

一、胫骨平台骨折

胫骨平台骨折(tibial plateau fracture),约占全部骨折的4%,粉碎性骨折居多,闭合复位困难,可并发半月板损伤和韧带损伤。

【解剖概要】

胫骨平台即胫骨近端干骺端之上,外形膨大,利于膝稳定,有较多的肌肉肌腱及韧带附着。其松质骨丰富,皮质骨薄,对抗高能量暴力较差,上方为平台关节面与股骨髁关节面相对应。

【损伤机制】

胫骨平台骨折主要为高速机动车辆事故和高处坠落所致。胫骨平台骨折源于直接轴向压力,常合并有外翻或内翻应力及间接剪切应力。外力的方向、强度和位置,以及受冲击的膝关节位置决定了骨折的类型、位置和移位。胫骨近端的关节外骨折,通常是由继发的股骨干骺端直接折弯应力所致。

【分类】

Schatzker 分类是目前胫骨平台骨折应用最广泛的分型(图 10-24)。①Ⅰ型:外侧平台劈裂骨折,外侧髁撕脱骨折导致楔形骨折块;②Ⅱ型:外侧平台劈裂压缩骨折,外侧髁劈裂并关节面塌陷;③Ⅲ型:外侧胫骨平台中央压缩,外侧髁缘完整;④Ⅳ型:内侧胫骨平台骨折;⑤Ⅴ型:双髁骨折;⑥Ⅵ型:双侧胫骨平台骨折并干骺端分离。AO 分类中,如果排除 A 型骨折,即干骺端的骨折,只考虑部分和全关节骨折,则 AO 分类也只有六种骨折,B 型,部分关节骨折(B1. 单纯劈裂骨折;B2. 单纯压缩骨折;B3. 劈裂 - 压缩骨折);C 型,全关节骨折(C1. 关节简单型,干骺端亦为简单型骨折;C2. 关节简单型,干骺端复杂型骨折;C3. 关节和干骺端都为复杂型骨折)。

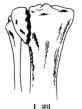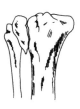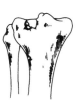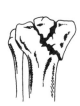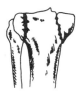

Ⅰ型　　　　Ⅱ型　　　　Ⅲ型　　　　Ⅳ型　　　　Ⅴ型　　　　Ⅵ型

图 10-24　Schatzker 分类

【临床表现与诊断】

对于胫骨平台骨折的患者,伤后出现膝关节疼痛和肿胀,患者不能用患肢行走。关节内骨折常伴有积血,如伴有关节囊破裂,积血会外渗至周围皮下软组织。膝关节伤最初评估包括可能的骨折和韧带损伤的局部压痛点。由于胫骨外侧髁松质骨密度高,多发生劈裂而不是压缩骨折,未能分散的能量传递到胫侧副韧带,因此常伴有胫侧副韧带损伤。韧带损伤在急性期的初期检查中难于诊断,可急诊给予镇静药物,X 线透视下行膝关节伸直位内外侧方应力检查,或全麻下透视检查。内翻或外翻松弛度大于 10° 提示严重的关节压缩或韧带损伤。检查必须包括血管和神经功能的全面判断。应触摸腘动脉和胫后动脉,还应检查皮肤的毛细血管充盈,并与对侧相比较。必须在早期和随后的检查中除外小腿的骨筋膜室综合征,不可忽略的早期征象包括严重疼痛、踝或足趾被动活动疼痛。X 线检查可帮助明确诊断。CT 已取代 X 线平片用于膝关节骨折的检查。CT 图像的矢状面和冠状面重建能提高胫骨平台骨折诊断的准确性,并提示关节面的压缩情况。MRI 可发现隐匿骨折、半月板和交叉韧带损伤。

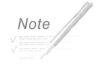

【治疗】

治疗胫骨平台骨折的目标是：①使骨折愈合在关节面平整的正常对线关系上；②使患者恢复受伤前的功能水平；③避免并发症。

1. 非手术治疗 对于健康活跃的患者，非手术治疗只适用于移位很少(<2mm)的稳定性骨折。非手术治疗包括早期牵引或夹板固定，待肿胀消退后使用管型支具，使患者开始在足够舒适地保护下行膝部活动。膝关节避免负重和早期关节在支架保护下活动也是有价值的治疗方法，在愈合已足够抵抗骨折移位时(通常在8~12周后)，患者可开始抗阻力的股四头肌锻炼和负重。

2. 手术治疗 胫骨平台骨折系关节内骨折，多主张早期手术治疗。骨折块大而移位很少的胫骨平台骨折可通过经皮方法复位，可用影像学引导下放置经皮螺钉来治疗。影像学引导下经皮技术避免了更大的手术切口，不需要从骨表面剥离组织，因此对骨和软组织周围的额外损伤很小，对愈合的损害也很小。但缺点是除非医生使用关节镜，否则无法直视观察关节结构。胫骨平台骨折伴中重度关节压缩或粉碎者需要显露骨折以行开放复位和内固定。如果骨折只累及内侧或外侧胫骨平台(即Ⅰ、Ⅱ、Ⅲ和Ⅳ型)，则在复位关节骨折后，建议使用一块支持接骨板固定骨折。累及双侧平台的胫骨平台骨折(Ⅴ和Ⅵ型)在关节面复位并固定后，需要重建胫骨的正确力线。内侧和外侧双接骨板是一种选择，但他需要显露胫骨近端的内侧和外侧关节面，存在着使骨的很大部分失活的风险，骨折不愈合更常见。更好的治疗方法是通过骨折线显露关节后，尽量少剥离骨膜，复位和固定关节面。可经皮拧入拉力螺钉以减少切口。可用张力带钢丝将胫骨关节面固定到外固定环上。该环与一个或多个杆相连，后者通过半针或(和)钢丝与胫骨相连。固定环能够维持正确的轴向对线直到愈合。

【并发症】

手术治疗与非手术治疗均存在并发症，非手术治疗并发症多与长期卧床有关，如血栓形成、肺炎，另外腓神经麻痹多发生于管型支具，胫骨近端骨牵引易导致针道感染。

1. 早期并发症 胫骨平台骨折术后感染是最严重的并发症，如螺钉或针与关节腔相通，则易导致化脓性关节炎。血管栓塞多发生于胫骨平台骨折术后，术后应用弹力袜、低分子肝素或华法林对深静脉血栓形成能起到预防作用，对高度怀疑血栓形成者应采用侵袭性治疗。

2. 远期并发症 远期并发症包括内固定引起的疼痛、内固定失败、创伤性关节炎和畸形愈合。少见的并发症有腘动脉损伤、骨坏死、骨不连。

二、胫腓骨干骨折

胫腓骨干骨折(fracture of shaft of tibia and fibula)在长骨骨折中最常见，约占全身骨折的12%。双骨折、粉碎性骨折及开放性骨折居多，软组织损伤较重，治疗复杂。

【解剖概要】

1. 骨性结构 胫骨干上1/3呈三角形，下1/3略呈四方形，中1/3为三角形和四方形骨干的移行部，最细弱，为骨折好发部位。胫骨内侧面仅有皮肤覆盖，易发生开放性骨折。胫骨结节不与骨干轴线一致，稍靠外，应在定位髓内钉打入点时加以考虑。胫骨前缘的锐性胫骨嵴是骨折复位标志。胫骨髓腔呈不规则的三角形，髓腔狭窄部在中下1/3交界处。

2. 骨筋膜室 小腿深筋膜与胫腓骨及骨间膜形成四个骨筋膜室：前、外、后浅及后深骨筋膜室。前室包括胫前肌、伸趾肌。外侧室包括腓骨长、短肌。后侧浅室包括腓肠肌、比目鱼肌、跖肌和腘肌。后侧深室包括趾屈肌。小腿骨折并发血管及严重软组织损伤可引起骨筋膜室综合征。

3. 胫腓骨的血供 胫骨的血供来源于滋养动脉和骨膜血管。胫骨的滋养血管孔位于骨干中上段，靠近外侧嵴。下段无肌肉附着，故下1/3骨折因局部血运不良，易发生迟缓愈合或不愈合。

【损伤机制】

胫骨干骨折有多种损伤机制。可大致分为直接暴力和间接暴力。高能量损伤所致骨折的粉碎程度更重,相关软组织损伤更广,预后也更差。扭转骨折发生于足部固定而躯体扭转情况下,通常造成螺旋骨折。这类骨折多为低能量创伤所致,骨折稳定,移位较少,软组织损伤较轻。三点或四点折弯应力的直接损伤通常造成横断骨折或短斜形骨折并伴楔形折块。折弯作用点间距越大,传导应力越大,骨及软组织的损伤也越严重。巨大外力作用于很小区域时,直接创伤也可造成碾挫伤,骨折多粉碎并伴严重软组织损伤。

【分类】

胫骨干骨折有多种分型方法,用以判断预后及采取正确的治疗方法。通常将胫腓骨骨折分为单纯、蝶形和粉碎骨折(图 10-25),并以此反映出其常见原因和机制。

Gustilo-Anderson 分型通常用于开放骨折的软组织损伤,①Ⅰ型:清洁伤口,<1cm;②Ⅱ型:裂伤,>1cm,不伴广泛软组织损伤、撕脱;③Ⅲ型分为三个亚型,ⅢA 型:广泛裂伤(>10cm),局部软组织覆盖充足或高能量创伤,无论伤口大小;ⅢB 型:广泛软组织缺损,需要局部或游离皮瓣覆盖,通常合并严重污染;ⅢC 型:血管损伤,需要修复。

Tscherne 分型用于闭合骨折的软组织损伤,①0 型:间接暴力损伤,不伴软组织损伤;②Ⅰ型:中低能量损伤,表浅擦伤或挫伤;③Ⅱ型:高能量损伤,显著的肌肉挫伤及皮肤深层擦伤及筋膜室综合征风险;④Ⅲ型:高能量损伤,伴有皮下脱套伤,有间隔血管损伤可能。

【临床表现与诊断】

大多数急性胫骨干骨折可通过良好的病史询问、体格检查和常规 X 线片作出诊断。患者表现为疼痛、肿胀、畸形、不能负重,还可伴有神经受损表现,如针刺感、麻木、无力等。高能量损伤所致骨折多有开放伤口或合并软组

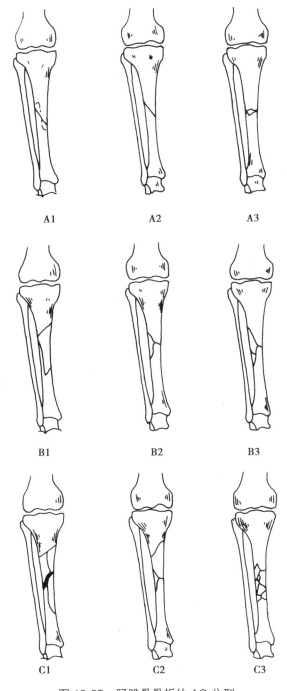

图 10-25　胫腓骨骨折的 AO 分型

织缺损。骨折伴有开放伤口、血管损伤或筋膜室综合征时,确定损伤发生至治疗开始的时间间隔非常重要。骨折部位有压痛,有反常活动或骨擦感。出现畸形通常提示骨折,大块软组织肿胀通常提示进行性血肿或闭合性脱套伤。张力性肿胀时,应高度警惕有无筋膜室综合征的可能。评估患肢皮肤完整性时,应视诊整个小腿。较远的伤口可能是骨折原始移位所致。小伤口内持续出血并可见脂肪滴,提示为粉碎性骨折。明显的开放性伤口应检查解剖结构及有无异物。重度软组织损伤不一定有开放性伤口。磨损、淤斑、骨折所致水泡均提示重度软组织闭合损伤。闭合性脱套伤的严重性多要数日才能显现,逐步丧失灌注并形成焦痂。应评估并严密观察患足及足趾的颜色、温度及毛细血管再灌注情况,所有下肢神经功能及主要肌肉的肌力,警惕因缺血

造成的感觉运动功能障碍。包括膝、踝关节的 X 线正侧位片通常足以诊断胫骨干骨折,除明确骨折部位、类型、移位程度等内容外,还应由此分析其损伤机制、骨膜损伤情况及移位趋势。必要时拍摄胫骨斜位像以显示无移位的螺旋骨折。CT、MRI 及骨扫描等方法多用于关节周围骨折、感染、应力骨折及病理性骨折等特殊情况。血管造影可用于血管情况不明或拟行软组织覆盖的术前评估。神经损伤后肌电图要到 2~3 周才有明显改变,可用于康复期的监测。

【治疗】

治疗目的是恢复骨的连续性,不残留畸形及疼痛,恢复患者伤前的功能水平,避免出现死亡。骨折复位应着眼于恢复肢体长度和力线。

1. 非手术治疗　主要适用于稳定性骨折。保守治疗成功与否取决于闭合复位结果能否接受、骨折类型是否足够稳定以维持早期负重。骨折不稳定征象包括:粉碎程度超过 50%;初始移位超过 50%,初始短缩超过 15mm;胫骨远端 1/3 的螺旋骨折。这些情况下,非手术治疗的不愈合及畸形发生率高于手术治疗。非手术治疗方法包括长腿石膏托、允许膝关节活动的髌腱负重支具和功能支具。复位后长腿石膏托或支具外固定,利用石膏塑形维持骨折对位、对线。跟骨骨牵引适用于骨折手法复位失败,软组织损伤严重,合并骨筋膜室综合征者。

2. 手术治疗

(1) 接骨板内固定:多用于骨折相对稳定及软组织损伤较轻的骨折。目前以动力加压接骨板为主,但因对骨折端解剖复位的追求,使对骨折端软组织剥离,破坏血运。随着生物固定概念的钢板逐渐成熟,目前多主张采用有限接触动力加压接骨板、桥接接骨板、LISS 系统固定。由于胫骨内侧面仅有一层皮肤覆盖,缺少肌肉保护,对高能量创伤形成的小腿骨折易出现皮肤破裂,或因钢板突起而造成滑囊炎。因此,习惯上均将接骨板置于胫骨前外侧肌肉下。

(2) 髓内钉内固定:髓内钉内固定可闭合穿针,不破坏骨折端软组织,能保持骨长度,控制旋转应力,骨折固定可靠,已广泛应用于闭合或开放性胫腓骨干骨折。锁定髓内钉分为静力锁定和动力锁定,静力锁定是在骨折远近端分别锁定,可使骨折处避免成角、压力、弯曲应力的影响。动力锁定是只锁定骨折远或近一端,另一端不锁定,有利于骨折端间的紧密接触乃至加压。开放性骨折一期手术治疗慎用髓内钉内固定。

(3) 外固定器固定:适用于易复位而不能维持对位的骨折、胫腓骨严重粉碎性骨折、开放性骨折伴有感染,或合并骨段缺损需延长,以及作为简单内固定的辅助固定。以最小的损伤取得较理想的复位和早期功能恢复的效果。外固定器也是髓内固定存在禁忌时的有效治疗手段,并可用于晚期并发症(如骨折不愈合、畸形愈合或骨髓炎)的治疗。

(4) 截肢:治疗胫骨严重毁损伤时,医生通常面临两难抉择:保肢或早期截肢。早期截肢的绝对指征是成人胫神经彻底断裂,碾挫伤后热缺血时间超过 6 小时。相对适应证包括严重的多发损伤、严重的同侧足部损伤、完全康复预期很长时间。

三、Pilon 骨折

胫骨 Pilon 骨折是累及负重关节面及干骺端的胫骨远端骨折。干骺端不同程度的压缩、粉碎性骨折,其高度的不稳定、关节软骨的原发性损伤是 Pilon 骨折的特征。

【受伤机制及分类】

常发生于高处坠落和机动车肇事的高能损伤。在不同程度的轴向负荷上发生的外旋、外翻、背伸应力造成低能量 Pilon 骨折。由于胫骨前缘受到撞击造成内踝的垂直骨折,继而外踝发生骨折,最后后踝出现水平骨折。轴向负荷的作用在高能量骨折中更为突出,距骨对胫骨关节面的撞击会造成胫骨骨折。爆裂的关节面可嵌入胫骨远端干骺端。骨折发生时足的位置决定了关节面损伤的部位。应注意高能量骨折中周围软组织的损伤情况。Pilon 骨折的不同治疗结果可通过这两种不同的病理机制得到部分解释。首先出现的踝关节的旋转可以在关节形成剪切应力,继而出现轴向负荷可造成关节软骨的挤压损伤。有时骨折已经解剖复位,但其预后仍较差,可能是关节软骨损伤所致。

Rüedi 和 Allgöwer 根据干骺端骨折的粉碎程度及关节面损伤情况将 Pilon 骨折分为三型(图 10-26):Ⅰ 型骨折没有移位;Ⅱ 型骨折有移位;Ⅲ 型骨折关节面有压缩和(或)粉碎性骨折。这种分型方法特别强调轴向负荷损伤,并将其单独列为一条,对临床预后有一定的指导价值。AO/ASIF 及骨科创伤协会介绍了更细致的分型方法:A 型骨折是没有关节损伤的胫骨远端干骺端骨折(A1. 关节外骨折,干骺端简单型;A2. 关节外骨折,干骺端为楔形骨折;A3. 关节外骨折,干骺端为粉碎骨折);B 型骨折有部分关节内骨折(B1. 部分关节骨折,单纯劈开;B2. 部分关节骨折,劈开加关节面压缩;B3. 部分关节骨折,关节面粉碎);C 型骨折完全关节内骨折(C1. 全关节

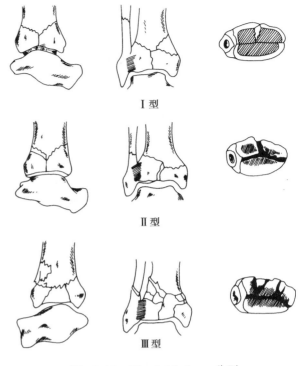

Ⅰ 型

Ⅱ 型

Ⅲ 型

图 10-26 Rüedi-Allgöwer 分型

骨折,关节面与干骺端都为简单骨折;C2. 全关节骨折,关节面为简单骨折,干骺端为粉碎骨折;C3. 全关节粉碎骨折)。又可根据骨折及关节的粉碎情况将这三型分为若干亚型。

【临床表现与诊断】

疼痛、肿胀、畸形、关节的骨擦音及负重功能丧失是急性 Pilon 骨折的主要症状和体征。由于 Pilon 骨折多为高能量暴力损伤,首先注意有无合并损伤,了解受伤时足的位置、暴力类型、局部软组织、皮肤、神经血管情况。常规摄踝关节正侧位、踝穴位及显示胫骨前内侧及后外侧关节面的外旋 45° 位 X 线片,根据 X 线片不难诊断。CT 检查有助于了解骨折形态、骨折块数量及移位情况,便于判断骨折类型。

【治疗】

Pilon 骨折的治疗目的是:①重建关节面的适配性;②在保证力线与对位良好的情况下达到骨折干骺端与骨干的坚强固定;③防止出现医源性并发症,使下肢功能尽快恢复到伤前水平。

1. 非手术治疗 适用于无移位骨折、或全身情况较差不能耐受手术、以及为延期手术做准备的治疗。包括石膏外固定、跟骨牵引和闭合穿针外固定。

2. 手术治疗 适用于开放性骨折,骨折明显移位或嵌插、缺损,伴有神经、血管损伤,轴向对线不良,关节面骨折块移位大于 2mm 者。开放性骨折就诊时间早或出现骨筋膜室综合征的患者均应急诊手术。绝大多数 Pilon 骨折适合手术治疗。从切开复位内固定到有限切开联合外固定的使用,手术治疗方法较多。目前一个重要的治疗理念是一期行临时外固定,待软组织肿胀消退后,延期行关节面的重建。在保证下肢长度和力线的同时,跨关节的框架式外固定架还可以允许患者早期活动,并且易于观察、处理软组织的伤情。切开复位接骨板和螺钉内固定适用于软组织条件较好的骨折,严重粉碎,软组织情况较差的患者,可外固定架结合有限切开内固定,以减少对软组织损伤,保护血运,并整复固定关节面。而对于严重粉碎,伴有大块骨缺损或严重软组织损伤的患者宜采用外固定支架,保证长度、骨折对线及软组织修复,待二期进一步治疗。严重毁损伤可考虑采取截肢术。关节内骨折的患者在术后 8 周内禁止负重,8 周后可以部

分负重。3个月后可尝试完全负重。

附：跟腱断裂

跟腱断裂（rupture of achilles tendon）多发生于青壮年。也可是自发断裂，如类固醇药物局部注射后。

【解剖概要】

跟腱由比目鱼肌和腓肠肌合并而成，是人体中最大、最厚也是最坚固的肌腱。跟腱远端止于跟骨后方，此时跟腱的纤维向外侧旋转大约90°变成圆柱形，在跟骨上方先变窄再变宽。跟腱自身的血运来自肌肉的血管分支，远端血运多来自止点处骨及骨膜的血管。跟腱远端1/3的血运相对贫乏，这是跟腱成为全身最易发生退变和撕裂的肌腱的原因之一。

【分类】

跟腱断裂分为：①开放性断裂：多见于工农业劳动者，大多数系在跟腱有张力的情况下由锐器造成切割伤；②闭合性断裂：运动损伤多见，跟腱处于紧张状态时，受到垂直于紧张的跟腱方向的暴力打击，或由于肌肉突然猛力收缩所致。如跟腱有慢性炎症，营养不良的退行性病变和钙化等病理基础，则更易损伤。

【临床表现与诊断】

开放性断裂有伤口存在，闭合性断裂常有明确损伤史，伤时可听到断裂声，局部肿胀、疼痛，小腿无力，站立行走困难。踝关节跖屈活动减少或消失，而被动踝关节背伸活动较健侧增加。肌腱断裂处可触及一横沟，局部压痛明显，直立位，足跟离地，即提踵试验，可发现患足不能提踵或较健侧力弱。当患者俯卧双足垂于床缘，捏压小腿三头肌，足不能跖屈，称之为 Thompsons 试验阳性。X线、超声检查及 MRI 检查可发现跟腱不连续或模糊。

【治疗】

跟腱断裂治疗的目标是恢复其正常的肌肉肌腱长度和张力，从而最大限度地恢复腓肠肌-比目鱼肌复合体的最终强度和功能。非手术治疗需要制动固定，早期在足跖屈位夹板固定2周，使血肿固结，此后用短腿石膏在轻度跖屈位固定6~8周。伤后8~10周开始进行腓肠肌群渐进性抗阻训练，4~6月可重新开始体育活动。手术治疗可减少制动时间，再断裂的发生率也低。断面较齐的闭合性伤或锐器切割伤可直接缝合，断面不齐呈马尾状的损伤宜行腱成形术。陈旧性断裂一般采用成形术。术后严格跖屈位长腿石膏管型固定3~4周，然后改足中立位固定2~3周，以后逐渐活动和负重。

附：骨筋膜室综合征

骨筋膜室综合征，即由骨、骨间膜、肌肉间隔和深筋膜形成的骨筋膜室内压力增高时，导致间室内组织血流急剧下降，减压不及时，将引起组织局部缺血、坏死和功能障碍。最常发生于小腿和前臂掌侧。

【病因】

在四肢的肌组之间，如屈肌与伸肌之间，有强韧的纤维间隔将肌组分隔，肌组外层为筋膜所包绕，因而筋膜间隔与骨之间组成一个相对封闭的骨筋膜间隙。室内容纳肌组、血管与神经。由于骨筋膜间隔区内压力增加，或空间变小，或骨筋膜室内组织体积增大所致。损伤炎性反应和广泛毛细血管损伤，使室内肌肉发生严重水肿。任何原因的肌肉缺血都将使肌肉内的毛细血管内膜通透性增加，发生严重水肿，使室内肌肉的体积和组织压剧增，发生缺血-水肿恶性循环。敷料包扎过紧或在损伤性水肿继续发展下，早期不紧的包扎变得过紧而形成压迫，或严重的局部压迫，如肢体长时间被重物压迫，均可使骨筋膜室容积骤减。常见的原因有：

1. 肢体的挤压伤　患肢受重物砸伤、挤压伤或重物较长时间压迫，受压组织缺血，压力去除后，血液再灌注，使受伤组织出血、反应性肿胀，使间隔区内容物的体积增加，随之压力增高。

2. 肢体血管损伤　患肢主要血管损伤，受其供养的组织缺血4小时以上，修复血管恢复血流后,肌肉等组织反应性肿胀,使间隙内容物增加,压力增高。

3. 肢体骨折内出血 患肢骨折,出血流入筋膜间隙内,由于筋膜间隙的完整结构未被破坏,积血无法溢出而内容物体积增加,使压力增高。

4. 石膏或夹板固定不当 石膏或夹板固定过紧,压力太大,使筋膜间隙容积压缩,损伤组织肿胀,如不及时放松外固定石膏或夹板,可发生本征。

【病理】

皮肤、肌肉、神经对缺血的耐受性不同,肌肉耐受缺血时间最短,大约完全缺血 4 小时即可发生坏死。神经对缺血的耐受较肌肉长,但比较敏感,缺血 30 分钟即可出现神经功能障碍,缺血 12~24 小时,可致永久性功能丧失,缺血 6 小时,血供复通后,神经不完全坏死功能部分回逆。皮肤对缺血耐受性最强,一般无坏死。如室内容物体积骤增或室内容积骤减,则骨筋膜室内的压力急剧增加,超过动脉压后,可阻断室内血液循环,使室内肌肉、神经等组织缺血。肌肉缺血后,毛细血管通透性增加,大量渗出液至组织间隙,形成水肿,进一步增加骨筋膜室内压力,形成缺血 - 水肿恶性循环。在严重缺血早期,经积极抢救,及时恢复血液供应后,可避免肌肉坏死,不影响患者功能,或影响极小。时间较短的完全缺血,或程度较重的不完全缺血,在积极恢复血液供应后,有部分肌肉组织坏死,尚能有纤维组织修复,但因瘢痕挛缩将严重影响患肢功能。而范围广、时间久的完全缺血,将造成大量肌肉坏死,无法修复。对于多室的,肌肉丰富的骨筋膜室综合征及缺血晚期,如有大量坏死组织毒素进入血液循环,可导致酸碱失衡、电解质紊乱、休克、心律失常和急性肾功能衰竭等严重并发症。

【临床表现】

早期临床表现以局部为主。

1. 疼痛 创伤后患肢持续性剧烈疼痛,且进行性加重,为最早期的症状,是骨筋膜室内神经受压和缺血的早期表现。

2. 被动牵拉痛 患指(趾)呈屈曲状态,肌力减弱,被动牵拉时,可引起剧烈疼痛,为肌肉缺血早期表现。

3. 患处感觉异常 神经穿过发生骨筋膜室综合征的区域时,会有感觉异常或感觉障碍,这是神经缺血后首先出现的症状。然而,感觉异常可能是因为并发性神经损伤。

4. 肌肉群瘫痪 是急性骨筋膜室综合征的晚期表现。瘫痪的原因也可以是疼痛抑制、直接肌肉损伤或合并神经损伤。

5. 肿胀 是骨筋膜室综合征的另一个症状,可以触及到受累及筋膜间室肿胀,但是,肿胀程度的判断只是主观性的,很难精确估计,使用石膏或敷料会隐藏发病风险,不利于判断肿胀程度。

远侧脉搏和毛细血管充盈时间正常。骨筋膜室内压力上升到一定程度,就能使供给肌肉血运的小动脉关闭,但远远低于收缩压,因而还不足以影响患肢主要动脉血流。此时,远侧动脉搏动虽存在,末梢毛细血管充盈时间仍正常,但肌肉可能早已发生缺血。

若处理不及时,缺血将继续加重,发展为缺血性肌挛缩和坏死,缺血性肌肉挛缩主要临床表现可记作 5 个"P":由疼痛转为无痛(painless)、苍白(pallor)、感觉异常(parasthesia)、肌肉瘫痪(paralysis)与无脉(pluselessness)。

【诊断】

早期诊断的依据是:①患肢受挤压等病史,肿胀并有剧烈疼痛;②筋膜间隙触之张力增高,明显压痛;③肌肉活动障碍,前臂表现为手指屈伸障碍,小腿表现为足趾背伸及跖屈障碍;④筋膜间隙内的肌肉被动牵拉疼痛;⑤通过间隙的神经功能障碍,感觉障碍早于运动障碍。具备上诉②、③、④三项,即可确定诊断。

【治疗】

目前来说,唯一有效的治疗方法是早期进行筋膜切开减压(图 10-27)。早期彻底切开减压可使血液循环获得改善,有效防止肌肉和神经发生缺血坏死。在早期,当患者主诉非一般性疼痛时,去除包扎过紧的绷带和石膏,可降低骨筋膜室压力,维持肌肉和神经的动脉灌注。肢体摆放不能高于心脏水平过高会降低动静脉压力梯度,低血压会降低灌注压,需要及时纠正,为使血氧饱和度到达最高水平,同时需要进行氧疗。在早期大量应用扩血管药物和脱水药

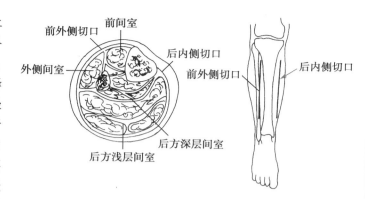

图 10-27 骨筋膜室综合征切开减压入路

物,可使大部分患者免于手术治疗。但采取非手术治疗,应严密监测组织压,一旦治疗无效,立刻切开减压,避免造成严重后果。筋膜切开后,进行充分减压是治疗骨筋膜室综合征的基本原则。沿着受累筋膜间隔的全长作一纵行切口。发生骨筋膜室综合征时,局部切开或皮下腱膜切断术是无效的。能否看清完整的肌肉很重要。用以评价肌肉是否存活,要清除所有坏死肌肉,以免感染。

第五节 踝关节损伤

踝关节是人体负重最大的屈戌关节,站立时全身重量均落到踝关节上,行走时的负荷值约为体重的 5 倍,日常生活中行走,跳跃活动,主要依靠踝关节的背伸,跖屈运动。当发生骨折,脱位或韧带损伤时,如果治疗不当,会对关节造成影响,因此对踝关节损伤的治疗均应使骨折解剖对位,损伤韧带愈合为原则。

踝关节韧带损伤

踝关节韧带损伤很常见,约占所有肌肉骨骼系统损伤的 25%,踝关节韧带损伤,对其治不及时或不恰当,常遗留疼痛、关节不稳,继而发生骨关节炎等,影响功能。然而,尽管有如此高的发病率,目前对此损伤的重现仍然不够,且对治疗方式的选择仍存在争论。

【解剖应用】

踝关节韧带组成包括 3 个部分,①外侧副韧带,其中距腓前韧带起自外踝前缘,向前内侧走行,止于距骨颈,宽 6~8mm,长约 2cm。韧带的朝向与踝关节的位置相关,在跖屈其平行于足的纵轴,在背伸则几乎垂直于胫腓骨,此韧带在背伸或自然位较松弛,而在跖屈或内翻、内旋位时韧带张力增加;距腓后韧带有 3 条,韧带中最宽大的一条呈三角形,起自外踝后面,向后内侧走行,止点较宽,附于距骨的外侧结节及附近部分;跟腓韧带为关节囊外组织,起自外踝尖端,向后内呈 30°走行,止于跟骨外侧面的一个小隆起,当足部内翻、跖屈位着地时,距腓前韧带遭受张力最大,因此损伤的机会最多。从外踝尖到距腓前韧带的腓骨附着处为 10mm(当踝关节处于自然位时),跟腓韧带走行与腓骨纵轴成 133°夹角,其跟骨附着处到距下关节为 13mm,距腓前韧带的距骨附着处到距下关节为 18mm。②内侧副韧带(亦称三角韧带),分浅深二层,浅层起于内踝前丘部,远端大部分止于舟骨和载距突的上部、深部或三角部及跟舟跖侧韧带,小部分止于距骨,亦称跟胫韧带。深层粗大(包括距胫前韧带、胫舟韧带、距胫后韧带),起于内踝后丘及前、后丘间沟,止于距骨、舟骨及跟舟跖侧韧带,能限制距骨侧向移位。③胫腓下联合韧带,由 4 部分组成,其中胫腓下前韧带由胫骨下端的边缘向下外附着于外踝的前面及附近粗糙骨面上;胫腓下后韧带则与胫腓下前韧带位置相当,纤维斜行,其下部纤维距胫骨下关节面尚有相当距离,因此使接

受距骨的窝加深,恰好容纳距骨的后外侧部分,起到稳定距骨的作用;骨间韧带为短而坚实的纤维,实际上是骨间膜的向下延伸部,纤维由内上方向外下方,起到加强胫腓骨连结作用;横行于胫骨后面的下缘与外踝内侧面的三角间隙内,是加强的滑膜延长部,呈条索状,能防止胫腓骨沿距骨上面向前脱位。

【相关的基础研究】

在踝关节扭伤后,一般并无明显韧带的力学不稳定,而表现一种感觉上的失稳以及反复发生再扭伤,即所谓功能性不稳定,有学者认为可能是踝关节囊或韧带上的机械性感受器缺乏或损伤所致。为了解韧带的功能及比较不同手术修复后的效果,一些学者进行了韧带的负载压力测量。

【韧带损伤的分度及损伤机制】

韧带损伤多采用 3 度划分法,即Ⅰ度,为轻微的韧带损伤;Ⅱ度,为韧带的不完全性损伤;Ⅲ度,韧带的完全性撕裂。

各韧带损伤机制为:①外侧韧带损伤,是于踝关节跖屈下,发生内翻应力或内旋应力或二者所致,首先是前外侧关节囊撕裂,随后发生距腓前韧带损伤,之后可合并跟腓韧带不同程度撕裂,而距腓后韧带很少损伤,除非发生完全脱位。临床上,单独的跟腓韧带损伤也是不可能的,尽管有少数学者于实验中可出现此情况,此乃因踝关节在屈曲内翻的任何角度下,距腓前韧带所受到的应力为最先和最大。②内侧韧带(三角韧带)损伤,单独的三角韧带撕裂也是不常见的,有报道仅发现不足 5%,致伤为外翻或(和)外旋应力,多数情况下,易合并胫腓下联合韧带损伤,有时合并腓骨骨折或内踝撕脱骨折。③胫腓下联合韧带损伤,是因外旋应力和背伸所致。

【诊断】

1. 病史及临床表现　　正确的病史采集有利于对损伤机制的判断,尤其对外翻、外旋和背伸机制的受力认识,可引起对内侧韧带和胫腓下联合韧带损伤的重视。临床上,局部肿痛为主要临床表现,反复踝关节扭伤或不稳(尤其走不平路)提示慢性踝关节损伤。

2. 体格检查　　足、踝、小腿均应检查,尤其对各韧带的起止点处触压,以免漏诊,踝关节主动活动范围、神经感觉及腓骨肌功能应评价,腓骨肌无力通常提示慢性踝关节不稳。Hopkinson 挤压征对判断胫腓下联合韧带损伤有显著意义,即:在小腿中部,挤压腓骨到胫骨引起胫腓骨下段(联合韧带处)疼痛为阳性(不含有胫腓骨下段骨折者)。距骨相对胫骨向前方移位最早由 Dehne 描述,后被作为踝关节的前抽屉试验,主要用来判断是否有距腓前韧带损伤,检查方法:可于患者坐位或仰卧位下进行,检查者一只手握住胫骨下端,另一只手握住跟骨,并向前用力做使距骨相对胫骨的前方移位,当在急性期患者疼痛明显时,亦可采用改良方法,即于患者仰卧位时,极度屈曲膝关节,伤足贴于床面,检查者一只手稳定伤足,另一只手于胫骨下段做向后施力,使胫骨下段相对距骨向后移位;距骨倾斜试验:患者坐位,踝关节自然跖屈 10°~20°,检查者一手稳定胫骨下端内侧(内踝区),另一只手于后足应用内翻压力使踝关节内翻,此方法对评价距腓前韧带合并跟腓韧带损伤有意义,因为单独的距腓前韧带损伤时,距骨倾斜较小,正常下,Rubin 等报道在内翻应力下,距骨倾斜范围为 0°~23°,而 Cox 等的研究则显示小于 5°,这种差异可能是由于应力作用方法、持续时间、踝关节位置、麻醉的应用不同所致。由于三角韧带损伤较少见,尚无确定的检查方法,亦有学者采用外翻距骨倾斜试验,借助 X 线测量,发现大于Ⅱ度者诊断率较高。

【治疗】

踝关节韧带损伤的治疗原则是:制动、消肿、止痛、功能锻炼。如外侧韧带损伤较轻、踝关节稳定性正常时,早期可抬高患肢,冰敷以缓解疼痛和减少出血、肿胀。2~3 天后可用理疗、封闭、外敷消肿止痛化瘀药物,适当休息,并注意保护踝部(如穿高筒靴等)。如损伤较重,可用 5~7 条宽约 2.5cm 的胶布从小腿内侧下 1/3 经过内、外踝粘贴于小腿外侧中部,胶布外用绷带包扎。使足保持外翻位置,使韧带松弛,以利愈合,固定约 3 周。如为内侧韧带损伤,包扎固定位置相反。

若症状严重,或韧带完全断裂或有撕脱骨折者需用短腿石膏靴固定患足,使其保持"矫枉过正"的位置,约4~6周。可在石膏靴底部加橡皮垫或其他耐磨物以便行走。若踝部骨折块较大,且复位不良,则应切开复位和内固定。

陈旧性外侧韧带断裂或反复扭伤致外侧韧带过度松弛造成关节不稳者,可考虑用腓骨短肌腱重建外侧韧带。

踝部骨折

踝部骨折是骨科常见的损伤,踝关节的关节面比髋、膝关节的关节面小,但负担的重量与活动却很大,故易发生损伤。占全身骨折的3.83%。多见于青少年。

【病因】

本病主要是由于外伤性因素引起,可有各种不同的情况:

1. 内翻(内收)型骨折,可分Ⅲ度(图10-28)。

①Ⅰ度:单纯内踝骨折,骨折缘由胫骨下关节面斜上内上,接近垂直方向。②Ⅱ度:暴力较大,内踝发生撞击骨折的同时,外踝发生撕脱骨折,称双踝骨折。③Ⅲ度:暴力较大,在内外踝骨折同时距骨向后撞击胫骨后缘,发生后踝骨折(三踝骨折)。

2. 外翻(外展)型骨折,按骨折程度可分为Ⅲ度(图10-29)。

①Ⅰ度:单纯内踝撕脱骨折,骨折线呈横行或短斜行,骨折面呈冠状,多不移位。②Ⅱ度:暴力继续作用,距骨体向外踝撞击,发生外踝斜行骨折,即双踝骨折。如果内踝骨折的同时胫腓下韧带断裂,可以发生胫腓下端分离,此时距骨向外移位,可在腓骨下端相当于联合韧带上方,形成扭转外力,造成腓骨下1/3或中1/3骨折,称为Dupuytren骨折。③Ⅲ度:暴力过大,距骨撞击胫骨下关节面后缘,发生后踝骨折,即三踝骨折。

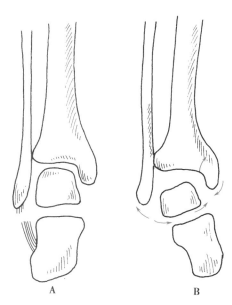
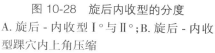

图10-28 旋后内收型的分度

A. 旋后-内收型Ⅰ°与Ⅱ°;B. 旋后-内收型踝穴内上角压缩

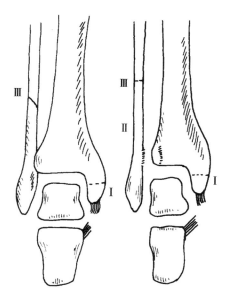

图10-29 旋前外展型的分度

3. 外旋骨折(图10-30,图10-31) 发生在小腿不动足部强力外旋,或足不动小腿强力内转时,距骨体的前外侧挤压外踝前内侧,造成腓骨下端斜行或螺旋形骨折亦可分成Ⅲ度。①Ⅰ度:骨折移位较少,如有移位,其远骨折端为向外,向后并向外旋转。②Ⅱ度:暴力较大,发生内侧副韧带断裂或发生内踝撕脱骨折,即双踝骨折。③Ⅲ度:强大暴力,距骨向外侧移位,并向外旋转,

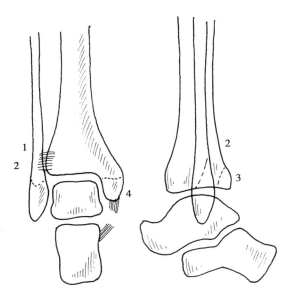
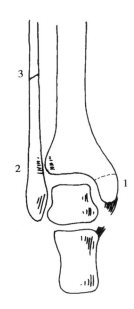

图 10-30　旋后外旋型的分度（1~4 为分度）　　　图 10-31　旋前外旋型

撞击后踝，发生三踝骨折。

4. 纵向挤压骨折　高处坠落，足跟垂直落地时，可致胫骨前缘骨折，伴踝关节向前脱位。如果暴力过大，可造成胫骨下关节面粉碎骨折。凡严重外伤，发生三踝骨折时，踝关节完全失去稳定性并发生显著脱位，称为 Pilon 骨折。

【踝关节的三柱理论】

踝关节从矢状面可分为外侧柱、中间柱和内侧柱三个解剖柱。X 线片影像上外侧柱为腓骨和胫骨的远端外侧 1/3，中间柱为胫骨远端的中 1/3，内侧柱为内踝部分。外侧柱包括腓骨和胫骨的远端外侧 1/3，由腓骨、下胫腓前韧带 Tillaux-Chaput 结节、下胫腓后韧带、胫腓横韧带、骨间韧带等组成。三柱相互支撑、互为一体，共同组成了稳定的踝关节。

【临床表现】

踝部受伤后，局部肿胀明显，淤斑、出现内翻或外翻畸形，活动障碍，检查可在骨折处扪及局限性压痛，踝关节正位、侧位 X 线拍片可明确骨折的部位、类型、移位方向，对第Ⅲ型骨折，需检查腓骨全长，若局部有压痛。应补充照 X 线片，以明确高位腓骨骨折的诊断。

【影像学检查】

X 线和 CT 检查有利于本病的诊断：

1. X 线检查　对于应力骨折明显时，X 线片显示骨皮质断裂，有的可见骨膜增厚；若骨折早期仅局限在骨皮质内，或骨膜增厚不明显，X 线片容易漏诊，X 线片只能发现较大的撕脱骨块，但微小的撕脱骨块，则是无能为力，对关节周围的血肿和关节腔内的积液、积血，以及腱鞘囊肿 X 线片也难以发现。

2. CT 检查　CT 扫描分辨率高可清晰地显示骨皮质断裂及骨小梁走行情况，轻微的骨膜反应也可显示。CT 扫描可清晰显示骨折所致的关节囊积液及腱鞘囊肿和微小的撕脱骨块，以便临床医师及时处置。

【诊断】

本病诊断时，应根据外伤史和临床症状以及 X 线片显示的骨折类型，分析造成损伤的机制。

【治疗】

1. 无移位骨折　用小腿石膏固定踝关节背伸 90° 中立位，1~2 周待肿胀消退石膏松动后，可更换一次，石膏固定时间一般为 6~8 周。

Note

2. 有移位骨折

（1）手法复位外固定：手法复位的原则是采取与受伤机制相反的方向，手法推压移位的骨块使之复位。如为外翻骨折则采取内翻的姿势，足部保持在 90° 背伸位，同时用两手挤压两踝使之复位。骨折复位后，小腿石膏固定 6~8 周。

（2）手术复位内固定：踝关节骨折的治疗，应要求解剖复位，对手法复位不能达到治疗要求者，仍多主张手术治疗。①适应证：手法复位失败者；内翻骨折，内踝骨折块较大，波及胫骨下关节面 1/2 以上者；外翻外旋型内踝撕脱骨折，尤其内踝有软组织嵌入；胫骨下关节面前缘大骨折块；后踝骨折手法复位失败者；三踝骨折；陈旧性骨折，继发创伤关节炎，影响功能者。②手术原则：一般原则为踝穴要求解剖对位；内固定必须坚强，以便早期功能锻炼；须彻底清除关节内骨与软骨碎片；手术应尽早施行。③对不同部位骨折采用的方法：对内踝撕脱骨折，用螺丝钉固定即可，如螺丝钉达不到固定要求，可用克氏针与钢丝行"8"字张力带加压固定；对外踝骨折，可用螺丝钉固定，如腓骨骨折面高于下胫腓联合以及骨折面呈斜行者，可用钢板或加压钢板固定；对后踝骨折，且波及胫骨下端关节面的 1/4 或 1/3，此时手法复位较为困难且不稳定，一般应开放复位，螺丝钉内固定。

第六节 足部骨折

足部骨折是指发生于足部距骨、跟骨、跖骨及趾骨部位的骨折。每只足有 26 块骨（不包括籽骨），由韧带、关节连结成为一个整体。在足底，由骨和关节形成了内纵弓、外纵弓和前面的横弓，这是维持身体平衡的重要结构。

足弓还具有弹性，吸收震荡，负重、完成行走，跑、跳等动作。足部骨折若破坏了这一结构将产生严重功能障碍，因此足部骨折的治疗目的是尽可能恢复正常的解剖关系和生理功能。

跟 骨 骨 折

以足跟部剧烈疼痛，肿胀和淤斑明显，足跟不能着地行走，跟骨压痛为主要表现的跟骨骨折。本病成年人较多发生，常由高处坠下或挤压致伤。经常伴有脊椎骨折，骨盆骨折，头、胸、腹伤，初诊时切勿贻误。跟骨为松质骨，血液循环供应比较丰富，骨不连者甚少见。但如骨折线进入关节面或复位不良，后遗创伤性关节炎及跟骨负重时疼痛者很常见。

【病因】

跟骨骨折为跗骨骨折中最常见者，约占全部跗骨骨折的 60%。多由高处跌下，足部着地，足跟遭受垂直撞击所致。

1. 跟骨结节纵行骨折　多为高处跌下时，足跟外翻位结节底部着地，结节的内侧隆起部受剪切外力所致。很少移位，一般不需处理。

2. 跟骨结节水平（鸟嘴形）骨折　为跟腱撕脱骨折的一种。如撕脱骨块小，不致影响跟腱功能。如骨折片超过结节的 1/3，且有旋转及严重倾斜，或向上牵拉严重者，可手术复位，螺丝钉固定。

3. 跟骨载距突骨折　为足内翻位时，载距突受到距骨内下方冲击而引起，极少见。一般移位不多，如有移位可用拇指将其推归原位，用短腿石膏固定 4~6 周。

4. 跟骨前端骨折　较少见。损伤机制为前足强烈内收加上跖屈。应拍 X 线斜位片，以排除跟骨前上突撕裂骨折，短腿石膏固定 4~6 周即可。

5. 接近跟距关节的骨折　为跟骨体的骨折，损伤机制亦为高处跌下跟骨着地，或足跟受到从下面向上的反冲击力量而引起。骨折线为斜行。X 线片正面看，骨折线由内后斜向前外，但不通过跟距关节面。因跟骨为骨松质，因此轴线位观，跟骨体两侧增宽；侧位像，跟骨体后一半连同跟骨结节向后上移位，使跟骨腹部向足心凸出成摇椅状。

【临床表现】

本病患者主要有以下的表现：

1. 外伤后、足跟疼痛、不利站立、行走。

2. 局部肿胀、压痛、畸形、或摸到骨擦音。

【影像学检查】

跟骨骨折后常可在跟骨侧位X线片上看到两个角改变。跟骨结节关节角（Bohler角，图10-32），正常为25°~40°，由跟骨后关节面最高点分别向跟骨结节和前结节最高点连线所形成的夹角。跟骨交叉角（Gissane角），由跟骨外侧沟底向前结节最高点连线与后关节面线之夹角，正常为120°~145°。

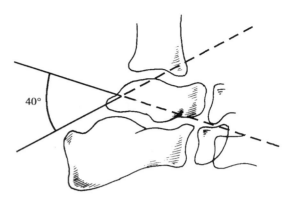

图10-32　跟骨结节关节角（Bohler角）

X线片（包括正、侧位及跟骨轴线位片）一般即可明确诊断，诊断困难者可行CT扫描或MRI检查，尤其是CT扫描在该骨折分型诊断及预后判定上作用较大。

本病的辅助检查方法主要是影像学检查，其主要表现为：跟骨前突骨折；跟骨结节的垂直骨折；载距突骨折；跟骨压缩性骨折；跟骨粉碎性骨折。

【诊断】

患者足跟可极度肿胀，踝后沟变浅，整个后足部肿胀压痛，易被误诊为扭伤。X线检查，除摄侧位片外，应拍跟骨轴位像，以确定骨折类型及严重程度。此外，跟骨属海绵质骨，压缩后常无清晰的骨折线，有时不易分辨，常须依据骨的外形改变，结节-关节角的测量，来分析骨折的严重程度。仅个别病例需CT扫描或MRI检查。

【治疗】

1. 非手术治疗

（1）无移位的跟骨骨折：包括骨折线通向关节者，用小腿石膏托制动4~6周。待临床愈合后即拆除石膏，用弹性绷带包扎，促进肿胀消退。同时作功能锻炼。但下地行走不宜过早，一般在伤后12周以后。

（2）有移位的骨折：如跟骨纵行裂开，跟骨结节撕脱骨折和跟骨载距突骨折等。可在麻醉下行手法复位，然后用小腿石膏固定于功能位4~6周。后结节骨折需固定于跖屈位。

（3）60岁以上老年人的严重压缩粉碎性骨折：采用功能疗法。即休息3~5天后用弹性绷带包扎局部，再进行功能锻炼，同时辅以理疗按摩等。

2. 手术治疗

（1）跟骨舌状骨折、跟骨体横形骨折波及关节并有移位者：可在麻醉下用骨圆针撬拨复位，再用小腿石膏固定于轻度跖屈位4~6周。

（2）有移位的跟骨横形骨折、舌状骨折以及跟骨后结节骨折：应行切开复位，加压螺丝钉内固定。术后石膏固定于功能位4~6周。

（3）青壮年的跟骨压缩骨折甚至粉碎性骨折：有人主张早期即行切开复位并植骨，以恢复跟骨的大体形态及足纵弓。视情况用或不用内固定。术后用小腿石膏固定6~8周。

（4）跟骨严重粉碎性骨折：有人主张早期行关节融合术，包括跟距、跟骰关节。但多数人主张先行功能疗法，以促进水肿消退，预防肌腱、关节粘连。待后期出现并发症时，再行足三关节融合术。

跖趾骨骨折

跖骨与趾骨骨折在临床上十分多见，约占全身骨折的7%，其中2/3为趾骨骨折，1/3为跖骨

Note

骨折,籽骨骨折则极为少见。症状主要表现为足背部肿胀,足尖负重障碍和用足跟步行等特点。皮下出血多者,足背部可呈现高度肿胀。

【病因】

直接暴力,撞击、扭伤及传导而来的间接外力均可致伤。

【临床表现】

跖趾骨骨折的临床表现主要为局部痛、畸形、压痛等症状;X 线平片可明确骨折的部位、类型及移位方向。

【检查】

无相关实验室检查。X 线可显示骨折,但行军骨折在 2 周后方能显示骨折,且有骨膜增生反应。

【诊断】

跖趾骨骨折的诊断一般均较容易,其外伤史多较明确,且该骨骼表浅,易于检查,加之 X 线片显示一般较清晰;但跖骨基底部裂缝骨折,可因 X 线投照角度不当而难以辨认,此时应以临床诊断为主。

【治疗】

根据骨折有无移位及复位情况,而酌情选择相应的治疗措施。

1. 无移位的骨折　可获得满意复位者伤后或复位后患肢以小腿石膏或短靴石膏固定 4~6 周。

2. 有移位的骨折

(1) 跖趾骨头跖曲移位:可行开放复位,如局部嵌插稳定时,仅辅以石膏外固定;对合后仍不稳定者,则需用克氏针交叉固定,7~10 天后拔除,再换小腿石膏制动。

(2) 跖趾骨干骨折:一般移位勿需手术,严重错位,尤其是影响足弓者则需切开复位,而后视骨折线形态选用钢丝、克氏针或螺钉固定之。

(3) 第 5 跖骨基底部骨折:仅极个别患者需行切开复位 + 内固定术(小螺钉或克氏针等),术后仍需辅以石膏制动。

(4) 行军骨折:症状较轻者可行弹性绷带固定及适当休息 3~4 周,骨折线明显者则需石膏固定。

本章小结

　　股骨颈骨折常见类型,常常发生于老年人。股骨颈周围血供较为特殊,旋股内、外侧动脉的分支,是股骨头、颈的重要营养动脉。旋股内侧动脉损伤是导致股骨头缺血性坏死的主要原因。按骨折的 X 线表现分为股骨头下型,经股骨头颈型,股骨颈基底型,按骨折线方向分类为内收型和外展型。按移位程度分类为 Garden Ⅰ、Ⅱ、Ⅲ、Ⅳ型,根据骨折类型及患者年龄其治疗方式不同,青年患者尤其要注意及时复位牢靠内固定及避免血运的进一步损伤。

　　股骨作为人体最粗壮、承受应力最大的管状骨,需承受高能量暴力才能发生骨折。在临床中按照骨折的位置可分为上 1/3、中 1/3 和下 1/3 骨折。而各个部位由于其所附着的肌肉起止点的牵拉会出现典型的移位,如股骨上 1/3 骨折,近折端向前、外及外旋方向移位;远折端向内、后、近端移位等。这就要求我们在临床工作学习时,对患者股骨干或股骨髁上骨折病情作出正确诊断、分型,明确手术适应证及禁忌证,对于存在骨折较稳定、软组织情况不佳、身体一般状态较差无法耐受手术等因素的患者,采取闭合复位、骨牵引、管形石膏固定等非手术治疗。而存在保守治疗失败、累及关节面等因素的患者,则需要手术治疗。

髌骨是人体最大的籽骨,呈三角形而扁。髌骨骨折是临床常见的一种骨折类型,其发生率较高,约占全部骨折的10%。引起髌骨骨折的暴力可分为直接暴力和肌肉牵拉暴力。依骨折部位可分为髌骨上极、髌骨中部和髌骨下极骨折。髌骨骨折属关节内骨折,受伤后膝关节腔内有大量积血,膝前方肿胀、疼痛、淤斑。膝部无力,不能主动伸直膝关节。治疗髌骨骨折的目的在于:恢复髌骨关节面的光滑,预防产生髌骨及股骨下端问的创伤性关节炎;修复股四头肌腱,以恢复关节伸展及稳定功能;并应该尽早进行功能锻炼。

膝关节的关节囊松弛薄弱,关节的稳定性主要依靠韧带和肌肉维持。内侧副韧带最为重要,是限制膝关节外翻的主要结构。外侧副韧带为强有力的条索状圆形韧带,是防止膝关节外翻的首要结构。前交叉韧带是膝关节重要的静力与动力性稳定结构,防止胫骨向前移动,在伸膝时阻止膝关节过伸,控制膝关节旋转,不同屈膝角度可控制膝关节内外翻,参与伸膝时最后的"锁扣"运动。后交叉韧带主要功能是在屈膝过程中限制膝关节后移,维持膝关节的后直向稳定。膝关节内侧副韧带损伤主要为膝外翻暴力所致,外侧副韧带损伤主要为膝内翻暴力所致。膝关节伸直位下内翻损伤和膝关节屈曲位下外翻损伤都可以使前交叉韧带断裂。无论膝关节处于屈曲位或伸直位,来自前方的使胫骨上端后移的暴力都可以使后交叉韧带断裂。膝关节韧带损伤的物理检查包括,侧方应力试验、抽屉试验、轴移试验、Lachman试验、股骨后坠试验。MRI检查可以清晰地显示出前、后交叉韧带的情况。关节镜检查不仅为诊断的重要手段,同时也是一种重要的治疗方法,可对断裂的交叉韧带和损伤的半月板进行修复。

半月板是一种月牙状纤维软骨,充填在股骨与胫骨关节间隙内,半月板中内部无血液供应,其营养主要来自关节滑液,只有与胫骨边缘连接的边缘部分(即外围的10%~30%)能从滑膜得到血液供应。因为半月板血液供应差,所以破裂后愈合能力很差。研磨力量是产生半月板破裂的主要原因。半月板损伤必备的四个因素:膝半屈,内收或外展,重力挤压和旋转力量。临床表现有关节交锁、打软腿、关节间隙压痛、行走弹跳、股四头肌萎缩等。半月板损伤特殊试验有,过伸试验、过屈试验、半月板旋转试验(McMurraay-Fouche试验)、研磨试验(Apley试验)、蹲走试验。治疗方法有保守治疗和手术治疗。

胫骨平台骨折主要为高速机动车辆事故和高处坠落所致,治疗目标是使骨折愈合在关节面平整的正常对线关系上,恢复功能,避免并发症。胫腓骨干骨折在长骨骨折中最常见,治疗目的是恢复骨的连续性,不残留畸形及疼痛,恢复功能,避免死亡。胫骨Pilon骨折是累及负重关节面及干骺端的胫骨远端骨折。治疗目的是重建关节面的适配性,在保证力线与对位良好,防止出现医源性并发症,并恢复功能。跟腱断裂治疗的目标是恢复其正常的肌肉肌腱长度和张力,从而最大限度地恢复腓肠肌-比目鱼肌复合体的最终强度和功能。骨筋膜室综合征是由骨、骨间膜、肌肉间隔和深筋膜形成的骨筋膜室内压力增高时,导致间室内组织血流急剧下降,减压不及时,将引起组织局部缺血、坏死和功能障碍。最常发生于小腿和前臂掌侧,唯一有效的治疗方法是早期进行筋膜切开减压。

踝关节是人体负重最大的屈戌关节,当发生骨折,脱位或韧带损伤时,如果治疗不当,会对关节造成影响,因此对踝关节损伤的治疗均应使骨折解剖对位,损伤韧带愈合为原则。

足部骨折是指发生于足部距骨、跟骨、跖骨及趾骨部位的骨折。在足底,由骨和关节形成了内纵弓、外纵弓和前面的横弓,这是维持身体平衡的重要结构。足弓还具有弹性,吸收震荡,负重、完成行走、跑、跳等动作。足部骨折若破坏了这一结构将产生严重功能障碍,因此足部骨折的治疗目的是尽可能恢复正常的解剖关系和生理功能。

思考题

　　1. 简述股骨颈骨折分型。

　　2. 简述股骨颈周围血液供应的组成。

　　3. 简述股骨干骨折的分型。

　　4. 简述膝关节韧带损伤的治疗方法。

　　5. 简述半月板损伤的治疗。

　　6. 简述胫骨平台骨折怎么分类?

　　7. 胫骨平台骨折的治疗原则是什么?

　　8. 简述 Pilon 骨折的概念及损伤机制。

(赵德伟)

参考文献

　　1. 吴在德,吴肇汉,郑树等. 外科学. 第 6 版. 北京:人民卫生出版社,2006.

　　2. Werner GD,Gemmell P,Grosser S,et al. Analysis of a deep transcrip tome from the mantle tissue of Patella vulgata Lin naeus(Mollusca:Gastropoda:Patellidae)reveals candidate biomineralising genes. Mar Biotechnol(NY),2013,15(2):230-243.

　　3. Wymenga AB,Kats JJ,Kooloos J,et al. Surgical anatomy of the medial collateral ligament and the posteromedial capsule of the knee. Knee Surg Sports Traumatol Arthrosc,2006,14(3):229-234.

　　4. Bhattacharyya T,Gale D,Dewire P,et al. The clinical importance of meniscal tears demonstrated by magnetic resonance imaging in osteoarthritis of the knee. J Bone Joint Surg Am,2003,85-A(1):4-9.

　　5. Bernard E,Rerri,Raphael O,Ayorinde.Short gamma nail fixation for intertrochanteric fractures in the elderly. Eur J Orthop Surg Trauma,2011,(21):275-279.

第十一章　脊柱脊髓损伤及骨盆骨折

第一节　脊　柱　骨　折

脊柱骨折见于多种形式的暴力损伤,其中胸腰段骨折最为常见,约占脊柱骨折的50%,部分患者还伴有不同程度的脊髓损伤,引起神经功能障碍,严重者致永久性残疾,甚至死亡。

【临床表现】

脊柱骨折常合并脊髓损伤,延误诊治可能导致严重后果。脊柱损伤的患者有较严重的外伤史,伤椎部位常有明显的疼痛,严重者伴有肢体功能障碍。查体时可发现皮肤擦伤或皮下瘀血,棘突异常隆起、凹陷或移位,脊柱活动受限等,并发脊髓和神经根的损伤时,出现完全性或不完全性运动、感觉障碍,如截瘫、马尾综合征、大小便功能障碍等。不同的部位有不同的合并症和特点,除下肢功能障碍之外,颈椎骨折可以伴有上肢功能受限的症状;胸椎骨折伴随肋骨损伤时出现胸廓畸形、呼吸运动异常;腰椎骨折严重者可合并腹膜后血肿而出现麻痹性肠梗阻如腹胀等。

影像学检查在脊柱骨折中有非常重要的作用,X线表现为椎体的压缩、移位,椎板破碎或变形、移位等。CT检查可发现椎体、椎弓根、椎板、棘突的碎裂及骨块移位等形态改变,尤其是可以看到椎管形态的变化,如椎管变形或骨折片、破裂的椎间盘等突入椎管。MRI可进一步检查脊髓和韧带、椎间盘等软组织损伤的状况,显示脊髓受压变形或断裂变性、椎管内血肿等信号异常改变。也可以看到后纵韧带、椎间盘的断裂及移位状况。

【分类】

脊柱的"三柱"理论:1983年Denis将胸腰段分为前、中、后柱。Ferguson以此为基础,定义"前柱"为前纵韧带、椎体和椎间盘的前2/3,"中柱"为椎体和椎间盘的后1/3以及后纵韧带,"后柱"包括关节突关节,关节囊,上、下棘突间韧带和黄韧带(图11-1)。

脊柱功能单位:两个相邻的脊椎及之间的椎间盘、附近韧带构成,是运动节段是脊柱的最小功能单元。椎体部主要起到承重作用,椎间盘结构提供椎间运动、缓冲功能,附属韧带、关节突等限制椎间过度运动(图11-2)。

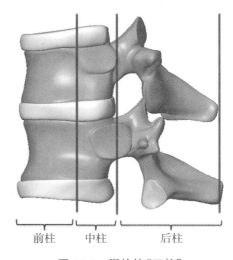

前柱　中柱　　后柱

图11-1　脊柱的"三柱"

脊柱骨折常按照解剖部位、损伤机制、骨折形态进行分类。根据临床上不同需求,上述分类方法常被结合起来使用,以便对骨折进行清晰的定位和定性,利于治疗的开展。

(一)按解剖部位分类

解剖部位分类法能迅速明确发生在颈、胸、腰、骶、尾椎部位的骨折,但在大部分情况下无法体现骨折的类型及严重程度,临床上仅用于脊柱骨折位置及范围的判断,适用于一些特殊解剖部位的骨折。

上颈椎骨折:寰椎、枢椎的骨折,病因常为暴力直接作用于头部,部分上颈椎骨折往往合并

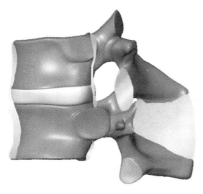

图 11-2　脊柱功能单位

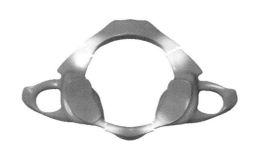

图 11-3　Jefferson 骨折

寰枕、寰枢关节的脱位。

寰椎前、后弓骨折:寰椎的前弓、后弓骨折可单独出现,同时出现时又称为 Jefferson 骨折(图 11-3)。

齿状凸骨折(图 11-4):

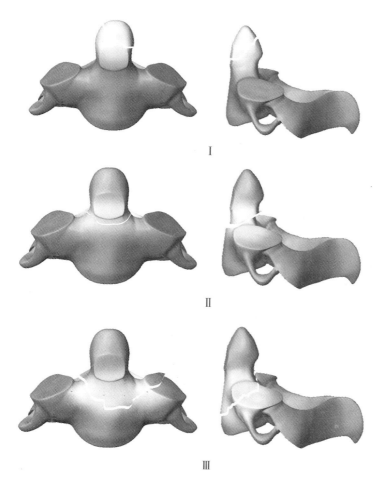

Ⅰ

Ⅱ

Ⅲ

图 11-4　齿状凸Ⅰ、Ⅱ、Ⅲ型骨折

枢椎椎弓骨折:亦称 Hangman 骨折(图 11-5)。

胸腰段骨折:T₁₁~L₂ 节段的骨折,是脊柱骨折中最常见区域。该部位由活动范围很小的胸椎延续为活动范围很大的腰椎,其形态由后凸逐渐移行为前凸,这些特殊的解剖学特征使胸腰段

Note

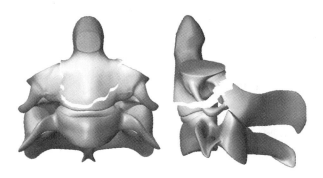

图 11-5　Hangman 骨折

骨折呈现复杂性、多样化,是脊柱骨折研究的热点。

　　尾椎骨折:一般不影响功能,不需特殊处理。但部分女性引起产道变形,影响分娩。

（二）按损伤机制分类

压缩骨折:脊柱受到过屈和垂直暴力所致（图 11-6）。

旋转骨折:暴力作用于脊柱使之发生侧屈的同时产生旋转移位,胸腰段（T_{11}~L_2）多见。

屈曲 - 分离骨折:脊柱自后柱断裂,且产生前柱压缩,多见于汽车安全带损伤（图 11-7）。

伸展 - 分离骨折:脊柱呈过伸位承受外力,颈椎多见（图 11-8）。

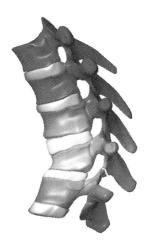
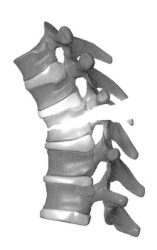
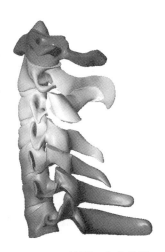

图 11-6　压缩骨折　　　　　图 11-7　Chance 骨折　　　　　图 11-8　伸展 - 分离骨折

（三）按骨折稳定性分类

稳定性骨折:脊柱"后柱"完整的骨折。

不稳定性骨折:累及"中、后柱"的骨折。

（四）按骨折形态分类

压缩型骨折:椎体呈楔形变。压缩程度 = 椎体前缘高度 / 椎体后缘高度,Ⅰ度（轻度）=1/3,Ⅱ度（中度）=1/2;Ⅲ度（重度）=2/3。

爆裂型骨折:椎体呈粉碎性,骨折块向四周移位（图 11-9）。

Chance 骨折:脊柱"三柱"横向骨折（图 11-7）。

骨折脱位型:脊柱骨折,合并有椎体的移位和关节突关节的脱位或骨折。

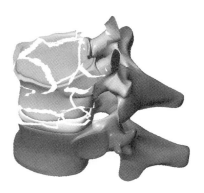

图 11-9　脊柱爆裂性骨折

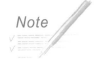

Note

脱位:脊柱关节单纯脱位而无骨折,颈腰椎多见。

（五）其他分类法

随着人们对脊柱骨折的认识不断深入,局限于影像学上骨折形态的分类已经不能满足现代治疗的需要,在近几年的脊柱骨折分型中纳入了生物力学、损伤机制、神经损伤等因素,如强调损伤严重程度的 AO 分型将脊柱骨折分为三型:A 型为压缩性骨折;B 型为分离损伤;C 型为旋转或多方向的不稳。每型根据骨折程度 3 个亚型,该分类在国际上较为流行。但该分型对脊柱的稳定性和神经损伤程度的细化考虑不足,且分型复杂繁琐,其应用受到一定程度的限制。

现代治疗观点认为判断后方韧带复合体(posterior ligamentous complex integrity,PLC)的完整性与否对于脊柱骨折是否采取手术治疗有着至关重要的作用。PLC 的解剖结构包括棘上韧带、棘间韧带、黄韧带和小关节囊,上述结构对保护脊柱和脊髓,具有重要作用。由于该结构自我修复能力差,往往需要通过手术来重建其稳定性。目前认为 MRI 对判断后方韧带复合体韧带损伤与否很有帮助。国际脊柱损伤研究小组制定了胸腰段损伤严重性评分(TLISS)和改良后的胸腰段损伤分型及严重性评分系统(TLICS)(表 11-1)。上述评分在评估骨折损伤形态的基础上,也考虑了神经功能的状态和后方韧带复合体的状态,可据此决定是否手术。同时 TLICS 还能为确定最佳的手术入路提供参考。

表 11-1　胸腰段损伤分型及严重性评分系统(TLICS)

类别	评分	类别	评分
损伤形态		神经功能状态	
压缩	1	正常	0
爆裂	2	神经根损伤	2
移位/旋转	3	脊髓/圆锥损伤,完全性	2
牵张	4	脊髓/圆锥损伤,不完全性	3
后方韧带复合体完整性		马尾神经损伤	3
正常	0		
可疑/不确定	2		
损伤	3		

评分≤3 分,建议保守治疗;评分≥5 分,建议手术治疗;等于 4 分时可以手术或保守治疗

虽然现在的脊柱骨折分型较以前更为精细、合理,为治疗提供了更可靠的依据,但每个临床个体都有其独特的病理特点,不能完全依靠某一种骨折分型而决定治疗方式,而应该全面评估患者的总体状态。

【治疗】

脊柱骨折患者的搬运:搬运脊柱骨折的患者,严禁脊柱弯曲或扭转,防止加重骨折椎体的移位(图 11-10)。搬运可疑脊柱骨折患者时,应由 3 人以上协同进行,要保持患者的脊柱在同一轴线上,不可折弯、旋转,平稳抬至硬担架上(图 11-11)。

（一）非手术治疗

外固定支具:通常用于限制脊柱的活动,防止骨折再移位。常用的有颈托、颈部支具、颈胸支具(石膏)、腰背支具、头颈胸支具等(图 11-12)。

牵引复位:通常有枕颌带牵引、颅骨牵引、Halo-Vest(头环-背心)支具、牵引床牵引等方式。

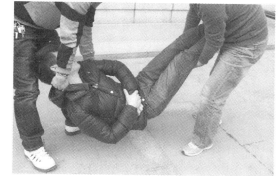

图 11-10　不正确搬运

Note

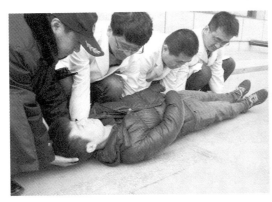
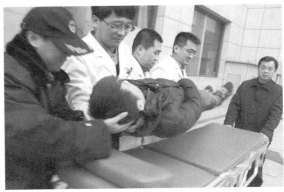

图 11-11　正确搬运

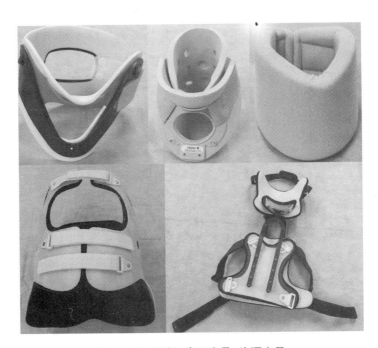

图 11-12　颈托、胸腰支具、头颈支具

根据患者病情可酌情选用牵引治疗。

对伴有非进展性神经损伤的脊柱骨折采用非手术治疗往往能获得较好疗效。有人在非手术治疗胸腰段爆裂性骨折的患者中观察到了神经功能的改善,还有人发现手术和非手术治疗一些 ASIA 分级相同的患者神经功能恢复疗效相当。虽然有人提出对伴有非进展性神经损伤的脊柱骨折应尽量采取非手术治疗,但考虑到长期卧床带来并发症的风险,为促进早日下床活动、减少并发症而充分权衡后更多的学者提倡手术治疗。

(二)手术治疗

1. **手术目的**　①保护脊髓、神经,解除脊髓神经所受的压迫,利于神经功能的恢复;②恢复和重建椎体的高度和生理形态;③建立稳定的脊柱环境,为早期下床活动和康复锻炼提供条件;④防止迟发性创伤后脊柱畸形和神经功能障碍;⑤最大限度地保留脊柱的运动功能。近年来,医生提倡脊柱骨折患者在复位固定手术后,尽早下床活动,以减少长期卧床所致并发症。

2. **手术指征**　①椎体或椎管破坏所致不完全脊髓损伤;②椎管占位 >50%;③脊柱后凸角 >25°~30°;④多节段不连续脊柱骨折均视为手术治疗的指征;⑤任何进展性的脊髓或马尾神经功能损伤均为积极治疗的绝对手术指征,尤其是存在脊髓马尾和圆锥受损的患者。另外,胸腰段骨折 TLICS 评分≤3 分建议保守治疗,评分≥5 分者建议手术治疗。等于 4 分时手术与保守治疗均可。如果没有手术禁忌证,应当积极早期手术,提倡在伤后 24~72 小时内进行手术治疗。

3. 手术方式

后路椎板减压、经椎弓根钉棒系统椎体撑开复位术:一般是指用特制螺钉通过椎弓根由后向前置入椎体,再通过尾部的连接装置与后方的固定棒连接,复位 / 固定脊柱节段的技术。该技术适应于绝大多数脊柱骨折病例,尤其是椎板骨折脊髓后方压迫者,包括前、中、后柱破坏的颈、胸、腰椎的各段骨折。1963 年,Raymond Roy Camille 首先将此方法用于脊柱骨折的治疗,经由 Lousi、Margel 等学者进一步改良。1986 年,钉棒固定系统问世,使得椎弓根螺钉固定技术日渐成熟。随着不同种类椎弓根螺钉的深入研究与应用,该技术已经成为世界脊柱外科领域应用最多、最广的内固定技术;目前,椎弓根螺钉固定技术也常被用于脊柱肿瘤、畸形、结核、滑脱及腰背痛等疾病的治疗。

颈前路减压撑开融合术:适用于 1~3 个颈椎节段椎体骨折或 / 脱位、失稳,但中后柱完整的脊柱骨折。常见有两种类型:①颈前路椎间盘切除椎间融合术(anterior cervical discectomy and fusion,ACDF),经过颈前入路暴露椎间隙,切除病变椎间盘,融合颈椎的技术;②颈前路椎体次全切除融合术(anterior cervical corpectomy and fusion,ACCF),经过颈前入路暴露病变椎体,在双侧钩椎关节内切除颈椎体及上下椎间盘,植入骨块或钛笼重建椎体高度的颈椎融合技术。

脊柱微创手术:常需借助内镜技术与器材、微创器械、X 线监控、计算机导航等现代理念与科学技术,以最小的损伤达到治疗骨折的目的。治疗脊柱骨折的微创手术主要为经皮椎体成形术(percutaneous vertebroplasty,PVP)、经皮椎体后凸成形术(percutaneous kyphoplasty,PKP)、经皮钉棒复位固定术、椎间融合术和内镜下椎间融合固定术。

第二节 脊髓损伤

脊髓损伤(spinal cord injury,SCI),是指由各种致病原因引起脊髓结构和(或)功能的损害。脊髓损伤后,患者主要表现为脊髓损伤平面以下躯体感觉、运动功能障碍和大小便功能障碍。脊髓损伤年发病率在 10.4~83/100 万,患病率在 223~755/100 万。致病原因有创伤性和非创伤性两大类。创伤性因素主要有交通事故、暴力、高处坠落、跌倒、重物压砸、体育活动、休闲娱乐等;非创伤性因素包括获得性病因和发育性病因,获得性病因有感染、肿瘤、脊柱退行性病变、代谢性疾病、自身免疫性疾病、医源性疾病等,发育性病因有脊柱侧弯、脊柱裂、脊椎滑脱等。

【临床表现】

脊髓损伤特征性表现为损伤平面以下出现不同程度的感觉、运动功能障碍及大小便功能障碍,同时还伴有自主神经系统的一系列功能障碍。创伤性脊髓损伤,常由暴力作用于脊柱导致脊柱损伤而伴随脊髓损伤,创伤发生后患者会立即出现神经症状及脊柱损伤部位畸形,有的伴有昏迷、头颅外伤、血气胸、四肢骨折等。非创伤性脊髓损伤,常存在一定的诱因或存在原发疾病,神经症状的出现时程不一。有的呈突然发作性,如脊髓血管畸形破裂出血,立即出现损伤平面以下的瘫痪症状;有的呈缓慢进展性,如椎管内肿瘤,占位效应随着瘤体长大而逐步发展,表现为进展性的神经功能障碍,起初仅为感觉异常、疼痛等神经刺激症状,逐渐发展为感觉运动功能受损。脊髓损伤后神经功能障碍的表现包括:

1. 脊髓休克　主要见于创伤性脊髓损伤,脊髓损伤后立即出现损伤神经平面下感觉、运动及反射功能丧失,表现为软瘫,常持续 2~3 天,部分患者的脊髓休克可持续数周以至数月。

2. 感觉障碍　损伤平面以下的痛觉、温度觉、触觉及本体觉减弱或消失。

3. 运动障碍　损伤平面以下的运动功能障碍,表现为肌肉收缩无力、瘫痪或痉挛。

4. 肌张力及躯体反射模式变化　颈、胸段脊髓损伤,肌肉瘫痪多表现为上运动神经元性瘫痪,出现肌张力增高,腱反射亢进,髌阵挛、踝阵挛及病理反射,对于男性患者,轻微刺激可出现异常的阴茎勃起;腰段脊髓损伤,特别是圆锥部损伤,可出现下运动神经元性瘫痪,如肌张力降低,腱反射减弱或消失。

5. 四肢瘫(quadriplegia)　由于颈段脊髓损伤引起的双侧上、下肢(四肢)及躯干的感觉、运动功能障碍,伴有内脏神经功能障碍。

6. 截瘫(tetraplegia)　由于胸、腰、骶段脊髓损伤引起的躯干、双下肢的感觉运动功能障碍,伴不同程度内脏神经功能障碍。

7. 二便功能障碍　脊髓休克期小便功能障碍表现为尿潴留,系膀胱逼尿肌麻痹形成无张力性膀胱所致。休克期过后,出现神经源性膀胱功能障碍,根据逼尿肌神经反射功能分为高张力性膀胱和低张力性膀胱。大便功能障碍在急性期可出现肠麻痹,表现为麻痹性肠道梗阻(多见于颈脊髓损伤患者),后期表现为便秘和(或)失禁。

【脊髓损伤分类】

临床上按照损伤程度将脊髓损伤分为完全性和不完全性损伤。完全性脊髓损伤是指脊髓损伤后,脊髓损伤水平以下脊髓功能的完全丧失,必须在脊髓休克期结束后才能确定。不完全性脊髓损伤是指损伤平面远侧部脊髓的运动或感觉功能仍部分保留。临床上判断完全和不全脊髓损伤,主要根据鞍区(会阴部)感觉、运动保留情况而定。当鞍区(会阴部)感觉、运动功能完全或部分保留时,称为不完全性损伤;当鞍区(会阴部)感觉和运动完全丧失,称为完全性损伤。

(一)完全性脊髓损伤

完全性脊髓损伤表现为脊髓损伤平面以下感觉运动功能及二便控制能力完全丧失。需要注意的是,完全性脊髓损伤与脊髓结构完全中断是两个不同概念,前者是从功能上定义的,后者是解剖结构上的表现。很多诊断为功能完全性损伤的病例,手术探查发现损伤区域的脊髓在解剖结构上仍保持不同程度的连续性。临床统计脊髓损伤后脊髓结构完全中断的发生率不超过10%。

(二)不完全性脊髓损伤

根据脊髓在横断面损伤的位置及其上、下行传导束的空间结构特点,不完全性脊髓损伤存在以下几个特殊类型:

1. 脊髓中央索综合征(central cord syndrome)　常见于颈椎病患者发生的过伸性损伤,可伴或不伴骨折和脱位。临床表现为不完全损伤,上肢运动功能丧失明显比下肢严重。神经病理特点为损伤区脊髓灰质损伤较重,白质内长传导束保留较好。

2. 脊髓前索综合征(anterior cord syndrome)　脊髓前 2/3 损伤严重,造成皮质脊髓束、脊髓丘脑束及灰质的部分受损。损伤平面以下的自主运动和痛温觉消失,此时脊髓后柱功能基本正常。病因尚不完全清楚,可能与齿状韧带牵拉脊髓有关;也可能与脊髓前动脉损伤致脊髓前部缺血有关;外伤时椎体骨折的碎块直接从前方压迫脊髓是另一个可能的原因。

3. 脊髓后索综合征(posterior cord syndrome)　本综合征多见于椎板骨折的患者。由于脊髓后柱损伤而表现损伤平面以下的深感觉如震动觉、深压觉、位置觉等全部或部分丧失,而痛温觉,轻触觉和运动功能保存完好。

4. 脊髓半切综合征(Brown-Sequard's symdrome)　半侧脊髓损伤。本症的特征为:损伤侧为上运动神经元性瘫,深感觉,识别觉障碍,但痛、温觉保存良好;对侧运动功能保存好,但痛、温觉障碍严重。本征的症状有时不典型,在临床难以见到严格地半侧脊髓切断,一般脊髓损伤或过或不及一半。本综合征多见于胸髓损伤。

5. 圆锥损伤(injury of conus medullaris)　圆锥损伤临床表现与马尾损伤类似,但损伤位置更高(L_1 和 L_2 区域),常见于胸腰段骨损伤。根据损伤的平面不同,损伤类型可以同时具有上运动神经元损伤(脊髓损伤)和下运动神经元损伤(神经根损伤)的表现。某些病例临床上很难与马尾综合征区分。圆锥高位损伤可能保留某些骶段反射(即球海绵体反射和肛门反射)。单纯圆锥病损极为少见。

6. 马尾综合征(cauda equina syndrome)　圆锥以下马尾神经损伤(腰1以下骨折)。马尾综合征涉及马尾部腰、骶神经根,而脊髓本身可能无损伤。神经根损伤为下运动神经元损伤,常导致下肢软瘫(肌肉受累情况取决于损伤平面)及肠道和膀胱无反射。感觉受损程度类似,且感觉功能可以消失或部分保留。骶反射即球海绵体反射和肛门反射可消失。

【临床检查】

(一)体格检查

主要包括神经功能检查:

1. 感觉功能检查　检查身体左右侧各28个皮节的关键点(C_2~S_{4-5})。每个关键点要检查2种感觉:轻触觉和针刺觉(锐/钝区分)。每个关键点的轻触觉和针刺觉分别以面颊部的正常感觉作为参照,按3个等级评分。

2. 运动功能检查　采用国际标准检查的肌力分级,推荐检查10对肌节(C_5~T_1及L_2~S_1)对应的肌肉功能。应按照从上到下的顺序,使用标准的仰卧位及标准的肌肉固定方法。体位及固定方法不当会导致其他肌肉代偿,并影响肌肉功能检查的准确性。

3. 鞍区检查　鞍区检查主要包括鞍区感觉(轻触觉和针刺觉)、直肠深感觉和肛门括约肌自主收缩,截至目前,鞍区检查结果是判定脊髓损伤程度的重要指标。

体格检查主要依据脊髓损伤神经学分类国际标准进行评价(表11-2)。

(二)辅助检查

脊髓损伤的辅助检查,主要有影像学检查和神经电生理检查两大类。

1. 影像学检查　主要有X线、CT、MRI检查,其中MRI检查最重要。

(1)X线检查:脊髓损伤常合并脊柱损伤或病变。需常规拍摄全脊柱正侧位片、防止多节段脊柱损伤时出现漏诊。

(2)CT检查:有利于判定移位骨折块侵犯椎管程度和发现突入椎管的骨块或椎间盘。

(3)MRI检查:对判定脊髓损伤状况极有价值。MRI可显示脊髓损伤早期的水肿、出血,并可显示脊髓损伤的各种病理变化,脊髓受压、脊髓横断、脊髓不完全性损伤、脊髓萎缩或囊性变等。对非创伤性脊髓损伤患者,强化MRI,对病因鉴别具有指导意义。

2. 神经电生理检查　主要有肌电图检查和脊髓诱发电位检查。

(1)肌电图检查(EMG):通过此检查可以确定周围神经、神经元、神经肌肉接头及肌肉本身的功能状态。可区别神经源性损害和肌源性损害,对脊髓前角急、慢性损害(如脊髓灰质炎、运动神经元疾病),神经根及周围神经病变的鉴别诊断有帮助。

(2)体感诱发电位(SEP):测定躯体感觉系统(以脊髓后索为主)的传导功能。对判定脊髓损伤程度有一定帮助。

(3)运动诱发电位(MEP):是刺激运动皮质后在对侧靶肌记录到的肌肉运动复合电位,检查运动神经从皮质到肌肉的传递、传导通路的整体同步性和完整性。可用于神经系统疾病的诊断及预后的参考判断。特别是婴幼儿、由于体格检查时配合不良,在临床上常需借助检查结果,了解脊髓损伤程度。

【诊断】

结合病史、临床症状、体格检查及辅助检查结果,很容易诊断脊髓损伤。但对病因学诊断,有时很困难。临床诊断脊髓损伤时,应注意诊断脊髓损伤平面及损伤程度,对制订治疗方案,判断预后极为重要。

(一)确定感觉平面

感觉平面为针刺觉和轻触觉两者的最低正常皮节。在轻触觉或针刺觉受损或缺失的第一

Note

表 11-2 脊髓损伤神经学分类国际标准

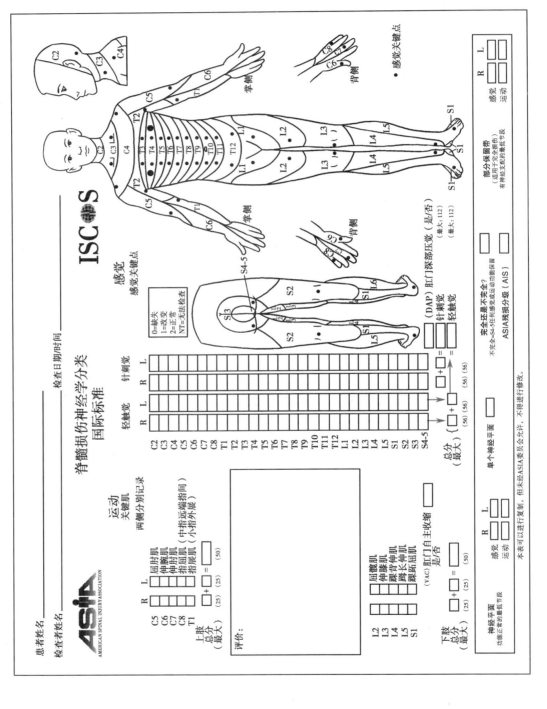

个皮节平面之上的正常皮节即为感觉平面。因左右侧可能不同,感觉平面应左右分开确定。检查结果将产生4个感觉平面:R-针刺觉、R-轻触觉、L-针刺觉、L-轻触觉。所有平面中最高者为单个感觉平面。若C_2感觉异常,而面部感觉正常,则感觉平面为C_1。若身体一侧C_2至$S_{4~5}$轻触觉和针刺觉均正常,则该侧感觉正常。

(二)确定运动平面

运动平面通过身体一侧10个关键肌的检查来确定,肌力为3级或以上(仰卧位MMT)的最低关键肌即代表运动平面,前提是代表其上节段的关键肌功能正常(5级)。身体左右侧可以不同。二者中的最高者为单个运动平面。

(三)确定完全性还是不完全性脊髓损伤

根据鞍区检查结果确定。当鞍区(会阴部)感觉或运动部分保留时,称为不全损伤,鞍区(会阴部)感觉和运动完全丧失,定义为完全损伤。

(四)脊髓损伤残损分级

根据上述检查的感觉平面、运动平面、残存肌肉功能、鞍区感觉与运动等按照ASIA残损分级进行综合判定(表11-3)。

表11-3　ASIA分级

级别	功能	脊髓损伤类型
A	鞍区(S_4~S_5)无任何感觉或运动功能保留	完全损伤
B	神经平面以下包括鞍区S_4~S_5无运动但有感觉功能保留,且身体任何一侧运动平面以下无3个节段以上的运动功能保留	不完全感觉损伤
C	神经平面以下有运动功能保留,且单个神经损伤平面以下超过一半的关键肌肌力小于3级(0~2级)	不完全运动损伤
D	神经平面以下有运动功能保留,且NLI以下至少有一半以上(一半或更多)的关键肌肌力大于或等于3级	不完全运动损伤
E	使用ISNCSCI检查所有节段的感觉和运动功能均正常,且患者既往有神经功能障碍,则分级为E。既往无SCI者不能评为E级	正常

【治疗】

脊髓损伤一旦形成,尚无特殊有效的治疗方案,防止脊髓损伤后的继发性损伤是当前脊髓损伤早期临床治疗的重点,而早期的康复训练对脊髓损伤并发症的预防、促进功能恢复具有重要意义。

目前临床治疗的手段主要有:

(一)外科治疗

外科治疗主要包括神经保护及功能重建外科两大类。手术神经减压治疗对于有明确脊髓神经压迫的患者,是促进脊髓神经功能恢复的有效办法,如常见的椎体骨折块、突出的椎间盘、椎管内或髓内肿瘤等。对于创伤性脊髓损伤,实行硬膜外减压、硬膜切开减压,还是切开软脊膜,目前仍处于进一步研究之中。在手术减压时间窗上,大多数研究认为在损伤后8~24小时之内减压能有效防止脊髓继发性损伤,促进神经功能恢复。脊髓切开减压是一个古老的办法,理论研究认为,对于急性期的脊髓损伤患者,脊髓切开能够有效防止继发性损伤的发生,但机制尚不明确。国内虽有一些临床应用的报道,但在神经功能恢复的评估方法上尚需进一步科学化和标准化。功能重建外科是通过利用残存功能代偿失去功能的外科治疗方法,常用的有神经转移、肌腱转移、电刺激等。

(二)药物治疗

药物治疗主要包括早期大剂量激素冲击疗法、神经保护药物、神经营养药物、改善微循环治疗等。但近年多中心临床研究表明早期大剂量激素冲击疗法并不能有效保护脊髓神经、改善脊髓损伤的预后，反而，早期肺部并发症高死亡率、股骨头坏死等不良事件具有较强的证据，并得到越来越多的关注。

神经保护药物和神经营养药物是药物治疗脊髓损伤的另两个方向，神经保护药物主要是抑制脊髓损伤后的不良因素，神经营养药物主要是给予神经生长因子等促进神经功能恢复的药物，现有的研究表明，这两种药物在脊髓损伤的不同阶段发挥不同的作用，前者主要是在急性期，后者主要是在亚急性期和进入慢性期后发挥作用。

改善脊髓损伤后的微循环近年来得到越来越多的重视，研究表明，脊髓损伤后脊髓神经组织的微循环及血管环境同样会发生变化，如何通过适当的药物改善脊髓损伤患者的脊髓微循环及促进损伤部位血管再生是当前的研究热点。

(三) 细胞移植治疗

细胞移植治疗主要是指干细胞移植治疗，是目前众多脊髓损伤治疗方法中的一个研究热点。目前干细胞移植治疗的机制主要是移植的干细胞增殖、分化，并产生多种细胞外基质，在结构上能够重建损伤部位的神经组织，且能够分泌多种神经营养因子，为神经再生和修复提供必需的条件，此外，某些干细胞能够使得损伤神经再髓鞘化。干细胞移植治疗脊髓损伤在实验室已经取得了一些积极的成果，但还需要进一步的临床试验研究。目前研究常用的干细胞种类有间充质干细胞、胚胎干细胞、神经干细胞。近些年，诱导多能干细胞(iPSC)的发现为细胞治疗脊髓损伤提供了新的战略方向，即通过重新编程技术来改变细胞生长发育的方向。

(四) 物理因子治疗

物理因子治疗就是通常所说的理疗，临床常用的理疗方法有低频电、中频电、红外线、激光、超声波、水疗、蜡疗、生物反馈等。理疗的主要作用机制是通过温热作用，改善局部的血液循环，缓解肌肉紧张和疲劳，并通过电刺激促进肌肉收缩，延缓肌肉萎缩。生物反馈疗法是提高残存较弱肌力的针对性治疗方法。理疗还在一些并发症的防治中具有重要作用，如附睾炎、异位骨化、痉挛等。

【脊髓损伤常见并发症及处理】

脊髓损伤并发症多，涉及病理生理机制复杂，一般采用临床及康复综合治疗。

(一) 压疮

压疮是由于局部组织长期受压，发生持续缺血、缺氧、营养不良而致组织溃烂坏死。压疮是脊髓损伤后常见并发症之一，有的在脊髓损伤后几小时内即可出现。仰卧位好发于枕骨粗隆、肩胛部、肘、骶尾部、足跟等部位，侧卧位好发于肩峰、肘部、大转子、膝内外侧、内外踝等，俯卧位则好发于颊部、女性乳房、髂嵴、膝部、脚趾等部位。根据累及的深度常分为四度。Ⅰ度：表皮无损伤，只是皮肤发红，但解除压迫 30 分钟以上发红尚无改善者，此期为急性炎症反应期。Ⅱ度：表皮发红、糜烂，有水泡，组织缺损未及真皮，创面湿润呈粉红色，无坏死组织。Ⅲ度：由真皮达皮下，可深达肌肉肌腱等组织，为喷火口状的组织缺损，伴有渗出液和感染，有坏死组织。Ⅳ度：深达骨，有渗出液和感染，有坏死组织。

压疮应以预防为主，在早期通过适当的护理措施避免压疮的发生。压疮发生后，翻身也还是必要的，任何治疗方法都不能替代翻身的伤口减压作用。轻度压疮常通过外科换药、局部创面处理等可愈合。严重的需要外科手术清创、手术植皮或皮瓣转移手术治疗，并辅以营养支持、抗感染等治疗措施。

(二) 异位骨化

异位骨化(heterotopic ossification，HO)是指在关节周围的软组织中有多余的新骨形成，是脊髓损伤患者的常见并发症。

治疗上，早期诊断后可采用局部冰敷减轻炎症反应、应用依替膦酸二钠(disodium etidronate，

EHDP)、非甾体类抗炎药(NSAIDs)、小范围浅层放射治疗等来抑制成骨形成。对于引起关节活动受限而影响日常生活坐姿或站姿的 HO,待骨成熟后可行手术切除治疗。手术切除后复发率高,术后合并应用 EHDP、NSAIDs 和放射治疗等可减少术后复发。HO 早期要减少肢体运动训练,否则可加重病情。为了预防 HO 的发生,进行关节被动活动时要注意动作轻柔,切忌采用暴力,以免损伤肌肉或关节,促使异位骨化发生。

(三) 泌尿系统并发症

1. **尿路感染**　SCI 患者常出现排尿功能障碍,因尿液排出不畅、泌尿系结石、黏膜受损等引起的尿路炎症反应,称为尿路感染。尿路感染主要是上行感染,致病菌多为患者体内自身的大肠杆菌。很多脊髓损伤患者存在无症状性尿路感染,即实验室检查呈阳性,但没有发热等全身症状,一般不必要采用药物治疗,适当增加饮水量及口服维生素 C 酸化尿液是有效的预防方法。出现全身症状时,在尿细菌培养和药敏试验基础上,选择恰当的抗菌药物,辅以短暂留置尿管、开放尿道、大量饮水及膀胱冲洗。当患者出现 38~39℃高热时,要考虑肾盂肾炎,此时,需注意检查有无合并膀胱输尿管反流、肾积水等。男性患者尿路感染迁延不愈时,可诱发附睾炎、前列腺炎,可有高热的表现,临床需注意观察,及时诊断。

2. **泌尿系统结石**　脊髓损伤患者由于饮水量少尿量少,尿液潴留致尿液浓缩,且长期不活动造成高钙血症和高磷酸血症,以及 SCI 后一些神经内分泌因素的影响,SCI 患者泌尿系统结石的发生率较正常人群显著增高,极易并发泌尿系统感染。对于较小泌尿系结石,可以通过改变尿液酸碱度、大量饮水、服用中药排石等方法促进结石的排出;对于较大的泌尿系结石,必要时可以采用超声振波碎石、钬激光碎石等,并采取积极措施预防复发。通过适当增加体力活动,减少骨钙进入血液,多饮水增加尿量和尿钙排泄,并尽早拔除留置尿管,开展清洁导尿,改变膀胱管理方式可以预防泌尿系结石的发生。

(四) 自主神经系统并发症

1. **低血压和心动过缓**　急性颈脊髓损伤患者因颈部交感神经下行通路中断,交感神经节前神经元会出现短暂萎缩,其传导的下行刺激驱动丧失,去甲肾上腺素水平明显降低,交感神经张力明显减弱,导致交感神经张力与功能良好的迷走神经主导的副交感神经张力失衡,因而,部分颈脊髓损伤患者在早期出现明显的低血压和窦性心动过缓,严重者发生心脏停搏。脊髓休克恢复后,节段性交感神经功能逐步恢复,心血管功能也逐步得到恢复,最终达到稳定平衡状态。

2. **体位性低血压**　体位性低血压是指由于体位的改变,如从平卧位突然转为直立,或长时间站立发生的脑供血不足引起的低血压。体位性低血压常发生在高位脊髓损伤的患者中,影响患者的日常生活及康复治疗。临床常表现为大脑缺血,如头晕目眩、视力模糊、恶心、头痛、头部不适、肌肉无力等。美国高血压教育计划协调委员会 2003 年的诊断标准提出立位时收缩压下降≥10mmHg,并有眩晕或虚弱症状者,即可诊为体位性低血压。该诊断标准不仅有客观测量值,还纳入了临床症状。临床常采用非药物治疗方法,主要有起立床站立床训练、腹带和弹力袜等。药物治疗有氟氢可的松、盐酸米多君、甲硫阿美铵、可乐定、吲哚美辛等,以缓解症状为主,但这些药物通常副反应较大,国内应用较少。

(五) 深静脉血栓

深静脉血栓(deep venous thrombosis,DVT)在脊髓损伤患者中发生率较高,多发生于股静脉、髂股静脉或腘静脉。一旦血栓形成,可应用尿激酶、潘生丁、阿司匹林或右旋糖酐静脉点滴,肢体肿胀多可在 2~3 周消退,并禁止剧烈活动,以防止血栓脱落引起肺栓塞而致猝死。

(六) 痉挛

痉挛是指肌肉不随意的强烈收缩,常伴有肌肉颤动。脊髓损伤患者由于锥体束受损,受损部位以下表现为痉挛性瘫痪,常在脊髓休克期过后逐渐出现。治疗上,可应用巴氯芬、地西泮、盐酸乙哌立松等药物,严重时可行肉毒素注射、神经阻滞、选择性脊神经根切除术、脊髓后根进入部破坏术等手术治疗。

(七) 慢性疼痛

脊髓损伤的疼痛分类法将脊髓损伤后慢性疼痛分为两大类,伤害感受性疼痛和神经病理性疼痛。前者是对疼痛刺激的适当反应,常发生在感觉保留、能够正常感知刺激的部位;后者是由躯体感觉神经系统的损伤或疾病而直接造成的疼痛(国际疼痛研究协会,2011 年),是我们临床常说的神经痛,是脊髓损伤的常见并发症之一。治疗上,对于伤害感受性疼痛要去除引起疼痛的刺激因素,如组织损害等。神经病理性疼痛的治疗有药物疗法、神经阻滞、神经毁损、手术治疗、物理疗法、心理治疗等方法。临床一线常用的药物有钙通道阻滞剂(如加巴喷丁、普瑞巴林)、三环类抗抑郁药(如阿米替林)、5- 羟色胺 - 去甲肾上腺素再摄取抑制剂、局部用利多卡因等。

(八) 肺部感染及肺不张

肺部感染是早期脊髓损伤的常见并发症,尤其是对于颈脊髓损伤患者更易出现,肺部感染是脊髓损伤急性期死亡的主要原因。高位颈脊髓损伤患者常因呼吸肌瘫痪麻痹,咳嗽无力或不能咳痰,以及长期卧床等原因导致分泌物堵塞在低位肺段气管,造成肺不张。对于肺部感染及肺不张患者,要加强肺部护理,如翻身、拍背、体位排痰,辅以雾化等手段,促进痰液排出,并加强呼吸功能锻炼,增强肺功能。

(九) 体温调节障碍

人体体温是由位于下丘脑的体温调节中枢通过自主神经介导来进行调节的,脊髓损伤后体温调节中枢失去对体温调节的控制,

可以出现变温血症(poikilothermia),即体温随环境温度的变化而变化。因此,当环境温度变化时,要注意采取适当的措施帮助维持体温。如适当增减衣物,物理降温等。

【康复】

脊髓损伤康复是脊髓损伤治疗的重点。康复不同于康复训练,康复训练只是康复的一个方面和手段。康复是一个系统性工程,涉及医疗、护理、经济、社会、环境等一系列因素,因而,康复是以团队工作(team work)的模式来开展。通常,康复团队工作模式由主管医师(骨科、神经外科或康复科医师)、护士、物理治疗师(physical therapist,PT)、作业治疗师(occupational therapist,OT)、假肢与矫形器师(prothesis and orthosis,P & O)、心理医师、社会工作者等参与,以患者为中心(client-centered),由康复评定开始,设定康复目标,制订康复训练计划,再次康复评定,调整或修改康复训练计划,到再次康复评定的"评定 - 训练 - 评定 - 训练 - 评定"的康复流程,这个过程中,康复评定贯穿始终,以评定开始,并以评定结束。

第三节　骨盆骨折

【解剖学特点】

骨盆为一个环形结构,由骶骨、尾骨和左右两块髋骨及其韧带连结而成。骨盆环分为前环与后环,前环由耻骨联合连接的耻骨支和坐骨支构成,耻骨联合中间为纤维软骨盘;后环由骶骨和两个髂骨经骶髂关节连接而成,其连接结构为前骶髂韧带、骨间骶髂韧带、后骶髂韧带、骶结节韧带、骶棘韧带和髂腰韧带,上述软组织对于维持骨盆环的稳定性非常重要。

骨盆的血供主要来自髂内动脉分支。髂内动脉可分为前干和后干,后干有骶外侧动脉、髂腰动脉、臀上动脉、臀下动脉及阴部内动脉等分支;前干有脐动脉、膀胱下动脉、直肠下动脉、输精管动脉(或卵巢子宫动脉)、闭孔动脉等分支。盆腔动脉可有广泛侧支循环,骨盆骨折伤及这些血管时,便可发生致命性大出血。

【损伤机制】

骨盆骨折极为常见,多因重大交通事故、高处坠落、工程塌方、地震致房屋倒塌等高能量损

伤引起,半数以上伴有并发症或多发伤,届时多合并盆腔脏器损伤,如膀胱、尿道和直肠损伤;失血性休克的发生率比四肢和脊柱骨折高约40%。

骨盆骨折多由直接暴力挤压骨盆所致,作用在骨盆上的暴力分为前后挤压暴力、侧方挤压暴力、垂直剪切暴力和混合暴力。此外,体育运动时肌肉强烈收缩可发生骨盆剥脱性骨折。

1. 前后挤压暴力 暴力多作用于耻骨联合或髂棘,导致单髋或双髋强力外旋,引起"翻书型"损伤,即耻骨联合分离。

2. 侧方挤压暴力 暴力多作用于髂嵴,可使骨盆环受到旋转力作用,导致耻骨及骶骨骨折。

3. 垂直剪切暴力 多因患者自高处坠落造成,常造成骨盆后方韧带结构断裂,骶髂关节垂直移位,导致骨盆环结构不稳定。

4. 混合暴力 多由多种暴力混合导致骨盆多处骨折及脱位。

【临床表现】

患者多有明确的外伤史,患者主诉骨盆处疼痛、活动受限。常表现为局部肿胀、大面积皮肤擦伤或皮下大片淤血、骨盆挤压试验及骨盆分离试验均为阳性。不稳定型的骨盆骨折患者可有以下临床表现:①下肢不等长或有明显的旋转畸形;②两侧的脐 - 髂前上棘间距不等;③耻骨联合间隙变宽;④伤侧髂后上棘较健侧明显向后凸起;⑤骨盆有明显可见的变形。出血较多时则可出现神志淡漠、皮肤苍白、四肢厥冷、尿少、血压下降等失血性休克征象。骨盆环连续性未受损害的骨盆边缘骨折主要表现是局部疼痛与压痛,骨盆挤压与分离试验阴性。

【辅助检查】

1. X线检查

(1) 骨盆正位片:可以观察骨盆全貌及髋关节形态是否有改变。

(2) 骨盆出口位片:检查时患者仰卧位,感光成像板水平置于骨盆下方,球管置于骨盆正上方偏尾侧,与身体平面成45°角投照。可以清晰地显示骨盆前环的骨折移位情况以及骨盆后环断裂后向上移位的情况。出口位也可以清楚地显示骶髂关节的上移,表现为股骨头不在同一水平线。

(3) 骨盆入口位片:患者仰卧位,X线球管从头侧指向骨盆部并与垂直线成约45°。有助于显示骨盆的前后移位,侧方挤压型损伤造成的髂骨翼内旋及前后挤压型损伤造成的髂骨翼外旋,同时也可判断骶骨压缩骨折或骶骨翼骨折。

(4) 骨盆斜位片:包括髂骨斜位片和闭孔斜位片,使用频率不如上述三者。通过骶髂关节的斜位像对检查骶髂关节的脱位或骨折十分重要,有利于显示骶髂后复合体的骨折移位情况,也可以显示骶髂关节处的骨折是侧方挤压导致的,还是剪切应力导致的。

2. CT CT平扫及三维重建可以清晰地显示出骨盆X线片上无法显示的细小骨折和轻度移位。

3. MRI 与CT相比MRI检查具有软组织结构显像对比好的特点,可发现骨盆周围的肌肉、肌腱、韧带、神经等软组织损伤及隐匿性的骨盆骨折。

【诊断】

1. 明确的外伤史;

2. 肢体畸形 ①下肢不等长或有明显的旋转畸形;②两侧的脐 - 髂前上棘间距不等;③耻骨联合间隙显著变宽;④伤侧髂后上棘较健侧明显向后凸起;⑤骨盆有明显可见的变形;

3. 骨盆骨性组织压痛、骨擦音及反常活动;

4. 骨盆挤压与分离试验阳性时即可诊断骨盆骨折;

5. 结合影像学检查可对骨盆骨折进一步分型。

【骨盆骨折分型】

骨折分型方法较多,AO按骨盆后弓完整与否及骨盆环稳定与否分型比较实用,介绍如下:

A 型—后弓完整、稳定骨折：

A1—后弓完整，髋骨撕脱骨折（图 11-13）：A1.1—髂前上棘、髂前下棘或耻骨骨折；A1.2—髂棘骨折；A1.3—坐骨结节骨折。

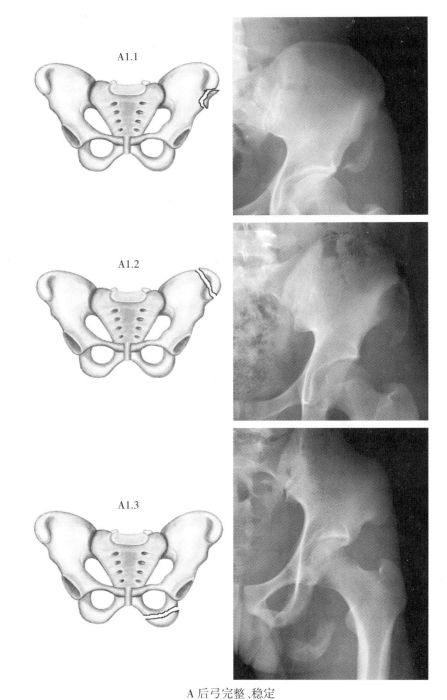

A 后弓完整、稳定

图 11-13　临床骨折分型

A1.1—髂前上棘、髂前下棘或耻骨骨折；A1.2—髂棘骨折；A1.3—坐骨结节骨折

A2—后弓完整,髋骨直接暴力骨折(图 11-14):A2.1—髂骨翼骨折,一个或一个以上骨折块;A2.2—单侧前弓骨折,骨折线通过耻骨支或累及耻骨联合;A2.3—前弓双处骨折,双侧耻骨支骨折或一侧耻骨支骨折＋耻骨联合损伤。

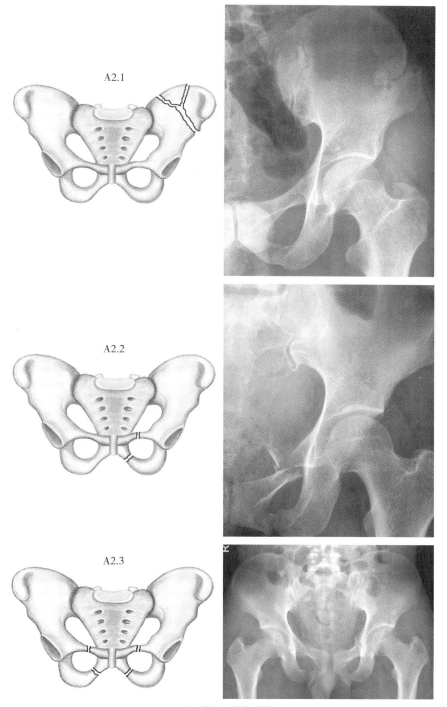

A 后弓完整、稳定骨折

图 11-14 临床骨折分型

A2.1—髂骨翼骨折,一个或一个以上骨折块;A2.2—单侧前弓骨折,骨折线通过耻骨支或累及耻骨联合;A2.3—前弓双处骨折,双侧耻骨支骨折或一侧耻骨支骨折＋耻骨联合损伤

Note

A3—后弓完整,骶骨尾侧至 S2 的横形骨折(图 11-15):A3.1—骶尾椎脱位;A3.2—骶骨骨折,无移位;A3.3—骶骨骨折,有移位。

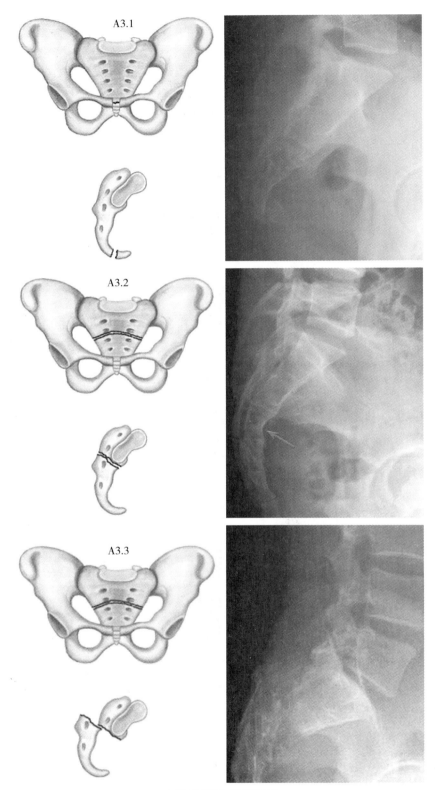

A 后弓完整、稳定骨折

图 11-15　临床骨折分型
A3.1—骶尾椎脱位;A3.2—骶骨骨折,无移位;A3.3—骶骨骨折,有移位

B 型—后弓的不完全损伤,部分稳定:

B1—后弓不完全损伤,单侧"开书状"外旋损伤(图 11-16):B1.1—骶髂关节前方裂开 +A 损伤;B1.2—髂骨骨折 +A 损伤。

B2—后弓不完全损伤,单侧"侧方挤压样"内旋损伤(图 11-17):B2.1—侧方挤压,骶骨骨折,桶柄状或非桶柄状损伤 +A 损伤;B2.2—部分骶髂关节骨折半脱位,桶柄状或非桶柄状损伤 +A 损伤;B2.3——不完全髂骨后方骨折,桶柄状或非桶柄状损伤 +A 损伤。

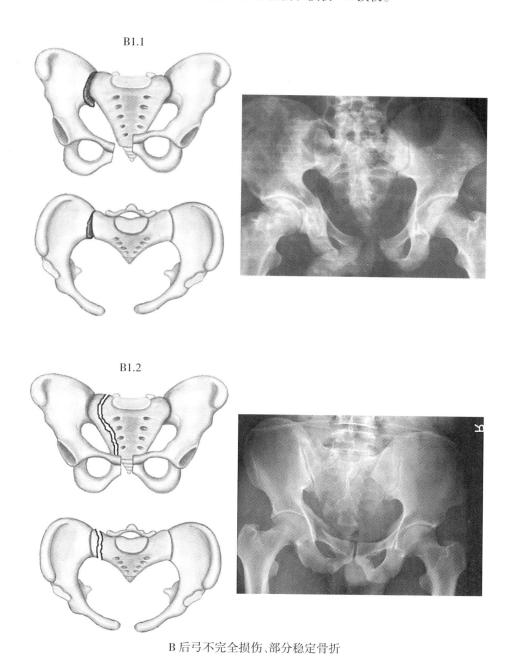

B 后弓不完全损伤、部分稳定骨折

图 11-16 临床骨折分型
B1.1—骶髂关节前方裂开 +A 损伤;B1.2—骶骨骨折 +A 损伤

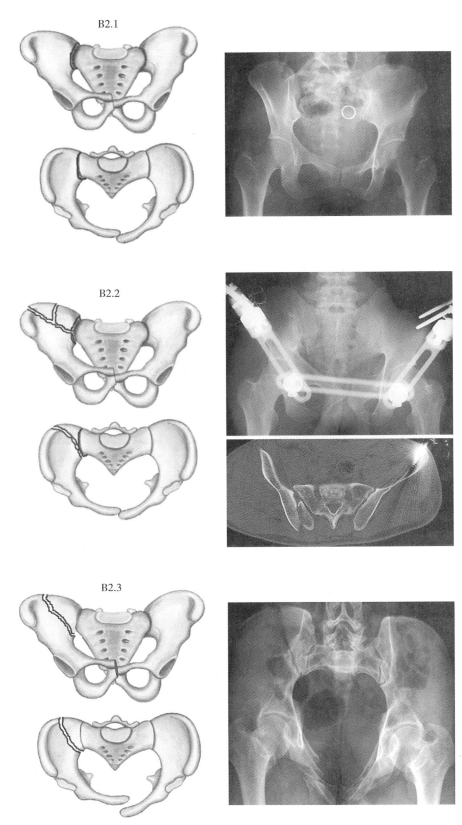

B 后弓不完全损伤、部分稳定骨折

图 11-17　临床骨折分型

B2.1—侧方挤压,骶骨骨折,桶柄状或非桶柄状损伤 +A 损伤;B2.2—部分骶髂关节骨折半脱位,
桶柄状或非桶柄状损伤 +A 损伤;B2.3—不完全髂骨后方骨折,桶柄状或非桶柄状损伤 +A 损伤

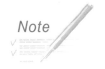

Note

B3—双侧后弓的不完全损伤(图 11-18):B3.1—双侧"翻书样"外旋损伤 +A 损伤;B3.2—:一侧翻书样外旋损伤,对侧 B2"侧方挤压样"内旋损伤 +A 损伤;B3.3—双侧 B2"侧方挤压样"内旋损伤 +A 损伤。

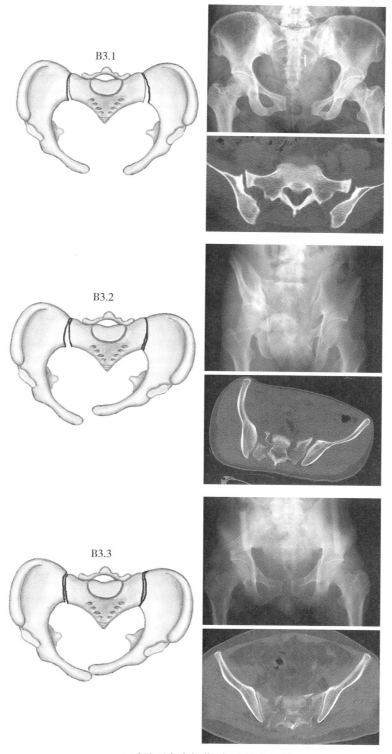

B 后弓不完全损伤、部分稳定骨折

图 11-18　临床骨折分型
B3.1— 双侧"翻书样"外旋损伤 +A 损伤;B3.2— 一侧翻书样外旋损伤,对侧 B2"侧方挤压样"内旋损伤 +A 损伤;B3.3— 双侧 B2"侧方挤压样"内旋损伤 +A 损伤

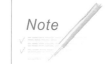

C 型—后弓完全损伤,不稳定:

C1—单侧后弓完全损伤(图 11-19):C1.1—通过髂骨伴 A 损伤;C1.2—通过骶髂关节、经髂骨的骨折脱位、单纯脱位或经骶骨的骨折脱位伴,A 损伤;C1.3—通过骶骨(外侧、骶孔或内侧),伴 A 损伤。

C1.1

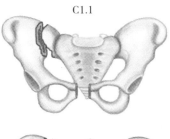

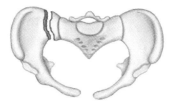

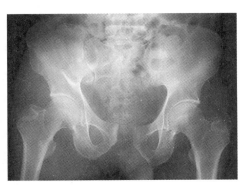

C1.2

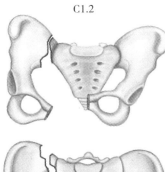

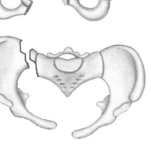

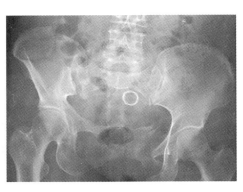

C1.3

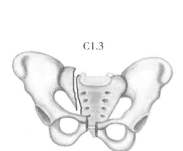

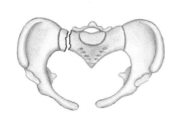

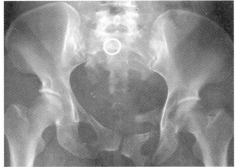

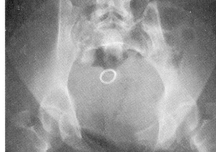

图 11-19 临床骨折分型
C1.1—通过髂骨伴 A 损伤;C1.2—通过骶髂关节、经髂骨的骨折脱位、单纯脱位或经骶骨的骨折脱位伴,A 损伤;C1.3—通过骶骨(外侧、骶孔或内侧),伴 A 损伤

C 后弓完全损伤、不稳定骨折

C2—单侧后弓完全损伤,对侧不完全损伤(图 11-20)。

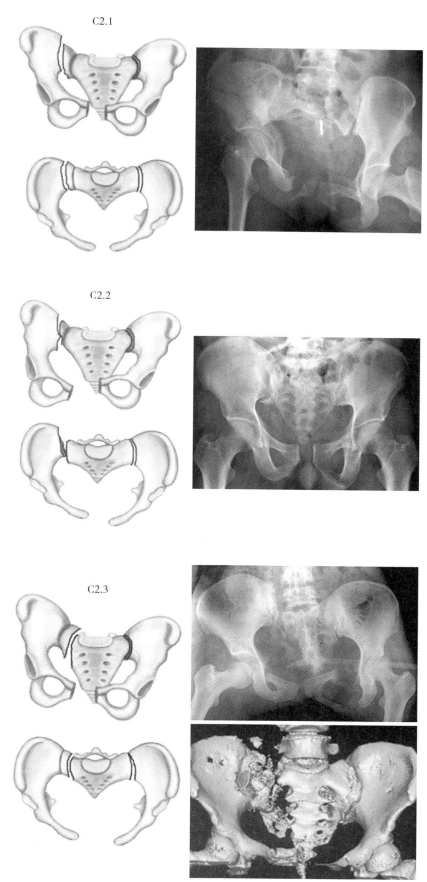

图 11-20 临床骨折分型 　　　　　 C 后弓完全损伤、不稳定骨折

C3—双侧后弓
完全损伤(图 11-21)。

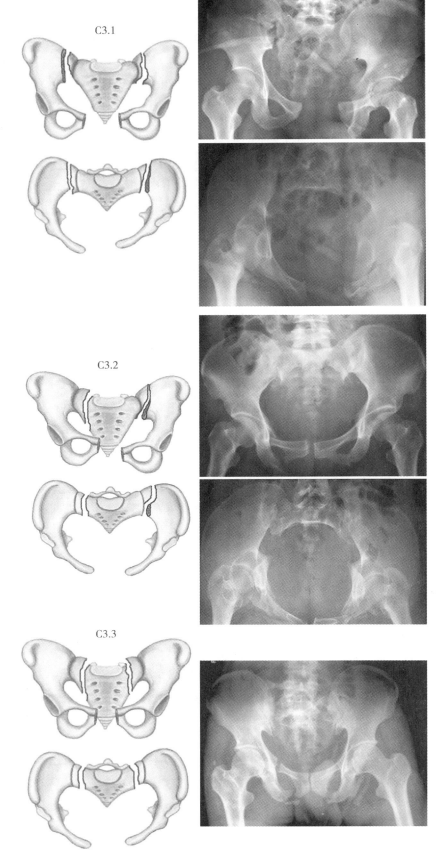

图 11-21　临床骨折分型　　　　　　　　　　　　　C 后弓完全损伤、不稳定骨折

【治疗】

随着交通事故及工伤事故的日益增多,骨盆骨折的发病率逐年增加,其发生率仅次于四肢及脊柱骨折,占全身骨折总数的 1%~3%;根据骨折类型不同而采取相应治疗。

(一)骨盆骨折的急救处理原则

严重的骨盆骨折,常因出血性休克或其他并发症(如 ARDS、盆腔感染等)而死亡。由于骨盆骨折多为复合损伤,或合并颅脑、胸、腹脏器损伤,骨盆骨折出血部位隐匿,急救时往往注重并发症的检查、确诊而贻误了出血性休克的诊治。急救处理原则是:首先救治危及生命的内脏损伤及出血性休克等并发症,然后处理骨盆骨折。

(二)骨盆骨折的治疗原则

恢复骨盆环的完整性和稳定性;尽量达到骨折的解剖复位,防止畸形发生。

1. 保守治疗　骨盆悬吊牵引、股骨髁上牵引和手法复位等,主要用于 A 型骨折,移位 <2.5cm 的 B1 型骨折和一侧前后环骨折的 B2 型骨折。

2. 外固定架治疗　外固定架治疗骨盆骨折的指征有:①对严重不稳定的骨盆骨折急诊应用,控制出血,提供临时稳定性;②用于多发创伤患者的早期固定,便于护理,减轻疼痛,利于咳痰;③对于有些类型的骨盆骨折;④辅助骨盆后环的内固定,增加稳定性。

3. 内固定治疗　内固定指征:①垂直不稳定骨折为绝对的手术适应证;②合并髋臼骨折;③外固定后残存移位;④韧带损伤导致骨盆不稳定,如单纯骶髂后韧带损伤;⑤闭合复位失败;⑥无会阴污染的开放性后部损伤。

【骨盆骨折的常见并发症及其处理】

(一)失血性休克

不稳定性骨盆骨折中失血性休克的发生率可高达 30%~58%,合并多发伤时发生率更高,是伤后早期致死的主要原因之一。骨盆骨折出血的来源有:①骨折端异常活动导致的持续或反复出血;②盆内静脉和静脉丛丰富且血管壁薄,易受损伤。破裂的静脉收缩力差,其周围组织结构松软,难以产生压迫止血作用,是重要的出血来源;③盆内动脉管壁厚,富有弹性,骨盆骨折伤及动脉造成大出血的概率较低,但动脉破裂出血汹涌,可危及生命;④并发盆壁软组织和盆内脏器损伤导致出血。

主要的处理方法有:①补液和输血积极抗休克;②利用现有的条件进行外固定可以减少并发症;③对于难以控制的内出血进行血管造影和栓塞可有效控制出血性休克,改善患者预后。

(二)尿道损伤和膀胱损伤

尿道损伤是骨盆骨折常见的并发症,发生率为 3.5%~21%,以男性后尿道损伤多见,女性尿道短粗,可被耻骨骨折伤及,但发生率低且多伴有阴道损伤。尿道损伤的临床表现为尿道外流血、下腹及会阴部胀痛、有尿意但不能排尿等。

单纯膀胱损伤的发生率约为 6%~11%,同时伤及膀胱和尿道者为 0.5%~2.5%。损伤后多表现为后下腹疼痛,有尿急,不能排尿,尿道口有少量血性尿液或血迹,查体可有腹膜刺激征等。

尿道损伤可插尿管以保证正常排尿有利于尿道自然修复;当尿道完全断裂插尿管失败时,可通过尿道远近端“会师”手术修复尿道;当尿道不能成功地进行手术修复时,可行膀胱造瘘,根据病情将来二期行修复尿道的手术。

(三)直肠损伤

直肠损伤是骨盆骨折的一种较为少见的并发损伤,文献报道其发生率为 1.25%~6%,为开放性骨盆骨折并发症的一种特殊类型。骨盆骨折所致直肠损伤除骨盆骨折的临床所见以外,主要表现为下腹部疼痛、里急后重感和肛门出血;肛门指诊可在指套上发现血迹;如果直肠破裂在腹膜反折处以上,可出现明显的腹膜刺激征。

直肠损伤的处理原则是争取早期清创修补,充分引流直肠周围间隙,乙状结肠造口使粪便完全转流。直肠修补根据术中情况决定修补方案。剖腹探查骨盆骨折并发直肠损伤的患者时，应切开腹膜反折以探查腹膜外盆腔的情况。损伤黏膜，而未穿透肠壁全层，行保守治疗；全层裂伤者，行手术治疗。目前远侧直肠的冲洗仍争议较多。

本章小结

脊柱骨折见于多种形式的暴力损伤，其中胸腰段骨折最为常见，骨折具有不同的分类方法，重点掌握脊柱稳定性骨折及不稳定性骨折。脊柱骨折常合并脊髓损伤，脊髓损伤后，患者主要表现为脊髓损伤平面以下躯体感觉、运动功能障碍和大小便功能障碍。临床上按照损伤程度将脊髓损伤分完全性和不完全性损伤。脊髓损伤尚无特殊有效的治疗方案，防止脊髓损伤后的继发性损伤是当前脊髓损伤早期临床治疗的重点，而早期的康复训练对脊髓损伤并发症的预防、促进功能恢复具有重要意义。

骨盆骨折是一种临床极为常见的骨折类型，其诊断主要依靠明确的外伤史、肢体的畸形、骨盆骨性组织压痛、骨擦音及反常活动和骨盆挤压与分离试验并配合相应的影像学检查来确诊。临床中其类型多种多样，现常用 AO 分型，根据骨盆后弓完整与否及骨盆环稳定与否分型。骨盆骨折因其解剖结构上的特征，其常见的并发症有盆腔脏器损伤，如膀胱、尿道和直肠损伤；失血性休克等。

思考题

1. 脊柱骨折分类方法有哪些？各有什么特点？
2. 脊髓损伤的特殊类型都有哪些？
3. 脊髓损伤常见并发症的预防和处理有哪些？
4. 骨盆骨折合并颅脑及胸部挫伤血压逐渐下降致休克患者如何诊治？

（贺西京　李建军　李中实）

参考文献

1. 贺西京．胸腰椎骨折分型与临床治疗方法探讨．中国骨伤，2012，28（12）：971-974.

2. 陈孝平．外科学．第 2 版．北京：人民卫生出版社，2008.

3. 中国康复医学会脊柱脊髓损伤专业委员会．《新鲜胸腰段脊柱脊髓损伤评估与治疗》的专家共识．中国脊柱脊髓杂志，2011，21（11）：963-968.

4. Woodall Jr JW，McGuire RA. Evidence for the treatment of thoracolumbar burst fractures. Current Orthopaedic Practice，2012，23（3）：188.

5. 李建军，王方永译．脊髓损伤神经学分类国际标准（2011 年修订）．中国康复理论与实践，2011，17（2）：963-973.

6. Van Kuijk AA，Geurts ACH，Van Kuppevelt HJM. Neurogenic heterotopic ossification in spinal cord injury. Spinal Cord，2002，40：313-326.

7. Okano H，Yamanaka S. iPS cell technologies：significance and applications to CNS regeneration and disease. Mol Brain，2014，7：22.

第十二章　关　节　脱　位

关节稳定结构受损伤,使关节面失去正常的对合关系,称为关节脱位(dislocation of joint)。由暴力所致的关节脱位为创伤性脱位,由疾病所致的称为病理性脱位。创伤性关节脱位除骨端对合失常外还常有相应的骨端骨折、软组织损伤及关节腔病理改变,还可并发神经血管损伤。

关节脱位的分类,按脱位方向:依关节远侧骨端的移位方向分为前脱位、后脱位等;按脱位发生的时间和次数:脱位未超过 2 周为新鲜性脱位,超过 2 周为陈旧性脱位,同一关节脱位 2 次以上为复发性脱位(recurrent dislocation);按关节腔与外界沟通与否:开放性脱位和闭合性脱位;按脱位程度:半脱位和全脱位。

创伤性关节脱位的治疗原则为早期复位、妥善固定及适当的功能锻炼。

第一节　肩锁关节脱位

【病因及分型】

肩锁关节的损伤通常是由直接暴力由上部向下冲击肩峰而发生脱位,或间接暴力过度牵引肩关节向下而引起脱位,或上肢贴于胸壁跌倒,肩端或前面或后面撞击地面。锁骨紧压在第 1 肋骨上,肋骨阻止了锁骨的进一步下移,其结果是:如果锁骨未骨折,则肩锁、喙锁韧带断裂。此部位其他结构的损伤包括:三角肌和斜方肌锁骨附着点的撕裂,肩峰、锁骨和喙突的骨折,肩锁纤维软骨的断裂和肩锁关节的关节软骨骨折。

锁骨的任何向上或向后的移位程度都取决于肩锁和喙锁韧带、肩锁关节囊以及斜方肌和三角肌损伤的严重程度。如果肩锁韧带、关节囊以及这些肌肉被切断,锁骨向近端移位 0.5~1cm;更重要的是当肩锁韧带和关节囊被切断后,还会出现明显的前后方向不稳定;如果除这些结构以外,喙锁韧带也被切断,锁骨向上方移位 1.5~2.5cm。三角肌和斜方肌的撕裂或撕脱在临床上常伴有肩锁或喙锁韧带的撕裂。

肩锁关节脱位 Rockwood 分型(图 12-1):

Ⅰ型:肩锁韧带扭伤或部分撕裂,但仍保持完整,喙锁韧带完整,肩锁关节稳定。X线片正常。MR 检查可以发现肩锁韧带扭伤的征象。

Ⅱ型:肩锁韧带断裂,喙锁韧带扭伤。锁骨远端在水平面上不稳定。X 线片可见肩锁关节破坏,轻度增宽并有纵向分离和喙锁间隙轻度增大。

Ⅲ型:肩锁韧带和喙锁韧带均断裂。三角肌和斜方肌附着点撕裂。锁骨远端在水平面和垂直面上不稳定。X 线片可见锁骨远端移位明显,喙锁间隙增大 25%~100%。

Ⅳ型:肩锁韧带和喙锁韧带均断裂。三角肌 - 斜方肌筋膜破裂。锁骨后移进入或穿透斜方肌,移位固定时,肩关节后方皮肤张力过大。X 线片可见喙锁间隙增大,腋位 X 线片显示锁骨远端后移。锁骨双极脱位少见,多为肩锁关节后脱位和胸锁关节前脱位。此时应注意胸锁关节有无损伤。

Ⅴ型:肩锁韧带和喙锁韧带均断裂,三角肌 - 斜方肌筋膜破裂。锁骨远端在水平面和垂直面上均不稳定,但锁骨远端移位更加严重。X 线片可见喙锁间隙增大 100%~300%。

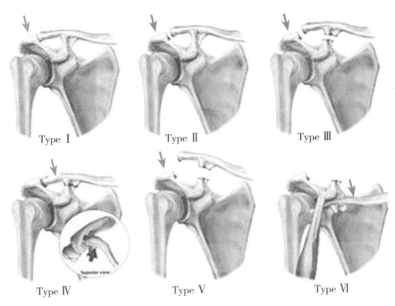

Type Ⅰ　　　Type Ⅱ　　　Type Ⅲ

Type Ⅳ　　　Type Ⅴ　　　Type Ⅵ

图 12-1　肩锁关节脱位 Rockwood 分型

Ⅵ型：肩锁韧带和喙锁韧带均断裂（喙锁韧带在肩峰下脱位时可以保持完整）。锁骨远端移位到喙突或肩峰下。锁骨远端下脱位极少见，考虑与严重创伤后上肢极度外展、外旋和肩胛骨的收缩有关，此时可伴臂丛神经或血管损伤。X 线片提示锁骨远端位于肩峰或喙突下，喙锁间隙小于正常侧。

【临床表现】

除了查体发现（如疼痛、肿胀及肩锁关节不稳定伴锁骨远端移位外）X 线片可以帮助评估损伤的程度。如果肩锁韧带被撕裂而喙锁韧带仍保持完好，通常表现为前后位的不稳定（图 12-2）。通过在患者双腕部悬挂 4.5~6.8kg 的重物可以观察到肩锁关节更进一步的不稳定。如果可能，重物应系在患者腕部而避免让患者握住它们，这样可使得上肢肌肉能够完全放松。患者直立，摄双侧肩锁关节的前后位片，然后进行两侧比较。在明显的半脱位状态下，锁骨的外侧端向上移位或者肩胛骨和臂向下移位超过锁骨厚度的一半；在脱位状态下，锁骨远端移位的距离等于或大于锁骨的厚度（图 12-3）。

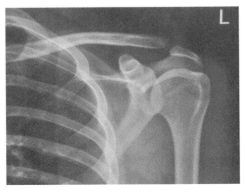

图 12-2　肩锁关节脱位在肩关节前后位的征象

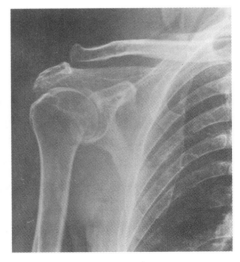

图 12-3　因感肩痛，抬举受阻而就诊，见锁骨远端隆起，压痛

【治疗】

Ⅰ型损伤采用非手术方法可获得满意的效果,这些治疗通常包括冰敷、应用温和的止痛药、吊带制动、早期活动范围的练习及在舒适程度允许时开始进行活动。除非观察到关节明显不稳定,大多数医师同意Ⅱ型损伤的治疗方法与Ⅰ型相似。如果锁骨远端移位的距离没有超过锁骨厚度的一半,应用绑扎、夹板或吊带制动2~3周,治疗通常是可以成功的,但是必须在6周以后才能恢复举重物或参加接触性运动。近年来对Ⅲ型损伤治疗的争议开始减少。肩锁关节脱位经非手术治疗后等动力试验显示,患侧的肌力和耐力可以达到健侧水平。优势侧的损伤导致的力量与耐力的丧失通常没有统计学意义,这对运动员可能非常重要。大多数患者在日常生活中没有困难,但运动员偶尔会在接触性和投掷运动中有疼痛感。对这些患者切除锁骨外侧末端的治疗可以有效地缓解疼痛。我们通常在初期采用非手术方法治疗Ⅲ型肩锁关节脱位,如果需要晚期再进行重建。对于Ⅳ、Ⅴ、Ⅵ型损伤,肩锁关节移位太大而非手术治疗不能被接受,因此应行手术复位和内固定。

保守疗法失败主要是由关节软骨盘、破损的关节囊韧带以及关节软骨碎片嵌入到喙突和锁骨之间造成的。绑扎、支架或夹板等非手术疗法的缺点包括:①皮肤压迫和溃疡;②畸形复发;③必须佩戴支架或吊带8周;④患者的合作性较差;⑤妨碍日常活动;⑥肩部、肘部活动的丧失(老年患者中);⑦软组织钙化;⑧晚期肩锁关节炎;⑨晚期肌肉萎缩、无力和疲劳。当然,能够避免手术是闭合复位的主要优点,如果复位成功,闭合方法通常可以获得一个稳定并且功能满意的肩关节。但是,为了防止可能的并发症,必须定期密切观察,患者的完全合作是关键。

与手术治疗有关的难点和问题包括:①感染;②麻醉风险;③血肿形成;④瘢痕形成;⑤畸形复发;⑥金属内固定物断裂、移位和松动;⑦缝合线的断裂和松动;⑧锁骨远端的侵蚀或骨折;⑨术后疼痛和活动受限;⑩需要二次手术以去除内固定物;⑪晚期肩锁关节炎;⑫软组织钙化(通常不严重)。但是手术治疗可以观察到关节的损伤情况,并能去除所有骨折碎片及其他阻碍复位的因素。手术治疗还可以获得解剖复位和牢固的固定,与闭合复位相比可以更早地恢复肩部运动。

肩锁关节脱位的手术治疗有许多不同的方法,可以分为5个主要类型:①肩锁关节复位和固定;②肩锁关节复位、喙锁韧带修复和喙锁关节固定;③前两种类型的联合应用;④锁骨远端切除;⑤肌肉转移。

用不可吸收的粗线缝合固定肩锁关节,并把喙肩韧带转移至锁骨远端。早期修复和晚期重建统计学上差异显著。肩锁上韧带可被直接修复,或通过喙肩韧带或游离腱移植来重建。如果喙锁韧带没有过度磨损,可直接修复,也可使用阔筋膜、游离肌腱移植、喙肩韧带和转移二头肌长头肌腱进行重建。

锁骨外侧末端切除术可用来治疗急性和陈旧性肩锁关节脱位。如果喙锁韧带断裂,则必须进行修复或重建,需行内固定,可以经过肩锁关节缺损的部位或在喙突和锁骨间进行固定。转移喙突至锁骨以使锁骨外侧末端维持在原位的方法,此方法可以与锁骨外侧末端切除术联合应用。

任何治疗肩锁关节脱位的手术方法应满足以下3个要求:①肩锁关节必须暴露和清创;②喙锁和肩锁韧带必须修复;③肩锁关节必须获得稳定的复位。如果手术治疗能够满足以上目标,不管关节通过何种方法固定,都能取得满意的结果。

治疗总结 肩锁关节脱位在临床上比较常见,其主要原因就是喙锁韧带的断裂从而导致锁骨的移位。治疗肩锁关节脱位应遵循以下原则:①短时期有效内固定,保障修复后韧带的完全愈合;②恢复肩锁关节水平方向和垂直方向上的稳定性;③固定后要符合肩锁关节的微动生理。基于对上述观点的理解,采用肩锁关节克氏针短期固定,切断喙肩韧带来修复加强肩锁韧带;取以喙突部为蒂的肱二头肌短头及喙肱肌联合腱肌筋膜来修复加强喙锁韧带,通过短期静力复位固定与最终动力重建有效统一,真正恢复肩锁关节的解剖力学,充分保障肩锁关节水平方向和垂直方向上的稳定性。

对陈旧性肩锁关节脱位的治疗方法较多,但保持满意复位的手术方法必须满足以下条件:①清除肩锁关节内的瘢痕组织及软骨碎片,达到有效复位;②重建肩锁关节的纵向与水平稳定;③施行可靠的固定直至修复的韧带牢固愈合。

注:Rockwood 于 1984 年改进了 Tossy 的三分法,把肩锁关节脱位分为六型,用以指导肩锁关节脱位的临床诊疗。Ⅰ型:肩锁韧带扭伤或部分撕裂,但功能存在,喙锁韧带完整。Ⅱ型:肩锁韧带完全撕裂,喙锁韧带扭伤或部分撕裂。Ⅲ型:肩锁和喙锁韧带均断裂,三角肌和斜方肌附着点从锁骨外端撕裂。Ⅳ型:肩锁和喙锁韧带均断裂,和Ⅲ型一样三角肌和斜方肌附着点从锁骨外端撕裂。此外,锁骨外端向后移位进入或穿过斜方肌。Ⅴ型:肩锁和喙锁韧带均断裂,三角肌与斜方肌在锁骨远端上的附着部均从锁骨外侧半上完全分离,锁骨外端向上严重移位位于皮下。Ⅵ型:极度外展和外旋时导致的罕见损伤,锁骨远端移位到肩峰下方或喙突下方。肩锁韧带断裂位于肩峰下端时,喙锁韧带完整;而在喙突下端时,喙锁韧带则断裂,而三角肌与斜方肌附着部也有不同程度的损伤。

第二节　肩关节脱位

肩关节脱位(dislocation of shoulder joint)好发于男性、青壮年,在全身关节脱位中发病率最高,约占 50%,这与肩关节的解剖和生理特点有关。根据脱位方向不同可分为前脱位、后脱位、上脱位和下脱位,以前脱位最多见。

【解剖概要】

广义的肩关节是由盂肱关节、肩锁关节、胸锁关节、喙锁关节等多个关节组成。本节主要阐述狭义的肩关节脱位中的前脱位,即盂肱关节前脱位(dislocation of glenohumeral joint)。盂肱关节由肱骨头和肩胛盂构成,是典型的球窝关节。肩胛盂关节面小而浅,面积仅占肱骨头面积的 1/3~1/4。关节囊和韧带松弛薄弱,故肩关节是人体运动范围最大而又最灵活的关节,它可做前屈、后伸、内收、外展、内旋、外旋以及环转等运动,但同时也使肩关节成为全身最不稳定的大关节。肩盂关节面朝向前下外,在肩关节的上、后和前方分别有冈上肌、冈下肌、小圆肌和肩胛下肌的肌腱共同构成一环形的腱板,与关节囊愈着,称为肩袖,以增加关节的稳定性。而关节囊的前下侧相对薄弱,故肱盂关节前脱位最为常见,占 95% 以上。因此,本节仅介绍肩关节前脱位。

【病因、病理与分类】

肩关节前脱位(anterior dislocation of shoulder joint)常由于间接暴力所致,包括传导暴力和杠杆暴力。前者是指患者向前外侧倾斜摔倒时手掌或肘着地,肱骨干外展,肱骨头突向前下方关节囊,外力沿肱骨向上传至肱骨头,若外力足够大,肱骨头可突破前方关节囊,发生常见的喙突下脱位;如果暴力继续作用,肱骨头可被推至锁骨下,成为锁骨下脱位;极个别患者肱骨头可冲进胸腔,称为胸内脱位。后者是指当肩关节过度外展、外旋和后伸时,肱骨颈或肱骨大结节以肩峰作为支点,使肱骨头移向盂下滑脱,发生肩胛盂下脱位,若继续滑至肩胛前部则形成喙突下脱位。

肩关节前脱位的病理变化主要为前关节囊的破裂损伤和肱骨头的移位。肩关节脱位还常合并肱骨大结节撕脱骨折和肩袖损伤,后者以冈上肌腱撕裂最常见,如果撕裂向前、后方延伸,累及其他肌腱,将严重影响肩关节的稳定性,甚至造成复发性脱位。此外如造成肩关节盂唇前下方在前下盂肱韧带复合体附着处的撕脱性损伤,称 Bankart 损伤。肱骨头后上骨软骨的压缩性骨折称 Hill-Sachs 损伤。

前脱位根据脱位的方向分为盂下脱位、喙突下脱位、锁骨下脱位及胸内脱位(图 12-4),其中

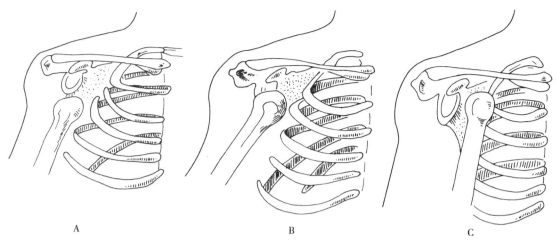

图 12-4 肩关节前脱位示意图
A. 盂下脱位；B. 喙突下脱位；C. 锁骨下脱位

喙突下脱位最常见，而胸内脱位极少见。根据发病的原因和发生的机制不同分为外伤脱位、病理性脱位和复发性脱位。根据脱位延续的时间分为新鲜脱位和陈旧脱位（超过 3 周）。

【临床表现与诊断】

1. 一般表现　肩关节前脱位均有明显的上肢外展外旋或后伸着地外伤史，主要表现为肩关节疼痛，周围软组织肿胀，关节功能障碍，健侧手扶持患肢前臂，头向患侧倾斜的姿势等。

2. 局部特异体征　①"方肩"畸形：因肱骨头向前方脱位，故从前方观察，患者肩部失去正常饱满圆钝的外形，肩峰特别突出，肩峰到肱骨外上髁的距离多增加，呈"方肩"畸形。②关节窝空虚：除方肩畸形外，触诊发现肩峰下空虚，可在腋窝、喙突或锁骨下触到脱位的肱骨头。③弹性固定：上臂保持固定在外展内旋及轻度前屈位，使肩关节丧失各种活动功能。④Dugas 征阳性：患肢肘部贴近胸壁，患手不能触及对侧肩部，或患手搭到对侧肩部，而患肘不能贴近胸壁。

3. 影像学检查　X 线检查可以确诊肩关节脱位，同时了解脱位的类型，明确是否合并骨折以及检查复位后情况。CT 检查常能清楚显示盂肱关节脱位的方向，盂缘及骨软骨损伤。必要时行 MRI 检查，可进一步了解关节囊、韧带及肩袖损伤。

【治疗】

主要包括复位、固定和康复锻炼。

1. 复位

（1）手法复位：无论脱位属于何种类型，均应首先进行手法复位、外固定。新鲜脱位由于损伤时间短，组织出血少，肿胀轻，手法复位容易且有效，应尽早进行。当感到肱骨头滑动和弹响，表明复位成功，查体可见关节盂空虚和方肩畸形的消失，Dugas 征阴性，然后复查 X 线片。常用的手法复位方法有：

1）Hippocrates 法（手牵足蹬法）：患者仰卧位，医生站于患侧，足蹬于患侧腋窝（左侧脱位用左脚，右侧脱位用右脚），双手握住患肢腕部，上肢略外展，沿畸形方向缓慢持续牵引，逐渐增加牵引力量，先外展外旋上臂，再以足为杠杆支点，内收内旋上臂（图 12-5）。

2）Kocher 复位法（牵引回旋法）：患者仰

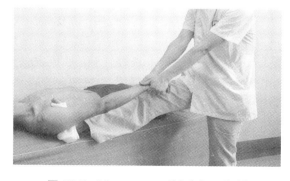

图 12-5 Hippocrates 法（手牵足蹬法）

Note

卧位,医生站于患侧,将患者患肢屈肘 90°,沿肱骨长轴持续牵引的同时外展,外旋,然后内收上臂,使其肘关节贴于胸前,再以肱骨干顶于前胸壁作为支点,内旋患肢(图 12-6)。

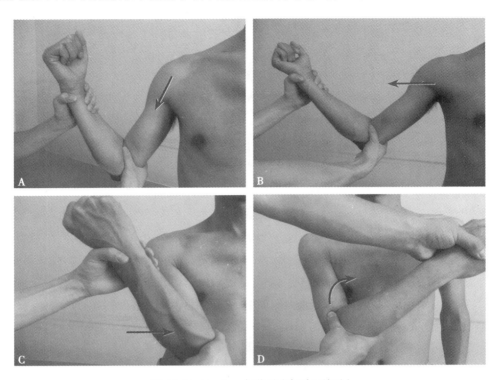

图 12-6　Kocher 复位法(牵引回旋法)

　　3) stimson 法:患者俯卧于复位床上,患肢自然下垂于床旁,手腕处悬挂 2.3~4.5kg(5~10 磅)的重物,自然牵拉 10~15 分钟,肱骨头可自然复位。

　　(2) 切开复位:如麻醉充分,手法复位正确而仍不能完成复位者,可采用切开复位。手术尽量行有限切开,减少对肩袖的损伤并注意保留与肱骨头相连的肌腱和软组织,以防引起肱骨头缺血性坏死。切开复位指征:①闭合复位不成功:如伴有肱骨大结节骨折,肱二头肌长头腱向外后移位或肌肉,骨膜等软组织嵌入关节影响复位;②怀疑有血管、神经、肌腱断裂需要探查、修复的患者;③合并肩部(肩胛盂)骨折移位。盂唇撕脱范围较大或严重的肩袖损伤影响复位或复位后关节稳定患者;④合并肱骨大结节骨折,复位后大结节骨折片未能复位;⑤陈旧性脱位伴有骨折、或手法复位失败或脱位超过 2 个月以上者。⑥合并肱骨外科颈骨折,手法复位效果不佳者。

　　2. 固定　良好的固定和制动对于损伤的关节囊、韧带、肌腱、骨与软骨的修复具有重要的作用。具体方法为:患肢屈肘 90°,三角巾悬吊于胸前,同时腋窝垫一个棉垫,用绷带将上肢与胸壁固定(图 12-7)。40 岁以下患者宜制动 3 周;超过 40 岁制动时间可相应缩短,早期实行功能锻炼,以避免肩关节僵硬。如合并大结节撕脱骨折可酌情延长 1~2 周。

　　3. 康复锻炼　固定期间须进行腕部和手部的活动。解除制动以后应循序渐进行肩关节的主动功能锻炼。尤其老年患者固定时间短,活动时要避免再次损伤尚未完全修复的软组织从而加重肩关节的活动障碍。

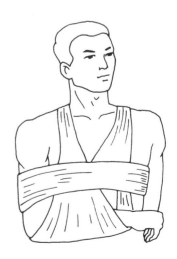

图 12-7　肩关节脱位三角巾悬吊固定

第三节 肘关节脱位

在全身四大关节中,肘关节脱位(dislocation of elbow joint)的发生率比盂肱关节脱位低,约占脱位总发病率的1/5。肘关节脱位常发生于年轻人,发病高峰期为5~25岁。新鲜肘关节脱位经早期正确诊断和及时处理后,一般不遗留明显功能障碍。但若早期未能得到及时正确的处理,则可导致晚期出现严重功能障碍,此时无论何种治疗都难以恢复其正常功能,而仅仅是获得不同程度的功能改善而已。所以肘关节脱位强调早期诊断、及时处理。

肘关节的结构特点为:构成关节的肱骨下端扁平且前倾30°,有两个关节面,滑车和肱骨小头。滑车关节面的上方有三个凹陷,前侧有冠状突窝和桡骨头窝,屈肘时容纳冠状突和桡骨头;后侧为鹰嘴突窝,伸肘时容纳鹰嘴,它比冠状突窝深,使完全伸肘成为可能并可轻度过伸。后面的鹰嘴窝与前面的冠状窝之间骨质薄弱,受外力时容易发生骨折。关节腔隙狭小,因而,各种挫伤、内出血以及波及关节面的骨折等,必须实行早期活动,防止关节强直。关节囊前后比较薄弱,有利于屈伸活动,在人跌倒手着地时,间接暴力可使关节后脱位。尺骨近端包括鹰嘴突、冠状突及二者组成的半月切迹。肘关节有三个明显的骨性标志,它们是尺骨的鹰嘴,肱骨的内侧髁和外侧髁。在屈肘90°时,鹰嘴尖、内、外上髁三点连线呈一底朝上的等腰三角形,称肘后三角(Huter三角),伸肘时三点呈一直线,肘关节脱位时此关系发生改变。

多数脱位为累及尺桡骨的后脱位,而其他类型的脱位如内、外侧脱位、前脱位及爆裂型脱位(图12-8),在临床上均少见,治疗也与后脱位有所不同。

肘关节后脱位

【病因和病理】

肘关节后脱位(posterior dislocation of elbow joint)多为间接暴力所致。前臂旋后位手掌撑地摔倒时,由于肱骨滑车横轴线向外倾斜,使所传达暴力达到肘部时转成肘外翻及前臂旋后过伸的应力,尺骨鹰嘴突在鹰嘴窝内作支点产生杠杆作用,导致尺桡骨近端同时被推向后外侧,产生后脱位。肘前关节囊及肱前肌撕裂,后关节囊及内侧副韧带损伤,可合并肱骨内上髁骨折、正中神经及尺神经损伤。晚期可发生骨化性肌炎。

【临床表现与诊断】

伤后局部疼痛、肿胀和功能受限。肘部明显畸形,肘窝部饱满,肘后突,肘后部空虚和凹陷,肘后侧可触及鹰嘴的半月切迹,前臂短缩,肘后三角相互关系改变,鹰嘴突高于内外髁,肘前皮下可触及肱骨下端,肘关节弹性固定于120°~140°,只有微小的被动活动,肘后骨性标志关系改变。X线检查是必要的,肘关节正侧位片可用以证实脱位及发现合并骨折。(图12-8)

【治疗】

1. 闭合复位 诊断明确并对神经血管系统进行仔细评价后,应及时行闭合复位。一般均能通过闭合方法完成复位。如受伤时间不长,可不用麻醉,如需要关节腔内注射局麻药,应注意无菌操作,避免感染。助手配合沿畸形关节方向对前臂和上臂作牵引和反牵引,术者从肘后用双手握住肘关节,以指推压尺骨鹰嘴向前下,同时矫正侧方移位,助手在复位过程中维持牵引并逐渐屈肘,出现弹跳感表示复位成功。此时,关节可恢复无阻力被动伸屈活动。用长臂石膏夹板固定肘关节于功能位,3周后去除固定。要求主动渐进活动关节,避免超限和暴力牵拉关节。长期制动会引起活动度的进行性丧失而并不能增加稳定性。

2. 切开复位 急性脱位很少需要切开复位,若内上髁骨折块嵌顿在关节间隙内、或并有神经血管损伤的新鲜脱位,闭合复位不成功可行切开复位。一般不需要行韧带修补。术后用石膏托将肘关节固定于屈曲90°位。3~4周后去除外固定,逐渐练习肘关节活动。

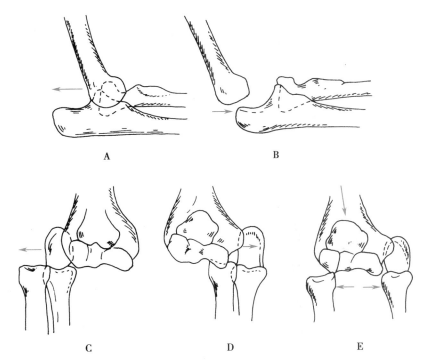

图 12-8 肘关节脱位的类型
A.后脱位;B.前脱位;C.外侧脱位;D.内侧脱位;E.爆裂型脱位

未获得复位的肘关节后脱位

未获得复位的肘关节后脱位是指新鲜脱位未经及时治疗而延误3周以上,又称陈旧性脱位、漏诊的脱位等。

【病理改变】

关节脱位后,关节软骨即失去关节液的营养而逐渐退变及剥脱。在脱位的间隙内渐渐充满肉芽及瘢痕组织,关节囊及侧副韧带与周围组织粘连。

【治疗】

尽量争取恢复比较满意的关节功能,将肘关节由非功能位改变到功能位,增加活动范围,稳定关节,创造有利于肌力发挥的条件。

1. 闭合复位 伤后3周左右,软组织挛缩不甚严重,关节周围及其间隙内尚未充满肉芽及瘢痕,此时可试行闭合复位。

2. 切开复位 要获得关节的复位,必须对关节周围的软组织进行松解,但一旦完成了广泛的松解剥离,又将发生不稳定,容易再发生向后脱位,需进行临时固定。另外,在仍保持脱位的患者,肱三头肌腱发生了功能性挛缩,使得复位和复位后的屈肘变得困难。术后可用铰链式外固定架来维持复位,8周后去除,优点是在维持复位的同时可进行肘关节主动或被动功能练习。

3. 关节切除或成形术 脱位时间长,关节僵直在非功能位并且有明显临床症状,此时关节软骨已发生变性及剥脱,不可能再行切开复位。而患者又要求有活动的肘关节,此时可行关节切除或关节成形术。术后活动范围可能有明显改善,但稳定性较差。

肘关节前脱位

非常少见。常因跌伤后处于屈肘位,暴力直接作用于前臂后方所致;或跌倒后手掌撑地,前臂固定,身体沿上肢纵轴旋转,首先产生肘侧方脱位,外力继续作用则可导致尺桡骨完全移位至肘前方。由于引起脱位的暴力较强烈,故软组织损伤较重,关节囊及侧副韧带多完全损伤,合并神经血管损伤的机会也增多,肘部后方收到打击,常合并鹰嘴骨折。

【临床表现】

可合并肱动脉损伤,应仔细评估血管神经功能。复位前,肢体短缩,前臂固定在旋后位,肱骨远端明显向后突出,肱二头肌腱将皮肤向前顶起绷紧。

【治疗】

基本的复位手法是反受伤机制,对前臂轻柔牵引以放松肌肉挛缩,然后对前臂施加向后、向下的压力,并同时轻柔地向前挤压肱骨远端,即可完成复位。复位后亦应仔细检查神经血管功能。肱三头肌止点可发生撕脱或剥离,应注意检查主动伸肘功能。复位后应屈肘稍小于90°固定,根据局部肿胀和三头肌是否受损决定。若合并鹰嘴骨折,则需要切开复位内固定。

肘关节侧方脱位

肘关节侧方脱位分为内侧和外侧脱位两种。外侧脱位是肘外翻应力所致,内侧脱位则为肘内翻应力所致。此时,与脱位方向相对的关节囊及侧副韧带严重损伤,而脱位侧的损伤反而较轻。肘关节增宽,上臂和前臂长度相对正常。在正位 X 线片上,单纯肘外侧脱位可表现为尺骨的半月切迹与小头 - 滑车沟相关节,允许有一定范围的屈伸活动,非常容易造成误诊,特别是肘部肿胀明显时。

复位方法　在上臂采取对抗牵引,轻度伸肘位牵引前臂远端,然后对肘内侧或肘外侧直接施压,注意不要使侧方脱位转化为后脱位,否则会进一步加重软组织损伤。肘内侧脱位常常是一个半脱位,而不是完全脱位,合并的软组织损伤不如肘外侧脱位广泛、严重。

肘关节爆裂性脱位

临床上非常罕见。其特点是尺桡骨呈直向分开,肱骨下端位于尺桡骨之间,并有广泛的软组织损伤。除有关节囊及侧副韧带撕裂外,前臂骨间膜及环状韧带也完全撕裂。分为两种类型:前后型和内外型。

(一)前后型——比内外型为多

尺骨及冠状突向后脱位并停留在鹰嘴窝中,桡骨头向前脱位进入冠状突窝内。此脱位是在内侧副韧带发生撕裂后,前臂强力旋前所造成的,即前臂在外力作用下被动旋前和伸直,再加上施加在肱骨远端向下的应力,将尺桡骨分开,环状韧带、侧副韧带以及骨间膜都发生了撕裂。手法复位和肘后脱位复位类似,应首先对尺骨进行复位,然后对桡骨头直接挤压以完成复位。复位后应固定于屈肘、前臂旋后位,但外固定不应太紧,以免发生并发症。

(二)内外型——属罕见病例

肱骨远端像楔子一样插入外侧的桡骨和内侧的尺骨之间。多为沿前臂传到的外力所致,环状韧带及骨间膜撕裂后,尺桡骨分别移向内侧及外侧,而肱骨下端则处在两者之间。容易诊断,肘部明显增宽,很容易在肘后方触及滑车关节面。复位手法应以伸肘位牵引为主,同时对尺桡骨施加合拢之力即可获得复位。

单纯尺骨脱位

在前、后直向上均可发生单纯尺骨脱位。首先,桡骨头作为枢轴,内侧副韧带发生断裂,而前关节囊及外侧副韧带保持完整。损伤机制中还需有肱骨及前臂的成角和轴向分离。正常情况下,尺骨近端在前臂旋后位稳定,只有前臂远端与桡骨之间发生旋转,而在此种损伤中,尺骨近端的固定作用丧失,允许整个前臂、包括尺骨近端与桡骨一起发生旋转。在前臂内收和旋后时,冠状突可发生移位至滑车后方。此时患肘保持在被动伸直位,前臂正常提携角消失,甚至可变为肘内翻。在伸肘和前臂旋后位进行牵引可获得复位,对前臂施加外翻应力有助于完成复位。单纯尺骨前脱位更为少见,此种损伤中,尺骨向前旋转,前臂外展,桡骨仍作为一个固定的枢轴,鹰嘴被带向前方,并且与冠状突窝发生锁定。此时患肘保持在屈曲位,提携角增加。在前臂内收和旋后位,直接向后挤压尺骨近端可复位。

单纯桡骨头脱位

临床上非常罕见。若桡骨头向前脱位,应首先怀疑是否是 Monteggia 骨折脱位损伤的一部分;向后脱位,则更像是肘关节后外侧旋转不稳定。推测前臂强力旋前和撞击极可能是创伤性单纯桡骨头后脱位的受伤机制。急性损伤采取闭合复位一般能获得成功。闭合复位失败者,可能有环状韧带等软组织嵌夹在肱桡关节间隙,需手术切开复位,应尽可能早期诊断、早期复位,避免切除桡骨头,以利于后期功能康复。应注意除外 Monteggia 骨折脱位和先天性桡骨头脱位才能诊断创伤性单纯桡骨头脱位。

附:桡骨小头半脱位

桡骨小头半脱位(subluxation of head of radius)多发生在 4 岁以下的幼儿,以 2~3 岁最常见,超过 7 岁时极少发生此病。是小儿多见的日常损伤,俗称牵拉肘,多由手腕和前臂被拉所致,偶有幼儿为翻身时上臂压在躯干下面致伤。

【解剖概要】

桡骨头呈椭圆形,最近端为浅凹状关节面,与肱骨小头凸面形成关节,与肱尺关节一起完成屈伸活动。桡骨头的尺侧与尺骨鹰嘴半月切迹形成上尺桡关节,有环状带包绕,与下尺桡关节一同完成前臂旋转活动。桡骨头与颈位于肘关节囊内,没有韧带、肌腱附着,因此稳定性较差。

【损伤机制和病理】

患儿肘关节处于伸直位,前臂旋前时突然受到牵拉致伤。此时,环状韧带(annular ligament)远侧缘桡骨颈附着处的骨膜发生横行断裂。小儿的桡骨头周径比桡骨颈粗 30%~60%,桡骨头横截面并非圆形,而是椭圆形,其矢状面直径大于冠状面,前臂旋前时,桡骨头直径短的部分冠状位转为矢状位,容易从环状韧带撕裂处脱出,使环状韧带嵌于肱桡关节间隙内。一般环状韧带滑脱不超过桡骨头周径的一半,所以屈肘和前臂后旋容易复位。5 岁以后环状韧带增厚,附着力渐强,不易发生半脱位。绝大多数情况下,桡骨头为向桡侧半脱位,完全脱位的很少发生,向前方的脱位更是少见。

【临床表现与诊断】

患儿被牵拉受伤后,因疼痛而哭闹,并且不让触动患处,不肯使用患肢,特别是举起前臂。检查发现前臂多呈旋前位,半屈;桡骨头处可有压痛,但无肿胀和畸形;肘关节活动受限,如能合作,可发现旋后受限明显。X 线检查无阳性发现。诊断主要依靠牵拉病史、症状和体征。无牵拉病史的其他损伤,一般不考虑桡骨头半脱位。

【治疗】

诊断明确后,应特别注意闭合复位的方法。根据损伤机制,仅仅需要改变关节内压力及旋转前臂使环状韧带解除卡压即可。正确的复位方法是不需要牵引的,而且牵引反而使整复无法成功。

(一)复位

闭合复位多能成功。方法是一手握住患儿的前臂和腕部,另一手握住肘关节,拇指压住桡骨头,使前臂旋后多能获得复位。复位成功时常能感到弹响,而且疼痛即刻消除,患儿能停止哭闹,并可抬起前臂用手持物。有时桡骨头半脱位时间长,复位后症状不能立刻消除,需观察一段时间后才能明确复位是否成功。如果一次复位未获成功,可采用上述步骤重复操作,并注意拇指按压桡骨小头。

(二)固定

无论初次受伤还是复发性半脱位,复位后无需石膏外固定,颈腕吊带制动至疼痛消失即可去除外固定从而开始活动。对于经常复发的习惯性半脱位,家长们应注意,防止牵拉患肢,用上肢石膏托固定肘关节 90°位,前臂稳定 7~10 天。

第四节　髋关节脱位

作为一种典型的杵臼关节,髋关节是由髋臼与股骨头两者紧密匹配而构成的,髋臼横韧带横架于髋臼切迹之上,二者围成一孔,其中神经、血管等通过。髋关节关节囊厚而坚韧,上端附于髋臼的周缘和髋臼横韧带上,下端止于转子间线与转子间嵴的内侧。同时髋关节周围又有坚强的肌群支持,故而需要有强大的暴力才会引起髋关节脱位(dislocation of the hip joint)。

分类:按股骨头与髋臼脱位后的位置可分为前、后和中心脱位,其中以后脱位最为常见。

髋关节后脱位

作为最常见的脱位方式,髋关节后脱位占全部髋关节脱位的 85%~90%。

【受伤机制】

大多数该类脱位发生于交通事故。事故发生时,患者的体位处于屈膝屈髋位,而股骨则有轻度的内旋,当膝部受到股骨长轴方向的暴力时,股骨头即从髋关节囊的后下部薄弱区脱出,造成髋关节后脱位。

【分类】

按有无合并骨折可以分成以下五型:

1. 无骨折或只有小片骨折的单纯性髋关节后脱位。

2. 髋臼后缘有单块大骨折片。

3. 髋臼后缘有粉碎性骨折。

4. 髋臼缘、髋臼壁存在骨折。

5. 合并股骨头骨折。

【临床表现与诊断】

1. 通常有明确的高能量外伤史。例如车祸或高处坠落。

2. 髋关节活动明显受限甚至不能活动,局部疼痛明显。

3. 患肢缩短,呈屈曲、内收、内旋畸形。

4. 患者臀部可触及到脱出的股骨头,患肢大转子上移(图 12-9)。

5. 影像学检查 X 线检查可了解脱位情况以及有无骨折,必要时行 CT 检查明确骨折移位情况。

6. 部分患者合并坐骨神经损伤,但其中大部分为挫伤,8~12 周后症状会自行缓解。但也有一部分病例,脱出的股骨头或骨折块,持续压迫坐骨神经得不到缓解,继而出现不可逆病理变化。

【治疗】

(一)第 1 型的治疗

1. 复位　任何脱位在复位时皆需要肌肉松弛,如患者因疼痛肌肉紧张,便需要在全身麻醉或椎管内麻醉下进行手法复位。尽早复位意义重大,特别是在脱位最初的 24~48 小时,是复位的黄金期,而在临床上,提倡尽可能在 24 小时内完成复位,48~72 小时后再行复位十分困难,且关节功能减退等并发症亦会加重。常用的复位方法为提拉法(Allis 法)。患者仰卧于地上,助手蹲下按住髂嵴固定骨盆。术者面对患者站立,先使髋关节及膝关节各屈曲至 90°,术者双手握住患者的腘窝作持续牵引,如患者下肢强壮,术者也

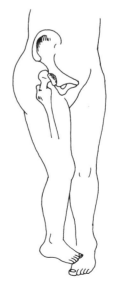

图 12-9　髋关节后脱位典型畸形

可以前臂的上段套住腘窝作牵引,待肌肉松弛后略作外旋,便可以使股骨头还纳(图 12-10)。可明显感到弹跳与响声,提示复位成功。复位后髋关节畸形消失,关节活动及双下肢长度恢复。本法简便、安全,临床上最为常用。

2. 固定、功能锻炼 髋关节复位后需要用绷带将双踝暂时捆在一起,固定患肢,髋关节伸直位下将患者移至床上,患肢作皮肤牵引或穿丁字鞋 2~3 周,无需作石膏固定。卧床期间作股四头肌收缩动作。2~3 周后开始活动关节。4 周后扶双拐下地活动。3 个月后可完全负重。

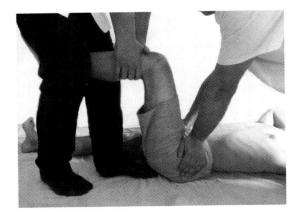

图 12-10 髋关节后脱位 Allis 复位法

(二)第 2~5 型的治疗

对于复杂性后脱位病例,目前在治疗方面还有争论,但考虑到合并有关节内骨折,日后产生创伤性骨关节炎的机会明显增多,因此主张早期切开复位与内固定。

髋关节前脱位

【受伤机制】

髋关节前脱位较为少见,引起髋关节前脱位主要有两种暴力。一是当交通事故发生时,患者髋关节外展,膝关节处于屈曲位,并顶于前排椅背上,急刹车时膝部受力,股骨头即从髋关节囊前方内下部分薄弱区穿破脱出。二是高空坠落伤,股骨外展、外旋下受到直接暴力。

【分类】

前脱位可分成闭孔下、髂骨下与耻骨下脱位。

【临床表现与诊断】

有高能量外伤史。患肢呈外展、外旋和屈曲畸形,根据典型的畸形表现,不难区分前脱位和后脱位(图 12-11)。腹股沟处可触及股骨头。X 线摄片可以辅助明确诊断。

【治疗】

1. 复位 在全身麻醉或椎管内麻醉下行手法复位。以 Allis 法最为常用。患者仰卧于手术台上,术者握住患肢腘窝部位,使髋轻度屈曲并外展,沿着股骨的纵轴给予持续牵引;助手立在对侧以双手按住大腿上 1/3 的内侧面与腹股沟处施加压力。术者在牵引下内收及内旋股骨,可以完成复位(图 12-12)。不成功还可以再试一次,二次未成功需考虑切开复位。手法复位不成

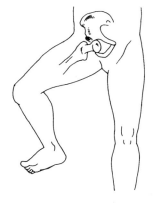

图 12-11 髋关节前脱位典型畸形

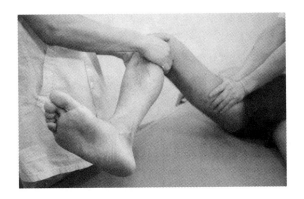

图 12-12 髋关节前脱位 Allis 复位法

功往往提示前方关节囊有缺损或有卡压,多次暴力复位易引起股骨头骨折。

2. 固定和功能锻炼均同髋关节后脱位。

髋关节中心脱位

【受伤机制】

髋关节中心脱位伴有髋臼骨折。多数是来自侧方的暴力,直接撞击在股骨大粗隆位置,使股骨头水平向内移动,穿过髋臼内侧壁进入盆腔。如果下肢处于内收位,则股骨头向后上方移动,产生髋臼后壁骨折。如下肢处于轻度外展与外旋,则股骨头向上方移动,产生髋臼爆破型粉碎性骨折,此时髋臼的各个位置都有破坏。

【分型】

1. 第 1 型单纯髋臼内侧壁骨折(耻骨部分),股骨头脱出于骨盆腔内可轻可重。

2. 第 2 型后壁有骨折(坐骨部分),股骨头向后方脱出可有可无。

3. 第 3 型髋臼顶部有骨折(髂骨部分)。

4. 第 4 型爆破型骨折,髋臼全部受累。

【临床表现与诊断】

1. 存在高能量暴力外伤史。

2. 后腹膜间隙内出血甚多,甚至存在失血性休克。

3. 髋部肿胀、疼痛、活动障碍;大腿上段外侧方往往有大血肿;肢体缩短情况取决于股骨头相对髋臼脱出的程度。

4. 一部分病例合并有腹部内脏损伤。

5. X 线检查可以了解伤情,CT 检查可以对髋臼骨折程度进行诊断。

【治疗】

由于髋关节中心性脱位多合并低血容量性休克及腹部内脏损伤,必须及时处理。第 1 型中股骨头轻度内移者,可不必复位,短期皮肤牵引即可。股骨头内移较明显的,需用股骨髁上骨牵引,但常难奏效,最好作大转子侧方牵引(图 12-13)。一般牵引 4~6 周,床旁摄片核实复位情况,12 周后方能负重。髋臼骨折复位不良者,股骨头不能复位者;合并有股骨骨折者都需要切开复位,用螺丝钉或特殊钢板作内固定。第 2~3 型脱位,髋臼损毁明显,治疗比较困难。一般主张作切开复位内固定。第 4 型病例,髋臼损毁严重往往会发生创伤性骨关节炎,必要时可施行关节融合术或全髋置换术。

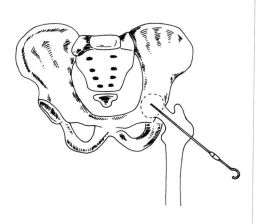

图 12-13 髋关节中心脱位螺钉钻入侧方牵引复位法

本章小结

肩锁关节脱位(或称作分离、损伤)在从事运动和体力工作的人中较为常见。肩锁关节脱位是锁骨与肩胛骨的分离,这种损伤的共同特点是跌倒后肩部最高点着地或肩部最高点的直接撞击。根据 Rockwood 分型可分为 6 型,肩锁关节脱位的治疗措施选择要根据肩锁关节损伤程度的分级而定。Ⅰ型、Ⅱ型和部分Ⅲ型损伤通常采用非手术治疗,大部分患者有一段时间感到不舒服。一旦这种不适感消失后,肩关节功能可完全恢复,虽然有时残留一些美观缺陷。有些Ⅲ°肩锁关节分离患者适合手术治疗,医生和患者应进行讨论商量,如患者的期望以及重返运动项目的可能性。很多医生先保守治疗肩锁关节分离,如果Ⅲ°损伤患者未能很好愈合或问题持续存在,再进行手术重建。

肩关节脱位是最常见的关节脱位,其中前脱位占95%以上。对于新鲜脱位依据患者的病史、体格检查和影像学检查明确诊断后应进行早期复位,手法复位的方法最常用的是Hippocrates法(国内)和Kocher法(欧洲)。脱位造成的Bankart损伤和Hill-Sachs损伤可能是造成复发性脱位的重要原因,也应予以更多的重视。

新鲜肘关节脱位经早期正确诊断和及时处理后,一般不遗留明显功能障碍。但若早期未能得到及时正确的处理,则可导致晚期出现严重功能障碍。桡骨小头半脱位多发生在4岁以下的幼儿,X线检查无阳性发现。诊断主要依靠牵拉病史、症状和体征。

作为相对稳定并且软组织包绕十分丰富坚韧的杵臼关节,髋关节脱位需要有强大的暴力才可导致。髋关节脱位按股骨头与髋臼脱位后的位置可分为前、后和中心脱位。在临床上,不同的受伤机制导致不同类型的脱位,而不同类型的脱位又各自拥有不同的临床表现,如髋关节后脱位:患肢缩短,呈屈曲、内收、内旋畸形,臀部可触及到脱出的股骨头,患肢大转子上移等。这就需要医务人员在临床工作中结合患者病史、体征及影像学资料作出诊断,并依照病情判断患者应接受何种治疗方案,如手法复位、牵引复位、切开复位等。

思考题

1. 简述下肩锁关节脱位Rockwood分型。
2. 肩锁关节脱位的治疗原则是什么?
3. 试述肩关节前脱位的临床表现。
4. 肘关节脱位的治疗原则是什么?
5. 简述肘关节后脱位的治疗。
6. 为什么桡骨小头半脱位多发生于幼儿?
7. 何种受伤机制可导致髋关节后脱位,后脱位分几种类型?
8. 试述3种髋关节脱位的临床表现,为什么会出现不同?

(赵德伟)

参考文献

1. Urist MR. Complete dislocation of the acromioclavicular joint. J Bone Joint Surg(Am),1963,45:1750-1754.

2. Dewar FP,Barrington TW.The treatment of chronic acromioclavicular dislocation. J Done Joint Surg(Br),1965,47:32.

3. Rockwood Jr CA,Williams G,Young C. Injuries to the aeromioclavicular joint. Philadelphia:Lippicott-Raven,1996,1341-1414.

4. Karlsson J,Arnarson H,Sigurjonsson K. Acromioclavicular dislocation treated by coracoacromio ligament transfer. Archives of Orthopaedic and Trauma Surgery,1986,8-11.

5. Tossy JD,Mead NC,Sigmond HM. Acromioclavicular separations:useful and practical classification for treatment. Clinical Orthopaedics & Related Research,1963,(28):111-119.

6. Post M. Current concepts in the diagnosis and management of acromioclavicular dislocations. Clinical Orthopaedics & Related Research,1985,(200):234-247.

Note

7. Heinz WM, Misamore GW. Mid-shaft fracture of the clavicle with grade Ⅲ acromioclavicular separation. Journal of Shoulder and Elbow Surgery, 1995, (02): 141-142.

8. Mattick A, Wyatt JP. From Hippocrates to the Eskimo——a history of techniques used to reduce anterior dislocation of the shoulder. J R Coll Surg Edinb. 2000, 45 (5): 312-316.

9. Mehlhoff TL, Noble PC, Bennett JB, et al. Simple dislocation of the elbow in the adult. J Bone Joint Surg Am, 1988, 70: 244.

10. Josefsson PO, Gentz CF, Johnell O, et al. Surgical versus non-surgical treatment of ligamentous injuries following dislocation of the elbow joint: A prospective randomized study. J Bone Joint Surg Am, 1987, 69: 605.

11. Ring D, Jupiter JB, Saunders RW, et al. Transolecranon fracture dislocations of the elbow. J Orthop Trauma, 1997, 11: 545.

12. 胥少汀, 葛宝丰, 徐印坎, 等. 实用骨科学. 第 4 版. 北京: 人民军医出版社, 2012.

第十三章　周围神经损伤

周围神经损伤,在平时和战争时期都较常见,可导致严重的功能障碍,甚至肢体残疾,严重影响患者生活质量。早期处理,多数可获得较好的治疗效果,恢复劳动力,减轻伤残程度。晚期修复神经,也可取得一定疗效。

第一节　概　述

【病理】

周围神经单纯性断裂伤后,其近端和远端的神经纤维将发生 Wallerian 变性,整个远端神经(含终末器官)轴突和髓鞘即发生一系列改变,包括溃变、分解、吸收,近端神经纤维也会发生类似改变,但一般不超过一个郎飞结。神经纤维离断后,其胞体也会发生一定改变,包括细胞肿胀、尼氏体溶解或消失,称之为轴索反应,严重者甚至可以导致细胞死亡。Wallerian 变性过程从伤后数小时即开始,一般持续 8 周左右。神经纤维的变性和再生是相互联系而不可分割的两个过程。神经修复要经过变性、再生、跨越神经缝合口及终末器官生长成熟等过程,而后逐渐恢复其功能。

【神经损伤的分类】

1. Seddon 分类　　1943 年英国外科医生 Seddon 根据神经轴突和神经鞘膜的损伤程度,将周围神经损伤分为三类。

神经失用(neurapraxia)受伤轻微,神经暂时性失去传导功能而神经轴索仍保持完整,神经纤维不发生 Wallerian 变性。多见于神经轻度挫伤、轻度牵拉伤、短时间压迫以及邻近震荡的波及等。表现为运动障碍明显,感觉功能仅部分丧失,而神经营养功能正常,电生理反应正常。患者预后良好,神经功能多于数日至数周内完全恢复。

轴索中断(axonotmesis)受伤较重,神经轴索连续性中断或严重破坏而神经鞘膜尤其是神经内膜仍然保持完整,损伤的远端可发生 Wallerian 变性。多见于挤压伤、骨折脱位长时间压迫、药物刺激或轻度缺血性损伤等。表现为神经完全性损伤,该神经分布区的运动、感觉功能完全丧失,出现神经营养性改变。但由于神经内膜完整,近端再生的轴索可沿原来的远侧端长入终末器官,神经功能多可自行恢复。对于神经内瘢痕形成的病例,需行神经松解术。

神经断裂(neurotmesis)受伤严重,神经纤维完全或不完全断裂,损伤的远端发生 Wallerian 变性。多见于开放性损伤、暴力牵拉伤、严重缺血性损伤及化学破坏等。可表现为完全性或不完全性神经损伤。神经功能无法自行恢复,必须手术修复,方能恢复功能。

2. Sunderland 分级　　1951 年,澳大利亚学者 Sunderland 在 Seddon 分类的基础上,将神经损伤分为五度,在临床上应用更为广泛(表 13-1)。

【临床表现与诊断】

1. 运动功能障碍　　周围神经损伤后其所支配的肌肉主动运动功能障碍甚至消失,肌张力和反射均消失,呈弛缓性瘫痪。神经损伤后,因瘫痪肌肉与其拮抗肌之间失去平衡,可出现动力性畸形,也可因重力作用而产生某种典型的畸形,如尺神经腕上损伤引起的爪形手畸形,腓总神经

表 13-1　Sunderland 神经损伤分级

级别	病理	预后
Ⅰ度	神经节段性脱髓鞘	神经功能完全恢复
Ⅱ度	神经轴索中断,神经内膜仍完整	神经功能恢复比较完全
Ⅲ度	神经束内神经纤维中断,神经束膜仍完整	神经功能恢复较好
Ⅳ度	部分神经束中断,神经外膜仍完整	仅未损伤的神经束可恢复部分功能
Ⅴ度	神经完全离断	神经功能无法自行恢复

损伤所导致的足下垂畸形。

　　周围神经运动功能的临床检查包括肌力检查、肌肉萎缩的检查以及关节功能的检查。在检查过程中,应注意一些代偿动作或假象等,以免混淆。如桡神经损伤时,用力屈腕,可相应地增加麻痹的伸指肌的张力,而产生类似伸指的动作。

　　2. 感觉功能障碍　皮肤感觉功能包括触觉、痛觉、温度觉、两点辨别觉和实体觉。神经完全性损伤后其所支配的皮肤区域内感觉均消失,但由于皮肤的感觉神经分布是相互重叠的,故实际感觉完全消失的范围很小,称之为该神经的绝对支配区。如正中神经的绝对支配区为示、中指远节,尺神经为小指,桡神经为虎口区等。在不完全性神经损伤时,各种感觉消失程度不一,可表现为减退、过敏或异常。

　　在检查触觉时用棉花接触,检查痛觉时用针刺,检查温度觉时分别用冷或热刺激。在具有痛觉的区域,可行两点辨别觉检查。嘱患者保持闭目状态,用两点辨别检查器接触皮肤,检查患者对针刺两点距离的区别能力,是测定感觉障碍或感觉功能恢复的有效检测方法,结果精确可靠。实体觉,即闭目时可分辨物体质地和形状,如金属、玻璃、棉布、丝绸、纸张等,可通过拾物试验来检查。

　　3. 自主神经功能障碍　周围神经具有交感性自主神经纤维,其主要功能包括血管舒缩、排汗、竖毛肌运动以及营养性功能。神经损伤后,其支配区皮肤早期由于血管扩张而温度升高、潮红;约两周后,因血管收缩而温度减低、苍白,汗腺停止分泌、皮肤干燥。后期变化包括皮肤萎缩、指纹平坦;指甲增厚、出现纵脊、弯曲脆弱,甚至缺失;皮脂分泌减少,皮肤角化增加等。

　　其中汗腺功能检查,对于帮助判断神经损伤及再生情况具有重要意义。检查出汗情况最简单实用的方法是直接用手触摸局部皮肤的干、湿情况和显微放大镜下直接观察有无汗点溢出。无汗表示神经损伤,从无汗到有汗则表示神经功能恢复,而且恢复早期表现为多汗。

　　4. Tinel 征　Tinel 征又称神经干叩击试验,周围神经损伤后,近端再生的神经纤维开始呈枝芽状而无髓鞘保护,外界叩击即可诱发其分布区疼痛、放射痛和过电感等过敏现象,称 Tinel 征阳性。此检查有助于判断神经损伤的部位,也有助于判断神经纤维的再生情况。沿神经干叩击,出现 Tinel 征阳性即表示为神经损伤部位;或从神经修复处向远端沿神经干叩击,Tinel 征阳性则是神经恢复的表现。需要指出的是 Tinel 征阳性只能反映有神经纤维向远侧生长,并不能说明再生神经纤维的数量,也不能判断今后神经功能的恢复程度。

　　5. 神经电生理检查　通过神经肌肉的电生理检查,能较好地反映出神经肌肉所处的功能状态,对于明确诊断、指导治疗以及评价疗效均有重要意义。目前临床常用的检查方法有肌电图、运动和感觉神经传导速度以及体感诱发电位等。

　　(1) 肌电图:是将肌肉、神经兴奋时产生的生物电活动描记成图,来判断神经肌肉所处的功能状态。神经损伤后,失神经支配的肌电图特征性表现为插入电位延长,以及肌肉放松时出现纤颤电位、正相电位和复合束颤电位。

　　(2) 神经传导速度:是研究神经在传递冲动过程中的生物电活动,正常四肢周围神经传导速度一般为 40~70m/s。在神经部分受损时,神经传导速度减慢,在神经完全断裂时甚至为 0。

Note

（3）体感诱发电位：在躯体的任何部位进行刺激，在头皮上都可以记录到感觉诱发电位，即体感诱发电位。临床上最常用的是对上肢正中神经和下肢胫神经刺激，其次是尺神经和腓总神经。

6. 影像学检查

（1）X 线平片：X 线平片不能直接显示周围神经损伤情况，但其可清楚地显示骨折、关节脱位的征象，可帮助判断有无合并周围神经损伤。如肱骨中下段骨折可合并桡神经损伤，髋关节后脱位可造成坐骨神经损伤等。

（2）脊髓造影结合 CT 扫描技术（CTM）：CTM 可明显提高敏感性。CTM 对诊断臂丛神经损伤具有较大价值，根据观察造影剂有无外渗，能判断有无神经根撕裂及硬膜囊破裂。

（3）磁共振成像（MRI）：MRI 能从不同方向、不同角度对神经的走行、部位及周围结构进行扫描，对周围神经病变具有重要的诊断价值。

【治疗】

（一）治疗原则

周围神经损伤的治疗原则是尽可能早地恢复神经的连续性及良好地缝合神经，为神经再生创造一个良好的条件。

1. 闭合性损伤（closed injury） 大部分闭合性损伤为牵拉伤、钝挫伤、挤压伤，发生神经完全断裂损伤的机会较小，因神经解剖连续性得以保持而可不同程度地自行恢复。经观察仍无恢复迹象或虽有部分恢复但主要神经功能未恢复时，应及时进行手术探查以明确不能自行恢复的原因。对于部分损伤严重的闭合性损伤，临床判断已属 Sunderland Ⅳ度、Ⅴ度者，应早期手术探查。

2. 开放性损伤（open injury） 原则上根据损伤的性质、伤口是否整齐、创面污染轻重、有无局部复合损伤、有无全身合并损伤等决定神经损伤的修复时机。

（1）一期修复：指在受伤后 6~8 小时内，急诊清创术时即行神经修复。对于伤口清洁或污染轻、切面较整齐，无全身重要器官合并伤者均应行一期修复。一期修复具有解剖清楚，神经损伤部位或断端易于辨认，断面损伤程度易于判定，断端整齐，较少有张力，易于对合等优点。

（2）延迟一期修复：指伤口愈合后 2~4 周内进行的神经修复手术。多因复合性损伤而全身情况不佳，或伤口污染、缺损严重而不能行一期修复。对于此类患者，在清创手术时，可将神经断端缝合在邻近软组织处，以做标记并防止神经断端回缩，以利于再次手术时寻找。

（3）二期修复：指伤后 1~3 个月内才行神经修复手术。多数因为神经损伤合并肌腱、骨骼或皮肤的严重缺损而需先行修复，或由于早期清创时神经损伤被遗漏。此时，神经残端多已形成神经瘤样改变，手术时容易识别而加以切除。切除神经瘤后多有神经缺损，一般需要神经移植修复。

（二）非手术治疗

周围神经损伤的非手术治疗适用于不需要手术的周围神经损伤、暂时不宜手术的周围神经损伤以及神经修复术后的患者，涉及以下三个方面的治疗。

1. 促进周围神经轴突再生 包括应用神经营养药物、高压氧治疗、电刺激治疗以及磁疗等。

2. 保护瘫痪肢体 瘫痪肢体处理的重要性并不亚于对损伤神经本身的处理，这方面的疏忽将影响肢体的功能恢复。主要措施包括：采用支具或石膏固定，防止瘫痪肌肉过度伸展或纤维化、挛缩；保护无感觉功能的皮肤免受外伤、冻伤、烫伤及压伤；对伤肢关节进行按摩、理疗及被动锻炼，以保持关节活动度和肌肉张力，改善肢体血液循环。

3. 康复训练 神经损伤后，再生的轴突虽然可以与靶器官重新建立突触连接，然而往往存在原先运动神经冲动的效应或感觉定位、类型发生改变，而运动、感觉康复训练可以最大限度地提高神经功能的恢复程度。

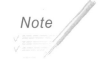
Note

（三）手术治疗

1. 神经松解术（neurolysis）　主要目的是将神经束从周围的瘢痕组织及神经外膜内瘢痕组织中松解出来，解除神经纤维的直接压迫，促进局部血液循环恢复，以利于神经功能的恢复。根据手术切除瘢痕部位的不同，分为神经外松解术和神经内松解术。神经外松解术是切除神经外膜以外的瘢痕组织或同时切除神经外膜，而神经内松解术是切除神经束间的瘢痕组织。

2. 神经缝合术（neurorrhaphy）　周围神经缝合的方法有三种：神经外膜缝合（图13-1），神经束膜缝合（图13-2）以及神经束膜外膜联合缝合（图13-3）。神经外膜缝合是指缝合神经外膜的对端缝合，而束膜缝合是指将两断端同性质的神经束，按束分别对合、缝合其束膜。神经束膜缝合可使近、远断端的各个神经束准确对合，有利于再生的神经纤维通过，然而存在操作复杂、无创技术要求较高、无法区别各束性质等不足。相比之下，神经外膜缝合具有操作简单、术中不必进行神经干内解剖、减少束间瘢痕形成等优势。在临床实际中，应该根据损伤神经的平面、神经束类型以及解剖学特点来选择恰当的神经缝合方法。一般认为，神经外膜缝合适用于臂丛神经、臂部神经和下肢坐骨神经等近端周围神经，而神经束膜缝合或神经束膜外膜联合缝合主要适用于腕部正中神经和尺神经、腘部腓总神经和胫神经等远端周围神经。

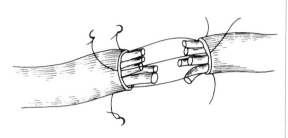

图 13-1　神经外膜缝合示意图

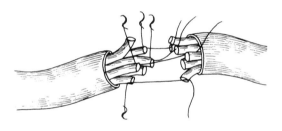

图 13-2　神经束膜缝合示意图

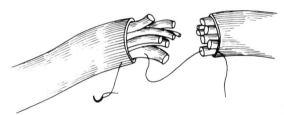

图 13-3　神经外膜束膜缝合示意图

3. 神经移植术（nerve grafting）　神经损伤修复，当行端-端缝合不能保证吻合无张力时，如神经缺损超过2~4cm或该神经直径的4倍以上，宜采取神经移植以消除张力，恢复神经干的解剖连续性。神经移植的材料，目前只有自体神经移植疗效较为可靠，而同种异体移植或异种神经移植由于其免疫排斥反应而限制了其临床应用。

自体神经移植术有游离神经移植和吻合血管的神经移植两种。游离神经移植又可分为：①神经干移植术（图13-4），是将直径相似的移植神经段置于神经缺损处，然后进行神经外膜缝合或神经束膜外膜联合缝合；②束间神经移植术（图13-5），是指将数条细小的移植神经并排成电缆状，分别与神经近、远断端的神经束作束膜缝合。

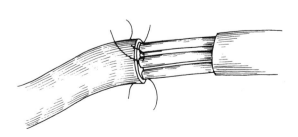

图 13-4　神经干移植术示意图

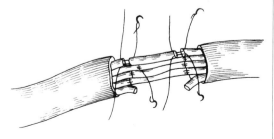

图 13-5　束间神经移植术示意图

Note

4. 神经植入术（nerve implantation）　神经受到严重的撕脱、牵拉或火器损伤后，若神经远侧断端毁损严重，只保留神经近端，则无法直接将远端与所支配效应器的远端神经缝接修复，不能恢复终末效应器的功能。此时，可将运动神经末端分成若干束植入失神经支配的肌中形成新的运动终板，使该肌重新恢复运动功能；或者将感觉神经近端分成若干束植入支配区的真皮下，形成新的感觉受体而恢复感觉功能。这种手术方法，称之为神经植入术。

5. 神经移位术（nerve transposition）　当周围神经因外伤或肿瘤等病变，导致神经近端毁损，神经远端无法用直接缝合或神经移植修复时，可将另一束相对次要的神经切断后近端游离，与欲修复的重要神经远端缝接，恢复重要神经的功能。如臂丛神经根性撕脱伤后，可将相对不重要的肋间神经、副神经、颈丛运动支、健侧颈 7 神经根等移位到上肢重要的损伤神经远端。

第二节　上肢神经损伤

臂丛神经损伤

【应用解剖】

臂丛神经（brachial plexus）的解剖组成可以用"555"来记忆，即臂丛神经由 $C_5 \sim C_8$ 神经前支及 T_1 神经前支共 5 条神经根组成，分为根、干、股、束、支 5 个部分，有腋神经、肌皮神经、正中神经、桡神经和尺神经 5 大分支。其中，C_5、C_6 合成上干，C_7 独立延伸成中干，C_8、T_1 组成下干。三个干各自分成前后两股，三个后股合成后束，上中干的前股合成外侧束，下干的前股形成内侧束。后束发出腋神经和桡神经，外侧束发出肌皮神经和正中神经外侧头，内侧束发出正中神经内侧头、尺神经、臂内侧皮神经和前臂内侧皮神经。正中神经的外侧头和内侧头合成正中神经。

【临床表现与诊断】

臂丛神经损伤后，主要表现为相应神经支所支配的肌瘫痪和皮肤感觉区麻木。如 C_5 神经根损伤则出现肩外展障碍、三角肌萎缩、肩关节半脱位等；C_6 神经根损伤则表现为屈肘障碍和肱二头肌萎缩；当 C_7 神经根损伤后则出现拇、示指指腹麻木、肱三头肌肌力减弱；C_8 神经根损伤出现屈指肌萎缩与功能障碍；T_1 神经根损伤后出现手内肌萎缩与功能障碍。臂丛神经损伤的临床诊断，主要依据患者的外伤史、特有症状和体征等，临床上一般分为上臂丛损伤（$C_{5,6,7}$）、下臂丛损伤（C_8、T_1）和全臂丛损伤。当全臂丛损伤时，早期出现整个上肢的迟缓性麻痹，各关节不能主动运动，但被动正常，耸肩运动可存在。上肢感觉除臂内侧存在外，其余全部丧失。上肢腱反射全部消失，皮肤温度较正常低，常伴有 Horner 征阳性。晚期上肢肌肉明显萎缩，各关节被动活动受限。常用的辅助检查有电生理学和影像学检查，影像学检查主要包括 CTM（脊髓造影加计算机断层扫描）和 MRI（磁共振成像）。

【治疗】

臂丛神经损伤的治疗目的在于减少永久性残疾，恢复或改进上肢功能。由于臂丛损伤的平面、范围及严重程度决定着治疗措施的选择，因此，臂丛损伤的治疗遵循这样的原则：一般神经震荡伤者多在 3 周内恢复功能，此类患者以观察为主；轴突断裂伤者多在 3 个月内开始恢复功能且不断进步，可继续观察；若 3 个月内未见功能恢复，应考虑为神经断裂伤，或为根性撕脱伤，宜早期进行臂丛手术探查；对臂丛神经连续性损伤的，可行神经内、外松解术，神经断裂者行神经缝合或神经移植术；对臂丛根性撕脱伤者应行神经移位术。目前常用的神经移位术包括膈神经移位术、肋间神经移位术、副神经移位术、颈丛运动支移位术及健侧 C_7 神经根移位术。上述治疗措施可不同程度的恢复臂丛神经的功能。近年来，有学者采用部分尺神经束支移位术治疗

$C_{5,6}$根性撕脱伤,采用神经移位联合早期双重股薄肌移植治疗全臂丛根性撕脱伤。这些手术方式在很大程度上提高了臂丛损伤的治疗效果。对于晚期或根部的臂丛损伤无法进行手术修复时,可按残存的肌情况作肌腱移位或关节融合术,以改善其功能。

腋神经损伤

【应用解剖】

腋神经(axillary nerve)起自臂丛后束,由$C_{5,6}$神经纤维组成。与旋肱后动脉伴行一起穿过四边孔后,发出分支支配小圆肌,至三角肌后缘中点处,发出肌支进入三角肌并支配该肌,最后发出皮支支配三角肌区及臂外侧上部皮肤感觉。

【临床表现与诊断】

患者多有肩部外伤史。表现为三角肌麻痹、萎缩,方肩畸形,肩关节下垂半脱位,肩外展功能丧失等,其中,三角肌麻痹症状可明确诊断。电生理检查示腋神经动作电位消失,三角肌失神经支配。

【治疗】

对于肩关节脱位或使用拐杖所致的腋神经麻痹,一般多可自行恢复;对于牵拉伤、撞击伤等造成腋神经的挫伤或挤压伤时,可采用非手术治疗,观察3个月,若无恢复应行手术探查;对于开放性断裂伤应一期修复神经;对于不可修复的腋神经损伤,可行斜方肌移位重建三角肌功能,或行肩关节融合术。

肌皮神经损伤

【应用解剖】

肌皮神经(musculocutaneous nerve)部位较隐蔽,不易被损伤。多见于枪伤或刺伤。肌皮神经来自臂丛外侧束,由$C_{5,6}$神经纤维组成。在喙突下穿过喙肱肌,走行于肱二头肌和肱三头肌之间,其分支支配喙肱肌、肱二头肌和肱肌,终末支为前臂外侧皮神经。

【临床表现与诊断】

肌皮神经表现为肱二头肌麻痹,肘关节屈曲障碍。前臂外侧皮肤痛觉消失或减退。电生理检查示肌皮神经未能引出动作电位,肱二头肌失神经支配。

【治疗】

对于闭合性损伤,常合并其他臂丛分支的损伤,一般采用非手术治疗,观察2~3个月无效者行探查术。开放性损伤应在早期行探查修复术。

桡神经损伤

【应用解剖】

桡神经(radial nerve)发自臂丛后束,由C_5、C_6、C_7、C_8及T_1组成。位于腋动脉的后方,在肩胛下肌、大圆肌和背阔肌的前方。在肱骨中下1/3交界处穿过外侧肌间隔,此处桡神经紧贴肱骨,骨折时最易受损。桡神经在肱骨外上髁处位于肱桡肌和肱肌之间深部,并分为深、浅两支。在分出深、浅支之前,桡神经在上臂支配肱三头肌、肘肌、肱桡肌、桡侧伸腕长肌和肱肌。深支在前臂支配除桡侧伸腕长肌以外的所有伸肌;浅支支配腕背和手背桡侧半及桡侧三个半手指背侧皮肤感觉。

【临床表现与诊断】

桡神经在肱骨中下1/3交界处紧贴骨面,该处骨折导致的桡神经损伤最为常见。主要表面为伸腕、伸拇、伸指、前臂旋后障碍及手背桡侧和桡侧三个半手指背面皮肤,主要是虎口处皮肤麻木。垂腕是最典型的畸形表现。桡骨头脱位可引起桡神经深支损伤,但由于桡侧伸腕长肌的功能尚在,常无垂腕畸形,也没有虎口背侧皮肤感觉丧失。

【治疗】

闭合骨折所致的桡神经损伤时,一般先将骨折、脱位闭合复位,密切观察 2~3 个月,若肱桡肌功能自行恢复可继续观察,若无恢复应早期探查,行神经修复手术。术中可根据神经损伤的具体情况分别行神经松解术、神经外膜缝合术及神经束膜缝合术。若神经损伤严重不能修复时,可采用前臂屈肌腱转移术,以改善伸腕伸指功能。

正中神经损伤

【应用解剖】

臂丛神经外侧束的正中神经外侧头与内侧束的正中神经内侧头共同组成正中神经(median nerve),由 C_6~T_1 神经纤维组成。正中神经位于腋动脉的浅面,下行于上臂内侧并逐渐转向肱动脉的内侧,在上臂并无分支。在肘部发出肌支支配旋前圆肌。在前臂支配桡侧腕屈肌、掌长肌、指浅屈肌、指深屈肌桡侧半、拇长屈肌。在腕管向桡侧发出鱼际肌支支配拇短展肌、拇短屈肌和拇对掌肌。在手部发出分支支配手掌桡侧、桡侧三个半手指掌面和近侧指间关节以远背侧的皮肤感觉,其并发支支配第 1、2 蚓状肌。

【临床表现与诊断】

肘关节损伤常常导致正中神经挤压性损伤,但多能自行恢复。在前臂上部受伤后,受正中神经支配的肌活动功能和皮肤感觉除旋前圆肌外全部消失。在腕部损伤时所支配的鱼际肌和蚓状肌麻痹及所支配的手部感觉障碍,临床表现主要是拇指对掌功能障碍和手的桡侧半感觉障碍,特别是示、中指远节感觉消失。

【治疗】

正中神经损伤后可作短期观察,若无恢复宜早期行手术探查,早期手术缝合效果较好,但手内肌恢复较差。若神经损伤严重,神经功能恢复不佳,一般可采用对掌肌成形术及其他肌腱转移术,以改善屈拇、屈指和拇对掌功能。

尺神经损伤

【应用解剖】

尺神经(ulnar nerve)来自臂丛内侧束,由 C_7、C_8 和 T_1 神经纤维组成。在腋窝,尺神经位于肱动脉与静脉之间。在上臂内侧沿着肱动脉内侧下行至上臂中部并逐渐转向背侧,经尺神经沟穿过尺侧腕屈肌肱骨头与尺骨头之间,发出分支至尺侧腕屈肌,然后于尺侧腕屈肌与指深屈肌间进入前臂掌侧,发出分支至指深屈肌尺侧半。尺神经在前臂远侧较为表浅,位于尺动脉内侧、豌豆骨外侧、腕横韧带浅面,后经腕尺管进入手掌。在此处分成深、浅两个终末支,浅支分布小指内侧缘掌面和环、小指相邻侧皮肤;深支为运动支,支配全部骨间肌、第 3~4 蚓状肌、拇内收肌和拇短屈肌深头。

【临床表现与诊断】

肘关节脱位或肱骨内上髁骨折时可致尺神经损伤,前臂肌肉缺血性挛缩时也可合并尺神经损伤。尺神经损伤在感觉方面表现为手掌尺侧、小指全部和环指尺侧半感觉消失。尺神经损伤在运动方面因指屈肌和指伸肌失去手内肌的对抗作用,因此呈爪状畸形表现。

【治疗】

根据损伤情况选择松解、减压或修复术。尺神经的修复效果较差,因此损伤后应尽早修复。手内在肌失去神经支配后,很容易萎缩变性,若拖延过久,即使修复神经,也很难恢复骨间肌功能。自从显微外科技术应用以来,神经修复的效果较以前有所提高。尤其在尺神经远侧单纯缝合感觉支或运动支,效果良好。若无恢复,可行示指、小指固有伸肌及指浅屈肌转移术,以替代

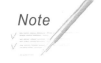

手内肌,改善手的功能。

第三节　下肢神经损伤

股神经损伤

【应用解剖】

股神经(femoral nerve)起自腰丛,由 L_{2-4} 神经根前支的后股组成,自腰大肌外缘穿出后向下斜行于腰大肌和髂肌之间并经腹股沟韧带韧带深面、髂腰肌表面进入股三角,分出前支和后支,沿途在髂窝内发出髂肌支和腰大肌支。前支感觉支中包括行程较短的股内侧皮神经和股中间皮神经,行走过程中发出细小分支支配大腿前内侧的皮肤,运动支支配耻骨肌和缝匠肌。后支发出隐神经伴随股动脉进入收肌管,继续下行于缝匠肌内侧浅出至皮下随后与大隐静脉伴行,沿途发出分支支配膝关节、髌下、小腿前内侧及足内侧缘皮肤;肌支支配股直肌、股内侧肌、股中间肌、股外侧肌。

【临床表现与诊断】

股神经损伤后由于臀大肌、腓肠肌、阔筋膜张肌、股薄肌的作用,患者通常稍可伸膝,并能站立和行走,因此容易漏诊。典型股神经损伤可出现屈髋无力并伴有大腿前方肌肉较明显的萎缩,出现爬坡或者上坡困难。同时伴有髌骨内上方、大腿前内侧皮肤及隐神经支配区域不同程度感觉减退。如神经损伤由外伤引起,应根据受伤性质、伤口部位、膝关节伸直情况做出诊断,还可将电极插入股神经附近进行电刺激检查评价其功能。

【治疗】

股神经损伤一旦确诊应尽早进行手术探查。股神经开放性损伤往往合并髂、股血管伤,应注意急救处理,在修复血管的同时根据伤情做神经一期修复或二期修复。

坐骨神经损伤

【应用解剖】

坐骨神经(sciatic nerve)由 L_{4-5} 和 S_{1-3} 的神经纤维组成,为全身最粗大的神经,以单干形式经梨状肌下孔出盆腔进入臀部,亦有穿梨状肌出盆腔者。此后沿臀大肌深部下行至臀皱襞水平,在大转子与坐骨结节的中点进入股后区,然后沿股骨后侧、股二头肌和半腱肌、半膜肌之间下行至腘窝上角分为胫神经和腓总神经两大终支。

【临床表现与诊断】

坐骨神经损伤可引起膝以下除隐神经支配区域外的皮肤感觉障碍。足跖面的感觉障碍可导致慢性溃疡。损伤平面在坐骨大孔或坐骨结节以上则大腿后侧肌群,小腿前、外、后肌群肌足部肌肉全部瘫痪,因而出现马蹄足、爪状趾畸形和相应支配肌肉的萎缩,还可出现膝关节屈曲无力、足不能背屈或趾屈。如在股部中下段损伤,只表现膝以下肌肉瘫痪,因腘神经的支配不受影响。由于坐骨神经位置较深,原位电刺激对于诊断的意义不大。神经电生理表现为患侧神经传导速度减慢,幅度下降;肌电图检查多为失神经电位。多发伤时,可沿神经走行部位叩击,找出麻痛最明显部位。

【治疗】

切割伤等锐器损伤,应一期神经修复,行神经外膜端端吻合,术后于伸髋位固定。药物注射伤应尽早行神经松解,反复生理盐水冲洗,还可于术后行高压氧治疗。如为骨盆骨折或髋关节脱位引起的损伤,应早期行复位减压,解除压迫,根据恢复情况决定后续是否行探查。

Note

胫神经损伤

【应用解剖】

胫神经（tibial nerve）为坐骨神经两分支中较大的一支，在腘部胫神经与腘动、静脉相伴继续下行至小腿后区、比目鱼肌深面，然后沿胫后动、静脉下行至内踝后下方转入足底，发出分支支配腘绳肌、小腿三头肌、趾长屈肌和胫后肌。最后在踝管内分为足底内侧神经和足底外侧神经进入足底。

【临床表现与诊断】

损伤后出现拖鞋式麻痹区，包括小腿后外侧、足外侧缘、足跟及各趾对的背侧和跖侧。运动方面，出现足不能跖屈和内翻，行走时足跟离地困难，不能走快。足内侧肌瘫痪出现弓状足。患侧电生理检测表现和坐骨神经损伤相同。

【治疗】

应根据损伤情况行神经松解、减压和修补术，效果一般较好。足底的感觉非常重要，即使有部分恢复也有助于改进足的功能和防治溃疡。

腓总神经损伤

【应用解剖】

腓总神经（common peroneal nerve）为坐骨神经另一分支，在腘窝外侧沿股二头肌肌腱内侧向外下走行，在小腿上段外侧绕过腓骨颈穿腓骨长肌后分为腓浅和腓深神经二终支。进入小腿前侧下行至足背。胫前肌、趾长伸肌、腓骨长短肌、部分足部肌肉及小腿外侧和足背部皮肤感觉均由腓总神经支配。

【临床表现与诊断】

腓总神经损伤可致小腿外侧和足部感觉消失，小腿伸肌及腓骨长、短肌瘫痪，典型的可出现足下垂。可行腓骨头原位刺激进行检查。

【治疗】

腓总神经损伤时应尽早治疗，损伤后 12 个月再行吻合运动功能无法恢复。多数可直接行端端吻合，如神经缺损过大，可考虑自体腓肠神经移植修复。闭合性腓总神经损伤应行手术探查、松解和神经修复，如无恢复，可转移胫后肌或行三关节融合术。

本章小结

周围神经损伤是一种常见疾病，早期及时处理将有利于神经功能恢复。周围神经单纯性断裂和神经纤维离断后会发生一系列病理变化，严重时可以导致细胞死亡；神经纤维变性后可再生。一般将周围神经损伤由轻到重分为 5 度，损伤越重越难恢复；损伤后常表现为运动功能、感觉功能及自主神经功能的障碍，神经干叩击试验呈阳性，神经电生理及有关影像学检查对于该疾病的诊断、治疗具有重要指导意义。闭合性损伤多可自愈，对于超时未能恢复或超过Ⅳ度以上损伤者，应手术探查；开放性损伤应根据损伤程度及患者状况等决定修复时机。手术治疗包括神经松解、神经缝合、神经移植、神经植入、神经移位等方式。上肢神经损伤包括臂丛神经、腋神经、肌皮神经、桡神经、正中神经及尺神经损伤，下肢神经损伤包括股神经、坐骨神经、胫神经、腓总神经损伤，表现出相应的症状，治疗上以减少残疾，恢复或改进肢体功能为主。

思考题

1. 简述周围神经损伤的分类。

2. 简述臂丛神经损伤的临床表现。

3. 简述正中神经、尺神经、桡神经损伤的临床表现。

4. 简述股神经、坐骨神经、胫神经和腓总神经损伤的临床表现。

5. 简述周围神经损伤的治疗原则。

（李　锋）

参考文献

1. 吴孟超, 吴在德. 黄家驷外科学. 第 7 版. 北京:人民卫生出版社, 2008.

2. 胥少汀, 葛宝丰, 徐印坎等. 实用骨科学. 第 4 版. 北京:人民军医出版社, 2012.

3. Campbell, W.W. Evaluation and management of peripheral nerve injury. Clin Neurophysiol, 2008, 119(9):1951-1965.

4. Deumens R, Bozkurt A, Meek MF, et al. Repairing injured peripheral nerves:Bridging the gap. Prog Neurobiol, 2010, 92(3):245-276.

5. 顾立强, 裴国献. 周围神经损伤基础与临床. 北京:人民军医出版社, 2001.

第三篇　退行性疾病

器官·系统
整合教材
OSBC

第十四章　退行性病变的病理生理

退行性病变是运动系统常见的一类疾患,其发病与年龄、劳损等有密切关系。运动系统退行性病变主要包括软骨退行性病变、椎间盘退行性病变以及软组织退行性病变,不同的退行性病变具有不同的病理生理学特点,充分认识其病理生理变化,对于指导临床治疗具有十分重要的作用。

第一节　软骨退行性变的病理生理

一、正常软骨的形态及解剖结构

软骨由软骨基质、软骨细胞及其周围的软骨膜构成。软骨较硬,略有弹性。软骨组织由软骨细胞和细胞外基质构成,软骨组织的细胞外基质称为软骨基质,软骨基质决定软骨的结构和功能特点。根据软骨基质内所含的纤维不同,可将软骨分为透明软骨、弹性软骨和纤维软骨3种。

（一）软骨的结构

1. **软骨基质**　软骨基质(cartilage matrix)由无定形基质(amorphous ground substance)和包埋在基质内的胶原原纤维构成。透明软骨的无定形基质主要含3种糖胺聚糖:聚透明质酸(hyaluronan)、硫酸软骨素(chondroitin sulfate)和硫酸角质素(keratan sulfate)。

硫酸软骨素和硫酸角质素分子结合于核心蛋白形成大分子蛋白聚糖单体,主要是聚集蛋白聚糖(aggrecan),还有饰胶蛋白聚糖(decorin)、双链蛋白聚糖(biglycan)、纤调蛋白聚糖(fibromodulin)等。300多个聚集蛋白聚糖通过连接蛋白结合于透明质酸形成蛋白聚糖聚合体,后者结合大量的水(占基质湿重的75%),并与胶原原纤维结合在一起,形成坚固凝胶状物质。这样构成的各种大分子相互连接的结构复合体赋予透明软骨特殊的生物机械特性。基质中还含有多种糖蛋白,如软骨粘连蛋白(chondronectin)和锚蛋白CⅡ(anchorin CⅡ)等,它们对于软骨细胞黏附在软骨基质上起重要作用。软骨基质内的小腔为软骨陷窝(cartilage lacuna),软骨细胞即位于此陷窝内。在光镜下,软骨基质呈嗜碱性,软骨陷窝周围的基质含硫酸软骨素较多,故嗜碱性强,染色深,称为软骨囊(cartilage capsule)(图14-1),软骨囊内含Ⅵ型胶原组成的细丝网。

2. **软骨细胞**　活组织内的软骨细胞(chondrocyte)充满于软骨陷窝内,但在组织切片上,由于软骨细胞皱缩,软骨细胞和软骨囊之间常出现空隙。在软骨组织的周边部,软骨细胞较小,呈扁圆形,单个分布,为幼稚的软骨细胞。从周边向深部,软骨细胞逐渐长大成熟,变为椭圆形和圆形,常成群分布,每群2~8个细胞,但每个细胞都有各自的软骨陷窝和软骨囊。这些细胞是由一个幼稚软骨细胞分裂增殖而来的,故称同源细胞群(isogenous group)。软骨细胞核圆形和卵圆形,染色浅淡,有1个或几个核仁,细胞质弱嗜碱性。在电镜下,软骨细胞表面有许多突起和皱褶,扩大了表面积,有利于软骨细胞与基质的物质交换。胞质内含有丰富的粗面内质网和发达的高尔基复合体,线粒体较少而糖原和脂滴较多。软骨细胞可合成和分泌软骨组织的基质和纤维。由于远离血液,软骨细胞主要以糖酵解的方式获得能量。

3. **软骨膜**　除关节软骨外,软骨组织周围均覆有薄层致密结缔组织,称为软骨膜

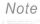

Note

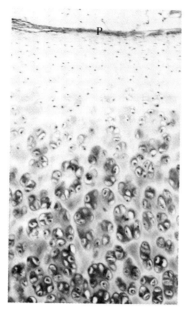
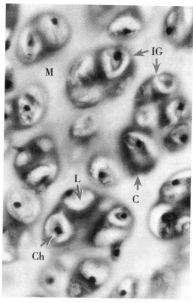

图 14-1 正常透明软骨光镜图(见书末彩插)
C. 软骨囊;Ch. 软骨细胞;IG. 同源细胞群;L. 软骨陷窝;M. 软骨基质;
P. 软骨膜

(perichondrium)。软骨膜可分为两层,外层含较致密的胶原纤维,主要起保护作用。内层纤维较疏松而细胞较多,其中有些梭形的小细胞,称为骨原细胞,可增殖、分化为软骨细胞。软骨的营养来自软骨周围的血管,经渗透进入软骨内部,供应软骨细胞。

(二)软骨组织类型

1. 透明软骨(hyaline cartilage) 透明软骨分布广泛,成体的肋软骨、关节软骨、呼吸道管壁的软骨均为透明软骨。胚胎早期暂时的骨架也是透明软骨。新鲜时透明软骨为乳白色,半透明状,略具弹性和韧性。透明软骨能承受压力,并耐摩擦。透明软骨中的纤维是由Ⅱ型胶原蛋白组成的胶原原纤维,含量约为软骨基质的 40%。胶原原纤维直径约为 10~20mm,周期性横纹不明显,它们交织形成三维网络,维持软骨的机械稳定性。由于胶原原纤维纤细,且折光率与基质折光率相近,故在光镜下难以分辨。此外,在基质中还含有少量其他胶原蛋白,如Ⅵ型,Ⅸ型,Ⅹ型,Ⅺ型胶原,它们参与胶原原纤维网络的稳定及其余基质和细胞的相互作用。

2. 弹性软骨(elastic cartilage) 弹性软骨分布于耳廓、外耳道、咽鼓管、会厌等处。其结构与透明软骨相似,主要特点是软骨基质中含有大量交织成网的弹性纤维,尤以软骨中央的弹性纤维更为密集,而胶原原纤维较少。因此,弹性软骨新鲜时呈不透明黄色,具有较强的弹性(图 14-2)。

3. 纤维软骨(fibrocartilage) 纤维软骨分布于椎间盘、关节盘、耻骨联合以及某些肌腱和韧带附着于骨的部位,新鲜时呈乳白色。纤维软骨的结构介于规则致密的结缔组织和透明软骨之间,一般无软骨膜。

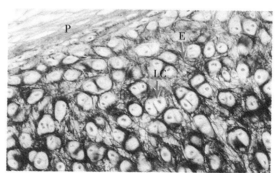

图 14-2 正常弹性软骨光镜图(见书末彩插)
E. 弹性纤维;LC. 软骨陷窝和软骨细胞;P. 软骨膜

软骨基质中含平行或交织排列的胶原纤维束,其化学成分为Ⅰ型胶原蛋白,也含有不等量的Ⅱ型胶原原纤维。无定形基质很少,其中以多功能蛋白聚糖

Note

(versican)为主。软骨细胞常成行分布于纤维束之间。纤维软骨具有较大的伸展性,并可抵抗压力和摩擦(图 14-3)。

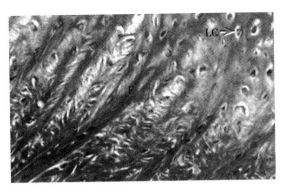

图 14-3　纤维软骨光镜图(见书末彩插)
F. 胶原纤维;LC. 软骨陷窝和软骨细胞

二、病理变化

(一) 关节软骨的改变

发生骨性关节炎(osteoarthritis,OA)时关节软骨宏观变化表现为软骨表面缺损、不平,软骨层变薄,软骨纵断面三层结构显示不清,潮线断裂、间隙增宽、钙化软骨层增厚。镜下主要病理组织学改变包括三层结构潮线复制、漂移,钙化层增厚伴血管长入,非钙化软骨及钙化层纤维样改变,潮线间隙增宽,深层软骨及钙化层缺损。

总体而言,骨关节炎的主要病理特征为关节软骨细胞凋亡和细胞外基质的进行性降解。软骨细胞外基质是软骨细胞发挥生理作用的场所,是软骨细胞汲取营养及传递信号的载体,细胞外基质的代谢平衡维持着软骨组织的正常功能。骨关节炎的病理变化进程并非直接开始于细胞的凋亡及成分的降解。骨关节炎早期,在溶酶体蛋白酶及胶原酶的作用下,软骨基质内蛋白聚糖含量减少,胶原纤维变性。

有学者认为正常的软骨细胞是维持细胞外基质稳定的必要条件,细胞凋亡是骨关节炎关节软骨退变的关键因素之一。凋亡在软骨细胞丢失中起了不可磨灭的作用,凋亡细胞数目与骨关节炎严重程度明显相关,电镜下凋亡呈灶性,多位于软骨表层和中层,且随年龄增长而增加,细胞周围软骨基质退行性变。大量关节软骨细胞凋亡,最终导致关节软骨变薄,关节下骨变硬、增厚。骨关节炎软骨的表面有许多类似溶酶体和基质小泡样的腔隙,即是由软骨细胞破碎及细胞核固缩所致。骨关节炎钙化层增厚伴血管长入;非钙化软骨及钙化层纤维样改变;潮线间隙增宽;钙化层及深层软骨缺损。番红 O/ 固绿染色可见软骨表层出现浅表溃疡,软骨中深层基质部分沿其胶原纤维走向撕裂,形成较多与表面垂直的裂隙,呈"微纤化"表现。细胞大小不等,有的成簇状,轮廓欠清晰,部分细胞坏死。软骨厚度明显减少,潮线前移、紊乱,部分消失,钙化层增厚,血管自软骨下骨长入软骨钙化层或软骨深层。

(二) 软骨下骨的改变

当软骨形态及功能改变时,软骨吸收应力和缓冲震荡的能力减弱,软骨下骨承受应力和摩擦力增大,在承受应力和摩擦力大的部位,软骨下的骨质可出现微小的骨折、坏死,关节面及周围的骨质代偿性增生、骨赘形成及骨囊性变。

(三) 滑膜和滑液的变化

发生部位(或始发部位)通常局限在出现病理改变的软骨和软骨下骨附近区域,且大多属轻度炎症。关节镜下可见滑膜充血、肥大、绒毛形成,甚至血管翳形成;光镜下可观测到滑膜内膜增生、炎症细胞浸润、血管增生、间质细胞增生和纤维化等。关节滑液变稀,影响了其对关节软骨的润滑和营养功能。后期可导致关节纤维性僵硬,严重影响关节活动度。

第二节　椎间盘退变的病理生理

一、椎间盘退变概述

脊柱由 32 块椎骨构成。椎间盘(intervertebral disc)是位于 2 个椎体之间的纤维软骨盘,亦称为椎间关节,由纤维环、髓核和软骨终板 3 部分组成。椎间盘主要的生化组分包括胶原、蛋白多糖、水和弹性蛋白等。因颈椎 1~2 间和骶椎、尾椎间无椎间盘组织,故椎间盘仅有 23 个。椎间盘组织承受人体头部、躯干及上肢的重量,在日常生活及劳动中,劳损较其他组织为重,因其仅有少量血液供应,营养极为有限,从而极易退变。

椎间盘退变(intervertebral disc degeneration)是一类由多因素导致的以纤维环和髓核的完整性破坏、椎间盘细胞外基质合成与降解失衡为特点的退行性改变,可引起椎管狭窄症、椎间盘突出症等临床疾病。椎间盘退变进展的最终结局是椎间盘突出或椎间高度丢失直至椎间融合。

椎间盘退变可发生在颈椎、胸椎和腰椎,以腰椎最为多见,颈椎次之,胸椎相对少见。椎间盘退变发生在腰椎可引起腰椎管狭窄症、腰椎间盘突出症、腰椎滑脱症等骨科常见病,主要表现为腰腿痛、下肢运动障碍、下肢感觉异常、大小便功能障碍等。颈椎间盘退变可引起颈椎病、颈椎间盘突出症等,主要表现为颈肩痛、上肢运动障碍、上肢感觉异常、行走困难等。胸椎间盘退变可引起胸椎管狭窄症、胸椎间盘突出症等,主要表现为下肢运动障碍、下肢感觉异常、大小便功能障碍等。

二、椎间盘退变的病因

椎间盘退变的病因尚未有明确的定论,但有证据显示与以下因素有关:

(一)年龄

椎间盘的血供在出生时主要来自软骨终板,有研究发现,从出生 6 个月到出生 30 个月,软骨终板的血管网急剧减少。实际上,在人 16 岁的时候椎间盘的血供就已经完全消失。随着年龄的增加,椎间盘细胞的密度逐渐减少,髓核组织脱水、变色、纤维化,而纤维环也增厚、变色,即发生椎间盘退变。

(二)遗传

已有研究发现同卵双胞胎在软骨终板的改变、椎间盘含水量、椎间隙的高度、椎间盘膨出或突出的程度方面高度相似,证实遗传因素在椎间盘退变中的作用。近年来的研究证实,遗传因素(70%)导致椎间盘退变的风险要远高于职业暴露、吸烟等外部因素(30%)。

目前,关于椎间盘退变的发生由哪些基因决定,仍不是十分明确。文献报道有编码核心蛋白、I 型胶原和IX型胶原、基质金属蛋白酶 -3、维生素 D 受体的基因等。这些基因的多态性和椎间盘退变有较高的关联性,并且这些基因编码产物是椎间盘组织的主要成分及引起椎间盘退变的酶和细胞因子。

(三)负重

椎间盘退变的发展与职业有一定关系。有研究显示,腰椎间盘突出症的发病率以白领劳动者最低,卡车驾驶员最高。每日驾驶工作超过其一半的工作量或更多者,其发生腰椎间盘突出症的危险性为不驾车的 3 倍,原因为驾车的体位以及颠簸状态会长期反复增加椎间盘的压力,加速椎间盘退变。流行病学统计震动频率高的因素,如路况、车速、快速刹车和启动等,均为诱发腰椎间盘突出的危险因素。

通常认为一般运动有益于椎间盘的营养供应,但剧烈运动却能够导致椎间盘退变。体操运动员椎间盘退变的发生率远高于正常人。

(四)吸烟

主动吸烟和被动吸烟均可加速椎间盘退变。吸烟诱导椎间盘退变可能与以下几种因素有关:①吸烟引起的血管收缩直接减少椎间盘周边的血供,进而影响椎间盘内的营养和细胞代谢;②吸烟者多有慢性支气管炎,经常咳嗽会增加椎间盘内压力和腹压,使脊柱紧张,导致椎间盘退变;③吸烟可减少蛋白多糖和胶原的合成。另外,烟气中的各种化学成分如:一氧化碳、尼古丁、胺类、氮氧化物等对椎间盘组织细胞的毒性作用也不可忽视。

Note

（五）其他因素如糖尿病、妊娠、性别、脊柱结构等因素。

糖尿病能够改变营养椎间盘的周围动脉壁结构，降低血流量，影响椎间盘组织的代谢，最终影响椎间盘退变；妊娠期间子宫增大，腰椎代偿性前凸增加了椎间盘的应力，故 50%~70% 的孕妇可有腰背痛；腰椎间盘突出症的发病率男性较女性高，约为 2∶1；脊柱畸形使纤维环承受的压力不一，进而加速椎间盘的退变。

综上所述，椎间盘退变的发病是由内因（年龄、遗传）和外因（吸烟、负重等）共同作用的结果：椎间盘生理性退变伴随着年龄的增长；遗传因素亦已被证实能够增加椎间盘退变的风险；吸烟、负重等又客观上加速了椎间盘的退变。

三、椎间盘的生理性退变

对于椎间盘的生理退变的研究主要通过尸体脊柱标本观察、影像学检查、椎间盘退变动物模型的建立、椎间盘生物力学的研究等方面来进行的，主要分为纤维环的退变、髓核的退变和软骨终板的退变。

（一）纤维环的退变

纤维环（annulus fibrosus）分为外、中、内三层，外层由胶原纤维带组成，内层由纤维软骨带组成，中层为移行区，细胞排列与分层的纤维环方向一致。椎间盘纤维环各层呈 45° 倾斜角与椎体骺环附着，层间以 90° 角交叉，深、浅层间互相交织，增强了纤维环的韧性及弹性。

纤维环退变的表现为：随着年龄的增长，椎间盘基质的合成能力（尤其是蛋白多糖的合成）下降，椎间盘中细胞数量减少；连接蛋白和Ⅸ型胶原较少，使生成的蛋白多糖体积更小且不易聚合；纤维环中Ⅰ、Ⅱ型胶原比例增高，蛋白多糖含量和胶原的比率下降。蛋白多糖含量下降使髓核含水量减少，吸收、分散压力负荷的能力下降。伴随年龄的增加以及腰椎屈曲或扭转时的应力作用，纤维环磨损产生网状变性和玻璃样变性，逐渐失去原来的清楚层次和韧性，产生环形裂隙（circumferential fissures），这种裂隙常见于纤维环侧方，由反复微小的创伤所造成，可向前或向后延伸。环形裂隙进一步发展，可形成一个或多个放射状裂隙（radial fissures），这种裂隙常出现在纤维环的后侧和后外侧，可成为髓核组织向外突出的通道，导致椎间盘突出。

（二）髓核的退变

髓核（nucleus pulposus）是柔软而富有弹性的胶状物质，为胚胎时期脊索细胞的残留物，约占椎间盘横断面的 50%~60%，由蛋白多糖黏液样基质、胶原纤维网和软骨细胞构成。蛋白多糖是影响髓核渗透压的主要因素，它的吸水性使髓核具有弹力和膨胀的性能，髓核的含水量约为 80%。在幼儿时，椎间盘内层纤维环包绕在脊索细胞的周围。10 岁后脊索细胞消失，仅有软而呈胶冻样的髓核。髓核在承受突然外力的情况下发挥吸收和传导应力的作用，髓核向各方向均匀地传导应力，避免椎间盘承受应力不均而造成纤维环的破裂、软骨终板的骨折、甚至骨性椎体的压力性骨吸收。在脊柱运动时，髓核作为运动的支柱，使脊柱做前屈、后伸和旋转运动，发挥类似轴承的作用。椎体在运动时，内层髓核组织水分的减少使内层的髓核对纤维环的流体压力增加。承受长时间负荷的纤维环逐渐发生退变，产生放射状的裂纹。另外，椎间盘靠弥散作用获取营养物质，通过运动将水和营养物质泵入椎间盘，持续的压力负荷则减少了营养物质的摄取。

髓核退变的表现为：由于蛋白多糖的丢失，髓核脱水而逐渐缩小，由近乎椎间盘全部至椎间盘中心部位；胶原物质则被纤维软骨逐渐所取代；髓核中活细胞逐渐减少，而坏死退变的细胞增多；在纤维环有裂隙时，髓核即可通过裂隙突出。

（三）软骨终板的退变

软骨终板（cartilage endplate）是连接椎间盘与相邻椎体间的软骨结构，在椎体上、下各有一个。在青少年时其作用为软骨源性生长带，在成人为纤维环纤维附着固定处。其功能之一是保护椎骨在承受压力下免于发生压缩性骨萎缩;另外,椎体与椎间盘之间的液体、营养交换有赖于软骨终板的渗透功能。

软骨退变的表现为:软骨终板变薄、钙化和裂隙形成。中年以后,在软骨终板常可出现裂隙。这些裂隙可见于软骨终板中央、软骨终板与椎体骨终板之间、软骨终板与髓核间。软骨终板无血液供应,故其不可修复、再生。

四、椎间盘退变的发病机制

(一)细胞学机制

由于椎间盘基质的维持是靠椎间盘内散在分布的细胞来完成的,所以细胞功能决定了最终的椎间盘命运。正常情况下椎间盘内的细胞散在分布于基质内,嵌于细小的胶原纤维网格中间。随着年龄的增长细胞成簇聚集,细胞更趋向于向软骨细胞的方向发展,细胞凋亡的数目也明显增加。成活细胞虽然仍有合成代谢功能,但老化和变性过程中产生的基质在数量和种类上与正常椎间盘已有明显差别。触发细胞凋亡的因素包括:血供的丧失、营养缺乏以及氮氧化物的暴露等。

(二)酶学机制

MMPs 引起的椎间盘内蛋白多糖等大分子的降解是与年龄相关的椎间盘退变的重要因素。MMPs 是一个细胞外锌依赖蛋白酶大家族,分为四个主要亚族:胶原酶、基质溶素、明胶酶和膜型基质金属蛋白酶。在椎间盘分化、成熟和退化过程中,椎间盘细胞产生广泛的基质金属蛋白酶以降解椎间盘细胞外基质成分。

基质金属蛋白酶也受特定的蛋白酶抑制剂,即组织抑制金属蛋白酶(tissue inhibitor of mentalloproteinases,TIMPs)的抑制。它们能够以 1:1 形成不可逆的非共价化合物,以抑制基质金属蛋白酶的活性。

研究表明,MMPs 的异常表达及其与 TIMPs 的失衡同椎间盘细胞外基质的降解密切相关,是椎间盘退变的重要原因之一。在椎间盘退变过程中,内环境发生改变如 pH 降低和不断受到的机械作用使椎间盘细胞崩解、TIMPs 合成减少;溶酶体内组织蛋白酶 B 释放,激活潜伏状态的降解酶,使椎间盘细胞外基质分解加速,加剧了椎间盘的进一步退变。

(三)相关细胞因子的影响

在退变椎间盘中有大量炎症因子,包括白介素(IL)、肿瘤坏死因子 -α(TNF-α)、一氧化氮(NO)、前列腺素 2(PGE2)。炎症因子通过参与炎症反应、诱导 MMPs 合成并增加其生物活性、诱导细胞凋亡等途径,促进椎间盘退变。另有一群细胞因子,包括转化生长因子 -β(TGF-β)、胰岛素样生长因子(IGF)、骨形态发生蛋白(BMP)等,促进椎间盘细胞合成蛋白多糖、胶原蛋白,抑制细胞凋亡,延缓或改善椎间盘退变。多种细胞因子形成网络调控效应,共同参与调控椎间盘的细胞功能及基质降解。

(四)自身免疫机制

椎间盘是人体最大的无血管封闭结构,组织被纤维环包绕,出生后就与血液循环隔绝,因而具备自身抗原性。椎间盘组织中的 I、II 型胶原、糖蛋白和软骨终板基质是潜在的自身抗原,抗原成分在终板损伤后会暴露到循环系统中,可激发机体产生由迟发超敏反应性 T 细胞和细胞毒性 T 细胞介导的细胞免疫反应,导致椎间盘的早期退变。免疫反应诱导巨噬细胞聚集,分泌活性物质,活化 IL-1、肿瘤坏死因子 -α、干扰素、COX-2 等细胞因子,这些细胞因子能够抑制基质的合成以及促进金属蛋白酶的生成。巨噬细胞还产生超氧化物,一方面降解透明质酸酶和蛋白多糖,另一方面还可以抑制软骨细胞的增殖、合成。免疫反应可能会影响多个脊柱节段,导致多级退变。T 细胞和 B 细胞及椎间盘抗原的不断作用会产生体液免疫反应,表现为血清免疫球蛋白的升高。椎间盘细胞中 Fas 配体的局限性表达在维持椎间盘免疫特性方面发挥了关键的作用。

Note

通过动物实验已经证实,损伤破坏椎间盘的生理屏障后,会改变 Fas 配体的作用,并引起椎间盘细胞的凋亡,进而促使椎间盘退变。吸烟能够产生大量的碳氧血红蛋白,使小动脉收缩,也可加重椎间盘细胞的损伤。

(五) 生物力学机制

椎间盘是人体脊柱中重要的缓冲装置,具有吸收震荡、减缓冲击以及均布外力等重要力学功能。由于椎间盘的组成同时包含固相和液相组织,其生物力学特性同时介于硬组织和软组织之间,是标准的双相物质之复合结构材料。通常固相组织会有弹性特征的表现,液相组织会有黏滞性的表现,故椎间盘具有黏弹特性。生物力学研究将椎间盘的受力分为:压力、张力、屈曲、扭转以及剪力。

对椎间盘的应力分析表明,纤维环对扭矩和弯矩的抵抗力最好,而髓核是一个抵抗压力的良好结构。髓核受压时,可以均匀地传递压力至纤维环内层,再传至纤维环外层。当纤维环外层重复受力时,椎间盘将因内部液体流动而降低其对屈曲和剪力的抵抗。人类在每天的活动中,椎间盘的高度及体积大约减少 20%,主要是由于髓核液体的流出及纤维环中胶原纤维的黏弹蠕变所致,所以正常人晚上获得充分的休息后便可以恢复椎间盘的高度。

由于缺乏直接的细胞间信息交流,椎间盘细胞在循环载荷等生物力学因素调制下特异性地将流体静压转化为代谢因子,获得控制与保持细胞外基质及细胞内活动的信息。在外力不断作用下椎间盘细胞持续地发生形变,分别或同时产生压力、张力或剪力。而机械应力的产生则影响细胞的增生和分化。在压缩载荷条件下,髓核流体静压升高,液体流出直到形成新的渗透压平衡,同时电解质流动产生流体势能。此时椎间盘细胞环境改变,蛋白聚糖阳离子浓度升高,细胞外 pH 值下降,引起细胞的一系列反应。长期反复的循环载荷以及伴随衰老出现的退变造成组织疲劳。外加载荷使部分与应力方向垂直的纤维断裂,逐渐形成水平状和放射状裂隙或撕裂。多处小的裂隙汇合,由浅层向深层发展,进而造成椎间盘退变。

此外,脊柱生物力学的改变会导致软骨终板的损伤,进而使髓核的密闭环境受到了破坏,使其不再能够从内部撑起纤维环,结果造成了纤维环的内层向内收缩,外层向外收缩。这种现象在纤维环的后部特别明显。实验证明,压缩负荷对纤维环后外侧造成的层间应切力最大。这些应力使纤维环层与层之间相互分离,进而使纤维环出现同心圆样裂隙。此外,终板骨折造成的软骨破坏,会诱发 IL-1 介导的炎症反应,促使酶降解蛋白多糖。如果该炎症反应蔓延入邻近基质间,就可能引起退变。另一种可能就是,基质暴露到循环系统中会引起自免疫反应。还有一种观点认为终板骨折改变了邻近基质的 pH 值,从而激活了金属蛋白酶的活性。

综上,椎间盘退变的发病机制有:椎间盘细胞减少,退变细胞增多;细胞外基质降解酶与其抑制因素比例失衡;细胞因子与炎性因子的调控变化;机体的自身免疫系统启动;椎间盘受压的生物力学改变。这些因素共同导致椎间盘纤维环和髓核的完整性被破坏,细胞外基质合成与降解失衡,即椎间盘退变。

第三节　软组织退变的病理生理

软组织是指体内非上皮性的,骨外组织结构的总称,包括皮下浅、深筋膜、肌肉、肌腱、腱鞘、韧带、关节囊、滑膜囊、椎间盘、周围神经血管等组织。软组织系统亦称之为"主动运动系统",其与骨性系统构成的"被动运动系统"相互协调,组成完整的运动系统。软组织系统是原始的动力系统,在中枢神经系统的支配下,主动收缩产生应力,带动骨围绕关节运动,从而完成各种活动。

退变即为老化过程,与年龄有关的退变称为生理退变。衰老即为机体的结构和功能紊乱,也属于一种退变过程。衰老在运动系统表现为激素变化引起的钙的代谢不平衡,骨密度降低,骨基质减少,骨骼变脆变薄;肌细胞水分减少,肌肉萎缩失去弹性,肌力降低等一系列变化。如果还涉及其他病理因素如机械损伤、劳损、遗传、自身免疫或毒物等因素称为病理退变。生理退变和病理退变并无一个明显的界限,这在椎间盘退变的过程中,表现得尤为突出。在日常生活中,除年龄因素外,软组织劳损是最为常见的引起退变的病理因素。不同的软组织在具体的退变过程中有共同的病理生理特点,也有其各自独特的病理生理表现。

各种病理因素导致的慢性软组织损伤后,其实是机体对软组织损伤进行自我修复和自我代偿的过程。当人体某一软组织受到异常应力的作用后,首先在病变局部会发生充血、水肿、渗出,人体会通过自身的修复系统,利用粘连、瘢痕等反应对损伤部位进行修复。如果完全修复,人体软组织就恢复正常的结构和功能;如果该部位软组织反复受到病理因素的刺激,机体反复的利用瘢痕修复机制对抗病理性损伤,就会造成慢性纤维结缔组织增生、肥厚,软组织内正常的组织结构遭到破坏,纤维化甚至钙化,从而使功能受损。

一、骨骼肌退变的病理生理

(一)骨骼肌的组织结构

骨骼肌属横纹肌的一种,在结构上的主要特点是胞内含大量的肌原纤维和高度发达的肌管系统。肌原纤维是由两种类型的微丝所组成的:细肌丝由 3 种蛋白组成,即肌动蛋白(actin)、原肌球蛋白(tropomyosin)和肌钙蛋白(troponin)构成。肌动蛋白单体聚合形成两条链并相互缠绕成螺旋状,构成细肌丝的主干。原肌球蛋白是由两条肽链缠绕成的双螺旋长杆状结构,沿肌动蛋白双螺旋的浅沟走行,阻止肌动蛋白与横桥头部结合。肌钙蛋白由三个亚单位组成,保持原肌球蛋白遮盖肌动蛋白的结合位点。粗肌丝由肌球蛋白(myosin)分子组成,每个肌球蛋白由 6 条肽链,包括一对重链和两对轻链构成。两条重链尾部相互缠绕形成肌球蛋白的杆状部分,两对轻链分别与两条重链的末端结合。这两种肌丝周期性排列并交叉存在,使其在光镜下呈现出相互交错带状结构。其中 I 带(isotropic 单折射)由细肌丝组成,相邻的 A 带(anisotopic 双折射)是由细肌丝和粗肌丝相互重叠组成,H 带则仅由粗肌丝构成,Z 线位于 I 带中央,被认为是肌节的附着面。

根据骨骼肌产生动力与阻力负荷间的大小将骨骼肌收缩分为两类。如果骨骼肌收缩时,阻力负荷低于骨骼肌所产生的力,这种情况称为向心性运动或者向心性收缩;如果阻力负荷大于骨骼肌所产生的力量,骨骼肌将被拉长,这种情况被定义为离心性运动或者离心性收缩。例如人在上楼梯时股四头肌伸直即是向心收缩的作用;人在下楼梯时股四头肌则呈离心运动,从而控制屈膝的速度。

(二)骨骼肌退变的病因和机制

在日常生活、劳动中,如果人们从事的工作使肌肉持续处于高强度或高速度收缩状态,尤其是肌肉做高度离心收缩时,能够破坏肌膜、肌原纤维、肌浆网等结构,电镜下表现为肌原纤维的超微结构 Z 线破裂。肌肉结构的损伤程度与肌肉收缩力的强度、速度、负荷等因素成正比,即强度越大、速度越快、负荷越高,肌肉结构的损伤程度越大。在这几个影响因素中收缩的速度比力的强度影响更大,在低速收缩肌纤维时横桥能够保持与收缩同步,但是在高速状态下横桥不能保持与收缩同步,从而损伤肌节。

高强度机械收缩除了造成骨骼肌自身机构的损伤外,还需要大量的能量消耗,必然会导致肌原纤维微环境的改变,如局部高温、ATP 不足导致无氧酵解产生的酸性代谢物(如乳酸等)增加、氧自由基有害物质增多,另外肌肉组织的压力增高,微循环的阻滞加重了肌原纤维微环境的恶化。酸性物质,氧自由基均可破坏肌纤维的结构。肌肉蛋白的降解率与温度成正比。

在高强度的机械收缩时,细胞膜受张力牵拉使其表面的张力激活通道开放以及细胞膜受损引起细胞膜的通透性增加。肌原纤维结构损伤,导致肌浆网功能障碍,即摄取 Ca^{2+} 能力下降,引起胞浆 Ca^{2+} 升高。胞质内 Ca^{2+} 的增高是肌肉退变的关键因素。正常情况下,肌纤维胞质内 Ca^{2+}

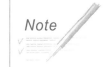
Note

的含量极少,在静息电位时约为 $0.1\mu mol/L$。在线粒体和肌浆网中 Ca^{2+} 含量比胞浆高出几百倍,常称其为"细胞内钙库"。在骨骼肌损伤时,胞浆内 Ca^{2+} 的浓度急剧升高。胞质内 Ca^{2+} 增高发生了钙依赖性蛋白水解作用,可以激活蛋白水解酶以及促使溶酶体脆性增加,溶酶体酶释放增多对骨骼肌造成损伤。骨骼肌的损伤又会进一步加重 Ca^{2+} 的内流。胞浆内持续高钙,引起极度收缩活动,称为骨骼肌肌痉挛,造成肌纤维出现超微结构改变。骨骼肌在兴奋时胞浆内 Ca^{2+} 浓度升高,Ca^{2+} 与肌钙蛋白结合,从而引起肌肉收缩。当 Ca^{2+} 低于 $10^{-7}\sim10^{-5}\mu mol/L$ 时,Ca^{2+} 才与肌钙蛋白解离,肌肉舒张。如果胞浆内 Ca^{2+} 持续处于较高水平状态,Ca^{2+} 不能与肌钙蛋白解离,则引起骨骼肌长时间的收缩,即可造成骨骼肌肌痉挛。肌肉疼痛导致局部肌肉痉挛,肌痉挛又可引起局部缺血导致肌肉疼痛,形成恶性循环。

胞质内 Ca^{2+} 浓度的增高激活了磷脂酶 A_2(PLA_2)。磷脂酶 A2 是一种能催化磷脂甘油分子上二位酰基的水解酶,也是花生四烯酸、前列腺素及血小板活化因子等生物活性物质生产的限速酶。磷脂酶 A2 广泛存在于各组织的细胞膜和线粒体膜上,Ca^{2+} 为其激活剂。当细胞内 Ca^{2+} 浓度升高,激活与胞浆结合的 PLA_2 使前列腺素和白三烯生成增多,膜磷脂分解,从而导致细胞膜通透性增加,胞内酶(肌酸激酶,乳酸脱氢酶等)外流。另外,PLA2 还可以通过脂质氧化酶系统和溶血卵磷脂损伤肌肉组织。

胞质内 Ca^{2+} 的增高可导致线粒体钙超载。正常情况下线粒体 Ca^{2+} 浓度低于肌浆网,只有胞浆 Ca^{2+} 浓度异常增加,其才会摄取 Ca^{2+},从而减低胞浆 Ca^{2+} 的浓度。由于磷脂酶 A2 的激活导致线粒体膜的通透性增加,而细胞内 Ca^{2+} 的升高会引起 Ca^{2+} 的线粒体内流,形成线粒体钙超载,继而引起氧化磷酸化脱耦联,ATP 生成较少,膜泵功能受到抑制,Na^+,Ca^{2+} 排出障碍,导致细胞肿胀。另外钙泵的正常功能需要 ATP 的供能,钙泵的功能受损,从而形成恶性循环。线粒体 Ca^{2+} 的浓度与受损肌纤维的数量呈正比,当使用 EDTA(Ca 螯合剂)降低胞浆内 Ca^{2+} 浓度时,可明显减轻肌纤维损伤的程度。

高负荷的肌肉收缩需要大量的能量,氧化代谢加强,可以产生大量氧自由基;随着 ATP 的消耗,其代谢产物次黄嘌呤堆积,在黄嘌呤氧化酶作用下产生超氧阴离子。而线粒体的产能受损,则引起脂质过氧化增强,自由基产生增多。胞浆内酸性物质增多,降低了 NADH、NADPH 的浓度,抑制了自由基酶的活性,减少了氧自由基的清除。肌肉炎症反应亦可产生自由基,自由基通过与巯基共价结合,使巯基氧化;多不饱和脂肪酸的过氧化从而影响膜结构;过氧化物与含 NH_2 的核酸、含磷酸的生物膜交联,破坏其结构,从而影响其功能,使细胞膜孔隙增大,通透性增加,溶酶体膜破裂,释放水解酶进入胞浆。

另外,由于长期的超负荷工作使骨骼肌产生代偿性肥大,加上肌肉的持续紧张状态,使小血管受压,供氧不足,代谢产物积累,从而刺激局部形成损伤性炎症。

肌肉的高负荷收缩,或肌肉炎症导致的持续性肌肉收缩和痉挛将会产生肌肉损伤。一是肌肉持续收缩时,肌浆网对 Ca^{2+} 的重吸收减慢,并伴随着 Ca^{2+} 的不完全吸收;二是肌肉持续收缩时,相对于松弛状态局部血流减少,而需要量增加,从而出现肌肉缺血,导致肌肉的生理功能下降和劳损;三是肌肉收缩时氧自由基及脂质过氧化物等代谢产物的过多聚集,致使肌肉废用及收缩力下降。

二、肌腱退变的病理生理

肌腱是连接骨骼肌肌腹与骨骼之间的致密纤维结缔组织,由纵形排列的胶原纤维和散在分布的梭形腱细胞组成。腱鞘是肌腱的特殊附属结构,多位于腕、踝、趾、指等肌腱长且活动多的部位,是肌腱周围结缔组织为适应肌腱的滑动分化而成,为包围着肌腱的双层套管结构。外层为纤维性鞘膜,内层为滑液膜。滑液膜又分为衬于纤维性鞘膜内面的壁层和反折覆盖于肌腱上的脏层。腱鞘和骨形成了弹性极小的"骨 - 纤维性隧道"。由于肌腱承担了肌腹与骨之间的应力传导,故肌腱退变最常发生在邻近关节活动量大的部位,如腕伸肌腱、股四头肌腱、肘部、跟腱等部位。

正常的肌腱大体肉眼表现为强韧,平行排列的发亮、白色外观,而退变区域肌腱呈现出变软,变灰等典型黏液样变的外观。光镜下,退变的肌腱组织细胞、血管增生,胶原纤维变细且纵形平行排列结构遭到破坏,相邻胶原束之间失去了清晰的界限。

在日常生活和工作中,由于频繁活动引起肌腱与腱鞘的过度摩擦,这种机械刺激使腱鞘发生充血、水肿、渗出等无菌性炎症。迁延日久以后,则发生慢性纤维结缔组织增生、肥厚、粘连等变化。病变局部的骨性突起加大了肌腱与骨的摩擦,容易造成局部腱鞘、骨膜充血水肿,形成局部狭窄;由于腱鞘的增厚,导致腱鞘腔的狭窄。肌腱亦发生变形,受损部位组织增生变粗,形成两端较细的纺锤形,或者两端变粗的葫芦形。腱鞘的肿胀、增厚,腱系膜内血流受阻、滑液的正常分泌受阻,导致肌腱修复、愈合所需营养减少,修复速度减慢,形成恶性循环。

关于肌腱退变的机制尚不十分明确,除了上面提到的"炎症学说",另外一个人们普遍接受的就是"凋亡学说"。肌腱在传导大负荷张力、压力、剪切力或负荷间歇期太短时,发生变形,如果超过肌腱的弹性限度,则引起肌腱纤维间的微损伤,称为累积性微衰竭(cumulative microfailure)。大负荷或负荷时间短可以使肌腱缺血缺氧,摄取的营养物质减少。各种因素相互作用使大量的肌腱成纤维细胞发生凋亡,导致胶原的合成与修复受损、细胞基质合成减少,进一步增加了肌腱断裂风险。

如果腱鞘、关节囊周围结缔组织退变,可以形成一种腱鞘内的囊性肿物称为腱鞘囊肿。为无色透明或橙色、淡黄色的浓稠黏液,一般认为是关节囊、韧带、腱鞘上的结缔组织因以上各种病理因素导致局部营养不良,从而发生的退行性黏液性变性。

肌腱将肌腹产生的动力传导至骨骼系统。大负荷或负荷间歇期太短的应力传导,使肌腱纤维间产生微损伤、肌腱缺血缺氧、摄取营养减少,这些因素相互作用,使肌腱成纤维细胞凋亡,胶原蛋白合成减少。

三、韧带退变的病理生理

韧带是一种纤维样致密结缔组织,它附着于骨骼的可活动部分,限制其活动范围,从而避免损伤发生。在组成结构和力学特征上与肌腱有很多相似之处,不同之处在于肌腱是连接肌肉与骨的负重结构,而韧带是连接骨与骨的负重结构;由于韧带在稳定关节中需要承受更多方向的受力,故韧带中纤维的方向更多元化。在人体所有韧带中,黄韧带的退变表现突出,且黄韧带的组织结构有别于其他韧带,一般韧带组织中以胶原纤维为主,而黄韧带中以弹性纤维为主。

黄韧带又名弓间韧带,走行于相邻椎板之间,从上位椎弓板的下缘和内面,连至下位椎弓板的上缘和外缘,参与围成椎管的后壁和后外侧壁,是脊柱后方的重要连接结构,主要由弹性纤维、胶原纤维、网状纤维和基质构成,其中以弹性纤维为主,纤维与韧带长轴平行,排列紧密且规则,表面光滑。黄韧带弹性蛋白的含量达 75% 以上,即使在很大变形状态下也不会受到损伤。正常黄韧带在 HE 染色时,弹性纤维呈现亮粉红色,胶原纤维呈现淡粉红色,弹性纤维排列整齐而紧密。退变的黄韧带在 HE 染色镜下观察发现弹性纤维减少、断裂、排列不规则,染色浅而且不均匀,甚至有些区域弹性纤维灶性缺失。故黄韧带的退变主要表现为弹性纤维明显减少,弹力基质紊乱,胶原纤维显著增加,并出现钙化、骨化和软骨细胞、成纤维细胞、毛细血管的增生。肥厚的黄韧带胶原纤维的数量虽然增加,但排列紊乱,在这种情况受到较大外力引起变形时,黄韧带更容易受到损伤,形成恶性循环。

反复损伤修复是黄韧带退变的基本原因之一。生理的退变与病理的退变之间并没有严格的界限,并相互促进,相互影响。随着年龄的增加,脊柱逐渐发生退变,从而引起椎体的不稳,进而椎体对黄韧带的机械牵张力增加。黄韧带在持续的机械牵张力作用下,胶原合成增加,增加

Note

的胶原能够抑制转化生长因子 β（Transforming growth factor β，TGF-β）抗体的出现，使 TGF-β 含量增加。在黄韧带退变过程中，细胞因子 TGF-β 起到了重要作用。TGF-β 主要在黄韧带肥厚早期刺激纤维化而导致韧带肥厚，其可以刺激细胞增殖，促进成纤维细胞和成骨细胞外基质合成，并对新合成基质的降解具有显著的抑制作用，其还有增加血管形成的作用。

反复的外伤和低氧刺激可使黄韧带表达血管内皮生长因子（VEGF），促进局部周围血管的生成，使黄韧带背侧毛细血管增生。新生的毛细血管通透性高，结合钙的大分子物质可以通过毛细血管内皮间隙到达其周围结缔组织，从而导致钙盐沉积，易于成骨。此外，通过激活腺苷酸环化酶，使细胞内 cAMP 含量升高引起胞浆内钙离子浓度升高，也是最终导致软骨钙化，韧带骨化的机制之一。

炎症反应导致纤维化和瘢痕形成是黄韧带退变的主要机制。黄韧带受到持续应力刺激，由巨噬细胞、分散 T 淋巴细胞为主的炎性细胞浸润退变弹力基质区域，引起慢性无菌性炎症。炎症反应可以引起黄韧带组织纤维化和瘢痕化的病理过程。巨噬细胞和血管内皮细胞显著表达 TGF-β，在机械牵张力的作用下黄韧带细胞亦可产生 TGF-β。TGF-β 可刺激黄韧带源间充质干细胞，引起 Ⅰ 型和 Ⅲ 型胶原基因以及 α 平滑肌肌动蛋白基因的表达。黄韧带细胞还可以和巨噬细胞样细胞相互作用，产生白细胞介素 6、白细胞介素 8、血管源性生长因子等一系列促进血管生成的细胞因子，从而促进血管的生成。白细胞介素 1，肿瘤坏死因子 α、缺氧等还可诱导环氧合酶 2 的表达，进一步引起炎症反应。炎症因子还可以使基质金属蛋白酶抑制因子增加，其可以抑制金属蛋白酶对细胞外基质蛋白的消化，引起纤维化增生。

在持续的应力刺激下，黄韧带中很多细胞高表达骨形态发生蛋白受体和配体，它们是可以调节细胞增殖分化和细胞外基质合成的生长因子。在黄韧带退变中也起到一定作用。

反复应力刺激引起黄韧带的慢性炎症反应。慢性炎症反应导致韧带的反复损伤和瘢痕修复，从而导致了黄韧带的肥厚。

本章小结

退行性病变是运动系统常见的一类疾患，其发病与年龄、劳损等有密切关系。软骨退变的主要病理特征为关节软骨细胞凋亡和细胞外基质的进行性降解。椎间盘退变的病理特征为椎间盘细胞减少、细胞外基质降解酶与其抑制因素比例失衡、细胞因子与炎性因子的调控变化及机体的自身免疫系统启动等。软组织退变的病理生理特征是大负荷或负荷间隙短的肌肉收缩、肌腱、韧带应力传导时，发生的慢性损伤，激活机体炎症反应，启动瘢痕修复机制，自身细胞结构遭到破坏，纤维组织增生活跃，从而出现纤维化甚至钙化。

思考题

1. 简述软骨退变的病理变化。
2. 简述椎间盘退变的定义。
3. 简述椎间盘退变的发病机制。
4. 简述肌肉、韧带退变的主要机制。

（张长青　陈伯华）

参考文献

1. 胡有谷，陈伯华 . 腰椎间盘突出症 . 第 4 版 . 北京：人民卫生出版社，2011.

2. Adams MA，Dolan P. Intervertebral disc degeneration：evidence for two distinct phenotypes. J.

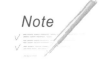

Anat,2012,221:497-506.

3. Kepler CK,Ponnappan RK,Tannoury CA,et al. The molecular basis of intervertebral disc degeneration. Spine J,2013,13(3):318-330.

4. Siryo K,BiyaniA,God V,et al. Pathomechanism of ligamentum flavum hypertrophy:a multidisciplinary investigation based on clinical,biomechanical,histologie,and bidogic assessments. Spine J,2005,23:2649-2656.

5. Thomas CM,Fuller CJ,Whittles CE,et al. Chondrocyte death by apoptosis is associated with cartilage matrix degradation. Osteoarthritis Cartilage,2007,15(1):27-34.

第十五章　脊柱退行性疾病

第一节　概　　论

流行病学研究显示,老年人群中各种脊柱疾病的总体发病率可高达97%。脊柱退行性疾病(spinal degenerative diseases)是由于脊柱退变引起的各种顽固性颈肩痛、腰腿痛、四肢及(或)括约肌的各种神经功能障碍等一系列症状和体征的总称。主要包括椎间盘突出症(intervertebral disc herniation)、退变性脊柱失稳症、腰椎滑脱症(lumbar spondylolisthesis)、椎管狭窄症(spinal canal stenosis)、退变性脊柱畸形,如脊柱侧弯(scoliosis)、脊柱后凸(kyphosis)等。

一般认为,脊柱外科大多数临床症状的根源都与骨骼的力学性能变化相关。由于脊柱解剖结构复杂、症状来源多样、涉及节段的数目较多,脊柱相关疾病的诊断与治疗极具挑战性。掌握脊柱结构与功能之间的关系是深刻理解脊柱如何正常工作的关键。解剖学、生物力学、影像学、分子生物学、病理学的相关研究有助于临床医生判定脊柱退行性疾病的发病机制和进展过程,选择相应的治疗方法。

【脊柱的基本解剖】

（一）基本构成

脊柱包括7节颈椎(cervical vertebra)、12节胸椎(thoracic vertebra)、5节腰椎(lumbar vertebra)、5节融合的骶椎(sacral vertebra)和3~4节部分融合的尾椎(coccygeal vertebra)。相邻椎体(vertebral body)由前方的椎间盘(intervertebral disc)和后部两侧的关节突关节(亦称小关节)连接。连接脊柱的解剖结构还有脊柱韧带(ligament)、关节突关节囊、椎旁肌。

（二）椎骨

33块椎骨依据结构特点分为5段:颈椎(7块)、胸椎(12块)、腰椎(5块)、骶骨(5块融合而成)以及尾骨(4块融合而成)。典型的椎骨包括椎体及后方的附件(由一对椎弓根、上下关节突、关节突之间的峡部、椎板、横突及棘突组成)。各节段之间的显著区别主要在于矢状面的曲度差异(图15-1)。

1. 颈椎

（1）上颈椎:寰椎呈环状,亦可称作环椎,分为前弓和后弓,在暴力作用下极易发生骨折。椎体两边各有一个横突,中央有横突孔,椎动脉从此穿出,上升至颅内。实施寰椎后弓切除减压时,切除范围一般应控制在25mm内,避免损伤两侧的椎动脉。横突的上下方还各有一对关节,上方的关节与颅骨底部的枕骨髁构成寰枕关节,下方则与枢椎形成门轴式的寰枢关节。枢椎的椎体比一般颈椎要小,椎体前

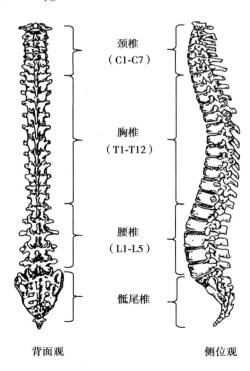

颈椎
（C1-C7）

胸椎
（T1-T12）

腰椎
（L1-L5）

骶尾椎

背面观　　　　　　侧位观

图 15-1　脊柱解剖示意图

上方呈柱状突起,称作"齿突",插在第一颈椎椎孔的前方,起"枢轴"作用。枢椎的椎弓根短粗,横突则短小,但棘突却粗大并呈分叉状,是上颈椎后路手术时定位的重要标志。

(2) 中下颈椎:C₃~C₇节段颈椎椎骨的典型结构包括一块小而宽的椎体,一个较大的三角形椎管,位于横突孔前端的指向外侧的椎弓根,末端为分叉的棘突,指向内侧的椎板。第7颈椎(C_7)称为隆椎。它带有很长的棘突,可以通过皮肤触及。项韧带的尾端部分与该棘突相连。

2. 胸椎　胸椎横断面的形状在头端为三角形,至尾端逐渐变化为近圆形。大多数胸椎椎骨都具有成对的上肋凹和下肋凹连接肋骨头。椎管相对椎体来说较小,轮廓呈圆形。胸椎横突上没有横突孔。典型的棘突长、直、窄。椎骨间的棘突相互重叠,如同屋顶瓦片一般。横突对称延展,与肋骨结节形成肋横突关节。上关节突垂直、平整,面朝侧后方。

3. 腰椎　腰椎椎体尺寸较大。椎管呈三角形,棘突如同一把钝斧。上关节面直立面弯曲,面朝内后方。上关节突后缘为副突。

4. 骶椎　骶骨节段是由5块骶骨融合而成,整体呈三角形,分为上表面、后表面、前表面以及侧表面。前表面有弧形。上表面由第1骶椎上表面的终板形成。椎体的横径远大于前后径。S_1上关节突内凹,指向内后方,与L_5下关节突相接。

5. 尾骨　骶尾骨通常融合。尾椎包括脊柱最尾端的4个脊椎。这4个脊椎较小,未发育完全。对于动物来说,尾骨脊椎发育为尾部。人类尾巴退化,但从尾骨的存在,仍旧可以看到人类自身的起源。尾部可能是产后疼痛的常见原因,通常也是由臀部坐地伤导致的。

(三) 椎间盘

由髓核(nucleus pulposus)、纤维环和椎体上、下软骨板三者构成的椎间盘构成一个完整的解剖结构,使上、下两节椎体紧密联结,在维持脊柱正常解剖状态的前提下,以保证颈椎正常的生理功能。

1. 髓核　髓核大致处于椎间盘中心位置,健康髓核主要含Ⅱ型胶原蛋白纤维。从髓核向外,经过一段过渡区后,层状的同心纤维环构成了椎间盘的外边界。髓核的边界不容易界定。随着年龄的增加,髓核边界变得愈加模糊。

2. 纤维环　纤维环由同心的胶原蛋白纤维层组成。纤维的方向在层与层之间交替变换。纤维方向与水平面大致成30°角。所以,任意两层相邻纤维的方向夹角约为120°。纤维的方向由外到内逐渐向水平面靠拢。纤维环的前部是最厚的,后外侧(尤其是后方)是最薄的。纤维环的层数也是因部位而异:前方区域有20多层,而后方区域则不到12层。单个纤维层的厚度为50~300μm。在纤维的外层区域,几乎全是Ⅰ型胶原,相对薄一些。在内层区域,纤维逐渐变为40%的Ⅰ型胶原和60%的Ⅱ型胶原。

3. 终板　终板由一层致密的松质骨和一层透明软骨组成。椎体中的血管沿终板分布,成为椎间盘细胞的主要营养供给源。一部分血管伸至纤维环外,但没有突过椎间盘。健康的椎间盘是人体中最大的无血管器官。

髓核、纤维环和终板三者相互作用、相互联系、相互制约。在脊柱退变的病理进展过程中则互为因果,并形成恶性循环而加速脊柱退变的发生与发展。

(四) 肌肉与韧带

脊柱肌肉组织可以分为6个大组:脊柱后肌(竖脊肌,骶棘肌,背最长肌的腰椎部分);脊柱前肌(腰大肌、腰方肌);短节段肌肉(棘间肌、横突间肌);呼吸肌或肋间肌;腹壁肌(横突间肌,腹外斜肌,腹内斜肌,腹直肌);上躯干肌(颈阔肌,菱形肌,背阔肌,胸大肌,斜方肌,腹横肌)。脊柱节段间的主要韧带包括:前纵韧带及后纵韧带;黄韧带;棘间及棘上韧带;横突间韧带;关节突关节囊。

脊柱肌肉、韧带附着于横突和棘突。横突、棘突等发挥杠杆力臂的作用,为肌肉和韧带提供更理想的力学环境。正常生理状态下,肌肉同韧带一道构成的脊柱动态系统,与骨性结构组成

Note

的静态系统保持着动态平衡。近年来,越来越多的研究显示两者之间力学平衡的反复打破和重新建立是脊柱退变性疾病发病和诊治的关键问题。

（五）脊髓与神经根

脊髓(spinal cord)从头颅枕骨大孔发出,通到骶椎。层叠的椎板和椎体后壁形成环状,包围并保护脊髓,成对的神经根从椎间孔穿出、支配相应区域。神经结构漂浮于硬脊膜的脑脊髓液中,受到硬脊膜的进一步保护。脊柱骨折、椎间盘破裂、髓性撞击都可能影响神经系统,从而导致疼痛或瘫痪。

【脊柱的生物力学特点】

（一）脊柱整体

脊柱的基本功能是支撑身体,保护脊髓和神经,支持躯干的活动。因此,脊柱在维持身体直立姿势稳定的同时,也保持足够的活动度。脊柱还需要能够吸收能量,从而进行自我保护、避免应力损伤。在整个脊柱中,除头端和尾端外,大多数椎骨及椎骨之间的连接结构都是类似的。位于头端的上颈椎,其结构可以适应头部的大幅度运动、特别是旋转活动;尾端的骶尾骨则由于椎间盘退化融合而丧失大部分的活动度。脊柱其余部分(C_3~S_1)作为运动节段,通常是制订诊断和治疗方案时需要考察和决策的对象。脊柱最小的解剖单位称为运动节段或者脊柱功能节段(motion segment,functional spinal unit,FSU),可显示整个脊柱的基本功能特点。

正常脊柱功能很大程度上取决于脊柱各个结构的完整性和协调的相互作用。胸椎和骶椎的后凸自出生就存在,通常被认为是脊柱的基本曲度。随着生长,为了适应直立体态,在颈椎和腰椎部位发育形成前凸。

（二）椎骨

脊柱的串联型受力决定了尾端的脊柱必须承受比头端节段更大的应力。研究发现70%~90%的轴向静载荷由椎体(松质骨构成)承担。因此,椎体的横截面积从上到下逐渐增加。正常成人脊椎的骨密度并没有差别。所以,每个椎体的破坏强度从头端到尾端相应也增加。

正常椎体松质骨的骨密度约为15%。松质骨的强度由前向后、由内到外降低。由于终板的骨质特点,轴向载荷比较均匀地分布于松质骨的横截面。骨性终板最坚强的部分是外围骺环,这一结构使得该区域特别适于承受轴向载荷。正常椎体松质骨材料受单向压缩时,屈服应力约为5Mpa。弹性模量随着骨密度变化,粗略估计通常为骨密度变化的2倍。例如当骨密度降低25%时,强度下降50%。当椎体中心松质骨由于骨质疏松而骨密度逐渐降低时,致密的外壳承担的载荷增加。在严重骨质疏松情况下,骨密度会剧烈下降,甚至降到原骨密度的三分之一。所以,椎体骨的骨质疏松后,整体承载能力可以呈数量级的降低。据统计,老年人由于骨质疏松引起的脊柱并发症的发病率可达70%以上。不同部位的松质骨强度在初期没有太大区别;随着骨质逐渐流失,部位间的差异逐渐明显。而随着年龄不同,椎体的外壳和内核提供的机械强度也不同,依据矢状面的具体姿势承担剩余的轴向载荷。由此可以解释脊柱骨赘、骨桥、甚至退变性侧凸的行程。

（三）椎间盘

1. 髓核　髓核占椎间盘截面的30%~50%。由于椎间盘基质中蛋白多糖含量很高,髓核中具有0.1MPa~0.3MPa的基本膨胀压。如果将一块正常的椎间盘从中央割开,髓核会立即从切割面膨突而出。当将椎间盘置于生理盐水中时,髓基质会继续膨胀。除了上面提到的基本膨胀压之外,髓核中心的压力还来自于外部的躯干载荷和用于平衡外部载荷的椎旁肌肉的张力。髓核压强可以随外力而变化。

正常髓核的水分含量在出生第一年占总体积的90%左右。步入老年后,髓核的水分含量降低到总体积的70%,水分逐渐被无序的纤维基质所取代,导致组织整体的弹性降低和刚度增加。软骨终板随年龄增加而逐渐钙化,阻碍了营养的输送,从而导致椎间盘随着年龄逐步地退变。

Note

退变中的髓核不能有效传递穿过椎间盘中央的压强。因为压力载荷已经成为纤维环基本受力，髓核受到纤维环挤压而膨突，最终导致椎间盘脱出(突出)。通常发生在颈椎和下腰椎，压迫神经根或硬膜囊。

2. **纤维环**　椎间盘是具有非均匀的、各向异性的、多孔的、非线性的黏弹性结构。椎间盘在体内受压缩载荷，并表现出黏弹性行为。力学研究表明，纤维环前部的拉伸模量总是大于纤维环后部。这说明纤维环后部较弱，髓核更易于从此处突出。

许多纤维层并不是连续的。这种不连续可能导致层与层之间应力峰值，从而诱发纤维环发生环状或放射状破裂。扫描电镜成像(SEM)显示，中心三分之一的纤维松散地与软骨母板相连，而外层区域的纤维则紧紧地连接骺环。因此，内层纤维环更容易发生初始机械失效。纤维环先天不适于承受径向拉伸载荷，其原因就在于径向拉伸载荷易于分离层状纤维环。当纤维环弯曲一侧受到挤压时(比如前屈时脊柱的前部)，深层的纤维层向内突，而外围纤维层向外突，造成纤维层分离。

(四) 关节突关节

椎间关节由一对关节突关节与椎间盘共同组成。关节突关节是个双关节，具有滑液润滑的滑动软骨表面。关节突关节引导并限制前后方剪切和轴向旋转方向的运动范围，这对于脊柱不同节段非常重要，并且是区分不同节段的因素。

颈椎的关节突的排列类似于屋顶瓦片，耦合了侧弯以及与之反向的轴向旋转(将头弯向左侧会自然导致向右的轴向旋转)。胸椎关节突关节面为冠状面方向，在横断面上微微朝内偏，这样的特点便于轴向的旋转运动，该旋转运动的旋转中心位于椎体。腰椎关节突关节的关节面为矢状面方向，有效地限制了轴向的旋转运动。在直立情况下，关节突关节承受 10%~20% 的轴向载荷。在过度后伸的状态下，关节载荷可增加至 30%。在弯曲体态下，关节突关节承担高达50% 的向前的剪切载荷。关节突关节的关节囊有丰富的神经支配，是腰背痛的重要原因之一。

【脊柱退行性变的病理学】

1. **椎间盘**　一直以来，椎间盘的病理改变是脊柱退行性变及相关疾病研究的难点热点。具体内容参见本篇第一章第二节"椎间盘退变的病理生理"中的重点阐述。

2. **椎体**　椎体后缘骨赘的形成首先是由于椎间盘退变引起的椎节不稳。这一不稳进一步引发退变节段上下椎体之间出现异常活动并导致节段瞬时旋转中心改变，上下椎体所受应力加大。在异常应力的反复作用下，椎体发生代偿性肥大，主要表现为椎体前后缘应力集中点骨质增生。由于长期应力刺激所形成的骨赘往往质地坚硬。骨赘形成的另一个重要途径是韧带 - 椎间盘间隙的肉芽组织在反复创伤、劳损刺激下发生机化、骨化或钙化而不断增大变硬。

3. **关节突关节**　关节突关节的退变多为继发性改变。由于椎间盘的形态和功能的变化，椎体应力发生重新分布，关节面压力方向及大小均发生改变，小关节发生两个方面的变化。一是关节囊所受牵引力加大，产生充血水肿和增生；二是关节软骨损害退变，进而波及软骨下，形成损伤性关节炎。晚期导致关节间隙变窄和小关节增生，椎间孔前后径及上下径均变窄，可刺激脊神经根产生临床症状。

关节突不对称是指关节突角度的不对称，即一个关节相对于另一个更倾向于冠状面。有报道指出椎间盘退变人群的关节突不对称发生率较正常人群高。当关节突不对称出现后，在轴向载荷的作用下，脊柱节段易于朝着较大角度的斜面旋转。这种因为关节突不对称而产生的旋转会给纤维环带来更大的扭应力，从而可能导致椎间盘的损伤。

4. **韧带**　前纵韧带和后纵韧带对脊柱前柱和中柱的稳定起保护作用。在外伤或劳损后可反应性增生和肥大，甚至钙化和骨化。有研究表明，颈椎后纵韧带骨化患者前期主要表现为后纵韧带的增生肥厚。

黄韧带退变是在脊柱稳定失常时的一种代偿性表现。早期韧带松弛，后期增生、肥厚，也可钙化或骨化。增生的黄韧带可突入椎管内,构成对脊髓的压迫。其中胸椎黄韧带肥厚、骨化最为常见。

【脊柱退行性变的主要影像学检查】

1. X 线片   这是骨科的基本影像学检查,具有不可替代的作用。常规的颈椎正位(又称前后位)和侧位片可以了解脊柱的整体形态、曲度、平衡情况,评估病变节段的椎间高度丢失、骨赘形成、韧带骨化等情况,并有助于在早期发现病变。如大多数腰椎间盘突出症患者的腰椎生理前凸减小或消失,早期患者的椎间隙可显示前窄后宽现象,而病程较长者可见椎间隙变狭窄,椎体边缘骨赘增生,重度单侧椎间盘突出患者几乎都存在脊柱侧凸。一些疾病可通过寻找其在 X 线片上的典型表现基本确诊,如脊柱侧凸、颈椎后凸等脊柱畸形、"食管型颈椎病"等。

在对颈椎、腰椎退变性疾病的诊治中特别需要重视伸屈动力位片的作用。脊柱退变的早期主要表现为椎节松动,这种变化在常规的侧位片上无法判定。但在伸、屈状态下,由于椎间盘退变、脱水和椎间高度丢失而致使前纵韧带松弛,在 X 射线片上表现为椎节松动与不稳,可以客观地表明该处椎间隙存在明显退变。同时动力位片对手术病例手术节段的判断、术式的选择也有重要的参考意义。

X 线片的另一个重要作用是有利于对椎管矢状径的判定。椎管是否存在狭窄一般通过椎体与椎管矢状径之间的比值来判断。从侧位片上测量椎体中部前后缘之间的距离,再测量椎管(同一部位)的矢状径值,二者之比应该是 1∶0.75。脊髓型颈椎病患者的椎管矢状径大多明显狭窄;通过测量对比一下,如果椎体与椎管的比值在 1∶0.75 以下,就属于狭窄范围,1∶0.5 以下属绝对狭窄了。

此外,X 线片对排除一些其他脊柱疾患,如骨折、结核、肿瘤等很有帮助。

2. MRI 检查   MRI 具有无辐射损伤,可直接进行多种断面成像,不用造影剂即能清楚地区别各种不同组织的解剖形态等优点。尤其是能够在早期反映组织的生理、生化改变。在 MRI 上可直接显示椎间盘的变性程度和椎间盘突出的部位、类型以及硬膜囊和神经根的受压状况。椎间盘变性者,可见其信号强度减低,椎间隙变窄以及在信号减低的椎间盘内出现信号更低的裂隙。这与髓核脱水和纤维环存在不同程度的撕裂有关。椎间盘膨出者,可见椎间盘呈对称性向四周膨隆,超过椎体边缘。椎间盘突出者,可见纤维环破裂、后纵韧带断裂、髓核脱出并压迫硬膜和神经根。游离型椎间盘突出者,可见突出物与母核分离,位于后纵韧带的前方和后方,或穿破后纵韧带进入硬膜外间隙,有的甚至穿破硬膜进入蛛网膜下腔内。

MRI 检查还可清晰地反映出脊髓受压的程度。脊髓受压呈波浪样压迹,严重者脊髓可变细,或呈"念珠状",出现信号改变。增强 MRI 检查对脊柱肿瘤、炎症的鉴别也具有重要意义。

3. CT 检查   CT 图像上可清楚显示椎间盘突出的部位和大小,同时可以显示黄韧带增厚、小关节肥大、椎管及侧隐窝狭窄等部位的情况,特别是可以对是否存在钙化、甚至骨化及其范围、程度作出较为准确的判断。近年来发展的 CT 三维重建技术为脊柱骨折、枕颈部畸形、颈椎畸形、颈椎后纵韧带骨化症、胸椎黄韧带骨化症、脊柱侧凸等复杂脊柱疾患的诊断与治疗提供了重要的评价依据。

【脊柱退行性疾病的治疗原则】

目前被广泛接受的脊柱退行性疾病的治疗原则应该是阶梯性治疗和个体化治疗。在临床实践中,不能过度依赖、甚至单纯依靠影像学检查结果轻易做出手术决定。必须根据患者不同的病因、病情、年龄、体质、基础疾病和医院、医生的技术水平、硬件条件等多种综合因素来制订科学、合理的治疗方案。

遵循阶梯化的治疗原则,重视理疗、支具、牵引、药物、功能锻炼等非手术方法的积极作用。保守治疗和手术治疗并非泾渭分明,非此即彼。实际上,即使是需要手术的患者,规范保守治疗在术前有助于进一步判断病情、确定手术时机,术后有助于巩固手术效果、促进功能恢复。

外科干预的一般原则是在充分减压和脊柱稳定性重建的前提下,尽量多地保留脊柱的运动节段。对手术患者需严格把握手术指征,在选择合理的手术入路、减压方法和重建手段上下工夫。近年来脊柱外科蓬勃发展。非融合技术(如人工椎间盘、腰椎棘突间固定等)技术,微创技术(如各类经皮"腔镜"、"通道"下实施的椎弓根固定术、椎体成形术、减压融合术等均极大拓展了脊柱外科在治疗理念和技术上的层次和空间。

第二节　颈　椎　病

由于颈椎间盘退变及其继发性病理改变刺激或压迫周围组织结构(神经根、脊髓等),并出现相应临床表现者,称为颈椎病(cervical spondylosis)。颈椎病是中老年常见病、多发病,国内报道显示其患病率为 3.8%~17.6%。另有资料显示 50 岁以上人群中 97% 出现椎间盘退变。从颈椎病的定义可以看出,本病首先属于颈椎退变性疾病(cervical degenerative disease),并与多种因素有密切关系。它起源于颈椎间盘的退变,颈椎间盘的退变本身就可以出现许多症状和体征,加之合并椎管狭窄,有可能早期出现症状,也可能暂时无症状,但遇到诱因后,出现症状。大多数患者在颈椎原发性退变的基础上产生一系列继发性改变。这些继发性改变包括器质性改变和动力性异常。器质性改变有髓核突出和脱出、韧带骨膜下血肿、骨刺形成和继发性椎管狭窄等。动力性改变包括颈椎不稳,如椎间松动、错位、屈度增加。这些病理生理和病理解剖的改变,构成了颈椎病的实质。然而,临床上并未将颈椎退变和颈椎病简单地画等号。在门诊经常发现有些人颈椎骨性退变很严重,但并无症状或仅有轻微症状。因此,颈椎病的诊断除有病理基础外,还需包括一系列由此而引起的临床表现,以有别于其他相似的疾患。

【病因】

1. 慢性劳损　慢性劳损是指超过正常生理活动范围最大限度或局部所能耐受值的各种超限活动所引起的损伤。但它明显有别于意外创伤,而是一种长期的超限负荷。常见的慢性劳损因素有以下几个方面。

(1) 日常生活习惯不良:长时间低头玩麻将、打扑克、长时间看电视,尤其是躺在床上高枕而卧都是不良习惯。以上习惯的共同特征是颈椎长时间处于屈曲状态,颈后肌肉及韧带组织超时负荷,容易引起劳损。

(2) 工作姿势不良:从事计算机、显微镜、财务、雕刻、刺绣等工作人员的亦需长时间低头工作。在屈颈状态下,椎间盘压力大大高于正常体位。这种体位容易加速颈椎间盘的退变和颈部软组织的劳损。

(3) 睡眠姿势不良:主要原因是枕头过高。在睡眠状态下,长时间的不良体位使椎间盘内部受力不均,引发退变。其次,颈部肌肉和关节亦因此平衡失调,加速退变。

2. 隐性创伤　主要为头颈部的隐性外伤,头颈部的外伤与颈椎病的发生和发展有明显的关系。无明显症状的颈椎创伤往往被忽视,然而对颈椎退行性变却可产生重要影响。临床上许多颈椎病患者在病程中均曾有颈部外伤史或反复过度推拿史。

(1) 垂直压缩暴力可造成颈椎生理前屈消失或弧度减小,受损节段椎间盘受力加大,加速颈椎退变。

(2) 暴力导致纤维环损伤,出现薄弱环节,为颈椎间盘突出打下基础。

(3) 前纵韧带撕裂造成颈椎不稳,日后逐渐加重,出现椎体后缘骨质增生,加速受损节段的退变。

3. 颈部炎症　颈部存在急性和慢性感染时,炎症可直接刺激邻近的肌肉和韧带,致使韧带松弛、肌张力减低,椎节内外平衡失调,破坏了其稳定性,加速和促进退变的发生和发展。

4. 发育性椎管狭窄　临床上经常可以看到,有些患者颈椎退变严重,骨赘增生明显,但并无明显症状和体征,因为患者颈椎椎管矢状径较宽。而另一些患者在颈椎退变早期或程度并不严重就出现的症状和体征。基于大数据影像学资料的研究已经证实,颈椎实际矢状径的大小决定了症状的出现与否。椎管狭窄者在遭受外伤后容易损伤脊髓,甚至轻微的外伤也易于发病,且症状严重。椎管大者则不仅不易发病,且症状亦较轻。

5. 先天性畸形   颈椎的先天性畸形对颈椎病发病的影响主要表现在两个方面:一是应力改变;二是神经血管的刺激和压迫。

(1) 先天性椎体融合:以颈2,3和颈3,4多见,其次为颈4,5,多为双节单发。由于椎体融合,两个椎体间的椎间关节的活动度势必转移至相邻的椎间关节。邻近椎间盘的应力集中使得退变加剧,甚至出现损伤性关节炎。除先天性椎节分节不全以外,临床上常见到由于手术融合后相邻节段椎间盘退变加剧,产生临床症状和体征。

(2) 棘突畸形:主要影响椎体外在结构的稳定性,间接构成颈椎病发病的因素。

(3) 颈肋和第七颈椎横突肥大:颈肋和第七颈椎横突肥大并不直接引起颈椎病,但当刺激臂丛神经下干时,可出现上肢症状和颈部不适,必须与颈椎病相鉴别。

【生物力学和病理学】

1. 国际分型

(1) 慢性颈痛:颈椎退变引起的慢性颈痛(neck pain)在成人中的发病率可达30%~40%,并可伴有轻度的颈椎运动功能障碍。以往称之为"颈型颈椎病",实际上是颈椎病的早期阶段。主要表现为不同程度的轴性颈痛、颈部僵硬、活动受限。上述症状常于颈椎病发病早期出现并可作为主要症状随病情进展,贯穿始终。

(2) 神经根型颈椎病:神经根型颈椎病(cervical spondylotic radiculopathy)是最为常见的一种,有研究提出最高可达50%~60%。神经根性症状的产生同以下因素有关:髓核的突出与脱出,椎体后缘骨赘形成,后纵韧带的局限性肥厚等。一般认为:后方小关节的骨质增生,钩椎关节的骨刺形成,以及相邻三个关节的松动和移位刺激并压迫脊神经根可能是引起症状和体征的重要因素。此外,根袖处蛛网膜粘连也可引起神经根症状。主要临床表现为与脊神经根分布区相一致的感觉、运动障碍及反射变化。

(3) 脊髓型颈椎病:脊髓型颈椎病(cervical spondylotic myelopathy)也比较多见,由于主要损害脊髓,且病程多慢性进展,遇诱因后加重,临床上表现为损害平面以下的感觉减退及上运动神经元损伤症状。损害平面以下多表现为麻木、肌力下降、肌张力增高等特征。一旦延误诊治,常发展成为不可逆性神经损害。

此外脊髓型颈椎病患者多合并椎管狭窄,加之前后方的压迫因素而发病。突出的椎间盘、骨赘、后纵韧带及黄韧带造成了椎管的继发性狭窄,若合并椎节不稳,更增加了对脊髓的刺激或压迫。

2. 国内分型   国内对颈椎病的分型与国际通用的标准并不同步。1984年全国颈椎病会议上提出颈椎病可分为颈型、神经型、脊髓型、椎动脉型、交感型和其他型。这其中有一些分型或其表现已为国内外学者所接受,如混合型颈椎病,指同时合并两种颈椎病类型症状者。此类患者多病程长,年龄较大,大多数超过50岁。食管压迫型颈椎病,表现为颈椎椎体前鸟嘴样增生压迫食管引起吞咽困难(食管钡餐可证实)。单纯此型者少见,约80%的病例同时伴有脊髓或神经根压迫症状。

另外一些分型则仍未被国际所认可。国外学者虽承认头晕、心慌等交感神经症状可伴发于颈椎退行性疾病这一事实,但对"椎动脉型颈椎病"、"交感型颈椎病"等分型仍然持保留意见。近年来,有学者提出在按照国际通用分类,将颈椎病分为神经根型、脊髓型及混合型的基础上,可以暂时采用"伴交感神经症状的颈椎病"的提法,以方便基础研究、临床诊治和对外交流。

【临床表现】

1. 慢性颈痛   颈部、肩部及枕部疼痛,头颈部活动因疼痛而受限制。因常在早晨起床时发

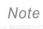

病,即"落枕"反复发作。查体提示颈肌紧张,有压痛点,头颅活动受限。X线片显示颈椎曲度改变——生理曲度减小、消失,甚至颈椎反曲,动力摄片上可显示椎间关节不稳与松动。严重时出现肌痉挛导致头偏斜,侧位片上可见椎体后缘一部分重影,小关节也呈一部分重影,呈"双边双突"征象。

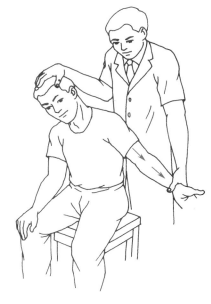

2. **神经根型颈椎病**　具有典型的根性症状,开始多为肩颈痛,并向上肢放射,其范围与受累椎节相一致。颈肩部、颈后部酸痛,并沿神经根分布区向下放到前臂和手指,轻者为持续性酸痛、胀痛,重者可如刀割样、针刺样疼痛;有时皮肤有过敏,抚摸有触电感;神经根支配区域有麻木及明显感觉减退。查体见颈部肌肉痉挛,头常偏向患侧,肩部上耸。横突、肩袖等处有压痛。颈脊神经根牵拉试验(Eaton's test)阳性:术者一手扶患侧颈部,一手握患腕,向相反方向牵拉,刺激已受压的神经根而出现放射痛(图15-2)。压头试验(Spurling's test)阳性。X线示颈椎生理性前凸消失,椎间隙变窄,椎体前后缘、钩椎关节增生及椎间孔狭窄。CT及MRI(图15-3)示椎间盘向后外侧突出压迫脊神经。

图15-2　颈脊神经根牵拉试验

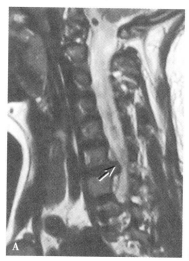
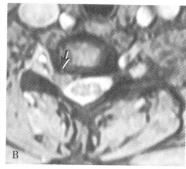

图15-3　神经根型颈椎病典型病例

3. **脊髓型颈椎病**　脊髓受压的主要原因是突出的髓核、椎体后缘骨赘、增生或钙化的黄韧带及后纵韧带等。临床主要以脊髓侧束、锥体束损害表现为主。表现为四肢乏力、麻木,行走、持物不稳、精细活动不能,并可有下肢踩棉花感及束胸、束腹感。查体:感觉障碍,肌力减退,腹壁反射、提睾反射和肛门反射减弱或消失,腱反射亢进,Hoffmann征、Babinski征阳性。X线表现与神经根型相似,脊髓造影、MRI(图15-4)及CT可显示脊髓受压、变性、水肿等情况。

【诊断】

任何一种类型颈椎病的诊断均需从病史症状、临床体征和影像学表现等三个方面进行全面分析和判断,这是颈椎病诊断的基本原则。根据病史、神经系统检查、X线摄片,一般能作出初步诊断,必要时可辅以MRI、CT、脊髓造影、椎动脉造影等进一步影像学检查。对脊髓型颈椎病

Note

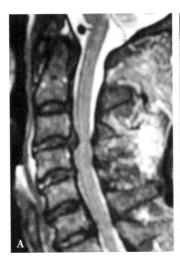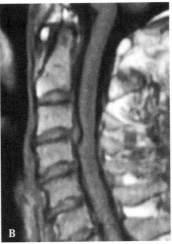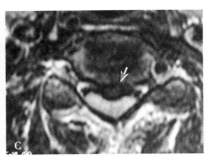

图 15-4　脊髓型颈椎病典型病例

的临床症状目前常使用日本骨科学会制订的 17 分法（表 15-1）。该评分法可以对上肢功能、下肢功能、感觉障碍及膀胱功能分别进行评分。便于统计学分析。基本上能够客观地反映脊髓型颈椎病患者的神经功能状况，并可根据治疗前后的评分计算出改善率对治疗效果进行评价。

表 15-1　日本骨科学会（JOA）颈椎病疗效评定标准

	评分
上肢运动功能	
不能持勺或持筷，无法自己进食	0
能持勺、但不能持筷	1
能持筷、但有困难、手不灵活	2
能持筷及从事一般家务劳动	3
基本正常	4
下肢运动功能	
不能行走	0
即使平地行走也需要支撑物	1
平地行走可不用支撑物、但上下楼时需用	2
平地或上下楼行走不需用支撑物、但下楼不灵活	3
基本正常	4
感觉功能	
上肢感觉	
有明显感觉障碍或疼痛	0
轻度感觉障碍或麻木	1
基本正常	2
下肢感觉	
有明显感觉障碍或疼痛	0
轻度感觉障碍或麻木	1
基本正常	2
躯干感觉	
有明显感觉障碍或疼痛	0
轻度感觉障碍或麻木	1
基本正常	2
膀胱功能	
尿潴留	1
高度排尿困难、排尿费力、失禁或淋漓	2
正常	3

【鉴别诊断】

1. 慢性颈痛

(1) 颈部扭伤:俗称落枕,系颈部肌肉扭伤所致。其发病与颈型颈椎病相似,多系睡眠中体位不良所致。主要鉴别在于:①压痛点不同,颈型压痛点见于棘突部,程度也较强;②颈部扭伤压痛点在损伤肌肉,急性期疼痛剧烈,压之难以忍受。③扭伤者可触摸到条索状压痛肌肉,而颈椎病只有轻度肌紧张。④对颈部进行牵引时,颈型颈椎病者其症状多可缓解,而落枕者疼痛加剧。⑤颈椎病患者对封闭疗法无显效,而落枕者其症状可在封闭后消失或缓解。

(2) 肩周炎(scapulohumeral periarthritis):多于 50 岁前后发病,好发年龄与颈椎病相似,且多伴有颈部受牵症状,两者易混淆。其鉴别点在于:有肩关节活动障碍,上肢常不能上举和外展,而颈椎病一般不影响肩关节的被动活动。疼痛部位不同——肩周炎疼痛部位在肩关节,而颈型者多以棘突为中心。肩周炎患者 X 线表现多为普通的退变征象,而颈椎病患者生理前曲消失,且有颈椎不稳。有时两者不易区别。封闭疗法对肩周炎有效,而颈椎病无效。

2. 神经根型颈椎病

(1) 尺神经炎:尺神经由颈 7、8 和胸 1 脊神经根组成。易与颈 8 脊神经受累的症状相混淆。两者均可造成小指麻木和手内在肌萎缩。但尺神经炎患者多有肘部神经沟压痛,且可触及条索状变性的尺神经。而且两者感觉障碍分布不尽相同。颈 8 神经根支配范围较大,常有前臂尺侧麻木,而尺神经炎无前臂麻木。

(2) 胸廓出口综合征(thoracic outlet syndrome):由于臂丛、锁骨上动脉、锁骨上静脉在胸廓上口或在胸小肌喙突止点区受压,可引起上肢麻木、疼痛、肿胀;锁骨上窝前斜角肌有压痛并放射至手。两者鉴别在于胸廓出口综合征 Adison 试验阳性。使患肢过度外展,肩抬平,出现桡动脉音减弱或消失者,Adison 试验阳性。X 线片检查可发现颈肋或第七颈椎横突过大。

(3) 颈背部筋膜炎:可引起颈背痛或上肢麻木感,但无放射症状及感觉障碍,也无腱反射异常。如在痛点局部封闭或口服抗风湿药物,症状即见好转。颈椎病局部封闭无效。

(4) 肌萎缩性侧索硬化症(amyotrophic lateral sclerosis):患者一般先出现两手明显肌萎缩,逐渐发展至肘部和肩部,但无感觉障碍,神经纤维传导速度正常。侧索硬化症发展较快,不可贸然手术。

(5) 腕管综合征(carpal tunnel syndrome):为正中神经通过腕管时受压所致,其主要特点如下:腕中部加压试验阳性,1~3 指麻木或刺痛,而颈椎病无此征。腕背屈试验阳性,即让患者腕背屈持续 0.5~1 分钟,如出现拇、示、中指麻木或刺痛即属阳性。封闭试验有效,而颈椎病局部封闭则无效。

3. 脊髓型颈椎病

(1) 脊髓空洞症(syringomyelia):多见于青壮年,病程缓慢,早期影响上肢,呈节段性分节。其感觉障碍以温、痛觉丧失为主,而触觉及深感觉则基本正常,此现象称感觉分离。颈椎病无此征。由于温、痛觉丧失,可发现皮肤增厚、溃疡及关节可因神经保护机制的丧失而损害,即夏科关节。通过 CT 及磁共振成像,可以发现两者的差异。

(2) 肌萎缩性侧索硬化症:以上肢为主的四肢瘫是其主要特征,易与脊髓型颈椎病相混淆。目前尚无有效疗法,预后差。本病发病年龄较脊髓型颈椎病早十年左右,且少有感觉障碍,其发病速度快,很少伴随自主神经症状,而颈椎病病程缓慢,多有自主神经症状。另外,侧索硬化症的肌萎缩范围较颈椎病广泛,可发展至肩关节以上。

(3) 后纵韧带骨化(ossification of posterior longitudinal ligament,OPLL):可出现与颈椎病相同的症状和体征。但侧位 X 片可发现椎体后缘有条状或点片状骨化影,CT 可显示其断面形状和压迫程度。

(4) 脊髓肿瘤:可同时出现感觉障碍和运动障碍,病情呈进行性加重,对非手术治疗无效,应用磁共振成像可鉴别两者。脊髓造影显倒杯状阴影。脑脊液检查可见蛋白含量升高。

【治疗】

（一）保守治疗

1. 非手术疗法的基本原则

（1）非手术治疗的目的是适度纠正颈椎病的病理解剖状态,停止或减缓伤病的进展,有利于病情恢复,预防疾病复发。但应当明确的是一旦明确诊断为神经根型或者脊髓型颈椎病,一切非手术治疗均只能在一定时间和一定程度上缓解症状,但不能从根本上解除颈椎退变引起的脊髓、神经根压迫,更不可完全逆转已经发生的神经功能损伤。

（2）非手术疗法应符合颈椎的生理解剖学基础,过度操作,超过颈部骨骼和韧带的强度,可引起患者出现神经症状,甚至完全瘫痪。

（3）非手术疗法必须采用系统的方法,按程序进行,必须保证治疗的连续性。

（4）非手术疗法需注意多种疗法并用。

2. 非手术疗法的适应证　①颈椎间盘突出症及颈型颈椎病;②早期脊髓型颈椎病;③颈椎病的诊断尚未肯定而需一边治疗一边观察者;④全身情况差,不能耐受手术者;⑤手术恢复期的患者。

3. 非手术疗法的常用方法

（1）保持良好的体位:纠正与改变工作中的不良体位,定期改变头颈部体位,调整桌面(或工作台)高度与倾斜度,改善与调整睡眠体位。

（2）颈椎制动法:制动的目的是使颈部肌肉获得充分休息,缓解因肌痉挛所致的疼痛;减少突出的椎间盘或骨赘对脊髓、神经根及椎动脉的刺激;减少颈椎间盘的劳损、延缓退变;颈椎术后的制动是为了使手术部位获得外在稳定,有利于手术部位的早日恢复。常用的颈椎制动包括颈围、颈托和支架三类。

（3）颈椎牵引疗法:颈椎牵引能限制颈椎活动,解除颈部肌肉痉挛,减轻神经根及突出物的充血水肿。通过牵引可增大椎间隙及椎间孔,减轻其对神经根的压迫,也可减轻椎间盘的压力,有利于已经突出的纤维组织消肿或回缩。后方小关节的嵌顿和错位也可因牵引而得到纠正。目前牵引的器械较多,但大致分为三种方式,即坐式牵引、卧式牵引和携带式牵引。从生物力学的角度看,卧式牵引效果较好。

（4）理疗:理疗是治疗颈背痛的传统方法,对多数患者有治疗作用。其作用是增强局部的血液循环,缓解肌肉痉挛,从而使局部的疼痛和不适得以缓解。常用的颈部理疗方法有离子导入疗法、超短波、短波、石蜡疗法等。应用直流电导入各种中西药,如醋、普鲁卡因等,经临床证明,确实行之有效。电疗法主要是深部电热作用,但需不断地调节。各种理疗不可长期不间断地应用,颈部肌肉长期充血反而可使症状加重。14 天为一个疗程,每个疗程结束后宜停 1 周后再行治疗。

（5）推拿按摩:对颈椎进行大力的推拿和旋转,是很危险的一种操作。从颈椎病的病因学和病理学角度看,超乎颈椎生理范围的推拿只会加速椎间盘的退变,增加颈部创伤,严重者可使症状加重,甚至截瘫。应该严格规范推拿的使用指征、操作手法;操作人员应经严格培训,整复性操作应与临床医师密切配合并得到临床医师的许可;不可长期接受推拿。

（6）药物治疗:药物治疗应在医师的指导下使用。常用的药物有神经营养药物,如维生素 B_1、维生素 B_{12};缓解局部症状的药物,如抗炎镇痛药、肌松剂、硫酸软骨素等。

（二）手术治疗

1. 手术适应证　颈椎病手术治疗的主要目的是解除对脊髓、神经的压迫,重建并维持脊柱的曲度和稳定,其手术指征应严格掌握。

（1）颈椎病发展至出现明显的脊髓、神经根、椎动脉损害,经非手术治疗无效即应进行手

Note

术治疗；

（2）原有颈椎病的患者，在外伤或其他原因的作用下症状突然加重者；

（3）伴有颈椎间盘突出症经非手术治疗无效者；

（4）颈椎病患者，出现颈椎某一节段明显不稳，颈痛明显，经正规非手术治疗无效，即使无四肢的感觉运动障碍，亦应考虑手术治疗以中止可以预见的病情进展。

2. **手术禁忌证** 颈椎病手术不受年龄的限制，但必须考虑全身情况。若肝脏、心脏等重要脏器患有严重疾病，不能耐受者，应列为手术禁忌证。此外，颈椎病已发展至晚期，或已瘫痪卧床数年，四肢关节僵硬；肌肉有明显萎缩者，手术对改善生活质量已没有帮助时，也不宜手术。若颈部皮肤有感染、破溃，则需在治愈这些局部疾患后再考虑手术。

3. **颈椎前路手术** 经典的 Smith-Robison 法开创了颈椎前路减压（anterior decompression）手术路径的先河。自 20 世纪 90 年代以来，颈椎前路钢板在国际上被广泛采用，发展至今已经成为颈椎前路手术的主流术式。颈椎前路手术的优点是直接减压，原则是哪里有压迫，哪里就应该减压。主要手术方式有椎间盘切除加椎体间植骨融合术（discectomy）和椎体次全切除加植骨融合术（corpecomy）。减压范围可根据症状、神经定位体征、X 线片、MRI 等影像学检查显示的病变节段来确定。在此基础上，近年来方兴未艾的人工椎间盘置换术（total disc replacement，TDR）、Hybrid 术式、椎间盘镜等理论和技术为颈椎前路手术提供了多样的选择空间。

4. **颈椎后路手术** 颈椎后路手术是颈椎病最早采用的手术方法。后路手术通过扩大、恢复椎管容积来达到解除脊髓压迫的目的，属于间接减压。主要术式有椎板切除术（laminectomy）、单开门及双开门椎管成形术（laminoplasty）等。

5. **前后路联合手术** 对于锥体束征和感觉障碍均较严重、影像学检查见脊髓前后方均有明显压迫或者存在严重椎管狭窄、后纵韧带骨化的患者，单纯前路或者后路手术无法有效减压或者重建并维持颈椎曲度和稳定性时，考虑采取前后联合入路手术，可一期同时完成，也可先选择后路（或前路）手术，3~6 个月后根据症状恢复和脊髓形态情况决定是否需二期前（或后路）手术。

应当指出的是，颈椎前路和后路手术均有自己的优势和局限性，二者并无优劣之别、高下之分。前路手术可以直接解除压迫、有效恢复生理曲度，创伤小、恢复快，后路手术更适用于多节段受压、骨化范围广泛、脊髓后方存在压迫等情况。而前路术后发生的相邻节段退变（adjacent segmental degeneration，ASD）、吞咽困难（dysphagia），后路术后出现的 C_5 神经根麻痹（nerve root palsy）、轴性疼痛（axial pain）等问题仍是目前研究的热点和难点之一。临床实践中，术者应根据具体病情特点和自身技术熟练程度酌情选择前路或者后路手术，甚至前后联合手术。

第三节 颈椎后纵韧带骨化症

颈椎后纵韧带骨化（ossification of posterior longitudinal ligamen，OPLL）是一种起源于后纵韧带组织的异位骨化性病变，颈椎后纵韧带骨化症系因颈椎的后纵韧带发生骨化增厚，压迫脊髓和神经根，从而产生四肢及躯干的感觉、运动功能、括约肌功能障碍等神经症状的疾患。好发于50~60 岁者，在 60 岁以上患者中，发病率可高达 20%，在一般成人门诊中占 1%~3%。

【病理基础】

男女比例为 2：1，发病率最高的年龄在 50~60 岁之间。尽管自 20 世纪 70 年代开始对该疾病进行了大量的基础研究，但对其病因至今仍未明了，多数学者认为系退行性改变，有学者观察到 OPLL 患者中糖尿病发生率较高，甲状旁腺功能低下的患者中 OPLL 发生率较高，因而认为可能与糖、钙代谢障碍有关。在 OPLL 患者家族中，该病的发病率明显高于正常人，提示可能与遗传因素有关。骨化的后纵韧带沿长轴和水平两个方向生长，在骨化的同时也增厚、增宽，占据椎

Note

管前部,将脊髓挤压后推,引起感觉和运动功能障碍、肌张力增高、腱反射亢进、病理征阳性等临床表现。骨化块主要由板层骨构成,由椎体后缘至板层骨之间依次为纤维组织、纤维软骨、钙化软骨。骨化灶与硬脊膜粘连,随着压迫程度的增加,硬脊膜变薄甚至消失,有时硬脊膜也发生骨化。由于骨化块不断增大,脊髓受压发生严重变形,神经组织充血水肿,脊髓前角细胞数量减少,形态缩小。脊髓白质有广泛的脱髓鞘变。

【临床表现】

颈椎后纵韧带骨化患者的临床表现与颈椎管狭窄症、颈椎病脊髓型临床表现十分相似,既可有脊髓压迫症状,也可有神经根受压症状。患者感觉颈部疼痛或不适,逐渐出现四肢的感觉、运动功能障碍和膀胱、直肠功能障碍,并进行性加重。查体发生肢体及躯干感觉障碍,深反射亢进,多伴有上肢及下肢病理反射。绝大多数患者无明显诱因起病,缓慢发病,但有近 1/5 的患者,因程度不同的外伤、行走时跌倒或乘车时头颈突然后仰等突发起病,或使原有症状加剧甚至造成四肢瘫痪。

【辅助检查】

根据上述神经学检查,结合 X 线、CT、MR 等影像学所见,常可作出明确诊断。必要时应采用神经诱发电位和肌电图检查肢体受累神经范围及平面。

X 线表现及骨化类型:颈椎后纵韧带骨化的 X 线片主要特征为椎体后缘异常的高密度条状阴影,根据骨化灶的形态和范围,日本学者津山将其分为四型(图 15-5):①连续型,骨化呈条索状连续跨越数个椎体,占 27.3%;②节段型,骨化块呈云片状存在于每个椎体后缘,数个骨化灶可分别单独存在而无联系。该型最为多见,占 36%;③混合型,既有连续的骨化块又有节段的骨化块,占 29.2%;④孤立型,骑跨于相邻 2 个椎体后缘上下方,即发生于椎间盘平面,占 7.5%。在颈椎后纵韧带骨化中,以 C_2 椎节最为多见,其次为 C_4 和 C_6 椎节。一般 2~5 个椎节为最常见的发病数,平均约 3 个椎节。

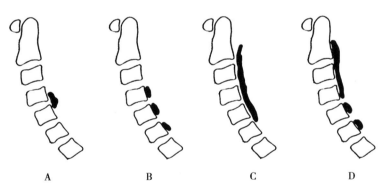

A   B   C   D

图 15-5　后纵韧带骨化分型
A. 孤立型；B. 节移型；C. 连续型；D. 混合型

CT 扫描是诊断后纵韧带骨化症的重要方法,可以观察和测量骨化物的形态分布及其与脊髓的关系。在 MRI 的 T1 加权、T2 加权图像上,骨化的后纵韧带常呈低信号影凸入椎管。MRI 诊断后纵韧带骨化不及 CT 清晰,但其能反映出脊髓受压的程度及信号变化,有助于判断脊髓功能和手术预后。

【诊断和鉴别诊断】

患者常表现为四肢活动受限或无力、麻木、肢体运动灵活性下降,手不能做精细动作,步态不稳。患者常常以"双下肢无力"之主诉就诊。查体可发现躯干和四肢运动及感觉功能障碍,下肢肌张力增高,膝、踝反射亢进,上下肢病理反射阳性。常与下列疾病鉴别:

1. 脊髓型颈椎病　脊髓型颈椎病与后纵韧带骨化的临床症状和体征非常相似。但一般来讲,OPLL 以运动受累为主,因主要是脊髓腹侧受压以运动障碍为首发症状且比其他症状重。二者的鉴别需借助 CT 及 MRI 检查来明确；后纵韧带骨化症患者可见椎体后缘的骨化影。

2. 颈髓肿瘤　颈髓肿瘤可见于各个年龄组，包括年轻患者。60 岁以上的患者中，脊髓硬膜外肿瘤大多是转移性瘤，故伴有明确的颈部疼痛，在 X 线片与 CT 片上可显示骨质破坏。颈髓肿瘤在 MRI "增强"检查中，肿瘤显影更为清晰；OPLL 则无变化。

3. 肌萎缩性侧索硬化症　多于 40 岁左右突然发病，病情进展迅速，以肌无力为主要症状，呈进行性加重，肌萎缩以手内在肌明显，并由远端向近端发展，严重时出现肩部和颈部肌肉萎缩。一般感觉无障碍，是与 OPLL 的主要鉴别点。

【治疗】

对于症状轻微或症状明显但经休息后能缓解者以及年龄较大有器质性疾病不宜行手术治疗的患者，可采用非手术疗法。

常用的有卧床休息、颈托制动、口服非甾体类消炎止痛药、活血化瘀中药、局部外用药、理疗等。由于后纵韧带的骨化块既可以对脊髓产生直接持续的压迫，又可以在颈部活动时对脊髓产生摩擦而加重症状。采用保守疗法将颈部固定后可以消除摩擦引起的刺激，取得的疗效往往较预期的为好。对于颈椎的牵引法与推拿疗法，有引起症状加重的报道，应慎重选用。药物疗法除消炎止痛药、甲钴胺外，神经节苷酯等也有一定的疗效。严禁对 OPLL 所致椎管狭窄的患者行颈部重手法推拿、按摩及大重量牵引治疗。

颈椎后纵韧带骨化症手术治疗的基本原则是减压，解除骨化块对脊髓及神经根的压迫，为神经、脊髓功能恢复提供良好的生物力学环境。出现如下症状者可考虑手术治疗：①症状严重，骨化明显，其厚度大于 5mm 者；②症状和体征进行性加重，脊髓受压症状明显，保守治疗无效者；③影像学检查显示骨化块十分明显，颈椎管极度狭窄，尽管症状不很明显有人主张积极手术。

手术方式选择：①后路手术：适用于颈椎有一定生理性前凸、有 3 个或 3 个以上节段的连续型或混合型 OPLL 患者。患者有明显的脊柱后凸畸形，不宜采用后路手术。②前路手术：适用于骨化块在 C_3 以下孤立存在的骨化灶或小于 3 个节段的连续型或节段型 OPLL（图 15-6）。一般对于骨化灶超过 3 个节段以上、厚度大于 5mm 者，不宜采用前路手术时选择后方入路（图 15-7）。近年研究指出，Centerpiece 颈后路内固定在单开门颈椎管扩大成形术中应用，安全、有效，在开门的同时，颈椎可以获得即刻稳定，非融合技术的使用可以避免颈椎曲度改变（图 15-8）。③前

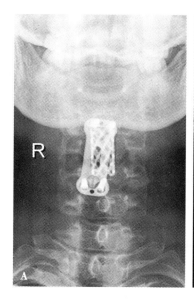
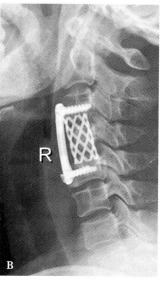

图 15-6　颈椎术后 X 线片

A. 正位片；B. 侧位片。患者接受了颈前路 C_4 椎体次全切植骨融合内固定术

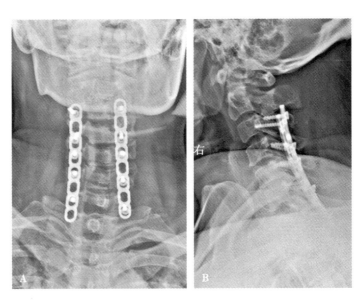

图 15-7　颈椎术后 X 线片

A. 正位片；B. 侧位片。患者接受了 $C_{3\sim7}$ 颈后路单开门、椎管扩大、椎板成形术

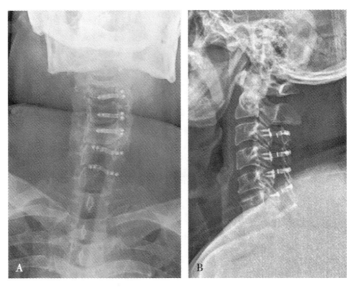

图 15-8　颈椎术后 X 线片

A. 正位片；B. 侧位片。患者接受了经后路颈 3~7 单开门、椎管扩大、椎板成形、Centerpiece 非融合内固定术

后路联合手术：适用于混合型 OPLL 伴有巨大椎间盘突出或显著增厚的局限性骨化块者，以最大限度地解除脊髓压迫。一般先行后路手术，再行前路手术。

第四节　颈椎管狭窄症

在临床上，腰椎管狭窄最常见，其次为颈椎管狭窄，胸椎管狭窄最少见。颈椎管狭窄症在中老年人多见，好发于下颈椎，颈 4~6 节段最多见，发病缓慢。

【病理】

颈椎管狭窄症根据病因可分为四类：

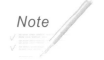

1. **发育性颈椎管狭窄** 在颈椎标准侧位 X 线平片测量椎体后缘中点与椎板、棘突结合部之间的最小距离即椎管矢状径。当因为先天性因素出现颈椎管的最大矢状径 <12mm 时，称为发育性颈椎管狭窄症。临床资料表明脊髓型颈椎病中发育性颈椎管狭窄者占 60%~70%。

2. **退变性颈椎管狭窄** 该类型最常见，多发于中年以后。颈椎间盘、韧带、关节囊及骨退变、增生，导致椎管内的有效容积减少，引起相应节段脊髓受压。前期可能没有临床表现，但如遇外伤，椎管内骨性或纤维结构遭到破坏，就会迅速出现颈脊髓受压的表现。

3. **医源性颈椎管狭窄** ①椎体手术、创伤、出血及瘢痕组织形成，与硬膜囊粘连造成脊髓压迫；②椎板切除范围过大，未行骨性融合导致颈椎不稳，继发性创伤性和纤维结构增生性改变；③颈椎前路减压植骨术后，植骨块突入椎管内；④颈椎后路椎管成形术失败，如绞链断裂等。

4. **其他病变和创伤所致的继发性颈椎管狭窄** 颈椎病、颈椎间盘突出症、后纵韧带骨化症（OPLL）、颈椎结核、肿瘤和创伤等所致的颈椎管狭窄，但这类疾病是独立性疾病，颈椎管狭窄只是其病理表现的一部分，故不宜诊断为颈椎管狭窄症。

【临床表现】

颈部症状不多，颈椎活动受限不明显，可仅表现为颈棘突或其旁肌肉轻压痛。躯干及四肢常有感觉障碍，但不很规则。主要临床表现有：①感觉障碍，常为始发症状，表现为四肢麻木、过敏或疼痛，主要是脊髓丘脑束及其他感觉神经纤维束受累所致。四肢可同时发病，也可以一侧肢体先出现症状，但大多数患者感觉障碍先从上肢开始，尤以手臂部多发。躯干部症状有第二肋或第四肋以下感觉障碍，胸、腹或骨盆区发紧，谓之"束带感"，严重者可出现呼吸困难。②运动障碍：多在感觉障碍之后出现，表现为锥体束征，为四肢无力、僵硬不灵活。大多数先出现下肢无力、沉重、步态不稳，尤以下楼不稳为明显。严重者出现四肢瘫痪。③大小便障碍：一般出现较晚。早期为大小便无力，以尿频、尿急及便秘多见，晚期可出现尿潴留、大小便失禁。

查体可发现四肢肌力减退，肌肉萎缩，肌张力增高。患肢浅反射减弱或消失，腱反射活跃或亢进，髌、踝阵挛阳性。病理征阳性如 Hoffmann 征、Babinski 征阳性。

【影像学检查】

X 线标准侧位片行椎管矢状径测量是简便的方法。椎管矢状径绝对值小于 12mm，属发育性颈椎管狭窄，小于 10mm 者，属于绝对狭窄。脊髓造影较少应用，但对局部有内置物影响时还是非常有用的方法。

CT 可显示颈椎管形态及狭窄程度。MRI 可显示颈椎管狭窄的部位及程度，并能纵向显示硬膜囊及脊髓的受压位置、范围和程度。尤其对软组织病变性质的分析可提供更多的信息。必要时应行增强 MR 检查以分辨是否并发椎管内肿瘤。

【诊断和鉴别诊断】

对颈椎管狭窄症的诊断主要依据临床症状、查体和影像学检查，本病一般不难诊断。患者多为中老年人，发病慢，逐渐出现四肢麻木、无力、步态不稳等脊髓受压症状。往往从下肢开始，双脚有"踩棉花感"，躯干有"束带感"。查体见患者有痉挛步态，行走缓慢，四肢及躯干感觉减退或消失，肌力减退，肌张力增高，腱反射亢进，Hoffmann 征阳性，重症者出现髌、踝阵挛及 Babinski 征阳性。解剖学和影像学上的颈椎管狭窄，并非一定属于临床上的颈椎管狭窄症，只有表现出相应的临床症状时，方可诊断为颈椎管狭窄症。CT 扫描发育性颈椎管狭窄者椎管各径线均小于正常，椎管呈扁三角形。MRI 检查表现为椎管矢状径变窄，颈脊髓呈蜂腰状或串珠样改变。对颈椎管狭窄症的确诊，影像学检查最为为重要。X 线平片是基础，侧位动力位片可了解有无颈椎不稳定，有益于选择治疗方法。

鉴别诊断：①脊髓型颈椎病，患者多由压迫脊髓引起症状，多发于 40~60 岁。侧位 X 线片颈椎变直或反曲；骨质增生，尤以椎体后缘骨刺更多见。CT 及 MRI 可见颈脊髓受压、病损表现。②颈椎后纵韧带骨化，病程缓慢，颈部僵硬，活动受限，临床表现极为相似，难以鉴别。X 线平片

Note

80%可确诊,表现为颈椎椎管后壁有条状或云片状骨化阴影,必要时CT扫描可确诊。③颈脊髓肿瘤表现为脊髓进行性受压,患者症状进行性加重,从单肢发展到四肢,同时有感觉障碍及运动障碍,小便潴留。常常需要MRI或MRI增强检查以明确诊断。④脊髓空洞症好发于青年人,病程缓慢。痛温觉与触觉分离,尤以温度觉减退或消失更为突出。MRI检查可确诊,见颈脊髓呈囊性改变、中央管扩大。⑤肌萎缩型脊髓侧索硬化症,系运动神经元性疾病,症状先上肢后下肢,呈进行性、强直性瘫痪。无感觉障碍及膀胱症状为鉴别诊断的特点。肌电检查见运动神经元病变,有助于鉴别诊断,椎管矢状径多正常,脊髓造影通畅。

【治疗】

对轻型病例可采用理疗、颈围制动及对症处理,多数患者症状可以缓解。对脊髓损害发展较快、症状较重者应尽早行手术治疗。对局限性颈椎狭窄多选颈前路手术。对狭窄范围在3节及3节以上的病例,应行后路减压,颈髓后移,椎管成形术。前路及后路手术各有其适应证,两者不能互相取代,应合理选择。

第五节　胸椎管狭窄症

胸椎管狭窄症是由于发育性因素或由椎间盘退变突出、椎体后缘骨赘及小关节增生、韧带骨化等因素导致的胸椎管或神经根管狭窄所引起的相应的脊髓、神经根受压的症状和体征。导致胸椎管狭窄最常见的原因是胸椎黄韧带骨化,其次是胸椎间盘突出、后纵韧带骨化。尽管人们很早就发现了胸椎管狭窄的现象,但是长期以来该病不为人们所知,并在很长时间内把胸椎黄韧带骨化描述为椎板肥厚或双椎板结构。近年来,随着影像诊断技术的提高和对该病认识的不断深入,发现胸椎管狭窄症并不少见。

【病理】

正常胸段脊柱有20°~40°生理性后凸,胸廓的保护和胸椎关节突结构特点使得胸椎的活动度较小,但是在与活动度较大的颈椎和腰椎交界处则形成了应力集中点,容易发生损伤而导致椎间盘病变或胸椎黄韧带骨化。

胸椎管1~10节段为胸脊髓所在位置,胸椎管10至腰1节段为脊髓腰膨大所在位置,脊髓腰膨大内有大量的脊髓前角运动细胞。这一解剖特点决定了上、中胸椎压迫主要表现为胸脊髓上运动神经元性损害;而下胸椎或胸腰段压迫常常可见脊髓上下运动神经元混合性损害,或广泛性下运动神经元损害。

导致胸椎管狭窄症最常见的原因是胸椎黄韧带骨化症,其发生原因不清楚,可能与应力损伤、退变性疾病、环境因素如高氟、代谢性疾病如糖尿病、遗传因素如种族差异等相关。临床发现胸椎黄韧带骨化发生的部位主要为胸椎应力相对集中区域即下胸段和颈胸段,并经常与强直性脊柱炎、DISH、氟骨症等合并存在。

胸椎间盘突出症是导致胸椎管狭窄症第二常见原因。临床发生胸椎间盘突出经常合并有Scheuermann病,所见的椎间盘突出常有钙化,多见于年轻患者;而对于年长患者,胸椎间盘突出多合并有胸椎椎体后缘骨赘及小关节增生或黄韧带肥厚等脊柱退变因素。此外,研究表明胸腰段椎间盘突出相应及邻近节段的脊柱后凸角度显著大于正常人群,这可能导致局部应力增加,加速椎间盘的损伤。

根据脊髓受压方向,可分为脊髓后方受压为主型和脊髓前方受压为主型。脊髓后方受压为主型,致压因素包括小关节增生肥大内聚、黄韧带肥厚或骨化及椎板增厚等;脊髓前方受压为主型,致压因素主要是胸椎后纵韧带骨化、胸椎间盘突出,此外,还有胸椎后凸畸形导致脊髓前方受压。

【临床表现】

1. 症状　大多数患者年龄在40岁以上,隐匿起病,逐渐加重,早期仅感觉行走一段距离后下肢无力、发僵、发沉、不灵活，休息片刻后又可继续行走，随着病情进展，出现踩棉花感，行走困难，躯干及下肢麻木与束带感，大小便困难，尿潴留或失禁，性功能障碍等。

2. **体征** 可见以脊髓上运动神经元损害为主的表现，躯干、下肢感觉障碍，感觉平面可不与脊髓受压平面一致，多低于受压平面，下肢肌力减弱，肌张力增高，膝腱反射、跟腱反射亢进，髌阵挛和踝阵挛阳性，巴宾斯基征、奥本海姆征、戈登征、查多克征阳性。当病变位于胸腰段时，可能出现以下运动神经元性损害为主的体征，包括广泛的下肢肌肉萎缩，肌张力下降，膝腱反射、跟腱反射减弱或消失，病理征不能引出；或同时存在有脊髓上下运动神经元损害的特征：既有肌张力下降，又有病理征阳性等。

【影像学检查】

由于复杂的胸椎结构，X线片仅能发现一部分胸椎管狭窄的患者，但是作为一项基本检查仍能提供许多信息，如发现有椎体楔形改变或Scheuermann病，则可能有椎间盘突出；发现有强直性脊柱炎、氟骨症，则可能有胸椎黄韧带骨化。对于一些病变明显的患者，X线片上可见关节突肥大增生突入椎管，椎板间隙变窄或模糊不清，可见密度增高的骨化影（图15-9），椎体后缘纵行的高密度条带影。

在定位准确的前提下，CT扫描可清晰显示胸椎管狭窄的程度，对于后纵韧带骨化、黄韧带肥厚或骨化、小关节增生内聚、椎板增厚等情况均可良好显示，尤其是CT的矢状面重建对于了解骨性椎管狭窄的长度很有优势（图15-10）。

MRI检查可清楚显示整个胸椎病变及部位、病因、压迫程度、脊髓损害情况（图15-11），对骨性压迫因素的显示不如CT，但是对于未成熟骨化块等致压因素的显示优于CT，T2像可见脑脊液信号中断，部分患者还可见脊髓信号改变。

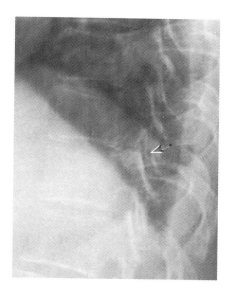

图 15-9　胸椎侧位片示胸 9-10 椎间孔高密度骨化影（箭头）

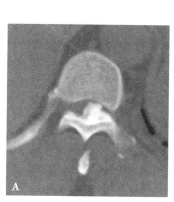
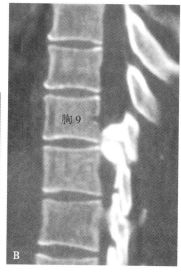

胸 9

图 15-10　胸椎 CT 示胸 9-10 黄韧带骨化，椎管狭窄

Note

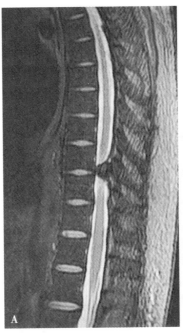
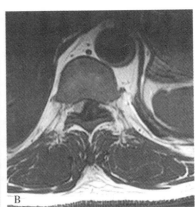

图 15-11　胸椎 MRI 胸 9-10 黄韧带骨化,椎管狭窄,脊髓受压明显

【诊断】

根据上述临床症状、体征及影像学表现,诊断本病多不困难,应重点分析临床表现与影像学所见的对应关系。通过详细询问病史及查体,可大致判定问题来自于胸脊髓受压,首选 MRI 检查,判定病变的类型、部位、范围、脊髓受压的程度,再有针对性地进行 CT 检查,了解骨性椎管情况,为制订治疗方案提供依据。

【鉴别诊断】

1. 胸椎结核　患者一般都有结核病史和原发病灶,多有消瘦、低热、盗汗,病变局部有叩压痛,部分患者局部有后凸畸形,血沉增快,C 反应蛋白升高,影像学检查可发现椎体破坏、椎间隙变窄和椎旁脓肿。

2. 胸椎肿瘤　胸椎转移性肿瘤患者全身情况较差,部分患者可找到原发肿瘤,影像学检查显示椎体破坏。椎管内良性肿瘤导致脊髓受压也会产生类似的症状及体征,需要与之鉴别,但此类患者影像学检查多无明显退行性征象,可有椎弓根变薄、距离增宽、椎间孔增大等椎管内占位征象,MRI 上椎管内髓外肿瘤呈杯口状改变。

3. 脊髓空洞症　多见于青年人,好发于颈段,发展缓慢,病程长,有明显而持久的感觉分离,痛温觉消失,触觉和深感觉保存,MRI 示脊髓内有长条空洞影像。

【治疗】

对于临床发现的胸椎管狭窄症患者,确定无脊髓损害者可密切观察,同时避免搬运重物等可引起胸椎外伤的活动。对于有神经损害的胸椎管狭窄症患者,无有效非手术治疗方法,应尽早手术治疗,手术方式多采用椎管减压手术。根据脊髓受压情况及病变特点可采用前路或后路减压手术,多数情况下采用后路减压手术。

第六节　腰椎管狭窄症

腰椎管狭窄症系腰椎管的中央、侧隐窝或椎间孔狭窄引起腰神经受压症状的疾病。1949 年英国 Verbiest 提出腰椎管狭窄的概念,描述了典型的临床表现,中年以上患者在站立或行走中发生腰及下肢疼痛,腰部过伸使症状加重,并指出椎间盘、关节突和韧带结构退行性肥大性改变是此病特征。腰椎管狭窄症依病因可分为先天性、发育性和继发性椎管狭窄,后者包括退行性、医源性、创伤性和其他椎弓峡部裂并椎体滑脱等所致的椎管狭窄,临床多见的为退行性椎管狭窄。

【病理】

腰椎管由 5 个腰椎椎孔连接而成,腰 1、2 椎孔为卵圆形,而腰 3~5 椎孔因为关节突向外及侧隐窝形成,多为三角形或三叶草形,这样,下腰椎椎管的容积较上腰椎减少。随着年龄增长,腰椎发生退行性改变,椎间盘退变,椎间隙变窄,周围韧带松弛,椎体间骨赘增生,突入椎管导致椎管容积变小;小关节退变,关节囊松弛,小关节增生,上关节突增生导致侧隐窝狭窄,下关节突增生向椎管内聚,导致中央管狭窄;椎板及黄韧带增生肥厚,导致中央椎管狭窄。此外,合并腰椎间盘突出、退变性滑脱也会导致椎管狭窄。

发生椎管狭窄以后,神经根被增生组织摩擦充血,同时椎管内硬膜外静脉丛回流障碍和椎管内无菌性炎症,引起马尾神经症状或神经根症状。当走路活动时,马尾神经需要的血供增加,静脉回流增加,导致椎管内压力增加,由于椎管狭窄已到了临界程度,动脉供血被迫减少以适应椎管内压力变化,这导致马尾神经缺血而产生下肢疼痛、麻木、无力,此时患者因腿痛而不能再走,需停下休息,马尾神经用血减少,坐下休息或向前弯腰使椎管内容积增大,有利于静脉回流,从而症状消失。由于退行性变所致的椎管容积减少系缓慢发生的过程,神经组织起始能适应和耐受此变化,当超过神经耐受的极限则出现症状。然而绝大多数生理性退变即使影像学检查有较重的椎管狭窄,亦可无神经症状。

依据腰椎管狭窄的部位分为:①中央型椎管狭窄,即椎管中矢径狭窄,当矢状径 <10mm 为绝对狭窄,10~13mm 为相对狭窄。②神经根管狭窄:腰神经根管指神经根自硬膜囊根袖部发出,斜向下至椎间孔外口所经的管道。各腰神经发出的水平不同,故神经根管长度与角度各异。③侧隐窝狭窄:侧隐窝分为三个区:入口区、中间区和出口区。侧隐窝是椎管向侧方延伸的狭窄间隙。侧隐窝存在于三叶形椎孔内,下位两个腰椎即 $L_{4,5}$ 处。侧隐窝前后径正常在 5mm 以上,前后径在 3mm 以下为狭窄。

腰骶神经根疼痛机制:

1. 背根神经节的作用　背根神经节为引起神经根疼痛的重要结构,其可在椎管内或椎间孔外,以 L_5 背根神经节最大。神经根由周围结缔组织如 Hoffman 韧带固定,可因体位变动而移动。神经肽主要为 P 物质与降钙素基因相关肽,通过轴突输送系统传送。神经根本身的内在神经、躯体和交感神经能调节各种感觉,正常背根神经节能自发产生异位电流和反射脉冲。

2. 伤害感受器的激活　组织损伤后,化学物质包括非神经源性和神经源性介质激活伤害感受器。非神经源性介质由乳突状细胞释放蛋白溶解酶而激活,这些物质包括缓激肽、血清素、组胺、前列腺素 E1 及 E2、白介素、TNF-α 和白三烯等;神经源性介质如 P 物质、血管收缩肠多肽、胆囊收缩素样物质等。这些物质有协同作用,使血浆渗出、水肿和组胺释放。

3. 伤害感受器的作用　伤害感受器是接受疼痛刺激传导的游离神经末梢。在关节突、关节突关节囊、棘上韧带、棘间韧带、后纵韧带和纤维环外层均有伤害感受器。伤害感受器是对神经肽起到传递疼痛刺激的作用。慢性炎症、力学刺激,特别是Ⅲ型和Ⅳ型胶原纤维对力学刺激较为敏感,此种伤害感受器的功能导致椎旁肌持续痉挛,引起腰背痛。

【临床表现】

1. 间歇性跛行　腰椎管狭窄症最典型的临床表现,即行走一定距离后,出现一侧或双侧下肢麻木、疼痛、酸胀、无力等感觉,停下休息后则下肢症状消失,再次行走一定距离后,又出现上述症状。开始时可走数千米,之后逐渐减少,只能走数百米或几十米。休息时无症状,坐位、骑自行车也无症状,症状严重时,平躺因腰前挺而出现症状,侧卧屈腰屈腿则症状缓解。

2. 坐骨神经痛　侧隐窝狭窄压迫神经根时,出现坐骨神经痛。压迫 L_5 神经根时,出现臀后、股外后到小腿前外足背麻木疼痛;压迫 S_1 神经根时,出现臀部、股后外、小腿外后及足外缘的麻木疼痛。与中央型椎管狭窄症的区别在于症状持续及相对固定,无明显走路加重、休息缓解表现。

　　3. 主要体征　中央型腰椎管狭窄症患者的一大特点是症状重,体征轻,患者自述症状明显,到医院检查时,由于等待休息,症状消失,医生检查时,常无任何阳性体征。侧隐窝狭窄症的体征类似腰椎间盘突出,出现受压神经根支配区的麻木,相应肌力下降,反射减弱,直腿抬高试验可出现阳性。

【影像学检查】

　　X 线片可发现腰椎退行性改变,如椎体边缘骨赘形成,椎间隙变窄,腰椎生理前凸减少或反常,还应观察有无退变性滑脱,有滑脱者,应再拍摄腰椎功能位片(前屈后伸侧位片),观察滑脱间隙的稳定性。

　　CT 横断面上可发现腰椎间盘膨出或突出,关节突关节增生、内聚,椎板增厚,椎管容积变小狭窄,侧隐窝狭窄,并可进行测量,椎管矢状径 <10mm 为中央管狭窄,侧隐窝前后径 <3mm 为侧隐窝狭窄(图 15-12)。

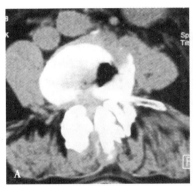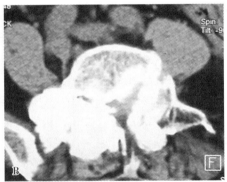

图 15-12　腰椎 CT 示关节突关节增生、内聚,椎管容积变小狭窄,侧隐窝狭窄
A. 腰 4~5 平面;B. 腰 5- 骶 1 平面

　　腰椎 MRI 可显示腰段椎管的情况,了解硬膜囊受压情况,有无黄韧带肥厚、椎间盘膨出或突出及椎间孔狭窄(图 15-13)。

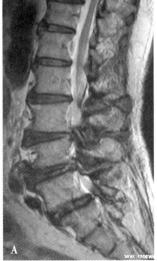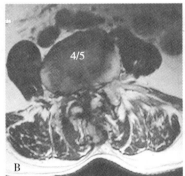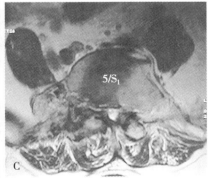

图 15-13　腰椎 MRI
A. 矢状面 T2 像示腰 2- 骶 1 椎管狭窄;B. 横断面显示腰 4-5 平面椎管狭窄情况;C. 横断面显示腰 5- 骶 1 平面椎管狭窄情况

【诊断】

根据上述临床症状、体征及影像学表现,可以诊断腰椎管狭窄,但应注意三者的相互结合。影像学表现是重要的诊断依据,但只有与临床症状、体征相符时,才具有诊断意义。如果影像学发现关节突肥大增生、硬膜囊受压明显,但临床症状缺如,则不能诊断腰椎管狭窄症。

诊断腰椎管狭窄症后,应重点了解狭窄长度,以便制订治疗方案。此外,还应了解是否合并椎间盘突出、退变性滑脱、退变性侧凸。

【鉴别诊断】

1. 腰椎间盘突出症 腰椎管狭窄症和腰椎间盘突出症的症状相似,主要鉴别点在腰椎管狭窄症常表现为间歇性跛行,休息时多无症状,行走一定距离后出现症状,症状重而阳性体征少,而腰椎间盘突出症休息时也有症状,劳累后加重。影像学检查可清楚显示椎管狭窄及椎间盘突出情况,可为鉴别提供重要依据。临床上常有腰椎管狭窄症并腰椎间盘突出。

2. 腰椎关节突关节综合征 此种腰痛和下肢痛多见于中年女性,无明显外伤史,轻微腰部动作引起突发腰痛和下肢痛,活动困难,而无下肢间歇性跛行。行按摩可立即恢复正常,不予处理一般 2~3 周恢复正常,影像学检查无特殊征象。

3. 纤维组织炎 多因肌肉过度活动出汗后受凉或因上呼吸道感染后发病,常见疼痛部位在斜方肌、冈上肌、骶棘肌和臀肌。腰骶部纤维组织炎时神经脊膜支受刺激可致腰痛和下肢牵涉痛。病程数天至数年,但无下肢间歇性跛行。检查时腰背部肌肉保护性痉挛,皮下组织增厚,扪之有痛性结节或条索感,可致腰痛或下肢痛,行痛性结节封闭则症状消失。影像学检查示正常。

【治疗】

腰椎管狭窄症状轻时可行非手术治疗,患者应卧床休息减少活动,进行腰部理疗、按摩,并可服用消炎镇痛药物,如塞来昔布,还可行腰椎管硬膜外封闭,部分患者经保守治疗症状可以缓解。经非手术治疗无效,疼痛严重,有明显间歇性跛行,影像学检查椎管狭窄严重,则应考虑行手术治疗。手术指征:①有神经根放射痛,非手术治疗 3 个月不能缓解者;②有运动功能障碍者;③有排尿功能障碍者应急诊手术;④间歇性跛行行走距离短于 100~200m 者。手术一般采用椎管减压术,合并椎间盘突出者应一并切除,预计减压后可能出现腰椎不稳的患者,应同时行内固定植骨融合术。

第七节　腰椎间盘突出症

腰椎间盘突出症(lumbar disc herniation)是指腰椎间盘发生退行性改变以后,在外力作用下,纤维环部分或全部破裂,单独或者连同髓核、软骨终板向外突出,刺激或压迫窦椎神经和神经根引起的以腰腿痛为主要症状的一种病变。腰椎间盘突出症是骨科的常见病和多发病,是引起腰腿痛的最常见原因。1934 年 Mixter 和 Barr 首先提出腰椎间盘突出是腰腿痛的原因之一。1946年骨科先辈方先之教授在国内首次开展了腰椎间盘突出症的手术,并对其病因、检查、诊断、治疗及随访,做了详尽的介绍。

【病因】

1. 椎间盘退变 腰椎间盘在脊柱的运动和负荷中承受巨大的应力。从 18 岁左右,腰椎间盘即开始退变,随着年龄增长,纤维环和髓核的含水量逐渐下降,髓核失去弹性,纤维环逐渐出现裂隙。在退变的基础上,积累劳损和外力的作用下,椎间盘发生破裂,髓核、纤维环甚至终板向后突出,严重者压迫神经产生症状。

2. 损伤 积累损伤是椎间盘退变的主要原因。反复弯腰、扭转等动作最易引起椎间盘损伤,故本病与职业有一定关系。驾驶员长期处于坐位和颠簸状态,及从事重体力劳动者,因过度负荷,均易造成椎间盘早期退变。急性的外伤可以作为椎间盘突出的诱发因素。

3. **妊娠**　妊娠期间整个韧带系统处于松弛状态,而腰骶部又承受比平时更大的应力,增加了椎间盘突出的机会。

4. **遗传因素**　有色人种本病的发病率较低。小于 20 岁的青少年患者中约 32% 有阳性家族史。

5. **发育异常**　腰椎骶化、骶椎腰化和关节突不对称等腰骶部先天发育异常,使下腰椎承受异常应力,增加椎间盘损害的机会。

【病理及发病机制】

椎间盘由髓核、纤维环和软骨终板构成,由于椎间盘承受躯干及上肢的重量,在日常生活及劳动中,劳损较其他组织为重。但椎间盘仅有少量血液供应,营养主要靠软骨终板渗透,较为有限,从而极易发生退变。

椎间盘的生化成分为胶原、蛋白多糖、弹性蛋白和水。在椎间盘退变时,Ⅰ型胶原增加而Ⅱ型胶原减少,髓核中出现Ⅰ型胶原。同时椎间盘中蛋白多糖含量下降,弹性蛋白含量明显减少,弹性纤维密度降低,出现裂隙和不规则空洞等。髓核中的水分由出生时的 90% 下降到 30 岁的 30%,至老年保持较稳定。

关于椎间盘突出产生腰腿痛的机制,目前看法比较一致的理论有:①机械压迫:一般认为,神经根受到突入椎管的髓核的急性机械压迫会产生腰腿痛症状,突出的大小直接影响疼痛的程度。但此理论不能解释临床上很多现象。②炎症反应:突出的髓核作为生物化学和免疫学刺激物,引起周围组织及神经根的炎症反应,可能是引起患者临床症状的原因。

腰椎间盘突出症的分型方法较多,各有其根据及侧重面。根据其突出程度及影像学发现,结合治疗方法可做如下分型:

1. **膨出型**　纤维环有部分破裂,但表层完整,此时髓核因压力向椎管内局限性隆起,但表面光滑。这一类型保守治疗大多可缓解或治愈。

2. **突出型**　纤维环完全破裂,髓核突向椎管,但后纵韧带仍然完整。术中可见形态不规则的突出间盘,切开后纵韧带时张力大的突出髓核常可自行涌出。常需手术治疗。

3. **脱出型**　髓核穿破后纵韧带,形同菜花状,但其根部仍然在椎间隙内。需手术治疗。

4. **游离型**　大块髓核组织穿破纤维环和后纵韧带,完全突入椎管,与原间盘脱离。需手术治疗。

5. **Schmorl 结节及经骨突出型**　前者指髓核经上下软骨板的发育性或后天性裂隙突入椎体松质骨内;后者是髓核沿椎体软骨终板和椎体之间的血管通道向前纵韧带方向突出,形成椎体前缘的游离骨块。这两型临床上无神经症状,无需手术治疗。

【临床表现】

腰椎间盘突出症常见于 20~50 岁的患者,男女比例约 4~6∶1。患者多有弯腰劳动或长期坐位工作史,首次发病常在半弯腰持重或突然扭腰动作过程中。

（一）症状

1. **腰痛**　腰椎间盘突出症的患者,绝大部分有腰背痛。腰痛可出现在腿痛之前,亦可在腿痛同时或之后出现。发生腰背痛的原因是椎间盘突出刺激了外层纤维环及后纵韧带中的窦椎神经纤维。

2. **坐骨神经痛**　由于 95% 左右的椎间盘突出发生在腰 4、5 及腰 5、骶 1 间隙,故多伴有坐骨神经痛。坐骨神经痛多为逐渐发生,疼痛为放射性,由臀部、大腿后外侧、小腿外侧至足跟部或足背。有的患者为了减轻疼痛,松弛坐骨神经,行走时取前倾位,卧床时取弯腰侧卧屈髋屈膝位。坐骨神经痛可因喷嚏或咳嗽时腹压增加而疼痛加剧。在高位椎间盘突出时(腰 2、3,腰 3、4),可压迫相应的上腰段神经根而出现大腿前内侧或腹股沟区疼痛。

3. **马尾综合征**　中央型的腰椎间盘突出可压迫马尾神经,出现大小便障碍,鞍区感觉异常。

急性起病时应作为急症手术的指征。

（二）体征

1. 腰椎侧凸　是一种为减轻疼痛的姿势性代偿畸形，具有辅助诊断价值。如髓核突出在神经根的肩部，上身向健侧弯曲，腰椎凸向患侧可松弛受压的神经根；当突出髓核在神经根腋部时，上身向患侧弯曲，腰椎凸向健侧可缓解疼痛（图 15-14）。

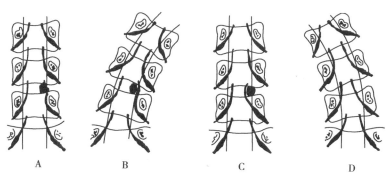

图 15-14　姿势性脊柱侧凸与缓解神经根受压的关系

A. 椎间盘突出在神经根腋部时；B. 神经根所受压力可因脊柱侧凸向健侧
而缓解；C. 椎间盘突出在神经根外侧时；D. 神经根所受压力可因脊柱侧凸
向患侧而缓解

2. 腰部活动受限　几乎所有患者都有不同程度的腰部活动受限，其中以前屈受限最明显，是由于前屈位时进一步促使髓核向后移位并增加对受压神经根的牵张之故。

3. 压痛及骶棘肌痉挛　大部分患者在病变间隙的棘突间有压痛，按压椎旁 1cm 处有沿坐骨神经的放射痛。约 1/3 患者有腰部骶棘肌痉挛，使腰部固定于强迫体位。

4. 直腿抬高试验及加强试验　患者仰卧，伸膝，被动抬高患肢，正常人神经根有 4mm 的滑动度，下肢抬高到 60°~70° 始感腘窝不适，本症患者神经根受压或粘连使滑动度减少或消失，抬高在 60° 以内即可出现坐骨神经痛，称为直腿抬高试验阳性，检查方法见第一章理学检查部分。

5. 神经系统表现

（1）感觉异常：多数患者有感觉异常，腰 5 神经根受累者，小腿外侧和足内侧的痛、触觉减退；骶 1 神经根受压时，外踝附近及足外侧痛、触觉减退（见表 15-2）。

表 15-2　腰神经根病的神经定位

受累神经	关键感觉区	关键运动肌	反射
L_2	大腿前中部	屈髋肌（髂腰肌）	
L_3	股骨内髁	膝伸肌（股四头肌）	膝反射
L_4	内踝	足背伸肌（胫前肌）	
L_5	第三跖趾关节背侧	足拇长伸肌	
S_1	足跟外侧	足跖屈肌（小腿三头肌）	踝反射

（2）肌力下降：若神经受压时间较长，患者可有肌力下降。腰 5 神经根受累时，足拇趾背伸力下降；骶 1 神经根受累时，足跖屈力减弱。

（3）反射异常：根据不同的神经受累，患者可出现反射异常。踝反射减弱或消失表示骶 1 神经根受累;骶 3~5 马尾神经受压,则为肛门括约肌张力下降及肛门反射减弱或消失(表 15-1)。

（三）影像学及其他检查

1. 腰椎 X 线平片　通常作为常规检查。一般摄腰椎正、侧位片,若怀疑脊椎不稳可以加照屈、伸动力位片。在腰椎间盘突出症的患者,腰椎 X 线平片的表现可以完全正常,但很多患者也会有一些阳性发现。在正位片上可见腰椎侧弯,在侧位片上可见生理前凸减少或消失,椎间隙减小或明显狭窄。在 X 线平片上还可以看到纤维环钙化、骨质增生、关节突肥大硬化等退变的表现(图 15-15)。

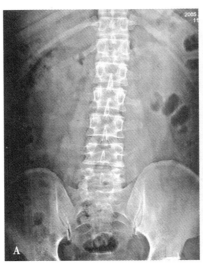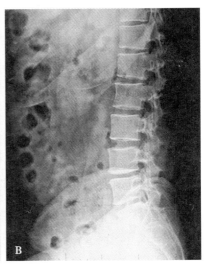

图 15-15　腰椎间盘突出症腰椎 X 线片
A. 正位;B. 侧位

2. 造影检查　脊髓造影、硬膜外造影、椎间盘造影等方法可间接显示有无椎间盘突出及程度。由于这些方法为有创操作,有的存在并发症,有的技术复杂,所以目前在临床应用较少,在一般的诊断方法不能明确时才慎重进行。

3. 计算机体层扫描(CT)　CT 对确定脊柱骨结构的细节是最优秀的。腰椎间盘突出症在 CT 上的表现有椎间盘后缘变形突出、硬脊膜囊受压变形、硬膜外脂肪移位、硬膜外间隙中软组织密度影及神经根梢受压移位等(图 15-16)。CT 还能观察椎间小关节和黄韧带的情况。

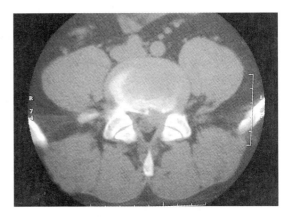

图 15-16　腰椎 CT 横断面图像显示腰椎间盘突出

4. 磁共振成像(MRI)　MRI 能清楚地显示出人体解剖结构的图像,对于腰椎间盘突出的诊断有极大帮助。MRI 可以全面的观察各椎间盘退变情况,也可以了解髓核突出的程度和位置(图 15-17),并鉴别是否存在椎管内其他占位性病变。在读片时需注意,矢状位片和横轴位片要对比观察,方能准确定位。

5. 其他　肌电图等电生理检查有助于腰椎间盘突出的诊断,并可以推断神经受损的节段。而且通过治疗前后的检查结果对比,能评价治疗的效果。

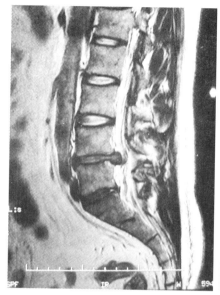
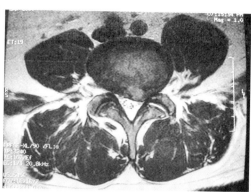

图 15-17　腰 4/5 椎间盘突出

矢状位(左)及横轴位(右)MRI 示腰 4~5 较大的间盘突出,压迫硬膜囊

【诊断及鉴别诊断】

典型的腰椎间盘突出症患者,根据病史、症状、体征以及在 X 线平片上相应的节段有椎间盘退行性改变者即可做出初步诊断,结合 CT、MRI 等方法,能准确做出病变间隙、突出方向、突出物大小、神经受压情况的诊断。需注意的是,如仅有 CT、MRI 表现而无临床表现者,不应诊断本病。本病需与下列疾病鉴别:

1. **腰肌劳损**　中年人多发,与长期保持一种劳动姿势有关。无明显诱因的慢性疼痛为主要症状,腰痛为酸胀痛,休息后可缓解。在疼痛区有固定的压痛点,在压痛点进行叩击,疼痛反而减轻。直腿抬高试验阴性,下肢无神经受累表现。痛点局部封闭有良好的效果。

2. **第三腰椎横突综合征**　主要表现为腰痛,少数可沿骶棘肌向下放射。检查见骶棘肌痉挛,第三腰椎横突尖压痛,无神经受累体征。局部封闭有很好的近期疗效。

3. **梨状肌综合征**　坐骨神经从梨状肌下缘或穿梨状肌下行,如梨状肌因外伤、先天异常或炎症而增生、肥大、粘连,均可以在收缩过程中刺激或压迫坐骨神经而出现症状。患者主要表现为臀部和下肢疼痛,症状的出现和加重常与活动有关,休息可明显缓解。查体可见臀肌萎缩,臀部深压痛及直腿抬高试验阳性,但神经定位体征多不明确。髋关节外展、外旋位抗阻力时,可诱发症状。

4. **腰椎管狭窄症**　椎管狭窄症是指多种原因所致椎管、神经根管、椎间孔的狭窄,并使相应部位的脊髓、马尾神经或神经根受压的病变。临床上以下腰痛、马尾神经或腰神经受压症状为主要表现,以及神经源性间歇性跛行为主要特点。主诉症状多而阳性体征少。结合 CT 和 MRI 检查可明确诊断。

5. **腰椎滑脱与椎弓根峡部不连**　表现下腰痛,滑脱较重时可发生神经根症状,且常诱发椎间盘退变、突出。腰骶部侧位片可以了解滑脱的程度,斜位片可以了解有无峡部不连。MRI 检查可明确脊髓和神经受压情况。

6. **腰椎结核**　有结核的午后低热、乏力等全身中毒症状,血沉快。X 线片上有明显的骨破坏,受累的椎体间隙变窄,病灶旁有寒性脓肿影。

7. **脊柱肿瘤**　患者腰痛呈进行性加重,平卧不能减轻。恶性肿瘤有贫血和恶病质,血沉快,碱性或酸性磷酸酶升高。X 线片显示骨破坏,CT 和 MRI 均可与间盘突出相鉴别。

Note

8. 椎管内肿瘤　发病较慢但是呈进行性加重。首先出现足部的麻木并自下而上发展,感觉、运动障碍,反射减弱,不只限于某一神经的支配区。括约肌功能障碍逐渐出现并加重。脑脊液检查及 MRI 检查可鉴别。

9. 盆腔疾病　早期盆腔的炎症、肿瘤等,当其本身症状尚未充分表现时,可刺激腰骶神经根而出现腰骶部疼痛,或伴有下肢痛。B 超、CT 和 MRI 等检查可以协助诊断。

10. 下肢血管病变　单纯腿痛的患者须注意与血管病变相鉴别。检查时注意肢体的皮温、皮色、血管搏动等情况,必要时行多普勒或 DSA 检查明确诊断。

【治疗】

(一)非手术治疗

1. 适应证　①初次发病,病程较短的患者;②休息以后症状可以自行缓解者;③由于全身疾病或有局部皮肤疾病,不能实行手术者;④不同意手术者。

2. 治疗方法　①卧床休息,一般严格卧床三周,带腰围逐步下地活动;②非甾体抗炎药物;③牵引疗法:骨盆牵引最常用;④理疗。

(二)手术治疗

1. 手术适应证　①腰腿痛症状严重,反复发作,经半年以上非手术治疗无效,且病情逐渐加重,影响工作和生活者;②中央型突出有马尾神经综合征,括约肌功能障碍者,应按急诊进行手术;③有明显的神经受累表现者。

2. 手术方法

(1) 全椎板切除髓核摘除术:适合间盘突出合并有椎管狭窄、间盘向两侧突出、中央型巨大突出以及游离间盘突出。此术式减压充分。取腰背后正中入路,根据术前及术中定位,切除病变部位两侧椎板和黄韧带,必要时切除关节突的一部分,充分减压神经根;在保护好神经根的情况下,探查切除突出之髓核和纤维环等。

(2) 半椎板切除髓核摘除术:适合于单纯椎间盘向一侧突出者。术中切除间盘突出侧的椎板和黄韧带。髓核摘除时由于术野较小,须谨慎操作。

(3) 显微外科腰椎间盘摘除术:适合于单纯腰椎间盘突出。间盘突出合并椎管狭窄、椎间孔狭窄及后纵韧带骨化者都不适此项手术。手术操作在手术显微镜和显微外科器械下进行。采用小切口,经椎板间隙摘除椎间盘。此手术损伤较小,但应选择好适应证。

(4) 经皮腰椎间盘切除术:适用于破碎型腰椎间盘突出。椎间盘突出病变质软,神经通道相对宽一些。术前准确定位,术中经皮穿刺置入工作通道,在显示器影像的监视下切除突出之椎间盘。此术式需要术者经过专门训练,熟悉镜下操作。同时要严格掌握适应证,不可滥用。如果不能安全进入椎管或神经根粘连紧密,应果断放弃镜下操作,改为开放手术。

(5) 椎间盘切除、人工椎间盘置换术:是近年来临床开展的术式。人工椎间盘设计基本上分为两类,一类是替代全部或部分纤维环和髓核,另一类仅置换髓核。其手术适应证尚存在争论。患者的选择上须谨慎。

第八节　退行性腰椎滑脱

自 1782 年 Herbiniaux 作出腰骶部椎体滑脱及峡部裂的报道以来,对于椎体滑脱(spondylolisthesis)有多种分类方式,而目前最为广泛应用分类方式是将其分为退行性、先天性、峡性、创伤性、病理性及医源性腰椎滑脱。本节将重点介绍退行性腰椎滑脱(degenerative spondylolisthesis)。

退行性腰椎滑脱最早于 1930 年由 Junghanns 首先提出,以区别于峡部裂导致的腰椎滑脱;该类腰椎滑脱一开始被称为"假性腰椎滑脱",后来基于其在影像学上所表现的关节突退行性改变而由 Newman 将其改称为退行性腰椎滑脱。

通常,退行性腰椎滑脱一般常伴有腰椎管狭窄,而这正是导致大多数退行性腰椎滑脱患者症状加重的重要原因。这一点是目前主要研究集中的地方。有研究证实,退行性椎体滑脱发生率为34%,而随着疾病的进展,虽然椎体滑脱程度并未加重,但是椎间隙狭窄的程度却进一步加重。

影像学检查的结果与患者的临床症状并无显著相关性。而且在部分患者,随着椎间隙狭窄的加重,下腰痛的症状反而得到缓解,这一点可能与患者滑脱椎体间的自融合有关。

【流行病学】

退行性腰椎滑脱通常发生于40岁以上的女性患者,表现为椎体间不超过33%的滑脱。其最常累及节段为 L_{4-5} 椎体,其发生率是其他腰椎的6倍,其他易累及节段为 L_{3-4} 及 $L_5\sim S_1$。在4%的尸检中可以发现有退行性腰椎滑脱,而在60岁女性患者中其发生率为10%。女性发生退行性腰椎滑脱的的几率是男性的6倍,这可能是由于女性的韧带的松弛及关节突解剖结构的异常所致。

目前对于退行性腰椎滑脱的病因仍未阐明。有研究表明糖尿病可能与其发病相关;卵巢切除可能增加疾病的发生率。且免疫组化表明退行性腰椎滑脱患者的关节突软骨中的雌激素受体上调,然而雌激素在该疾病的病理生理学中的作用仍不清楚。

【解剖改变及发病机制】

与峡性腰椎滑脱不同,退行性腰椎滑脱患者的椎体峡部是完好的,因此椎体的向前滑脱随着关节突的退变而加重同时继发椎管狭窄的加重。

在退行性腰椎滑脱患者的脊柱力学改变中,腰椎滑脱不是单纯出现线性位移,同时更应注意到旋转位移对脊髓神经根带来的牵拉及压迫,进而加重椎管狭窄症状。

目前主要有两种理论以解释退行性腰椎滑脱,包括原发性关节突矢状退变理论和原发性椎间盘退变致椎体前移继发关节突退变理论。原发性关节突矢状退变理论认为由于关节突关节面于矢状位上的朝向不良从而降低了对椎体前倾的抵抗力,进而造成长时期的慢性关节突退行性变;而椎间盘退变理论则认为椎间盘的退变及椎间隙的狭窄要更早发生,进而造成关节突关节面的超负荷而加速关节退变及重塑,进而造成椎体前移。

在目前的解剖研究中,关节突关节面的炎性改变明显,严重时伴有椎间隙狭窄,当椎间隙狭窄加重时通常会伴随着最严重的椎体前移,这一点在退变中是一个连续的过程。而且,在退变节段中,关节突关节面越是垂直通常带来更加严重的脊柱不稳,但是,这一改变是由于关节突关节慢性炎性改变及重塑造成的还是由先天的解剖因素造成,目前仍存在争议。

当 L_{4-5} 椎体间关节突关节面超过45°时,患者退行性椎体滑脱的发病率增高25倍。虽然女性患者退行性椎体滑脱的发病率要远高于男性,但是,两性间的关节突关节面的朝向并不具备统计学差异。这一现象使关节突退变理论得到质疑。而进一步研究表明关节突关节面的矢状朝向与椎间隙狭窄程度相关,提示椎间隙变窄增加了关节突负荷,进而导致继发性关节面改变。

除却脊柱不稳这一基础病变,这种脊柱不稳所带来的关节突关节炎、椎间盘变性及韧带增生都可造成相关的临床症状。

【临床表现】

退行性腰椎滑脱的患者通常有以下症状:腰痛、神经源性间歇性跛行及神经根病变,偶尔伴有膀胱直肠功能障碍。

虽然有接近68%患者有椎管狭窄症状,包括了下肢疼痛及间歇性跛行,但仍有32%的患者只有腰痛症状;神经根病变出现在约32%的患者身上,而马尾病变的发生率非常低,约3%。

以上症状需要与神经源性、血管源性间歇性跛行进行鉴别性诊断;同时,还需排除周围性神经病变的可能。

大多数退行性腰椎滑脱的患者并不具备特异性体征。视诊可以发现腰椎退行性改变而导致的腰弯消失。腰椎的活动度正常,但是患者通常会抗拒腰部过伸的动作。而在腰椎管狭窄时,腰部过伸可让患者出现主诉的临床症状。神经查体通常不会出现明显的运动、感觉或反射异常;然而,任何阳性体征都应该记录在案。

肢端动脉搏动的触诊有助于鉴别诊断血管源性的间歇性跛行或周围血管病变。双侧跟腱反射的减弱或消失提示可能存在周围神经病变的可能。

有接近 76% 的患者并不存在神经症状;但是,在存在神经症状,包括间歇性跛行及膀胱直肠功能障碍的患者中,接近 83% 的患者进行性加重且预后不良。

【辅助检查】

1. X 线检查　X 线平片检查可以得到腰椎滑脱最为直观的影像学资料,腰椎不伴有峡部断裂的向前滑脱是退行性腰椎滑脱的典型影像学改变。X 线片要求患者为站立位照射,因为有接近 15% 退行性腰椎滑脱患者平卧位可以自动复位。不同程度的椎间隙狭窄可以提示腰椎退行性改变。前屈 - 后伸动力位片可以用于发现腰椎不稳,表现为超过 4~5mm 的水平移位或 10°~15° 的矢状位旋转改变。而 Ferguson 位 X 线检查可以更好地提供腰骶关节的退变情况,且更好的显示 L_5 的横突。L_5 横突的发育不良应该作为椎间隙融合的指征,因为横突发育不良提示椎旁植骨不良,特别是腰骶间的融合。

2. CT、脊髓造影及 MRI　CT、脊髓造影及 MRI 通常用于评估椎管狭窄情况,且可发现关节突增生,黄韧带增厚,而其中极少数患者伴有椎间盘突出。而由于关节突关节的关节炎改变,在退行性腰椎滑脱患者中经常可以发现滑液囊肿。这一发现通常意味着需要进一步行椎间孔的扩大减压及囊肿切除。对退行性腰椎滑脱患者应行站立位的前屈 - 后伸动力位脊髓造影及 CT 检查,因为站立位的动力位脊髓造影可以更好地显示平卧位时无法显示的脊髓压迫情况。但是,由于缺乏蛛网膜下腔的相关信息,对于脊髓背根神经节外侧的病理性改变无法显示。

MRI 可以提供一些 CT 脊髓造影无法提供的额外信息,特别是对于软组织的成像上,有助于选择治疗方案。在退行性腰椎滑脱的患者 MRI 影像中,患者平卧位时,虽然大多数患者滑脱椎体可以自主复位,但是此时滑脱节段的关节突关节肥大水肿,仍可以用于提示腰椎滑脱。

3. 椎间盘造影　由于手术治疗的首要指征是间歇性跛行,椎间盘造影对与单纯退行性腰椎滑脱的治疗的指导意义不大。而对于并发间歇性跛行与椎管狭窄的滑脱患者,无论滑脱节段的椎间盘造影结果如何,都应行减压及融合手术治疗。在以严重腰痛为主诉的患者中,椎间盘造影可以为是否融合邻近节段提供依据,然而,这一点仍存在争议。因此,椎间盘造影目前的作用在于排除无需融合的邻近节段而不是用于扩大融合节段。

4. 其他检查　对于怀疑存在周围神经病变,特别是糖尿病患者,肌电图检查有助鉴别诊断。而对于需要鉴别是神经源性或血管源性间歇性跛行患者,可以考虑行血管多普勒超声检查、血管造影等检查。

【治疗】

对于退行性腰椎滑脱的患者,目前的治疗方式包括了保守治疗、硬膜外注射及手术治疗等。

1. 保守治疗　对于由于退行性腰椎滑脱中因椎管狭窄造成的神经源性间歇性跛行的患者保守治疗是有效的。目前标准的治疗方式包括:休息及消炎止痛药物治疗,偶尔加用肌松药治疗。目前仍无确切有效的康复运动计划可用于该部分患者,但是,加强肢体稳定性的锻炼及低强度的有氧运动对于该类患者是有帮助的。

2. **硬膜外激素注射** 虽然,硬膜外激素注射的治疗是临床上常用的治疗方式,但是,目前仍缺乏大规模随机对照或安慰剂对照试验证实其对于腰椎管狭窄的治疗效果。激素本身强大的抗炎作用是其应用的基础,而有时注射时加用的局麻药物产生的麻醉效果也可以增加其短期疗效。目前硬膜外激素注射最适用于伴有神经根性病变的患者。

由于背正中隔对药物扩散的阻隔作用,X 线引导的硬膜注射可以达到更好的效果。目前对于初次硬膜外注射无效的患者,并无证据支持二次或系列的硬膜外注射治疗。除非,初次注射并非在 X 线引导下操作的,可尝试进行二次 X 线引导下注射治疗以确保注射有效性;当初次注射位置及弥散确切而有效果时,后续注射也无法产生确切的治疗效果。目前有证据支持硬膜外注射治疗可以作为对退行性腰椎滑脱的诊断性治疗,治疗的短期有效性与手术治疗的预后有良好的相关性。一旦硬膜外注射有效,应该建议行物理治疗。

3. **手术治疗** 对于保守治疗无效,持续腰背部疼痛的患者,应该考虑手术治疗,而事实上,只有约 10%~15% 的退行性腰椎滑脱的患者需要手术治疗。手术并发症的发生一般与腰椎滑脱的严重程度相关。而单纯腰部疼痛的患者应该小心排除邻近节段的病变,再考虑手术治疗。

目前文献支持,对于无神经症状的患者,观察随访及保守治疗作为初治的选择是合理有效的。当患者出现神经症状或保守治疗无效时,则应考虑手术治疗。目前大多数的临床证据证实,对于出现间歇跛行的患者,手术减压及内固定融合是有效的治疗方式。

本章小结

脊柱退行性疾病是由于脊柱退变引起的各种顽固性颈肩痛、腰腿痛、四肢及或括约肌的各种神经功能障碍等一系列症状和体征的总称。本章介绍了颈椎病、腰椎间盘突出、椎管狭窄、腰椎滑脱的病因、临床表现、诊断及治疗原则。重点要求掌握颈椎病及腰椎间盘突出的临床表现及诊治原则。

思考题

1. 简述脊柱退行性疾病的治疗原则。
2. 简述神经根型颈椎病及脊髓型颈椎病的临床表现及治疗原则。
3. 简述神经根型颈椎病的鉴别诊断。
4. 简述腰椎间盘突出症的典型临床表现、诊断。
5. 腰椎间盘突出症的手术适应证有哪些?

(袁 文 贺西京 宋跃明 冯世庆 沈慧勇)

参考文献

1. 陈仲强,袁文,主译.AO 脊柱手册.济南:山东科学技术出版社,2010.

2. Guterl C C,See E Y,Blanquer S B,et al. Challenges and strategies in the repair of ruptured annulus fibrosus. Eur Cell Mater,2013,25:1-21.

3. Lotz J C,Haughton V,Boden S D,et al. New treatments and imaging strategies in degenerative disease of the intervertebral disks. Radiology,2012,264(1):6-19.

4. 贾连顺,袁文.颈椎外科学.北京:人民卫生出版社,2009:7.

5. Traynelis V C, Arnold P M, Fourney D R, et al. Alternative procedures for the treatment of cervical spondylotic myelopathy: arthroplasty, oblique corpectomy, skip laminectomy: evaluation of comparative effectiveness and safety. Spine, 2013, 38 (22): S210-S231.

6. 饶书城, 宋跃明. 脊柱外科手术学. 第 3 版. 北京: 人民卫生出版社, 2007.

7. 叶伟胜, 冯世庆, 曹沛宏, 主译. 微创脊柱外科学. 天津: 天津科学技术出版社, 2003.

第十六章　骨性关节炎

第一节　膝关节退行性疾病

【发病特征】

膝关节退行性病变,又称骨关节炎、骨关节病、退行性关节病、增生性关节炎病、老年性关节炎等,是一种最常见的慢性、进展性关节疾病。60 岁以上的人群中,50% 人群在 X 线片上有骨性关节炎表现,其中 35%~50% 有临床表现。其病理特点为关节软骨变性、破坏,软骨下骨硬化、关节边缘和软骨下骨反应性增生、骨赘形成等。

【病理学】

膝关节退变是一种以关节软骨变性和丢失及关节边缘和软骨下骨骨质再生为特征的慢性关节疾病。该病的始发部位为软骨,而后可导致软骨下骨、滑膜、关节囊及关节周围肌肉等多种结构的改变,且这些病理改变互为因果,导致恶性循环。

1. 关节软骨　关节软骨变性是最早也是最重要的病理变化。表现为关节软骨软化,失去正常弹性,软骨表面变淡黄且粗糙,软骨深层出现裂隙。磨损严重时软骨下骨裸露,关节间隙变窄,且磨损较小的外围软骨面出现增生、肥厚,在关节边缘形成隆起的软骨圈,骨化形成骨赘,导致关节面生物应力的不均衡。

2. 软骨下骨　在承受压力和摩擦力最大的中央部位,软骨下骨密度增加,呈象牙样硬化,而周边软骨下发生骨萎缩、骨质疏松或囊性变。软骨下骨随着生物应力的变化不断再塑形,导致关节变形。

3. 滑膜与关节囊　剥脱的软骨漂浮于滑液内或黏附于滑膜上,刺激更多的富含黏蛋白的滑液渗出,使滑液更加浑浊、黏稠;同时,关节囊产生纤维变性和增生,进一步阻碍关节活动。

4. 肌肉　病变关节周围的肌肉由于疼痛而长期处于保护性痉挛状态,使肌肉逐渐挛缩,关节活动减少并逐渐受限,导致纤维性僵直畸形。

【临床表现及体格检查】

(一)临床表现

膝关节退行性改变的症状主要包括疼痛、肿胀、僵硬、畸形及功能受限。一般发病缓慢,多见于中老年肥胖女性,往往有劳累史。

膝关节痛是本病患者就医常见的主诉。早期的膝关节骨性关节炎常呈间断性疼痛,膝关节活动时疼痛加重,其特点是初起疼痛为阵发性,后为持续性,劳累及夜间更甚,上下楼梯疼痛明显。一般疼痛位置局限于受累的关节间隙,只有伴有滑膜炎时才表现为全膝关节疼痛。

膝关节骨性关节炎也有晨僵现象,但其持续时间多在 30 分钟以内。

髌股关节的骨关节炎多呈髌骨下疼痛,主动伸屈膝关节时引起髌下摩擦感及疼痛为早期表现。在上下楼梯或坐位站起等动作中,股四头肌收缩即引起髌骨下疼痛及摩擦音。被动伸屈时则无症状,偶有交锁现象及髌骨下压痛等。

膝关节畸形是膝关节骨性关节炎的晚期表现。膝内侧关节间隙变狭窄,膝内翻畸形是膝关节骨性关节炎最常见的畸形形式。

(二) 体格检查

步态异常表现为患肢着地时间缩短。站立时常呈膝关节内翻畸形,坐位站起或上下楼时动作困难。部分患者可见股四头肌萎缩,而膝关节粗大。少数患者可触及滑膜肿胀及浮髌试验阳性。髌骨深面及膝关节周围压痛,并可触及摩擦感。关节活动轻度或中度受限,常表现为过伸过屈困难,而完全强直者少见。严重病例可见明显膝关节内翻或外翻畸形,侧方活动检查可见关节韧带松弛表现。

【影像学检查】

X 线片检查被世界卫生组织(WHO)推荐为检查骨关节炎形态学改变的主要手段。膝骨关节炎在发病早期无明显改变,只有在关节软骨变薄到一定程度时才表现出关节间隙变窄。胫骨髁间嵴和关节边缘骨赘形成是膝骨关节炎早期特征性改变。随着病程加重,关节软骨进一步退化,X 线片表现为非对称性关节间隙变窄,软骨下骨硬化和囊性变,胫骨髁间嵴及关节边缘大量骨赘,关节内出现游离体,特别见于髌上囊位置。膝骨关节炎后期,出现关节间隙消失,膝关节内翻和外翻畸形。

膝骨关节炎的 X 线分级以 Kellgren-Lawrence 分级法应用最为广泛。具体分为五级:

0 级:X 线表现正常。

1 级:出现骨刺样骨赘,关节间隙正常。

2 级:出现明显骨赘,关节间隙轻度变窄。

3 级:出现多发性骨赘,关节间隙明显变窄,出现软骨下骨硬化,象牙化。

4 级:出现多发性骨赘及关节内游离体,关节间隙严重狭窄或消失,出现软骨下骨硬化,象牙化,骨囊肿形成。患者可出现 X 型腿或 O 型腿。

【诊断和鉴别诊断】

(一) 膝关节骨性关节炎的诊断

1. 反复劳损或创伤史。

2. 膝关节疼痛和发僵,晨起时较明显,活动后减轻,活动多时又加重,休息后症状缓解。

3. 后期疼痛持续,关节活动明显受限,股四头肌萎缩,关节积液,甚至出现关节内游离体和畸形。

4. 膝关节屈伸活动时可扪及骨擦感。

5. 膝关节正、侧位 X 摄片,显示髌骨、股骨髁、胫骨平台关节缘呈唇样骨质增生,胫骨髁间隆突变尖,关节间隙变窄,软骨下骨质致密,有时可见关节内游离体。

(二) 鉴别诊断

1. **髌骨软化症** 膝关节活动量越大,疼痛越明显,且有过伸痛,行走无力。膝前侧、内侧、外侧、下端及腘窝均有压痛,按压髌骨时伸膝,可触及骨擦感及疼痛。髌骨研磨试验阳性。

2. **膝关节侧副韧带损伤** 损伤韧带常有固定压痛,常在韧带的上下附着点或中部。膝关节常呈半屈曲位,关节活动受限。侧方挤压试验阳性。

3. **膝关节半月板损伤** 有外伤史,伤后关节疼痛、肿胀,有弹响和交锁现象,膝内外间隙压痛。慢性期股四头肌萎缩,以股四头肌内侧尤明显。麦氏征和研磨试验阳性。

4. **髌下脂肪垫损伤** 有外伤、劳损或膝部受凉病史。膝关节疼痛,下楼梯为甚,膝过伸位疼痛加重,髌下脂肪垫压痛明显,膝过伸试验阳性,髌腱松弛压痛试验阳性。X 线膝侧位片,可见脂肪垫支架的纹理增粗,少数可见脂肪垫钙化阴影。

【治疗】

1. 非手术治疗

(1) 减少关节负重:减轻负重,保持关节稳定是膝关节骨性关节炎主要的治疗策略。患者应

 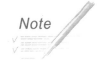

该适当休息,在正常生活工作的范围内,尽量减少膝关节负重,一般不需要完全休息。在日常活动中注意减少或避免一些有害动作,上下楼梯应扶楼梯扶手,病情严重时应扶手杖行走,以减少关节软骨所承受的压力。

(2) 肌肉锻炼:为了保持膝关节稳定性及减少股四头肌萎缩,应每日适当行肌肉锻炼,如直腿抬高锻炼及游泳锻炼等。

(3) 药物治疗

1) 非甾体类镇痛消炎药:主要起到镇痛消炎作用,可以有效地缓解疼痛。

2) 氨基葡萄糖:氨基葡萄糖为构成关节软骨基质中聚氨基葡萄糖(GS)和蛋白多糖的最重要的单糖,正常人可通过葡萄糖的氨基化来合成 GS,但在骨关节炎者的软骨细胞内 GS 合成受阻或不足,导致软骨基质软化并失去弹性,胶原纤维结构破坏,软骨表面腔隙增多使骨骼磨损及破坏。氨基葡萄糖可阻断骨关节炎的发病机制,促使软骨细胞合成具有正常结构的蛋白多糖,并抑制损伤组织和软骨的酶(如胶原酶、磷脂酶 A2)的产生,减少软骨细胞的损坏,改善关节活动,缓解关节疼痛,延缓骨关节炎症病程。

2. **手术治疗**　当患者有较严重的持续性疼痛及明显的关节活动障碍,保守治疗无效,影响工作及生活时,可考虑外科手术治疗。对于早期骨关节炎患者,可在关节镜下行关节清理术,效果良好。晚期出现畸形或持续性疼痛时,可根据患者具体情况选择关节周围截骨术、关节融合术和人工关节置换术。

第二节　髋关节退行性病变

髋关节退变是常见的退行性疾病,与老龄化及儿童先天性髋关节发育不良有着直接的关系。由于社会医疗水平的提高,人均寿命的延长,大关节退变的发病率有着明显的提高。髋关节作为主要的承重大关节,其退变可能是由于多重因素引起的,不但要明确局部的情况,还需要从全身状况上考虑到合并的病变,如褐黄病性关节病、血友病性关节病、骨坏死等。

【发病特征】

髋关节退变是成年人群中广泛存在的一种疾病,其病因一直难以明确。高龄可能是本病的最主要危险因素,在我国 60 岁以上的人口大约有 1.5 亿,患有关节退变的人群可能有 7000 万~8000 万人。儿童时期的髋关节发育不良常常也会导致成年后的早发退变。长时间的反复使用髋关节,也可以引起患病率的增加,如职业足球运动员。高体重指数的肥胖患者使已经存在磨损的关节承受较大的负荷,退变的软骨可以进一步发生剥脱和磨损;此外由于患者关节疼痛使得活动量的减少,导致体重的增加,相互作用下加重了关节病变。髋关节股骨头的血供因其特殊的供血特点,使得可能出现骨内静脉瘀滞,由此造成的骨内压力增加,缺血及炎症因子的聚集,股骨头内骨小梁发生坏死及塌陷变形,也可能影响了本病的发生发展。

【微生物学和病理学】

目前较为统一的病理认识是细胞和周围基质的变形,以及生化、分子水平、生物力学的改变,导致关节软骨软化、纤维化、溃疡形成和剥脱,软骨下骨的暴露和硬化,骨赘及软骨下囊肿的形成。学者们对于软骨改变和骨质改变之间的关系进行了研究,目前的三种主流假说为:①软骨源性的理论,即关节软骨逐渐退变及剥脱,而骨的重建却不明显,这在髋关节退变中更加常见,软骨的炎性溶解多于过量的机械负荷;②第二种假说即由于软骨的纤维化导致的瀑布效应,激发关节骨质的重建。③第三种假说则强调了软骨下骨的硬度逐渐增加导致了关节的退变。

【临床表现及诊断】

髋关节退行性疾病具有致残性,男性老年患者多见。单侧发病的患者更容易引发健侧的发病,有研究表明,双侧髋部退变的概率高达 42%。

Note

（一）临床表现

主要的症状是首先出现隐匿性疼痛，以钝痛为主，位置较深定位不明确，典型的髋部疼痛部位为腹股沟区及大腿内侧的不适，疼痛也可放射至臀部及坐骨区域并沿闭孔神经放射至膝关节，可伴有不同程度的跛行，拖步和摇摆，蹲坐起立受影响。有单纯因膝关节疼痛就诊的患者，膝部的检查正常，进一步的查体会发现原发灶在髋部。髋关节退变更多伴有活动功能受限，负重时加重，与髋部大转子滑囊炎需要重点鉴别。髋关节僵硬症状也较常见，关节休息后可稍缓解，静止时间延长后症状加重，关节因疼痛保护可处于屈曲挛缩的内收外旋位。随着疾病的进展，股骨头可以出现近侧的半脱位，使得髋内翻和下肢短缩。

（二）诊断

髋关节退行性变的诊断标准（表 16-1）：

表 16-1　髋关节退行性变的诊断标准

临床上	临床和放射学
1. 就诊前 1 个月大多出现髋部痛 2. 内旋 <15° 3. 血沉 <45mm/h 4. 屈曲 <115° 5. 内旋 >15° 6. 晨僵 <60 分钟 7. 年龄 >50 岁 8. 内旋时疼痛 满足 1~3 条或 1、2、4 条或 1、5、6、7、8 条，可以诊断	1. 就诊前 1 个月大多数日髋疼痛 2. 血沉 <20mm/h 3. X 线片上有骨赘形成 4. X 线片显示髋关节间隙狭窄 满足 1~3 条或 1、2、4 或 1、3、4 者，可以诊断

【鉴别诊断】

多需要和类风湿关节炎、强直性脊柱炎进行鉴别。典型的类风湿关节炎多有全身症状，晨僵时间 >30 分钟，受累的关节多发、对称、四肢的大小关节均可受累。类风湿因子阳性，X 线表现为关节间隙狭窄、关节变形半脱位及强直。强直性脊柱炎以青壮年男性多见，典型的强直性脊柱炎患者多有骶髂关节的改变，脊柱早期的小关节模糊晚期竹节样改变，以及 $HLA-B_{27}$ 阳性。

【实验室检查】

关节退变的实验室检查没有特异性的诊断指标。常规入院后的血常规、血生化、血沉、CRP、尿常规等，都用于排除合并其他代谢性疾病。

关节液的化验有利于排除关节感染。常规的髋关节退变很少进行关节穿刺抽液，如需穿刺，主要的指标应该为：白细胞数目少于 $2000/mm^3$，Ⅱ型胶原及双水合焦磷酸钙及碱性磷酸钙结晶等。中重度的关节退变滑膜组织学检查可以呈现慢性中度炎症反应。

髋关节退变的严重程度，与 CRP 可能存在直接的关系，有研究表明，在髋关节炎患者中，CRP 的血清浓度要明显高于非关节退变患者，并且可以作为判断预后的指标之一。由于血清学的标志物研究越来越多，如透明质酸盐浓度、Ⅱ型胶原 C 多肽抗体、软骨寡基质蛋白、血浆硫酸角质素浓度等，在评估关节退变和预后的研究还在继续。单一的标志物难以达到要求，临床上上述多种标志物的综合评定有利于早期和准确的判断。

透明质酸由滑膜细胞产生，主司润滑和软骨基质的主要组成成分。退变关节的透明质酸会在浓度、分子量和黏性等方面改变，与血液透明质酸的比值可能与退行性变有一定的关系。Ⅱ型胶原 C 多肽抗体反映了关节软骨破坏后代偿性合成增加，随着年龄的增加逐渐下降，可作为退行性变病情活动的指标。

【影像学检查】

髋关节退变的患者常规需要拍摄骨盆前后位及髋部正侧位片,观察髋关节、骶髂关节、耻骨支及坐骨支。蛙腿位等特殊体位可以在无血管硬化的患者中应用。髋关节退变可能出现严重的关节内陷或和股骨病变,X线表现为臼底部向盆腔内的突出,退变性假性囊肿形成和骨刺缺乏。放射学X线片的分级:0级无改变;Ⅰ级可疑,有微小骨赘;Ⅱ级轻度,有肯定骨赘,关节间隙正常;Ⅲ级中度,关节间隙轻度狭窄;Ⅳ级重度,骨赘增生,关节间隙明显狭窄,软骨下骨硬化。

磁共振由于良好的软骨及软骨下骨、韧带的显示效果,可以早期发现软骨的磨损,股骨头的缺血情况、骨小梁的形变及关节软骨的退变。

作为最直观的检查,关节镜可以最大程度的观察软骨损伤的程度和面积,评估关节退变及滑膜增生情况。结合国内实际情况,此项检查若单纯作为检查而不进行治疗,花费相对较大,不能作为常规检查的项目,仅在诊断不明确的情况下可以考虑使用。

【治疗】

髋关节退变的治疗着眼点为解除症状,改善结构,预防进展。最常见的症状是疼痛和活动受限,临床将寻找引起疼痛的主要原因,针对性治疗;总的方案需要将物理治疗、药物治疗、心理治疗和外科治疗相结合。

(一)物理治疗

物理治疗最常用的是体疗,进过专业康复科医生的指导,大多数的患者可以在家中完成关节活动的主动及被动锻炼,主动活动包括了等长运动、等张运动或等动力运动。肌肉张力的改善可以减少肌肉痉挛和预防肌肉挛缩。有计划地循序渐进进行体育锻炼,可以避免不必要的并发症和加重疾病进展,配合一定的休息周期,可以更好地进行下一轮的康复锻炼。

支具是运动计划中的辅助补充,常见的支具有手杖、拐杖、矫形鞋和助行器等。有研究表明,手杖的使用可以减少髋关节的负荷至40%左右。所有的支具都旨在改善患者的活动能力,帮助患者更好地加入到康复锻炼中。

患者的日常活动需要进行对应的调整,升高座椅和卫生间坐便器的高度,可以减少髋部从坐位到直立位阶段的压力。

热疗用于减轻僵硬、消除疼痛、缓解肌肉挛缩。表面热疗和深部热疗的效果暂无定论,对于髋部而言,由于关节位置较深,推荐选用超声波的深部热疗来提高疗效。热疗对于出血、供血不足及肿瘤的患者禁用。

其他,如按摩、理疗、脉冲电磁场、温泉疗法等,都有一定的可行性及应用。

(二)药物治疗

NSAID(非甾体类抗炎镇痛药)类药物是指南首要的推荐药物。一般来说,小剂量的NSAID药物就可以达到镇痛的效果。特异性的COX-2抑制剂由于对胃肠道反应较小,渐渐取代了原有NSAID药物的使用,但是也要注意最近对于COX-2特异性抑制剂对心血管系统的影响。

外用药是关节退变口服用药的辅助。辣椒素的外用可以通过局部的吸收,干扰疼痛传导起到镇痛的效果。

肌松药可以缓解痉挛的肌肉,改善睡眠,有一定的镇痛辅助作用。

(三)心理治疗

消除患者的疑问,对患者进行正确和积极的健康教育,非常有意义。一方面可以提高患者的医从性,增加治疗成功率,另一方面可以更好地提高患者的自我锻炼意识,特别是有抑郁症的患者、体重过大的患者及低教育水平的患者。

(四)外科治疗

保守治疗无效的患者,应该选择适当的手术治疗:关节镜手术可以对早期病变进行滑膜清理,软骨移植,减轻疼痛,延缓病情发展;股骨头钻孔减压及自体骨移植减轻股骨头坏死及塌陷;截骨矫形通过对关节力线的纠正,降低髓腔内的静脉压,达到治疗的目的;全髋置换作为终极的手术方式,由于植入了人工关节作为运动单元,彻底地解决疼痛及功能障碍的问题。

软骨修复手术,尝试通过对软骨面的恢复,减轻症状并为将来的换髋手术赢得时间。手术包括软骨下骨钻孔术、软骨移植手术等。软骨下骨钻孔是为了诱导软骨的再生,使得再生的纤维软骨再次覆盖骨面。但由于再生的软骨并不是透明软骨,其含水量和弹性远不及正常关节软骨,术后的远期疗效并不十分理想。软骨移植是将非负重区的软骨进行移植,嵌入软骨损伤区域。放射学检查可反映软骨面恢复良好,可获得不错的软骨移植效果。

关节镜手术由于创伤小,视野清楚,可视范围大等优点,使得关节镜手术可以更大程度的完成关节滑膜清理、观察软骨损伤情况、去除增生的骨赘及游离体,消除髋臼窝撞击。但是在髋关节镜手术中,由于关节本身软组织较厚,入路及术中操作较难,造成学习曲线较长,应用及普及并不如膝关节广泛。

截骨矫形术针对纠正负重关节力线实施手术,目的在于矫正关节的力线轴和解剖轴,一方面减少应力异常导致的软骨磨损,延缓关节退变,另一方面起到缓解症状的作用。该手术主要适用于症状较轻、软骨磨损仍处于早期阶段的患者,甚至可以达到关节置换的效果。目前应用此手术的适宜人群为关节稳定性好,活动度及肌力较好,软骨情况较好且关节活动量大的年轻患者,术后辅以固定,并早期的关节活动度训练。

随着关节置换技术的进步,关节融合技术由于牺牲了关节的活动度,特别是髋关节的活动度丢失后,对患者的生活质量和工作造成了不同程度的影响,所以此手术的适应证相对较窄。目前关节融合通常适用于关节本身的化脓性关节炎或结核性关节炎等髋关节置换术禁忌症的患者,或者已经进行关节翻修考虑有感染可能不能同期置换的患者,可以暂行关节融合,缓解疼痛及控制感染。一些特殊的病例,如本身肢体的肌力下降,如小儿麻痹症等,支具保护无效时,可以考虑关节融合术。

髋关节置换手术应根据患者的病情,选择半髋或全髋关节置换。目前仅针对老年严重骨质疏松且基础疾病较多的患者实施半髋手术,以满足出血量少、手术时间短等要求,减少手术创伤对老年患者的应激。如无禁忌,现在多采用全髋关节置换,以满足近远期的治疗效果。对于髋关节退变来说,由于髋臼侧的骨赘增生,可以造成术者对真假髋臼的错误判断,以致影响假体的安装。术后对骨质疏松的规范治疗和预防,以及对患者体重的控制和规范的术后康复,也是影响此手术远期效果的重要条件。

第三节　其他关节退行性病变

肩肘踝等关节和手腕部关节是人体完成运动功能的关键部分。构成部分多,局部结构复杂,引起关节退变原因和影响因素更为多样。最常见的骨关节炎(osteoarthritis,OA)类型是骨性关节炎,这是一种发病缓慢、渐进性的疾病,导致关节软骨变薄最后缺失。患者表现为肩肘腕踝关节持续疼痛和关节活动受限者,生活质量严重下降。将严重影响患劳动能力和生活质量。其发病率目前呈现出上升趋势,应当引起我们足够的重视。

【发病特征】

在没有创伤的情况下,肩关节 OA 并不常见。非创伤性退变常继发于其他异常,如肢端肥大症、骨骺发育不良、血友病等。

X 线证实在全部手关节中,除掌指关节之外,女性发病率比男性更高,而掌指关节 OA 的发病率男性和女性相差不多。最常受累的次序是远侧指间关节、拇指的腕掌关节、近侧指间关节、掌指关节。手 OA 的患病率随着年龄的增长而明显增高,在女性群体中发病率较高,尤其是在

50 岁以上或绝经者。

【病理】

软骨的退行性变缘于长期的关节应力不均、磨损等因素导致的软骨退变,弹性减退而脆性增高,致使关节表面粗糙,形成裂纹并沿胶原网络向深厚发展,滑液则从裂隙侵入软骨基质,进而软骨碎裂、关节面缺损、软骨下骨组织外露,由于中央区骨的重建,使其密度增高、硬化而软骨下组织内形成假囊肿周边软骨增生肥厚形成骨赘。纤维化、增厚、钙化,累及韧带、肌腱时,则发生韧带炎、肌腱炎、肌肉痉挛,最终导致关节变形、肌肉萎缩及关节功能障碍。

【临床表现】

患者主诉肩关节持续性钝痛,一般隐匿发病,难以缓解。此外关节运动障碍和僵直也是很典型的表现。程度比较轻的患者表现为肌肉的乏力和最大活动的障碍。有些患者可能会有姿势改变性的夜间疼痛。在体检时必须将患者两侧肩关节均裸露出来,进行外观比较。肩关节主动和被动活动范围减少,上举、外旋和内旋受限。关节炎晚期,关节囊紧张度和关节不匹配。

手指间关节受累时,在临床上可以表现为对线不良,指间关节的屈曲畸形和桡、尺偏。远端指间关节的骨质增生称为 Heberden 结节,常常是一个突起的疼痛性外生骨疣,以远侧指间关节背外侧骨赘形成为特征,关节固定在轻度屈曲位。近端指间关节增生成为 Bouchard 结节,患者的临床表现以肿胀、活动丧失、轻微疼痛为特征。标准(临床标准)有:①近 1 个月大多数时间有手关节疼痛,发酸,发僵;②10 个指间关节中,有骨性膨大的关节≥2 个;③掌指关节肿胀≤2 个;④远端指间关节骨性膨大 >2 个;⑤10 个指间关节中,畸形关节≥1 个。满足条件①＋②＋③＋④条或①＋②＋③＋④＋⑤条可诊断手指间关节骨性关节炎。

疼痛、运动受限和负重功能减弱是踝关节骨关节炎的显著特征。骨赘与周围的骨和软组织碰撞可以导致显著的疼痛。典型的骨关节炎疼痛随着负重的增加逐渐加重,疼痛应该局限于关节并且不应该有远近端明显的放射痛。踝关节任何关节随着继发性骨赘的产生,关节的运动范围受到显著影响。负重时疼痛也能导致对运动的控制力显著降低和关节不稳。

【实验室检查】

血沉和 C- 反应蛋白在 OA 患者均为正常,少数伴发急、慢性滑膜炎者可轻度升高。类风湿因子阴性。受累关节如伴发滑膜炎可出现滑液量增多,其滑液透明呈淡黄色,偶见浑浊和血性渗出,黏稠度正常或降低,但黏蛋白凝固良好,蛋白质轻至中度升高。白细胞轻至中度升高,多在 8×10^9/L 以下,以淋巴细胞为主。

【影像学检查】

典型的 X 线表现包括肩关节间隙狭窄,关节轮廓不规则,肱骨头和肩盂变扁平。沿肱骨头关节边缘以及盂唇附着部有骨赘形成,多数位于前下部。另一种异常是骨质致密化,表现为软骨下骨硬化,沿肱骨头关节面的上部和中部分布。其他病变包括解剖颈的骨性赘生物以及少数区域的囊性变。关节内偶见游离体。X 线将显示明显的骨赘和关节间隙狭窄,增大的骨面相互靠近。关节表面紧贴,呈波形。

在指间关节 OA 中,远节指骨基底出现波状外形类似鸟翅,即“海鸥”征。受累的手指常常在远侧或近侧指间关节出现轻中度的桡侧或尺侧半脱位,产生折线样外观。在受累关节的边缘,局灶性高密度影(骨片)与关节囊重叠,类似于关节内小体或碎裂的骨赘。累及掌指关节时,常常合并更严重的远侧和近侧指间关节 OA。其最具特征性的表现是一个或多个掌指关节间隙均匀性狭窄,同时还可出现囊性变和骨赘,没有侵蚀性改变。在大多角骨 - 掌骨关节,OA 病变的 X 线特征很典型,可出现明显的掌骨基底部桡侧半脱位、关节间隙狭窄、硬化、软骨下骨囊性变、骨赘以及骨碎裂等。

踝关节退变可以出现关节间隙减小、硬化和骨赘,关节囊牵拉可以在距骨的背侧产生距骨喙尖。退行性变可以发生在第一跖跗关节,表现为关节间隙狭窄和硬化。第一跖趾关节 OA(踇

Note

僵硬和踇外翻)很常见。X线片上,外翻成角常常伴随第一趾旋前、骨质增生或骨赘形成,尤其在跖骨头内侧部分骨赘明显。增大且不规则的跖骨头内侧部分可能存在囊变和骨小梁增粗。在踇外翻的患者可能有第一跖跗关节的倾斜。

【治疗】

(一)保守治疗

手足关节的骨关节炎的早期治疗主要是对症治疗,包括运动治疗、抗炎镇痛药物、湿热疗法、适度的理疗。对于重度疼痛或者有炎症表现的患者,非甾体类抗炎药物将会更加有效。局部或者关节内使用皮质激素也能缓解疼痛。在中度以上的骨性关节炎还可以给予氨基葡萄糖和硫酸软骨素保护关节软骨。

对于踝关节,还可以予以康复治疗方案。比如力学疗法,治疗的目的是把作用在病变关节的负重转移出去,以减轻负重性疼痛。穿弧形硬底鞋可以减少中足的弯曲,从而减轻通过中足的负重。外部支持,比如用对侧的手杖或拐杖,也能有效地将负重转移到上肢而减轻足踝部负重。坚硬的足踝矫形器可以限制踝关节的活动,也可以减轻由于前部骨赘撞击所产生的疼痛。

(二)手术治疗

肩肘踝等骨性关节炎的手术治疗,主要有关节镜下病灶清除、手术松解、清除病灶、去除骨赘、重建软组织平衡等,必要时为缓解疼痛而放弃关节活动功能,可以行关节融合手术。近年来随着内固定器械的发展,临床也有关节置换术的报道。

本章小结

骨关节炎是一种随着年龄和衰老的慢性退行性病变,主要以缓慢出现的关节疼痛、变形、僵硬、关节肿胀、活动受限为特点。具体发病机制涉及因素颇多,一般认为与衰老、创伤、炎症、肥胖、代谢因素相关。可能是因为关节的负重使关节活动时软骨受到的机械损伤,导致关节软骨退化损伤、关节边缘和软骨下骨反应性增生。治疗方法可以用消炎镇痛药物减轻或控制症状,辅以康复理疗。当出现持续性难以忍受的疼痛或关节畸形活动受限时,在全身情况能耐受手术条件下,可考虑关节镜微创手术、关节融合手术或关节置换手术。

思考题

1. 简述骨性关节炎关节软骨和软骨下骨的病理学改变过程。
2. 简述膝骨性关节炎的临床诊断和治疗原则。
3. 简述膝骨性关节炎的手术治疗方案选择原则和适应证。
4. 简述髋关节退行性变的常见鉴别诊断。

(陈安民)

参考文献

1. Marshall DA, Pykerman K, Werle J, et al. Hip resurfacing versus total hip arthroplasty:a systematic review comparing standardized outcomes. Clin Orthop Relat Res,2014,472(7):2217-2230.

2. McCarthy J,Mc Millan S. Arthroscopy of the hip:factors affecting outcome.Orthop Clin North Am,2013,44(4):489-498.

3. Cherian JJ,Kapadia BH. Bicruciate-retaining total knee arthroplasty:a review. J Knee Surg, 2014,27(3):199-205.

4. Douglas RJ. Aspiration and injection of the knee joint:approach portal. Knee Surg Relat Res, 2014,26(1):1-6.

5. 胥少汀,葛宝丰,徐印坎,等. 实用骨科学. 第 4 版. 北京:人民军医出版社,2012.

6. S.Terry Canale,James H.Beaty. 坎贝尔手术学. 北京:人民军医出版社,2011.

Note

第十七章 慢 性 损 伤

　　运动系统慢性损伤是临床常见的伤病。机体组织无论是骨、关节、肌、肌腱、韧带、筋膜或其相关的血管、神经等，均可因慢性损伤而受到损害。尽管运动系统的慢性损伤累及的多系非重要部位、非重要组织或器官，但其顽固性的病痛常给人们日常生活与工作带来很大不便和痛苦，影响人们的生活质量，应引起临床医生的高度重视。人体对长期、反复、持续的姿势或职业动作在局部产生的应力往往造成组织的肥大、代偿性增生，超越代偿能力即形成轻微损伤，累积、迁延而形成慢性损伤。一些特殊职业者、长期伏案工作者及家庭妇女均是本类疾病的好发人群。

　　按运动系统慢性损伤所累及的组织不同包括：软组织慢性损伤、神经卡压损伤以及骨与软骨慢性损伤等。运动系统慢性损伤常见的临床表现为：局部长期慢性病痛，但无明显外伤史；局部无明显炎症表现；近期有与疼痛部位相关的过度活动史；有特定部位的压痛点和肿块，常伴有放射痛及某种特殊的体征；部分患者有导致运动系统慢性损伤的工种、坐姿和工作习惯或职业史。

　　多数慢性损伤是可以进行预防或经处理而减轻其发病症状的。对特殊岗位、职业人员应注意职业健康，科学地进行职业工作，合理地运用姿势，以助于分散相应部位的应力，改善血液循环，减轻局部累积性损伤。治疗包括限制致伤活动、纠正不良姿势；积极的辅以系统理疗等物理治疗；正确、合理地使用肾上腺皮质激素及非甾体类消炎止痛药物；适时的采取手术治疗对某些非手术治疗无效的慢性损伤（如狭窄性腱鞘炎、神经卡压综合征及腱鞘囊肿等）都是必要的。

第一节　软组织慢性损伤

一、腰肌劳损

　　腰肌劳损（lumbar muscle strain）实为腰部肌及其附着点的筋膜、韧带甚或骨膜的慢性损伤性炎症，为腰痛常见的原因。

【病因及病理】

　　腰部在活动时由于其位置较低、所承受的重力较大，从而腰部受力也最集中。躯干的稳定性主要在于脊柱，当脊柱结构失稳时起辅助作用的腰背肌将超负荷工作，以求躯干稳定，日久肌肉即产生代偿性肥大、增生。另外，长期腰部姿势不妥可导致腰部肌呈持续性紧张状态，使小血管受压、供氧不足、代谢产物积聚，刺激局部而形成损伤性炎症。韧带、筋膜、肌肉的起止端血管少，血液供应差，一旦发生损伤，则修复愈合慢。另一方面脊柱经常活动可干扰愈合的过程，使局部组织的损伤病灶和临床上的疼痛长期存在。即使损伤获得愈合，由于瘢痕组织的结构不够牢固，一旦脊柱活动或承受重物失去平衡，脊柱的杠杆作用又可作用于损伤处而引起腰痛的复发。部分患者也可因腰部外伤治疗不当，迁延而成慢性腰部损伤。

　　腰部慢性损伤除创伤因素外，尚有潮湿、寒冷及腰骶结构本身的因素（先天畸形）引起，在临床上也较常见。

Note

【临床表现】

1. 无明显诱因的慢性疼痛为主要症状。其特点是腰痛为酸胀痛,呈间歇性,如病情严重则变为持续性。

2. 在腰背部有固定压痛点,该点位置常在肌肉起、止点附近或神经肌肉结合点。在压痛点进行叩击,疼痛反而减轻,这是与深部骨骼疾患的区别之一。

3. 不同的压痛点可产生不同部位的放射痛。临床可据此作腰部损伤与椎间盘脱出症的鉴别诊断。后者放射痛可达同侧下肢腘窝、大腿外侧、小腿外侧及足部。

4. 有单侧或双侧骶棘肌痉挛征,肌收缩显得隆起,由于患侧腰肌收缩,骨盆可以倾斜,腰部显得板硬,起卧床比较费力。

【治疗】

1. 病情较重时,应适当卧床休息,定时改变姿势。必要时可在工作中使用腰围,但休息时则应解除,以免继发废用性肌萎缩,进一步加重腰段脊柱的不稳定。同时还应训练腰部肌的力量,以增加腰肌抵御创伤和应力的能力。

2. 腰部进行物理治疗,是治疗腰部损伤的主要方法。如蜡疗、电疗等。同时可进行推拿按摩治疗。

3. 压痛点可行肾上腺皮质激素注射治疗。

4. 腰部疼痛明显时,可服用非甾体类药物治疗,以缓解肌肉疼痛及抗炎。

二、滑囊炎

滑囊是位于人体摩擦频繁或压力较大部位的一种缓冲结构。其外层为薄而致密的纤维结缔组织,内层为滑膜,平时囊内有少量滑液。由于关节周围结构复杂,活动频繁,故人体滑囊多存在于大关节附近。这类滑囊每人均有,称为恒定滑囊。另一类是为了适应生理和病理的需要而继发的,称继发性滑囊或附加滑囊,如跟腱后滑囊、脊柱后凸畸形处的滑囊等。

【病因及病理】

滑囊炎(bursitis)根据其病因、性质可分为创伤性滑囊炎、化脓性滑囊炎、结核性滑囊炎、类风湿性滑囊炎、痛风性滑囊炎、化学性滑囊炎等。

滑囊炎有急性和慢性之分,以慢性滑囊炎为多见。常与职业有关,例如矿工的髌前和鹰嘴滑囊炎。当滑囊受到过分的摩擦和压迫时,滑囊壁发生轻度的炎症反应,滑液分泌增多,同时液体渗出,使滑囊膨大。急性期囊内积液为血性,以后呈黄色,至慢性期则为黏液。在慢性滑膜炎中,囊壁水肿、肥厚或纤维化、滑膜增生呈绒毛状,有的囊底或肌腱内有钙质沉着,影响关节功能。

【临床表现】

无明显原因在关节或骨突出部位逐渐出现一圆形或椭圆形肿块,缓慢长大伴压痛。在某些关节部位常伴有关节的部分功能障碍,如肩峰下滑囊炎,常常表现为关节部位疼痛,亦可有局部压痛和放射性痛。局部肿块表浅者可触及清楚的边界,有波动感,皮肤无炎症表现。部位深在,边界不清,有时可被误认为是实质性肿瘤。对重要关节部位的滑囊炎若不及时予以治疗,随着滑囊壁的增厚、粘连,关节滑动度将逐渐减小。晚期可见关节部位肌肉萎缩。

【治疗】

1. 避免继续摩擦和压迫,关节予以适当制动并辅以物理治疗后多数可消退。

2. 经穿刺抽出囊内积液,然后注入醋酸泼尼松或康宁克通 A 注射液,加压包扎,多可治愈。

3. 对非手术疗法无效者可考虑做滑囊切除术。

三、狭窄性腱鞘炎

狭窄性腱鞘炎(stenosing tenosynovitis)系指腱鞘因机械性摩擦而引起的慢性无菌性炎症改变。腱鞘分为两层,外层为纤维性鞘膜,内层为滑液膜。滑液膜又分为壁层和脏层。脏壁层两端形成盲囊,其间含有少量滑液,起着润滑和保持肌腱活动度的作用。在日常生活和工作中,由于频繁活动引起过度摩擦,加之某些部位有骨性隆起或肌腱走行方向发生改变形成角度,这样就更加大了肌腱和腱鞘之间的机械摩擦力。这种机械性刺激可使腱鞘在早期发生出血、水肿、渗出等无菌性炎症反应。反复创伤或迁延日久以后,则发生慢性纤维结缔组织增生、肥厚、粘连等变化,腱鞘的厚度可由正常时的 1mm 以内增厚至 2~3mm,由于腱鞘增厚致使腱鞘狭窄。腱鞘与肌腱之间可发生不同程度粘连,肌腱也发生变性。临床表现为局部疼痛、压痛及关节活动受限等。

四肢肌腱凡跨越关节(骨 - 纤维隧道)处均可发生腱鞘炎,如肱二头肌长头腱鞘炎、拇长伸肌腱鞘炎和指总伸肌腱鞘炎、腓骨长短肌腱鞘炎、指屈肌腱腱鞘炎、拇长屈肌腱鞘炎及拇长展肌与拇短伸肌腱鞘炎等。其中以后三种临床最为多见,故在此一并加以叙述。

(一)桡骨茎突部狭窄性腱鞘炎

【病因及病理】

桡骨茎突部有一个窄而浅的骨沟,上面覆以腕背侧韧带,形成一个纤维鞘管。拇长展肌腱和拇短伸肌腱通过此鞘管后折成一定角度分别止于拇指近节指骨和第一掌骨。因此肌腱滑动时产生较大的摩擦力,当拇指及腕部活动时,此折角加大,从而更增加肌腱与鞘管壁的摩擦力,久之可发生腱鞘炎,鞘管壁变厚,肌腱局部变粗,逐渐产生狭窄症状。

【临床表现】

主要表现为桡骨茎突部局限性疼痛,可放射至手、肘或肩臂部,无力提物,活动腕部及拇指时疼痛加重,有时伸拇指受限。检查桡骨茎突处有明显压痛,有时可触及痛性结节。握拳尺偏腕关节时,桡骨茎突处出现疼痛,称为 Finkelstein 试验阳性。

【治疗】

发病早期或症状较轻者应尽可能减少手部活动。症状较重者可采取腱鞘内注射醋酸泼尼松龙,症状多可缓解或消失。如非手术治疗无效,可行桡骨茎突狭窄腱鞘切除术。

(二)手指屈肌腱腱鞘炎

手指屈肌腱腱鞘炎(tenosynovitis of hand flexor tendons)又称扳机指或弹响指。拇指为拇长屈肌腱鞘炎,又称弹响拇。本病可发生于不同年龄,多见于妇女及手工劳动者。任何手指均可发生,但多发于拇指。

【病因及病理】

发病部位在掌骨头相对应的指屈肌腱纤维鞘管的起始部。此处由较厚的环形纤维性腱鞘与掌骨头构成相对狭窄的纤维性骨管。屈指肌腱通过此处时受到机械性刺激而使摩擦力加大,加之该部掌骨隆起,手掌握物时,腱鞘受到硬物与掌骨头两个方面的挤压损伤,逐渐形成环形狭窄。屈指肌腱亦变性形成梭形或葫芦形膨大,因而通过困难,引起患者屈伸活动障碍和疼痛。

【临床表现】

起病多较缓慢,早期在掌指关节掌侧出现局限性酸痛,晨起或工作劳累后加重,活动稍受限,疼痛逐渐发展可向腕部及手指远侧扩散。随着腱鞘狭窄和肌腱变性增粗的发展,肌腱滑动时通过越来越困难,手指屈伸时便产生扳机样动作及弹响。严重时手指不能主动屈曲或交锁在屈曲位不能伸直。检查时在掌骨头掌侧皮下可触及一结节状物,手指屈伸时可感到结节状物滑动及弹跳感,有时有弹响。局部疼痛明显,如狭窄严重时,手指多固定于伸直位不能屈曲或固定于屈曲位不能伸直。

〔治疗〕

早期或症状较轻的病例,可采用非手术疗法,包括减少手部活动尤其是手指屈伸活动、理疗及腱鞘内注射类固醇药物等。一般只注射一次或两次,不可多次注射,以免引起广泛粘连。早期病例,一次注射即可治愈,如未痊愈,间隔一周后再注射一次。非手术治疗无效或反复发作、腱鞘已有狭窄者,应采用手术疗法。

四、腱鞘囊肿

腱鞘囊肿(ganglion)是关节附近的一种囊性肿物,病因尚不清楚。慢性损伤使滑膜腔内滑液增多而形成囊性疝出;或结缔组织黏液退行性变可能是发病的重要原因。目前临床上将手、足小关节处的滑液囊疝(腕背侧舟月关节、足背中跗关节等处)和发生在肌腹的腱鞘囊肿统称为腱鞘囊肿。而大关节的囊性疝出又另命名,如膝关节后方的囊性疝出称腘窝囊肿或Baker囊肿。

〔临床表现〕

1. 本病以女性和青少年多见。腕背、桡侧腕屈肌腱及足背发病率最高,手指掌指关节及近侧指间关节处也常见到。偶尔在膝关节前下方胫前肌腱膜上也可发生这类黏液退行性变囊肿,但因部位较深,诊断较困难。

2. 病变部出现一个缓慢长大肿物,小时无症状,长大到一定程度活动关节时有酸胀感。检查可发现直径0.5~2.5cm的圆形或椭圆形肿物,表面光滑,不与皮肤粘连。因囊内液体充盈,张力较大,扪之如硬橡皮样实质性感觉。如囊颈较小者,略可推动;囊颈较大者,则不易推动,易误诊为骨性肿物。重压肿物有酸胀痛。用粗针头穿刺可抽出透明胶冻状物。

〔治疗〕

腱鞘囊肿有时可被挤压破裂而自愈。临床治疗方法较多,但复发率高。

1. 非手术治疗 囊内容物排出后,在囊内注入药物或留置可取出的无菌异物(如缝扎粗丝线),并加压包扎,使囊腔粘连而消失。通常是在囊内注入醋酸泼尼松龙0.5ml,然后加压包扎。本方法简单、痛苦较少,复发率也较低。

2. 手术治疗 手指腱鞘囊肿一般较小,穿刺困难;其他部位多次复发的腱鞘囊肿均可手术切除。术中应完整切除囊肿,勿留残存囊壁。如系腱鞘发生者,应同时切除部分相连的腱鞘;如系关节囊滑膜疝出,应在根部结扎切除,以减少复发机会。

五、肩关节周围炎

是以肩关节疼痛、主被动活动受限为特征的一种常见的肩关节周围炎症,简称肩周炎,又称冻结肩、凝肩(frozen shoulder)。好发于40~60岁的中老年患者,50岁左右为高发,俗称"五十肩"。本病多为自限性,自然病程半年到2年。凝结肩的病理始发机制仍未明确。

〔病因〕

1. 肩部原因 ①软组织退行性变,对各种外力的承受能力减弱是基本因素;②长期过度活动、姿势不良等所产生的慢性致伤力是主要的激发因素;③上肢外伤后肩部固定过久,肩周组织继发萎缩、粘连;④肩部急性挫伤、牵拉伤后治疗不当等。

2. 肩外因素 如颈椎病、心、肺、胆道疾病发生的肩部牵涉痛,因原发病长期不愈使肩部肌持续性痉挛、缺血而形成炎性病灶,转变为真正的肩周炎。

〔病理〕

肩关节周围炎的病变主要发生在盂肱关节周围,是肩周、肌腱、肌、滑囊及关节囊的慢性损伤性炎症。其中包括:

1. 肌和肌腱 可分两层,外层为三角肌,内层为冈上肌、冈下肌、肩胛下肌和小圆肌四个短肌及其联合肌腱。联合肌腱与关节囊紧密相连,附着于肱骨上端如袖套状,称为旋转肩袖或肩袖。肩袖是肩关节活动时受力最大的结构之一,易于损伤。肱二头肌长头起于关节盂上方,经肱骨结节间沟的骨纤维隧道,此段是炎症好发之处。肱二头肌短头起于喙突,经盂肱关节内前方到上臂,受炎症影响后肌挛缩,影响肩外展、后伸。

2. 滑囊　有三角肌下滑囊、肩峰下滑囊及喙突下滑囊。其炎症可与相邻的三角肌、冈上肌腱、肱二头肌短头相互影响。

3. 关节囊　盂肱关节囊大而松弛,肩活动范围很大,故易受损伤。

病程可分为三期,急性期、僵硬期和缓解期。急性期为肩关节周围水肿,渗出性关节炎,此期持续数周;僵硬期为肩关节内存在纤维素性关节炎,伴随上述结构的增生、粗糙及关节内、外粘连,从而产生疼痛和功能受限,此期持续 3~12 个月;缓解期,纤维素性炎症逐渐吸收,肩关节僵硬症状逐渐减轻,大多数患者功能恢复正常或接近正常,如果关节周围粘连变得非常紧密,此时疼痛消失,但功能障碍却难以恢复。

〔临床表现〕

本病女性多于男性,左侧多于右侧,亦可两侧先后发病。临床以其活动时疼痛、功能受限为其临床特点,临床检查发现肩关节主被动活动明显受限,最先受限的动作为内旋,患肢不能够到与对侧相同高度。

1. 急性期　表现为肩关节疼痛、活动受限,疼痛常为肩关节运动中加重原来的慢性不适,可以在夜间出现,初期尚能指出疼痛点,随病程延长,疼痛范围逐渐扩大,并牵涉到上臂中段,并导致肩关节活动逐渐受限。如欲增大活动范围,则引起剧烈锐痛。压痛广泛,冈上肌腱、肱二头肌长、短头肌腱及三角肌前、后缘均可有明显压痛。肩关节以外展、外旋、后伸受限最明显,少数人内收、内旋亦受限,但前屈受限较少。

2. 僵硬期　肩关节在各个方向上的活动均受限明显,此阶段疼痛逐渐减轻,可逐渐在受限的范围内无痛的活动患肢,但超出受限的范围活动仍会导致明显的疼痛。患者梳头、穿衣、托物等动作皆感困难。可观察到冈上肌、冈下肌和三角肌的萎缩。X 线平片可见骨质疏松表现。

3. 缓解期　肩关节僵硬症状可逐渐减轻,大多数患者的功能恢复正常或接近正常,肌肉的萎缩需要较长时间的锻炼才能完全恢复。年龄较大或病程较长者,X 线平片可见到肩部骨质疏松或冈上肌腱、肩峰下滑囊钙化征。

〔鉴别诊断〕

1. 颈椎病　神经根型颈椎病可因 C_5 神经根受到刺激出现肩部疼痛,而长时间疼痛、肌痉挛又可导致慢性损伤性炎症。故颈椎病可有肩部症状,也可继发肩周炎。两者主要鉴别点是颈椎病时单根神经损害少,往往有前臂及手的根性疼痛,且有神经定位体征。此外,头颈部体征多于肩周。

2. 肩部肿瘤　肩部肿瘤虽较其他疾病少见,但后果严重。临床上有时将中老年人的肩痛长期以肩周炎或颈椎病治疗,从而延误诊断。因此,凡疼痛进行性加重,不能用固定患肢方法缓解疼痛,并出现轴向叩痛者,均应摄片检查,以除外骨肿瘤。

〔治疗〕

肩周炎有其自然病程,但若不配合治疗和功能锻炼,即使自愈也将遗留不同程度的功能障碍。

根据疾病的不同时期治疗方法侧重不同,多采用非手术治疗。急性期疼痛明显,治疗原则是止痛、解痉。可使用非甾体类止痛药、肌松药对症治疗,使用三角巾制动,痛点局限时,可局部注射皮质激素和布比卡因的混合液,能明显缓解疼痛。僵硬期关节挛缩重,疼痛轻,治疗原则为在止痛的前提下进行功能锻炼,增加关节的活动度。可做上肢划圈、甩手和贴墙双手交替摸高练习。配合理疗、针灸、适度的推拿按摩,可改善症状,对于严重的功能受限者可行麻醉下手法推拿术,也可行关节镜松解术,能较快地改善关节的活动度。肩外因素所致肩周炎除局部治疗外,还需对原发病进行治疗。

第二节　神经卡压综合征

一、周围神经卡压综合征

周围神经在其行径中,经过某些骨纤维隧道或跨越腱膜、穿过筋膜处,其活动空间均受到明显限制。当这些隧道、腱膜、筋膜由于各种原因狭窄、增生、肥厚、粘连等均可使经过该处的神经被挤压,继而可使神经传导功能障碍,严重者可变成永久性神经功能障碍。这种现象并不少见,临床称之为周围神经卡压综合征(entrapment syndrome of peripheral nerve)。根据受压神经的部位不同,组成纤维成分不同,其功能障碍表现亦各异。有的为单纯感觉障碍,如股外侧皮神经卡压综合征;有的为单纯运动障碍,如前臂旋后肌卡压综合征;也有的同时有感觉、运动障碍,如肘管综合征、腕管综合征、跗管综合征等。

二、胸廓出口综合征

胸廓出口综合征(thoracic outlet syndrome)是指在左右第1肋骨所包围的胸廓出口处,臂丛和锁骨下血管遭受压迫而引起的综合征。可在胸廓出口处引起压迫的结构有颈肋、第1肋骨和锁骨,有时第2肋骨也可构成骨性压迫。前斜角肌、中斜角肌、锁骨下肌、胸小肌等均可构成肌性压迫。根据本综合征产生的原因,可分为五类:①颈肋综合征;②前斜角肌综合征;③肋锁综合征;④第1肋骨综合征;⑤过度外展综合征。颈肋与前斜角肌综合征最为常见。二者的发病机制、临床症状和处理方法相似,所不同的是,前者有颈肋而后者则没有。二者常同时存在,故本节一并叙述。

【病因】

前斜角肌起自第3~6颈椎横突前结节,向前下偏外走行,止于第1肋骨前端上缘、锁骨下动脉沟前方的前斜角肌结节。中斜角肌多数起自所有颈椎横突后结节,少数起自第2~7或3~7或3~6颈椎横突后结节,向下外止于第1肋骨上面锁骨下动脉沟的后方或后外方。前斜角肌的前面近止点处有锁骨下静脉跨过。前斜角肌、中斜角肌与第1肋骨构成一个三角形的间隙,锁骨下动脉和臂丛在前斜角肌之后,从此三角形间隙穿出进入锁骨下。在正常情况下,呼吸时前斜角肌收缩,将第1肋骨上提,由于该三角间隙较大,神经血管有活动余地,不致引起症状。

【临床表现】

颈肋与前斜角肌综合征,主要是臂丛和锁骨下动脉受压而表现出的症状。

1. 神经受压表现　患者自觉患侧颈肩部疼痛、酸胀无力、刺痛,或有烧灼感和麻木感,疼痛和麻木向肘部、前臂及手的尺侧放射。主要表现为骨间肌、鱼际肌瘫痪,并有不同程度的肌萎缩,少数病例有大鱼际或前臂肌力减退。前臂及手部尺侧感觉障碍。大部分病例前斜角肌紧张试验阳性,检查方法为:头转向健侧,颈部过伸,同时将患侧手臂向下牵拉,患肢麻痛加重并向远侧放射即为阳性。

2. 血管受压表现　患者平时一般无患肢严重循环障碍,仅部分病例自觉患手发凉。当高举两手时患手变白,温度下降,桡动脉搏动细弱或摸不到。两手放下时,患手可明显充血。约70%的患者上述上肢高举试验为阳性。

Adson试验是查明血管是否受压的一种检查方法。其方法如下:患者端坐,两手置于膝上,头转向患侧,下颌抬起使颈伸直。嘱患者深吸气后屏气,此时检查患肢桡动脉搏动。如桡动脉搏动减弱或消失,则Adson试验为阳性。

3. 局部表现　患侧锁骨上区饱满,大部分患者可触及前斜角肌紧张增厚,有颈肋者可触及骨性隆起,并有局部压痛和向患肢放射痛。

4. X 线检查　颈椎正位 X 线片,可显示有无颈肋,为一侧或两侧、完全或不完全颈肋。

【诊断和鉴别诊断】

根据上述临床表现,对症状、体征和 X 线片进行全面综合分析不难作出诊断。本病应与下列疾病进行鉴别。

1. 颈椎间盘突出症和颈椎病　颈椎间盘突出症常有外伤史,多局限于一个神经根,头部加压时有放射痛,颈部、棘突旁有压痛及放射痛,无血管受压体征。颈椎病症状有时与颈肋和前斜角肌综合征相似。但颈椎病时颈椎间有压痛,且无血管受压表现,X 线片显示颈椎间隙变窄,并有退行性改变。

2. 创伤性尺神经炎　手尺侧感觉减退或小鱼际、骨间肌萎缩与本征相似,但颈肩部不痛,触摸尺神经沟饱满、变浅,而尺神经变性粗大,叩击尺神经沟有麻痛触电感,Tinel 征阳性。

3. 腕管综合征及尺侧腕管综合征　正中神经或尺神经受累,症状局限于手部。压迫腕管或尺侧腕管时,可引起正中神经或尺神经支配区麻痛,夜间症状加重。

4. 雷诺综合征　本病虽可有雷诺综合征的一些表现,如肢端发绀、麻木、苍白、疼痛等,但多为一侧。而雷诺综合征总是两侧发病,是与本病的区别。

【治疗】

1. 非手术治疗　如症状较轻,无神经损伤症状,可试行非手术治疗。适当休息,悬吊上肢,不提重物,前臂可作搭肩活动。局部热敷、按摩,前斜角肌内行普鲁卡因封闭。试行 1 个月左右,如症状加重,影响生活与工作,应行手术治疗。

2. 手术治疗　如非手术治疗无效,症状较重,有感觉减退、肌力减弱,尤其是肌肉萎缩等神经损伤症状,应尽早手术。手术的目的是解除对神经血管的压迫,切断前斜角肌,切除颈肋及纤维束带,有时还需切断中斜角肌,必要时可作神经外松解术。仅行前斜角肌切断及颈肋部分切除术即可,不必切除第 1 胸肋。此手术简单,合并症少。近年来国内外也有学者主张经腋路行第一肋骨切除术,以此作为胸廓出口综合征的主要手术方式。但该手术较前者复杂,有人报道其气胸发生率高达 10.1%。

三、腕管综合征

腕管综合征(carpal tunnel syndrome)是正中神经在腕管内受压而表现出的一组症状和体征。是周围神经卡压综合征中最常见的一种。腕管由腕骨构成底和两侧壁,其上为腕横韧带覆盖成一个骨、纤维隧道。腕管内有拇长屈肌腱,2~4 指的屈指深、浅肌腱和正中神经通过。正中神经最表浅,位于腕横韧带与其他肌腱之间。拇长屈肌腱被桡侧滑囊包裹,其他肌腱为尺侧滑囊包裹。当腕关节掌屈时,正中神经受压,同时用力握拳,则受压更剧。正中神经出腕管后分支支配除拇内收肌以外的大鱼际诸肌,第 1、2 蚓状肌,及桡侧 3 指手掌、指皮肤感觉。

【病因】

一切外源性压迫、管腔本身变小及腔内容物增多、体积变大等因素均是诱发本病的原因。

1. 外源性压迫　腕管外对腕管产生的压迫只能来源于掌侧的腕横韧带浅面,而此处仅有皮肤和皮下组织。虽然皮肤严重瘢痕或良性肿瘤均可是病因之一,但却很少见到。

2. 管腔本身变小　腕横韧带可因内分泌病变(肢端肥大症、黏液性水肿)或外伤后瘢痕形成而增厚;腕部骨折、脱位(桡骨下端骨折、腕骨骨折和月骨周围腕脱位等)可使腕管后壁或侧壁突向管腔,使腕管狭窄。

3. 管腔内容物增多、体积增大　腕管内腱鞘囊肿、神经鞘膜瘤、脂肪瘤、外伤后血肿机化,以及滑囊炎、屈指肌肌腹过低、蚓状肌肌腹过高等,都将过多占据管腔内容积,而使腕管内各种结

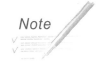

构相互挤压、摩擦,从而刺激、压迫正中神经。

4. **其他** 某些患者(如木工、厨工等)虽然没有上述原因,但由于长期过度用力使用腕部而发病。因腕管内压力在过度屈腕时为中立位的 100 倍,过度伸腕时为中立位的 300 倍,这种压力改变亦是正中神经发生慢性损伤的原因。

【临床表现】

1. 中年女性多见,如为男性患者,则常有职业病史。本病的双侧发病率可高达 30% 以上,其中绝经期女性占双侧发病者的 90%。

2. 患者首先感到桡侧三个手指指端麻木或疼痛,持物无力,以中指为甚。夜间或清晨症状最重,适当抖动手腕症状可以减轻。有时疼痛可牵涉到前臂,但感觉异常仅出现在腕下正中神经支配区。

3. 患者拇、示、中指有感觉过敏或迟钝。大鱼际肌萎缩,拇指对掌无力。腕部正中神经 Tinel 征阳性。屈腕试验(Phalen 征)阳性率 70% 左右。检查方法为:让患者屈肘、前臂上举,双腕同时屈曲 90°,1 分钟内患侧即会诱发出神经刺激症状。腕管内有炎症或肿块者,局部可隆起、有压痛或可触及肿块边缘。

4. 大鱼际肌肌电图检查及腕 - 指的正中神经传导速度测定可显示神经损害征。

【诊断和鉴别诊断】

本病主要与各种原因所致腕上正中神经慢性损害鉴别,其中常见者为颈椎病的神经根型。此时应注意腕管综合征的体征在腕以远,而颈椎病的神经根损害除手指外,尚有前臂屈肌运动障碍,屈腕试验及腕部 Tinel 征均阴性。电生理检查两者有明显的区别。

【治疗】

1. 早期腕关节制动于中立位。非肿瘤和非化脓性炎症者可在腕管内注射醋酸泼尼松龙,通常可收到较好效果。应注意不能将药物注入正中神经内,否则可能因类固醇晶体积累而产生化学性炎症,反而加重症状。

2. 对腕管内腱鞘囊肿、病程长的慢性滑膜炎、良性肿瘤及异位的肌腹应手术切除。

3. 由于腕管壁增厚、腕管狭窄者可行腕横韧带切开减压术。

4. 手术中发现正中神经已变硬或局限性膨大时,应行神经松解术,将神经外膜切开、神经束间瘢痕切除。

对于腕管综合征的所有手术治疗,目前均可在腕关节镜下进行。此方法具有切口小、创伤小、恢复期短、疗效确切等优点,临床应予积极采用。

第三节 骨与软骨慢性损伤

一、肱骨外上髁炎

肱骨外上髁炎是伸肌总腱起点处的一种慢性损伤性炎症。因网球运动员易患此病,故称"网球肘"(tennis elbow)。

【病因及病理】

1. 在前臂过度旋前或旋后位,对肱骨外上髁处的伸肌总腱起点产生较大张力,如长期反复这种动作即可引起该处的慢性损伤。因此,凡需反复用力活动腕部的职业和生活动作均可导致这种损伤,如网球、羽毛球、乒乓球运动员,钳工、瓦工、厨师和家庭妇女等。

2. 肱骨外上髁炎的基本病理变化是慢性损伤性炎症。虽然炎症较局限,但其炎症的范围在每个患者却不尽相同:有的仅在肱骨外上髁尖部,是以筋膜、骨膜炎为主;有的在肱骨外上髁与桡骨头之间,是以肌筋膜炎或肱桡关节滑膜炎为主。

Note

【临床表现】

患者逐渐出现肘关节外侧痛,在用力握拳、伸腕时加重以致不能持物。严重者拧毛巾、扫地等细小的生活动作均感困难。检查时,仅在肱骨外上髁、桡骨头及二者之间有局限性、极敏锐的压痛,皮肤无炎症,肘关节活动不受影响。

【治疗】

1. 限制以用力握拳、伸腕为主要动作的腕关节活动。

2. 封闭疗法　压痛点注射醋酸泼尼松龙 1ml 和 2% 利多卡因 1~2ml 的混合液,一般可取得极佳的近期效果。

3. 对不能间断训练的运动员要适当减少运动量,同时在桡骨头下方伸肌上捆扎弹性保护带,以减少肌腱起点处的牵张应力。

4. 对非手术治疗效果不佳者可施行伸肌总腱起点剥离松解术或卡压神经血管束切除术。

二、髌骨软骨软化症

髌骨是全身最大的籽骨,上极与股四头肌腱相连,下极由髌韧带固定于胫骨结节。其关节面与股骨内、外髁相互形成髌股关节,膝关节屈伸时髌骨在股骨内、外髁间由近到远呈 "S" 形滑动。髌骨软骨软化症(chondromalacia patellae)是髌骨软骨面因慢性损伤后,软骨肿胀、侵蚀、龟裂、破碎、脱落,最后与之相对的股骨髁软骨也发生相同病理改变,而形成髌股关节的骨关节病。

【病因】

1. 先天性髌骨发育障碍、位置异常及股骨髁大、小异常;或后天性膝关节内、外翻,胫骨外旋畸形等,均可使胫骨不稳定,在滑动过程中髌股关节面压应力集中于某点,成为慢性损伤的基础。

2. 膝关节长期用力、快速屈伸,增加髌股关节的磨损,如自行车、滑冰运动员的训练是本病的常见原因。

3. 髌骨软骨的营养主要来自关节滑液,各种原因所致滑液成分异常,均可使髌骨软骨营养不良,易受到轻微外力而产生退行性变。

【临床表现和诊断】

1. 青年运动员较多见。初期为髌骨下疼痛,开始训练时明显,稍加活动后缓解,过久训练又加重,休息后渐消失。随病程延长,疼痛时间多于缓解时间,以致不能下蹲,上、下阶梯困难或突然无力而摔倒。

2. 髌骨边缘压痛。伸膝位挤压或推动髌骨可有摩擦感,伴疼痛。单纯髌骨软骨损害时,无关节积液,后期形成髌股关节骨关节病时,可继发滑膜炎而出现关节积液,此时浮髌试验阳性。病程长者有股四头肌萎缩。

3. X 线片早期无异常,晚期可见髌骨边缘骨赘形成,髌股关节面不平滑或间隙狭窄。X 线片尚可发现部分病因,如小髌骨、高位髌骨或股骨外髁低平等畸形。

4. 放射性核素骨显像检查时,侧位显示髌骨局限性放射性核素浓聚,有早期诊断意义。

【治疗】

以非手术治疗为主。

1. 出现症状后,首先制动膝关节 1~2 周,同时进行股四头肌抗阻力锻炼,以增加膝关节稳定性。

2. 肿胀、疼痛突然加剧时,应行冷敷,48 小时后改用湿热敷和理疗。

3. 抗炎药中 "氨糖美辛" 含氨基葡萄糖,有助于软骨中蛋白黏多糖的合成。口服 0.2~0.4g 每日 2 次。既可止痛,又有利于软骨修复。

4. 关节内注射醋酸泼尼松龙虽然可以缓解症状,但由于抑制糖蛋白、胶原的合成,对软骨修复不利,故应慎用。

5. 严格非手术治疗无效且有先天性畸形者可手术治疗。手术目的:①增加髌骨在关节活动过程中的稳定性,如外侧关节囊松解术、股骨外髁垫高术等;②刮除髌骨关节软骨上面较小的侵蚀病灶,促进修复;③髌骨关节软骨已完全破坏者,可用髌骨切除方法减轻髌股关节骨关节病的发展,但术后膝关节明显无力,难以继续其运动生涯。

本章小结

运动系统慢性损伤是临床常见伤病。多为机体长期受到局部应力,超越代偿,累积、迁延而形成慢性损伤。软组织慢性损伤,骨与软骨慢性损伤,神经卡压损伤是常见的损伤类型。局部长期慢性疼痛,特定压痛点和(或)肿块,过劳及职业史为其特点。限制致伤应力,积极理疗,合理使用激素和止痛药物,适时地给予手术,积极而不失恰当地进行功能锻炼,采取多种措施进行综合治疗。

思考题

1. 常见的运动系统慢性损伤主要包括哪些疾病,其典型的临床表现是什么?
2. 常见的运动系统慢性损伤的治疗原则和措施包括哪些?

(冯世庆)

参考文献

1. 陈孝平. 外科学. 北京:人民卫生出版社,2005.
2. 冯世庆,郭世绂,王沛,等. 肩关节动态造影下液压扩张手法松解治疗冻结肩. 中华骨科杂志,2003,23(7):423-426.
3. Tamai K,Akutsu M,Yano Y. Primary frozen shoulder:brief review of pathology and imaging abnormalities. J Orthop Sci,2014,19(1):1-5.

Note

第十八章　骨　坏　死

　　骨坏死又称骨缺血坏死、无菌性坏死，其特征性病理学改变为由于血液供应受阻而导致的骨细胞死亡。股骨头是最常见的受损坏死部位，其次为股骨髁和肱骨头坏死，较少累及踝骨、腕舟骨和足舟骨。

　　国际骨循环研究会（Association Research Circulation Osseous，ARCO）及美国骨科医师学会（American Academy of Orthopaedic Surgeons，AAOS）将骨坏死定义为：由于各种原因致骨组织血供中断或受损，从而引起骨细胞及骨髓成分死亡及随后的修复，继而导致骨结构改变，出现关节功能障碍的疾病。

第一节　股骨头缺血性坏死

　　股骨头坏死是指由于不同病因破坏了股骨头血液供应，导致股骨头发生部分或完全性缺血，骨结构成分包括骨细胞、骨髓造血细胞及脂肪细胞坏死的病理过程，是临床常见疾病。常见的类型有：激素性股骨头坏死、酒精性股骨头坏死、外伤性股骨头坏死。该病多见于 30~50 岁人群，约有半数累及双侧股骨头。早期因症状和体征不明显，容易误诊、漏诊。中、晚期股骨头塌陷造成骨关节炎，病残率很高。近年来本病的发病率呈逐年上升的趋势，因此越来越引起临床医生的重视。

【病因及病理】

　　尽管股骨头坏死具体发病机制仍不十分明确，但大量研究表明，股骨头坏死的发生与激素使用、长期大量饮酒、基因突变、HIV 感染、血红蛋白疾病、地中海贫血以及与血液促凝血酶原激酶释放有关的妊娠、恶性肿瘤、肠炎、放射线照射、家族遗传性高凝疾病等密切相关。

　　当人体暴露于上述相关危险因素下，体内产生高凝低纤溶状态、骨髓基质细胞代谢紊乱、胶原代谢异常、骨内压增高、股骨头内骨氧分压降低等病理生理改变，最终发生股骨头坏死。针对这些病理生理改变，学界有各种不同骨坏死学说，但目前仍有争议，骨坏死的病因和发病机制仍未完全阐明。但不管何种因素引起的骨坏死，其病理过程是相似的，即早期表现为细胞坏死，中、晚期表现为坏死与修复共存。

【临床表现】

　　最常见的临床表现为腹股沟深部疼痛，活动、负重时疼痛出现或加重，休息后缓解。至股骨头塌陷，疼痛可加重，伴关节活动受限。早期物理检查可无阳性体征或仅有髋内旋时诱发髋关节疼痛。受累关节活动度减小、疼痛步态和活动时关节内有弹响感等体征时，表明股骨头坏死已经发展至中、晚期，头已经发生塌陷。

【影像学检查】

　　1. X 线片　X 线检查对确定股骨头坏死的临床分期和制订最佳治疗方案，有一定的意义。通常拍摄骨盆正位及双髋正斜位 X 线片。X 线片对股骨头坏死的早期（Ficat 0，Ⅰ期）诊断困难，Ficat Ⅱ期以上的病变可显示头内囊性变，边缘硬化带、软骨下骨折及股骨头塌陷等。

　　股骨头坏死 X 线片表现主要改变包括（图 18-1）：①股骨头内密度改变，骨小梁紊乱；②可见头内囊性变或新月征（+）；③坏死与正常骨之间有分界明显的硬化带；④股骨头塌陷。

Note

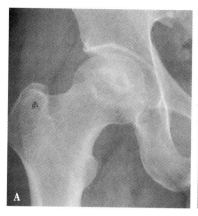
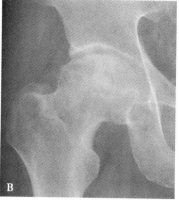

图 18-1

A. 右股骨头坏死,头内可见囊变,周围硬化带,界线清楚;B. 病情进行性
发展,股骨头塌陷

2. MRI 检查　　MRI 是本病最敏感、最早期的检查方法。早期发现股骨头坏死灵敏度和特
异性分别达 99% 和 98%。它可以鉴别坏死范围和程度,可以发现不同程度的骨髓水肿及关节
内积液,T1 和 T2 相上可见股骨头局限坏死区和正常骨质之间可见线样低信号改变,此即称为线
样征(图 18-2)。同时还可根据坏死范围指数对股骨头塌陷进行预测。对于有股骨头坏死诱发
因素的患者,出现髋关节疼痛、活动障碍,X 线或 CT 未发现坏死征象时,应行 MRI 明确诊断。

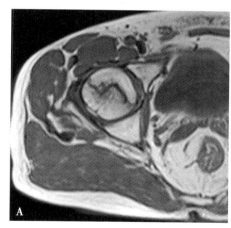
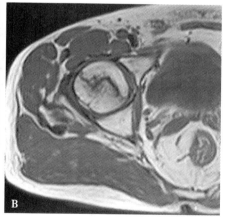

图 18-2

A、B. 右股骨头坏死在 MRI 的 T1 和 T2 相均可见局限坏死区和正常骨质之间线样低信
号改变

3. CT 检查　　CT 检查对于确定股骨头塌陷、软骨下骨骨折等骨结构改变方面要优于其他检
查方法。它可以从冠状面和矢状面揭示微小病灶,有较高的分辨率,可以做出早期诊断。但没
有 MRI 敏感,更多的是了解股骨头内坏死面积大小,以及是否有早期塌陷表现。

4. 骨扫描　　骨扫描以前多用于影像学检查阴性但有高度怀疑股骨头坏死的高危人群的检
查。通常股骨头坏死骨扫描呈冷区。骨扫描对于诊断股骨头坏死价值不大,缺乏灵敏度和特异性。

【诊断和鉴别诊断】

当患者出现髋部、腹股沟区疼痛,并且活动时疼痛加重,关节功能受限,而且既往有糖皮质
激素应用史,或饮酒史,中青年人群,应高度怀疑有股骨头坏死的可能性。一般结合病史、体征
和影像学检查,特别是 MRI 检查,即可明确诊断。特别注意的是,糖皮质激素、酒精等因素诱发

Note

的股骨头坏死 70%~80% 为双侧累及,当 X 线发现一侧有股骨头坏死,而对侧正常时,应接受髋关节 MRI 检查,明确或排除对侧发生股骨头坏死的可能。

本病注意与下列疾病相鉴别:

1. 髋关节发育不良继发骨关节炎　髋关节发育不良女性多见,起病缓,病程长,疼痛呈渐进性加重。相比而言,股骨头坏死病情发展迅速,往往数月至 1 年股骨头即出现塌陷,出现肢体不等长,活动明显受限等。X 线片检查有利于鉴别,髋关节发育不良患者头臼包容欠佳、甚至脱位、股骨头扁平,可有多个囊性变,但股骨头不会发生塌陷。

2. 髋关节感染性病变　髋关节急性化脓性关节炎多急性起病,可伴有高热、寒战等全身中毒症状。患髋疼痛通常较剧烈,拒动和活动受限。注意发病前有无外伤、穿刺、感染病史。髋关节结核多起病隐匿,发展缓慢,初期表现不典型,病情发展可伴有低热,盗汗,乏力,食欲差,消瘦等全身表现;病变发展至后期患髋疼痛明显,常放射至膝,髋关节多呈屈曲、内收、内旋畸形。此时往往病程已达数月甚至更长。相较于这两种病变而言,股骨头坏死属于非感染性疾病,通常血沉、CRP 正常,MRI 改变局限于股骨头内,髋关节周围软组织无累及。

【分期及分期治疗】

股骨头坏死分期的目的是帮助选择合适的治疗方法。1973 年 Marcus 首先根据病情变化规律,从轻到重,提出股骨头坏死的影像学分期方法。在此基础上后来出现多种修改方法。Mont 等通过比较文献后发现,85% 的学者使用 Ficat 分期和 ARCO 分期。

1. Ficat 分期　1980 年 Ficat 和 Arlet 综合分析股骨头坏死患者的 X 线表现、骨扫描和关节功能等方面的表现后提出,分为四期(图 18-3,图 18-4),并于 1985 年对该分期方法进行修订,增

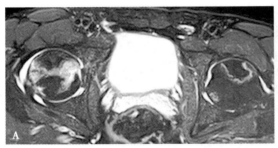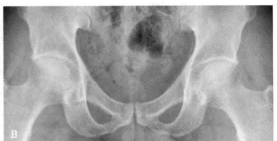

图 18-3
A. Ficat I 期,X 线片未见异常;B. MRI 示股骨头内骨髓水肿,地图样改变

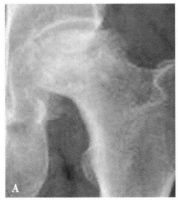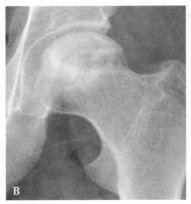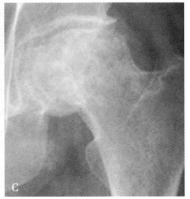

图 18-4　从左至右
A. Ficat Ⅱ期,股骨头内大面积囊性变,周围硬化;B. Ficat Ⅲ期,负重区塌陷,病程短,病变仅累及股骨头,关节间隙和髋臼侧未见异常;C. Ficat Ⅳ期,股骨头坏死终末期,股骨头丧失正常形态,关节间隙变窄,髋臼软骨下骨硬化,髋臼骨赘形成

Note

加了 0 期。此分期方法不强调对坏死范围的测量和定量检查,因此简单易用且有效,临床使用广泛。详见表 18-1。

表 18-1　Ficat 分期法

分期	影像学特征
0	无临床症状和体征,X 线及骨扫描正常
Ⅰ	有症状和体征,但 X 线及骨扫描正常,MRI 可见信号强度改变,骨髓水肿
Ⅱ	X 线片已有骨密度降低、囊性变、骨硬化等表现,但股骨头形态正常
Ⅲ	X 线片可见股骨头塌陷变平,但关节间隙仍保持正常
Ⅳ	X 线片可见关节间隙狭窄,髋臼有异常改变

2. ARCO 分期　　Ficat 分期基于股骨头骨结构改变,简单、易于掌握,缺点是对坏死面积、部位无定量标准。而股骨头坏死病变范围、部位与治疗方法选择、预后密切相关,因此国际骨循环研究会(Association Research Circulation Osseous,ARCO)将骨坏死的定性和坏死区的定量综合在一起得出 ARCO 分期标准,详见表 18-2。

表 18-2　股骨头坏死 ARCO 分期

0 期	骨髓活检证实股骨头坏死,其他检查项目正常
Ⅰ 期	Ⅰ期:核素骨扫描或(和)MRI 阳性
Ⅰa	MRI 示股骨头坏死范围 <15%
Ⅰb	MRI 示股骨头坏死范围 15%~30%
Ⅰc	MRI 示股骨头坏死范围 >30%
Ⅱ 期	X 线片异常(股骨头内密度改变、骨硬化线、囊变、骨小梁稀疏紊乱);X 线片或 CT 无塌陷指征,核素骨扫描和 MRI 阳性,髋臼无改变
Ⅱa	MRI 示股骨头坏死范围 <15%
Ⅱb	MRI 示股骨头坏死范围 15%~30%
Ⅱc	MRI 示股骨头坏死范围 >30%
Ⅲ 期	新月征
Ⅲa	新月征范围 <15%,或 CT 示股骨头塌陷 <2mm
Ⅲb	新月征范围 15%~30%,或 CT 示股骨头塌陷 2~4mm
Ⅲc	新月征范围 >30%,或 CT 示股骨头塌陷 >4m
Ⅳ 期	X 线片显示股骨头变扁,关节间隙变窄,髋臼出现硬化、囊变和骨赘

注:0 期股骨头坏死属于股骨头坏死的超早期,所有的影像学检查均无阳性表现,但患者的股骨头内的确发生了缺血性坏死病理性变化。这种情况临床很难发现,偶可见于高危人群的检测或发现一侧股骨头坏死后对另一侧股骨头的穿刺活检检查

3. 股骨头坏死的分期治疗　　成人股骨头缺血性坏死的治疗中首先应该明确诊断、分期、病因等因素,同时也要考虑患者的年龄、身体一般状况、单髋或双髋受损,以便选择最佳的治疗方案。常用的治疗方法可分为非手术治疗和手术治疗。

(1)非手术治疗:适用于病变为无临床症状的 Ficat Ⅰ、Ⅱ期的患者,病变范围越小,越容易修复。非手术治疗原则是:积极治疗原发疾病,消除外源性致病因素,如酒精、激素等,同时减少或避免负重,以利于股骨头的自身修复。治疗目标是重建或修复股骨头的血运,促进坏死骨的修复,防止病情的进一步发展。

非手术治疗法包括:

1)一般治疗:包括停止服用激素、戒酒等针对发病原因的治疗,以及牵引、减少或禁止负重、

理疗、非甾体消炎镇痛药等对症治疗,有助于减轻症状,促进修复。

2) 药物治疗:微血管扩张药物为常用药,主要用于改善局部微循环。中药适用于早期或中晚期患者的配合治疗,以活血化淤为主。

也有学者尝试高压氧疗和介入治疗,对股骨头坏死有一定的治疗效果。非手术治疗中,应定期检查拍摄 X 线片,监测康复效果,直至病变完全愈合后才能重新负重。

(2) 手术治疗:目前,手术治疗是成人股骨头缺血性坏死的主要治疗手段,方法较多,具体手术方式选择取决于病程分期,可分为以下几种。

1) 髓芯减压及植骨术:适用于股骨头缺血的早期,头的外形完整,且无新月征时,ARCO I~Ⅱ期。其操作简单,透视下环钻于大转子下通过股骨颈钻至股骨头软骨下 4~5mm,取出骨栓,刮除坏死组织,肝素盐水冲洗后充填骨条。(图 18-5)

2) 骨移植术:分为不带血管和带血管蒂两种。不带血管蒂的骨移植术可用于 ARCO Ⅱ、Ⅲa/b 期,去除头内坏死骨,用自体松质骨和皮质骨填充,起减压、支撑和骨诱导作用。带血管蒂的骨移植术甚至在 ARCO Ⅲc 期患者中尝试,填入带血运的皮质骨起支撑作用。其良好血运可满足股骨头血供,加速骨愈合。

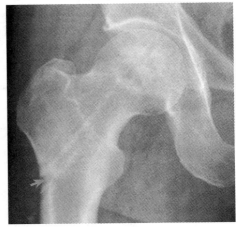

图 18-5 右股骨头坏死钻孔减压术后,可见经股骨颈直达股骨头坏死区域的钻孔隧道(↟)

3) 髋关节表面置换术:适合于年轻,Ficat Ⅲ 期,病变尚未累及髋臼,且坏死塌陷面积小,不影响表面置换股骨头固定的患者。

4) 全髋关节置换术:主要用于 Ficat Ⅲ ~ Ⅳ 期,即大面积的骨坏死和严重的关节面塌陷阶段。可根据患者年龄、骨质情况、全身状况和活动量选择假体类型和固定方式。

第二节 手足骨坏死

一、月骨坏死

月骨坏死在临床上并不少见,是导致腕关节疼痛、功能障碍的主要疾病之一。从事体力劳动,工作中经常需使腕关节强度背伸,同时又常受到外力自手掌向腕部冲击或工作时需经常手握高频震动工具者,如木工、锻工、搬运工、铆工或使用风钻的工种等,易发生腕月骨坏死。好发于 18~24 岁青年,体力劳动者多见,右侧多见。

【病因及病理】

腕月骨无菌性坏死的病因尚未完全明确,目前大致存在两种学说,即外因学说和内因学说。外因学说认为月骨坏死与慢性损伤、骨折有关。认为由于腕关节的反复微损伤导致月骨附着韧带损伤及滋养血管断裂、闭锁,发生月骨缺血改变,进一步发展出现月骨缺血坏死。内因学说认为,本病与尺骨末端较桡骨相对过短,桡骨作用于月骨的应力增加有关,长期的应力作用,导致月骨劳损,滋养动脉损伤,出现无菌性坏死。

骨坏死发生后,坏死骨质逐渐被吸收并被新骨所代替,出现囊性改变,其中充满纤维组织和死骨碎屑。关节面多退化并为关节软骨所代替,重建后的月骨变窄,外形不规则,日久可引起腕关节退行性改变。

【临床表现】

常有外伤或劳损病史,患者多为男性青年。腕部肿胀和疼痛常向前臂放射,局部有轻度肿胀及压痛,腕关节活动受限,尤以腕背伸活动时受限最明显,被动过伸中指的掌指关节也可引起局部疼痛,第2、3掌骨头有纵向叩击痛,第3掌骨头低于相邻两个掌骨头高度。

【影像学检查】

1. X线片　在症状出现数月后方有改变,表现为骨密度增高,关节间隙变窄,周围腕骨骨质疏松。可发生囊性吸收及囊肿形成。数年后,骨密度可恢复正常,但骨外形不规则,囊肿也可持续存在(图18-6)。

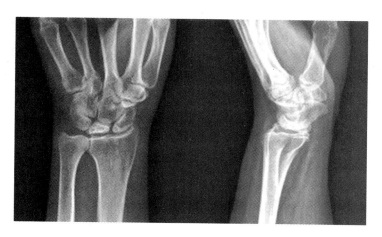

图18-6　腕关节正位X线片见月骨密度增加,侧位见月骨塌陷

2. 放射性核素 ^{99m}Tc 骨扫描　对本病是一种有效的诊断方法,尤其在X线片诊断不明确时更具有诊断意义。一般需双侧对比扫描后,方可进行诊断(图18-7)。

3. MRI检查　可早期诊断本病,对于X线片无任何发现的I期病例,MRI图像上可出现明确的低信号区改变(图18-8)。

【诊断及鉴别诊断】

腕月骨坏死的诊断,主要依靠临床症状与体征。临床腕骨痛、运动痛,运动受限,尤以背伸比掌屈明显,局部压痛,握力减低,局部肿胀,功能障碍,伴正中神经卡压症。X线平片月骨示骨小梁不规则、萎缩、密度增高、囊变、节裂、变形等。MRI、ECT检查能早期诊断。注意与月骨结核相鉴别,影像学上月骨结核出现骨质破坏和周围关节间隙变窄,常同时侵犯其他腕骨。

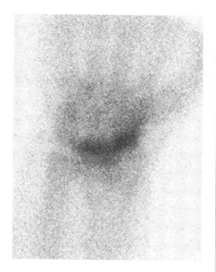

图18-7　左手骨扫描示月骨、舟骨区域核素明显浓聚,提示月骨和舟骨坏死

【分期及分期治疗】

文献中对本病多采用Lichtman分期分为4期。I期:月骨结构保持正常,但存在线状骨折或压缩骨折;II期:月骨轮廓保持正常,但存在骨密度改变,出现骨坏死,硬化表现;III期:月骨塌陷,碎裂,腕关节塌陷,头状骨向近侧移位,腕高比小于0.54±0.03,其中IIIA期不伴有舟骨环形征,IIIB期伴有舟骨环形征;IV期:全腕关节出现退化性改变。

有学者结合月骨的X线表现及临床症状,对Lichtman分期进行重新评估,将本病分为4期。I期仅表现为腕疼痛,尤以腕背伸时明显,X线片无变化;II期腕疼痛进一步加重,手的握力较健侧减低,X线表现为月骨密度增高,骨小梁有不规则变化,但月骨形态正常;III期表现为腕肿痛,疼痛可向前臂放射,腕背伸明显受限,X线片表现月骨受压变扁,骨密度明显不均匀,但无骨

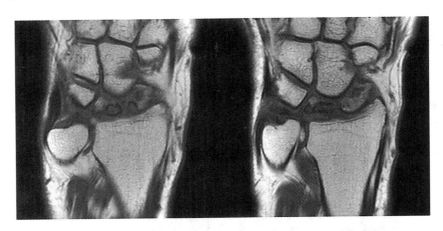

图 18-8　MRI 扫描 T1 相可见月骨和舟骨局限性低信号区域

碎块;Ⅳ期在Ⅱ、Ⅲ期病变的基础上合并有月骨碎块,偶伴有腕管综合征出现。

目前临床上多根据 Lichtman 分期进行治疗。Ⅰ期:先行保守治疗,用管型石膏、骨外固定架、骨牵引等固定腕关节于功能位 3 个月,可同时给予理疗、局部注射醋酸泼尼松龙等 3~6 个月,尚无血运改善或病变有进展的,行手术治疗,首选血运重建和生物力学手术方法。Ⅱ期:行血运重建和生物力学手术方法治疗。Ⅲ~Ⅳ期:由于任何方法均不能使已发生塌陷、碎裂的月骨恢复原有的形状和功能,坏死的软骨不能修复,继发的滑膜炎难于自愈,故应切除坏死的月骨,采用月骨替代术,可并用生物力学的治疗方法。对有广泛的腕关节创伤性关节炎的Ⅳ期病例,只有行桡腕关节融合术。

手术方式包括:血管束植入月骨、带血管蒂骨瓣植入月骨以及动脉为蒂的豌豆骨代月骨,月骨摘除;若月骨坏死已有塌陷变形伴有腕关节创伤性关节炎(或退行性变)时,仅作月骨摘除则不能缓解症状,需根据关节炎或退行性变时可选择作桡腕关节融合术或全腕关节融合术。

二、腕舟骨坏死

腕舟骨缺血性坏死,也称腕舟骨骨软骨病,同月骨坏死一样,在临床上并不少见,主要由创伤所致,大部分发生于骨折之后。好发于 18~24 岁青年人群,体力劳动者多发,男性多于女性。

【病因及病理】

关于腕舟骨坏死的原因较复杂,各种报道不一,但普遍认为与慢性损伤、骨折有关。腕舟骨骨折是腕部常见的骨折之一,其发病率约占腕部骨折的 80% 以上,体力劳动者多见,多见于青壮年男性,右侧多见。由于舟状骨大部分被关节面覆盖,只有结节部和腰部有血管进入,血供较差,骨折后若损伤血管,容易发生延迟愈合、不愈合甚至缺血性骨坏死。目前提出的关于舟骨坏死的发病机制学说有以下三个方面:纤维性骨炎导致舟骨坏死;长期非正常应力刺激导致腕背部血管损伤,进一步导致舟骨血供损伤;慢性积累性损伤。

【临床表现】

本病起病缓慢,手舟骨坏死症状随坏死程度及分期不同,会出现不同的临床症状。早期主要为腕关节不适,腕关节肿胀、乏力,活动时疼痛,后期疼痛加重,部分患者出现腕关节肿胀。腕关节活动受限,特别是背伸受限明显。在早期,休息一段时间症状可以自行消失。

【影像学检查】

1. X 线检查　早期常无异常,数月后可见月骨密度增加,形态不规则。骨中心有囊性吸收,周围腕骨有骨质疏松。

2. 同位素骨显像　早期可见舟骨处异常核素浓聚。

3. MRI 检查　早期可发现舟骨信号异常,T2 相高信号(图 18-9,图 18-10)。

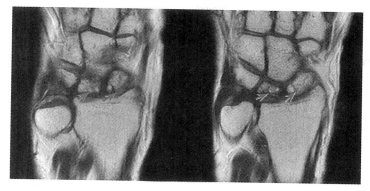

图 18-9　MRI 扫描 T2 相可见月骨和舟骨局限性高信号区域

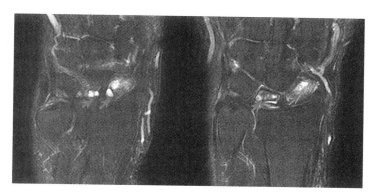

图 18-10　MRI 扫描 Gd 强化清楚可见月骨和舟骨高亮信号影

【诊断及鉴别诊断】

腕舟骨坏死起病缓慢,腕关节肿胀、乏力,活动时加重,休息时缓解。随疼痛加重,腕关节各个方向活动受限,以背伸最明显。注意与腕关节结核鉴别。

【分期与治疗】

根据腕舟骨血运障碍情况,腕舟骨的 X 线表现及临床症状,将本病分为 4 期:Ⅰ期仅表现为腕疼痛,尤以腕背伸时明显,X 线片无变化;Ⅱ期腕疼痛进一步加重,手的握力较健侧减低,X 线表现为腕舟骨密度增高,骨小梁有不规则变化,但腕舟骨形态正常;Ⅲ期表现为腕肿痛,疼痛可向前臂放射,腕背伸明显受限,X 线片表现腕舟骨受压变扁,骨密度明显不均匀,但无骨碎块;Ⅳ期在Ⅱ、Ⅲ期病变的基础上合并有腕舟骨碎块,还可能伴有腕管综合征出现。

腕舟骨坏死的临床防治的关键是避免创伤。治疗主要根据临床分期采取不同的方法。

1. 非手术治疗　适用于Ⅰ、Ⅱ期患者,采用石膏固定,将腕关节固定在背伸 20° ~30° 位。定期行 X 线检查,直至舟骨形态和血供恢复为止。要特别重视固定的范围、石膏的质量和制动的时间,保守治疗的持续时间通常需要 1 年左右。辅助改善微循环药物。

2. 手术治疗　对于Ⅲ、Ⅳ期患者,舟骨已完全坏死、变形者,行切除全舟骨切除,然后采用人工假体置换,配合桡骨茎突切除,可解除疼痛,减轻创伤性关节炎。也可采用桡动脉腕背支血管束骨内移植或行带血管蒂骨移植。对有较重的创伤关节炎,头状骨关节面已破坏的病例应做桡腕关节融合术。对轻体力工作者可做近端腕骨切除,效果也较满意。

三、距骨坏死

距骨是全身骨骼中唯一无肌肉起止附着的骨骼,在踝关节遭受严重损伤时,可使距骨的血供遭到完全破坏而发生坏死。最终导致距骨体塌陷变形,造成踝关节骨关节炎。距骨骨折是距骨坏死的主要原因,其他原因引起距骨坏死的只占 10% 左右。距骨骨折、脱位后,治疗不及时,缺血性距骨坏死发生率 50%~80%。

【病因及病理】

距骨居于胫腓骨与跟、舟骨之间,是足部主要负重骨之一,对踝关节的活动有非常重要的作用。距骨的血液供应主要来自胫前动脉、胫后动脉和腓动脉(图 18-11)。胫后动脉分为三支:①胫后动脉的跟骨支分出一支供应距骨后结节;②跗骨管动脉供应距骨体的中、外 1/3,与胫前动脉的分支跗骨窦动脉吻合;③距离跗骨管动脉约 5mm 处发生一三角枝,供应距骨体内侧 1/3 (图 18-12)。胫前动脉也分为三支:①向内分出两支,在内踝下方与三角枝相吻合;②向外发生跗骨窦动脉供应距骨头的下半部及距骨体的一部分;③由足背动脉的背侧动脉直接供应距骨颈及头的内上部。腓动脉分两支:一分支与胫后动脉的跟骨支相吻合;另一支与跗骨窦动脉相吻合。

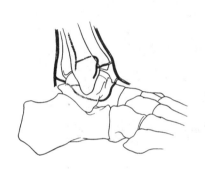
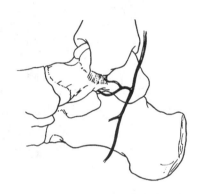

图 18-11　营养距骨的胫前、后动脉及腓动脉互相吻合形成一个血管环

图 18-12　跗骨管动脉发出三角枝,供应距骨体内侧 1/3

研究表明,距骨骨折脱位是距骨坏死的主要原因,其他原因引起距骨坏死的只占 10% 左右。原因在于一旦发生距骨骨折或脱位,上述血供将遭到极大破坏,即使复位,距骨坏死率仍然极高。

【临床表现】

主要是疼痛和活动受限,因距骨体塌陷变形,关节软骨面损伤,产生骨性关节炎,活动时产生疼痛;患者因疼痛和关节间隙变窄而导致踝关节屈伸活动均受限。

【影像学检查】

1. X 线片　早期可见距骨顶部出现透明带,这是骨质萎缩或溶解,并且发生吸收的征象。随之距骨体死骨与周围萎缩骨之间相比较,可见不均匀的密度增高的影像,典型的距骨坏死 X 线上距骨体密度增高可达正常骨密度的 2 倍以上。到了晚期可出现距骨体塌陷变形,形态变小变扁,骨质硬化,关节面不整,关节间隙变窄等骨关节炎的表现。

2. MRI 检查　距骨坏死在 MRI 表现为 T2 高信号,并且高低信号交织(图 18-13)。

【诊断及鉴别诊断】

主要依据临床表现,踝关节疼痛,活动时加重,休息时缓解,轻度肿胀,踝关节活动受限。并结合 X 线表现以及 MRI 检查,可作出诊断。注意与距骨结核、

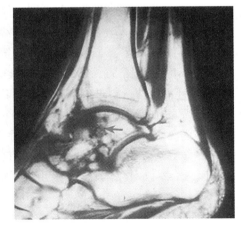

图 18-13　距骨颈骨折后 3 个月,距骨 MRI 示距骨坏死灶,高低信号交织

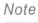

距骨骨巨细胞瘤等疾病鉴别。

【治疗】

1. 非手术治疗　避免负重，必要时石膏固定。循序渐进坚持做肌肉关节活动锻炼，以提高疗效。

2. 手术治疗　手术指征：距骨坏死后发生塌陷、距骨周围骨关节炎、疼痛，关节功能障碍，严重影响患者的生活。外科治疗主要为四关节融合术治疗。

第三节　股骨头骨软骨炎

股骨头骨软骨炎，又称股骨头骨骺的缺血性坏死，最早于 1910 年由 Legg（美国）、Calve（法国）和 Perthes（德国）相继发现并描述，故称为 Legg-Calve-Perthes 综合征，简称 Perthes 病。本病是发生于儿童股骨头的自限性、自愈性、非系统性疾病。不同地区有不同发病率，北欧和前苏联北部较多见，日本、蒙古和我国也不少见。而黑色人种儿童则明显比同区白色人种儿童发病率低。多见于 2~12 岁儿童，男与女之比为 4∶1，多为单侧发病，有 10% 为双侧，女孩预后较差。

【病因及病理】

目前病因尚不完全清楚，可能与下列因素有关：血管发育异常体位及外伤造成血运障碍；滑膜炎等炎症导致关节囊内压力增高；过度生长的股骨头受压引起缺血；血黏度的增高引起血管栓塞导致股骨头缺血；内分泌异常。有研究表明，该病患儿生长素水平低于同龄儿，致使股骨头骨化延迟，软骨增厚、变软，使股骨头骨骺周围血管长入困难，诱发或加重股骨头的缺血；甲状腺素紊乱与此病也有一定的关系，股骨头骨骺受累程度与血浆甲状腺素水平成正比。

病理过程包括骨质坏死，继之死骨吸收和新骨形成，以及股骨头重新塑形等一系列病理变化。病理研究揭示 Perthes 病是多次缺血梗死的结果，表现在同一病灶中既有骨坏死又有骨修复。此特点显示它完全不同于其他骨坏死疾患，是一种儿童期特有的独立疾病。病理改变通常分为以下几期：

1. 初期或滑膜炎阶段　髋关节滑膜和关节囊水肿、充血。此时 X 线片表现为关节囊阴影肿胀，软组织增厚，关节间隙加宽。邻近骺板下方的干骺部因充血而脱钙。这个阶段持续 1~4 周。

2. 缺血性坏死期　这一阶段可以长达数月或一年。主要是骨髓坏死、骨小梁断裂成片状或压缩成块，骨细胞细胞核消失，坏死骨髓和死骨聚集成坏死团，在坏死团内偶见残余存活的骨组织。此期软骨下骨细胞由于缺血而坏死，骨化中心停止生长，骨无再生迹象，但骺软骨仍可通过滑液吸收营养而继续发育，因受刺激反而较正常软骨增厚。此期临床症状不明显，关节囊造影或 B 超检查股骨头软骨仍保持球形。X 线显示股骨头密度普遍增高，其中无囊性区。

3. 血供恢复重建期　股骨头借"爬行替代"而再生，由于死骨的刺激，毛细血管和单核细胞所组成的连接组织侵入坏死区，吸收坏死的骨小梁碎片，由不成熟的新生骨组织代替。如致伤力持续存在，新生骨又将被吸收，被纤维肉芽组织所替代，因而股骨头易受压变形。此期可持续数年，是治疗的关键。如处理恰当，能避免发生髋关节的畸形。此期 X 线片可见股骨头变扁，有碎裂与囊性区，这反映该区有纤维血管组织长入和未骨化的不成熟骨组织。股骨颈增宽，关节囊造影显示股骨头增大畸形改变。B 超检查可见股骨头圆弧线有中断现象。

4. 愈合期或末期　正常骨组织取代坏死骨组织，X 线片上的透亮区消失，并出现正常骨小梁。股骨头形状能否恢复正常，是否残留扁平髋，取决于病儿的发病年龄、性别、病变累及的范围以及治疗是否及时、充分、恰当等因素。有学者统计本病的自然转归，有 1/3 病例可不留任何解剖异常，预后良好；有 2/3 病例残留不同程度的扁平髋症，其中 1/3 病例巨髋畸形，扁平增大的股骨头超出髋臼边缘。这种解剖结构的异常，至青壮年可出现退行性关节病。

【临床表现】

本病是一种儿童期开始发生的股骨头骨骺坏死病症。临床上主要表现跛行,患侧髋关节疼痛和活动受限。

1. 起病缓慢,病程长 患儿数月来出现间歇性跛行与疼痛,疼痛常向膝部、大腿内侧放射。症状可因活动而加重,休息后缓解。部分病儿早期可无症状或仅有轻微症状,有时只有轻微步态异常,如行走时小腿内旋。

2. 典型体征 患髋有轻度屈曲内收畸形,伸直时,外展和内旋受限。旋转髋关节时,有轻度肌肉痉挛。该病于活动期,症状较明显。约20%病例有外伤史,伤后急性发病,有跛行,髋关节疼痛及活动受限,患肢短缩。通常伴有肌痉挛,以内收肌和髂腰肌最显著。髋关节活动受限,"4"字试验阳性。有时会出现固定的屈曲内收畸形。临床上有三个重要体征,即肥胖、髋关节活动范围减小和内收肌痉挛。

【影像学检查】

1. X线检查 必须进行骨盆正位及双髋蛙式位摄片,通过对比,了解股骨头病变的确切部位和病变程度。Perthes病X线表现可分为四期:

Ⅰ期:早期X线片仅见关节周围软组织肿胀,股骨头骨骺轻度向外移位,关节间隙增宽。最早变化是关节间隙轻度增宽,这是由于骨骺生长停止和髋臼内滑膜、关节囊肿胀所致。骺板邻近的股骨干骺端变化不明显或轻度骨质疏松。侧位片可见股骨头骨骺前部有新月状透亮线,但高度无变化,股骨头未塌陷。由于血供障碍,股骨头内的钙质不能排出,股骨头骨骺的密度可以相对增高。

Ⅱ期:可见股骨头密度加深,骨骺出现扁平。骨化中心累及范围可以是部分或全部,骨纹理消失。骺板附近干骺端的变化明显,并与骨骺变化的范围和程度相一致。干骺端增宽,有囊性变,骺板也增宽。股骨头骨骺的软骨下方可见线样裂隙,这是病理性骨折现象。有时在股骨头骨骺中央的原先缺血骨化中心周围,有一层新骨包围,新骨自外围向中心推进,形成"头内头"的X线征象(图18-14)。

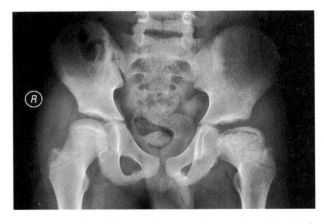

图18-14 骨盆X线片,双侧对比可见左股骨头骨骺高度降低,塌陷,骨骺内囊性改变

Ⅲ期:股骨头骨骺全部扁平,分裂成小块状。股骨头内并存密度增加和减少,密度增加与新骨增生有关,而密度减少表示有血管性肉芽组织长入,这与死骨吸收排除有关。干骺端变宽,股骨颈侧方有骨质疏松,轮廓不整齐,这是关节囊附着处有骨吸收所致。此期尚可见股骨头畸形增大,并向外侧突出,髋关节关节面不平整。

Ⅳ期:股骨头骨骺逐渐生长、增厚,骨密度与邻近正常骨密度相同,坏死股骨头已修复完毕。股骨头形态部分病例可以正常,但大多数有不同程度的变形,常出现股骨头增大扁平、菌状畸形,股骨头向外半脱位。干骺端变宽,呈广泛囊性变,股骨颈变宽变短,前倾角角度变小,形成髋关节内翻,大小粗隆向上移位,形成巨髋症。

2. CT检查 不同病程阶段CT表现各异。

初期:有少量关节积液和关节滑膜肥厚征象,即股骨头骨骺、干骺与关节囊之间低密度影以及髋关节内侧间隙轻度增宽。

早期:骨骺出现延迟或变小,发育较正常儿童延缓3个月~3年不等。骺软骨较正常侧变厚。

股骨头骨骺变小,密度均匀增高,正常骨纹消失,可凸出于髋臼外缘,形成半脱位。股骨头骨骺前上方边缘皮质下可有新月形低密度透光区(新月征,软骨下骨折)。干骺端邻近骺板处骨质内有囊样低密度区,周边多有高密度硬化边围绕。股骨颈粗短,骨质疏松(图18-15)。

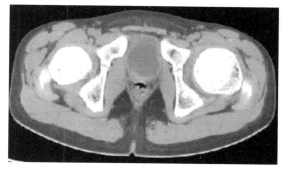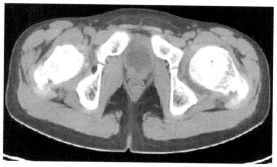

图 18-15 髋关节 CT 扫描示右股骨头骨骺发育延迟,股骨头骨骺边缘可见硬化碎块股骨头较左侧小

中期:随病程进展,高密度骨骺内出现多发、大小不等的囊样、条带状或不规则低密度区,股骨头骨骺节裂成多个高密度硬化骨块。低密度透光区周围因有数量不等的新生骨形成,而出现高密度硬化缘。干骺端粗短,局限性骨密度下降和囊状软组织低密度区更明显。骺板不规则增宽,有时可见骺板部分早期闭合。

晚期:若临床治疗及时,股骨头骨骺大小、密度及结构可逐渐恢复正常。如治疗延迟或治疗不当,常遗留各种畸形。冠状重建图像上,股骨头扁平呈蕈样或圆帽状。股骨颈粗短,大转子升高,头部缩入颈内或偏斜于前下方,颈干角缩小而致髋内翻。髋臼陡直、扁而浅平,外形不规则,对股骨头覆盖不良。继发性关节退行性变可出现骨质增生和关节间隙变窄。

3. MRI检查 MRI 对 Perthes 病的早期诊断比较敏感。早期表现为滑膜炎和少量关节积液。关节积液为线性长 T1、长 T2 信号,位于头臼关节软骨之间和骺软骨及干骺与关节囊之间,于髋臼边缘处可为三角形。短 T1、中等 T2 信号的股骨头骨骺变小,骺软骨及骺板软骨增厚。

随病程进展,股骨头骨骺变扁,并呈长 T1、短 T2 信号改变,或同时出现条索状、结节状及不规则形长 T1、长(短)T2 信号区。干骺端近骺板处显示类圆形长 T1、长 T2 信号结节,伴长 T1、短 T2 信号缘,或(和)干骺端大部呈长 T1、等长 T2 信号区。股骨头骨骺凸出于髋臼外缘。头骺软骨及骺板软骨厚薄不均。病变中晚期骺板不均匀变窄或部分提早消失。股骨颈粗短,大转子相对增大并上移。骨骺信号可逐渐恢复正常,但可较对侧扁平。骺软骨不同程度增厚,厚薄不均,甚至不连续。关节囊亦较健侧增厚。关节内游离体 T1W1 和 T2WI 均呈低信号。

4. 核素扫描 三相显像中,动脉相见患侧供血低于健侧;血池相见患侧斜率增高,提示静脉回流障碍;静态相见放射性核素浓集。早期表现为股骨头外上方有放射性稀疏区,中期见坏死部位的放射性稀疏区周围有放射性浓集。

【诊断与鉴别诊断】

早期诊断非常重要,对 2~12 岁儿童,凡不明原因的膝部疼痛与跛行,病儿身材矮小,有反复发作病史;早期 X 线片见到股骨头内下缘至髋臼下缘的"泪滴"的距离增宽超过 2mm,应观察处理,让患儿 3~6 个月内定期来门诊由专科医师随访检查,直至除外 Perthes 病。

许多疾病都可以引起股骨头骨骺缺血坏死,如血红蛋白病(如镰状细胞病,地中海贫血)、白血病、淋巴瘤、血小板减少性紫癜、血友病。详细询问病史和体格检查有助于鉴别。甲状腺功能减退表现为双侧对称性改变,股骨头呈进行性骨化,表现为假性碎裂,可引起扁平髋。

如果有明确的家族史或表现为双侧病变,应除外是否为多发骨骺发育不良,脊柱骨骺发育不良。这些疾病表现为患儿身材矮小,股骨头对称性的扁平、碎裂、轻度硬化,没有干骺端的相应改变,其他骨骺也有异常改变,特别是股骨远端骨骺扁平增宽,通常双侧髋关节同时起病。而Perthes病则表现为股骨头不对称的受累,局部密度增加,有干骺端受累,双髋关节发病者为相继受累,一般间隔1年或更长时间。

在年幼儿童中,创伤性髋脱位或发育性髋脱位治疗后可出现股骨头缺血坏死,但是均继发于原发疾病治疗之后。

【分型与分型治疗】

股骨头骨软骨炎的分型众多,其他常用的主要为卡特罗尔(Catterall)分型法:Ⅰ型,股骨头骨骺前中部受累,正位X线片有轻微的囊变或略微扁平;Ⅱ型,股骨头骨骺前外侧50%受累,侧位片有死骨形成,软骨下骨折,股骨头塌陷,干骺端前外侧有囊性区,正常骨骺分离呈"V"形,骨骺轻度变扁;Ⅲ型,股骨头骨骺75%受累呈碎片状,有死骨,结合部硬化,干骺端疏松,股骨颈变宽;Ⅳ型,股骨头骨骺全部受累、塌陷;干骺端广泛改变,骺板与臼顶间距变小。

本病病因不明,病理变化不清,使得治疗缺乏依据,治疗繁杂,疗效不太令人满意。治疗的目的在于减轻临床症状、改善髋关节功能、预防病变进行性加重,使股骨头能获得良好的包容,获得生物学塑形,防止股骨头畸形及继发退行性关节炎。

1. 非手术治疗　适合于Catterall Ⅰ型患儿,常用的方法有卧床休息、外展位牵引、石膏固定、外展支架或矫形器矫正等,支具需固定下肢于外展40°~45°,内旋10°~15°或无内旋,以期获得包容。佩戴支具后髋、膝关节可自主活动,这不仅有利于重塑和保持良好的活动范围,而且能促进关节滑液的流动,有利于软骨和滑膜的营养。其他如高压氧治疗,高压氧治疗的疗程必须充分,通常需要连续治疗2~3个月。严格限制患肢负重也是治疗成败的重要因素。

2. 手术治疗　手术指征是对于患儿有临床危象征(髋关节疼痛、功能受限)、髋关节半脱位、年龄>8岁。手术方式包括:

(1) 滑膜切除术:认为可促进股骨头血运的增加,帮助坏死的吸收。但单纯滑膜切除术并不能有效促进股骨头的修复,还增加了关节的损伤,易引起关节活动受限,甚至强直。单纯滑膜切除术已很少使用。

(2) 血管植入术:通过在股骨头颈交界处钻孔,植入血管束,减轻骨内压、增加头骺血运。常用旋股外血管单根或多根血管束植入。但有研究表明,血管植入术并不能有效增加头骺的血液供给。

(3) 开窗减压术:现多为经股骨颈开窗减压,清除死骨并原位自体骨移植治疗儿童早期Perthesis病。该法不仅克服了单纯减压不能彻底清除死骨的弊端,同时也克服了减压术开窗处骨折的并发症。

(4) 带肌蒂、带血管蒂骨瓣移植术:适用于Catterall Ⅱ~Ⅳ期伴明显头骺坏死塌陷的患儿。常用的带肌蒂骨瓣有缝匠肌、股方肌、臀中肌骨瓣等,带血管蒂骨瓣有旋深动静脉、旋股外动脉、臀下动静脉等。目的主要是增加股骨头的血液供给及修复塌陷区。但临床效果并不理想。

(5) 截骨包容术:手术指征是Catteral Ⅲ、Ⅳ型,发病年龄在8岁以上,且有临床危象的患儿。方法是通过各种截骨方法,使头臼相称,在良好的包容状态下促进股骨头的塑形,恢复髋关节功能,术后能较早开始功能锻炼,恢复正常活动,有利于股骨头的塑形,而且对股骨头的包容是永久性的。但应注意术前要使患儿髋关节活动度正常并维持数周。常用的术式有股骨上端内翻截骨术、Salter骨盆截骨术、Chiari骨盆截骨术等。各种术式目的都是为了获得最佳的髋臼形态和最佳的股骨头包容。

第四节　椎体骨软骨病

脊椎骨骺有两个,一是原发骨骺,位于椎体中部,出生时已存在,大约6~10岁融合。二是次发骨骺,位于椎体上、下面,呈环状与椎间盘连接。发生在这两个骨骺的无菌性坏死分别称为原发性椎体骨软骨病(Calve 病)和继发性椎体骨软骨病(Scheuermann 病)。

一、原发性椎体骨软骨病

原发性椎体骨骺骨软骨病又名扁平椎或 Calve 病,可发生在脊椎的任何部位,但以胸椎中段最常见。反复、集中的慢性致伤力均在本病的发生、发展中起到重要作用。本病有自限性,症状可在数月内自行消失。病变椎体也可在数年内逐渐恢复至正常高度。

【病因】

本病是由于椎体的原发骨化中心发生无菌坏死,继而在脊柱纵向压力作用下,使病椎变扁,骨质致密甚至碎裂。

【临床表现】

本病好发于 2~10 岁的儿童,症状单发局限,无全身症状,好发于下胸椎,少数发生于腰椎,常只累及一个椎体。约有 1/3 的病例发病急骤,可有外伤史。主要症状为背部酸痛,不能维持正常体位,有跛行。检查可发现脊柱有轻度局限性后凸畸形,呈钝角畸形,受累椎体有深部触痛,脊柱运动受限,尤以前屈活动受限,可能伴有轻度肌痉挛。偶尔出现神经受压症状。

【影像学检查】

本病主要检查是 X 线片。典型表现:①椎体呈扁平犹如一枚硬币,其前后径及横径较相邻的椎体为大,骨质致密,边缘光滑;②邻近椎间隙无改变或轻微的增宽;③椎弓根及附件不受侵犯,无椎旁脓疡或软组织肿块阴影;④病变愈合后椎体的高度及密度可完全或部分恢复。

【诊断及治疗】

本病属自限性疾病,临床症状轻者表现轻微,多数患儿只是在发现局限性后凸畸形时才被重视,前来就诊。治疗上主要以休息、脊柱支架等非手术治疗为主。

二、继发性椎体骨软骨病

继发性椎体骨软骨病是一种主要引起青少年结构性驼背的疾病。近百年前由 Scheuermann 首先描述本病,又称 Scheuermann 病。

【病因及病理】

本病有家族性发病倾向,其遗传方式尚不明确,可能为常染色体显性遗传。病变发生在椎体的第 2 骨化中心,即椎体上、下面的骺板。由于各种原因骺板血液供应减少软骨板变薄抗压力降低,在过多的负荷下出现碎裂髓核在破裂处突入椎体内,形成所谓的 Schmorl 结节。脊柱胸段向后弯曲,使椎体前方承受的压力大于后方,前方骨骺的坏死影响了前半椎体高度的发育。随着年龄的增加和机体的生长,后半椎体的高度越来越大于前半椎体的高度,椎体形成楔形,数个楔形的椎体使胸椎的后凸加大形成驼背。

【临床表现】

本病好发于 12~16 岁,见于过早负荷的体力劳动少年,男性患者比女性患者多 4~5 倍;多见于中胸段,其次为胸腰段,一般累及 3~5 个相邻椎体;25% 有家族史。

患者常主诉腰背痛,疼痛局限于棘突,易感疲劳,久立或劳动后加重,休息或卧床后减轻;检查可发现有圆背或背部隆起,胸椎的正常后凸加大,而颈、腰椎的生理性前凸出现代偿性增大,头前倾、肩下垂,受累脊柱的棘突有压痛和叩击痛,待骨骼发育成熟后,症状消失,但脊柱后凸将永久存在。

【影像学检查】

1. X 线检查　侧位片显示受累椎体呈轻度楔形变,其前半部的上、下缘不规则,骨骺板软骨内化骨紊乱,有 Schmorl 结节现象,椎间隙明显狭窄。

Note

通过临床查体可以大致诊断本病,但最终需要放射学确诊。本病在影像学上有特征性表现。1964 年 Sorenson 首先提出 X 线影像学诊断标准:胸段脊柱至少 3 个相邻椎体有 5° 或 5° 以上楔形改变。椎体的楔形变是 Scheuermann 病的基本特点,还可以有其他一些特征,如椎间隙变窄、Schmorl 结节、椎体终板变窄、不规则或扁平,顶椎前后径增长。X 线片上除了胸椎过度后凸外,也可以发现有不同程度的腰椎过度前凸以及颈椎前凸减少,头部相对于躯干向前突出。原因主要是矢状面上的代偿造成。也有一部分患者出现颈椎前凸增加,原因是胸椎后凸加重,为保持双目前视状态,颈椎出现代偿增加。

2. **全脊柱体层摄片**   主要表现两种类型的曲度改变,一种为胸段后凸,另一种则为胸腰段后凸。文献认为,胸段后凸畸形常见,涉及 T_1、$T_2 \sim T_{12}$ 或 T_{11} 节段,顶椎常位于 $T_6 \sim T_8$。胸腰段的后凸畸形相对较少,顶椎常位于胸腰交界附近。

【治疗】

1. **非手术治疗**

(1) 随访观察、科普教育:对脊柱后凸小于 50° 的青少年需定期随访,包括 X 线摄片,直到骨骼发育成熟。在此期间应予以相关科学知识教育,使家长及患儿了解本病、注意预防畸形及配合治疗。

(2) 功能锻炼:主要为单独的姿势训练,其对本病的矫正具有一定作用;姿势训练与支具治疗相结合可以使脊柱柔韧,矫正腰椎过度前凸,增强脊柱的伸肌。对后凸小于 75° 者,此种措施具有肯定的效果。

(3) 支具治疗:在骨骼发育成熟之前进行支具治疗亦可得到满意的疗效,即使对后凸已近 80° 者亦多有效。由于胸椎型 Scheuermann 病患者顶椎大多位于胸 6~8 处,可选用具有三点支撑的 Milkwaukee 支具,因其具有动力性三点矫正功能,可以增加胸椎的伸展幅度使腰椎前凸变浅;胸腰椎型 Scheuermann 病患者的顶椎大多在胸 9 或更低,可用改良的腋下胸 - 腰 - 骶矫正器。在支具治疗过程中,应自始至终进行姿势性伸展运动和腘绳肌的牵张运动。支具治疗至少应坚持至骨骼成熟后 2 年。在支具治疗的最后一年,仅需晚上配戴支具即可。虽然支具治疗后患者的畸形可得到明显矫正,但随着时间的推移有 15%~30% 的效果可能会丧失。

2. **手术治疗**

(1) 病例选择:仅有为数其少的 Scheuermann 病患者需行手术治疗,主要是:①在青少年期采用支具治疗无法控制畸形发展的病例,包括那些超过 80° 的后凸畸形而骨骼尚未发育成熟者。②对成人后凸超过 75°、造成持久功能障碍性疼痛、经 6 个月以上非手术治疗无效并明确提出要求改变外形以求美观者亦可考虑手术治疗。

(2) 术式:Scheuermann 病的手术治疗包括矫正后凸畸形和脊柱融合术。

矫正后凸畸形的目的主要是稳定、平衡脊柱而不致引起神经损害。此外,尚应注意需手术的脊柱畸形段内是否合并有结构性脊柱侧凸,以及侧凸的部位。单纯后路器械内固定融合的成功率高,比前后路联合手术的危险性要小,但其疗效欠佳,而前后路同时施术的疗效则较为理想。

前路椎间盘切除和前纵韧带松解术 + 后路融合术:有利于脊柱前柱延长及前柱支撑。如果是在骨骼尚未成熟者前方施术则可通过前方韧带松解术来促进椎骨的生长。对骨骼发育成熟者,可通过椎体间融合或支撑物(多选用植骨块)植入延长前柱,而缩短后柱则可通过后路脊柱融合固定实现。后路脊柱融合固定可以增加矫正的长期稳定性。

单纯器械后路融合术:效果不满意,因为此种方式并不符合矫正术的生物力学原则,不仅矫正力度不够,且器械固定易失败,假关节形成率亦高。其失败原因是由于此种沿张力侧的后柱融合固定使前柱不能分担负荷,以致易造成融合部位弯曲、器械固定失败和假关节形成,因此目前已较少选用。

Note

复合手术：对伴有侧凸者术式则较复杂应全面设计后方可施术。

第五节 胫骨结节骨软骨病

胫骨结节骨软骨炎（Osgood-schlatter disease）是一种比较少见的骨病，发生于胫骨结节骨化中心，一般认为是局部血供障碍所致骨骺坏死。也有根据病理学将这类病称为缺血性坏死、无菌坏死、骨骺坏死和骨化中心之骨软骨炎等，通常称为骨软骨炎。从多种病因学的命名来看，对其发病原因，病理实质认识不统一，国外文献多称 Osgood-Schlatter 病，是 1903 年由 Osgood 和 Schlatter 分别同期报道的。本病多见于 11~15 岁，男多于女，可单侧或双侧发病，一侧多见，多有剧烈运动。

【病因及病理】

一般认为本病是胫骨结节骨骺在髌腱的牵拉下发生急性或反复慢性损伤的结果。骨骺是成长期骨骼发育中心，而胫骨结节骨骺位于胫骨近侧，前面，股四头肌髌腱附着点，患者在发病前正处于生长发育快速时期，胫骨结节极易遭受髌腱牵拉。牵拉使结节处的软骨块产生一定程度的撕脱，以及使附着在胫骨结节上的髌腱软组织造成损伤，共同促使髌韧带附着处张力增高和肿胀，引起胫骨结节发生肌腱炎、腱鞘炎或肌腱下滑囊炎，与邻近形成的病灶钙化和骨化造成局部隆突。

病理研究发现，髌腱发生轻度腱鞘炎，由于成纤维细胞的分化和成骨细胞的活动，髌韧带及其附近的软组织可出现异位骨化，并有新生小骨出现，位于胫骨结节前上方。这些新生小骨组织学表现与骨化性肌炎的观察完全相同。由于髌韧带的牵拉，胫骨结节处的成骨细胞活跃，产生骨质增生，使胫骨结节增大，明显向前突出。因病变在韧带发生，所以成年人也可发病。

【临床表现】

好发于青春发育期，11~15 岁的男孩，多为发育加快，喜好运动者，可有剧烈运动或外伤史。主诉膝前下痛，行走时明显，上下楼梯时或股四头肌抗阻力运动可使疼痛加重；检查发现一侧或双侧胫骨结节上端前方局限性肿胀，压痛明显，晚期胫骨结节肥大突起。

【影像学检查】

1. X 线诊断 正常胫骨结节前方软组织表面呈自然的浅弧线影，如肿胀则表现为自然的浅弧线影消失，局部向前突出且密度增高；胫骨结节局部骨隆起，胫骨结节二次骨化中心密度不均匀增高，有时呈碎裂状，胫骨结节前见碎骨片，胫骨结节向前上方移位。

2. 其他影像学检查 包括超声显像、CT 检查、MRI 检查。超声显像不仅能发现胫骨结节骨骺的异常改变，而且对髌腱炎、韧带撕裂等膝关节软组织损伤有辅助诊断作用，对软组织异常的显示较 X 线片有优势。CT 检查被认为是确定骨质有无异常的可靠依据。MRI 检查是诊断胫骨结节骨软骨炎最好的方法，特别是能发现早期和进展期病灶。

【诊断与鉴别诊断】

主要与胫骨结节撕脱性骨折、胫骨结节的感染及风湿病性炎病变相鉴别。尤其需注意与骨肉瘤鉴别，骨肉瘤是原发恶性骨肿瘤，胫骨近端也是好发部位，青春期同样为好发期。胫骨结节骨软骨炎有自愈性，一般需 2 年，如患者病史超过 2 年要想到其他疾病的可能，必要时行探查术。

【治疗】

1. 非手术治疗 减少运动量，本病一般可自愈。为了止痛可行局部封闭，每周 1 次，2 或 3 次即停，同时应用热敷及按摩消除局部肿胀。

2. 手术治疗 如胫骨结节过大，待骨骺完全闭合后，再考虑切除。为消除残余畸形及伸膝生理性的后遗症状，可采用胫骨结节移位手术。

Note

本章小结

　　骨坏死又称骨缺血性坏死、无菌性坏死或骨软骨炎等,其特征性病理学改变为由于血液供应受阻而导致的骨细胞死亡。骨坏死的危险因素包括糖皮质激素的应用、长期过量饮酒以及其他一些原因,如血红蛋白疾病、减压病、放射线照射等,目前的研究还发现,基因多态性在骨坏死的发生发展中也起重要作用。

　　股骨头是最常见的受损坏死部位,其次为股骨髁和肱骨头坏死,较少累及踝骨、腕舟骨和足舟骨。骨坏死在早期表现主要是坏死部位关节的疼痛,当疾病进展至中晚期,发生骨关节塌陷时,将出现关节活动受限,疼痛加剧。

　　对于最常见的股骨头坏死,目前临床上股骨头坏死多采用 Ficat 分期和 ARCO 分期。相对而言,Ficat 分期更简单而实用,分四期,Ⅰ期患者 X 线及骨扫描正常,MRI 可见信号强度改变,骨髓水肿。Ⅱ期 X 线片已有骨密度降低、囊性变、骨硬化等表现,但股骨头形态正常。Ⅲ期 X 线片可见股骨头塌陷变平,但关节间隙仍保持正常。Ⅳ期 X 线片可见关节间隙狭窄,髋臼有异常改变。

　　根据骨坏死的不同分期,目前所采取的治疗措施分为早期的非手术治疗和中晚期手术治疗两个大的方面。早期非手术治疗包括减少负重、电磁刺激、体外震波、高压氧疗及药物,如降血脂药、抗凝药、血管扩张剂和二磷酸盐等。对于晚期骨坏死,关节塌陷变形,关节功能受限患者,关节置换是目前最有效的治疗方法。不能接受关节置换的患者,关节融合手术也可以显著缓解症状,改善患者生活质量。

思考题

1. 简述股骨头坏死的 Ficat 分期及分期治疗。
2. 简述手舟骨、月骨坏死的病理基础及处理。
3. 简述 Perthes 病的发病原因及影像学特点。

(裴福兴)

参考文献

1. Parsons SJ, Steele N. Osteonecrosis of the femoral head: Part 2d Options for treatment. Current Orthopaedics , 2008, 22(2): 349-358.

2. Kang PD, Pei FX, Shen B, et al. Lovastatin inhibits adipogenesis and prevents osteonecrosis in steroid-treated rabbits. Joint Bone Spine, 2008, 75(6): 696-701.

3. Ciombor DMcK, Aaron RK. Electric, electromagnetic, and acoustic treatment for avascular necrosis of the femoral head. Tech Orthop, 2008, 23(1): 11-17.

4. Hungerford DS, Jones LC. Core decompression. Tech Orthop 2008, 23: 26 -34.

5. 黄振国, 张雪哲, 王武, 等. 股骨头坏死的 MRI 表现与病理对照分析. 临床放射学杂志, 2008, 27: 817-820.

6. Malizos KN, Karantanas AH, Varitimidis SE, et al. Osteonecrosis of the femoral head: Etiology, imaging and treatment. European Journal of Radiology, 2007, 63: 16-28.

7. 康鹏德, 赵海燕, 裴福兴. 糖皮质激素作用下骨髓基质细胞成脂肪细胞分化与股骨头坏死发生研究. 中华骨科杂志, 2010, 30: 607-610.

8. 康鹏德, 裴福兴. 股骨头坏死临床分期. 中华骨科杂志, 2010, 30: 60-63.

9. 康鹏德,沈彬,杨静,等.激素诱发兔股骨头坏死发生发展过程中组织学与影像学动态对比研究.中华骨科杂志,2010,30:60-63.

10. 刘霞,屈辉.股骨头坏死的影像学表现.中华全科医师杂志,2006,5(2):78-80.

11. 张雪哲.骨坏死的影像学表现.中华放射学杂志,2004,28(8):882-884.

12. 康鹏德,裴福兴.膝关节骨坏死.中华骨科杂志,2010,30:634-639.

Note

第四篇 感染性疾病

第十九章　骨与关节结核

第一节　概　　论

骨与关节结核(tuberculosis of bone and joint)是结核分枝杆菌(简称为结核杆菌)引起的骨与关节的慢性特异性疾病。近年来随着人口流动性的增加,免疫性疾病的增多,耐药菌的出现,骨与关节结核的发病率有回升的趋势。世界卫生组织统计表明,世界范围内急性结核患者 1500万~2000万,其中骨与关节受累者占 5%~10%,估计有 75万~100万活动性骨与关节结核患者。脊柱结核占骨与关节结核患者中的一半,膝关节结核和髋关节结核各占15%,其他关节结核占10%。本病在发达国家多见于老年人,而在发展中国家30岁以下患者约占80%。它是一种继发性的结核病,原发病灶绝大多数为肺结核,少数为消化道结核。骨与关节结核可以发生在原发性结核的活动期,但多数发生于原发病灶已经静止,甚至痊愈多年以后。发病的高危人群:曾感染过结核或来自于高发区的移民;糖尿病或慢性肾衰竭者;吸收不良或营养不良者;嗜酒和使用免疫抑制剂者。

【病原学】

结核分枝杆菌在病原学分类上属于放线菌目、分枝杆菌科、分枝杆菌属,分人型、牛型、非洲型、鼠型 4 型。在我国引起结核发病的主要为人型分枝杆菌,牛型分枝杆菌很少。近年来国内外报道有鸟 - 胞内分枝杆菌、龟分枝杆菌、蟾分枝杆菌等非结核分枝杆菌等引起骨与关节感染性疾病,其对常用抗结核药物如利福平等多产生耐药,疗效差甚至无效。结核分枝杆菌细长而稍弯,约$(1\sim4)\times0.4\mu m$,两端微钝,不能运动,无鞭毛或芽胞;严格需氧;不易染色,但经品红加热染色后不能被酸性乙醇脱色,故称抗酸杆菌。结核分枝杆菌对不利环境和某些理化因子有较强的抵抗力,如在干燥痰液中可存活 6~8 个月,在低温湿冷条件下可存活 4~5 个月。结核分枝杆菌不耐热,对紫外线亦甚敏感,常应用加热或紫外线照射进行消毒。

【病理学】

多由血源性播散所致。多见于儿童和青少年,因骨内血管丰富,感染机会较多。

1. 骨结核(tuberculosis of bone)　多侵犯椎骨、指骨及长骨骨骺等处。病变常始于松质骨内的小结核病灶,以后发展为两型。①干酪样坏死型,较多见。病变为较明显的干酪样坏死和死骨形成。坏死物液化后可在骨旁形成结核性"脓肿",因局部无红、肿、热、痛的表现,故又称为"寒性脓肿"或"冷脓肿"(cold abscess)。病变穿破皮肤后可形成经久不愈的窦道。②增生型,较少见。主要形成结核性肉芽组织,无明显干酪样坏死和死骨形成。

2. 滑膜结核(tuberculosis of the synovial membrane)　滑膜分布于关节、腱鞘和滑囊的内衬。结核分枝杆菌可通过两种途径感染滑膜。一种是经关节腔感染滑膜。结核分枝杆菌通过血液直接进入关节腔,先在滑液内繁殖,其毒力和代谢产物刺激滑膜,产生炎症反应,关节液增加。结核分枝杆菌由关节腔逐渐侵入滑膜内,这样的滑膜结核病变是相对均匀一致的。另一种途径是结核分枝杆菌先侵入滑膜下层组织,在其中产生局限性病灶,此时无明显临床症状,但滑膜较薄,该病灶迅速向关节腔内破溃,排泄到关节腔内的结核分枝杆菌再感染滑膜组织。

3. 关节结核(tuberculosis of joint)　多发生于髋、膝、踝、肘等关节。多由单纯骨结核或滑膜结核进一步蔓延侵犯关节时形成关节结核,破坏关节软骨。关节滑膜内有结核性肉芽组织形成,关节腔内有浆液、纤维素性渗出物。游离的纤维素凝块长期互相撞击可形成白色圆形或卵圆形小体,称为关节鼠(joint mice)。关节附近的软组织因水肿和慢性炎症致关节肿胀。病变累及周围软组织和皮肤可形成窦道。病变痊愈时,关节腔常被大量纤维组织充填造成关节强直而失去运动功能(图 19-1)。

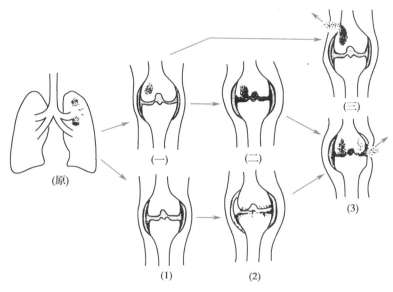

图 19-1　骨与关节结核临床病理发展示意图

【临床表现】

一般发病缓慢,早期无明显全身症状。在儿童或病变活动期可有全身无力、食欲减退、体重减轻,甚至有午后低热、盗汗等症状,幼儿常有夜啼现象。当全身抵抗力突然下降时,病变急骤发展并转变为全关节结核,也可有高热、寒战等类似化脓性感染的全身中毒症状。骨关节结核多为单发。局部表现可有轻度疼痛、压痛、关节僵硬和畸形。后出现功能障碍,关节活动范围受限。在四肢关节病变,关节周围出现肿胀,局部皮肤一般没有红、热等急性炎症表现,形成"寒性脓肿"。寒性脓肿在四肢多局限于病灶附近;在脊柱则可因解剖部位的不同,沿筋膜间隙流注到远离病灶部位,形成"流注脓肿"。当脓肿即将破溃或合并混合感染时,可有急性炎症表现。脓肿破溃后形成窦道,窦道多较深而弯曲,窦道口有潜行性边缘。病变活动时,窦道口肉芽组织苍白、水肿、脓液多而稀薄,可有豆腐渣样碎块或碎骨片流出;当分泌物减少,肉芽组织比较健康时,表示窦道有愈合趋势。若病灶未彻底清除,有复发的可能。慢性期,患者已有数月或数年病史,患部有明显畸形,但肌肉痉挛和肿胀已逐渐消失,窦道经久不愈或时愈时溃,破溃时常伴有急性炎症表现。若无全身症状,局部肿胀消退,窦道愈合,表示病变处于静止期。

病变晚期静止时可遗留:①关节腔纤维粘连或纤维性强直产生关节功能障碍;②关节非功能位挛缩,如屈曲挛缩畸形、脊柱后突畸形;③小儿骨骺破坏,肢体不等长等。

【实验室检查】

仅 10% 患者有血白细胞升高。病变活动期血沉明显增快、C 反应蛋白升高;静止期则正常。血沉、C 反应蛋白是用来检测病变是否静止和有无复发的重要指标。

结核菌素试验在感染早期或机体免疫力严重低下时可为阴性。骨与关节结核患者,结核菌素试验常为阴性。但大多数成人由于隐性感染过结核分枝杆菌,其结核菌素试验往往呈阳性,因此该试验诊断价值不大,但出现强阳性反应时,应给予足够重视。

结核分枝杆菌培养　脓液结核分枝杆菌培养一般阳性率在 50%~60%。在化疗前行细菌学检查,可提高检出的阳性率。BACTEC 法结核分枝杆菌快速培养和药敏试验对耐多药患者的治疗方案可提供修订依据。

分子生物学检测聚合酶链反应(polymerase chain reaction,PCR)技术可以将标本中微量的结核分枝杆菌 DNA 扩增,提高检出率,但 DNA 提取过程中可能遭遇污染出现假阳性,并且 PCR 检测不能区分活菌与死菌,故不能用于结核病的治疗效果评估及流行病学调查等。

T 细胞斑点试验(T-SPOT),又叫结核感染干扰素释放试验(interferon gamma release assays,IGRAs),采用结核分枝杆菌特异性抗原,在体外刺激患者血液中的 T 淋巴细胞,检测该细胞释放的干扰素 -γ 的量,来确定是否感染过结核分枝杆菌。IGRAs 操作过程很少受干扰,其敏感性约70%,特异性为 95%。

病理检查　对于早期和不易诊断的滑膜结核和骨与关节结核可以取活组织做病理检查。

【影像学检查】

X 线片检查对诊断骨与关节结核十分重要,但难以早期诊断。一般在起病 6~8 周后方有 X 线片改变:①骨骺或干骺端以溶骨性破坏为主,骨增生硬化不明显;②局部骨质疏松,关节间隙或椎间隙狭窄、模糊;③周围软组织肿胀,与正常软组织分界不清,如有寒性脓肿形成,可见局限性软组织增厚,脓肿壁不规则钙化。随着病变发展,可出现边界清晰的囊性变并伴有明显硬化反应和骨膜炎。可出现死骨和病理性骨折。CT 检查能发现 X 线片不能显示的病变,能确定病变的准确位置以及软组织病变的程度。MRI 可在炎症浸润阶段时显示异常信号,有助于早期诊断。脊柱结核时,MRI 还可以显示脊髓有无受压和变性。同位素骨扫描对结核定性诊断较差,应用较少。B 超可探测软组织脓肿大小和位置。关节镜检查及滑膜活检有助于诊断滑膜结核。对采取上述诊断措施仍不能诊断的病例,可采用诊断性化疗或试验性化疗,使用强有力的抗结核化疗,一般于用药 4~6 周左右,如能明显改善临床症状,将有助于诊断。

【治疗】

(一)全身治疗

1. 休息和营养　作为改善全身情况的一个重要步骤,是治疗任何骨与关节结核不可缺少的。休息使机体代谢降低,消耗减少,体温下降,体重增加,有利于增强机体抵抗力。

2. 抗结核药物　药物治疗的目标不仅是杀菌和防止耐药性产生,而且还在于最终灭菌,防止和杜绝复发。其用药原则为早期、联合、规律、适量、全程。其中,联合和规律用药最为重要。常用药物有异烟肼(又称雷米封)、利福平、链霉素、吡嗪酰胺、对氨水杨酸、乙胺丁醇等。初次治疗失败后的细菌多对一些药物产生耐药性,故在复治时可适当联合其他药物,如卡那霉素、卷曲霉素等。但这些药物疗效稍差,副反应较多。常用抗结核药物:

(1)异烟肼(isoniazid,INH):具有杀菌强、可口服、副反应少、价廉等优点,能抑制结核菌 DNA 合成和阻碍细胞壁的合成,渗入组织,通过血 - 脑屏障,杀灭细胞内外的结核分枝杆菌。由于该药能杀死细胞内外生长旺盛和几乎静止的结核分枝杆菌,故是一个全效杀菌剂。成人剂量300mg/d,晨起顿服。

(2)链霉素(streptomycin,SM):为广谱的氨基苷类抗生素,对结核分枝杆菌有杀菌作用,能干扰结核分枝杆菌的酶活性,阻碍蛋白合成,对细胞内的结核分枝杆菌作用较小。本品只能杀灭细胞外的结核分枝杆菌,不易通过血脑屏障,属于半效杀菌剂。剂量:成人肌内注射 1g/d(50 岁以上或肾脏损伤者可减至 0.75g/d),间歇疗法为 2 次 / 周,1 克 / 次。毒副反应:链霉素可损害第Ⅷ对脑神经,儿童应用链霉素后会引起神经性耳聋,儿童应慎用。

(3)利福平(rifampin,RFP):为利福霉素的半合成衍化物,为广谱抗生素。通过抑制菌体的

Note

RNA 多聚酶,从而起到杀菌作用。常与异烟肼联合应用。与异烟肼一样,能杀死细胞内外生长旺盛和几乎静止的结核分枝杆菌,本品属于全效杀菌剂。成人 1 次／日,空腹口服 450~600mg。副反应较小,主要有消化道反应及肝脏损害等。

(4) 吡嗪酰胺(pyrazinamide,PZA):能杀灭细胞内、酸性环境中的结核分枝杆菌,为半效杀菌剂。剂量:0.5 克／次,3 次／日。副反应有高尿酸血症、关节痛、消化道反应及肝脏损害等。

(5) 对氨水杨酸(para-aminosalicylic acid,PAS):为抑菌药,与链霉素、异烟肼或其他抗结核药物联用,可以延迟对其他药物耐药性的产生。剂量:1~3 次／日,每日 8~12g。副反应主要为胃肠道反应等。

(6) 其他:氨硫脲,卷曲霉素,环丝霉素,乙硫异烟胺和丙硫异烟胺为二线抗结核药物,作用相对较弱,不良反应较多,故目前仅用于耐多药结核病患者。氟喹诺酮类抗生素对结核分枝杆菌有良好的抑制作用。

化疗方案:随着新的抗结核药物应用,骨与关节结核的疗程明显缩短,治愈率达 90% 以上,死亡率小于 1%。对于新发病例,需采用标准化治疗方案:2 个月的强化期和 4~6 个月的巩固期。强化期通常联合应用 3~4 种杀菌药,如 INH、RFP、PZA 和 SM,尽快控制病情发展,改善症状。巩固期药物可以减少,但仍需应用杀菌药物,以清除残余菌并防止复发。世界卫生组织推荐方案:初始标准化方案:2HRZ/4HR(异烟肼、利福平、吡嗪酰胺 2 个月强化期／异烟肼、利福平 4 个月巩固期)。

治愈标准:①全身情况良好,体温正常,食欲良好;②局部症状消失,无疼痛,窦道闭合;③X 线检查显示脓肿缩小乃至消失,或已钙化;无死骨,病灶边缘轮廓清晰;④3 次血沉都正常;⑤起床活动 1 年后仍能保持上述 4 项指标。符合治愈标准的可停抗结核药物治疗,但仍需定期复查。

(二) 局部治疗

1. 局部制动　适用于关节结核急性发作,疼痛和肌肉痉挛较严重的患者,采用石膏、牵引、夹板等方法,目的是保证病变部位的休息,纠正轻度关节畸形,恢复关节功能位,缓解肌肉痉挛以减轻疼痛,利于局部组织修复。

2. 局部注射　抗结核药物的局部注射主要用于早期单纯性滑膜结核病例,具有局部药物浓度高及全身反应轻的优点。常用药物为异烟肼 100~200mg 或链霉素 0.25~0.5g,或两者合用,每周注射 1~2 次,视关节积液量而定,链霉素局部刺激较大,浅表关节可选用异烟肼。穿刺液减少、转清,表明治疗有效。若未见好转,应选择其他治疗方法。对于较大脓肿且有明显局部压迫,不宜立刻进行病灶清除者,可行局部穿刺抽脓减压,但应尽量避免反复穿刺以免诱发混合感染和产生窦道。

3. 手术治疗

(1) 脓肿切开引流:“寒性脓肿”有混合感染,体温高,中毒症状重,而全身情况差,不能耐受病灶清除术时,可先行脓肿切开引流手术。全身情况改善后,可行病灶切除术。

(2) 病灶清除术:将骨与关节结核病灶内的脓液、死骨、结核性肉芽组织与干酪样坏死物质彻底清除,称为病灶清除术。病灶清除术有可能造成结核杆菌的血源性播散,如急性粟粒性肺结核。术前应进行 2~4 周的全身抗结核药物治疗。手术适应证:①骨与关节结核有明显的死骨和大的脓肿形成;②窦道流脓经久不愈;③骨结核髓腔内脓腔压力过高;④滑膜结核药物治疗效果不佳;⑤脊柱结核引起脊髓受压。禁忌证:①伴有其他脏器活动期结核者;②混合感染、中毒症状重、全身情况较差者;③合并其他疾病不能耐受手术者。

(3) 其他手术:①关节融合术,用于关节不稳定者;②关节置换术,可以改善关节功能,但要严格把握适应证;③截骨融合术,用以矫正畸形。④近年来随着微创技术的快速发展,已有在 CT 引导下行脊柱结核微创的手术治疗,其疗效有待进一步观察。

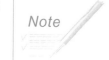

第二节　脊柱结核

一、脊柱结核

【发病率和疾病分布】

在全身骨与关节结核中,脊柱结核发病率最高,占 50% 左右。其中绝大部分为椎体结核(99%),附件结核罕见,最常受累的椎体依次为腰椎、胸椎,而骶尾椎结核和颈椎结核相对少见。胸腰椎结核发病率高可能与胸腰椎负重多、劳损多、血运差有关;骶尾椎几乎无活动,劳损少,其患病几率相对最低;颈椎血运好、负重轻,局部抵抗力强,其患病率也明显低。但颈椎结核截瘫发生率较高。男性比女性略多见;儿童和成人均可发生。随着艾滋病感染和免疫缺陷患者的增加,合并结核性脊柱炎的病例有增多趋势,应引起注意。

【病理】

椎体结核可分为中心型和边缘型两种类型。

1. 中心型椎体结核　多见于 10 岁以下的儿童,好发于胸椎。儿童的椎体较小,其中骨化中心更小,无论其原发病灶位于椎体正中或偏于一侧,均属于中心型椎体结核。病变始于椎体松质骨,以破坏为主,易被压缩成楔形。一般只侵犯一个椎体,当穿破上、下终板后,侵入椎间盘及相邻椎体,造成后凸畸形。在成人,病灶可长期局限于椎体中心,可出现死骨,死骨吸收后,遗留空洞,周围骨质稍显致密。

2. 边缘型椎体结核　多见于成人,腰椎为好发部位。病变起于靠近椎间盘的椎体骨骺区,很快侵犯至椎间盘及相邻椎体,位于椎体后缘的病变容易向后压迫脊髓引起神经症状。椎间盘破坏是本病的特征,因而椎间隙变窄。

椎体破坏后形成的寒性脓肿可有两种表现:①椎旁脓肿:多见于胸椎结核,脓液汇集在椎体旁,可在前方、后方或两侧(图 19-2)。还可以向后方进入椎管内压迫脊髓和神经根。②流注脓肿:穿破椎体骨膜后沿着肌筋膜间隙蔓延,在远离病灶的部位出现脓肿。例如:下胸椎及腰椎病变所致的椎旁脓肿穿破骨膜后,积聚在腰大肌鞘内,形成腰大肌脓肿。浅层腰大肌脓肿位于腰大肌前方的筋膜下,它向下流动积聚在髂窝内,成为髂窝脓肿。腰大肌脓肿还可以沿腰大肌流注至股骨小转子处,成为腹股沟处深部脓肿。它还能绕过股骨上端的后方,出现在大腿外侧,甚至沿阔筋膜下流注至膝上部位。

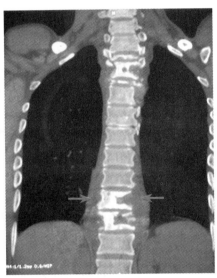

图 19-2　胸椎结核伴椎旁脓肿形成(↑)

【临床表现】

1. 全身症状　早期病变较轻,多无明显全身症状,病变加重时可出现食欲减退、体重下降,盗汗等。儿童常有性情急躁、不好嬉耍和夜啼等。病变稳定后,症状可减轻或消失。

2. 局部症状

(1) 疼痛:通常是最先出现的症状,疼痛部位与疾病的位置一致,常见胸椎,其次腰椎,颈椎和骶椎少见。疼痛多为钝痛,休息后缓解,劳累后、咳嗽或持物时加重,无夜间痛。受累椎体的棘突有压痛、叩击痛。颈椎结核除有颈部疼痛外,还有上肢麻木等神经根受刺激的表现,咳嗽、喷嚏会使疼痛与麻木加重。神经根受压时则疼痛剧烈。胸椎结核有背痛症状,必须注意,下胸椎病变的疼痛有时表现为腰骶部疼痛。脊柱后突十分常见。腰椎结核可向下肢放射。

（2）肌肉痉挛：脊柱正常的生理曲度消失，甚至变得僵直。椎旁肌肉痉挛往往与疼痛并存，引起姿势异常和脊柱活动受限。颈椎结核患者可有斜颈畸形，活动明显受限，头前屈，用双手托住下颌减轻疼痛；胸腰椎结核患者不能弯腰，走路时需双手扶腰，拾物试验阳性。检查儿童椎旁肌肉痉挛，可让患儿俯卧，检查者用双手提起患儿双足，将两下肢及骨盆轻轻上提，如有腰椎病变，由于痉挛，腰部保持僵直，生理前凸消失。

（3）脊柱畸形：脊柱后凸畸形是椎体破坏塌陷的结果，有时伴有侧凸。畸形程度因病变范围大小而异。椎体塌陷后出现的角状后突常为患者就诊的原因。胸椎结核畸形明显；颈椎和腰椎结核因脊柱原有的生理前凸，虽有后凸，畸形并不明显。

（4）寒性脓肿：对可能出现寒性脓肿的部位应作细致检查，如咽后壁、颈部、腰背三角、髂窝、腹股沟下方、股骨大转子等处。脓肿亦可引起其他一些症状，如有咽后壁脓肿者妨碍呼吸与吞咽，睡眠时伴鼾声。胸椎脓肿可引起肋间神经痛；腰椎结核可形成腰大肌或髂窝脓肿，表现出Thomas 征阳性，也可出现腰神经根激惹症状。

【影像学检查】

1. X 线平片　早期表现为骨质变薄。随着椎间盘周围的病变发展，可出现骨质破坏，椎间隙变窄，椎旁软组织肿胀等，与化脓性脊柱炎相似。前方椎体多个节段受累，椎体被侵蚀为扇贝状。中央型的病变与肿瘤类似，表现为局部骨小梁模糊不清，中央变薄和骨质破坏，随着病变发展，椎体中央出现空洞，空洞内可见大小不等，形状不规则死骨，破坏严重时出现椎体塌陷。偶尔可见腰大肌内脓肿吸收后残留的钙化表现。

2. 同位素骨扫描　通常对结核感染诊断帮助不大，锝扫描 35% 为阴性，而镓扫描阴性可达 70%。

3. CT 检查　可显示椎体、附件微小病灶，对了解软组织病灶的界限以及了解骨质破坏的程度有一定的价值。MRI 应列为首选的检查，不仅显示骨和软组织的病变，同时可行多方位的检查。由于椎间盘的改变较迟，有时 MRI 可显示正常信号的椎间盘。在形态学上，MRI 对结核感染和化脓性感染的显示是不同的。但其 T1、T2 信号与化脓性感染较相似。增强的 MRI 可以区别脓肿与肉芽组织，如果仅在周围有信号增强通常提示脓肿，而整个团块均增强却是肉芽肿的表现。

【诊断】

根据上述临床表现及影像学检查，结合患者血沉增快，阳性结核菌素试验或同时伴有泌尿系统的结核感染，晨尿培养阳性，应考虑本病的诊断。在急性肺结核患者，痰标本或胃洗液找抗酸杆菌可能为阳性，对诊断有帮助，但确诊需作椎体病灶或软组织活检。由于椎体病变通常为溶骨性，可伴有椎旁脓肿，CT 引导下的细针穿刺活检在诊断方面非常有价值。皮下脓肿穿刺若能发现病原菌，可不必作脊柱活检。

【鉴别诊断】

本病必须与以下疾病鉴别。

1. 强直性脊柱炎　多数有骶髂关节炎症，症状以后背疼痛为主。X 线检查无骨质破坏与死骨，胸椎受累后会出现胸廓扩张受限等临床表现，血清 HLA-B$_{27}$ 多数为阳性。

2. 化脓性脊柱炎　发病急，有高热及剧痛，进展很快，脊柱活动明显受限，早期血培养可检出致病菌。X 线表现进展快，其特征性 X 线表现可作鉴别。

3. 腰椎间盘突出　无全身症状，青壮年多见，以下肢神经根受压症状为主，血沉正常。X 线片上无骨质破坏，CT、MRI 可确诊椎间盘髓核突出。

4. 脊柱肿瘤　多见于老年人，疼痛逐渐加重，X 线片可见骨质破坏，后期可累及椎弓根，椎间隙正常，通常无椎旁软组织影。

5. **嗜酸性肉芽肿**　多见于胸椎,以 12 岁以下儿童多见。整个椎体均匀性压扁成线条状,上下椎间隙正常,无发热等全身症状。

6. **退行性脊椎骨关节病**　为老年性疾病,椎间隙变窄,邻近的上下关节突增生,硬化,没有骨质破坏与全身症状。

【治疗】

治疗目标是根除病灶、治疗神经功能障碍和防止脊柱畸形。抗结核药物是治疗脊柱结核必不可少的一部分。目前使用的一线化疗药有:异烟肼、利福平、吡嗪酰胺、链霉素和乙胺丁醇。

手术适应证:①诊断不明确需行组织学检查;②结核病灶压迫脊髓出现神经损伤需行减压;③脓肿和窦道形成;④晚期结核引起的需要矫形的脊柱畸形。

在抗结核药物出现以前,保守治疗的死亡率高达 12%~43%。患者神经系统症状发生率可达 60%。随着抗结核药物的临床使用,如果能早期诊断,死亡率可小于 5%。进行性后凸可引起严重的外观畸形和神经功能障碍,并可影响呼吸和心脏功能。非手术治疗比手术治疗后凸畸形的发生率更高。在手术方面,后路融合固定或后路融合固定加前路清创融合对保留脊柱正常序列效果较好。一般认为,前路清创融合可部分改善后凸,而单纯前路清创不能阻止后凸的发展。近年来在 CT 引导下经皮穿刺行脊柱结核脓肿腔内置管,引流脓液,并注入化疗药物取得了一定的疗效。

二、脊柱结核并发截瘫

脊柱结核中,截瘫发生率约 10%,胸椎结核合并截瘫者多见,其次为颈椎、颈胸段和胸腰段,腰椎最为少见。椎弓结核虽不多见,但因椎弓从三面环绕椎管,故当其发生结核时,合并截瘫的比例较高,约占 26%。

【发病机制】

在早期或病变活动期多由于结核性脓肿、干酪样坏死物质、肉芽组织、死骨、坏死的椎间盘等直接压迫脊髓所致,此期称为骨病变活动型截瘫。及时手术减压效果良好。在晚期或病变愈合期,由增厚的硬膜、椎管内肉芽组织纤维化及纤维组织增生对脊髓形成环状压迫,椎体后凸畸形形成或椎体病理性脱位所造成的椎管前方骨嵴,亦可使脊髓遭受压迫或磨损而导致纤维变性,从而引起截瘫,称为骨病变静止型截瘫。此外,脊髓长期受到压迫出现脊髓软化,脊髓萎缩,空洞形成,脊髓组织本身结核病变、脊髓血管炎等,此时虽没有任何外部压迫因素,也可发生截瘫,而且此类患者预后不良。

【临床表现和诊断】

通常在截瘫发生之前,患者往往已有脊柱结核症状,但未引起重视,而在出现截瘫症状后方才就诊。许多患者先出现与病变节段一致背部疼痛和束带感,然后才出现截瘫现象,初始先有运动障碍,感觉障碍及大小便障碍发生较晚。

运动功能障碍对患者影响最大,也最早发现。痉挛性截瘫的患者下肢发硬、颤抖、无力,易跌倒,走路时呈痉挛步态或剪刀步态等;迟缓性截瘫的患者下肢松弛无力,易跌倒,瘫痪的程度逐渐加重。一般情况下,由于结核病变发展缓慢,脊髓压迫逐渐加重,导致脊髓传导功能障碍,但脊髓腰膨大未受损害,反射弧仍完整,故临床上表现为痉挛性瘫痪;若结核病变进展迅速,使脊髓急性受压,由于超前遏制的影响,腰膨大内的反射弧暂时丧失功能,因而早期可表现为弛缓性瘫痪,当超前遏制影响消失,则表现为痉挛性瘫痪。若脊髓腰膨大区域受损导致的反射弧功能障碍时,临床上将出现弛缓性瘫痪。当脊椎结核并发高位截瘫时,患者不但出现四肢瘫痪,呼吸肌也明显受累。常发生肺炎、肺不张和窒息等并发症。

感觉功能障碍出现的相对较晚,深浅感觉均需检查,感觉平面一般和脊柱结核病灶平面一致,故临床上常可通过感觉平面的测定来确定脊髓受压的部位。小便功能障碍以排尿障碍为主。早期表现为排尿困难,虽有尿意,但不能排出,后逐渐发展为完全尿闭。当膀胱的反射功能恢复后,可出现小便失禁。大便功能障碍的最初表现为便秘和腹胀,腹泻时也可出现失控现象。自主神经功能障碍表现为截瘫平面以下的皮肤干燥无汗,无汗平面与感觉平面一致。当截瘫恢复后,患者的排汗功能也随之恢复。晚期即使截瘫不恢复,截瘫平面以下也会出现反射性排汗。在早期,截瘫平面以下浅深反射减弱或消失,以后浅反射可亢进,并出现病理反射、髌阵挛及踝阵挛。少数患者在截瘫恢复以后很久,病理反射及踝阵挛仍为阳性,提示锥体束已有不可逆的损害。合并截瘫患者,脑脊液多呈完全性或不完全性梗阻,色黄,蛋白含量增加,有时可见毛玻璃现象。

CT 和 MRI 可以清楚地显示病灶部位脊髓受压情况。MRI 还可显示 T1、T2 加权像上脊髓信号的变化,有助于判断预后。

【治疗】

治疗应包括三个方面:①结核本身的治疗;②解除脊髓的压迫;③预防和治疗各种并发症如褥疮、泌尿系感染、呼吸功能障碍等。

脊柱结核出现神经症状而影像学检查有脊髓受压表现,且受压节段与临床症状体征相一致时,原则上都应该手术治疗。手术治疗的目的是在全身治疗的基础上解除对脊髓的压迫。术前应结合患者症状及影像学结果,研究压迫的原因,并选择适当的手术方式。手术方式通常为前路清创减压,解除脊髓受压,支撑植骨,恢复脊柱的生理弧度。手术时应把死骨及干酪样坏死物完全清除,直至病变椎体渗血。减压要充分,通常需要减压到后纵韧带,有硬膜压迫时应至硬脊膜。脊柱的成角畸形可通过支撑植骨加以纠正。

为了防止前路手术后的矫形丢失,可先行脊柱后路融合固定,二期再行前路清创手术。

脊柱结核患者一般不采用单纯椎板减压手术。原因是椎板减压破坏了脊柱的稳定性,可加重后凸。仅在极少数非典型的病例,如椎弓根受累产生脊髓后方压迫时才考虑椎板切除减压手术。另外,仅有硬膜外或硬膜内结核而无骨性压迫时也可考虑椎板切除手术。在其他情况,椎板切除为手术禁忌。

影响预后的因素:①年龄;②病变位置;③脊髓受损程度和受压时间。某些病例,因脊髓受压过久已有变性,手术效果往往不佳,截瘫不易恢复。

第三节　髋关节结核

髋关节结核是常见的病变,发病率在骨与关节结核中居第三位,仅次于脊柱和膝关节。患者多为儿童和青壮年,常为单侧发病。

【病理】

髋关节结核中单纯滑膜结核较多。单纯骨结核的病灶常位于髋臼上缘,其次为股骨头和股骨颈靠近骺板处。单纯滑膜结核很少有脓肿及窦道形成,而单纯骨结核形成脓肿的较多见。髋臼结核所产生的脓液,向下逐渐侵蚀穿破关节面软骨而进入关节腔,使髋关节受到感染。向后常汇集在臀部,形成臀部脓肿。也可穿破骨盆内部,形成盆腔内脓肿。股骨颈结核脓液可穿破周围的骨膜及滑膜进入髋关节,或沿股骨颈髓腔流注到大转子或股外侧。髋臼、股骨头或关节囊破坏严重者,股骨头常发生病理性脱位,以后脱位为主。晚期髋关节可发生纤维性或骨性强直,常固定在屈曲、内收、内旋位。若在纤维性强直时病变再次活跃,可引起病变范围扩大及进一步骨质破坏。

【临床表现】

患者常有全身症状(食欲减退、消瘦、午后低热、盗汗等),局部症状一般出现较晚,典型症状为跛行及髋部痛。起初髋部疼痛较轻,活动后加重,休息后可缓解或消失;若起病急骤,疼痛亦可剧烈。儿童易哭、夜啼，诉膝部疼痛而非髋部疼痛，这是因为两者均由同一闭孔神经支配。随后出现跛行。股三角及臀部饱满，臀纹变浅或消失，随后髋关节周围可出现脓肿或窦道。关节活动明显受限，肢体短缩。严重时可有髋关节屈曲内收畸形。

【影像学检查】

X线表现对髋关节结核的早期诊断极为重要，应行骨盆正位片以对比两侧髋关节。单纯滑膜结核可发现骨质疏松、骨小梁变细、骨皮质变薄、关节囊肿胀，关节间隙增宽或变窄等。单纯中心型骨结核，破坏区在股骨颈近骺区或髋臼，有骨质破坏及死骨形成；但边缘型者死骨小或无死骨。全关节结核时，关节破坏严重，常合并病理性脱位，有的股骨头、颈消失（图19-3）；有的形成纤维性或骨性强直。CT与MRI可评估髋关节内积液量，并可发现微小骨破坏病灶。MRI尚可显示骨内的炎性浸润。

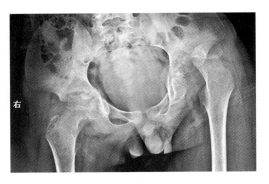

图 19-3　X线片示双侧髋关节结核，左侧髋关节病理性脱位

【诊断和鉴别诊断】

根据病史、症状、体征和影像检查，本病一般不难诊断。但早期病变轻微时，需要反复检查、仔细观察，比较双侧髋部X线片，才不致漏诊。

本病须与下列髋部疾病鉴别：

（1）急性化脓性髋关节炎：一般急性发病，患者高热、寒战、白细胞增多，下肢呈外展、外旋畸形。必要时可进行穿刺，作涂片检查或细菌培养。

（2）慢性低毒性化脓性髋关节炎或髋关节结核合并混合感染的鉴别，有时较困难。必须依靠脓液的细菌培养和活组织检查才能确诊。

（3）髋关节类风湿关节炎：往往呈双侧对称性，并合并其他关节病变，血清类风湿因子阳性。

（4）儿童股骨头骨软骨病：该病具有典型的X线特征：股骨头致密扁平，关节间隙增宽，后可出现股骨头破碎、坏死及囊性变，股骨颈粗而短。临床检查髋关节活动很少受限，血沉正常。

（5）短暂性髋关节滑膜炎：多见于8岁以下儿童，主诉为髋或膝关节疼痛、跛行或不愿行走，髋关节活动轻度受限，患儿发病前一般有上呼吸道感染病史，卧床休息及患肢皮牵引数周后即可治愈。

【治疗】

下肢的主要功能是负重、站立和行走，因此髋关节结核的治疗应考虑保存关节的稳定性。一般情况除患者不能耐受手术外，均应尽早行病灶清除术。同时行全身支持及抗结核药物的应用，对改善患者的全身情况及作为术前准备及术后治疗都是极其重要的。如髋部疼痛剧烈并伴有肌痉挛或屈曲畸形时，应采用皮肤牵引。早期病例经药物、牵引等保守治疗效果良好。对于经正规药物、牵引等保守治疗效果不佳者，在髋关节破坏前行手术治疗。

单纯滑膜结核可关节内注射抗结核药物。可在腹股沟韧带中部下方，在股动脉及股神经外侧进针。若疗效不佳，可做滑膜切除术，术后用皮肤牵引和丁字鞋制动3周。

单纯骨结核，股骨头及髋臼有脓腔及死骨时，应及早施行病灶清除术。经搔刮后，遗留的较大空腔，可用松质骨充填。

早期全关节结核，如无手术禁忌证，为了挽救关节，应及时进行病灶清除手术。病灶清除范围包括：①清除寒性脓肿，②切除全部肥厚水肿的滑膜组织，③切除残留的圆韧带，④刮除所有的骨破坏病灶，⑤切除游离坏死的软骨面，直至正常骨组织。手术成功的关键在于彻底清除病灶，切勿遗漏隐匿的病灶或脓肿，否则病变将很快复发，并发展为晚期全髋关节结核，使关节功能完全丧失。

晚期全关节结核有两种情况需要治疗：①局部仍有活动性病变,如脓肿、窦道等；②病变虽已静止,但仍有关节疼痛或畸形。对局部仍有活动性病变者,可根据患者的具体情况,采用手术或非手术疗法；手术疗法是病灶清除术的同时行关节植骨融合术。对病变虽静止而仍有疼痛者,可作髋关节融合术。部分患者在严格抗结核药物使用下,可行全髋关节置换术。髋关节有明显屈曲和内收畸形者,可作转子间截骨术,以矫正畸形,改善功能。对于髋内翻、外翻畸形,可于成年后作股骨转子下截骨矫形术,矫正畸形。对于明显肢体不等长,可考虑作肢体延长术。

第四节　膝关节结核

膝关节结核的发病率仅次于脊柱结核,占全身骨与关节结核的第二位,其高发病率可能与膝关节有丰富的松质骨及较多的滑膜组织有关。患者多见于儿童及青壮年。

【病理】

膝关节滑膜丰富,滑膜结核的发病率较骨结核高得多。滑膜结核发病缓慢,症状轻微,往往在滑膜结核进展为全关节结核时患者方就诊。此时滑膜已完全被结核性肉芽组织破坏,并进一步破坏和侵蚀关节软骨。最后侵犯骨质,发生纤维性粘连。单纯骨结核多位于股骨下端和胫骨上端的骨骺和干骺端,当转变为全关节结核时,关节软骨及软骨下骨质的破坏比较局限,仅限于骨病灶移向关节内的破口及其附近,大部分关节软骨面尚保存完整,随后软骨及骨质继续破坏,形成死骨、空洞。由于软骨和骨质破坏严重,关节囊和侧副韧带相对松弛,加上腘绳肌和髂胫束牵拉,胫骨可向后外侧脱位,股骨下端或胫骨上端骨骺板在儿童时期被破坏,可引起患肢严重短缩畸形。胫骨结节或胫骨上端骨骺板的前方破坏后,可发生膝反张畸形,但比较少见。脓液可进入髌上囊,腘窝或膝关节两侧,形成脓肿。若脓肿破溃,可长期流脓,继发混和感染,窦道可经久不愈。

【临床表现】

发病较缓慢,常为单发,双侧很少同时受累。可有低热、乏力、疲倦、食欲减退、消瘦、贫血、夜间盗汗等全身症状。血沉增快。单纯滑膜结核的早期症状为关节呈弥漫性肿胀。局部疼痛多不明显。检查时可发现膝眼饱满,髌上囊肿大,浮髌试验阳性。穿刺可得黄色混浊液体。单纯骨结核仅在局部有肿胀和压痛。早期全关节结核,肿胀、疼痛和关节功能受限比较明显。至晚期,股四头肌萎缩,关节肿胀呈梭形。由于疼痛和肌痉挛使膝关节处于半屈曲位。也可因关节肿胀、骨质破坏和韧带松弛,胫骨可向后半脱位,并可发生膝外翻畸形。骨骺破坏后,使骨生长受到影响,以致患肢发生短缩畸形。

【影像学检查与关节镜检查】

放射学表现常常不典型。单纯性滑膜结核表现为髌上囊和软组织肿胀,关节间隙增宽或变窄,局部骨质疏松。在单纯骨结核,中心型表现为骨质模糊,呈磨砂玻璃样,以后可形成死骨及空洞。边缘型表现为边缘骨质被侵蚀破坏。在全关节结核,骨质广泛疏松脱钙。骨质被侵蚀破坏,关节间隙变窄或消失；破坏严重时出现胫骨向后半脱位,有时还可有膝外翻、外旋畸形。窦道长期不愈者可出现骨质硬化现象。CT与MRI可以较早的发现X线片未能显示的病灶,如局部的小脓肿,软组织增厚,骨坏死块。尤其是MRI对关节内病变有较早的诊断价值。

关节镜检查对早期诊断膝关节滑膜结核具有独特价值,既可作关节液培养,组织活检,同时也可行镜下滑膜切除术。

【治疗】

单纯滑膜结核应用全身抗结核药治疗,80%左右的病例可以治愈,并保留正常或接近正常的关节功能。局部治疗包括从膝关节前方注射抗结核药物,成人注射异烟肼,每次200mg,儿童

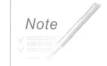

Note

减半;效果不显著者也可加用链霉素,成为 1g,儿童 0.5g。每周注射 1~2 次。3 个月为一疗程。若上述治疗无效,对滑膜明显增生肥厚的病例,可施行滑膜切除术。为了术后早期开始功能锻炼,保证关节功能恢复,应作不切断交叉韧带和侧副韧带的次全滑膜切除术。单纯骨结核,当骨质破坏较重有转变为全关节结核的危险时,应尽早施行病灶清除术,手术时尽可能不进入关节内,病灶清除后可用松质骨充填骨腔。术后用管型石膏固定 3 个月。随后逐渐练习不负重活动。如病变仅限于非负重骨,可行骨节段切除术。对全关节结核,15 岁以下的患者只作病灶清除术。15 岁以上关节破坏严重时,在病灶清除后,可同时行膝关节加压融合术。有窦道或有屈曲挛缩者均宜作关节融合术。加压钢针一般在术后 4 周拔除,改用管型石膏固定 2 个月。局部制动十分重要,无论是手术或非手术治疗,固定时间一般不少于 3 个月。在某些情况下,若结核病灶已完全控制,全膝关节置换术也是一种选择。

本章小结

　　骨与关节结核是一种继发性病变,约 95% 继发于肺结核。临床表现包括全身性的结核中毒症状和局部症状。治疗原则包括早期治疗,最大限度保持关节功能,预防畸形,减少残废;正规抗结核治疗应贯穿治疗始终;必要时采取手术治疗。

思考题

1. 何为"冷脓肿"?
2. 简述骨与关节结核的临床表现及治疗原则。
3. 简述骨与关节结核的手术指征。
4. 简述脊柱结核的临床表现、诊断与鉴别诊断及治疗原则。

(李浩鹏)

参考文献

1. Corbett EL, Watt CJ, Walker N, et al. The growing burden of tuberculosis-Global trends and interactions with the HIV epidemic. Archives of Internal Medicine, 2003, 163(9): 1009-1021.

2. Li L, Xu J, Ma Y, et al., Surgical Strategy and Management Outcomes for Adjacent Multisegmental Spinal Tuberculosis. Spine, 2014, 39(1): E40-E48.

3. Millet J-P, Moreno A, Fina LMillet, J.-P., et al., Factors that influence current tuberculosis epidemiology. European Spine Journal, 2013, 22: 539-548.

4. Ottaviani S, Tiendrebeogo J, Choudat L, et al., Knee tuberculosis under rituximab therapy for rheumatoid arthritis. Joint Bone Spine, 2013, 80(4): 435-436.

5. Pigrau-Serrallach C, Rodriguez-Pardo D. Bone and joint tuberculosis. European Spine Journal, 2013, 22: 556-566.

第二十章　骨与关节化脓性疾病

骨与关节化脓性疾病是骨、关节以及其附属结构非特异性感染的统称,包括骨膜、软骨和滑膜感染在内。化脓性骨髓炎通常指四肢骨的感染,某些部位骨的感染,如头面部,其特点略有不同。脊椎感染因其解剖特点、临床表现、治疗方式和预后都有所不同,所以单独介绍。

第一节　化脓性骨髓炎

化脓性骨髓炎(suppurative osteomyelitis)是化脓性细菌引起的骨膜、骨质和骨髓的炎症的总称。按发病时程,可分为急性和慢性化脓性骨髓炎两类。急性期常有骨质破坏,慢性期多伴有骨质硬化、死骨和窦道形成。化脓性骨髓炎的感染途径通常有三种:①血源性或淋巴管来源:细菌从体内其他部位如呼吸道、泌尿系、体表和消化道等的感染灶,经血行或淋巴管到达骨组织,形成小的细菌栓子。当身体抵抗力不足以抵御细菌时发生骨的化脓性感染。也有患者无明显其他感染灶。②创伤性:开放性伤口让细菌直接从外界进入体内。③蔓延性:从邻近软组织直接蔓延而来,如肢体远端局部软组织感染导致局部骨髓炎。血源性骨髓炎最复杂且常见,本章着重介绍。

一、急性血源性化脓性骨髓炎

【发病特征】

急性血源性骨髓炎常见于3~15岁的儿童和少年,即骨生长最活跃的时期,男多女少。胫骨近端和股骨远端发病率最高,约占60%;其次为肱骨近端、桡骨及髂骨等。

【微生物和病理学】

急性血源性骨髓炎源于菌血症,多发生于儿童长骨的干骺端。最常见的致病菌是金黄色葡萄球菌,其次是乙型链球菌和白色葡萄球菌,偶有大肠埃希菌、铜绿假单胞菌和肺炎双球菌。菌血症并非骨髓炎发生的充分条件,菌血症很常见,估计仅在刷牙之后就有25%的人发生菌血症;只有当病原微生物的数量足够多或足够强,可以突破宿主的自然防御屏障并在局部形成感染灶后,才能发生骨髓炎。致病过程中,骨骼的局部因素起着重要作用:儿童骨骼干骺端缺乏吞噬细胞;长骨干骺端有很多细小的小动脉,血流慢,细菌栓子容易停留;易发生急性血源性骨髓炎。

急性血源性骨髓炎的致病菌与年龄、流行病学因素等有关,金黄色葡萄球菌是骨髓炎最常见的致病菌,约占75%;其次是β溶血性链球菌,约占10%;而在镰状细胞性贫血或新生儿骨髓炎患者,沙门菌引起的感染比率有所增加。

因为骨构造的特殊性,骨脓肿很难向周围自由进展。随着脓肿的扩大,感染沿局部阻力较小的方向蔓延(图20-1),通常有3种

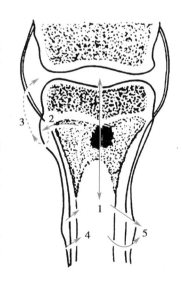

图 20-1　胫骨上端急性化脓性骨髓炎扩散途径

1. 干骺端病灶向骨髓腔发展,可进入关节腔;2. 穿破骨皮质侵入骨膜下;3. 穿破骨膜至关节周围,可再进入关节;4. 骨膜下与骨髓腔经骨小管相通;5. 穿破骨膜与软组织

途径：

1. 脓肿向骨端蔓延　因骺板抵抗感染的能力较强,脓液不易穿破骺板进入关节腔,多向骨髓腔扩散,致使骨髓腔受累。

2. 脓液突破皮质骨,穿入骨膜下形成骨膜下脓肿　当压力进一步增高时,突破骨膜流入软组织。

3. 穿入关节,引起化脓性关节炎　小儿骺板是抗御感染的天然屏障,脓肿不易进入关节腔,但成人骺板愈合血运减少,抵抗力下降。如干骺端位于关节囊内,则脓肿亦可穿破干骺端骨皮质进入关节,形成化脓性关节炎。

急性血源性化脓性骨髓炎的转归大致有以下几种情况：

1. 致病菌毒力较弱,患者抵抗力强,早期治疗,大多可获得痊愈。

2. 若细菌毒力和宿主抵抗力相当,则急性感染有转为慢性感染的可能。

3. 细菌毒力强,抵抗力弱,可并发败血症或脓毒血症,严重时可危及患者生命。

4. 骨髓炎复发概率与感染的部位、治疗是否及时有效等因素有关。位于足部远端的骨髓炎复发率可高达 50%,累及股骨,胫骨的骨髓炎复发率为 20%~30%。而腓骨远端、上肢骨与脊柱的炎症感染预后较好。儿童急性骨髓炎经治疗一年后的复发率为 4%。

5. 儿童长骨骨髓炎可损害长骨的骺板,导致患儿生长滞后或者发育畸形。

6. 骨髓炎急性期骨质吸收加剧,或手术钻孔开窗过大使皮质缺损严重,若未行外固定,则易发生病理性骨折。

【临床表现】

1. 全身症状　起病急,开始时即有全身中毒症状,表现为高热,寒战,脉快,口干,食欲不振,精神差;严重者可伴有头痛、呕吐、甚至谵妄等中枢神经系统中毒表现;幼儿可表现为烦躁不安、啼哭不止,或吐奶、闷不做声。常可追溯到其他部位感染病史。

2. 局部表现　早期有疼痛,较剧烈,有时呈搏动样;局部触痛明显,肌肉常保护性痉挛,因惧怕移动患肢,患肢常强迫体位;早期可无明显软组织肿胀,发病数日后局部皮肤红肿,提示骨膜下脓肿形成可能。脓肿穿破骨膜进入软组织后,压力骤减,疼痛可暂时缓解;软组织受累后引起局部红、肿、皮温升高,可出现波动感;脓液侵入骨干骨髓腔后。整段肢体剧痛、肿胀。炎症引起骨质破坏,可并发病理性骨折。

【实验室检查】

当怀疑骨和周围软组织非特异性感染时,需行血常规、红细胞沉降率和 C 反应蛋白等检查,有条件时可查血降钙素原。典型的血常规表现为白细胞总数增加,中性粒细胞比例增高等急性感染征象,但小儿、老人和免疫抑制者多不升高。局部抽取的脓液可行细胞计数和分类,以鉴别化脓性感染和其他疾病。红细胞沉降率变化多出现于感染后 3~5 天,在有效治疗开始后 3 周内恢复正常或明显下降;红细胞沉降率提示炎症反应,但无法鉴别无菌性炎症反应。C 反应蛋白是机体介导非特异性免疫的物质,感染后 6 小时内开始升高,2 天达到高峰,在有效治疗开始后 1 周内恢复正常或明显下降;监测 C 反应蛋白可以间接反应感染控制情况。以上检查需要结合分析。其他检验指标,如金黄色葡萄球菌表面抗原或抗体试验、尿液免疫荧光计数均有良好的应用前景,但目前在临床上尚未广泛应用。

病原学检查对于急性化脓性骨髓炎的诊断和治疗有重要意义。局部抽取的脓液涂片染色找细菌,对于诊断和早期抗生素的应用有指导意义。对于大多数细菌感染需要行病原菌培养,根据培养和药敏结果可选取敏感抗生素进行抗感染治疗。最佳的培养标本是穿刺液(关节液或脓液);浅表伤口和窦道样品容易污染,伤口在清创后取的深部标本或刮取的标本培养的结果较准确;血液细菌培养的阳性率较低,患者高热、寒战且在应用抗生素前抽血培养的阳性率稍高。

Note

【影像学检查】

X 线片上早期的骨髓炎一般正常,也可有软组织肿胀、局限性骨质疏松等表现;随后出现干骺端模糊阴影;骨基质必须丢失 30%~50%,X 线片上才能显示出溶骨性破坏,因此骨质破坏的表现要到感染 7~14 天后才明显。Wheat 等发现,骨关节感染初期只有不到 5% 的患者 X 线出现异常,感染 1 周后约 30% 的患者 X 线出现异常;而当感染 3~4 周后 90% 的患者 X 线片会出现异常。在骨与关节感染的早期诊断中,X 线片的敏感性并不高。

对于 X 线片显示不清的部位如胸锁关节、骶髂关节和脊柱等,CT 有助于判断骨质受累的范围;髓腔内的脂肪组织被脓液替代时,CT 上显示为高密度影;CT 增强扫描有助于发现脓肿。

MR 被广泛用于发现早期骨感染,其发现病变的时间早于 X 线。水肿组织和渗出替代正常脂肪,炎症时在 T1 加权像信号低于脂肪,在 T2 加权像信号高于脂肪;骨髓炎典型表现为 T1 加权像上髓腔低信号,T2 加权像高信号;短 T 波反转恢复信号(STIR),亦称压脂序列,对骨髓炎的阴性预测率很高,几乎达到 100%。Boutin 等人认为 MR 是早期诊断骨髓炎最有效的工具。但是 MR 信号改变没有特异性,任何造成水肿或充血的疾病如骨折、肿瘤和无菌性炎性反应,均能够产生与骨髓炎相似的信号改变。

超声多用于定位脓腔,引导骨科医师穿刺抽液。放射性核素扫描(ECT)是诊断骨髓炎的重要辅助手段,局部骨组织对感染产生炎症反应引起局部代谢活跃,ECT 表现为局部放射性浓集;其信号变化可在发病 48 小时内出现,较 X 线出现早,对早期骨髓炎的诊断敏感性很高,但信号变化与否并非直接提示感染,故特异性较差。对于体内有金属内植物等行 MR 有禁忌的患者,放射性核素扫描就可以起到很大的作用。

【鉴别诊断】

1. 急性蜂窝织炎　全身中毒症状轻,病灶往往位于肢体非干骺端的一侧,而骨髓炎常常表现为干骺端周围肢体均受累;急性蜂窝织炎局部症状和体征较一致,常伴有明显的局部红、肿、热和波动感,并无局部深压痛;急性骨髓炎往往症状重,除疼痛外,局部炎症表现轻。诊断性分层穿刺有助于鉴别。

2. 化脓性关节炎　急性化脓性关节炎与急性化脓性骨髓炎临床表现相近,容易混淆;化脓性关节炎疼痛部位往往位于关节,关节可以迅速出现肿胀和积液;急性化脓性骨髓炎早期一般 X 线片无明显改变,急性化脓性关节炎的 X 线检查早期表现为关节囊积液扩张。

3. 尤文肉瘤　全身和局部表现与急性骨髓炎相似,但起病稍缓,以骨干居多,早期不妨碍邻近关节活动,表面有曲张的血管并可摸到肿块;困难鉴别的可活检行病理检查。

【治疗】

骨髓炎首先需要抗生素治疗,先经验性应用抗生素,待有病原学结果时再改用敏感性抗生素;应早期、足疗程应用,必要时可联合应用抗生素。严重感染可能需给予静脉输注抗生素,然后改为口服抗生素,并检测血清抗生素浓度。经验使用抗生素应与流行病学,患者的年龄和致病原因相结合。急性血源性化脓性骨髓炎最常见致病菌为金黄色葡萄球菌。关于抗生素治疗的时程尚有争议,目前认为疗程至少 3 周,直至体温正常,局部症状明显缓解,实验室检查血沉和 C 反应蛋白必须正常或明显下降。

规范使用抗生素 48~72 小时后,穿刺抽出脓液或在影像学检查发现脓肿、坏死组织或病灶范围扩大时,应积极进行手术治疗。手术目的为:①减少致病菌负荷,减少细菌入血量;②去除坏死组织和脓腔,促进愈合。延迟的手术只能达到引流的目的,不能阻止急性骨髓炎向慢性阶段演变。常用手术技术是钻孔引流或开窗减压。无论哪种手术均应做到彻底引流和保护血供。于压痛点最明显处切开骨膜,释放骨膜下脓液,然后行骨开窗减压;如骨膜下无脓液,在术中 X 线定位下在干骺端钻孔数个减压;若有脓液逸出,则将孔洞连成一片,用骨刀凿除方形皮质;整个过程尽量不要剥离骨膜,以免人为造成无血供区;开窗后尽量以冲洗的方式冲出脓液,不要用刮匙或硬质工具骚扰松质骨,以免破坏血运,影响感染的愈合;将脓液引流后,若脓液不多可放置碘仿纱布,若脓液较多可以使用闭式灌注引流;将皮肤松弛地缝合或减张缝合,患肢以石膏托制动。术后应继续给予静脉抗生素治疗。

二、化脓性脊椎炎

【发病特征】

化脓性脊椎炎包括椎体化脓性骨髓炎和椎间盘炎两种类型。

椎体化脓性骨髓炎(osteomyelitis of the vertebra)发病率较四肢低,多由血行传播引起,其原发感染病灶可能为疖肿、泌尿生殖系感染;其次为邻近部位感染波及,脊柱附近的软组织感染如椎间盘炎、腰大肌炎症、肾周脓肿、压疮等亦可为感染源;少数为外伤,椎体手术后感染。成年人多见,以 20~40 岁年龄段为主,男性多;发病节段以腰椎发病率高,依次为胸椎、颈椎和骶椎。病变主要侵犯椎体,可向椎间盘及上下椎体扩散,可突入椎管内;也有同时侵犯附件或单发于附件的情况。

椎间隙感染的致病菌以金黄色葡萄球菌最为常见。细菌进入椎间隙的途径有两种:①医源性感染,手术操作中因消毒不彻底或帮助局部感染扩散至椎间隙;②经血行播散,类似于椎体感染。

【临床表现】

起病急骤,发展迅速,伴高热、寒战、烦躁等脓毒血症症状。强迫体位,局部疼痛,椎旁肌痉挛、压痛,棘突压痛或叩痛,惧怕移动身体。可伴有脊髓或脊神经压迫症状,导致远端肢体运动感觉障碍。后期形成脓肿,可破溃至各个方向,常见有腰大肌脓肿、后纵隔脓肿和咽后壁脓肿。

【实验室检查】

实验室检查与四肢骨急性化脓性骨髓炎无明显差别。

【影像学检查】

X 线检查对感染早期往往无帮助。一个月后椎体内虫蚀状破坏可在 X 线上有所体现;病变起于椎体边缘者,X 线上表现为边界模糊的骨质破坏区;若累及椎间盘,则椎间隙减小,邻接的受累椎体可融合为一块。有时椎体被压缩呈扁平或楔形;单发于椎弓及其附件者少见,早期 X 线表现为椎弓附件骨质疏松和破坏。MR 检查可早期发现椎体和椎间盘内炎性水肿等非特异性炎症影像。待脓肿形成时可从 MRI 和 CT 增强检查中较清晰分辨。

【治疗】

治疗化脓性脊椎炎首先应该足量、足疗程的使用抗生素。抗生素的使用原则与治疗急性血源性骨髓炎无明显差别,即早期经验用药,待药敏结果出来后改为敏感性药物。若局部形成脓肿则应清创引流,椎间隙或椎体感染清创应尽量从前路进行,减少椎管内细菌播散的可能。手术治疗脊椎感染的目的之一是清创,二为保持脊柱的稳定性。坚强的脊柱内固定维持脊柱稳定性,避免因局部微动造成的细菌扩散,利于炎症的吸收和感染控制。

三、慢性骨髓炎

【发病特征】

大多数慢性骨髓炎(chronic osteomyelitis)是因急性化脓性骨髓炎治疗不当或不及时,病情迁延不愈的结果。若细菌毒力较低,或患者抵抗力较强但不足以消灭细菌,也可能从起病伊始即为慢性,并无明显急性期症状。近年来急性骨髓炎在早期多能得到有效治疗,所以转为慢性骨髓炎的概率越来越低。有时骨的开放性感染,以及放置金属物内置物后的感染可一开始就表现为慢性感染。其他危险因素包括糖尿病、糖皮质激素、免疫缺陷及营养不良等。慢性骨髓炎的标志是感染性死骨。死骨被炎性肉芽组织、硬化骨和相对缺血的骨包围,外面覆盖着增厚的骨膜和瘢痕化的软组织。由于细菌外包围大量缺血组织,所以全身应用抗生素很难奏效。

金黄色葡萄球菌是慢性骨髓炎主要的致病菌,对甲氧西林耐药的金黄色葡萄球菌比例正在上升。绝大部分病例为多种细菌混合感染,最常合并是 A 型与非 A 型链球菌,铜绿假单胞杆菌,变形杆菌和大肠杆菌等。近年来革兰阴性细菌引起的骨髓炎增多。儿童患者,还可有嗜血属流感杆菌骨感染。

【微生物与和病理】

急性期如果治疗不彻底便会演变成慢性骨髓炎。坏死的松质骨逐渐被肉芽中的破骨细胞吸收掉,空腔被肉芽组织爬行替代,外围成骨细胞合成类骨质,再矿化为新生骨。慢性骨髓炎时,肉芽组织血运差,无法爬行替代整块坏死骨,导致剩余松质骨成为死骨并维持数月之久。剩余死骨的表面因破骨细胞变得不平整,由于缺乏血供,死骨不会脱钙,反而还与邻近的骨组织更为致密。若能将感染完全控制,坏死的骨将重新启动替代过程,该过程需数月之久。若死骨周围肉芽停止生长,脓液便堆积使死骨脱落。浸泡在脓液中的死骨使吸收变得异常缓慢,甚至停止。为防止感染扩散,机体使周围的骨骼致密、硬化,刺激骨膜不断形成新骨而成为骨壳。严重时整段骨干成为死骨,再由新生的骨壳包围。骨壳上通常有多个窦道,不断排出脓液及死骨。软组织损毁严重形成大量瘢痕,局部皮肤菲薄、黑色素沉积,窦道经久不愈,表皮会内陷生长深入窦道内。窦道长期排液会刺激窦道皮肤恶变成癌。当患者抵抗力降低或细菌毒力增加时,可能出现急性发病期。

【临床表现】

慢性骨髓炎可以无自感症状,骨失去原有的形态,肢体增粗及变形。皮肤菲薄色泽暗;有多处瘢痕,稍有破损则长期不愈合。窦道口肉芽组织突起,流出臭味脓液。肌肉挛缩、瘢痕增生导致肢体僵硬。身体抵抗力下降时可急性发作,皮肤红、肿、热、痛。窦口流脓量增加,有时可排出死骨。急性炎症消退后窦口关闭。(图 20-2,图 20-3)

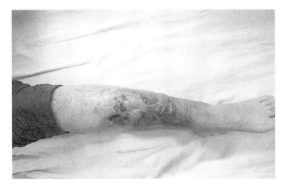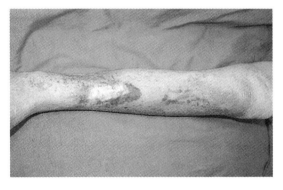

图 20-2　31 岁男性患者胫骨骨折髓内钉内固定术后感染 4 年,左侧小腿呈慢性骨髓炎表现,畸形、疤痕增生、黑色素沉着、窦道形成

图 20-3　70 岁男性糖尿病病史 20 年,左侧小腿中下段外伤致慢性骨髓炎病史 10 年。胫骨结节下区域为慢性骨髓炎急性发作。症状是红肿热痛,窦道排脓,皮下积脓

【实验室检查】

患者白细胞总数通常升高,但不及急性感染期时高。中性粒细胞在非急性期多轻微增高,急性期时与急性骨髓炎类似。绝大多数患者 ESR 和 CRP 升高。实验室检查指标多无特异性,仅体现为体内存在慢性感染灶。

【影像学检查】

X 线片可见死骨生成、硬化,死骨周围透亮区,外层骨质硬化,骨髓腔不规则。死骨外包壳可有窦孔。骨膜反应明显。新生骨致密,可能在 X 线片上遮挡死骨。X 线片上死骨表现为孤立

的骨片,没有骨小梁,浓白致密,边缘不规则,周围有空隙(图 20-4,图 20-5)。CT 和 MR 片可以显示炎症范围、脓腔和死骨。窦道造影可以了解窦道的深度、径路和分布。

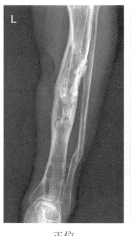
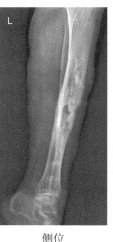
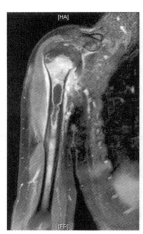
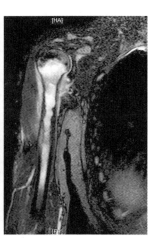

正位　　　　　　　　　侧位　　　　　　　　T2 压脂　　　　　　　　T1 压脂

图 20-4　患者胫腓骨正侧位 X 线片骨髓腔内可见死骨、新生骨、死骨周围脓腔、骨骼畸形和软组织缺损影

图 20-5　一例肱骨慢性骨髓炎的患者急性发作期影像,MRI T2 压脂序列可见肱骨髓腔内大片高信号区(左);进一步行 MRI 增强扫描,T1 压脂序列可见髓腔内高信号区内的低信号区,局部不强化的,边缘有强化带,示为脓肿

【治疗】

慢性骨髓炎的治疗原则是摘除死骨,清除病灶,消灭死腔和改善循环。抗生素应结合手术而使用,单用药物常不能奏效。手术适应证为:死骨、脓腔和窦道形成。禁忌证为:急性发作期,死骨过大,包壳形成不充分,切除容易引起骨缺损和继发性骨折。

手术方式为:

(一)清除病灶

定位病灶,骨壳上开窗,吸出脓液,清除死骨与炎性肉芽组织。在开窗时切勿破坏过多骨质,以免造成术后不愈合或病理性骨折。如上下骨段髓腔已闭塞,应凿去封闭髓腔的硬化骨打通髓腔,以利血液循环。

(二)消灭死腔

1. 碟形手术　清除病灶后将骨皮质缘削平,类似碟状,以容周围软组织贴服而消灭死腔。本法只用于死腔不深的情况。

2. 肌瓣填塞　死腔较深,可将骨腔边缘略施修正后将附近肌肉作带蒂肌瓣填塞以消灭死腔。

3. 闭式冲洗　小儿生长旺盛,骨腔容易闭合,因此可不必过多填塞死腔。可在髓腔上端置一根冲洗管,下端置一根吸引管。术后持续灌注抗生素或防腐剂溶液,吸引管持续负压吸引。2 周后可拔除冲洗管,再持续负压吸引 2 周,待引流液清晰时即可停止。

4. 抗生素载体植入　将可局部使用的抗生素如庆大霉素,混入骨水泥制成 7mm 直径左右的小球,以不锈钢丝串连起来,聚合化后即成为庆大霉素 - 骨水泥珠链,每一颗小球约含庆大霉素 4.5mg。将珠链填塞在骨腔内,有一粒小珠露于皮肤切口外。珠链在体内会缓慢地释放出有效浓度的庆大霉素约 2 周。2 周后即可拔去珠链。小型的骨腔去除珠链后迅速被肉芽组织所填满,中型的尚须换药一段时间也有闭合的可能,大型的拔去珠链后尚需再次手术植入自体骨松质。

(三)伤口的闭合

伤口大部分可一期缝合,并留置引流管。一般在术后 2~3 天内,吸引量逐渐减少,此时可拔

Note

除引流管。周围软组织缺少或张力过大时,可减张缝合或者不缝,伤口敞开换药或放置闭合负压持续吸引装置。待肉芽长满后可二期缝合或行植皮术。

第二节　化脓性关节炎

【发病特征】

化脓性细菌引起的关节内感染,称为化脓性关节炎(pyogenic arthritis),可由血行播散、邻近部位感染和手术引起,可发生于任何年龄,但儿童和老年人最多。化脓性关节炎的发病与否和病情轻重取决于细菌毒力和宿主抵抗力的平衡,危险因素包括:关节腔激素注射、关节创伤、血友病、骨性关节炎、类风湿关节炎、肿瘤、糖尿病、酒精中毒、肝硬化和尿毒症等。最常受累的部位为膝、髋关节,其次为肘、肩和踝关节。

【微生物和病理】

致病菌多为金黄色葡萄球菌,其次为溶血性链球菌、肺炎双球菌和大肠埃希菌等。儿童多见流感嗜血杆菌,性生活活跃者可见淋球菌,关节置换后可见表皮葡萄球菌。化脓性关节炎大概分为3个过程:

1. 浆液性渗出期　滑膜充血、水肿,白细胞浸润。关节腔内浆液性渗出,呈淡黄色,液内有大量白细胞。在此阶段无关节软骨破坏,如治疗得当,渗出液可完全吸收,关节功能恢复正常。

2. 纤维素性渗出期　渗出液增多,细胞成分增加,关节液浑浊黏稠,有脓细胞、细菌和纤维蛋白性渗出物。关节内有纤维蛋白沉积,常附着于软骨表面,妨碍软骨内代谢。如不及时处理,关节软骨将失去活性,进而发生软骨面破坏;纤维蛋白还容易引起关节粘连。

3. 脓性渗出期　关节内含大量脓液,关节液呈黄白色,死亡的白细胞释放蛋白酶,溶解关节软骨和滑膜。关节囊和周围软组织有蜂窝织炎改变。此期患者容易遗留关节功能受损,甚至强直于非功能位。

【临床表现】

化脓性关节炎发病急,可伴寒战、高热、全身不适等脓毒血症症状。局部表现受累关节肿胀、剧痛,并可有红肿、热和压痛。邻近肌肉痉挛,关节常处于屈曲畸形位,久之可发生关节挛缩,甚至有半脱位或脱位。剧痛好转再加剧说明脓液穿透关节囊,进入软组织,周围软组织发生蜂窝织炎。深部脓肿穿破皮肤后会成为窦道,此时全身与局部的炎症都会迅速消退,病变转入慢性阶段。

【实验室检查】

外周血白细胞计数增高,中性粒细胞比例增加。红细胞沉降率增加,C反应蛋白含量增高,降钙素原含量增加。关节液穿刺为诊断金标准,关节液外观可为浆液性(淡黄、透明),纤维素性(浑浊)或脓性(黄白色)。镜检可见大量脓细胞,涂片或培养发现致病菌即可诊断。白细胞浓度大于5×10^9/L,中性粒细胞比例大于90%,即使涂片未找到细菌,或穿刺液培养为阴性,也应高度怀疑化脓性关节炎。

【影像学检查】

X线检查早期见关节肿胀、积液,关节间隙增宽,周围软组织影。之后关节间隙变窄,软骨下骨质破坏使骨面毛糙,并有虫蚀状骨质破坏,软骨下骨质疏松破坏,晚期关节强直,软骨下骨增生和硬化。邻近骨骼出现骨髓炎改变的也不少见。MR检查可以早期发现关节周围软组织和骨髓水肿。

【治疗】

1. 抗生素治疗　早期经验用药,待药敏结果出来后改用针对性强的抗生素。5岁以下儿童多选用针对金黄色葡萄球菌、链球菌及流感嗜血杆菌的抗生素。对于植入人工关节导致化脓性关节炎的成年患者多采用万古霉素和庆大霉素。一般先静脉用药,待感染控制后,再改为口服。

除全身用药外,关节腔内注射抗生素也是有效治疗手段。每天做一次关节穿刺,抽出关节液后,注入抗生素。如果抽出液变清,且局部症状和体征缓解,说明治疗有效,可以继续使用,直至关节液细胞分析白细胞降至正常。若无效则应手术治疗。

2. **手术治疗**　手术方式以关节腔清理和持续关节腔持续冲洗为主,二者皆可在关节镜的辅助下进行。关节腔清理是将关节液、脓液、坏死组织、脓性滑膜、软骨上的脓苔一并清除,后放置一条关节引流管。每天观察引流管液体性状,待清澈透明时再拔除引流管。持续关节腔冲洗可在关节腔清理术后进行。在关节腔内插入两根管内。一根为灌注管,另一根为引流管。每日经灌注管滴入含抗生素生理盐水 2000~3000ml,至引流液转清,经培养无细菌生长后可停止灌洗;但引流管仍继续吸引数天,如引流量逐渐减少至无引流液,而局部症状和体征都已缓解,可以将引流管拔除。

3. **关节康复锻炼**　在感染急性期,关节应制动以利炎症消退和感染控制;为防止关节内粘连,应在感染控制后积极行被动活动。急性炎症消退 3 周后,鼓励患者做主动运动。

本章小结

骨与关节感染多是由血性传播引起,金黄色葡萄球菌是主要致病菌;骨与关节感染仍然是一个严峻的挑战。虽然用抗生素治疗大多数细菌感染均能获得很好效果,但由于生理和解剖特殊性,骨关节感染的治疗未能达到同样疗效。所以当骨或关节感染应及时手术治疗,以改善预后。

思考题

1. 请描述化脓性骨关节感染的病理生理过程。
2. 请描述化脓性骨关节感染的常见致病菌。
3. 请描述慢性骨髓炎的常用手术方式。

（沈慧勇）

参考文献

1. 胥少汀,葛宝丰,徐印坎,等. 实用骨科学. 第 4 版. 北京:人民军医出版社,2011.

2. Abril JC,Ramirez A. Successful treatment of chronic recurrent multifocal osteomyelitis with indomethacin:a preliminary report of five cases. J Pediatr Orthop,2007,27:587,2007.

3. Calhoun JH,Manring MM,Shirtliff M. Osteomyelitis of the long bones. Semin Plast Surg,2009,23:59.

第五篇　非感染性炎性疾病及代谢性骨病

器官系统
整合教材
O S B C

第二十一章　非感染性炎性疾病及代谢性骨病总论

非感染性炎性关节病包括以关节受累为主要特征的炎症性和自身免疫性疾病,如类风湿性关节炎(rheumatoid arthritis,RA)、以强直性脊柱炎(ankylosing spondylitis,AS)为代表的脊柱关节病(spondyloarthropathy)等。代谢性骨病则包括痛风性关节炎(gouty arthritis)、骨质疏松症(osteoporosis,OP)、氟骨症和大骨节病等。这一大类骨与关节疾病的解剖定位、发病机制、病理基础、临床表现都不尽相同。其中类风湿关节炎病变主要位于滑膜,病理基础是滑膜炎和血管翳形成;脊柱关节病病变主要位于肌腱附着点,病理基础是附着点炎;痛风性关节炎病变主要位于关节腔,病理基础是尿酸盐结晶沉积诱发的晶体性关节炎;骨质疏松是以骨量减少和骨微结构破坏为特征的代谢性骨病综合征;而氟骨症和大骨节病则是特殊类型的代谢性骨病。本章内容将从病史采集、体格检查、实验室及影像学检查、常规及靶向治疗等方面归纳总结非感染性炎性关节疾病的诊治特点,而代谢性骨病将在各自章节中详细介绍。

【病史采集】

完整的病史采集提供的信息对炎性关节病的诊断十分重要,一份完整的病史应包括患者的一般情况(年龄、性别、职业、个体嗜好等)、主要症状、可能的诱因、按时间顺序的病情经过、治疗经过及用药情况、既往史、家族史等,还包括系统回顾。

发病年龄、性别方面,强直性脊柱炎、Reiter综合征多见于青年男性,类风湿关节炎好发于中年女性,痛风多见于中年男性,骨关节炎多见于中老年者。病情经过往往体现了病理过程,类风湿关节炎、强直性脊柱炎多慢性起病、逐渐进展,痛风等晶体性关节炎多起病急骤(24小时内达高峰),但有自限性(多于1周左右缓解),反应性关节炎常在感染后数周内相继出现皮肤黏膜损害和关节炎。治疗情况,如对抗生素、非甾体类抗炎药、糖皮质激素等药物的反应,则可能为诊断和治疗方案的确定提供重要的依据。既往史中饮酒史可以是痛风发作的重要因素,吸烟史与类风湿关节炎合并间质性肺炎关系密切,有冶游史需除外淋菌性关节炎、反应性关节炎,强直性脊柱炎常有阳性家族史等。

【症状特点】

1. 关节疼痛　关节痛发作的时间、性质、部位、伴随症状和缓解方式常能提供诊断线索。炎性关节痛通常伴有关节肿胀、皮温升高,且往往在下午或晚间加重;夜间发作的第一跖趾关节剧烈的刀割样、烧灼样的疼痛是痛风的特点;机械性损伤的疼痛往往与特殊动作相关;多发对称性小关节、手足关节区受累是类风湿关节炎的特点;骶髂关节、脊柱、下肢非对称性大关节受累是脊柱关节病的特点。骨质疏松的骨痛多发生于腰背部,站立等承重位更明显。疼痛的定位常需体检来进一步判定。

2. 关节僵硬和肿胀　僵硬是指经过一段静止或休息后(如清晨),患者试图在活动某一关节时,感到不适,而且想要达到平时的关节活动范围和程度非常困难,常与关节的疼痛、肿胀相伴,是炎性关节病的重要特征。强直性脊柱炎的腰背晨僵持续时间较短(不超过15分钟),稍活动后即可缓解。类风湿关节炎的晨僵时间更长(常超过1小时)。骨关节炎则表现为起始运动时出现的、为时短暂的僵硬。关节肿胀往往意味着关节或关节周围组织的炎症或积液,患者的自觉症状常在体征出现之前发生,因此结合疼痛、僵硬症状,有助于早期诊断。

3. 系统表现　炎性关节病还可有多种全身不适,常见发热、疲乏、体重下降、食欲减退等。类风湿关节炎可有类风湿结节、指(趾)坏疽、溃疡、紫癜等皮肤损害,胸闷气促等间质性肺病表现。脊柱关节病可有结膜炎、口腔生殖器溃疡、腹泻、尿路感染、银屑病皮疹、指甲病变等表现。痛风可在耳轮或关节旁见痛风石。

【关节体检】

关节的物理检查在关节炎诊断中占有重要的地位,它可发现关节外形、结构及功能的异常,使关节局部或全身性疾病得以正确诊断。

对患者进行关节检查时,要让患者放松和配合,检查者动作要轻柔。一般先从上肢关节开始检查,然后是躯干和下肢关节。每个关节按视、触、动和量的顺序系统地进行检查,必要时辅以叩诊和听诊,有时还需行特殊检查。检查时应将患侧与健侧对比,或与检查者的健康关节对比。

在进行关节活动度检查前需了解每个关节的正常活动度。对关节活动度的测量推荐使用国际统一的中立位 0° 记录法。不同关节炎侵犯的关节和在关节周围的表现不尽相同,现将常见部位的关节物理检查法介绍如下。

(一)手部关节检查

1. 关节肿胀　为判断关节肿胀,需观察关节背侧皮肤皱纹有无减少,并与正常关节相对比。手指肿胀可因关节或关节周围组织病变引起,滑膜肿胀通常为局限于关节的对称性肿大,而关节外肿胀常为弥漫性并超过关节范围,或仅累及手指或关节的一侧,呈非对称性肿大。整个手指或脚趾的弥漫性肿大提示为肌腱端炎,常见于脊柱关节病,如反应性关节炎或银屑病关节炎,称为"腊肠指(趾)"。还应注意鉴别肿胀是骨性膨大还是软组织肿胀,如骨关节炎在远端指间关节和近端指间关节的骨性膨大分别称为 Heberden 结节(图 21-1)和 Bouchard 结节,而类风湿关节炎为软组织肿胀,且很少累及远端指间关节。同时应注意与手指上的其他疾病引起的结节,如痛风石及罕见的多中心网状细胞增生症结节相鉴别。

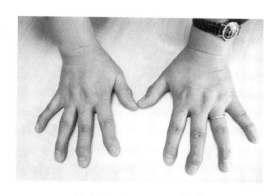

图 21-1　Heberden 结节

2. 关节形态改变　注意观察手有无畸形改变,如梭形肿胀(图 21-2)、尺侧偏斜、天鹅颈样畸形、纽扣花样畸形(图 21-3)、手指短缩或望远镜手等。前三者主要见于类风湿关节炎晚期,而手指短缩或望远镜手主要见于银屑病关节炎

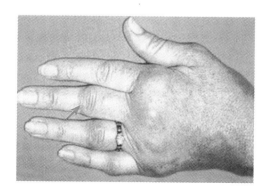

图 21-2　梭形肿胀

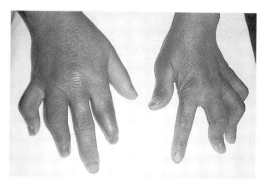

图 21-3　纽扣花样畸形

Note

残毁型,槌状指见于外伤后。尺侧偏斜是因掌指关节慢性炎引起肿胀和扩张,使关节囊和肌腱拉长及松弛,再加上肌肉力量不平衡等,最终导致手指伸肌腱滑离掌骨头,滑向关节尺侧而形成的。天鹅颈样畸形指手的近端指间关节过伸及远端指间关节屈曲的畸形改变,这是因能使近端指间关节伸直的骨间肌和其他肌肉的挛缩所致。纽扣花样畸形是指近端指间关节屈曲挛缩和远端指间关节过伸的畸形改变,这是因滑过近端指间关节的伸肌腱与中节指骨基底部分离,向掌侧移位,穿过关节支点而行,使关节屈曲。手指短缩或望远镜手是因指骨末节溶解所致。槌状指是指末节指骨始终保持屈曲位而不能伸直,这是因伸指肌腱在远端指间关节水平撕脱或破裂引起的。

3. 关节触痛　　触痛的检查方法在掌指关节是用拇指和示指挤压关节的上下侧或左右侧,在近端指间关节和远端指间关节则最好用拇指和示指触压关节的内外侧。与此同时观察患者对触诊的反应(图 21-4)。

4. 关节活动　　在手的功能位上,让患者快速握拳和完全伸开手指,可了解手的活动功能。如患者不能完全握拳,则应进一步评价患者的对指功能,可观察患者能否捡起小物品。

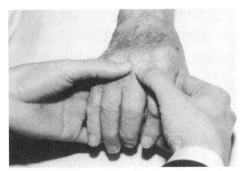

图 21-4　掌指关节触诊法

(二)腕和腕关节检查

1. 关节肿胀　　腕关节肿胀可由腱鞘炎和(或)滑膜炎引起,注意观察肿胀的形状、部位和质地。如外表形状不规则、肿胀较弥散、从肌腱向前和向后突出及质地较软提示有关节积液;而外表呈圆形、局限在第 2 掌骨基底部的指总伸肌腱和桡伸肌腱间的腕背侧、质地较硬、有明显囊性感及可随手指的屈伸而改变提示腱鞘囊肿。当关节有大量积液时,检查者用拇、示两指分别放在患者腕关节的背侧及掌侧,当挤压背侧肿胀处时,掌侧手指可触及液体传导的波动。

2. 关节触痛　　应使用拇指和示指,拇指放在腕关节背侧,示指放在掌侧,其他手指可支撑和固定患者的手,按压患者的腕关节。触压腕关节背侧判断滑膜炎更为可靠。

3. 关节屈伸活动　　可用简单的合掌法测量。先将双手掌及手指紧贴,两腕充分背伸,对比两侧的角度;再使两手背贴近,双腕充分掌屈,对比双侧的角度。如果一侧活动范围受限即可明显测出。类风湿关节炎常有关节积液、关节屈伸受限,甚至完全固定。韧带的劳损亦可限制活动,但用普鲁卡因封闭使痛点消失后,活动可恢复到正常范围。

(三)肘关节检查

首先观察肘关节的外表,若呈梭形肿胀,并在完全伸直时尺骨鹰嘴桡侧小凹陷消失,提示较大量关节积液。积液量少时,应屈肘 90°,从后方观察其外形改变,并与对侧肘关节相对比。尺骨鹰嘴桡侧小凹陷为检查关节积液最敏感的部位,同时也是关节腔注射或抽液的理想部位。鹰嘴突上的浅表肿胀提示鹰嘴滑囊炎,见于反复局部外伤或类风湿关节炎或痛风性关节炎等。同时屈肘观察肱骨内上髁、外上髁及尺骨鹰嘴三点连线是否成一等腰三角形,如不成等腰三角形提示关节脱位或骨折。肘关节触压痛、活动受限和骨摩擦音的检查方法是,检查者一只手握住患者的前臂使其肘关节屈曲约 70°,另一只手的拇指放在患者的肱骨外侧髁和鹰嘴突间的鹰嘴外侧槽中,按压并被动活动患者的肘关节,使之屈曲、伸直和旋转,可得到阳性结果。检查皮下结节时让患者屈肘 90°,检查者用整个手掌面从后往前滑过肘关节伸侧。类风湿关节炎常有肘关节积液和活动明显受限,有时在距尺骨鹰嘴远端数厘米的前臂伸侧可及皮下结节。应注意与痛风石相鉴别,痛风石多在尺骨鹰嘴附近,较大、较硬、可移动且无压痛。

(四)髋关节检查

为全面检查髋关节和有关区域,最好让患者脱去长裤。患者脱衣服时,要注意观察是否有疼痛或动作不便的特殊表现。患者站立,检查者从患者前面观察其双侧的髂前上棘是否在同一水平,从后面观察其两侧的臀纹是否对称,判定是否有骨盆的倾斜。

　　检查髋关节活动时,检查者必须用双前臂及手放在患者双侧髂骨嵴上面以固定骨盆,防止骨盆运动和脊柱的代偿运动而造成假象。有神经损伤及病变者应先做主动运动检查,而一般髋关节病变可直接做被动运动检查。内旋和外旋疼痛并伴活动受限(尤其是内旋)是髋关节病变的敏感指标。髋关节内收受限见于髂胫束挛缩,外展受限则见于髋内翻、髋关节后脱位及炎症性疾病。可观察患者俯卧时姿势,髋关节屈曲挛缩者不能完全俯卧。

　　髋关节触诊应尽量在立位进行,因在不负重时有些病态易被忽略而在负重时表现明显。髋痛的原因很多,包括滑膜炎、滑囊炎和肌腱端炎等。触诊时应注意触痛的部位,如局限于髋外侧大转子区,且疼痛可因主动抵抗髋外展而加重,提示为转子滑囊炎。髋外侧和后方的触痛常为肌腱端炎。臀区触痛可见于坐骨滑囊炎。髋前方和腹股沟区的触痛多提示髋关节本身的病变,尤以骨关节炎和脊柱关节病多见。腹股沟区触诊亦很重要,如该区有局限性肿胀和触痛,疼痛随髋后伸而加重,应怀疑髂腰肌滑囊炎;无肿胀者应怀疑髂腰肌肌腱炎。

　　托马斯(Thomas)征:患者平卧位,将健侧髋及膝关节极度屈曲,以便使腰部放平紧贴床面,防止腰椎前凸的代偿,此时若患侧髋关节表现为屈曲畸形,即为托马斯征阳性。记录患肢与床面的角度,即为患侧髋屈曲畸形之度数。托马斯征阳性时,髋关节肯定存在屈曲挛缩或强直畸形,见于骨关节炎、强直性脊柱炎和髋关节结核等。

　　"4"字试验(Patrick test):患者取仰卧位,一侧下肢伸直,屈曲对侧膝关节并将对侧足置于伸直侧的膝上,检查者向下压屈曲的膝关节及对侧的髂骨前部,如患者不能完成此动作或有明显抵抗或疼痛为阳性。阳性可提示屈膝侧髋关节病变或膝关节病变、髂腰肌挛缩或骶髂关节病变(图21-5)。

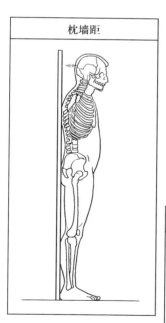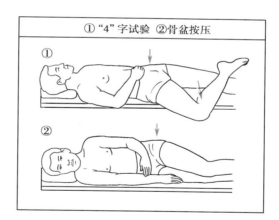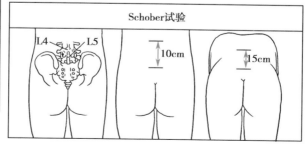

图21-5　"4"字试验、Schober试验、骨盆按压和枕墙距

(五)膝关节检查

充分暴露和放松膝关节,对比两侧。患者取仰卧位,膝关节取伸直位,观察关节有无发红、

肿胀及肿胀的具体部位,如髌上和髌骨侧面饱满或肿胀提示关节积液或滑膜炎;髌骨表面局部的肿胀常见于髌前滑囊炎;沿关节线前外侧或内侧的局部肿胀提示半月板囊性肿胀。屈曲位时,观察"象眼"是否存在,如消失也提示膝关节积液或滑膜炎。

从髌骨上缘10cm处的大腿伸侧开始触诊,了解关节及关节周围有无发热、增厚、结节、疏松体和触痛。注意触痛的具体部位,如关节间隙的触痛提示关节软骨、内侧或外侧半月板、前交叉韧带、内侧或外侧副韧带、髂胫带或腓骨头的受累。肌腱附着点触痛提示肌腱端炎。滑囊炎是膝关节局部触痛的另一原因,以鹅状滑囊和髌前滑囊最常受累,其触痛点定位准确。膝关节伸直位时,压迫髌骨使整个关节面与下面的股骨接触,移动髌骨是否有骨摩擦感。正常功能的膝关节也可有轻度骨摩擦感,而有明显骨摩擦感可提示骨关节炎或髌骨软化症。为鉴别胫股关节还是髌股关节的病变,可把髌骨上抬,同时被动屈伸膝关节,如无疼痛提示髌股关节病变。

关节肿胀者,应鉴别是由关节积液还是滑膜增厚引起。增厚滑膜质地柔软,与周围软组织和肌肉有明显不同,滑膜增厚通常最早出现在内侧髌上囊和内侧胫股关节处。浮髌试验明显阳性提示关节积液。当积液量少(4~8ml),浮髌试验可疑时,检查者可用一只手手掌从膝内侧向外上方按压,将液体挤入外上部髌上囊,然后轻轻敲打膝关节的外侧,如在关节内侧间断性地出现流体波或膨胀,即"膨隆征",提示积液。如关节肿胀明显而浮髌征不明显,触之有揉面感及"膨隆征"持续存在,提示增厚滑膜。关节积液者需定期测量关节周径。

检查膝关节的活动范围时,如膝不能完全伸直提示屈曲挛缩或大量关节积液,过度超伸为膝反张。膝伸直位时有内收、外展及旋转活动,提示侧副韧带和(或)交叉韧带的松弛或损伤。注意观察患者站立和行走的情况。站立时两腿并拢,观察双膝及踝能否同时并拢。若两踝能并拢但双膝分开者为膝内翻("O形腿");两膝并拢而两踝分开者为膝外翻("X形腿")。观察患者行走时的步态,注意有无跛行、屈曲挛缩和关节锁定。关节锁定指突然不能伸直关节,可伴有疼痛和弹响,常提示有明显的关节内异常,包括疏松体或软骨撕裂等。从患者身后观察有无腘窝Baker囊肿。Baker囊肿是半膜肌囊内侧的肿胀,可破裂进入腓肠肌,引起腓肠肌的肿胀,这是类风湿关节炎患者单侧腓肠肌肿胀最常见的原因,应与深静脉血栓形成相鉴别。

浮髌试验:怀疑关节内积液时,如以一手压迫髌上囊,将液体挤入关节腔内,另一手反复按压髌骨,如感到髌上囊处有波动,或按压时髌骨触到股骨,不压时即浮起,即为浮髌试验阳性。髌前黏液囊的积液与关节不通,虽在髌前方可触及肿胀,但浮髌试验阴性。注意检查者不应把髌上囊压迫太紧或向远端推移组织,以避免髌骨或正常软组织包括脂肪垫充填触诊间隙,而误诊为滑膜炎或关节肿胀。

(六) 骶髂关节检查

骶髂关节的检查主要依靠触诊。患者取俯卧位,检查者手掌放在髂嵴周围,而拇指放在骶髂关节上直接按压关节。骶髂关节炎患者可出现疼痛。也可按压骶骨,间接引出骶髂关节的疼痛。另外,骶髂关节炎患者做"4"字试验时也可出现屈膝侧阳性。

(七) 颈部检查

患者取坐位,将头摆正,观察有无侧弯、扭转、后凸或屈曲等畸形。颈椎小关节炎或斜方肌纤维组织炎患者在头摆正时,患侧即会出现疼痛。颈椎结核或强直性脊柱炎患者则会出现固定性后凸或屈曲畸形。其后,触诊检查棘突有无移位和有无局限性压痛部位。

检查颈椎活动时,固定患者双肩以防躯干参与活动。检查患者的前屈、后伸、两侧转动和左右侧屈有无受限。如强直性脊柱炎或类风湿关节炎侵犯颈椎时,这些活动将明显受限。颈椎间盘病变者则有向患侧的侧屈及后伸受限。

(八) 脊柱检查

充分暴露患者脊柱,双足并拢站立位,双下肢直立,双手自然下垂,检查者要注意如下情况:①脊柱是否居中,有无后凸、前凸及侧弯畸形;②两肩是否等高,双髂嵴上方是否水平;③双侧骶棘肌是否对称,有无萎缩或痉挛。腰椎前凸加深见于慢性下背痛综合征,前凸消失见于强直性脊柱炎。

检查脊柱压痛部位时,应让患者取俯卧位,使椎旁肌肉放松,准确找出压痛部位。一般自上而下用拇指按压棘突、棘间韧带和两旁的腰背筋膜、肌肉及椎间关节等。有压痛表明病变较浅,而叩击痛提示病变深在,如存在脊柱结核时,叩击痛明显大于压痛。

为了解脊柱的活动度,可做前屈、后伸、左右侧弯和旋转动作。让患者弯腰手触向足趾,测量指尖离地面的距离(指地距),可粗略了解腰椎前屈和髋关节运动状况。

Schober 试验(图 21-5):让患者直立,在背部正中线髂后上棘水平做一标记为零,向下 5cm 做标记,向上 10cm 再做另一标记,然后让患者双膝保持直立向前弯腰到最大程度测量两个标记间距离,若增加少于 4cm 即为阳性。阳性说明腰椎活动度降低,见于强直性脊柱炎中晚期。改良 Schober 试验,只需在双髂后上棘连线中点与其上 10cm 处相连作一垂直线,测量前屈时两点的延伸距离,正常人可达 5cm 以上。

枕墙距和扩胸度测定:让患者靠墙直立,双足跟贴墙,双腿直立,背贴墙,收颏,眼平视,测量枕骨结节与墙之间的水平距离。正常为 0,如有距离可见于强直性脊柱炎及其他脊柱病变。在第 4 肋间隙测量患者深吸气和深呼气胸围之差,为扩胸度测定。正常应≥2.5cm,低于此值见于强直性脊柱炎。(图 21-5)

直腿抬高试验和加强试验:患者取平卧位,检查者一手握患者足跟,一手握膝伸侧,保持下肢伸直位,缓慢抬高足跟,如抬高至 30°~70° 时引起下肢放射性疼痛为阳性,提示椎间盘突出症,此时该侧坐骨神经根已受压。为增加坐骨神经牵拉强度,再被动使踝关节背屈,则下肢放射痛明显加剧,即直腿抬高加强试验阳性,进一步支持椎间盘突出症。

【实验室检查】

炎性关节病相关实验室检查除包括三大常规、血沉、C 反应蛋白(CRP)、肝肾功能、血尿酸、补体、免疫球蛋白等常规项目,特殊检查还包括:

1. 类风湿因子　类风湿因子(RF)是抗变性 IgG 分子的 Fc 片段的自身抗体,按免疫球蛋白类型可分为 IgM-RF、IgG-RF、IgA-RF 等。RF 在外周淋巴结、关节滑膜、扁桃体淋巴滤泡和骨髓等产生。IgG 是感染等因素诱导的免疫应答中的主要抗体,这些抗体与相应抗原结合时会发生变性。此外,在炎症等病理条件下滑膜或其他部位可能产生不正常的 IgG,这些变性的 IgG 就构成自身抗原刺激免疫系统产生各种抗 IgG 抗体。研究发现,IgM-RF 与 RA 的皮下结节、血管炎、下肢溃疡、多发性单神经病变有关,并与 HLA-DR4、HLA-DR1 高度相关;IgG-RF 与 RA 的关节外症状及 RA 活动有关;IgA-RF 与 RA 继发 IgA 肾病和干燥综合征有关。持续高效价的 RF 常提示 RA 活动,且骨侵蚀发生率高。目前临床检测常用的乳胶凝集试验是检测 IgM-RF。IgG-RF、IgA-RF 需用放射免疫分析法(RIA)或酶联免疫吸附法(ELISA)等手段检测。RF 在类风湿关节炎的阳性率为 80% 左右,是诊断 RA 的重要血清学标准之一,但并不是 RA 独有的特异性抗体。RF 阳性还可见于自身免疫性疾病如干燥综合征、系统性红斑狼疮、系统性硬化症、混合性结缔组织病等,感染性疾病如未控制的感染性心内膜炎、结核、麻风、血吸虫病、病毒感染等,此外还可见于结节病、肺间质纤维化、巨球蛋白血症等疾病。正常人的阳性率可达到 3%~5%。临床上 RF 常作为血清阴性脊柱关节病的区分标准之一,但必须指出,部分 RA 测不出 IgM-RF,应进一步检测 IgG-RF、IgA-RF。

2. 抗环瓜氨酸多肽抗体(抗 CCP 抗体)　2000 年 Schellekens 等通过 ELISA 方法在 RA 患者血清中检测出抗 CCP 抗体。该抗体在 RA 中的敏感性为 70%~80%,特异性高达 98%~99%,对 RA 诊断的敏感性和特异性均高于 RF。一项前瞻性队列研究显示,在没有出现明显的 RA 临床症状的抗 CCP 阳性患者中,约有 93% 患者会发展成 RA。提示抗 CCP 抗体可作为 RA 的早期诊断指标。并且抗 CCP 抗体与 RA 关节影像学改变密切相关,对 RA 患者的远期关节损害具有

Note

一定的预测价值。

3. HLA-B$_{27}$　人类白细胞抗原Ⅰ类分子 B$_{27}$（HLA-B$_{27}$）与脊柱关节病存在密切关联。强直性脊柱炎（AS）的阳性率在 90% 以上，亦可见于反应性关节炎、Reiter 综合征、银屑病关节炎等疾病中，而在正常人群中大约有 6%~8% 的阳性率。

4. HLA-DR4　属于 MHC Ⅱ类基因，MHC Ⅱ类抗原主要功能是呈递抗原多肽给 T 辅助细胞。HLA-DR4 与 RA 相关，阳性的 RA 患者出现骨破坏率明显升高，对 RA 预后判断有重要意义。

5. 滑液检查　在一定程度上反映了关节滑膜炎症，滑液的白细胞计数有助于区分炎性、非炎性关节病变和化脓性关节炎，当白细胞超过 3000/mm^3，且中性粒细胞占 50% 以上时，提示炎性关节炎；在此标准以下非炎性病变可能性大；白细胞 5 万~10 万 /mm^3 以上，提示化脓性关节炎。上述标准必须结合临床，如细胞计数大于 10 万 /mm^3 亦可见于反应性关节炎、痛风。滑液应及时送检，以免晶体溶解和细胞自溶，在滑液中找到尿酸盐结晶或细菌培养阳性分别有助于痛风、化脓性关节炎的确诊。关节穿刺的禁忌证为局部皮肤的感染、出血性疾病及患者不配合。

【关节影像学检查】

患者骨、关节的影像学检查对疾病的诊断和治疗反应的判断具有重要意义。

传统的骨关节 X 线片是风湿病影像学检查的基本手段，可以显示骨质改变，但对早期病变不够敏感，而且不能显示软组织病变。而关节超声和磁共振（MRI）可以敏感地显示关节炎症，在风湿病诊治中得到越来越多的应用。CT 虽然可以更加清晰地显示骨质病变，甚至可用于骨量的测定，但目前对类风湿关节炎或脊柱关节病的诊断，CT 改变均没有确定的诊断标准。

关节超声可以显示关节内和关节周围的软组织病变，尤其是对肌腱的观察优于其他技术手段；结合能量多普勒技术，还可以敏感和定量地发现和测量滑膜等软组织炎症。关节超声还可以扫描骨质表面，敏感地发现骨质破坏或骨赘形成，也可以发现软骨的形态改变、痛风和假性痛风的晶体沉积。其他优点包括价廉、无创，同一患者可以多次重复进行，对病情的动态观察有十分重要的作用。关节超声也有一定缺陷，如无法观察骨骼内的病变，对深在的骨面无法扫描，且检查依赖个人能力，不同检查者之间重复性较差。

关节 MRI 也可以敏感地显示关节软组织病变，发现骨质破坏的敏感性也优于传统 X 线片，还可以显示骨质内病变，MRI 发现的骨髓水肿在炎性关节病中有着肯定的临床和病理生理意义。其中骶髂关节 MRI 目前用于脊柱关节病的早期诊断。

现对常见炎性关节病的 X 线片、MRI 和超声改变分别介绍如下。

（一）X 线片检查

1. 类风湿关节炎　腕关节和双手掌指关节、近端指间关节是 RA 最常见的受累关节。在 1987 年 RA 诊断标准中，X 线片发现关节侵蚀是重要的诊断依据。为了对患者进行早期诊断，目前使用 2009 年 ACR RA 诊断标准，如果患者双手 X 线片检查发现典型骨侵蚀，排除其他疾病即可诊断 RA。同时，对手及足的 X 线片病理改变可进行半定量评分，是判断疾病进展及治疗效果的重要依据之一。

在 RA 不同阶段，X 线片可发现不同病理改变，早期是软组织肿胀和骨质疏松；随疾病进展可发现骨侵蚀和关节间隙狭窄；疾病晚期出现明显骨质破坏，关节间隙消失以及骨性强直。根据关节 X 线片改变可将 RA 关节损伤分为 4 期（详见类风湿关节炎章节）。

对 RA 关节损伤进行半定量评价最常使用的方法是 Sharp 评分及改良 Sharp 评分。后者是对双手腕、MCP 和 PIP 的关节间隙狭窄和骨侵蚀进行评价。Sharp 评分还增加了足跖趾关节和第一趾间关节关节间隙狭窄和骨侵蚀的评分。

2. 强直性脊柱炎　AS 可以累及骶髂关节、脊柱小关节等中轴关节，也可以累及髋关节等外周关节，常见下肢非对称的寡关节炎，但除髋关节外，外周关节炎症很少造成关节破坏。

AS 患者进行骶髂关节 X 线片检查前应排空大便，减少肠气以及粪石的影响。X 线片不能发现骶髂关节炎早期改变,目前已不作为早期诊断 AS 的依据。随着 AS 疾病进展,X 线片可发现骶髂关节面模糊,关节间隙增宽,关节面下骨质硬化;疾病进一步进展,可发现骶髂关节骨质侵蚀,关节间隙变窄;疾病晚期可出现明显骨质破坏,关节间隙消失及骨性强直。AS 骶髂关节病变根据 X 线片表现可分为 5 级(详见强直性脊柱炎章节)。

AS 可以造成椎体小关节和椎骨的炎症,炎性病变激活的骨修复最终会造成关节及韧带硬化。X 线片不能发现 AS 早期脊柱病变,但病程晚期 X 线片上脊柱韧带钙化形成“竹节样”改变是 AS 特征性的影像学改变(图 21-6)。

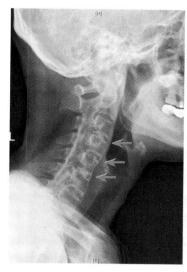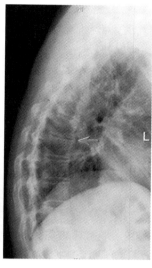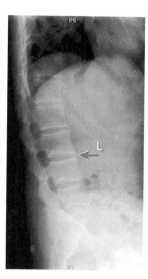

图 21-6 脊柱 X 线“竹节样变”伴生理曲度消失

AS 引起髋关节滑膜炎,病情进展可出现髋关节破坏,股骨头塌陷,X 线片表现为髋关节间隙狭窄,股骨头和髋臼增生硬化及囊变,晚期出现股骨头变形,关节间隙消失。

3. 银屑病关节炎(PsA) 银屑病关节炎的基本病理改变也是肌腱附着点炎,炎症可侵蚀邻近骨质,造成关节破坏。其早期 X 线片仅可发现软组织肿胀;病情进展出现骨破坏,X 线片可出现骨质侵蚀。指(趾)的“笔帽样”改变是本病 X 线片特征性表现。

4. 痛风性关节炎 急性期 X 线可发现明显的软组织肿胀。慢性痛风患者关节周围及耳轮等部位尿酸结晶沉积形成痛风石,发作间期关节炎往往不能完全缓解,并可出现累及包括手小关节等上肢关节在内的多关节炎。慢性痛风 X 线片表现包括关节骨软骨缘囊性、穿凿样或虫蚀样骨质缺损,边缘锐利,边界清晰,骨破坏区的边缘部可见翘起且突出的边界,是本病的特征性 X 线改变。

(二)磁共振检查

骨关节 MRI 检查中不同组织含水量的不同,在 T1 和 T2 加权像出现不同信号。骨皮质在 T1 和 T2 加权像均为黑色;骨髓在 T1 加权像为深灰色,T2 加权像为浅灰色;滑液在 T1 加权像为黑色,T2 加权像为白色;脂肪在 T1 和 T2 加权像均为高信号,可采用压脂像去除脂肪信号,更好地显示炎症信号。另外还可以使用钆造影剂进行增强核磁扫描,血液增加的组织出现高信号。滑膜炎等炎性病变因血流增加而在增强 MRI 上呈现高信号,可与关节腔积液鉴别。骨关节疾病的不同病理改变在 MRI 上的表现如下:

关节腔积液:关节腔内出现均匀 T1 低信号,T2 高信号,T1 增强低信号;

滑膜炎:关节间隙中出现 T1 低信号,T2 STIR 序列为高信号,T1 增强明显强化;

腱鞘炎:肌腱周围出现 T2 高信号,T1 增强显示强化;

骨髓水肿：骨质内出现 T1 低信号，T2 高信号；

骨侵蚀：T1 加权像见骨皮质出现不连续信号，RA 造成的骨侵蚀，在骨质破坏部位还可以出现 T2 高信号，提示骨侵蚀有炎症参与。

1. 类风湿关节炎　RA 基本病理改变是滑膜炎和血管翳形成，并出现骨质破坏。类风湿关节炎病变累及的关节进行 MRI 检查可以发现关节腔积液、滑膜炎、腱鞘炎、骨髓水肿及骨侵蚀。

对早期关节炎患者，为明确 RA 诊断而进行 MRI 常用检查部位为腕关节、掌指关节及近端指间关节，采用冠状位和轴位。RA 患者腕关节与掌指关节均可见明显滑膜炎，表现为关节内 T1 增强高信号，以及不同程度的骨髓水肿，表现为腕骨内边界模糊的高信号；并常伴有腱鞘炎，表现为肌腱周围 T2 高信号。上述改变不是 RA 特有的，但如果 MRI 在多个手关节发现明显炎性改变，结合新的 RA 分类标准，有助于 RA 的早期诊断。由于 MRI 可以敏感地发现炎性病变，可以进行定量分析，从而敏感地反映疾病活动度。目前使用最多的是 RAMRIS（rheumatoid arthritis MRI scoring）评分标准，该标准对腕和掌指关节的骨侵蚀和滑膜炎进行评分，可以很好地反映 RA 的影像学疾病活动度。近年来在临床实践和临床研究中，磁共振被广泛用于判断疾病是否缓解和评估药物治疗反应。

2. 脊柱关节病　骶髂关节 MRI 检查异常是中轴型脊柱关节病重要的诊断依据。脊柱关节病的椎体病变也会在 MRI 上出现特征性改变。

为诊断脊柱关节病进行骶髂 MRI 检查采用斜冠状位和轴位，急性病变包括骨髓水肿（骨炎）、滑膜炎、滑囊炎及肌腱附着点炎，慢性病变则包括脂肪沉积、骨侵蚀、关节面下骨硬化及关节强直。MRI 见软骨下骨髓水肿 / 骨炎，数量上在一个层面上有 2 处或在 2 个层面出现，即可诊断急性骶髂关节炎。出现滑膜炎、滑囊炎或肌腱附着点炎的影像但无软骨下骨髓水肿不足以诊断活动性骶髂关节炎。除滑膜炎外（还需增强 T1 加权像），T2 压脂像或 STIR 影像通常足以发现活动炎症，因此为诊断脊柱关节病无需进行增强 MRI 扫描。

脊柱关节病的椎体病变常在椎体角部，出现骨髓水肿的急性炎症改变，也可以有脂肪沉积等慢性病变。此外还可以出现椎间盘炎症，表现为椎骨骨髓邻近椎间盘处出现 T2 高信号，以及椎体小关节炎、脊柱韧带肌腱附着点炎。晚期患者可以出现脊柱骨赘形成以及脊柱韧带钙化强直。

对脊柱关节病骶髂关节炎和椎体病变还可以进行 MRI 评分，常用的有加拿大脊柱关节炎协会评分系统，对骶髂关节的骶骨和（或）髂骨，或椎体出现的骨水肿信号进行计量，定量反映疾病活动度，可以敏感地评价治疗反应。

（三）超声检查

超声检查是利用超声波在不同物质中传播速度的差异来描绘物体内部影像。超声频率越高，分辨率越好。由于大多数关节解剖部位表浅，常采用高频超声，以获得高质量图像。另外除了灰阶超声显示关节软组织结构外，使用能量多普勒技术可以显示组织内慢速血流成分，可以很好地反映组织炎症状态。关节超声可以发现炎性关节病的多种病理改变。

骨侵蚀：超声不能穿透骨皮质，因此正常骨皮质在超声检查中为连续光滑的高回声区，出现骨侵蚀时，在 2 个垂直平面上见到骨皮质不连续。对于类风湿关节炎造成的骨侵蚀，在骨皮质不连续的部位，能量多普勒还能见到血流信号。

骨赘形成：突出于正常骨皮质的强回声信号。

关节腔积液：关节腔内无回声区。

滑膜炎：关节腔内低回声信号，灰阶超声可以显示滑膜肥厚，能量多普勒显示滑膜内血流信号。

腱鞘炎：肌腱纤维素回声欠均一，肌腱周围有多普勒血流信号，并伴有软组织肿胀。

肌腱附着点炎：肌腱端出现异常的低回声信号，可出现异常能量多普勒信号以及骨质改变，包括骨破坏或骨赘形成。

由于关节超声可以清楚显示关节软组织与骨质解剖结构并能够显示炎症血流,超声可用于炎性关节疾病的诊断、评价疾病活动度、病情进展及治疗效果,并可以引导关节穿刺,增加穿刺成功率、减少并发症。

1. 类风湿关节炎　RA 基本病理改变是侵蚀性滑膜炎。受累关节进行超声检查,灰阶超声可见滑膜增厚,关节腔积液,肌腱周围低回声信号以及骨侵蚀;能量超声可见增厚滑膜,肌腱周围及骨侵蚀部位的血流信号。由于高频超声具有较高分辨率,对腕关节和掌指关节等小关节的软骨也能显示,当 RA 疾病进展时,超声可以显示软骨层破坏消失。

关节超声可以发现亚临床的关节炎症,即在没有肿胀、压痛的关节能够发现滑膜增厚、关节积液、能量多普勒血流信号。而根据 2009 年新 RA 诊断标准,超声发现的关节炎症可用于诊断,超声可比普通 X 线片更敏感地发现骨侵蚀,因此超声检查可提高早期 RA 诊断的敏感性和特异性。此外,对治疗后达到临床缓解的 RA 患者行超声检查,仍有相当部分患者可发现关节炎症。因此,关节超声检查是评价 RA 疾病活动度客观可靠的指标。

2. 脊柱关节病　脊柱关节病的基本病理改变是肌腱附着点炎。灰阶超声检查可见肌腱周围积液,肌腱端低回声;能量多普勒示肌腱周围及肌腱端血流信号。腱鞘炎也是脊柱关节病的常见表现,超声可见肌腱纤维走形紊乱,可出现部分甚至完全的肌腱撕裂,伴有肌腱周围液性暗区及肌腱周围的异常血流信号,相邻软组织也可出现肿胀及回声减弱。虽然目前脊柱关节病的诊断标准尚未纳入关节超声检查异常,但关节超声发现多处肌腱附着点炎有助于脊柱关节病的诊断,且肌腱附着点炎的数量与严重程度还与疾病活动度相关。

骶髂关节深在且形状不规则,使用超声进行骶髂关节的探查比较困难,目前也没有标准操作规范。超声可以发现骶髂关节骨赘形成和关节内血流增加,还可在超声引导下进行骶髂关节的药物注射。

3. 晶体性关节炎　急性痛风性关节炎为尿酸盐结晶在关节腔内沉积诱发急性炎症造成的关节炎。关节超声可以发现关节软骨表面高回声尿酸盐结晶,即所谓"双轨征",为痛风特征性表现,在软骨较厚的膝关节表现尤为明显。其他超声表现还包括关节腔内低回声(关节积液)以及关节内和关节周围能量多普勒血流信号。

而焦磷酸盐结晶沉积造成的假性痛风,晶体往往沉积在软骨内部,超声检查发现软骨内有高回声区,这种改变是痛风和假性痛风进行鉴别的重要依据。

【治疗】

炎性关节病的治疗目标应为缓解症状、保护关节功能、减少关节破坏、改善远期预后,从而提高生活质量。

(一) 药物治疗

原则是早期诊断和尽早合理用药。

1. 非甾体抗炎药(non-steroid anti-inflammatory drugs,NSAIDs)　是一大类具有相同作用机制的药物,通过抑制环氧化酶,从而阻止花生四烯酸转化为前列腺素,从而起到抗炎解热止痛的作用,对缓解关节痛症状有较好效果。临床上常用的有双氯芬酸、洛索洛芬、吲哚美辛、美洛昔康等。胃肠道反应(上腹不适、腹痛、溃疡、出血甚至穿孔)、肾脏损害、肝损、骨髓抑制和过敏反应是该类药物最常见的不良反应。选择性作用于环氧化酶 -2(COX-2)的非甾体类抗炎药如塞来昔布、依托考昔,对消化道副反应明显减少,而疗效与传统 NSAIDs 相当,但应注意其心血管不良事件。值得注意的是,不同种类 NSAIDs 疗效大体相当,使用宜强调个体化。不主张联合应用,因不增加疗效反而增加不良反应。这类药的包括许多品种,结构不同,药代动力学亦不尽相同,剂量用法亦各相异,其特点如下:

(1) 布洛芬:有较强的解热镇痛和抗炎作用,胃肠道不良反应少。治疗剂量为 1.2~2.4g,分

Note

3~4 次服用。同类药物还有托美丁和酮洛芬。

（2）双氯酚酸：其解热镇痛和抗炎作用比吲哚美辛强 2.5 倍，是阿司匹林的 30~50 倍。每日总量为 75~150mg，分 3 次服用。最常见不良反应是消化道不适，严重者可造成消化道溃疡并出血。

（3）吲哚美辛：每日总量为 75~100mg，分 3 次服用。属同类结构的有阿西美辛、舒林酸，后者适用于老年患者及肾功能有损害者。

（4）萘丁美酮：是一种长效抗风湿病药物，通过抑制前列腺素合成、白细胞凝集及钙转运有关。萘丁美酮具有 COX-2 倾向性抑制特性，胃肠道不良反应少。

（5）美洛昔康：是一种与吡罗康类似的烯醇氨基甲酰，为 COX-2 倾向性抑制剂。

（6）依托度酸：是另一种倾向性 COX-2 抑制剂，胃肠道反应较少，每日剂量 200~400mg，分两次口服。

（7）塞来昔布：是以 1,5- 双吡醇为基础结构的化合物，为选择性 COX-2 抑制剂，很少引起胃肠道不良反应，但有心血管疾病风险的患者需慎用。每日剂量 200~400mg。

（8）依托考昔：是一种选择性 COX-2 抑制剂，具有抗炎、镇痛和解热作用。有胃肠道风险的患者宜选用，但长期使用仍可能使心血管危险性增高。120mg qd 只适用于症状急性发作期，最长使用 8 天。长期使用剂量通常为 60mg qd。

2. 改变病情抗风湿药（disease modifying anti-rheumatic drugs，DMARDs）　此类药物是类风湿关节炎及周围型脊柱关节病的基础用药。其特点是不具备即刻的抗炎和镇痛作用，但能够改善和维持关节功能、减轻滑膜炎症、减缓关节结构破坏和病情进展。该类药物起效缓慢，通常要在治疗 2~4 个月后方显效果，病情缓解后宜长期维持治疗。此外，该类药物不能使已受破坏的关节恢复正常，因此强调尽早应用。目前常用的 DMARDs 包括甲氨蝶呤、抗疟药（氯喹和羟氯喹）、柳氮磺吡啶、来氟米特、雷公藤多甙、艾拉莫德等。常见的不良反应包括胃肠道反应、肝功能损害、骨髓抑制、性腺损害等。用药过程中需严密监测。

3. 糖皮质激素　具有强大的抗炎和免疫抑制作用，小剂量可用于类风湿关节炎初始用药，有助于迅速缓解症状，可作为 DMARDs 起效前的"桥梁药"。但激素有诸多副反应，主要包括继发感染、骨质疏松、代谢紊乱、缺血性股骨头坏死、消化性溃疡、动脉粥样硬化等，且随着疗程的延长而风险增加。故强调短程应用，症状缓解后尽快减至维持剂量，应用时权衡利弊，遵循个体化原则。

4. 生物制剂　此类药物是针对参与免疫应答或炎症过程的特定致病性靶分子的拮抗剂，以期靶向性阻断疾病的发生发展。区别于传统的小分子化学合成药物，它们是通过生物工程方法制造的生物大分子，由于能阻断或延缓病情进展，故又被称为生物 DMARDs。具有代表性的生物制剂包括肿瘤坏死因子（tumor necrosis factor-α，TNF-α）拮抗剂、CD20 单抗等，在炎症性关节病的治疗实践中获得了巨大成功。此类药物将在下一节中详细介绍。

（二）外科疗法

包括不同的矫形手术、滑膜切除、人工关节置换等。手术不能从根本上控制疾病的发展，对于病情稳定的晚期关节炎患者，有助于改善其关节功能和提高生活质量。

髋关节受累的晚期强直性脊柱炎患者，如关节功能受到严重影响，于炎症控制后行全髋关节置换术，可提高患者生活质量。

重症类风湿关节炎患者可行滑膜切除术缓解病情，但仍需配合口服药物治疗，否则病情易复发。对于晚期出现关节畸形和功能障碍的患者，可行关节置换术，主要用于膝关节等大关节。

严重骨质疏松患者出现髋部、脊柱等部位骨折时，根据患者骨折类型、部位、全身情况等可考虑选择行内固定、髋关节置换术、椎体成形术等。

（三）其他治疗

包括物理、康复、职业训练、心理等治疗，是本类疾病综合治疗不可缺少的部分。

【靶向治疗】

近年来，对各种炎性关节病的免疫、病理生理学基础的深入研究和生物药剂学的发展为炎性关节炎生物治疗提供了可能。这些药物以在疾病发生与维持过程中可能起核心作用的失调的特异性免疫反应元件为作用靶点。例如有大量证据显示在类风湿关节炎患者的滑膜中，关键的致炎细胞因子如 TNF-α、白介素 -1（interleukin-1，IL-1）、白介素 -6（interleukin-6，IL-6）等上调。针对这些关键炎症介质（尤其是 TNF-α）的制剂对 RA、AS、PsA 等炎性关节炎患者具有显著疗效。下面对 TNF-α、IL-6、IL-1 等有靶向治疗作用的药物分别进行介绍。

肿瘤坏死因子 -α（TNF-α）抑制剂

在 RA 等炎性疾病中，TNF-α 主要由活化的巨噬细胞产生，可能通过多种机制促成 RA 发病，包括诱导其他促炎细胞因子（如 IL-1、IL-6）和趋化因子（如 IL-8）；通过增加内皮细胞的通透性和黏附分子的表达来促进白细胞迁移；使多种细胞活化；诱导急性期反应物和其他蛋白的合成，包括由滑膜细胞或软骨细胞产生的组织降解酶（基质金属蛋白酶）。TNF-α 是一种能介导多种炎症反应的细胞因子，在炎症过程中起到了重要的作用。因此，在炎性关节病中以该细胞因子为靶点进行治疗提供了理论依据。

作用机制：TNF 抑制剂可能通过多种机制在 RA、AS 等炎性关节病中发挥临床疗效，其中下调局部和全身性促炎细胞因子、减少淋巴细胞活化及其向关节部位的转移可能是最相关的机制。已经证实，抗 TNF-α 单克隆抗体治疗后，血清 IL-6 和 IL-1 水平显著降低，继而减少金属蛋白酶（MMP）和其他降解酶类的合成。TNF 抑制剂治疗还与 RA 患者淋巴细胞迁移至关节内减少有关。此外，治疗后的关节滑膜活检显示细胞浸润减少，这些作用继发于滑膜组织内皮黏附分子表达减少。并且抗 TNF-α 治疗所引起的可溶性 E- 选择素、可溶性细胞间黏附分子 -1（ICAM-1）以及循环中淋巴细胞的改变与临床疗效密切相关。滑膜产生的血管内皮生长因子（VEGF）是一种潜在的内皮细胞特异性血管生成因子，是血管翳中新生血管形成的重要调控因素。通过抗 TNF-α 治疗，RA 患者血清中的 VEGF 水平明显下降，这一现象与这些患者临床症状的改善密不可分。

目前有五种可用于临床的抗 TNF-α 制剂：依那西普（Etanercept）是完全人源化 TNF 受体 p75 和人免疫球蛋白 Fc 段融合表达形成的蛋白。英夫利昔单抗（Infliximab）是一种人鼠嵌合的单克隆抗体，可以高亲和力地与膜结合型以及游离型 TNF-α 结合，从而阻断 TNF-α 的生物学效应。阿达木单抗（Adalimumab）是一种可以与 TNF-α 特异性结合的重组人源性 IgG1 单克隆抗体，它不但可以结合游离 TNF-α 以阻断 TNF-α 的炎性效应，而且还可以在补体作用下溶解已经结合 TNF-α 的炎性细胞，从而达到有效的抗炎作用（图 21-7）。戈利木单抗（Golimumab）是一种新的全人源化 TNF-α 单克隆抗体。塞托珠单抗（Certolizumab pegol）是一种聚乙二醇修饰的人源化 TNF-α 抗体 Fab 段。由于聚乙二醇的修饰，使该药半衰期达 14 天，在给药间隔上可以长达 4 周；与其他 TNF-α 抑制剂相比，该药缺乏 Fc 段。因此不能形成免疫复合物或激活补体，不能启动抗体或补体依赖的细胞毒作用，从而减少潜在的不良反应。

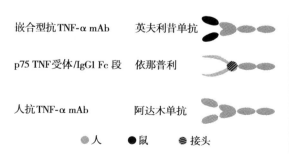

图 21-7 英夫利昔单抗、依那普利和阿达木单抗的结构

疗效：以上药物均在 RA 患者中进行了开放性和随机双盲安慰剂对照临床试验。早期研究对象是相对慢性和难治的高活动性患者，在最难治患者中的成功应用促成了随后在早期 RA 患

者中进行的研究。大多数研究对象是同时应用了甲氨蝶呤(methotrexate,MTX)的处于疾病活动期的患者,ATTRACT、ASPIRE、TEMPO、PREMIER 等研究结果均证实了抗 TNF-α 制剂的良好疗效,且在影像学上显示有利于延缓关节破坏。抗 TNF-α 制剂 +MTX 联用组相比 MTX 单用组,RA 患者的疾病活动度显著降低,活动功能和生活质量亦获显著改善,更为重要的是,影像学改变评分提示联用组的关节损害进展大大减慢,显著优于 MTX 单用组。

鉴于在 RA 患者中达到的治疗效果,抗 TNF-α 制剂已被试验用于包括强直性脊柱炎和银屑病关节炎在内的其他炎性关节炎。在强直性脊柱炎的随机双盲安慰剂对照研究中,抗 TNF-α 组的疾病活动性(BASDAI)、功能指数(BASFI)、脊柱活动度(BASMI)、MRI 评估的脊柱炎症相比安慰剂组均有明显改善。但停药后所有患者均有复发,复发后再次应用抗 TNF-α 制剂依然有效。抗 TNF-α 治疗在银屑病关节炎的疗效研究与 RA 研究结果类似,且对患者的皮肤损害亦获显著改善。

剂量与药代动力学:静脉予英夫利昔单抗后可达到较高的峰浓度,其后被稳态清除。而由于依那西普和阿达木单抗都是皮下注射药物,它们的药代动力学曲线更为平坦。

英夫利昔单抗首次静脉输注的推荐剂量是 3mg/kg,首次给药后的第 2 周和第 6 周再次给药,以后每 8 周给药一次。英夫利昔单抗可与 MTX 或其他 DMARDs 联用,或单药治疗。英夫利昔单抗剂量在 RA 为 3mg/kg,半衰期约为 8~9.5 天。与 MTX 联用可使英夫利昔单抗的曲线下面积增加约 25%~30%,且可降低其免疫原性,两者有协同作用。对强直性脊柱炎和银屑病关节炎患者,推荐剂量为 5mg/kg(联用或不联用 MTX),在首次给药后第 2 周和第 6 周给药。以后每 8 周给药一次。

依那西普经皮下注射给药,在类风湿关节炎、强直性脊柱炎和银屑病关节炎患者,剂量为 25mg、每周 2 次或 50mg、每周 1 次。依那西普可单独使用,也可与 MTX 一起使用。皮肤银屑病患者在治疗最初 12 周经常使用更高剂量(50mg,每周 2 次)。临床上,依那西普还可与包括来氟米特、柳氮磺吡啶在内的其他 DMARDs 联用。依那西普皮下给药吸收缓慢,单次给药 25mg 后约 50 小时达到平均峰浓度,在 RA 时,与 MTX 联用可起到协同作用。

阿达木单抗在类风湿关节炎、强直性脊柱炎和银屑病关节炎患者中的推荐剂量为皮下注射 40mg,隔周一次。阿达木单抗可单独使用,也可与 MTX 及其他 DMARDs 联用。与 MTX 联合用药可使曲线下面积增加 25%~30%,清除半衰期约 10~13.6 天。同样,RA 患者建议阿达木单抗和 MTX 联用。

妊娠和母乳喂养:基于目前的证据,FDA 把 TNF 抑制剂划分为 B 类妊娠风险(动物生殖研究未能证明其对胎儿有风险,并且在孕妇中无足够的良好对照研究)。仅在确需应用抗 TNF 药物治疗时才推荐应用于孕妇。由于人乳中是否含有 TNF 抑制剂及这种乳汁被吸吮后是否被机体吸收等尚未明确,故 TNF 抑制剂禁用于哺乳妇女。

药物毒性和监测:三种 TNF-α 抑制剂的临床试验均显示出患者对药物的良好耐受性。但由于 TNF-α 不仅在自身免疫性疾病的发病机制中起关键作用,同时也是正常免疫平衡所不可或缺的,所以在治疗期间,需要对引起感染和肿瘤的潜在风险进行监控。

输液和注射部位反应:依那西普、阿达木单抗皮下注射带来的皮肤反应(局部皮肤红斑和荨麻疹)是 TNF-α 抑制剂治疗最常见的不良反应,但多数是轻微、一过性的,很少导致治疗中断。英夫利昔单抗为人鼠融合单抗,少部分患者出现输液反应,如头痛、恶心、皮疹,严重者甚至出现喉头水肿、过敏性休克。

感染:由于 TNF-α 是炎症反应中的重要介质,TNF 抑制剂增加感染的潜在危险性是其临床使用的主要争议点。在唯一一项以安全性作为主要治疗终点的临床试验中,与低剂量 TNF 抑制剂相比,高剂量 TNF 抑制剂与严重感染发生率增高是相关的。低剂量组与安慰剂组的严重感染发生率没有区别。然后,有高度感染风险的 RA 患者(处于活动期、病情严重的患者)常被纳入

TNF-α 抑制剂试验中,他们也可能是最常使用此类药物的患者群体。总的来说,尽管 TNF 抑制剂可使感染和严重感染的风险提高,但其他因素比如 RA 严重性、应用其他药物(如糖皮质激素)和合并症的存在也与此有关。临床上必须严密观察患者感染的症状和体征。值得注意的是,机会感染、特别是播散性结核分枝杆菌感染,是使用 TNF 抑制剂后的主要感染类型。因此目前美国指南推荐应用抗 TNF-α 治疗前进行 PPD 和胸片检查筛查结核感染(国内可用 T-spot 替代)。活动性结核感染者禁用抗 TNF 制剂。如果 PPD 阳性但无活动性感染证据,则推荐用异烟肼治疗潜在 TB 感染,疗程为 9 个月。预防性治疗 1 个月以后方可考虑应用抗 TNF 制剂。同时建议筛查乙型肝炎病毒感染和监测肝功能。

恶性肿瘤:迄今为止,在临床试验中和经长期随访的 RA 患者,恶性肿瘤发生率并没有比预期增多。但对曾经患过恶性肿瘤或由于其他原因有恶性肿瘤高风险的患者,当考虑应用 TNF 抑制剂时需提高警惕。

充血性心衰(CFH):美国纽约心脏病学会(NYHA)分级Ⅲ/Ⅳ级充血性心衰患者应避免使用 TNF 抑制剂治疗。

自身免疫性疾病:接受 TNF 抑制剂治疗的患者中约有 10%~15% 体内产生了抗双链 DNA 抗体,但仅有 0.2%~0.4% 患者发生药物性狼疮症状,其机制和意义尚不明确。TNF 抑制剂相关性系统性红斑狼疮(SLE)患者通常不会进展成有生命危险的 SLE(如狼疮性肾炎、中枢神经系统狼疮),也很少产生自发性 SLE 特征性抗体。该类患者在停止 TNF 抑制剂治疗后,症状能改善。有鉴于此,对有 SLE 病史的患者使用该药应持谨慎态度。

脱髓鞘症状:TNF-α 抑制剂治疗引起脱髓鞘疾病的风险很小,但对有脱髓鞘疾病病史的患者或在抗 TNF-α 治疗期间出现脱髓鞘疾病症状体征的患者,应尽量避免使用。

白介素 -6 受体拮抗剂

最近研究表明,IL-6 及 IL-6 细胞因子家族的其他成员在炎症和免疫反应中发挥重要作用。IL-6 由单核细胞、T 淋巴细胞和 B 淋巴细胞以及成纤维细胞表达,RA 和银屑病关节炎患者的血清和滑膜组织中可检测到高水平的 IL-6、其受体成分 IL-6R 及 gp130。IL-6 水平与 CRP 水平和疾病严重程度正相关,强烈提示其在发病中的重要作用。IL-6 敲除小鼠不易发生胶原诱导的关节炎且血清 TNF-α 水平降低。因此,阻断 IL-6 有望成为 RA 等炎性关节病很有前景的治疗方法。

妥珠单抗(Tocilizumab),是一种人源性 IgG1 单抗,以高亲和力与 IL-6R 的可溶性和膜结合形式的 80kDa 组分结合,可在结构性表达 IL-6R 的细胞中抑制 IL-6 介导的相互作用。由于 IL-6R 的可溶性形式能够有效地与在多种细胞中表达的 gp130 相互作用,应用妥珠单抗可抑制 IL-6 引起的一系列反应。

疗效:在一项大规模Ⅱ期临床研究试验中,单独应用妥珠单抗治疗相对难治和活动的 RA 患者,用法是每 4 周分别静脉给予 4mg/kg 和 8mg/kg 的剂量,为期 3 个月,结果多数患者的关节炎活动性在治疗 4 周后显著改善,并能持续至第 12 周。随访 5 年,多数患者可长期维持疗效。在 CHARISMA 研究中,入选了 359 名活动性 RA 患者。妥珠单抗单药治疗组中,4mg/kg 组和 8mg/kg 组的疗效优于单用 MTX 组,但 2mg/kg 低剂量组的疗效不如 MTX 组。而妥珠单抗与 MTX 联合用药的 3 个剂量组(2mg/kg、4mg/kg 和 8mg/kg)的疗效均显著优于单用 MTX 组。在 SAMURAI 研究中,结论显示应用抗 IL-6R 单抗治疗不仅可以改善早期 RA 患者的临床和功能状态,且在影像学上能改善关节的破坏和进展。

用法:目前指南推荐妥珠单抗治疗类风湿关节炎的推荐用法为 8mg/kg,每 4 周 1 次静脉应用。

安全性:与所有有效的 RA 免疫调节治疗一样,妥珠单抗临床试验中出现感染的几率略有增高,其他不良反应包括:肝功能和胆固醇的一过性升高及中性粒细胞减少症。

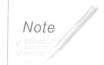

白介素 -1 受体拮抗剂

其他被批准应用的针对 RA 中致病细胞因子的靶向治疗还包括 IL-1R 拮抗剂(阿那白滞素),用于治疗幼年特发性关节炎全身型。

B 细胞靶向生物制剂

B 细胞在 RA 发病机制中的作用尚未完全阐明。但与以下这些已知的 B 细胞功能可能相关,如抗原递呈作用、分泌促炎细胞因子、产生类风湿因子、形成免疫复合物以及 T 细胞共刺激。而免疫复合物是刺激产生 TNF 和促炎细胞因子的重要激发物质。B 细胞还与类风湿滑膜异位性淋巴样器官形成有关。20 世纪 90 年代末,Edwards 等提出以下假说:RA 的基础自身免疫反应是由自身永存 B 细胞所驱动,而炎症反应是由免疫复合物与低亲和力的 IgG 受体 FcRγⅢa 结合所启动。该理论提示 B 细胞去除策略可以去除自身反应性 B 细胞克隆及其抗体产物。因 CD20 抗原位于细胞膜上,且在一系列 B 细胞中高水平表达,包括前 B 细胞、未成熟 B 细胞、活化 B 细胞和记忆细胞,而在干细胞、树突状细胞及浆细胞中不表达。因此,CD20 是一个以单克隆抗体来去除 B 细胞的理想靶点。

利妥昔单抗(rituximab,RTX)是针对 CD20 胞外区抗原的人鼠嵌合型单克隆抗体,它可启动补体介导的 B 细胞溶解,并当抗体 Fc 段被相应细胞毒性细胞的受体识别后,产生抗体依赖性细胞介导的细胞毒性作用。RTX 还可以启动凋亡,影响 B 细胞对抗原或其他刺激的反应功能。RTX 最早被批准用于治疗非霍奇金淋巴瘤,现已被美国和欧洲批准用于治疗 TNF 抑制剂无效的活动期 RA。

在临床实践中,利妥昔单抗的应用主要限于抗 TNF 治疗无效的重度活动期 RA 患者的治疗。RTX 还可用于抗 TNF 治疗有相对禁忌的患者,如结缔组织病、重叠综合征。基于 DANCER 研究结果,推荐 RTX 联合每周不低于 15mg MTX 口服治疗以达到最佳疗效,RTX 输注前推荐静注 40mg 甲强龙以减少输液反应发生率及程度。间隔两周的两次 RTX 给药推荐剂量为每次 1g,因为 DANCER 研究显示 1g 组达到 ACR70 反应比例高于 500mg 组,然而 ACR20、ACR50 反应比例两组间无差异。500mg RTX 治疗的优势是花费更低,严重不良事件发生率可能更低。目前的治疗建议使用 RTX 最适宜的间期是 6~12 个月。重复用药的疗效可与首次用药相似,甚至更好,疗效持续时间亦相当。乙型肝炎病毒感染患者禁用 RTX。

共刺激因子阻滞剂

此外,以 T 细胞共刺激因子为靶点的细胞毒 T 淋巴细胞相关抗原(CTLA-4)融合蛋白阿巴西普(Abatacept)也已获 FDA 批准治疗对其他药物无效的 RA 患者。阿巴西普可作为单一治疗或与除 TNF 抑制剂外的 DMARD 联用。临床研究证实,对确诊的活动期 RA 患者使用阿巴西普可在 16 周内获得满意疗效,并可在此后一年甚至更长时间内病情获得持续改善,亦可减缓 RA 患者的影像学进展。阿巴西普应用的安全性较好,且与利妥昔单抗一样,可作为治疗 TNF 抑制剂无效的 RA 患者的新方法。目前常用剂量是 10mg/kg,每 4 周重复一次,静脉滴注。

本章小结

详细准确地采集病史对非感染性炎性关节病的正确诊断非常重要。关节疼痛的部位、性质、诱发及缓解因素及伴随症状等特点有助于鉴别诊断。包括视、触、动、量的详细关节体检尤其是特异性体征可以提供更为丰富的诊断线索。特征性抗体检测、滑液检查及影像学检查(X 线、MRI、超声)是重要辅诊手段。非感染性炎性关节病的传统药物治疗包括 NSAIDs、DMARDs 和糖皮质激素等。以 TNF-α 抑制剂和 CD20 单抗为代表的生物靶向治疗为难治病例带来了希望。

思考题

1. 急性下肢单关节炎需考虑哪些疾病?

2. "4"字试验如何做,阳性的意义是什么?

3. 类风湿因子阳性是否一定是类风湿关节炎。

4. 目前可应用于自身免疫性关节炎的生物制剂有哪几类,代表药物分别是哪些?

(姜林娣)

参考文献

1. EI-Gabalay H. Evaluation of the patient:History and physical examination. In:Klippel JH. Primer on the Rheumatic Diseases. 12th ed. Atlanta:Arthritis Foundation,2001.

2. Moder KG,Hunder GG. Examination of the joints//Ruddy S,Harris ED. Sledge CB,eds. Textbook of rheumatology. 6 th ed. Philadelphia:W. B. Saunders,2001.

3. Saag KG,Teng GG,Patkar NM,et al. American College of Rheumatology 2008 recommendations for the use of nonbiologic and biologic disease-modifying antirheumatic drugs in rheumatoid arthritis. Arthritis Rheum,2008,59:762-784.

4. Firestein G,Budd R,Harris E,et al. Kelley's Textbook of Rheumatology. 8 th ed.PA: Saunders. Philadelphia,2009.

5. 王吉耀,廖二元. 内科学. 第2版. 北京:人民卫生出版社,2010.

Note

第二十二章 自身免疫性疾病

第一节 强直性脊柱炎

【概述】

脊柱关节炎(spondyloarthritis,SpA),既往又称为血清阴性脊柱关节病(seronegative spondyloarthropathy)或脊柱关节病(spondyloarthropathy),是一类以中轴和(或)外周关节病变为主,多系统受累的系统性炎症性疾病。此类疾病具有以下特征:①有家族聚集倾向;②有不同程度的骶髂关节炎;③外周关节炎常为病程中突出表现,主要累及下肢,非对称性;④各种脊柱关节炎的关节外临床表现(如前葡萄膜炎)常重叠存在;⑤病理变化以附着点炎为主;⑥绝大多数患者类风湿因子(RF)阴性(其阳性率与正常人群相同);⑦与 HLA-B$_{27}$ 相关。此类疾病主要包括:强直性脊柱炎(ankylosing spondylitis,AS)、反应性关节炎(reactive arthritis,ReA)、银屑病关节炎(psoriatic arthritis,PsA)、炎症肠病性关节炎(inflammatory bowel disease arthritis,IBDA)、未分化脊柱关节炎(undifferentiated spondyloarthritis,USpA)和幼年型脊柱关节炎(juvenile spondyloarthritis,JSpA)等。

2009 年及 2011 年国际脊柱关节炎评估学会(ASAS)提出了中轴型和外周型 SpA 分类标准。中轴型 SpA 包括 AS 以及骶髂关节无放射影像学改变的 SpA。AS 是一种以青壮年多发的慢性炎症性疾病,主要侵犯骶髂关节、脊柱等中轴关节,也可累及外周关节,并可伴发关节外表现。病情可呈进行性进展,严重者可发生脊柱畸形和关节强直。

【流行病学】

AS 的患病率在不同地区及种族间差异很大,我国患病率初步调查约为 0.3%。以往认为本病男性多见,现由于影像学诊断技术的进步(如应用骶髂 MRI)以及诊断标准的改进,认为两性患病率大致相等,只不过女性发病较缓慢及病情较轻。AS 发病年龄多在 10~40 岁,20~30 岁为高峰,40 岁以后及 8 岁以前发病者少见。小于 16 岁发病称幼年型 AS,40~45 岁起病为晚起型 AS,临床表现多不典型。

【病因】

AS 的病因未明。从流行病学调查发现,基因和环境因素在本病的发病中起重要作用。已证实,AS 的发病和 HLA-B$_{27}$(下称 B$_{27}$)密切相关。B$_{27}$ 基因属于 MHC I 类,有多种亚型,其中 B*2702、B*2704、B*2705 与本病呈正相关,我国最常见的亚型为 B*2704。正常人群的 B$_{27}$ 阳性率因地区及种族不同差别很大,如欧洲白种人为 4%~13%,我国为 2%~7%,而我国 AS 患者的 B$_{27}$ 的阳性率达 90%。另有资料显示,AS 的患病率在普通人群为 0.1%,在 AS 患者的家系中为 4%,在 B$_{27}$ 阳性的 AS 患者的一级亲属中高达 11%~25%,提示 B$_{27}$ 阳性者或有 AS 家族史者患 AS 的危险性增加。但是,大约 80% 的 B$_{27}$ 阳性者并不发生 AS,而且大约 10% 的 AS 患者为 B$_{27}$ 阴性,提示还有其他因素参与发病。环境因素中,肠道和泌尿系统的肺炎克雷白杆菌、大肠埃希菌和衣原体等与 AS 的发病有关。

【发病机制】

AS 发病机制着重 HLA-B$_{27}$ 的作用,主要有三种假说:HLA-B$_{27}$ 分子向 T 细胞递呈致关节炎肽抗原、HLA-B$_{27}$分子异常折叠及HLA-B$_{27}$同源二聚体生成。第一种假说认为关节源性致病肽在正常情况下，呈低水平递呈，当机体对具有同源性蛋白的细菌或病毒防御过程中，CD8$^+$T细胞致敏，这种肽被HLA-B$_{27}$分子递呈，引起自身免疫反应损伤组织。第二种假说基于HLA-B$_{27}$分子比其他HLA-I类分子更容易发生错误折叠，HLA-B$_{27}$分子在内质网错误折叠，激活未折叠蛋白反应，各种炎症因子如IL-23被激活，IL-23与Th17细胞表面IL-23R结合，促使其增殖、释放IL-17等引起炎症反应。第三种假说认为HLA-B$_{27}$分子通过二硫键在其α$_1$结构域B口袋的第67位上结合半胱氨酸残基（Cys67）形成重链同源二聚体，这种同源二聚体在细胞表面表达，是自然杀伤细胞（NK细胞）及许多其他相关细胞表面受体（如NK细胞免疫球蛋白样受体，KIR）的配体。通过对HLA-B$_{27}$转基因大鼠的研究，发现AS发病与HLA-B$_{27}$表达水平、β$_2$微球蛋白量以及肠道菌群等因素有关，同时发现AS新骨形成和随后发生的硬化与BMP和Wnt信号通路的激活有关。此外，肿瘤坏死因子-α（TNF-α）能诱导炎症介质、趋化因子产生及一些特殊金属蛋白酶的合成，在AS炎症过程中起重要作用；磷酸二酯酶4（PDE4）水解cAMP，使AMP生成增多，导致TNF-α、IL-17、IL-23等促炎因子生成增多，在AS发病过程中亦有重要作用。IL-6、内质网氨基肽酶（ERAP1）等可能亦参与疾病的发生。

【病理】

附着点炎是本病基本病理变化，即关节囊、肌腱和韧带的骨附着点炎症。多见于骶髂关节、脊柱关节突关节、跟腱。早期病理学表现为附着点炎症细胞浸润，以淋巴细胞、浆细胞为主；此后出现附着点侵蚀，附近骨髓炎症、水肿，乃至造血细胞消失；进而肉芽组织增生、纤维化，破坏骨松质。在骨组织修复过程中，受炎症刺激，骨质生成过多，新生的骨组织不仅填补了骨质缺损处，而且向附近韧带肌腱和关节囊内延伸，形成骨赘。在此基础上又发生新的附着点炎症、修复，如此反复，最终导致韧带完全骨化。

骶髂关节是本病常见的累及部位。首先出现滑膜炎，一般从中下部开始，多呈对称性，伴有淋巴细胞及浆细胞浸润，继而出现软骨小灶性的坏死，软骨下骨质破坏，肉芽组织增生和纤维化，最后导致关节间隙完全消失，出现关节融合和骨性强直。

脊柱的病变主要集中在韧带的骨附着处，出现非特异性炎症。脊柱的早期损害发生在椎间盘的纤维环和脊柱骨的软骨板附着处，炎症细胞浸润，侵蚀纤维环，形成骨赘，发生软骨内骨化，在纤维环前外侧外层纤维形成韧带骨赘，并纵向延伸，形成连接相邻两个椎体的骨桥结构。同时椎旁韧带和棘间韧带特别是前纵韧带骨化，以及椎小间隙的强直，最终共同构成典型的"竹节椎"。这种改变常始于胸腰椎，从一个或数个椎体逐渐向上下延伸，晚期呈弥漫性竹节样改变，脊柱活动功能严重受限。

【临床表现】

（一）症状

本病以关节症状为主，可有关节外组织器官受累，少数重症者有发热、疲倦、消瘦、贫血等表现。

1. 关节症状　本病起病一般比较隐匿，早期可无任何临床症状。主要累及中轴关节，中轴关节是和四肢外周关节相对而言的，指位于中轴线上的关节，包括骶髂关节、寰枕关节、寰枢关节，颈、胸、腰椎各关节，胸锁关节、胸骨柄关节，以及耻骨联合等关节。AS典型表现为腰背痛、晨僵、腰椎各方向活动受限，胸廓活动度减少。

1）中轴关节：腰背痛是常见症状，表现为逐渐出现腰背部或骶髂部疼痛、不适、晨僵。交替性臀部疼痛及夜间背痛为其特征。患者感臀部、腹股沟、骶髂关节酸痛或不适，可因咳嗽、打喷嚏、突然扭动腰部加重。疾病早期疼痛多位于一侧，呈间断性，后可呈双侧持续性。其症状在晨起或休息时加重，可使患者从睡眠中、尤其是下半夜痛醒，需下床活动后方可重新入睡。休息痛和夜间腰痛是AS炎性关节痛与机械性关节痛（如腰椎间盘突出、腰外伤）的重要区别。随病情进展由腰椎向胸颈部脊椎发展,则出现相应部位疼痛、活动受限或脊柱畸形,翻身、起立困难。腰椎前凸消失,进而出现驼背畸形,颈椎活动受限,胸肋连接融合,胸廓变硬,呼吸靠膈肌运动。晚期整个脊柱和下肢变成强硬的弓形,向前屈曲。

晨僵,是关节经过夜间一段时间不活动后,晨起再次活动关节时出现僵硬不适的感觉。一般在下半夜逐渐出现背部僵硬,严重者伴有背部疼痛。产生晨僵是由于局部循环障碍,静止时间长导致大量炎症物质在关节内聚集,关节内压力升高,液体渗透到周围组织,引起关节周围组织肿胀;此外睡眠时迷走神经兴奋,使血液循环减慢,亦加剧上述病变。

多数患者病变从骶髂关节开始并向上扩展,少数患者可从胸腰段开始向上下扩展,或从颈椎开始上下扩展。胸椎(包括肋椎关节和肋横突关节)的受累和胸肋及胸骨柄关节附着点炎的发生,患者可能感觉胸痛,在吸气、咳嗽或喷嚏时加重,有时很像"胸膜炎"。当疼痛严重时,患者多采取脊柱前屈姿势以减轻疼痛,久之可加重驼背畸形。

颈椎受累多表现为颈椎痛,疼痛多向下放射,疾病初期颈部肌肉可出现痉挛,以后萎缩进一步发展至前凸消失,头部活动明显受限,固定于前屈位,不能上仰、侧弯或转动,只能看见足尖前方的地面。

AS 患者晚期可有脊柱侧弯,特点为侧弯凹侧软组织挛缩、旋转性侧弯。原因与该病患者早期的骶髂关节炎不对称、椎间盘退行性变引起的脊柱不稳定、晚期骨质疏松、椎体压缩性骨折等有关。

2) 外周关节:24%~75% 的 AS 患者在病初或病程中出现外周关节病变,以大关节如髋、膝、踝和肩关节居多,肘关节及手和足小关节偶有受累。髋关节受累占 38%~66%,多见发病后前 5 年内,大多数为双侧受累,表现为局部疼痛,活动受限,屈曲挛缩和关节强直,具有较高的致残率,尤其中青年预后较差。发病年龄小、以外周关节起病者易发生髋关节病变。膝和其他关节的关节炎或关节痛多为暂时性,极少或几乎不引起关节破坏和残疾。

其他症状如附着点炎所致脊椎骨突、髂嵴、大转子、胫骨结节、耻骨联合以及足跟、足底等部位疼痛。AS 足跟部疼痛常反复发作或较长时间不缓解,可导致足跟部增厚。腊肠指(趾)因肌腱端炎引起,整个指(趾)呈腊肠样肿胀,该肿胀有别于滑膜炎的关节肿胀。

3) 骨质疏松、骨折和脱位:AS 早期即可发生骨质疏松,晚期病例常伴有严重骨质疏松,易发生骨折。由于韧带骨赘可造成骨密度值假性增高,因此需使用定量 CT 以正确估计骨密度值。

AS 晚期因脊柱固定、韧带骨化、骨质疏松等原因,脊柱的生物力学性能发生了明显的改变,抗压能力严重下降,稍有不慎就有可能发生损伤,一旦骨折,难以复位。由于骨折发生时可能没有明显外伤史,骨折症状极易被原发病所掩盖,延误诊治。如晚期患者突发腰腿疼痛加重,活动后加剧,应警惕应力骨折。脊柱骨折以颈椎最常出现,5~7 颈椎是多发部位,病死率也最高。如果患者在外伤、车祸或剧烈活动后出现颈部、背部疼痛或肢体麻木等症状,应警惕脊柱骨折的可能。

AS 与类风湿关节炎一样,可导致寰枢关节半脱位以及中轴关节向上半脱位。自发性寰枢关节前半脱位是临床常见并发症,可伴或不伴有脊髓压迫症状。

2. 关节外症状 约 25% 的患者在病程中发生眼葡萄膜炎,可发生在关节炎之前,但绝大多数发生于关节炎之后,单侧或双侧交替,一般可自行缓解,严重时可导致虹膜后粘连、青光眼和白内障。压迫性脊神经炎或坐骨神经痛、椎骨骨折或不全脱位以及马尾综合征可导致神经系统症状。马尾综合征主要表现为尿道和肛门括约肌功能不全,大腿、臀部痛性感觉缺失,可发展为大小便失禁和阳痿,偶尔可见踝反射消失。少数患者出现肺上叶囊性纤维化,有时可被误诊为肺结核。主动脉瓣关闭不全及传导障碍见于 3.5%~10% 的患者,极少数患者可引起心肌病变。AS 可并发 IgA 肾病、肾淀粉样变性以及药物性间质性肾炎,后者主要见于长期或滥用非甾体类抗炎药物者。

（二）体征

骶髂关节和椎旁肌肉压痛为本病早期的阳性体征。随病情进展可见腰椎前凸消失，颈椎后凸，脊柱各方向活动受限，脊柱侧弯，胸廓活动度缩小。以下几种方法可用于检查骶髂关节压痛或脊柱病变进展情况：

1. 枕壁距和胸廓活动度　见本章总论。

2. Schober 试验及改良 Schober 试验　见本章总论。

3. "4"字试验（Patrick 试验）　见本章总论。

4. 骨盆按压　患者侧卧，另一侧按压骨盆可引起骶髂关节疼痛则为阳性。

除上述检查外，还应注意检查外周关节形态，是否压痛、肿胀、活动障碍，以及附着点是否压痛等。

【实验室和影像学检查】

（一）实验室检查

类风湿因子阴性，90%AS 患者 HLA-B$_{27}$ 阳性，活动期患者可见血沉增快、C 反应蛋白增高、轻度贫血和免疫球蛋白（尤其是 IgA）轻度升高。

（二）影像学检查

1. 常规 X 线检查　X 线表现具有诊断意义。AS 早期的变化发生在骶髂关节。该处的 X 线片显示软骨下骨缘模糊，骨质糜烂，关节间隙模糊，骨密度增高及关节融合。通常按 X 线片骶髂关节炎的病变程度分为 5 级：

0 级：正常，关节间隙正常，关节面光整；

Ⅰ级：可疑异常，关节面模糊，关节间隙正常；

Ⅱ级：轻度异常，可见局限性骨侵蚀、硬化，关节间隙正常；

Ⅲ级：明显异常，为中度或进展性骶髂关节炎，伴以下一项或一项以上变化：侵蚀，硬化，关节间隙增宽、狭窄或部分强直；

Ⅳ级：严重异常，关节完全强直。

X 线还可见"方形椎"及"竹节椎"具有特征的表现。韧带骨赘发生的早期，纤维环外层存在炎症，随后相邻椎体缘发生反应性硬化和侵蚀，使椎体缘磨光或形成硬化的角，以致椎体前缘失去正常的凹面；前纵韧带骨化亦可填充正常的前凹缘，从而形成"方形椎"。由于正常腰椎前缘有明显内凹，而正常胸椎前缘较平直，所以椎体方形变易见于腰椎，有诊断意义。

此外 X 线还可见其他表现：如椎体终板表面的侵蚀、椎间隙变窄、椎间盘钙化、脊柱变直或后凸畸形、骨盆变形、棘突侵蚀变细变短、肋椎关节及胸锁关节骨性强直、椎体脱位、髋关节破坏，股骨头塌陷等改变。

2. 计算机断层扫描（CT）　对于临床可疑病例，而 X 线片尚未显示明确的（Ⅱ级以上）双侧骶髂关节炎改变者，应该采用 CT 检查。该技术的优点易于发现较早期病变。CT 诊断骶髂关节炎的早期表现的重要征象是关节面侵蚀，破坏区周围的多形性软骨下硬化和关节内的缺损均能清楚显示。但是，由于骶髂关节解剖学的上部为韧带，因其附着引起影像学上的关节间隙不规则和增宽，给判断带来困难。另外，类似于关节间隙狭窄和糜烂的骶髂关节髂骨部分的软骨下老化是一自然现象，不应该视为异常。

3. 磁共振成像技术（MRI）　对早期诊断 AS 较 X 线及 CT 更为敏感和准确。短时反转回复序列（STIR）对检查骨髓水肿非常敏感，骨髓水肿是与 AS 相关骨骼肌肉系统炎症的常见征象。此外 MRI 亦能清楚显示骨髓内脂肪沉积、关节积液、脊柱小关节水肿、韧带水肿、关节软骨异常等，能很好地用于检测早期骶髂关节炎。对骶髂关节无 X 线及 CT 表现的患者可行 MRI 检查。

（三）超声

对于检测肌腱端内肌腱组织的分辨率比 MRI 更高，主要用于检查肌腱端病变、足底筋膜炎、滑膜炎、腱鞘炎等。

（四）关节腔穿刺及滑液检查

关节腔穿刺结合相关滑液检查，如滑液一般检查，显微镜检查及病原学检查等，可为疾病的诊断及鉴别诊断提供依据。

（五）骨密度检查

双能 X 线吸收测定法（DEXA）是目前临床上最常用的检测骨密度值的方法。早期 AS 腰椎、股骨颈骨密度值均降低；晚期椎体周围韧带骨化、新生骨形成，提高了局部骨密度值，使用 DEXA 检测可使腰椎骨密度正常或增高，因此晚期 AS 患者建议使用定量 CT、腰椎侧位 DEXA，或参照股骨颈骨密度检查。

【诊断和鉴别诊断】

1. 诊断线索　对本病诊断的最好线索是患者的症状、体征和关节外表现及家族史。AS 最常见和特征性的早期主诉为下腰背僵硬和疼痛。由于腰背痛是普通人群中极为常见的一种症状，但大多数为机械性背痛，应注意与本病的炎性疼痛相鉴别。以下 5 项有助于脊柱炎引起的炎性背痛和其他原因引起的非炎性背痛的鉴别：①40 岁以前发病；②隐匿起病；③活动后改善；④休息不能改善；⑤夜间痛（起床后改善）。以上 5 项有 4 项符合则支持炎性背痛。

2. 诊断标准　近年来有不同标准，但现仍沿用 1984 年修订的纽约标准：①下腰背痛的病程至少持续 3 个月，疼痛随活动改善，但休息不改善；②腰椎在前后和侧屈方向活动受限；③胸廓活动范围小于同年龄和性别的正常值；④X 线可见双侧骶髂关节炎Ⅱ~Ⅳ级，或单侧骶髂关节炎Ⅲ~Ⅳ级。如果患者具备④并分别附加①~③条中的任何 1 条可确诊为 AS。

由于部分 AS 患者在出现症状数年后才有 X 线改变，依靠 X 线改变明显不利于疾病的早期诊断。2009 年国际脊柱关节炎评估学会（ASAS）制定的中轴型 SpA 的分类标准，在影像学异常中，增加了 MRI 骶髂关节炎症改变，提高了诊断敏感性，有利于 AS 的早期诊断。ASAS 推荐的中轴型 SpA 的分类标准为：起病年龄 <45 岁和腰背痛≥3 个月的患者，加上符合下述中 1 种标准：①影像学提示骶髂关节炎加上≥1 个下述的 SpA 特征；②HLA-B$_{27}$ 阳性加上≥2 个下述的 SpA 其他特征。其中影像学提示骶髂关节炎指的是：①MRI 提示活动性（急性）骶髂关节炎，即明确的骨髓水肿及骨炎；②X 线明确的骶髂关节炎影像学改变，即根据 1984 年修订的纽约标准双侧骶髂关节炎Ⅱ~Ⅳ级，或单侧骶髂关节炎Ⅲ~Ⅳ级。SpA 特征包括：①炎性背痛；②关节炎；③附着点炎（跟腱）；④眼葡萄膜炎；⑤指（趾）炎；⑥银屑病；⑦克罗恩病/溃疡性结肠炎；⑧对非甾体抗炎药（NSAIDs）反应良好；⑨SpA 家族史；⑩HLA-B$_{27}$ 阳性；⑪CRP 升高。

【鉴别诊断】

AS 应与下列疾病相鉴别：

1. 类风湿关节炎（RA）　RA 患者女性多于男性，男女比例 1:2~4，AS 总的患病率男女是相近的，但由于男性临床表现比女性更重，所以临床诊断为 AS 的男性明显多于女性；RA 发病高峰为 50~60 岁，AS 发病年龄则在 20~30 岁多见；RA 患者的 RF、抗 CCP 抗体多阳性，与 HLA-DR4 相关，而 AS 患者的 RF 阴性，HLA-B$_{27}$ 阳性居多；RA 以四肢小关节病变为主，AS 则主要累及中轴关节；RA 基本病理变化为滑膜炎，AS 则是附着点炎。

2. 椎间盘突出　椎间盘突出是引起腰背痛的常见原因之一。该病限于脊柱，无疲劳感、消瘦、发热等全身表现，为机械性背痛，活动后症状可加重，血沉多正常，非甾体抗炎药治疗效果欠佳，影像学检查可鉴别。

3. 致密性骨炎　本病多见于青年女性，其主要表现为慢性腰骶部疼痛和发僵。临床检查除腰部肌肉紧张外无其他异常。诊断主要依靠骨盆平片，其典型表现为在髂骨沿骶髂关节的中下 2/3 部位有明显的骨硬化区，呈三角形者尖端向上，密度均匀，不侵犯骶髂关节面，无关节间隙狭窄或糜烂，故不同于 AS。

4. **弥漫性特发性骨肥厚（DISH）综合征**　该病多发于 50 岁以上男性，患者也有脊椎痛、僵硬感以及逐渐加重的脊柱活动受限。其临床表现和 X 线所见常与 AS 相似。X 线可见韧带钙化，常累及颈椎和低位胸椎。常有沿着至少四节相连的椎体前外侧有流注形钙化与骨化，然而骶髂关节和脊椎关节突关节无侵蚀，晨起僵硬感未加重，血沉正常，HLA-B$_{27}$ 阴性。

5. **感染性关节炎**　化脓性关节炎是最常见的感染性关节炎。其好发于儿童，以单关节常见；起病急、伴寒战、高热等症状，病变关节出现肿痛及功能障碍，活动关节时多有剧烈疼痛；膝关节受累时，常处于半屈曲位，以松弛关节囊、缓解疼痛；髋关节受累时，关节往往处于屈曲、外旋、外展位；外周血白细胞数升高、中性粒细胞比值升高、血沉明显升高；关节液培养可见致病菌。以上为 AS 与化脓性关节炎的鉴别点。AS 还应注意与脊柱结核鉴别，脊柱结核可表现为脊柱疼痛、脊柱强直，部分患者后期因椎体破坏塌陷产生脊柱后凸畸形，临床上极易与强直性脊柱炎混淆。但脊柱结核患者多有低热、消瘦、乏力、食欲下降、盗汗等症状，X 线以椎体骨质破坏、椎间盘受累为主，但不出现广泛的韧带钙化。

6. **其他**　在诊断时必须与骶髂关节炎相关的其他脊柱关节炎如银屑病关节炎（PsA）、反应性关节炎（ReA）、炎症肠病性关节炎（IBDA）等相鉴别（表 22-1）。

表 22-1　几种脊柱关节炎鉴别诊断

	强直性脊柱炎	银屑病关节炎	反应性关节炎	炎症肠病性关节炎
性别	男≥女	女＝男	男＝女	男＝女
发病年龄	20~30 岁常见	任何年龄	任何年龄	任何年龄
发病方式	缓	不定	急骤	外周关节急，中轴关节缓
B$_{27}$ 阳性	90%	20%（有骶髂关节炎 50%）	90%	5%（有骶髂关节炎者 50%）
家族聚集性	+	+	+	+
外周关节炎	下肢为主	上肢＞下肢	下肢＞上肢	下肢＞上肢
对称性	对称	不对称	皆可	对称
骶髂关节炎	>95%	多见	多见	多见
脊柱受累	+++	+	+	+
葡萄膜炎	+++	+	+	+
结膜炎	−	−	+	−
尿道炎	−	−	+	−
皮肤受累	−	+++	−	−
黏膜受累	−	−	+	+
自限性	−	±	±	±

【治疗方案及原则】

AS 是一种慢性病，整个疾病过程常以发作与缓解交替、进行性加重为特点。治疗的目标是缓解症状、延缓病情进展、改善关节功能、提高生活质量。

（一）非药物治疗

非药物治疗是治疗 AS 的不可或缺手段，主要包括以下几个方面：

1. **疾病宣教**　增加患者及家属对 AS 的正确认识，主动参与治疗并与医师合作。长期计划还应包括患者的社会心理和康复的需要。

2. **体育锻炼**　除在疾病急性发作期或心肺等重要脏器严重受损时，应不间断地进行体育锻炼，以取得和维持脊柱关节的最好位置，增强椎旁肌肉功能和增加肺活量。减少或避免引起持续性疼痛的体力活动。

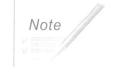

3. **体位**　站立时应尽量保持挺胸、收腹和双眼平视前方的姿势。坐位也应保持胸部直立。应睡硬板床，低枕、取仰卧位，避免促进屈曲畸形的体位。

4. **物理治疗**　对减轻疼痛、消除局部炎症、改善关节活动有益。

（二）药物治疗

1. **非甾体抗炎药（NSAIDs）**　在有疼痛和晨僵的 AS 患者中，NSAIDs 是一线用药。有证据显示持续使用 NSAIDs 的治疗方案可缓解有症状的 AS 患者在影像学中显现的病情进展。各 NSAIDs 对 AS 的疗效大致相当。

如一种药物治疗 2~4 周疗效不明显，应改用另一种 NSAIDs，如果两种 NSAIDs 治疗都失败，应改用其他治疗方案。

2. **改变病情抗风湿药（DMARDs）**

（1）柳氮磺吡啶（SSZ）：可改善 AS 的关节疼痛、肿胀和发僵，适用于改善 AS 患者的外周关节炎。至今，本品对 AS 的中轴关节病变的治疗作用及改善疾病预后的作用均缺乏证据。通常推荐用量为每日 1.5~3.0g，分 2~3 次口服。本品起效较慢，通常在用药后 4~6 周起效，需选用一种起效快的 NSAIDs 与其并用。本品的不良反应包括消化系症状、皮疹、血细胞减少、头痛、头晕以及男性精子减少及形态异常（停药可恢复）。磺胺类过敏者禁用。

（2）甲氨蝶呤（MTX）：对外周关节炎有明显作用，而对中轴关节的病变无改善证据。用法可参照类风湿关节炎。

（3）沙利度胺（反应停）：一些难治性 AS 患者应用后，临床症状、血沉及 C 反应蛋白均明显改善。推荐剂量 50~200mg/d。本品的不良反应有嗜睡、口渴、血细胞下降、肝酶增高、镜下血尿及指端麻木感等。因有严重致畸性，禁用于妊娠及有可能受孕的妇女。

3. **糖皮质激素**　一般不建议全身使用糖皮质激素，但在合并急性葡萄膜炎等关节外症状或全身炎症反应严重者可考虑；对顽固性关节积液者也可予以关节腔内局部注射糖皮质激素治疗。糖皮质激素口服治疗既不能阻止本病的发展，还会因长期治疗带来不良反应。

4. **生物制剂**　目前肿瘤坏死因子 -α（TNF-α）拮抗剂已广泛用于治疗 AS，其与传统药物相比，TNF-α 拮抗剂能迅速控制患者关节症状，同时对葡萄膜炎等关节外症状亦有明显疗效，具有较低的不良反应和良好的疗效，能明显提高患者生活质量，代表 AS 治疗的新趋势。

（三）外科治疗

髋关节受累引起的关节间隙狭窄、强直和畸形，是本病致残的主要原因。为提高患者生活质量，髋关节受累的晚期患者可行人工全髋关节置换术。

本病在临床上表现的轻重程度差异较大，有的患者病情反复持续进展，有的长期处于相对静止状态，可以正常工作和生活。但是，16 岁以前发病、髋关节受累较早、反复发作葡萄膜炎、继发性淀粉样变性、腰椎活动受限、腊肠指（趾）、寡关节炎、血沉大于 30mm/h、NSAIDs 治疗无效、诊断延迟、治疗不及时和不合理以及不坚持长期功能锻炼者预后差。总之，这是一种慢性进展性疾病，应在专科医师指导下长期随诊。

第二节　类风湿性关节炎

类风湿性关节炎（rheumatoid arthritis，RA）是最常见的炎性关节病之一，多见于中年女性，在世界上的患病率为 0.5%~1%，我国的患病率较低，约为 0.32%~0.36%，而在其他人群中，如北美的 Pima 印第安人，其患病率高达 5%。男女之比为 1：3，主要表现为慢性、对称性、进行性发展的多关节炎。尽管 RA 通常被认为是一种关节疾病，但实际上它是属于一种病因不明的自身免疫性疾病，除了影响关节以外，还可有许多关节外表现，如皮肤、眼、心、肺、血液系统等。

【病因】

尽管 RA 的病因仍不清楚,但许多研究提示这是环境和遗传因素共同作用的结果,两者都是必需条件。与普通人群 1% 的患病率相比,同卵双生子中一个患病后,另一个体的共患率可达到30%~50%。

(一)遗传

1976 年首次提出 HLA-DW4 与 RA 发病相关。后证实 HLA-DR1 和 DR4 的某些亚型与 RA关系密切。1987 年提出共享表位(shared epitope,SE)理论,SE 是指 RA 相关的 HLA-DRB1 亚型分子的 β 链第 3 高变区内均含有共同或相似的 5 氨基酸序列,即 70Q/R K/RRAA74。这部分氨基酸残基参与构成了 DRB1 分子抗原结合槽的 P4 功能区。含有 SE 序列的 HLA-DRB1 分子能够与具有特定空间构象的抗原肽结合,提呈给相应的 T 细胞,导致这些自身反应性 T 细胞的发育和活化,参与 RA 的发病。且携带 SE 的 RA 患者骨质破坏较严重,与携带剂量相关。

1995 年出现了 RA 保护学说(RA protection,RAP),即有些 HLA-DRB1 亚型对于 RA 的发生具有保护性作用,且这类 HLA-DRB1 亚型也有一类“共享表位”-DERAA。在对骨质侵蚀的 4 年随访观察中发现,DERAA 阳性的 RA 患者其骨质侵蚀破坏程度显著轻于 DERAA 阴性者,说明这种保护性基因的存在不仅能阻止 RA 的发生,而且还能抑制 RA 骨质破坏和病情进展。

(二)感染

在自然生态环境中,各种感染原尤其是病毒和细菌均可作为始动因子,启动携带易感基因的个体发生自身免疫反应,从而导致 RA 发病。RA 患者具有较高的 EB 病毒载量,在患者滑膜内可以检测到病毒 DNA 的表达。EBV 是一种 B 细胞多克隆激活因子,可以刺激 B 细胞产生类风湿因子。此外,EB 病毒糖蛋白 110 含有与共享表位相同的氨基酸序列,可通过“分子模拟”机制引发针对自身抗原的免疫应答。分枝杆菌则是迄今发现的与 RA 最为相关的细菌。RA 患者滑膜组织中可检测出分枝杆菌的 HSP65,血清中也可检测出高滴度的 HSP65 IgG 和 IgA 抗体,且 HSP65 可与弗氏佐剂一起诱发大鼠关节炎。

许多细菌或病毒蛋白,如葡萄球菌蛋白 A、链球菌蛋白 G 以及巨细胞病毒,具有结合人 IgGFc 片段的功能。这些蛋白可与 IgG 的 CH2-CH3 交界区结合,而这也是 RF 结合的部位。有人将这类分子模拟称为“独特型模拟”,即抗 Fc 结合蛋白抗体的“内映象”模拟了自身 IgG 的 Fc 段。

上述病毒或细菌蛋白诱发 RA 的机制包括:对滑膜及淋巴细胞的转化作用;外源性抗原多肽通过分子模拟及“激发链式反应”机制引起的自身免疫损伤。

(三)内分泌

RA 是一种多发于女性的慢性炎症性疾病,女性和男性之比(2~4∶1)非常明显,推测与激素环境对免疫功能的影响有关。更年期女性 RA 的发病率明显高于同龄男性及老年女性。在妊娠的最后 3 个月 RA 会得到缓解,但 90% 的孕妇在分娩后都会随 RF 效价的升高而再次出现疾病的复发。这可能和怀孕期间产生的大量抑制性细胞因子如 IL-10 有关。

(四)其他因素

吸烟、寒冷、外伤及精神刺激也可以作为诱发因素与 RA 的发生有关。吸烟能够增加 SE 携带者发展为抗环瓜氨酸肽(抗 CCP)抗体阳性 RA 的危险。SE 携带者长期吸烟可导致气道内瓜氨酸化蛋白增多,引发炎症反应、激活天然免疫应答,进而诱导抗 CCP 抗体产生和 RA 的发病。

【发病机制】

在 RA 患者中,成熟的 B 细胞遇到 RA 相关抗原刺激后分化扩增为寿命短的浆细胞或进入生发中心,产生记忆性自身反应性 B 细胞和长生存期的浆细胞,进而产生 RA 相关自身抗体。这些自身抗体与相应抗原形成免疫复合物,通过作用于靶细胞表面 Fc 受体或激活补体,进而激活免疫细胞内酪氨酸磷酸化受体途径或 MEK 激酶级联活化,引起抗体或补体介导的吞噬和超敏反应,导致 RA 的组织损伤。

Note

RA 是一种复杂性状疾病,其发病过程可分为 3 个阶段:自身免疫启动环节,即在遗传背景下自身抗原对患者致病性免疫反应的驱动;异常免疫应答阶段,即自身反应性 T、B 细胞及一系列免疫细胞在抗原刺激下活化,引起致病性免疫反应的过程;炎症及组织破坏阶段,即免疫细胞活化后通过一系列炎性细胞因子、自身抗体及炎症介质等致炎因子的作用,导致关节滑膜炎症、软骨和骨破坏的过程。

抗原进入人体后首先被巨噬细胞所吞噬,经加工处理后与其细胞膜的 HLA-DR 分子结合成复合物。若此复合物被其 T 细胞受体所识别,则该 T 辅助细胞被活化,引起一系列的免疫反应,包括激活 B 淋巴细胞,使其分化为浆细胞,分泌大量免疫球蛋白,包括类风湿因子(rheumatoid factor, RF)。RF 是抗 IgG Fc 端的抗体,它与自身的 IgG 相结合形成免疫复合物是造成关节局部和关节外病变的重要因素之一。RF-IgG 复合物在病变关节内,可固定并激活补体,吸引中性粒细胞及单核细胞至炎症部位。中性粒细胞、单核细胞、滑膜细胞(A 型)吞噬 RF-IgG 后释放溶酶体酶包括中性蛋白酶和胶原酶,致使关节组织包括肌腱、关节囊、软骨和骨发生进行性和不可逆性破坏。抗胶原抗体、抗角质蛋白抗体和抗核周因子等自身抗体在 RA 的发病中可能也起一定作用。

细胞因子是细胞间相互作用的重要介质。它们由不同的但已活化了的细胞所分泌,如被抗原 -HLA 复合物活化了的巨噬细胞能分泌 IL-1、IL-6、TNF 等,它们可作为活化 T 淋巴细胞的辅助因子。活化了的 T 淋巴细胞则分泌 IL-2、IL-3、IL-4、γ- 干扰素等,γ- 干扰素又转而促进巨噬细胞的 HLA-DR 分子的表达,IL-2 促使 T 淋巴细胞本身的增殖及巨噬细胞的活化。细胞因子一方面使巨噬细胞、淋巴细胞在疾病过程中持续被活化,造成类风湿关节炎慢性过程。另一方面它是诱发许多临床表现的因素,如 IL-1 等促使花生四烯酸的代谢造成滑膜炎症,它也激活胶原酶和破骨细胞,致使关节软骨和骨破坏,促使肝脏合成急性期蛋白致血沉(ESR)、C 反应蛋白(CRP)升高。

【病理】

RA 免疫活动的主要位点在滑膜。单核细胞,特别是 T 细胞和巨噬细胞对滑膜的浸润以及滑膜衬里层增生,是这一疾病的典型表现。RA 的基本病理改变是滑膜炎。主要表现为滑膜的血管增生和炎性细胞浸润,以及滑膜炎导致的滑膜、软骨以及软骨下骨的破坏。同时患者可有皮肤及内脏血管的淋巴细胞、单核细胞等炎性细胞浸润。

早期的滑膜病变为滑膜水肿、纤维蛋白沉积及滑膜衬里层细胞的增生肥大。随着病变进展,淋巴细胞可迁移至滑膜并形成以血管为中心的灶性浸润。病变早期以 CD4+T 细胞为主,CD8+T 细胞和 B 细胞较少,周围可有巨噬细胞。类风湿结节的特征是结节中心为纤维素样坏死,外周是上皮细胞浸润及纤维组织形成。

类风湿关节炎滑膜的病理特征是血管翳(pannus)形成,即一种以血管增生和炎性细胞浸润为特征的肉芽组织,电镜下可见增生的滑膜呈指状突起。血管翳和软骨交界处可见血管、单核细胞及成纤维细胞侵入软骨内,形成“血管翳 - 软骨交界区”。血管翳可逐渐浸润和血管增生,局部可有基质金属蛋白酶增多、蛋白多糖减少及细胞因子分泌增加,晚期则以纤维增生为主。

【临床表现】

本病发病年龄自 20~60 岁,以 45 岁左右最为常见。大部分患者隐袭缓慢起病,最初症状可以是全身症状或关节症状。疲劳、不适、肿胀手、弥漫性肌肉骨骼疼痛可能是最早的非特异性表现,随后累及关节,关节不对称的表现并不少见(经常是在疾病发展以后才出现对称性的表现)。

(一)关节表现

1. 疼痛与压痛　　关节疼痛和压痛(tenderness)往往是最早的关节症状。受累关节以近端指间关节(PIP)、掌指关节(MCP)及腕关节最为常见,其次是足趾关节、膝关节、踝关节、肘关节等。多呈对称性、持续性。

2. 关节肿胀（swelling）　多因关节腔积液、滑膜增生及关节周围组织水肿导致。以双手近端指间关节、掌指关节及腕关节最常受累，尤其是近端指间关节多呈梭形肿大。膝关节肿胀时膝眼消失，浮髌试验阳性。

3. 晨僵（morning stiffness）　病变关节在静止不动后出现关节发紧和僵硬，活动不灵或受限，尤以清晨起来时最为明显，RA 患者的晨僵时间多大于半小时以上。其持续时间长短可作为衡量本病活动程度的指标之一，95% 的 RA 患者有晨僵。

4. 关节畸形（joint deformity）　多见于较晚期患者。因滑膜炎的血管翳破坏了软骨和软骨下的骨质，造成关节纤维强直或骨性强直。又因关节周围的肌腱、韧带受损使关节不能保持在正常位置，出现关节的半脱位，如手可出现尺侧偏斜、天鹅颈样畸形、纽扣花畸形等。关节周围肌肉的萎缩和痉挛则可使畸形更为严重。

5. 关节功能障碍　关节肿痛和畸形造成了关节的活动障碍。美国风湿病学院（American College of Rheumatology，ACR）将因本病而影响了生活能力的程度分为 4 级，即关节功能分级。

Ⅰ级：能正常进行日常生活和各项工作。

Ⅱ级：可进行一般的日常生活和某种职业工作，但对参与其他项目的活动受限。

Ⅲ级：可进行一般的日常生活，但对参与某种职业工作或其他项目活动受限。

Ⅳ级：日常生活的自理和参与工作的能力均受限。

（二）关节外表现

1. 类风湿结节　是本病较特异的皮肤表现。20%~35% 的经典的 RA 患者可有类风湿结节，常见于鹰嘴突和近段尺骨伸侧，为一皮下结节，表现为可活动不定形的软组织，一般不引起疼痛。类风湿结节还可出现在喉部、心脏、肺及巩膜等非常见部位。类风湿结节多见于 RA 的高度活动期，并常提示有全身表现，RF 多为阳性。

2. 类风湿血管炎　可出现在患者的任何系统，查体能观察到指甲下或指 / 趾端出现的小血管炎，少数可引起局部组织的缺血性坏死。严重者可见单发或多发的指 / 趾端坏疽。

3. 胸膜和肺　10%~30% 的 RA 患者可出现这些损害，常见的胸膜和肺损害包括胸膜炎、间质性肺炎、肺间质纤维化、肺类风湿结节、肺血管炎和肺动脉高压。其中以肺间质纤维化和胸膜炎最为常见。

4. 心脏　心包炎是最常见心脏受累的表现，通过超声心动图检查约 30% 的患者出现少量心包积液，多不引起临床症状。其他还可以出现心肌炎和心内膜炎。

5. 肾　肾脏在 RA 中很少直接累及，但常由于治疗而间接受损。淀粉样变性是慢性 RA 的一个并发症，使用 NSAIDs 可引起肾间质损害。

6. 神经系统　患者可伴发感觉型周围神经病、混合型周围神经病、多发性单神经炎、颈脊髓神经病、嵌压性周围神经病及硬膜外结节引起的脊髓受压等。神经病变多因免疫复合物和补体等致炎因子引起的血管炎或神经末梢变性和脱髓鞘而导致。

7. 血液系统　大部分 RA 有轻度的正细胞低色素性贫血，这与 ESR 升高和疾病活动性一致。原因是多方面的，慢性炎症、缺铁或利用障碍，或因服用 NSAIDs 而造成胃肠道长期少量失血等。Felty 综合征的患者可有白细胞减少、脾大、伴贫血、血小板降低、血沉增快、高滴度的类风湿因子和 HLA-DR4 阳性，部分抗核抗体和抗组蛋白抗体阳性。

8. 继发性干燥综合征　约 30%~40% 本病患者出现此综合征。口干、眼干的症状多不明显，必须通过各项检测方证实有干燥性角结膜炎和口干燥症。继发性干燥综合征多继发于系统性红斑狼疮、RA 等弥漫性结缔组织病。

【实验室和其他辅助检查】

1. 血常规　轻至中度贫血，活动期患者血小板可升高，白细胞及分类多正常。Felty 综合征患者可有白细胞和血小板降低。

2. 红细胞沉降率（ESR）　它是一个观察滑膜炎症的活动性和严重性指标,本身无特异性。

3. C 反应蛋白（CRP）　它是炎症过程中出现的急性期蛋白之一。与疾病的活动指数、晨僵时间、握力、关节疼痛及肿胀指数、血沉和血红蛋白水平密切相关。病情缓解时 CRP 可下降。

4. 类风湿因子（rheumatoid factor,RF）　在常规临床工作中以乳胶凝集法所测得的是 IgM 型 RF,它见于约 70% 的患者血清,其滴度与疾病的活动性和严重性呈正比。但 RF 阳性也可出现于其他弥漫性结缔组织病、感染性疾病和部分正常人（详见本章总论）。

5. 其他自身抗体　近年来,在 RA 患者的血清中发现了一些新的抗体,如抗核周因子（APF）、抗角蛋白抗体（AKA）、抗环瓜氨酸肽（CCP）抗体、抗聚丝蛋白抗体（AFA）及抗 Sa 抗体等多种自身抗体。其中抗 CCP 抗体和抗 Sa 抗体具有较高的敏感性,特异性均在 95% 以上,特异性明显高于 RF 并可以与 RF 互补,提高 RA 的诊断率,并可独立作为疾病预后的血清学指标,与关节的损害程度密切相关,这几种抗体的联合检测有助于 RA 的早期诊断,可明显提高诊断的阳性率,对 RA 的早期诊断具有重要意义。

6. HLA-DRB1（HLA-DR4/DR1）　HLA-DR4 和（或）DR1 阳性见于 48%~87% 的 RA 患者,依种族不同而异,该基因在国内 RA 患者的携带率约为 50%。骨质破坏、类风湿结节及血管炎等表现与 HLA-DR4 及 DR1 密切相关。

7. 关节滑液　正常人关节腔内的滑液不超过 3.5ml。在关节有炎症时滑液可增多,造成关节腔积液,滑液中的白细胞明显增多,且中性粒细胞占优势,其黏度差,含糖量低（低于血糖）。关节积液穿刺检查可用于鉴别诊断,排除感染性关节炎、痛风性关节炎等。

8. 关节 X 线检查　本项检查对 RA 的诊断、关节病变的分期、观察病情的演变均非常重要,以双手、双腕关节的 X 线片最有价值。根据关节 X 线片改变可将 RA 关节损伤分为 4 期。

Ⅰ期:软组织肿胀,可见骨质疏松,但尚无骨质破坏。

Ⅱ期:轻度软骨下骨质破坏,可有轻度关节间隙狭窄。

Ⅲ期:关节面出虫凿样破坏性改变,关节间隙狭窄,可出现关节半脱位。

Ⅳ期:关节纤维和骨性强直。

9. CT 和 MRI　CT 检查对关节间隙的分辨能力优于 MRI。对需要分辨关节间隙、椎间盘、椎管及椎间孔的 RA 患者可行 CT 检查。MRI 可很好地分辨关节软骨、滑膜和软骨下骨组织,对早期发现关节破坏很有帮助。已经证明,发病 4 个月内即可通过 MRI 发现关节破坏的迹象。

10. 关节超声　超声技术是 RA 患者早期诊断和疗效评价的重要手段。高频灰阶超声软组织分辨力较高,能够区分渗出性和增殖性滑膜病变;能量多普勒超声有助于区分活动性和非活动性关节病变,超声造影（CEUS）可提高检出滑膜增厚、滑膜血管增生等病变的敏感性。超声检出骨侵蚀的能力优于放射学检查,还可随访和监测治疗效果。

11. 关节镜及活检　关节镜（arthroscopy）和活检的应用已日趋广泛。关节镜对诊断及治疗均有意义。活检是一种操作简单、创伤小的检查方法。

【诊断和鉴别诊断】

（一）诊断

国内外对 RA 的诊断一直沿用 1987 年美国风湿病学会修订的分类标准,具体如下:

（1）晨僵:关节及其周围僵硬感至少持续 1 小时（病程≥6 周）;

（2）3 个或 3 个以上区域关节部位的关节炎:医生观察到下列 14 个区域（左侧或右侧的近端指间关节、掌指关节、腕、肘、膝、踝及跖趾关节）中累及 3 个,且同时软组织肿胀或积液（不是单纯骨隆起）（病程≥6 周）;

（3）手关节炎:腕、掌指或近端指间关节炎中,至少有一个关节肿胀（病程≥6 周）;

（4）对称性关节炎:两侧关节同时受累（双侧近端指间关节、掌指关节及跖趾关节受累时,不一定绝对对称）（病程≥6 周）;

（5）类风湿结节：医生观察到在骨突部位，伸肌表面或关节周围有皮下结节；

（6）类风湿因子阳性：任何检测方法证明血清类风湿因子含量异常，而该方法在正常人群中的阳性率小于 5%；

（7）放射学改变：手和腕关节出现典型的类风湿关节炎放射学改变：必须包括骨质侵蚀或受累关节及其邻近部位有明确的骨质脱钙；

以上 7 条满足 4 条或 4 条以上并排除其他关节炎即可诊断 RA。

2009 年 ACR/EULAR RA 的分类标准和评分系统

必要条件：

1. 至少一个关节肿痛，并有滑膜炎证据（临床、超声或 MRI）；

2. 未分化关节炎中需排除其他疾病引起的关节炎症状和体征。

其他条件：

1. 血清学（抗 CCP 抗体和 RF）

2. 受累关节种类（小或大关节）和数量

3. 滑膜炎病程

4. 急性炎症产物（ESR 和 CRP）

诊断步骤：

1. 满足 2 项必要条件，并有放射学典型 RA 骨破坏改变，可明确诊断为 RA。

2. 无放射学典型 RA 骨破坏改变者需进入 RA 分类评分系统（表 22-2）。总评分大于 6 分则提示为确定的 RA。

表 22-2　RA 分类评分系统

评分表		评分表	
关节受累情况（0~5）		RF 和抗 CCP 抗体低滴度（+）	2
1 个大关节	0	RF 和抗 CCP 抗体高滴度（+）	3
2~10 个中大关节	1	滑膜炎的病程	
1~3 个小关节	2	小于 6 周	0
4~10 个小关节	3	大于等于 6 周	1
大于 10 个关节（至少 1 个小关节）	5	急性时相反应（0~1）	
血清学（0~3）		CRP 和 ESR 正常	0
RF 和抗 CCP 抗体均（−）	0	CRP 或 ESR 升高	1

注：高低度：滴度大于正常值 3 倍以上

（二）鉴别诊断

1. **强直性脊柱炎**　本病主要侵犯脊柱，但周围关节也可受累，特别是以膝、踝、髋关节为首发症状者，需与类风湿关节炎相鉴别。该病有以下特点：①青年男性多见；②主要侵犯骶髂关节及脊柱，外周关节受累多以下肢不对称关节受累为主，常有肌腱端炎；③90%~95% 患者 HLA-B27 阳性；④类风湿因子阴性；⑤骶髂关节及脊柱的放射学改变对诊断极有帮助。

2. **骨关节炎**　该病为退行性骨关节病，发病年龄多在 40 岁以上，主要累及膝、脊柱等负重关节。活动时关节痛加重，可有关节肿胀、积液及晨僵。手指骨关节炎常被误诊为类风湿关节炎，尤其在远端指间关节出现赫伯登（Heberden）结节和近端指关节出现布夏尔（Bouchard）结节时易被视为滑膜炎。骨关节炎通常无游走性疼痛，大多数患者血沉正常，类风湿因子阴性或低滴度阳性。X 线示关节间隙狭窄、关节边缘呈唇样增生或骨赘形成。

3. **系统性红斑狼疮**　部分患者早期因手指关节肿痛而容易被误诊为 RA。然而本病的关节病变较 RA 的关节炎为轻，不会出现骨质的侵蚀破坏。且往往合并有关节外的其他症状，包括

Note

蝶形红斑、多浆膜腔积液、蛋白尿等。可有 RF 阳性,但抗核抗体、抗双链 DNA 抗体多为阳性,补体则降低。

4. 银屑病关节炎　银屑病关节炎以手指或足趾远端关节受累为主,也可出现关节畸形,但类风湿因子阴性,且伴有银屑病的皮肤或指甲病变。

5. 急性复发性对称性血清阴性滑膜炎伴凹陷性水肿(RS₃PE)　多见于老年人,表现为关节肿胀,特别是手、足,伴有可凹性水肿。RS₃PE 的出现可提示不同的疾病(如风湿性多肌痛、皮肌炎、多发性肌炎、迟发性外周型脊柱关节病)。RS₃PE 是一个良性的病程,但复发明显,可进展为RA,但很罕见。

【病情活动评分】

(一) 病情活动性评分 (disease activity score,DAS)

DAS 评分是 1990 年 van der Heijde 等提出的首个面向临床的 RA 病情活动性评分方法,包括 52 个关节的压痛评分(Ritchie 指数)、肿胀关节数、血沉(ESR)和患者健康状况评分。由于检查关节数过多,1995 年 Prevoo 等人提出 DAS28,包含 28 个关节压痛数(28 tender joint count,TJC28)、28 个关节肿胀数(28 swollen joint count,SJC28)、患者病情视觉评估及 C 反应蛋白(CRP)或 ESR,即 DAS28-CRP 或 DAS28-ESR。与 DAS 相比,DAS28 缩短了关节检查的时间,而且能有效降低不同检查者之间评定差异,同时又未明显降低评估的敏感性和效率。

(二) 简化的病情活动性指数 (simple disease activity index,SDAI)

SDAI 包括 TJC28、SJC28、患者总体病情活动度评估(patient global assessment of disease activity,PtGA)、医生总体病情活动度评估(provider global assessment of disease activity,PrGA)及CRP。SDAI 结合了患者主观评价的部分(TJC28 和 PtGA)及医生客观评价的部分(SJC28、PrGA和 CRP),较 DAS28 更为全面。另外,SDAI 实验室指标选择 CRP 而没选择 ESR,是由于 CRP 的水平较少受药物、年龄、性别等影响,且对 RA 病情发展有一定的预测作用。

(三) 临床病情活动性评分 (clinical disease activity score,CDAI)

在日常的临床工作中,往往不能及时得到实验室检查结果,因此临床医生无法使用 DAS、DAS28 及 SDAI 等病情活动性评分或使用带有一定的滞后性。2005 年提出从 SDAI 中去掉CRP,即 CDAI。CDAI 与 SDAI、DAS28 有较高的一致性,并与 ACR 的缓解标准、关节破坏影像学进展有明显的相关性。

【治疗】

从 20 世纪 90 年代中期以来,类风湿关节炎的治疗发生了重大改变。治疗原则在于早期诊断、早期使用改善病情抗风湿药(disease modifying antirheumatic drugs,DMARDs)、用药剂量足、联合治疗以及使用生物制剂。这使得很多患者的症状缓解、关节破坏减慢以及功能改善,副反应也较以往更少。在治疗的同时,应强调关节功能锻炼的重要性和必要性。

(一) 一般性治疗

包括休息、关节制动(急性期)、关节功能锻炼(恢复期)、物理疗法等。卧床休息只适宜于急性期、发热、内脏受累患者。

(二) 药物治疗

药物治疗主要包括非甾体抗炎药(NSAIDs)、改善病情抗风湿药、糖皮质激素、生物制剂和植物药等。

1. 非甾体抗炎药　通过抑制环氧化酶(COX)以减少花生四烯酸代谢为前列腺素等炎性介质,从而改善关节滑膜的充血、渗出等炎症现象,达到控制关节肿痛的目的。NSAIDs 是治疗 RA不可缺少的一线药物,但不能阻止疾病的进展,应用中应同时加用 DMARD。这类药均为口服药,在服用后需注意胃肠道不良反应如胃不适、胃痛、恶心、返酸、甚至胃黏膜出血、溃疡;久用这类药物后可出现肾间质性损害。上述药物至少需服用 1~2 周后才能判断疗效,效果不佳者可还用其他 NSAIDs,但应避免同时服用两种以上 NSAIDs。

2. 慢作用抗风湿药　由于本类药物起效时间长于非甾体抗炎药故名。又因它们作用于类风湿关节炎病程中的不同免疫成分,并认为它们有控制病情进展的可能,故又名这类药物为改变病情药,其中部分属免疫抑制剂。在临床治疗时,多采用本类药物与非甾体抗炎药联合应用方案,本类药物中常用的药有:

(1)甲氨蝶呤〔MTX〕:本药抑制细胞内二氢叶酸还原酶,同时具抗炎作用,是目前治疗 RA 最常用的免疫抑制剂。每周剂量为 7.5~20mg,以口服为主(每周服一次或二次),亦可静注或肌注。4~6 周后起效。疗程至少半年。不良反应有肝损害、胃肠道反应、骨髓抑制、口腔溃疡等,停药后多能恢复。

(2)来氟米特:是嘧啶代谢抑制剂。活化的淋巴细胞不存在替代的嘧啶代谢途径,故能选择性抑制增生的淋巴细胞。1998 年美国 FDA 批准用于治疗 RA,其疗效与 MTX 相当。

(3)柳氮磺胺吡啶:对 RA 有一定的治疗作用。剂量为每日 2~4g,分次服用,由小剂量开始。不良反应常见但不严重,如消化道症状,皮疹,骨髓抑制,肝损害等。对磺胺过敏者禁用。

(4)雷公藤:具抑制淋巴、单核细胞增殖及抗炎作用。本药有不同制剂,以雷公藤多甙为佳,每日剂量为 60mg,分 3 次服用。病情稳定后可酌情减量。其主要不良反应是对性腺的毒性,出现月经减少、停经,精子活力及数目降低,其他为皮肤色素沉着,指甲变薄软,肝损,胃肠道反应等。

(5)艾拉莫德(T-614):是一种具有新的抗炎和免疫调节性质的小分子药物,可抑制细胞因子的生成、促进骨形成。每日剂量 50mg,分 2 次服用。T-614 的不良反应特征性表现为肝酶升高,其次为皮肤病,消化性溃疡也有报道。

(6)青霉胺:开始剂量为 125mg,每日 2~3 次,无不良反应者则每 2~4 周后加倍剂量,至每日量达 500 至 750mg,待症状改善后减量维持。不良反应较多,包括胃肠道反应、骨髓受抑、皮疹、口腔异味、肝肾损害等。

(7)硫唑嘌呤:抑制细胞的合成和功能。每日口服剂量为 100mg,病情稳定后可改为 50mg 维持,服药期间需监测血象及肝肾功能。

(8)环磷酰胺:抑制细胞生长。本药毒副反应较多,多用于难治性、持续活动性、系统症状较重的患者。静脉冲击疗法的用法为每平方米体表面积用药 0.75~1.0g,每月一次,症状控制后延长其间歇期,或用 200mg,静脉注射,隔日一次。口服法为:100mg,每日一次。不良反应包括骨髓、性腺受抑,胃肠道反应,肝损害,出血性膀胱炎。用药期间宜大量饮水以防并发症。

(9)环孢素 A:是近年来治疗本病的免疫调节剂。每日剂量为每公斤体重 3~5mg,一次口服。其突出的不良反应为较为严重的肝肾毒性,宜服用期间严密监测。

3. 糖皮质激素　具有强大的抗炎作用,适用于①有关节外症状者;②关节炎明显又不能为非甾体抗炎药所控制、或慢作用药尚未起效时的患者。一般应用泼尼松(强的松)每日剂量小于 10mg,起桥梁或过渡期的作用。关节腔注射糖皮质激素有利于减轻关节炎症状,改善关节功能,但一年内不宜超过 3 次。过多的关节腔穿刺除了并发感染外,还可发生类固醇晶体性关节炎。因糖皮质激素副反应大,宜短程应用,症状缓解后尽快减至维持剂量至停药。有研究认为,小剂量泼尼松(≤7.5~10mg/d)可缓解 RA 患者的关节症状,并缓解关节的侵蚀性改变。

4. 生物制剂治疗　目前临床用于治疗类风湿关节炎的生物制剂包括:

(1)肿瘤坏死因子 α(TNF-α)抑制剂:是在 RA 中应用最早、最广泛的生物制剂。TNF-α 作为一种重要的促炎因子,介导了 RA 病程中的多种炎症反应。临床研究证实,TNF-α 抑制剂(包括依那西普、英夫利昔单抗、阿达木单抗、戈里木单抗和赛妥珠单抗)具有良好的疗效,有利于延缓关节破坏。

(2)白细胞介素(IL)拮抗剂:托珠单抗(Tocilizumab)是 IgG1 型人源化 IL-6 受体单克隆抗体。

而阿那白滞素(Anakinra)是重组人源性 IL-1 受体拮抗剂。

(3) B 细胞清除剂:利妥昔单抗(Rituximab)是人鼠嵌合型 CD20 单克隆抗体,通过补体活化经典途径、抗体依赖细胞毒作用介导 B 细胞凋亡,也可直接抑制 B 细胞生长并诱导其凋亡。

(4) 细胞毒性 T 淋巴细胞抗原 4(CTLA4):阿巴西普(Abatacept)是人源性 CTLA4 胞外段与人免疫球蛋白 IgG1 Fc 段的融合蛋白,可以阻止 T 细胞活化。

以上各种生物制剂具有起效快、治疗效果好的特点,但同时也具有一定的安全问题,其常见的不良反应有感染、皮肤过敏反应、输液反应、多发性硬化症样神经脱髓鞘反应、恶性肿瘤等。因此,在使用生物制剂前,尤其是使用 TNF-α 抑制剂时,应注意筛查和评估用药风险,排除各种活动性感染,如结核、病毒性肝炎、重症感染、心力衰竭、恶性肿瘤、多发性硬化等。

(三) 外科手术治疗

包括关节置换和滑膜的切除手术。前者适用于较晚期有畸形并失去正常功能的关节。这种手术目前只适用于大的关节,而且手术不能改善类风湿关节炎本身的病情。滑膜切除术可以使病情得到一定的缓解,但当滑膜再次增生时病情又趋复发。

近年来,国内外学者一直认为早期诊断、早期治疗是 RA 的关键所在。治疗方案推荐 2~3 个 DMARD 早期联合应用,而 MTX 是治疗最常用也是首选的 DMARD。随着治疗的规范和新疗法的不断出现,类风湿关节炎的预后已有明显改善。

本章小结

强直性脊柱炎是一种以青壮年多发的、以附着点炎为基本病理变化的慢性炎症性疾病,主要侵犯中轴关节,严重者可发生脊柱畸形和关节强直。HLA-B$_{27}$ 与 AS 的发病密切相关。炎性背痛是诊断 AS 重要线索,且有助于鉴别诊断。ASAS 制定的中轴型 SpA 的分类标准,增加了 MRI 骶髂关节炎症改变,有利于 AS 的早期诊断。非药物治疗是治疗 AS 的不可或缺手段,NSAIDs 是治疗 AS 的一线用药,TNF-α 拮抗剂是 AS 治疗的重要手段。

类风湿关节炎(RA)是一种病因不明的自身免疫性疾病,主要表现为慢性、对称性、进行性发展的多关节炎,还可有皮肤、眼、心、肺、血液系统等关节外表现。目前 RA 的病因仍不清楚,认为环境(感染)和遗传因素等多因素共同参与该疾病的发生。其基本病理改变是滑膜炎。实验室检查主要包括炎症指标如血沉、CRP,自身抗体如 RF、抗 CCP 抗体等。X 线检查对 RA 的诊断、关节病变的分期、观察病情的演变均非常重要。以双手、双腕关节的 X 线片最有价值。RA 的治疗目的在于早期诊断、早期使用改善病情的抗风湿药(DMARD)、用药剂量足、联合治疗以及使用生物制剂。

思考题

1. 脊柱关节炎有哪些共同特征?

2. AS 的治疗手段有哪些?

3. 2009 ACR/EULAR 关于 RA 的分类标准和 1987 年美国风湿病学会修订的分类标准之间有何差异?

4. 三种 TNF-α 抑制剂之间有何不同?

(叶　霜　赵东宝)

参考文献

1. Rudwaleit M, van der Heijde D, Landewe R, et al. Ann Rheum Dis, 2009, 68(6):777-783.

2. Firestein G,Budd R,Harris E,et al. Kelly's Textbook of Rheumatology. 8th ed.PA:Saunders. Philadelphia,2009.

3. 栗占国,张奉春,鲍春德.类风湿关节炎.北京:人民卫生出版社,2009.

4. Ten Cate DF,Luime JJ,Swen N,et al. Role of ultrasonography in diagnosing early rheumatoid arthritis and remission of rheumatoid arthritis:a systematic review of the literature. Arthritis Res Ther, 2013,15:R4.

第二十三章　代谢性骨病

第一节　骨质疏松症

【流行病学】

骨质疏松症（osteoporosis，OP）是一种以骨量丢失、骨组织微结构破坏为特征，导致骨脆性增加和易于骨折的代谢性骨病。根据其病因的不同可以将之分为原发性和继发性两类。继发性骨质疏松症的发病原因明确，常常由内分泌疾病（如甲亢、甲旁亢、库欣综合征、1 型糖尿病、性腺功能减退症等）或全身性疾病所致。Ⅰ型原发性骨质疏松症即绝经后骨质疏松症（postmenopausal osteoporosis，PMOP），见于绝经后女性。Ⅱ型原发性骨质疏松症即老年性骨质疏松症，发生于老年人。

骨质疏松症在全球广泛流行。据估计，全球 60 岁、70 岁、80 岁和 90 岁的妇女患有骨质疏松症的比例分别达到了 10%、20%、40% 和 66%。一些国家针对骨质疏松症做过大量的流行病学调查研究，在美国、瑞士和英国，老年人口中 60% 患有骨质疏松症。此外，有研究者推算出美国约 94 万人患有骨质疏松症。在英国 23% 的 50 岁以上的妇女患有绝经后骨质疏松症。骨质疏松症的主要危险因素包括老龄、吸烟、大量饮酒、糖皮质激素的应用、长期不运动、骨折既往史和家族史等。

有报道称，在我国约有 90.48% 的 60 岁以上的老年妇女患有骨质疏松症。据估计，到 2050 年，我国的老年人口将超过 4 亿，预期将近 2 亿人口将患有骨质疏松症，而其中绝经后的妇女占绝大多数。

在全球范围内，每年约发生 900 万例骨质疏松性骨折，其中包括 160 万例髋部骨折，170 万例桡骨远端骨折以及 140 万例椎体骨折。髋部骨折的高发年龄在 75 岁至 79 岁之间。在英国，骨科患者中有 20% 的患者罹患骨质疏松症而导致的髋部骨折，其中 65 岁以上的妇女占 80%，在这部分患者中约有 60% 在 6 个月内死亡。

【临床表现】

骨质疏松症患者病史的采集应尽可能详尽，在采集病史时应特别注意患者的日常活动及职业，日常活动较多，从事体力劳动的人群不易出现骨质疏松症，日常活动较少的脑力劳动者易发生骨质疏松症。另外，程度较重的骨质疏松症患者多有"腰背疼痛"或"全身痛"等不适主诉，严重的骨质疏松症患者出现椎体压缩性骨折时会有"变矮"或"驼背"等主诉，骨质疏松程度较轻的患者可能没有任何明显症状。在采集病史时应注意患者的饮食，吸烟酗酒及长期用药史等情况，对于女性患者，还应注意其月经情况，月经异常或绝经后妇女易罹患此症。另外，骨质总量和遗传因素有关，有严重骨质疏松症家族史的人群较没有家族史的人群更易罹患本病。

（一）骨痛和肌无力

疼痛是骨质疏松症最常见症状，以腰痛最为突出，轻者常无明显的症状，仅仅在 X 线检查或者骨密度测量时偶然发现骨量减少，骨密度降低。较重患者常诉腰背部疼痛、乏力和（或）全身骨痛。在不伴有骨折时，体格检查时通常不会出现压痛点，主要表现为在劳累或活动后加重，负重能力下降或不能负重,骨痛常常为弥散性,患者活动后常导致肌肉劳损和痉挛,从而加重疼痛。当发生四肢骨折或者髋部骨折时肢体活动明显受限,局部疼痛明显加重,伴有畸形或者骨折的阳性体征。

（二）骨折

对于骨质疏松症患者,轻微活动或创伤即可造成骨折,多于负重、挤压或摔倒后发生,脊柱及髋部为骨折好发部位。以脊柱骨折为例,骨质疏松性脊柱骨折多见于绝经后患者,发生骨折后多出现突发性腰痛,患者常采取被动体位,一般无脊髓或神经根压迫体征。而骨质疏松性髋部骨折则多发生于股骨颈及股骨粗隆间,多继发于摔倒或挤压,骨折发生后如患者长期卧床,骨质丢失会进一步加重,骨质疏松性髋部骨折一年内的死亡率高达 50%,存活患者中有 50%~75% 的患者活动受限,生活质量明显下降。骨质疏松症所致的身材缩短多见于已经出现脊柱骨折的患者,可单发或多发,可无明显诱因,严重者可出现驼背,但较少出现神经压迫症状及体征。

【辅助检查】

（一）骨密度检测

随着年龄增加,骨密度会发生改变,这种改变因性别和种族的不同而有差异。骨密度测量通常用于评估骨折发生几率的大小,患者的绝对骨密度（BMD）值越低,骨折的风险越大。但是,骨密度的测量结果只能表示存在低骨量,这些结果并没有特异性,诊断骨质疏松症需要对患者进行彻底的诊断性检查。

1. 双能 X 线吸收法 首先建立的骨密度检测方法是 X 线照片测定法和光密度测定法,主要用于检测四肢骨的皮质骨。双能 X 线吸收法可测定中轴骨、四肢骨或全身骨骼皮质骨和松质骨的总和,而定量 CT 则可单独检测脊柱或其他部位松质骨的骨量。

传统的 X 线照片法是最早用于评价骨量和诊断 OP 的方法,但是,由于 X 线照片法的敏感性低,只有在骨量丢失超过 30%~40% 时才有所显示。该法的主要缺点是不能提供定量指标,诊断结果主观因素较大,因此无助于 OP 的早期诊断。

美国骨质疏松协会、WHO、欧洲骨质疏松和骨病学会采用下列诊断标准:①正常:BMC（或 BMD）在骨峰值平均值 –1SD 内。②骨量减少（osteoenia）:BMC（或 BMD）降至骨峰值的 1SD 至 2.5SD 内。③骨质疏松（osteoporisis）:BMC（或 BMD）值低于骨峰值 2.5SD 以上。④严重骨质疏松:骨质疏松伴一处或多处骨折。

参考世界卫生组织标准,结合我国国情,中国老年学会骨质疏松委员会骨质疏松症诊断标准学科组制订的诊断标准以汉族妇女 DXA 测量峰值骨量（M ± SD）为正常参考值,具体标准如下:

>M–1SD	正常
M–(1SD~2SD)	骨量减少
<M–2SD 以上	骨质疏松症
<M–2SD 以上	伴有一处或多处骨折,为严重骨质疏松
<M–3SD 以上	无骨折,也可诊断为严重骨质疏松

在尚未做峰值骨密度检测,或者虽然做了检测,但 SD 不便应用时,可采用参考日本 1996 年修订版标准,采用腰椎骨量丢失百分率（%）诊断法。具体如下:

>M–12%	正常
M–(13%~24%)	骨量减少
<M–25%	骨质疏松症
<M–25%	伴有一处或多处骨折,为严重骨质疏松症
<M–37%	无骨折,也可诊断为严重骨质疏松症

2. 骨定量超声测量（QUS）　诊断骨质疏松（OP）的各种方法（如 SPA、DPA、DXA、SXA、QCT 和 QMRI 等）都是基于骨内所含的无机盐吸收各种射线的原理，测得结果只反映骨骼中矿物质含量，从骨的生物力学角度考虑，QUS 可能优于单纯的骨量测量。

QUS 已被广泛应用于诊断 OP，特别是绝经和衰老所致的原发性 OP，另外 QUS 还被用于评价各种疾病时的骨代谢状况，如甲状旁腺功能亢进、甲状腺毒症等，此外，QUS 还被用于正常生理状况下的骨量评价。综上所述，QUS 在诊断和评价 OP 的骨折危险性方面，可作为骨密度测量法的互补手段，且 QUS 更加方便，而且没有放射性损伤等副反应。

（二）骨组织形态测量

骨组织形态测量学是指对骨组织进行采样后行病理切片检查，可以为我们提供成骨细胞、破骨细胞的形态与活性、骨量的改变以及骨转换率、骨结构的形态与数值信息，可以判断骨重建过程的不同阶段，据此可以对骨质疏松提供明确的分类诊断依据，对其不同的发生机制加以区分，从而为治疗药物的选择及疗效的判断提供指导。同时可以区分皮质骨和松质骨不同的骨量，在骨量的判断上比其他方法更加精确和直观。另外，一般能使 BMD 增加的药物均同时提高了骨的生物质量，降低了骨的脆性，但有的药物虽然可使骨密度增加，但损害了其力学性能，对骨折的防治方面无益，而骨组织形态测量学分析却能更早更有效地对此作出判断。需要指出的是，骨组织形态测量学分析是有创检查，若能用其他无创方法确定病因则不必行此项检查。

（三）骨代谢生化指标

骨形成指标基本都是成骨细胞的代谢产物，主要有血清总碱性磷酸酶（TALP）和骨碱性磷酸酶（bone alkaline phosphatase，BALP），骨钙素（osteocalcin，OC），骨连蛋白、骨蛋白聚糖（bone proteoglycan，BPG），基质 γ- 羟基谷氨酸蛋白（MGP），骨特异性磷蛋白（BSPP）等。

骨形成指标包括：①碱性磷酸酶（ALP）；②骨钙素；③Ⅰ型前胶原前肽（PICP 和 PINP）。骨吸收指标包括：①尿钙（U-Ca）；②尿羟脯氨酸（HOP）；③吡啶酚和脱氧吡啶酚（Pyr 和 D-Pyr）；④Ⅰ型胶原 C- 末端交联顶端链（CTX）；⑤Ⅰ型胶原 N- 末端交联顶端胎（NTX）；⑥羟赖氨酸（Hyl）糖苷；⑦骨涎蛋白（BSP）；⑧抗酒石酸酸性磷酸酶（TRAP）；⑨Ⅰ型胶原 α1 链螺旋区肽 620-633。

（四）影像学检查

1. X 线检查　单纯性骨质疏松单位体积内骨量减少，常规 X 线平片具有重要诊断意义。检查部位通常为胸腰椎、骨盆和股骨近端等，根据患者的具体症状和体征还应检查与之相关的部位。

（1）单纯性骨质疏松症：X 线表现为骨密度减低，这是因为矿化骨减少，骨内钙含量也减少，X 射线对骨的穿透性增强。早期骨质疏松表现为非应力部位骨小梁变少、变稀疏，在椎体、股骨颈等处的骨小梁尤为明显。

（2）混合型骨质疏松症：临床上单纯的骨质软化症很罕见，大多数表现为骨质疏松和骨质软化的混合型，X 线表现为骨密度减低，但骨小梁和疏松的骨皮质边缘均较模糊，可合并骨骼弯曲变形。

轻度骨质疏松症 X 线主要表现为骨小梁的变化，成人表现为骨性关节面下骨小梁吸收，出现透亮线，儿童表现为临时钙化带下骨小梁数量减少、密度降低。

中度骨质疏松者可见骨皮质变薄、骨密度减低，松质骨结构模糊，骨小梁分布不均、粗细不匀，关节面下或干骺端可见较宽的疏松带。

重度骨质疏松患者骨小梁明显减少，骨皮质极为薄弱，骨密度严重下降，易并发多发性骨折。

2. CT 检查　在评价局部骨病变的形态与性质方面，CT 表达的征象与 X 线平片基本一致。CT 不同于 X 线平片的主要特点是它可以断层成像且具有更高的密度分辨力，可以更清晰地显示骨内结构或结构较复杂、重叠较多的，X 线平片不易显示的骨皮质及骨松质结构。除此之外，CT 检查在骨质疏松症中的应用还可以确定骨小梁的细微变化、定量进行骨密度测量，具有 X 线平片不可替代的作用。

定量 CT 骨密度测量(quantitative CT,QCT)是应用 CT 扫描中 X 线衰减原理,通过外置质量控制体模与校准体模将 CT 值转换为羟基磷灰石等效密度。定量 CT 骨密度测量与 DXA 相比具有诸多优势:①通过设置感兴趣区域可分别对皮质骨和松质骨进行测量,而松质骨对治疗的反应与骨丢失比皮质骨敏感的多;②不受骨骼大小及形态的影响,在 CT 断面图像基础上进行测量,可得到真正的体积骨密度;③可排除骨质增生与脊柱退变对骨密度测量的影响,减少假阴性率。根据国际临床骨测量学会专家的建议,QCT 诊断骨质疏松的标准如下:骨密度 >120mg/cm^3 为骨密度正常;80mg/cm^3~120mg/cm^3 为低骨量;<80mg/cm^3 或 T 值 <−3.4 个标准差为骨质疏松。

3. 磁共振成像(MRI)检查　MRI 能反映软骨、骨旁软组织及骨髓内的病理变化,对骨关节系统的检查具有独特的优点。MRI 亦是目前活体诊断软骨疾病的最佳方法,可对软骨病变进行定量评价。并且,MRI 对骨髓病变的显示比 X 线平片及 CT 均要敏感,可比 X 线片或 CT 提前数月发现骨髓内的异常变化。

目前,MRI 对骨质疏松的主要应用是对骨质疏松并发椎体压缩性骨折的诊断、分期及鉴别诊断。骨质疏松所致椎体压缩性骨折具有某些特征,其压缩的椎体后上角呈尖角状突入椎管内,T1W1 椎体终板下呈带状低信号或除椎体后角外全椎体呈低信号改变,Gd-DTPA 增强后扫描无明显变化。其他原因特别是肿瘤所致椎体病理性压缩性骨折往往椎体形态不规则,椎体内异常信号多为局限结节状、不规则形或全椎体受累并常常累及椎弓根,Gd-DTPA 增强扫描病变区有不同程度的强化。

4. 核素扫描检查　原发性骨质疏松症患者因骨代谢速度较慢,骨显像表现为骨摄取显像剂普遍减少,骨与软组织对比度下降,骨轮廓模糊。骨显像对轻微的椎体压缩、嵌插骨折和不移位的肋骨骨折有时较 X 线平片敏感,表现为骨折部位的线性、卵圆形或梭形放射性浓集(热区)。骨显像对难以确认的骨质疏松并发的骨折是一种可行的方法。

【诊断】

诊断骨质疏松症需以详细的病史、体格检查及骨密度减少为基本依据,在诊断时需结合年龄、性别、病史、体格检查及辅助检查综合考虑,并鉴别出原发性骨质疏松症还是继发性骨质疏松症。

骨质疏松症患者 X 线片可见骨密度降低,骨小梁稀疏,骨皮质变薄等表现,CT 表现基本与 X 线表现一致,有助于脊柱、骨盆等重叠区域的骨密度测量,MRI 对新鲜椎体压缩性骨折有重要意义,在 T1 加权相上椎体呈现低信号改变,而 T2 加权相及脂肪抑制序列则为高信号改变。

【鉴别诊断】

继发性骨质疏松症　继发性骨质疏松症主要包括内分泌性骨质疏松,血液系统疾病导致的骨质疏松,结缔组织疾病导致的骨质疏松等,在鉴别时,通常采用排他法进行鉴别,原发性骨质疏松症的诊断必须是排除各种继发性骨质疏松症后,方可成立。在与内分泌性骨质疏松相鉴别时,一般情况下测定血钙、血离子钙、血磷及 PTH1-84/PTH-C 比值等一般可予以排除。在与血液系统疾病导致的骨质疏松相鉴别时,通常需检测血 PTH 及其组分、肿瘤特异标志物等鉴别。另外,患者应用糖皮质类固醇可出现皮质类固醇性骨质疏松症,应注意鉴别。

【治疗】

(一)保守治疗

1. 钙制剂　口服钙剂种类很多,如无机钙、非氨基酸有机钙剂及含氨基酸钙剂等。无机钙剂以碳酸钙为代表,非氨基酸有机钙剂在水溶液中溶解度高,亦可以离子钙的形式被吸收。氨基酸螯合钙如同氨基酸一样可在整个小肠吸收,不会像钙离子遇碱性条件形成 Ca(OH)$_2$ 沉淀而不被吸收。

2. 氟制剂　氟对骨骼的正常发育和矿化有促进作用,同时氟可促进骨的形成,对成骨细胞有明显刺激作用。氟化物能持久而不间断地增加骨小梁的形成,提高BMC,但同时也能降低骨强度,增加骨脆性,故对氟化物治疗骨质疏松症的效益及危险性历来存在争议。目前已有多种不同剂型的氟化物,其中氟化钠(NaF)最为常见。

3. 二磷酸盐　二磷酸盐是目前最重要的一类抗骨质疏松的药物。二磷酸盐治疗骨质疏松症的作用机制尚未完全阐明,该类药物的共同作用在于均能与骨组织中磷酸钙结合,抑制羟基磷灰石结晶及非结晶前提物质的形成、生长及溶解,且抑制其吸收比抑制其形成所需的量要低,故在低剂量时就足以发挥抗骨吸收作用。目前仅推荐此类药物用于高转换型骨质疏松症患者,尤其是老年性和绝经后骨质疏松已有雌激素替代治疗禁忌证的患者,同时二磷酸盐也常为糖皮质类固醇性骨质疏松症的首选药物。

4. 雌激素　雌激素缺乏是绝经后骨质疏松症的首要病因,低雌激素状态或绝经后补充雌激素可预防雌激素不足所致的骨量丢失。雌激素既可促进降钙素的分泌,抑制骨吸收,同时也可降低PTH对血钙波动的反应,抑制PTH的分泌,减少吸收。对于没有雌激素禁忌证的绝经后妇女,雌激素可作为治疗骨质疏松症的首选防治方案。

5. 选择性雌激素受体调节剂　为了克服雌激素所引起的子宫内膜异常增生而致的癌变可能,发展出了联合使用的雌、孕激素的性激素补充疗法。选择性雌激素受体调节剂(selective estrogen receptor modulators,SERMs)对骨的保护作包括以下几个方面:①通过抑制破骨细胞的生长、分化并诱导其凋亡;②对破骨细胞有选择性毒性作用;③增加破骨细胞对降钙素的反应性;④与抗氧化作用有关;⑤与雌激素受体结合上调TGFβ3的基因表达,而TGFβ3对破骨细胞的分化有抑制作用;⑥直接刺激成骨细胞的矿化。

6. 运动治疗　在骨质疏松的防治方法中,运动疗法是一种十分有效的方法。已患有骨质疏松的患者也要尽量多活动,可防止骨质的进一步丢失。即使是截瘫患者,主动运动仍可使上肢BMD下降,但下肢的被动运动不能阻止下肢骨质疏松的发生。运动时需注意应根据个体不同年龄、健康状况、体力和运动习惯等灵活掌握活动量。做拉力运动时不得过猛过急,运动量不要超过自身的能力,以防发生意外。

(二)手术治疗

1. 骨质疏松性髋部骨折治疗　骨质疏松性髋部骨折好发于股骨颈及股骨粗隆间。治疗骨质疏松性髋部骨折的基本原则为复位、固定、功能锻炼和抗骨质疏松治疗,理想的治疗是上述四者的有机结合。

股骨颈骨折的手术治疗以闭合复位、切开内固定为主。目前常用的内固定可分为空心钉、动力髋螺钉等。内固定在股骨头中的位置应位于靠近股骨颈内侧,以利用致密的股骨距来增加其稳定性。内固定不应止于股骨头上方,进入股骨头的深度,目前一致认为应距离股骨头关节面至少5mm为宜。

股骨转子间骨折主要的手术固定方式包括:髓外固定系统,即动力髋螺钉(DHS)、动力髁螺钉(DCS)、股骨近端解剖型钢板等;髓内固定系统,即股骨近端髓内钉(PFN)、股骨近端防旋髓内钉(PFNA)、重建钉、Gamma钉等。与髓外固定相比,髓内固定的力臂短、扭矩小,稳定性好、生物力学优势明显,因此近年来,髓内固定正逐步成为内固定的主流。

人工髋关节置换允许患者早期、完全负重行走,减少卧床并发症,对于股骨颈骨折有股骨头坏死可能者,术后可尽快肢体活动和部分负重,以利于迅速恢复功能,防治并发症。对于股骨粗隆间骨折的患者,因转子间区血运丰富,骨折的愈合率非常高,因此对股骨粗隆间骨折患者行全髋关节置换应持慎重态度。手术适应证为:①非常严重的骨质疏松;②内固定失败的病例;③骨折同时合并股骨头缺血性坏死或退行性骨关节炎的患者。

2. 骨质疏松性脊柱骨折治疗　老年人脊柱骨质疏松,脆性增加,往往由于疲劳性损伤、修复不足和骨组织微细结构受到破坏而发生骨质疏松性椎体压缩骨折(osteoporotic vertebral

compression fractures,OVCF)。OVCF 除严重损害脊柱力学性能与生理功能外,还可引起诸多严重的并发症如脊柱后凸畸形、顽固性背痛,甚至肺功能受限、胃肠功能障碍等,严重影响患者生活质量。

1984 年,法国 Amiens 大学的 Galibert 和 Deramond 医生首先运用经皮椎体成形术(percutaneous vertebroplasty,PVP)将骨组织或骨水泥注入椎体,增强骨折椎体力学强度,用于充填肿瘤切除后骨缺损和增强椎弓根螺钉力学强度。1990 年 Galibert 首次应用 PVP 治疗骨质疏松性椎体压缩骨折,取得了良好疗效。然而后续研究表明 PVP 无法纠正脊柱后凸畸形,患者存在畸形愈合。而且在手术过程中需要将骨水泥高压注入,骨水泥渗漏风险较高。

1994 年,美国 Mark Reiley 等设计了以可扩张球囊为关键技术器械的手术,对 PVP 进行改进形成球囊扩张经皮椎体后凸成形术(percutaneous kyphoplasty,PKP)这一新颖手术方法,可扩张球囊经皮沿椎弓根或椎弓根外等途径置入压缩椎体,扩张后抬高终板恢复椎体高度,纠正后凸畸形,增加肺活量,改善肺功能。椎体复位后球囊退出后在椎体内形成一个空腔,可低压注射骨水泥明显降低骨水泥渗漏。

2000 年,我国开始应用球囊扩张椎体后凸成形术治疗骨质疏松性椎体压缩骨折,明显降低骨水泥渗漏率,提高手术安全性(图 23-1)。

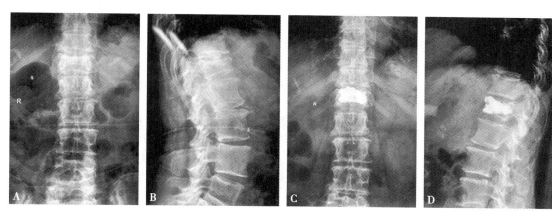

图 23-1　患者老年女性,摔伤致 T12 骨质疏松性椎体压缩性骨折

A,B 为术前腰椎正侧位 X 线片示椎体前缘压缩明显,骨折椎体呈"楔形变";C,D 为球囊扩张经皮椎体后凸成形术后,骨水泥弥散充填椎体内,椎体高度恢复

第二节　痛风性关节炎

痛风(gout)是一种单钠尿酸盐沉积所致的晶体相关性关节病,与嘌呤代谢紊乱及(或)尿酸排泄减少所致的高尿酸血症(hyperuricemia)直接相关,属于代谢性风湿病范畴。临床表现为高尿酸血症和尿酸盐结晶沉积所致的特征性急、慢性关节炎反复发作,可并发尿酸性间质性肾炎及尿酸性尿路结石,重者可出现关节破坏、肾功能受损,常伴发代谢综合征的其他表现,如肥胖、高脂血症、高血压、2 型糖尿病以及心血管疾病。痛风分为原发性和继发性两大类,本节重点讨论原发性痛风。

痛风见于世界各地区,欧美发达国家发病率较高,约 1.4%~3.9%,随着生活水平的提高,我国痛风发病率也呈明显上升趋势,据调查,目前我国人群痛风患病率高达 1.04%~2.0%,且逐渐呈现年轻化趋势。

【病因】

长期高尿酸血症是导致痛风的根本原因,在正常人体内,尿酸主要以尿酸盐形式存在,体温

Note

在 37℃时,尿酸盐在血液中的溶解度约 7mg/dl,如血尿酸浓度超过饱和点就会出现尿酸盐沉积,从而诱发痛风性关节炎发作。高尿酸血症的相对含义为血清尿酸盐浓度高于正常值上限,在大多数流行病学调查中,男性上限为 7mg/dl,女性绝经前为 6mg/dl,绝经后接近于男性。若血清尿酸盐浓度超过 7mg/dl,则发生痛风性关节炎的风险开始增加。

原发性痛风由遗传因素和环境因素共同致病,具有一定的家族易感性,但除 1% 左右由先天性嘌呤代谢酶缺陷引起外,绝大多数病因未明。体内尿酸来源主要有两个途径,①外源性,约占 20%,由食物中核苷酸代谢分解而来;②内源性,约占 80%,由体内氨基酸磷酸核糖及其他小分子化合物合成或核酸分解而来。正常人体内尿酸池平均为 1200mg,每天产生约 750mg,排出 500~1000mg,约 2/3 以游离尿酸钠盐形式由肾脏经尿液排泄,另 1/3 由肠道排出或被肠道内细菌分解。正常人每天产生的尿酸与排泄的尿酸量维持在平衡状态,此时血尿酸保持稳定。如尿酸生成增加,或排泄尿酸不足则可产生高尿酸血症。

痛风患者中因尿酸生成增多所致者仅占 10% 左右,大多数均由尿酸排泄减少引起。多基因遗传缺陷引起的肾小管尿酸分泌功能障碍,导致尿酸排泄减少;尿酸生成过多可由特定的嘌呤代谢酶缺陷引起,如 5- 磷酸核糖 -1- 焦磷酸合成酶(PRS)活性增加,次黄嘌呤鸟嘌呤磷酸核糖转移酶(HGPRT)部分缺乏,腺嘌呤磷酸核糖转移酶(APRT)缺陷症及黄嘌呤氧化酶活性增加等。前三种酶缺陷属于 X 伴性连锁遗传,后者可能为多基因遗传。

【临床表现】

原发性痛风有显著的年龄、性别特征,以中老年为主,40~50 岁为发病高峰期,男性多见,女性于绝经期后发病率升高。痛风患者的自然病程及临床表现大致可分为下列四个阶段:无症状高尿酸血症期,急性痛风性关节炎发作期,发作间歇期,慢性痛风石病变期(图 23-2)。

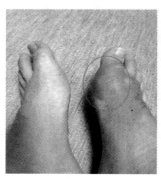
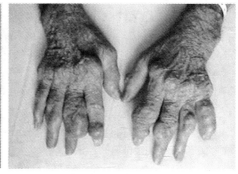

痛风急性发作　　　　　　　　慢性痛风(痛风石)

图 23-2　痛风急性发作与慢性痛风石

(一)无症状高尿酸血症期

大多数高尿酸血症患者可终生无症状,只有 5%~12% 的高尿酸血症患者最终表现为痛风发作,但向急性痛风转变的趋势随血尿酸水平升高而增加。血尿酸浓度为 7~8.9mg/dl,痛风的年发病率为 0.5%;大于 9mg/dl,年发病率达 4.9%,5 年累积发病率可高达 22%。

(二)急性痛风性关节炎发作期

急性关节炎是原发性痛风的最常见首发症状,起病急骤,多于夜间突然发病,数小时内症状达到高峰,好发于下肢远端单侧关节,半数以上首发于第一跖趾关节,具有典型的红、肿、热、痛和功能障碍等炎性症状。疼痛剧烈,压痛明显,患者常在夜间因剧痛而惊醒,伴行走困难。初次发病常只累及单关节,反复发作后则受累关节增多。进食高嘌呤食物、饮酒、剧烈活动、受冷、手术外伤、穿过紧的鞋袜等都可能是诱发因素。初次发作通常在 3~7 天内可自行缓解,恢复关节功能,仅残留局部关节病变部位皮肤色素加深、脱屑。而后进入无症状间歇期。

（三）发作间歇期

除病变皮肤表面有色素沉着或皮屑外，可无其他阳性体征。大部分患者在第一次发作 6 个月至 2 年内出现第二次发作，未经治疗的患者，痛风发作频率通常随时间推移而增加。以后的发作严重程度更高，持续时间更长，缓解更慢。

（四）慢性痛风石病变期

在未经规范化治疗的患者，首发症状后 20 年，约 72% 的患者会出现痛风石，2% 的患者在首发症状 20 年后出现严重的残疾。痛风石沉积的速度取决于血尿酸水平。痛风石可沉积在身体的不同部位，多见于耳廓、第一跖趾关节、指关节、膝关节、足跟、肘部等处。可见关节肿胀、畸形，可形成外观为芝麻大至鸡蛋大的黄白色赘生物，表面皮肤菲薄，易于破溃，破溃后有豆渣样或糊状的白色物质排出，由于尿酸盐有抑菌作用，继发感染者少见，瘘管周围组织呈慢性炎症性肉芽肿，不易愈合。虽然，痛风石本身相对无痛，但其周围可能发生急性炎症导致疼痛。最终，关节严重破坏和皮下巨大的痛风石可导致患者关节畸形，造成关节功能障碍，尤其是手和足。发生时间较短的，体积较小的痛风石在血尿酸有效控制后可以逐渐缩小甚至消失，但发生时间较长，体积较大的痛风石由于反复炎症发作，纤维增生严重不易消失。

（五）肾脏病变

1. 慢性尿酸盐肾病　微小的尿酸盐晶体沉积于肾间质，特别是肾髓质部乳头处，导致慢性肾小管 - 间质性肾炎，引起肾小管萎缩变形、间质性纤维化，严重者可引起肾小球缺血性硬化。临床表现为腰痛、夜尿增多、蛋白尿、轻度血尿及管形等。晚期可致肾小球滤过功能下降，出现肾功能不全及高血压、水肿、贫血等。

2. 急性尿酸性肾病　由于大量尿酸结晶广泛梗阻于肾小管所致，表现为少尿、无尿及迅速发展的氮质血症，甚至肾衰竭。尿中可见大量尿酸盐晶体。这种情况在原发性痛风患者中罕见，多由恶性肿瘤及其放疗、化疗（即肿瘤溶解综合征）等继发因素引起。

3. 尿酸性尿路结石　尿中尿酸浓度增加呈过饱和状态，在泌尿系统沉积并形成结石，在痛风患者中的发生率在 20% 以上，且可能发生在痛风首次发作之前。细小泥沙样结石可随尿液排出而减轻症状，较大者常引起肾绞痛、排尿困难、血尿尿路感染、肾盂扩张、积水等。

【辅助检查】

（一）血清尿酸测定

以尿酸酶法应用最广，痛风患者多伴有血尿酸水平增高，流行病学调查显示正常成年男性血尿酸值约为 3.5~7mg/dl（1mg/dl=59.45μmol/L），女性约为 2.5~6mg/dl，绝经后接近男性。由于尿酸本身的波动性如急性发作时肾上腺皮质激素分泌增多，尿酸排泄一过性增强以及饮食、药物等因素影响，需反复检测方能免于漏诊。

（二）尿液尿酸测定

低嘌呤饮食 5 天后，留取 24 小时尿，采用尿酸酶法测定。通过尿尿酸测定可初步判定高尿酸血症的分型，有助于降尿酸药物的选择及鉴别尿路结石的性质。正常水平为 24 小时 1.2~2.4mmol，大于 3.6mmol 为尿酸生成过多型。

（三）关节滑囊液检查

急性期如有踝、膝等较大关节肿胀积液时，可行关节腔穿刺抽取积液，利用偏振光显微镜，可在白细胞内见双折光的细针状或棒状尿酸钠结晶，该检查具有确诊意义，被视为痛风诊断的"金标准"。滑囊液分析和培养也有助于与感染性关节炎鉴别。

（四）X 线检查

早期急性关节炎除软组织肿胀外，无明显改变，晚期可见骨质破坏，对骨质产生凿孔样、虫蚀样改变，亦可有骨髓内痛风石沉积，局部可有骨质疏松改变，其边缘锐利，界限清晰，"悬挂边缘征"有利于与其他炎性关节病鉴别。

（五）双能 CT

两个 X 射线源同时进行两组不同的能量数据采集，不同能量衰减，体现组织化学成分的特性图像，可特异性显示组织与关节周围的尿酸盐结晶。有助于痛风性关节炎的诊断及降尿酸疗效评估。（图 23-3）

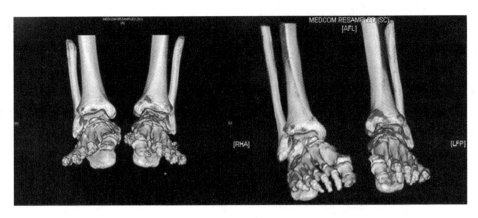

图 23-3　痛风患者治疗前后双源 CT

（六）MRI

MRI 显示痛风石敏感性高，但因痛风石复杂的组织结构，信号范围相对较宽，此信号代表蛋白、纤维组织、晶体及含铁血黄素等多种组织成分，易和其他骨关节病变相混淆，所以在判定痛风石上特异性较低。大多数病变 T1WI 上为低信号，T2WI 上变化较大，通常为等、低混杂信号；T2WI 上信号强度取决于痛风石的含水量及钙化程度。痛风石累及的关节可以出现滑膜增厚和渗出，骨破坏以及痛风石邻近的骨髓水肿。

（七）B 超高频超声（频率约 13MHz）

B 超能早期显示沉积在痛风患者关节内的尿酸钠晶体及软组织内的痛风石。这种方法无辐射、经济、方便、快捷，能动态监测痛风对治疗的反应，直接引导穿刺，缺点是对微小骨质破坏不敏感及复杂结构难以良好显示。典型可见透明软骨表层不规则线状回声显示尿酸沉积物，可见"双轨征"征象（图 23-4）。

表 23-1 为 X 线、超声、CT 和 MRI 在诊断痛风中的应用价值。

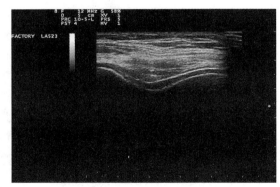

图 23-4　透明软骨表层尿酸盐沉积"双轨征"

表 23-1　X 线、超声、CT 和 MRI 诊断痛风价值

	X-ray	B 超	CT	MRI
破坏	+	++	+++	++
渗出	+	+++	++	+++
滑膜增生	−	+++	+	+++
痛风石	+	+++	++	+++
关节间隙狭窄	+++	−	+++	+++
肌腱病变	−	+++	++	+++
骨髓水肿	−	−	+	+++
痛风结节或滑膜血管	−	+++	−	+++

【诊断与鉴别诊断】

目前多采用 1977 年美国风湿病学会（ACR）的分类标准进行诊断（表 23-2），同时急性痛风性关节炎应与蜂窝织炎、丹毒、感染性化脓性关节炎、创伤性关节炎、反应性关节炎、假性痛风等鉴别，慢性痛风性关节炎应与骨关节炎、类风湿关节炎、银屑病关节炎及骨肿瘤等鉴别。

表 23-2　1977 年 ACR 急性痛风性关节炎分类标准

1. 关节液中有特异性尿酸盐结晶，或	（5）第一跖趾关节疼痛或肿胀
2. 用化学方法或偏振光显微镜证实痛风石中含尿酸盐结晶，或	（6）单侧第一跖趾关节受累
3. 具备以下 12 项（临床、实验室、X 线表现）中 6 项	（7）单侧跗骨关节受累
	（8）可疑痛风石
（1）急性关节炎发作 >1 次	（9）高尿酸血症
（2）炎症反应在 1 天内达高峰	（10）不对称关节内肿胀（X 线证实）
（3）单关节炎发作	（11）无骨侵蚀的骨皮质下囊肿（X 线证实）
（4）可见关节发红	（12）关节炎发作时关节液微生物培养阴性

【治疗】

主要治疗原则为急性期迅速控制炎症反应，预防急性关节炎再次发作；急性期后着重于纠正高尿酸血症，预防尿酸沉积对关节、肾脏造成的损害。

（一）一般治疗

1. 饮食控制　痛风患者应采用低嘌呤、低热量、低糖、优质蛋白饮食，适当运动，控制体重，严格戒饮各种酒类，尤其是啤酒。每日饮水应在 2000ml 以上。

2. 避免诱因　避免外伤、劳累、酗酒、暴食、受凉、穿过紧鞋袜，尽可能避免使用影响尿酸排泄的药物，如利尿剂。

3. 防治并发疾病　同时治疗伴发的高血压、高血脂、糖尿病、冠心病等。

（二）药物治疗

痛风治疗药物主要分两类，一类为控制关节症状的抗炎药物，包括非甾体类抗炎药（NSAIDs）（如依托考昔、塞来昔布、双氯芬酸、美洛昔康、尼美舒利等）、秋水仙碱、糖皮质激素；另一类为降尿酸药物，目前中国已经上市的常用药物有苯溴马隆、别嘌呤醇及非布司他。目前痛风尚无根治药物，但控制血尿酸可使病情逆转。

1. 抗炎药物　在急性关节炎发作期，以下三类抗炎药物均强调早期应用和足量应用，见效后逐渐减停。对于正在服用降尿酸药物者，不予调整治疗方案。

（1）NSAIDs 药物：各种 NSAIDs 均可有效缓解痛风急性症状，非选择性环氧化酶抑制剂常见的不良反应是胃肠道症状（恶心、呕吐、严重时可导致溃疡出血），也可能加重肾功能不全、影响血小板功能、导致白细胞降低等。必要时可加用胃黏膜保护剂，活动性消化性溃疡禁用，伴肾功能不全者慎用。长期使用需要定期随访血常规及肾功能、粪隐血等，必要时行胃镜检查。选择性环氧化酶 -2 抑制剂（如依托考昔、塞来昔布），与前者相比，药物胃肠道反应较小，可用于有慢性胃炎和（或）消化性溃疡病史的患者，但心血管系统的不良反应较前者多，故有明确心血管疾病的患者应慎用。

（2）秋水仙碱：是治疗急性发作的传统药物，其不良反应主要为胃肠道反应，如恶心、呕吐、腹泻、腹痛等，也可引起骨髓抑制、肝细胞损害、过敏、神经毒性等。不良反应与剂量相关，肝肾功能不全者慎用。最常见的不良反应为腹泻。长期用药需随访血常规及肝肾功能。长期以来，很多痛风指南建议首次剂量为 1.0mg，以后每 1~2 小时 0.5mg，24 小时总量不超过 6mg，但患者常不能耐受。2012 年 ACR 推荐用法：在急性发作 36 小时内开始服用，针对不一样的剂型（1 毫克/片或 1.2 毫克/片）开始负荷剂量 1mg/1.2mg，1 小时后可以加服 0.5mg/0.6mg，12 小时后按预防性抗炎治疗剂量(0.5mg tid/0.6mg qd~bid)，直至症状缓解。中、重度肾功能不全患者须减量。

（3）糖皮质激素：国内并非首选的抗炎药物，通常用于前两者疗效不佳或不能耐受的患者，或有肾功能不全的患者，一般为短期使用，如长期使用，可能加重糖尿病、高血压等并发症。

2. 降尿酸药物　痛风患者血尿酸水平维持低于 6mg/dl 常可有效控制急性发作，对于伴发痛风石患者，血尿酸降至 5mg/dl 以下可促使痛风石溶解。降尿酸药物分为两大类，即促尿酸排泄类和抑制尿酸合成类，应根据患者 24 小时尿酸、肾功能以及是否存在尿路结石等选择合适药物。小剂量开始，逐渐加量，根据血尿酸水平调整剂量。此两组药物本身没有抗炎作用，在使用初期可能因为血尿酸波动，反而诱发急性发作，故在治疗初期常规合并使用预防发作的抗炎药物至少一个月。对于使用时机，国内指南认为，首次使用应在急性发作缓解至少 2 周后开始，而 ACR 指南认为，只要在合并使用抗炎药物的前提下，急性发作期即可开始降尿酸治疗。

（1）促尿酸排泄药：此类药物主要通过抑制肾小管对尿酸的重吸收，增加尿尿酸排泄而降低尿酸水平。适用于肾功能正常，24 小时尿尿酸偏低的患者。由于这类药物可使尿中尿酸含量增高，一般慎用于存在尿路结石或慢性尿酸盐肾病的患者，急性尿酸性肾病禁用。在用药期间，特别是开始用药数周内应碱化尿液(服用碳酸氢钠片维持尿 pH 值 6.0~6.5 之间)，并保持尿量(>2L/d)。

1）苯溴马隆：初始剂量 25mg 每日一次，渐增至每日 50mg。不良反应较少，主要包括胃肠道症状(如腹泻)、皮疹、肾绞痛、粒细胞减少等，罕见严重的肝毒性作用。可用于轻、中度肾功能不全者。

2）丙磺舒：初始剂量 250mg 每日二次，渐增至 500mg 每日三次，最大剂量每日不超过 2g。主要不良反应有胃肠道症状、皮疹、药物热、一过性肝酶升高及粒细胞减少。对磺胺过敏者禁用。

3）磺吡酮：排尿酸作用较丙磺舒强，初始剂量 50mg，每日二次，渐增至 100mg，每日三次。每日最大剂量 600mg。主要不良反应有胃肠道症状、皮疹、粒细胞减少，偶见肾毒性反应。本品有轻度水钠潴留作用，对慢性心功能不全者慎用。

（2）抑制尿酸生成药：通过抑制黄嘌呤氧化酶，阻断次黄嘌呤、黄嘌呤转化为尿酸，从而降低血尿酸水平。广泛用于原发性及继发性高尿酸血症，尤其是尿酸产生过多型或不宜使用促尿酸排泄药者。

1）别嘌呤醇：通常开始剂量为 50~100mg 每日，可逐步加至 100mg，每日三次，但需注意如出现皮肤瘙痒、皮疹等过敏表现，应及时停药。不良反应包括胃肠道症状、皮疹、药物热、肝酶升高、骨髓抑制等，长期使用需要监测血常规及肝肾功能。需要特别指出的是别嘌呤醇可能会引起严重的过敏反应，在用药前推荐进行 HLA-B*5801 检测，因该基因检测阳性的患者更易出现过敏，应尽量避免使用。肾功能不全会增加不良反应风险，应根据肾小球滤过率减量使用。

2）非布司他：是一种分子结构与别嘌呤醇完全不同的非嘌呤类降尿酸药物，疗效优于别嘌呤醇，过敏发生率较低，可用于轻、中度肾功能不全者。推荐起始剂量为 40mg 每日，最大剂量可增至 80mg 每日。不良反应主要有肝功能异常，其他有腹泻、头痛、肌肉骨骼系统症状等。长期使用需定期监测肝肾功能。用药中注意肝损伤相关临床症状：疲劳、食欲减退、右上腹不适、酱油色尿或黄疸。

（3）其他

1）尿酸酶：人类缺少尿酸酶，因而无法将尿酸进一步氧化为更易溶解的尿囊素等排出体外。生物合成的尿酸氧化酶从这一机制降低血尿酸。目前主要有：①重组黄曲霉菌尿酸氧化酶；②聚乙二醇化重组尿酸氧化酶。二者均有快速、强力的降低血尿酸疗效，但由于价格昂贵且易导致严重过敏反应，仅用于严重高尿酸血症、难治性痛风，特别是肿瘤溶解综合征患者。

2）某些降血脂及降血压药物也兼有降尿酸作用，合并上述疾病者值得选用，但不主张单独用于痛风的治疗。如降脂药非诺贝特,降压药氯沙坦。

3）维生素 C：有研究显示维生素 C 有促进尿酸排泄作用，连续 2 个月每天摄取维生素 C 500mg，血尿酸可下降 0.5mg/dl。

【预后】

如能早期诊断、早期治疗，预后良好。慢性期病变经过治疗有一定的可逆性，皮下痛风石可以减小或消失，关节症状和功能改善。如起病早，血尿酸水平高，痛风频发，早期出现痛风石，常提示预后较差。伴发高血压、糖尿病、其他肾病者，肾功能不全风险增加。

第三节 大骨节病

大骨节病（osteoarthrosis defonnans endemic；Kashin-Beck disease，KBD）是一种以软骨及骺板坏死为主要改变的地方性、慢性变形性骨关节病。俄国 Kashin 和 Beck 医生最先研究本病，故国际上以其姓氏而命名。因其呈侏儒体形和摇摆状步态，故在我国北方又称为柳拐子病。本病主要分布在我国和俄罗斯、朝鲜北部部分地区。在我国主要分布于东北、西北、内蒙古、河南、四川等地的潮湿寒冷山谷地区，而平原则较少见。

【病因】

具体原因不详。目前病因假说主要集中在生物地球化学学说、粮食镰刀菌毒素中毒学说和饮水有机物中毒学说。

生物地球化学说认为，病区环境某些化学元素或化合物过多、缺乏或比例失调，影响体内矿物质的正常代谢而引起大骨节病，20 世纪 70 年代，我国学者发现环境低硒与大骨节病关系密切。

粮食镰刀菌毒素中毒学说认为，病区谷物被某种镰刀菌及其所产生毒素（目前多认为是 T2 毒素）和代谢产物污染，居民因食用被污染食物而发生大骨节病。动物实验给予带有致病镰刀真菌的谷物饲养后，其骨骼发生的病理变化与大骨节病相似。

饮水有机物中毒学说，大骨节病是病区饮用水被植物分解残骸或腐殖质污染从而导致人体发生的一种慢性中毒性疾病。

【病理学变化】

大骨节病骨软骨的改变是全身性的，首先受累的是手的掌指骨，其次是踝、足、肘、腕、膝，肩、髋受累较少。其原发病变主要是骨发育期中骺软骨、骺板软骨和关节软骨的多发对称性变性、坏死，以及继发性退行性骨关节病。

病变首先侵犯骨骺软骨板，然后累及关节软骨，骺板软骨及关节软骨内发生明显的营养不良性变化。受累骺板弯曲，厚薄不均，软骨细胞层次排列不齐，骨化紊乱或凋亡。骺板骨基质发生变形，软骨细胞消失，附近的软骨细胞增殖成团。由于骺板软骨被破坏，骨骺早期融合，长骨过早停止生长，因而患骨短缩，指骨骺要比正常早闭合 6~7 年。关节软骨也出现类似病变。软骨面变粗糙，并形成溃疡，部分软骨可脱落成游离体；骨髓腔内的毛细血管向软骨内侵入，使关节软骨变薄，表面凹凸不平，厚薄不均，呈紫红色，失去正常的韧性；晚期在软骨边缘常有明显的骨质增生，滑膜也呈绒毛样增生，绒毛脱落后也可形成游离体，骨端松质骨内骨小梁排列紊乱，骨髓腔内可见坏死灶和囊腔。由于受到机械应力影响，骨端粗大变形。近年来发现大骨节病软骨细胞过度凋亡和细胞去分化，进而涉及软骨细胞分化和发育障碍的基因和蛋白表达异常。

【临床表现】

本病以青少年多见，男性多于女性。儿童在 8 岁以前离开疫区，较少发病。骨骺已闭合者进入疫区，发病也较少见。患者常无自觉症状，无特异性，表现为肌肉、关节酸胀疼痛，继而肌萎缩和痉挛，晨起僵硬，关节运动受限，步态不稳，手指弯曲或指末节下垂；轻者关节粗大、疼痛、活动受限，重者发生严重畸形，短指、短肢，甚至矮小畸形，四肢关节变形增粗，伴内、外翻畸形

（图23-5）。关节症状大都从指、趾关节开始，常呈对称性。发病晚者仅有关节炎而无任何畸形。

　　大部分患儿表现有掌指骨干骺端和骨端的X线征象异常，因此一般多以掌指骨特征性X线征象作为本病诊断和判定防治效果的主要依据。X线可见干骺端先期钙化带中断、凹陷、硬化，骺线变窄或呈锯齿状，局部过早融合。晚期可见骨端关节面毛糙、不整、凹陷、硬化、缺损、骨质增生、囊变，骨端粗大变形；骨骺会出现硬化、不整，歪斜，严重者骨骺变形，骺核缺损，碎裂（图23-6）。晚期患者同时会有腕骨缺损、破坏、囊变、变形及跟骨短缩、距骨塌陷等表现。

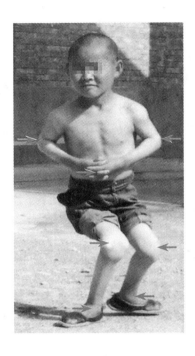

图23-5　短指、短肢、矮小畸形，四肢关节变形增粗

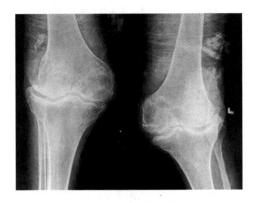

图23-6　X线表现

【诊断】

　　参照2010年新修订我国《大骨节病诊断》（WS/T207-2010），根据病区接触史、症状和体征以及手部X线拍片所见掌指骨、腕关节骨性关节面、干骺端先期钙化带的多发对称性凹陷、硬化、破坏及变形等改变并排除其他相关疾病诊断本病。指骨远端多发对称性X线改变为本病特征性指征。

【治疗】

　　大骨节病重在预防，大骨节病的治疗是需多部门相互协作的系统工程，一方面是要通过改水换粮、异地育人、移民搬迁、补硒等综合措施，消除病区儿童新发病例；对大骨节病患者，以缓解疼痛和保持关节活动功能为主。对有严重畸形和功能障碍的晚期患者，可行手术治疗，如矫形或关节置换。

本章小结

　　骨质疏松症在老年人群中发生率高达60%以上，绝经后妇女多见，骨质疏松常导致患者全身性骨痛，甚至发生骨质疏松性骨折，以骨质疏松性髋部骨折和骨质疏松性脊柱骨折多见。目前诊断骨质疏松症的主要检测手段包括双能X线吸收法及X线平片等，早期的诊断与治疗可有效减少骨质疏松症的相关并发症，骨质疏松为全身性疾病，对其要提高疾病诊断认识。

　　痛风是一种嘌呤代谢紊乱及（或）尿酸排泄减少所引起的一种晶体性关节炎。其临床特点为高尿酸血症及由此引起的特征性急性关节炎反复发作、痛风石沉积、痛风石性慢性关节炎和关节畸形,并可累及肾脏导致慢性间质性肾炎和尿酸性肾结石形成。痛风强调综合治疗,包括生活方式的调整及药物治疗,降尿酸治疗是痛风治疗的关键。

思考题

1. 骨质疏松症骨折的常见部位及其主要治疗方法是什么?
2. 骨质疏松症患者如何进行药物治疗?
3. 双能 X 线吸收法诊断骨质疏松症的诊断标准是什么?
4. 请简述急性痛风性关节炎发作期的典型临床表现。
5. 请列举常用的降尿酸药物。
6. 大骨节病主要诊断及疗效判定的指标是什么?

(杨惠林　姜林娣　李浩鹏)

参考文献

1. 廖二元,谭利华. 代谢性骨病. 北京:人民卫生出版社,2003.

2. 马信龙. 认识、重视骨质疏松症,提高骨质疏松性骨折的诊疗水平. 中华骨科杂志,2014,34(1):1-5.

3. 薛庆云. 骨质疏松症治疗药物的经济学分析. 中华骨科杂志,2014,34(1):81-85.

4. Silverman S,Christiansen C.Individualizing osteoporosis therapy. Osteoporosis Int,2012,23(3):797-809.

5. 中华医学会风湿病学分会. 原发性痛风诊断和治疗指南. 中华风湿病学杂志,2011,15(6):410-413.

6. Dinesh Khanna,John D,FIitzgerald,Puja P,Khanna,et al. 2012 American college of rheumatology guidelines for management of gout. Arthritis care &research. 2012,64(10):1431-1461.

7. 菲尔斯坦. 凯利风湿病学. 第8版. 粟占国,唐福林译. 北京:北京大学医学出版社,2011.

8. 大骨节病诊断. 中华人民共和国卫生行业标准 WS/T 207-2010.

Note

第六篇 畸 形

器官-系统
整合教材
OSBC

第二十四章　脊柱侧凸

脊柱侧凸(scoliosis)又称脊柱侧弯,是指脊柱在一个或数个节段在冠状面上偏离中线向侧方弯曲,形成带有弧度的脊柱畸形,通常伴有脊柱椎体的旋转和矢状面上生理性弯曲的改变,是一种三维畸形。国际脊柱侧凸研究学会(Scoliosis Research Society, SRS)提出:应用 Cobb 法测量站立位全脊椎正位 X 线片,大于 10°即可诊断为脊柱侧弯。

注:Cobb 法:在全脊柱站立位正位 X 线片,确定脊柱弯曲中倾斜最大的椎体(上、下端椎),沿上端椎的上终板和下端椎的下终板各画一条直线,如果终板不清楚,可用椎弓根代替,其交角即为 Cobb 角。

第一节　总　　论

【分类及病因】

脊柱侧凸分为非结构性脊柱侧凸和结构性脊柱侧凸。

1. 非结构性脊柱侧凸　非结构性脊柱侧凸是指椎体及其附件结构无异常,侧方弯曲像或牵引位畸形可矫正,针对病因治疗后,脊柱侧凸即可消失。非结构性脊柱侧凸可由以下原因引起:

(1) 姿势性脊柱侧凸

(2) 神经根受刺激,如腰椎间盘突出症、肿瘤等

(3) 癔症性脊柱侧凸

(4) 双下肢不等长

(5) 髋关节挛缩

2. 结构性脊柱侧凸　结构性脊柱侧凸是指伴有旋转且结构异常的侧凸,是椎体及其附件结构本身的病变,侧凸不能通过平卧或侧方弯曲自行矫正,或虽矫正但无法维持,受累的椎体被固定于旋转位。结构性脊柱侧凸根据不同病因可分为:

(1) 特发性脊柱侧凸:最常见,约占脊柱侧凸的 75%~80%。根据年龄可分为:婴儿型(0~3 岁);幼年型(4~9 岁);青少年型(10~18 岁);成年型(>18 岁)。特发性脊柱侧凸发病机制不明,研究发现可能与遗传因素、结缔组织发育异常、神经内分泌系统异常等因素密切相关。

(2) 先天性脊柱侧凸:是指先天性椎体异常而引起的脊柱侧凸,可分为三种类型:椎体形成障碍,如半椎体、楔形椎体、蝴蝶椎等;椎体分节不全,如单侧条状、双侧融合等;椎体形成障碍合并分节不全。目前尚无法得知先天性脊柱侧凸的真正发病原因,大多数学者认为环境、遗传、维生素缺乏、化学物质、有毒物质等诸多因素中的一种或几种在脊柱生长发育不同阶段参与及影响脊柱侧凸的形成。

(3) 神经肌肉型脊柱侧凸:是指因神经系统的疾病而引起的脊柱弯曲,常见的类型包括脑瘫、脊柱裂、肌肉营养失调、脊髓损伤等。引起神经肌肉性脊柱侧凸的原因很多,其具体发病机制尚未完全确定,但最基本的发病机制均是由于神经系统的病变导致脊柱周围的肌肉力量不平衡,导致有不对称的应力作用于脊柱,引起脊柱侧凸。

(4) 神经纤维瘤病合并脊柱侧凸:有高度遗传性,约占总数的 2%,特点是皮肤上存在咖啡

斑,可有局限性象皮病样神经瘤,畸形持续进展,甚至术后仍可进展,治疗困难。

(5)间叶组织异常合并脊柱侧凸:常见于 Marfan 综合征,该病 40%~75% 合并脊柱侧凸。

(6)骨组织营养不良或代谢障碍合并脊柱侧凸:包括弯曲变形的侏儒症,黏多糖蓄积病、脓胸或烧伤后疤痕所致侧凸等。

(7)其他原因引起的脊柱侧凸:包括骨折、手术、脊柱疾病如腰椎滑脱和腰骶关节异常等。

【病理】

各种类型的脊柱侧凸病因不同,但其病理变化相似。

1. 椎体及附件的改变　脊柱侧凸凹侧椎体可出现楔形变,合并椎体旋转。主侧凸的椎体向凹侧旋转,凹侧椎弓根变短、变窄,椎板略小于凸侧。棘突向凹侧旋转倾斜,使凹侧椎管变窄,凹侧小关节突肥厚、硬化,甚至形成骨赘。

2. 椎间盘、椎旁肌及韧带的改变　凹侧椎间隙变窄,凸侧增宽,凹侧的小肌肉轻度挛缩。

3. 肋骨的改变　椎体旋转导致凸侧肋骨向后背部突起,形成隆凸,严重者形成剃刀背畸形,凸侧肋骨相互分开,间隙增宽;凹侧肋骨挤在一起,并向前突出,导致胸廓不对称。

4. 内脏的改变　胸廓严重畸形的患者,肺脏受压变形,严重者可引起肺源性心脏病等。

【临床表现】

早期的脊柱侧凸大多无疼痛不适,身体的外观异常也不明显,大多数儿童或青少年都是在洗澡或穿衣较少时偶然发现。随着身体生长发育,脊柱侧凸畸形迅速发展,可出现身高低于同龄人,双肩不等高,胸廓不对称。侧凸畸形严重者可出现剃刀背畸形,影响心肺发育,出现神经系统牵拉或压迫的相应症状。

【体格检查】

进行体格检查时应注意以下几个方面:

1. 神经系统检查　包括躯干与四肢的感觉、运动及反射查体,确定是否存在神经系统及肌肉系统功能异常。

2. 心肺功能查体　确定脊柱侧凸对于心肺功能的影响,轻度的脊柱侧凸一般不引起任何症状,但严重的脊柱侧凸可导致胸廓畸形,压迫胸腔脏器,引起心悸、气促等症状。

3. 体征观察　主要包括以下几个方面:

(1)肩部不对称:脊柱侧凸患者可出现一侧肩高,一侧肩低的现象。我们可以用以下方法判断双肩是否等高:患者脱去外衣,直立位,双手自然下垂并紧贴身体,若双手中指之间不处于同一水平面,提示双肩不等高。但应用此方法前要确定双上肢是否等长。

(2)不对称的背部隆起:此畸形在患者前屈位时更明显(Adams 试验)。检查方法如下:患者前屈 90°,双手位于双腿之间,从后面观察腰背部是否对称,脊柱侧凸患者通常一侧隆起,称为剃刀背畸形(图24-1)。一般情况下,脊柱侧凸的弯度越大,剃刀背畸形越明显。

(3)乳房不对称:对于处于青春期的女孩,可出现乳房不对称,大小和高低也可能不一致。

(4)骨盆倾斜:可通过触诊发现双侧髂前上棘不在同一水平,或观察到患者双侧腹股沟线不对称,也提示骨盆倾斜。

(5)异常毛发分布和色素沉着:对于先天性脊柱

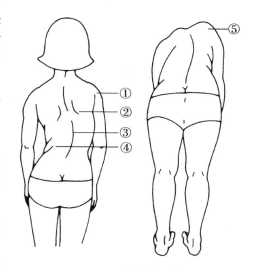

图 24-1　脊柱侧凸外观
①两肩不等高;②两侧肩胛骨不等高;③脊柱偏离中线;④一侧腰部皮肤皱褶;⑤前弯时两侧背部不对称(剃刀背畸形)

Note

侧凸、神经肌肉型或神经纤维瘤病性脊柱侧凸,常伴有体表毛发生长分布、异常色素沉着、或牛奶咖啡斑。

(6) 皮肤褶皱不对称。

【辅助检查】

1. X线检查

(1) 站立位全脊柱正侧位像:是诊断脊柱侧凸的基本方法,摄片时患者必须直立位,因卧位后肌肉松弛会导致侧凸的真实度数减小,同时摄片范围应包括整个脊柱。在影像学上,Cobb 角 >10° 即可诊断为脊柱侧弯。

(2) 仰卧位最大左右弯曲像、重力悬吊位牵引像及支点反向弯曲像:用以了解脊柱侧凸的内在柔韧性,对指导治疗具有重要的价值。

(3) 去旋转像:对于严重侧凸,尤其是伴有后凸、椎体旋转严重的患者,普通X线很难看清肋骨、横突及椎体的畸形情况,需要拍摄去旋转像,以了解侧凸椎体的真实结构。随着 CT 三维重建技术的广泛应用,去旋转像的应用越来越少。

通过X线检查,可以测量侧凸角度的大小,以指导治疗。目前常用的侧凸角度测量方法包括:① Cobb 法:是目前最常用的方法,首先确定侧凸的端椎。头侧、尾侧端椎是指侧凸中向脊柱侧凸凹侧倾斜度最大的椎体,头侧端椎上缘的垂线与尾侧端椎下缘垂线的交角即为 Cobb 角(图 24-2)。若端椎上下缘不清,可取其椎弓根上、下缘的连线,然后取其垂线的交角。②Ferguson 法:较少用,找出端椎及顶椎椎体的中点,然后从顶椎中点到上、下端椎中点分别画两条线,其交角即为侧凸角(图 24-3)。

脊柱侧凸常伴随椎体的旋转,除测量侧凸角度,X线还可用于椎体旋转的测量(Nash-Moe 法):根据正位X线上椎弓根的位置,将椎体旋转分为 5 度:0度:椎弓根对称;Ⅰ度:凸侧椎弓根移向中线,凹侧椎弓根与椎体缘重叠;Ⅱ度:凸侧椎弓根已移至近椎体中线 2/3,凹侧椎弓根部分消失;Ⅲ度:凸侧椎弓根已移至椎体中线,凹侧椎弓根消失;Ⅳ度:凸侧椎弓根已越过椎体中线,凹侧椎弓根消失(图 24-4)。

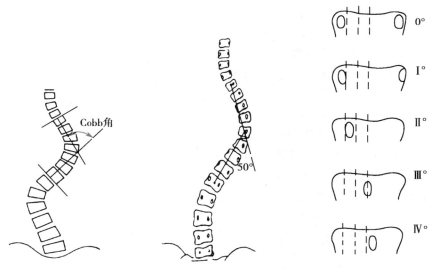

图 24-2　Cobb 法　　　图 24-3　Ferguson 法　　　图 24-4　椎体旋转度测量法

2. CT 检查　可以很好的显示骨性畸形,尤其是脊柱三维重建 CT 可以清楚显示先天椎体发育畸形,了解是否存在骨性纵隔、骨性结构与椎管内神经组织之间的关系。此外,还可以做脊髓造影 CT 扫描,在一些复杂的脊柱畸形中可以很好显示脊椎与神经关系,有无椎管内畸形,指导手术治疗。随着 MRI 检查的普及应用,脊髓造影 CT 扫描应用越来越少。

Note

3. **MRI 检查** 对椎管内病变分辨力强,不仅能提供病变部位、范围,并且对病变的性质,如水肿、压迫、血肿、脊髓变性等分辨力优于 CT。此外,MRI 检查还可以显示脊髓栓系、脊髓纵裂、脊髓空洞、小脑扁桃体疝等神经系统畸形。

4. **肺功能检查** 脊柱侧凸患者的常规检查。脊柱侧凸患者的肺总量和肺活量减少,而残气量多正常,肺活量的减少与脊柱侧凸的严重程度相关。肺功能检查有利于评估患者的肺脏功能,评估麻醉及手术风险。

5. **心脏、腹部 B 超检查** 先天性脊柱侧凸常合并其他脏器发育畸形,因此,脊柱侧凸患者,尤其是先天性脊柱侧凸,应行心脏 B 超、腹部 B 超筛查有无腹部脏器或心血管系统畸形。

6. **电生理检查** 了解脊柱侧凸患者是否并发神经、肌肉系统障碍。

7. **发育成熟度的评估** 生长发育成熟度的评价在脊柱侧凸的治疗中尤为重要。必须根据生理年龄、实际年龄及骨龄来全面评估。主要包括:

(1) 第二性征:男性的声音改变,女孩的月经初潮、乳房及阴毛的发育情况等均提示生长发育接近停止。

(2) 骨龄:①手腕部的骨龄:20 岁以下的患者可拍摄手腕部的 X 线片,有助于判断患者的骨龄。② Risser 征(图24-5):髂骨骨骺环由髂前上棘向髂后上棘依次出现。Risser 0 级:未见髂骨峰骨骺;Risser 1 级:可见髂骨峰骨骺初始骨化;Risser 2 级:髂骨峰骨骺骨化达髂骨翼的 1/2;Risser 3 级:髂骨峰骨骺骨化达髂骨翼的 3/4;Risser 4 级:髂骨峰骨骺骨化达整个髂骨翼,但尚未与髂骨融合;Risser 5 级:髂骨峰骨骺骨化达整个髂骨翼,并与髂骨完全融合;③髋臼 Y 形软

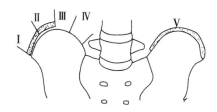

图 24-5 Risser 征的测量

骨:若观察到 Y 形软骨闭合,说明脊柱生长接近停止。此外,还可以通过观察椎体骺板融合等判断脊柱生长发育潜能,以提供更为合理的治疗建议。

【治疗】

脊柱侧凸治疗目的包括:防止畸形进展;恢复脊柱平衡;尽可能的矫正畸形;对于不同类型的脊柱侧凸,其治疗原则和方法也不尽相同,大体可分为三大类,观察治疗、非手术治疗和手术治疗。

1. **观察治疗** 一般 20° 以内的脊柱侧凸,可先不予治疗,定期复查,进行严密观察,判断脊柱侧凸的进展速度,如果每年加重超过 5°,则应进行支具治疗,甚至手术治疗。

2. **非手术治疗** 常见的非手术治疗方法包括理疗、体操疗法、石膏、支具等,但最主要和最可靠的方法是支具治疗。首诊 25°~40° 的青少年,根据年龄及生长发育状态,可进行支具治疗,并定期影像学随访,并根据随访结果调整治疗计划。

3. **手术治疗** 由于脊柱侧凸病因复杂,种类繁多,是否需要手术绝非简单地依据患者年龄或侧凸度数,还应考虑到畸形的类型、特点、节段、进展速度、患者骨龄发育及畸形对患者体态的影响程度等因素。进展型的先天性脊柱侧凸应早手术已成共识,因其随年龄增长不仅畸形加重,且变得僵硬,难于矫治。但特发性脊柱侧凸如在儿童期过早行后路矫正融合,可能会影响其脊柱生长发育,远期很可能会出现畸形加重。另外,脊柱的平衡、手术对脊柱的生长和活动度的影响等因素也要考虑在内。因此每个脊柱侧凸的患者都应该具体分析,采取个体化的治疗措施。手术分为两个方面:侧凸矫形和脊柱融合。矫形方法基本上可以分为前路矫形和后路矫形,有时需要前后路联合手术。脊柱融合的目的是保持矫形效果,维持脊柱的稳定。在特发性脊柱侧凸的手术治疗中,如何正确选择矫形及融合的范围与手术治疗的效果密切相关,融合太短将导致代偿弯曲加重,畸形更严重。融合过长则会使牺牲过多的运动节段,影响脊柱的生理功能。

Note

第二节 特发性脊柱侧凸

【概述】

青少年特发性脊柱侧凸(adolescent idiopathic scoliosis,AIS)指在青春前期或骨骼成熟前发生的一种脊柱畸形,影响青少年健康发育,发病率约为1%~3%,大多数AIS无须治疗干预,其中女性多于男性,比例约为9:1。一些脊柱侧凸有明确致病原因,如先天性脊柱侧凸,继发于神经肌肉病变及某些综合征等,但更多的是原因不明的脊柱侧凸,我们称之为特发性脊柱侧凸。脊柱侧凸如得不到及时发现与处理,部分患者侧凸会逐渐加重,形成严重畸形。严重的脊柱侧凸不仅会导致身体外观异常、脊柱运动功能障碍或因骨盆倾斜而跛行,而且还可因胸廓畸形造成心、肺功能障碍。少数严重的脊柱侧凸可压迫脊髓而致下肢瘫痪及大小便功能障碍。

【病因学】

AIS发病机制至今尚不清楚,以往大量研究表明AIS可能与遗传因素、神经系统平衡功能失调、神经内分泌异常、生长不对称和生物力学因素等密切相关。

【分型】

AIS具有多种不同的表现类型,而每个类型的侧凸均有不同的特点,手术治疗的方法也完全不同。因此,如何对AIS进行合理的分型,从而正确确定手术方法对手术治疗非常关键,并将直接关系到手术治疗的效果。长期以来,国内外学者在AIS分型方面进行了大量研究,提出了包括King分型、Lenke分型以及PUMC(协和)分型在内的多种分型,其中,Lenke分型是目前国际上应用最广泛的AIS分型系统。

2001年,Lenke等提出了Lenke分型,在该分型系统中,Lenke将结构性弯定义为冠状面上侧屈像Cobb角≥25°,矢状面上胸椎后凸(T_2~T_5)≥20°或胸腰椎后凸(T_{10}~L_2)≥20°。该分型由三部分构成:侧凸类型(分为1~6型)、根据腰弯顶椎与骶骨中垂线的位置关系制订的腰弯修正型(A、B、C)及胸椎矢状面修正型(-、N、+)。理论上,该分型共有42种类型。Lenke分型规定了每一分型的手术入路和融合范围,即结构性弯均应融合,但未提及具体的融合节段,对于非结构性弯何时需要融合也无明确规定。Lenke分型较过去的分型更为全面,基本上包括了所有常见的侧凸类型,Lenke分型考虑了侧凸的冠状面和矢状面畸形,但仍未考虑侧凸在轴位上的畸形。目前,Lenke分型是目前国际上应用最广泛的AIS分型系统。

【临床表现】

AIS的脊柱畸形早期不明显,通常不引起注意。但在身体发育高峰期,脊柱侧凸畸形迅速发展,可出现双肩不等高,胸廓不对称。侧凸畸形严重者可出现剃刀背畸形等。此外,近35%的AIS患者有不同程度的背痛,约58%的出现疼痛的患者可自行缓解。大小便失禁或尿潴留等神经功能障碍的情况很罕见,但出现这些症状时应重新评估并考虑其他诊断。

【辅助检查】

X线检查:是AIS诊断必不可少的常规检查,可以明确是否存在脊柱椎体发育异常,一般能区别侧凸的分类、分型、严重程度、脊柱旋转度、可代偿程度及柔软性,常包括站立位的脊柱全长正侧位片,俯卧位的正位、左右侧屈位片。但X线检查不能直接提示脊髓异常,需要进一步的影像学检查对椎管内容物、脊柱周围软组织作出评价,以发现可能存在的脊髓及软组织异常。

CT检查:CT对AIS的诊断意义不大,但若患者存在严重旋转畸形及先天畸形则十分有用。CT的矢状位、冠状位、轴位像及三维重建图像对手术计划的制定很有帮助,如测量椎弓根直径,为选用合适的置钉技术及椎弓根螺钉直径提供依据。

MRI:对于诊断软组织及骨骼疾病具有重要作用,特别是用于发现、诊断AIS患者的神经系统异常意义重大。

肺功能检查：评估患者的肺脏功能，评估麻醉及手术风险。

电生理检查：了解 AIS 患者是否并发神经、肌肉系统障碍。

【鉴别诊断】

（一）先天性脊柱侧凸

是由于脊柱胚胎发育异常所致，发病较早，一些患者在婴幼儿期即被发现，发病机制为脊椎的结构性异常和脊椎生长不平衡，鉴别诊断并不困难，X 线摄片可发现脊椎有结构性畸形，包括脊椎形成障碍（如半椎体等）、脊椎分节不良（如单侧未分节形成骨桥等）以及混合型。如常规 X 线摄片难于鉴别，可行 CT 等检查。

（二）神经肌源性脊柱侧凸

神经肌源性脊柱侧凸可分为神经性和肌源性两种，前者包括上运动神经元病变的脑瘫、脊髓空洞等和下运动神经元病变的小儿麻痹症等；后者包括肌营养不良，脊髓病性肌萎缩等。这类侧凸的发病机制是由于神经系统和肌肉失去了对脊柱躯干平衡的控制调节作用所致，其病因常需询问病史和仔细的临床查体才能发现，有时需用神经肌肉电生理甚至神经、肌肉活检才能明确诊断。AIS 患者一般无神经、肌肉异常。

（三）神经纤维瘤病并发脊柱侧凸

神经纤维瘤所致的脊柱侧凸的 X 线特征可以类似于 AIS，也可表现为短节段成角型弯曲，脊椎严重旋转等。这类侧凸持续进展，治疗困难，假关节发生率高。神经纤维瘤病为单一基因病变所致的常染色体遗传性疾病（但 50% 的患者来自基因突变），患者多具有家族史，患者多可观察到皮肤牛奶咖啡斑；可出现 2 个以上任何形式的神经纤维瘤或皮肤丛状神经纤维瘤；腋窝或腹股沟部皮肤雀斑化；视神经胶质瘤；两个以上巩膜错构瘤（Lisch 结节）；骨骼病变，如长骨皮质变薄等。

（四）间充质病变并发脊柱侧凸

马方综合征、Ehlers-Danlos 综合征等也可以脊柱侧凸为首诊，详细查体可以发现这些病的其他临床症状，如韧带松弛、鸡胸或漏斗胸等。

（五）骨软骨营养不良并发脊柱侧凸

如多种类型的侏儒症，脊椎骨软骨发育不良。

（六）代谢障碍疾病合伴脊柱侧凸

如各种类型的黏多糖病，高胱氨酸尿症等。

（七）"功能性"或"非结构性"侧凸

这类侧凸可由姿态不正、神经根刺激、双下肢不等长等因素所致。如能早期去除原始病因后，侧凸能自行矫正。但应注意的是少数 AIS 在早期可能因为度数小而被误为"姿态不正"所致，所以对于青春发育前的脊柱侧凸应密切随访。

【治疗】

AIS 的治疗主要包括观察、支具治疗、手术治疗等多种方法。一般需根据患者年龄、侧凸程度和进展情况来选择和制订治疗方案。早期发现、早期矫治是获得良好治疗效果的关键。通常有以下几种选择方法：①对于 Cobb 角小于 20° 的脊柱侧凸，可定期随访；②Cobb 角为 20°～45° 的脊柱侧凸，支具是主要的治疗方法；③Cobb 角大于 45° 的脊柱侧凸，或曲度稍小但旋转畸形严重的患者，可根据具体情况，采用手术治疗。

（一）支具治疗

治疗目的：AIS 的最有效的保守治疗方法是配戴支具。支具治疗的目的是控制脊柱弯曲进展，改善平衡及外观，使脊柱稳定。

适应证：在进行支具治疗前，必须对患者脊柱发育成熟度、Cobb 角的大小和侧凸的类型等指标进行评估，以确定其是否适合支具治疗。支具治疗主要适应于 Cobb 角为 20°~45°、处于生长发育期的 AIS 患者;对于 Risser 征 <1 度,Cobb 角 <20° 的患者可先观察,如果发现 Cobb 角进展达 5°以上则应支具治疗。

支具治疗的作用原理:支具的作用原理是根据生物力学中三点或四点矫正规律来矫正侧凸。三点加力用于单纯胸腰段侧凸或腰段侧凸。四点加力多应用于双侧凸。治疗胸段侧凸时,压垫压在侧凸凸侧。主要在与侧凸顶椎相连的肋骨上,侧凸的腋下吊带和骨盆外侧则产生对抗力,从而将凸侧椎体推向正常的位置。

支具的选择:支具治疗成功的关键之一是穿戴适配的支具。颈胸腰骶支具为带有颈圈或颈托及上部金属结构的支具,以 Milwaukee 支具为代表,适用于顶椎位于 T₇ 以上的侧凸。胸腰骶型支具为不带颈圈的支具,最高部位在腋下水平,以 Boston 支具为代表,适用于顶椎位于 T₇ 以下的侧凸。

支具需要坚持穿戴才能取得较好的治疗效果,每天应保证 22 小时以上的穿戴时间,支具需要坚持穿戴至骨骼发育成熟,脊柱侧凸稳定后。才能逐渐减少穿戴时间,最后停止穿戴。佩戴支具应定期复查,根据影像学检查结果、临床症状和体征,及时处理配戴支具期间出现的问题。

（二）手术治疗

一般认为,对处于生长期、Cobb 角 >45°、非手术治疗无效(半年内侧凸进展超过 5°)、疼痛、胸椎前凸及伴有明显外观畸形的患者应选择手术治疗。但如果患者平衡良好,即使侧凸的 Cobb 角较大,也应慎重选择手术治疗,否则可能导致脊柱的平衡丧失,反而会出现明显的外观畸形。

手术治疗的主要目标是:①阻止弯曲进展;②达到最大限度的永久性三维畸形矫正;③通过保持躯干平衡改善外观。在成年人,手术适应征是非手术治疗不能控制的与脊柱弯曲相关的疼痛,伴有症状加重和生理功能恶化的进展性侧凸。尽管青少年患者可以选择成年后进行手术,但成人脊柱弯曲的柔韧性不及儿童,并且相同手术成年人的并发症发生率远高于青少年人群。因此,需要根据侧凸严重程度、骨骼发育成熟度等综合评估,以确定最佳的手术时机。

手术治疗主要包括非融合手术和融合手术两大类。融合手术一般适用于骨骼发育已经成熟的脊柱侧凸,是通过内固定的方式对弯侧凸进行矫形,并利用植骨融合的方法将脊柱固定于矫形后的位置,一般包括后路手术、前路手术及前后路联合手术。但对于儿童或青少年骨骼尚未发育成熟的进展期脊柱侧凸,过早融合手术可能导致手术后躯干的短缩、身体比例不对称以及可能发生曲轴现象,进而影响儿童胸腔脏器的发育导致胸腔发育不全综合征。非融合手术主要包括椎体阻滞技术、生长棒技术及纵向可撑开型人工钛肋技术,主要用于儿童和青少年骨骼尚未发育成熟时期出现的进展性脊柱侧凸。希望通过应用可延长的脊柱器械或者通过局部阻滞凸侧脊柱发育的方法,在控制畸形的同时保留患儿继续生长的能力,直到合适的年龄进行脊柱融合手术。

第三节　先天性脊柱畸形

【概述】

先天性脊柱侧凸是指在胚胎期脊柱生长发育过程中,脊椎分节不全和(或)形成障碍所致的一种先天性畸形,由于脊柱两侧的生长发育不平衡而出现侧凸。患儿往往出生后即发生畸形,其病变随着年龄增长而呈进行性加重,具有进展快、畸形重、柔韧性差、矫形效果差、并发症多等特点,是造成青少年残疾的主要疾病之一。

【分型】

先天性脊柱侧凸的主要特征是椎体结构的异常导致的脊柱侧凸,包括椎体形成障碍、椎体分节不全,或者是两个因素同时存在导致的混合畸形,可分为三种类型。

Ⅰ型:椎体形成障碍,包括楔形椎、半椎体等。楔形椎的椎体高度不对称,一侧的椎体高度发育不全,但是有两个形成完好的椎弓根;半椎体是指椎体缺少一侧椎弓根和一侧椎体。

Ⅱ型:椎体分节不全,主要现为两个椎体间被异常的骨性结构所连接,这些骨性连接称为骨桥,如果是单侧的骨桥连接,则可导致对侧椎体的单侧过度生长。

Ⅲ型:混合型,即同时存在椎体形成障碍和分节不全。

【病因】

目前,人类尚未发现导致先天性脊柱侧凸的确切病因,然而大多数学者们认为,环境因素、遗传因素、维生素缺乏、化学物质和有毒药物等诸多因素中的一种或几种均在脊柱发育的不同阶段参与了脊柱侧凸的形成。可以肯定的是先天性脊柱侧凸患者生理学方面的变化在胚胎早期骨骼发育之前就已出现,这一变化可以导致椎体部分或完全发育障碍,进而导致脊柱侧凸畸形,并且这一畸形在出生后的生长发育过程中将逐渐加重。

【临床表现】

先天性脊柱侧凸的患者的临床表现通常为:

1. 两肩不等高;

2. 双侧肩部一高一低;

3. 一侧腰部皮肤皱褶;

4. 腰前屈时两侧背部不对称,即"剃刀背"畸形;

5. 脊柱偏离中线。

此外,先天性脊柱畸形还可伴发以下表现:下肢畸形或大小便异常;背部皮肤(特别是腰部皮肤)有色素沉着、异常毛发或包块;患儿上半身短,与身体长度不成比例。

【辅助检查】

1. X线检查　是所有脊柱侧凸,包括先天性脊柱侧凸必不可少的常规检查,一般能区别侧凸的分类、分型、凸度、脊柱旋转度、可代偿程度及柔韧性,常包括站立位的脊柱全长正侧位片,仰卧位的正位、左右侧屈位片,牵引位片。X线上通常可以观察到先天性脊柱侧凸患者的椎体发育异常,如半椎体、蝴蝶椎、楔形椎、分节不全等表现,但X线检查不能直接提示脊髓异常,需要进一步的影像学检查。

2. CT检查　可以很好地显示骨性畸形,尤其是脊柱三维重建CT可以很好显示先天椎体发育畸形,还可以了解是否存在骨性纵隔、骨性结构与椎管内神经组织之间的关系。此外,还可以做脊髓造影CT扫描,在一些复杂的脊柱畸形中可以很好显示脊椎与神经关系,有无脊髓畸形,指导手术治疗。随着MRI检查的普及应用,脊髓造影CT扫描应用越来越少。

3. MRI检查　对椎管内病变分辨力强,不仅能提供病变部位,范围,并且对病变的性质,如水肿、压迫、血肿、脊髓变形等分辨力优于CT。此外,MRI检查还可以显示脊髓栓系、脊髓纵裂、脊髓空洞、小脑扁桃体疝等神经系统畸形。

4. 肺功能检查　脊柱侧凸患者的常规检查,以评估麻醉及手术风险。

5. 心脏、腹部B超检查　先天性脊柱侧凸常合并脏器发育畸形,因此脊柱侧凸患者,尤其是先天性脊柱侧凸,应行心脏B超、腹部B超等筛查有无腹部脏器或心血管系统畸形。

6. 电生理检查　了解脊柱侧凸患者是否并发神经、肌肉系统障碍。

【鉴别诊断】

(一)特发性脊柱侧凸

先天性脊柱侧凸与特发性脊柱侧凸的鉴别诊断并不困难,在X线上,特发性脊柱侧凸无椎体结构性畸形。

Note

（二）与神经肌源性脊柱侧凸、神经纤维瘤病性侧凸、间充质病变并发脊柱侧凸等脊柱侧凸的鉴别诊断见"特发性脊柱侧凸"一节

【治疗】

（一）非手术治疗

1. 观察　适用于自然史不清楚和进展可能性不大的病例。观察方法为每 4~6 个月随诊一次，常规行站立位脊柱全长正位位 X 线检查。一般来说，在人体发育过程中的两次快速生长期（即四岁前和青春期）的观察尤为重要。

2. 支具治疗　对于部分自然病史为良性的先天性脊柱侧凸患者，支具是唯一有效的非手术治疗。长弯、柔韧性好、胸腰段的侧凸对支具治疗的效果反应最好。而对于十分僵硬的侧凸，支具无效。如果支具治疗期间侧凸仍然加重，则应行手术治疗。

（二）手术治疗

手术目的是阻止或延缓侧凸进展，尽可能维持脊柱平衡，尽可能减少对脊柱和胸廓生长的抑制，并使神经损伤可能性降到最低。手术方案最终取决于患儿骨骼发育成熟度、畸形类型、位置、严重程度、柔韧性等多种因素。手术出现神经损伤的风险要明显高于特发性脊柱侧凸。

第四节　继发性脊柱畸形及其他

神经肌肉型脊柱侧凸

神经肌肉型脊柱侧凸是一组神经肌肉性疾病引起的脊柱畸形。这些疾病可发生于大脑、脊髓、周围神经、神经 - 肌肉接头和肌肉等部位，导致脊柱周围的肌力不平衡，作用于椎体终板，导致发育中的椎间盘、椎体小关节发生改变，椎体楔形变，引起脊柱侧凸。

国际脊柱侧凸研究会将引起神经肌肉型脊柱侧凸的疾病分为神经源性和肌源性。神经源性脊柱侧凸又可以进一步分为源于上运动神经元疾病和源于下运动神经元疾病引起的脊柱侧凸，前者包括脑瘫、脊髓小脑变形、脊髓空洞症、脊髓肿瘤、脊髓损伤等，后者包括脊髓灰质炎或其他病毒性脊髓炎、周围神经损伤、脊髓肌肉萎缩等。肌源性脊柱侧凸主要包括先天性多发性关节挛缩症、肌营养不良等。

虽然神经肌肉型脊柱侧凸的致病因素很多，每一个患者的表现多不一致，但其基本特征、发病形式、评估及处理等方面有许多共同点。神经肌肉型脊柱侧凸通常发病较早，在生长期快速发展，并且在骨骼成熟之后仍继续发展，侧凸累及椎体多，节段长，呈"C"形，并累及骶骨，往往合并骨盆倾斜，可合并脊柱后凸畸形；有时表现为脊柱坍塌，常需双手支撑才能坐立平衡，并有背痛。由于患者原发病的影响，患者的活动受到限制，因此应关注患者下肢髋关节脱位及下肢畸形，注重下肢运动功能的评估。

对多数神经肌肉型脊柱侧凸患者，单靠保守和支具治疗很难控制脊柱侧凸的发展，因此，手术治疗往往是必要的。手术指征随患者的诊断而不同，但主要的手术指征主要包括脊柱侧凸和后凸畸形呈进行性加重、背痛及坐立困难、呼吸功能失代偿以及神经系统功能的改变等。手术方式根据患者的年龄、侧凸的程度、脊柱柔韧性、骨骼成熟度等进行综合考虑，采取非融合或融合的手术方法，具体手术方式参考特发性脊柱侧凸和先天性脊柱侧凸。

神经纤维瘤病性脊柱侧凸

神经纤维瘤病伴发的脊柱畸形传统上分为非营养不良型和营养不良型。非营养不良型临床表现类似特发性脊柱侧凸，常见的畸形为胸椎侧凸，此类畸形发病年龄轻，预后差，有发展成为营养不良型的倾向。营养不良型畸形表现为锐利成角的短节段侧凸畸形，常伴有严重的椎体

楔形变及椎体旋转,偶有椎体半脱位,肋骨以及横突细长呈铅笔状,神经根管扩大,椎弓根缺如;该畸形还常伴发脊柱矢状面的畸形,如脊柱侧后凸畸形。

营养不良型畸形是一种恶性的临床类型,支具治疗一般无效,常伴发神经纤维瘤,畸形呈进行性发展,手术后复发以及继续发展的可能性大。畸形的进展可能会导致截瘫的出现,主要原因可能为肿瘤或者脊柱的成角畸形对脊髓的压迫。此外,畸形的进行性发展可能导致胸廓畸形,而使心肺功能下降,出现相关的并发症。

非营养不良型患者的治疗可以参照特发性脊柱侧凸,支具或手术治疗的效果较好。需要引起注意的是此类患者手术后假关节形成的可能性相对大,此外,该型患者有进一步发展成为营养不良型畸形的可能。对于营养不良型畸形,支具治疗被证明是无效的,因此,往往需要手术治疗。对于单纯的侧凸,确切的后路矫形内固定植骨融合可取得较好的效果;但是对于侧后凸畸形,单纯的后路植骨融合治疗效果不确定,即使是前后路融合,仍然有一定的融合失败率。手术的并发症还包括截瘫、肺部感染、尿路感染等,严重时可危及生命。此外,神经纤维瘤病偶伴发硬膜内恶性神经鞘瘤。因此,对于此类患者,应进行全面的术前评估以及术后规律随访。

退变性脊柱侧凸

退变性脊柱侧凸是指既往无脊柱侧凸病史,在骨骼成熟后、因脊柱发生退行性改变引起的一种脊柱畸形,常见于胸腰段和腰段,主要发生于 50 岁以上的中老年人。退变性脊柱侧凸是一种复杂的脊柱畸形,多由脊柱退变,如椎间盘塌陷、椎体楔形变、小关节骨性关节炎等多种因素引起,不仅表现为冠状面上的弯曲,常合并椎体轴位旋转、冠状面侧方移位及矢状面前方移位。男女比例为 1:2。据报道,退变性脊柱侧凸的发生率为 6%~68%,且随着年龄的增加而增加。退变性脊柱侧凸与特发性、先天性和神经肌肉性脊柱侧凸不同,在临床上没有明确的分类标准,也缺乏一致认可的外科治疗标准。

背部酸困疼痛、神经根痛及神经源性跛行症状是退变性脊柱侧凸患者就诊最常见的主诉。疼痛可继发于肌肉劳损、躯干失平衡、腰前凸丢失、关节突关节病、骨质疏松或椎管狭窄,且侧凸顶椎区的疼痛与顶椎区以外的疼痛有所不同。侧凸患者常存在根性疼痛,这可能与侧凸的顶椎旋转、侧方位移有关,下肢症状可能与原发或继发性侧凸有关。根据椎管狭窄部位和程度不同,患者可表现为不同的下肢症状:神经根性疼痛主要与侧隐窝狭窄和畸形凹侧神经根受压或凸侧神经根受牵拉有关;中央椎管狭窄可导致间歇性跛行,部分患者有大小便失禁。

退变性脊柱侧凸的影响学评估包括 X 线、CT 及 MRI。脊柱 X 线片可显示椎体骨质疏松、椎体边缘骨质增生、小关节增生肥大、腰椎生理前凸消失或轻度后凸畸形,脊柱侧凸弧顶区椎体常呈现楔形变或侧方压缩及旋转畸形、相邻椎体可出现侧方移位或滑脱。因此,对退变性脊柱侧凸患者应拍摄站立位脊柱全长前后位、侧位及动力位 X 线片。对伴有椎管狭窄的退变性脊柱侧凸患者,应行 CT 和 MRI 检查,明确有无神经受压及受压部位和程度。

多数退变性脊柱侧凸症患者只需保守治疗。通常非手术治疗较为理想,治疗手段包括口服消炎镇痛药物、理疗、支具保护等。加强腹部和背部肌肉的运动疗法(如游泳)对疼痛的治疗也有一定的作用。与青少年脊柱侧凸相比,改善外观并非退变性脊柱侧凸症的治疗目的,改善躯干肌力的不平衡,缓解疼痛症状才是治疗的重点。因此,手术与否主要取决于临床症状。对于有严重神经根症状、非手术治疗无效、畸形进展严重且出现临床症状者,才需考虑手术治疗。手术治疗原则包括:①椎管减压,解除神经压迫;②稳定脊柱,阻止畸形进一步加重;③矫正畸形。

总之,退变性脊柱侧凸症患者背部、下肢疼痛的原因十分复杂,故手术治疗前必须明确疼痛的原因、疼痛与侧凸的关系、疼痛的"责任"节段或"责任"部位,手术才能以最小的代价获得更好的治疗效果。

Note

其 他

除上述脊柱侧凸外,脊柱侧凸还可以继发于间质病变,如马方综合征、黏多糖增多症、软骨发育不良等,还可以继发于脊柱创伤、脊柱感染(脊柱结核)、脊柱肿瘤等。每一种继发性脊柱畸形均有脊柱畸形的一般表现,同时有各自的特点,其治疗和预后也各不相同,需要根据不同情况进行不同的处理。

本章小结

脊柱侧凸又称脊柱侧弯,是指脊柱在一个或数个节段在冠状面上偏离中线向侧方弯曲,形成带有弧度的脊柱畸形,通常伴有脊柱椎体的旋转和矢状面上生理性弯曲的改变,是一种三维畸形。应用 Cobb 法测量站立位全脊椎正位 X 线片,大于 10° 即可诊断为脊柱侧弯。主要分为特发性、先天性和继发性脊柱侧凸等。脊柱侧凸治疗目的包括:防止畸形进展;恢复脊柱平衡;尽可能的矫正畸形;对于不同类型的脊柱侧凸,其治疗原则和方法也不尽相同,大体可分为三大类,观察治疗、非手术治疗和手术治疗。

思考题

1. 简述脊柱侧凸的概念。
2. 简述脊柱侧凸的分型。
3. 简述脊柱侧凸的治疗原则。

(罗卓荆)

参考文献

1. 陈小平,汪建平 . 外科学 . 北京:人民卫生出版社,2013.
2. Wolters Kluwer Health, Keith H, Bridwell, et al. The Textbook of Spinal Surgery. US: Lippincott Williams & Wilkins, 2011.

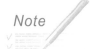
Note

第二十五章　肢体畸形

第一节　先天性肌性斜颈

斜颈(torticollis)是一种小儿常见畸形,而先天性斜颈(congenital torticollis)又可分为先天性骨性斜颈和先天性肌性斜颈(congenital muscular torticollis,CMT),以后者多见。先天性肌性斜颈是由胸锁乳突肌发生纤维性瘤变引起的。有时患儿在出生时即可触到硬结,或者在出生后两周内可触到。硬结在 1 个月至 2 个月内生长较快,之后生长停滞或萎缩,可在一年内自行消失。如果不消失,则肌肉会永久变形、萎缩,导致斜颈。

胸锁乳突肌的纤维性瘤变是本病的直接病因,而其根本病因尚不完全清楚。目前有三种学说:产伤学说、宫内发育障碍学说、缺血性肌挛缩学说。但这三方面也不能完全解释本病。如主张产伤致病者认为,是由于肌肉撕裂产生血肿,最后发生纤维性挛缩而导致本病。但是剖宫产的婴儿亦有患肌性斜颈者。因此产伤学说不能很好地解释本病的发生。主张缺血性肌挛缩者认为,因动脉供血不好,导致肌肉缺血而引起本病。但是临床上所见的缺血性肌挛缩(如Volkmann 缺血挛缩)均无肌肉肿块。更有部分胎位正常,分娩正常的婴儿亦发生肌性斜颈,因此,有学者认为胸锁乳突肌纤维化在母体内已经形成,是先天性或遗传因素所致的发育障碍。

【流行病学】

本病多发现于出生后 2 周左右,发生率 0.3%~0.5%。约 1/4 发生在右侧,且本病易合并其他肌肉骨骼疾病,如跖骨内翻、髋关节发育不良和马蹄内翻足等。有研究表明,本病患儿中约 1/5 伴有先天性髋关节脱位。病变可累及整块肌肉,但病变附着于肌肉锁骨端附近更为常见。

【解剖特点】

胸锁乳突肌:起于胸骨柄和锁骨胸骨端,肌纤维自前下向后上走行,止于乳突。其作用是:两侧收缩使头后伸;单侧收缩,使头向同侧侧屈,面向对侧旋转,(图 25-1)。

【病理改变】

患侧胸锁乳突肌发生纤维性挛缩,被认为是本病的直接原因。初起病理可见纤维细胞增生和肌纤维变性,最终全部被结缔组织所代替。

【临床表现】

患儿在发病过程中各阶段的临床表现具有不同特征,为便于早期发现和治疗,现将其临床表现按照出生后时间顺序归纳如下:

(1)出生后 2~3 周:通常在新生儿出生后或出生后两周内,在一侧胸锁乳突肌中下段,可摸到梭形的肿块、质硬,随胸锁乳突肌被动移动而移动。此时可发现患儿头部向患侧倾斜,面部向健侧旋转,下颌指向健侧肩部,头向健侧旋转可有不同程

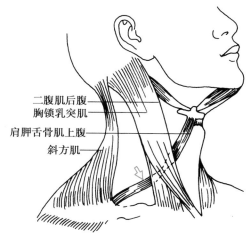

二腹肌后腹
胸锁乳突肌
肩胛舌骨肌上腹
斜方肌

图 25-1　胸锁乳突肌

度受限。症状较轻者应仔细观察才能发现。

(2) 出生后半年：颈部肿块一般在 1~2 个月后达到最大，3~4 个月后肿块逐渐消失，继而发生挛缩，逐渐出现斜颈。

(3) 出生后 1 年：此时患儿斜颈畸形更为明显，头向患侧倾斜，下颌转向健侧，如勉强将头摆正，可见患侧胸锁乳突肌紧张而突出于皮下，形如硬索。在发育过程中脸部逐渐不对称，健侧丰满，患侧短小，颈椎侧凸，头部运动受限制。若不及时治疗，畸形可随年龄增长而加重。

【诊断及鉴别诊断】

对本病的诊断并不困难，但应与其他原因引起的斜颈相鉴别：

(1) 骨性斜颈：虽可有斜颈畸形，但无颈部肿块，颈椎正侧位 X 线摄片可发现有半椎体、楔形椎或蝴蝶椎等先天性脊柱畸形。

(2) 感染引发的斜颈：颈部炎症刺激，局部软组织充血、水肿，使得颈椎韧带松弛，导致寰枢椎旋转移位而发生斜颈；此时颈部局部甚至全身应存在炎症表现。另外，颈椎结核也可致斜颈，X 线检查显示有骨质破坏。

(3) 眼源性、耳源性、神经源性斜颈：三者均可找到原发灶，且一般无胸锁乳突肌挛缩，亦无颈部活动受限。

【治疗】

早期发现，早期就诊，早期治疗，是预防继发更严重头面部甚至骨骼畸形的关键。

(1) 非手术治疗：适用于 1 岁以内的婴儿。包括局部热敷、按摩、理疗和矫形支具外固定等。这些治疗的目的在于促进肌肉肿块消退，减轻肌纤维挛缩，拉长变性的肌纤维。

(2) 手术治疗：适用 1 岁以上的病儿。尤其对于 12 岁以上者，虽然患儿脸部畸形已难以矫正，但手术仍可使颈部畸形和活动有所改善。

1) 胸锁乳突肌远端单极松解术：适于治疗 1~4 岁轻度畸形的患儿。在锁骨近端以上做横形切口，切断胸锁乳突肌的锁骨部和胸骨部的肌腱（图 25-2），应注意不宜在肌腱的止点处切断，以免发生骨化。注意挛缩有时累及胸锁乳突肌周围筋膜及软组织，应一并切断，有时会达颈动脉鞘周围，勿损伤膈神经、颈总动脉和颈内静脉。术后将头置于过度矫正位，用头颈胸石膏固定 3~4 周。去除石膏后，应立即开始颈肌的手法牵伸训练，避免再度粘连挛缩。

2) 胸锁乳突肌远、近端双极松解术：适用于超过 6 岁且畸形较重的患儿。在耳后近端做一短横切口，在紧靠乳突处横行切断胸锁乳突肌止点。在距锁骨内侧端和胸骨颈静脉切迹上方一横指宽处沿皮肤皱褶做一 4~5cm 长切口。横向切断胸锁乳突肌的锁骨部，对其胸骨部行 Z 字成形术（图 25-3）。从而保持胸锁乳突肌在颈部的正常 V 字型外观。术后行颈围固定 6~12 周。

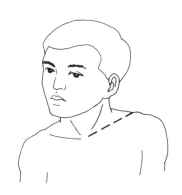

图 25-2　胸锁乳突肌远端单极松解术

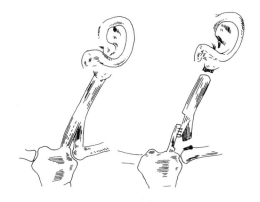

图 25-3　胸锁乳突肌远、近端双极松解术

第二节　先天性髋关节脱位

先天性髋关节脱位 (congenital dislocation of the hip,CDH) 是较为常见的一种先天性肢体畸形。表现为股骨头与髋臼失去正常解剖关系,在出生前或产后异常发育,继而引发一系列的临床症状。该病又被称为发育性髋关节脱位或发育性髋关节发育不良 (displasia dislocation of the hip,DDH)。

先天性髋关节脱位的病因至今不明。目前认为,该病是多种因素作用的结果。由于男女发病比例不同,一般认为,该病与内分泌因素有关。20%~30% 的患儿有家族史,尤其在双胎婴儿中更为明显,而且以姐妹中更为多见,说明与遗传因素有一定的相关性。据临床统计,臀位产患儿发病率最高,占 16%~30%,表示发病与胎位有关。亦可能受生活习惯和环境因素的影响,如出生后的体位亦被认为是引起此症的因素之一,在瑞典等地区儿童的发病率高被认为与婴儿应用襁褓位有关。另外,原发性髋臼发育不良及关节韧带松弛症也被认为是一个重要原因。

【流行病学】

本病的发病率受多种因素的影响,如地域、生活习惯、民族、婴儿体位等,就我国而言,不同地区发病率不相一致,北方地区的发病率略高于南方地区。而在世界范围内,非洲地区被认为是发病率最低的地区。

据统计我国存活儿童发病率为 0.1%。左髋多于右髋,约为 10∶1,双髋脱位者以右侧为重。女性患儿多见,男女比例约为 1∶5~6。

【解剖特点】

髋关节是典型的球窝关节,由股骨头与髋臼构成(图 25-4)。

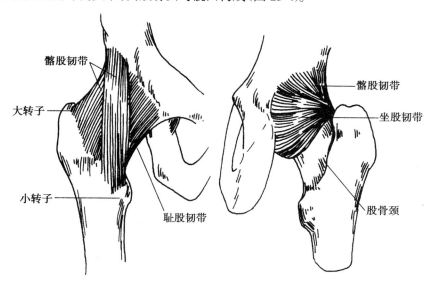

图 25-4　髋关节前面观及髋关节后面观

髋臼周围附有关节盂缘软骨,以加深关节窝,可容纳股骨头的 2/3。髋关节囊坚固,但后下方薄弱,关节囊内有股圆韧带(股骨头韧带)连于关节窝与股骨头凹之间(图 25-5),关节囊周围有韧带加强,前面有强大的髂股韧带,后面有坐股韧带,关节外还有强大的肌肉群包围,这样保证了髋关节的稳定性。

【病理改变】

先天性髋关节脱位的病理变化包括骨质变化及周围软组织变化两部分,而其主要变化是来自脱位后的继发性变化:

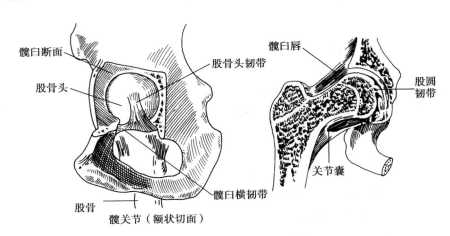

图 25-5　髋关节矢状面及髋关节冠状面

（一）骨质变化

髋关节发育不良是基本改变,随后出现髋臼、骨盆、股骨头、股骨颈的变化,严重者还可影响到脊柱。

1. 髋臼　大多数先天性髋关节脱位者出生时髋臼尚属正常,随着生长发育,由于缺乏股骨头的模造作用,髋臼盂唇增厚、髋臼逐步变狭变浅;臼底充满脂肪纤维组织。而脱位的股骨头不断挤压造成髋臼盂唇的内翻或外翻,在髋臼后上方形成假臼,在髋臼前缘内上方形成缺损。

2. 股骨头　大多数先天性髋关节脱位患者出生时股骨头尚属正常,表面有光滑的软骨面,而在生长发育过程中由于脱位于髋臼外,股骨头的形状逐步改变,头可变大或变小,呈尖锥形或形状不规则,股骨头受压处出现扁平。股骨头骨骺出现迟缓。如果遭受强大暴力或者经手术复位后,由于髋臼与股骨头不相适应,对股骨头的压力过大,可造成股骨头无菌性坏死。

3. 股骨颈　髋关节脱位后,股骨颈变短而粗,是肢体缩短的原因之一。股骨颈前倾角变大,正常新生儿前倾角为 25°,以后逐步减少至 5°~15° 之间,股骨头外移后,由于肌肉牵拉作用,使股骨头向前旋转,前倾角增大,一般在 60°~90° 之间。如能早期复位,前倾角可逐步自行纠正。尤其在 1 岁以内得到复位的患儿大都可恢复正常。

4. 骨盆和脊柱　单侧脱位的骨盆发育不良,髂翼较斜,坐骨结节较分开,出现代偿性脊柱侧弯。双侧脱位时,除以上病变存在外,骨盆向前倾斜而使腰前凸增加、臀部后凸。

（二）软组织变化

以关节内盘状软骨、关节囊与肌腱的变化最为重要。

1. 盘状软骨　早期胚胎中,间充质细胞分化形成髋关节囊及盂缘,任何机械刺激都会使正常间质细胞停止吸收而出现盘状软骨,它遮住了部分关节面使股骨头与髋臼不能接触。盘状软骨吸收不全多见于髋臼后上部,它的增生与肥大使股骨头不能直接指向髋臼中心。在复位过程中 3 岁以上的患儿凡牵引后股骨头不能进入髋臼者,多伴有肥厚的盘状软骨。

2. 关节囊　正常的髋关节囊是一层纤维组织,脱位后关节囊受到长期牵拉使其与髋臼上方髂翼粘连,而圆韧带、盘状软骨与关节囊可形成广泛粘连的结缔组织,在后期呈葫芦状,有狭窄的颈部阻碍股骨头进入髋臼。

3. 圆韧带　正常圆韧带连接股骨头中心凹与髋臼之内下方。在髋关节脱位病例中,其改变不一,部分病例关节囊与圆韧带同时受到牵拉而增长增厚,而部分病例圆韧带与关节囊广泛粘连而消失。圆韧带内的中心动脉亦因牵拉而过早闭塞。

4. 肌肉及筋膜　由于股骨头向上移位,起自骨盆沿股骨向下走行的大部分肌肉均发生短缩。内侧肌群以内收肌更为明显,并且许多肌腱均出现纤维变性。后侧肌群臀肌亦有缩短,肌力减弱,影响关节稳定性,出现摇摆步态。外侧肌群中可见到臀筋膜挛缩。

【临床表现及诊断】

（一）新生儿和婴儿期的表现

1. 症状　①关节活动障碍：患肢常呈屈曲状，活动较健侧差，蹬踩力量弱于健侧，髋关节外展受限。②患肢短缩：患侧可见股骨头向后上方脱位，相应的下肢短缩。③皮纹及会阴部变化：臀部及大腿内侧皮肤皱褶不对称，患侧皮纹较健侧深陷，数目增加，女婴大阴唇不对称，会阴部加宽。

2. 体征

1）"弹进"试验（Ortolani 试验）和"弹出"试验（Barlow 试验）：适用于产后 3 个月之内的患儿。前者是将患儿双膝和双髋屈至 90°，检查者将拇指放在患儿大腿内侧，示指、中指则放在大转子处，将大腿逐渐外展、外旋。如有脱位，可感到股骨头嵌于髋臼缘，而产生轻微的外展阻力，然后以示指中指往上抬起大转子，拇指可感到股骨头滑入髋臼内时的弹动，即为 Ortolani 试验阳性（图 25-6）。Barlow 试验与 Ortolani 试验操作相反，使患儿大腿被动内收内旋并将拇指向外上方推压股骨大转子可再次感到弹动（图 25-7）。

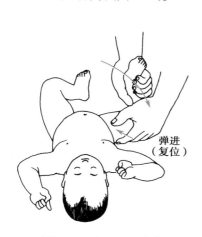

图 25-6　Ortolani 试验

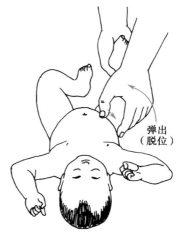

图 25-7　Barlow 试验

2）Allis 征（Galezzi 征）：患儿平卧屈膝 85°~90°两腿并拢，双足跟对齐，如可见两膝高低不等即为阳性。这是患侧股骨上移所致（图 25-8）。

3）套叠试验：患儿平卧，患侧髋膝关节各屈曲 90°，检查者一手握住其膝部，另一手压住其腹股沟，在提推患肢膝部时如感到大转子随之上、下活动则为套叠试验阳性。

4）髋膝屈曲外展试验：患儿平卧，髋膝关节屈曲，检查者双手握住其膝部，拇指在膝部内侧，其余的四指在膝外侧。正常婴儿可外展约 80°，若仅外展 50°~60° 为阳性，外展 40°~50° 为强阳性（图 25-9）。

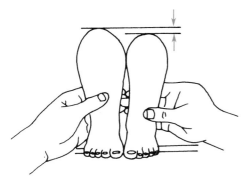

图 25-8　Allis 征

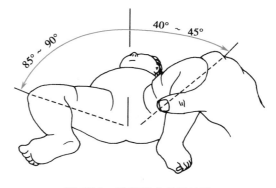

图 25-9　髋膝屈曲外展试验

（二）幼儿期的表现

1. 症状　①跛行步态：跛行常是患儿就诊时家长的唯一主诉。一侧脱位时表现为跛行，双侧脱位时则表现为"鸭步"。患儿臀部明显后突、腰椎前凸增大。②患肢短缩畸形：除短缩外常伴有内收畸形。

2. 体征　①Nelaton 线：髂前上棘与坐骨结节连线，通过大转子顶点。髋关节脱位时大转子上移。②屈氏试验（Trendelenburg 试验）：患儿单腿站立，另一腿尽量屈髋、屈膝使足离地，正常站立时对侧骨盆上升；髋关节脱位后股骨头不能托住髋臼，臀中肌无力，使对侧骨盆下降，称为 Trendelenburg 试验阳性。

【鉴别诊断】

（一）先天性髋内翻

屈髋自如，髋关节外展、内旋明显受限，是婴儿型髋内翻区别于先天性髋关节脱位的重要特征。在婴儿期，两者的 X 线检查因骨化中心未出现，因此区别不明显，可行 CT 检查。

（二）麻痹性或痉挛性髋脱位

前者多为脊髓灰质炎后遗症，存在部分肢体瘫痪；后者多为早产儿或出生后窒息及有脑病病史。

（三）多发性关节挛缩症合并髋关节脱位

具有典型体征，如肢体肌肉萎缩，关节呈对称性挛缩，而皮肤感觉正常，此型患儿多为对称性分布并伴有身体多个关节发病，较容易鉴别。

【影像学表现】

婴儿出生后 2~3 个月内，股骨头骨骺骨化中心尚未出现，X 线检查仍依靠股骨干近侧端与髋臼关系来测量。骨化中心出现后，通过骨盆正位 X 线片即可确诊，摄片时将双下肢并拢，将患肢上推和下拉各摄一片对比测量，则更有助于诊断。测量方法有以下几种：

（一）Pekin 象限

股骨头骨骺核骨化出现后，可利用 Perkin 象限判断髋关节脱位情况。连接双侧髋臼中心做一水平线（称 Y 线或 Hilgenreiner 线），自髋臼外缘做 Y 线的垂线（称 Perkin 线或 Ombredarne 线），两线交叉将髋臼划为四区，正常股骨头骨化中心在内下区，若位于其他区则为脱位。脱位侧骨化中心常较小（图 25-10）。

（二）兴登（Shenton）线

正常骨盆 X 线中闭孔上缘之弧形线与股骨颈内侧之弧形可以连成一条完整的弧线，称作兴登线（图 25-10）。在髋脱位及半脱位病例中，此线完整性消失。

（三）髋臼指数

自髋臼中心至髋臼边缘作连线，此线与 Y 线间夹角称髋臼指数，此角说明髋臼发育程度（图 25-11）。其正常值为 20°~25°。出生时髋臼指数为 25.8°~29.4°；6 个月婴儿在 19.4°~23.4°；2 岁以上者在 20° 以内。小儿开始步行后，此角逐年减小至 12 岁时基本恒定于 15° 左右。大于正常值者说明臼顶倾斜度增加，为髋臼发育不良。髋关节脱位时此角明显增大，在 30° 以上。

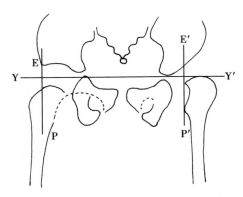

图 25-10　先天性髋关节脱位的 X 线测量（YY′ 即 Y 线；EP、E′P′ 即 Perkin 线；虚线即 Shenton 线）

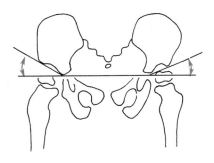

图 25-11　髋臼指数测量法

（四）骨骺外移测定

自股骨头骨骺中心至耻骨联合中央垂线之间距离称为旁氏中心距,两侧比较,有距离增宽表明股骨头向外移位。常用于髋关节半脱位,此法在评价轻度半脱位时很有价值,在骨骺出现前,同样可用股骨颈内侧缘作测量。

（五）Von-Rosen 线

双侧大腿外展 45°~50°并内旋,摄包括双侧股骨上端的骨盆正位片。作双侧股骨中轴线,并向近侧延长即 Von-Rosen 线。正常时此线通过髋臼外上角;脱位时通过髂前上棘。在股骨头骨化中心未出现前,对诊断有一定价值(图 25-12)。

（六）中心边缘角(center edge angle,CE 角)

股骨头中心点连线的垂线与髋臼外缘和股骨头中心点的连线所形成的夹角,其意义是检测髋臼与股骨头的相对位置,此角正常范围为 20°~46°,平均 35°;15°~19° 为可疑;小于 15°,甚至负角,表示股骨头外移,为脱位或半脱位(图 25-13)。

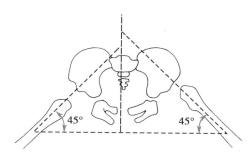

图 25-12　Von-Rosen 线
左侧正常:股骨干轴线经过髋臼外上缘;
右侧脱位:股骨干轴线经过髂前上棘

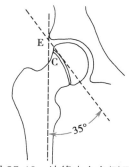

图 25-13　边缘中心角测量法
E= 髋臼外上缘;C= 股骨头中心
点(即骺线中心点)

（七）关节造影

一般情况下很少行关节造影来明确诊断,但在需要明确盘状软骨位置、关节囊是否狭窄、复位失败原因等情况时,造影术偶有必要。在透视下可以发现髋臼外缘有无障碍,髋臼外缘的软骨情况以及关节囊有无狭窄,必要时手法复位后可以再次造影明确股骨头是否完全进入髋臼。

（八）CT 及 MRI

CT 检查可看到髋臼变形引起的脱位,并可见骨的变化、软组织的嵌入,以及股骨颈的前倾和股骨头脱位的程度等,以便为手术提供依据。对 6 个月以前的患儿,股骨头骨化核尚未出现,可行超声或 MRI 检查。

【治疗】

治疗应强调早期诊断,早期治疗。婴儿期的治疗效果最佳,年龄越大效果越差,在 3 岁以内治疗的患儿有很高的治愈率,随着年龄的增长,病理变化加重,疗效越差。

治疗方法应根据不同年龄和病理情况来决定。具体原则如下:

（一）出生至 2 个月

不需牵引和麻醉,屈曲双髋至 90°后逐步外展,拇指置于大粗隆外向前内方推压复位,复位时切忌暴力,复位成功后行支架固定于髋关节屈曲 90°,外展 70°,固定时间约为 2~3 个月,支架于摄片检查后再确定拆除时间。支架的种类很多,有外展尿枕(图 25-14)、Begg 塑料支架(图 25-15),这两种支架在换尿布时须打开,较为繁琐,目前较少应用。Barlow 支架(图 25-16)和 Rosen 支架(图 25-17)效果确实,但对皮肤有压迫,易造成疼痛及压疮,且有发生股骨头缺血性坏死的可能。Pavlik 支架(图 25-18)可避免暴力引起缺血性坏死的并发症,双下肢屈曲 90°,利用双下肢本身重量而外展,使其达到自然复位和维持复位的双重目的,对髋关节的发育和塑形均有利,并有一

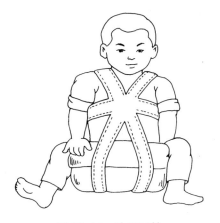

图 25-14　外展尿枕

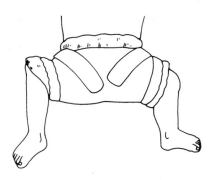

图 25-15　Begg 塑料支架
佩戴 Begg 塑料支架后情况

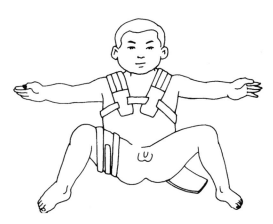

图 25-16　Barlow 支架

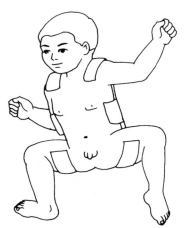

图 25-17　Rosen 支架

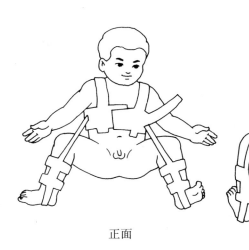

正面　　　　　　　　背面

图 25-18　Pavlik 支具

定的髋关节活动范围。缺点是肩胸部如包扎过紧,可影响呼吸;过松则易滑脱,影响治疗。

　　(二) 3 个月以上,2~3 岁以下

　　因脱位时间长,髋周的软组织有不同程度的挛缩,因而在复位之前,应先作牵引,如肌肉挛缩比较明显者,须在复位前松解,如内收肌切断,髂腰肌延长等,而后经 X 线片证实,股骨头的位置已与髋臼水平,再于全麻下行手法复位,如复位后位置满意,则行髋人字石膏固定。为适应小儿生长发育,应每2~个3个月更换石膏。每次更换石膏均应使大腿逐步内收,至髋臼发育正常后,才能拆除石膏固定。如复位失败,应考虑髋臼内有脂肪纤维组织增生,圆韧带肥厚,哑铃状关节囊等情况存在,阻碍股骨头进入髋臼,则需行切开复位。

(三)3岁至8岁

该组患儿脱位时间更长,软组织挛缩更为明显,髋臼发育更差,手法复位极为困难,需行切开复位。但在切开复位前须行牵引2~3周,直至股骨头牵引到髋臼平面才可手术治疗,如不能牵引到髋臼平面,说明软组织挛缩明显,为避免复位后股骨头缺血性坏死可能,须先作软组织松解,再行牵引。切开复位后,可根据不同情况附加行其他手术:

1. 股骨头加盖手术 一般适用于髋臼发育差,股骨头不能完全被覆盖的患儿。这类手术主要有三种:

(1)骨盆截骨术(Salter手术):适用于6岁以下,髋臼指数45°以下,以前缘为主的髋臼发育不良(图25-19)。术毕行石膏固定,于4周拆除,3个月内不能负重,3个月后股骨头无缺血性坏死改变方可试行下地,行功能锻炼。

(2)骨盆内移截骨术(Chiari手术):适用于年龄较大,髋臼指数45°以上。术前行骨牵引2~3周,必要时先做软组织松解。目前已较少采用此方法(图25-20)。

(3)关节囊周围截骨术(Pemberton手术):适用于6岁以上,髋臼指数45°以上,Y形软骨骨骺尚未闭合者。术后石膏固定6~8周,负重时间推迟到3~6个月后(图25-21)。

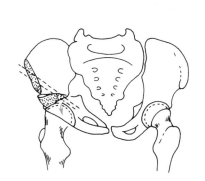

图25-19 Salter手术

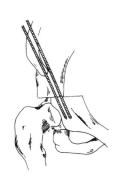

图25-20 Chiari手术
检查螺纹针有无误入
关节内

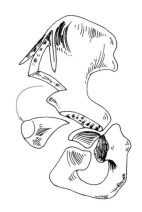

图25-21 Pemberton手术

2. 股骨旋转截骨术 首先切开复位,加深髋臼。复位后,由于股骨颈前倾角较大(一般大于45°),下肢在极度内旋位才能得到复位,因而须在粗隆下作旋转截骨并固定,术后石膏固定(图25-22),4~6周后锻炼髋关节屈伸功能。X线片检查截骨处愈合后,可下床进行功能锻炼。

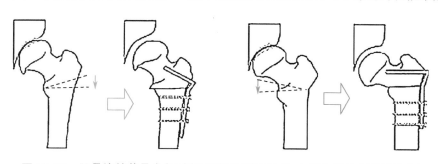

图25-22 股骨旋转截骨术(左侧为股骨外翻截骨术,右侧为股骨内翻截骨术)

3. 对于 8 岁以上的儿童,行切开复位均有困难,而且并发症多,故一般应用以稳定髋关节为目的的手术,如髋臼植骨加盖术,转子下分叉截骨术等。

对于成年的先天性髋关节脱位患者,由于不正常髋关节在长期负重下,易造成创伤性关节炎,产生髋关节疼痛。对于这类病例,一般采用闭孔神经切断可暂时缓解疼痛,如果已影响髋关节功能,则可行人工全髋关节置换手术。

【并发症】

无论是保守治疗还是手术治疗,均可并发股骨头缺血性坏死,而手术治疗后还可发生再脱位和关节僵硬,需在治疗中注意预防。

1. 股骨头缺血性坏死　此系医源性并发症,主要是机械性压力致动脉缺血所致。对此提出 5 条诊断标准:①复位后 1 年,股骨头骨骺核仍不出现;②复位后 1 年,现存骨骺核生长停滞;③复位后 1 年股骨颈部变宽;④股骨头变扁密度增加或出现碎裂现象;⑤股骨头残余畸形包括头变扁、变大,扁平髋、髋内翻、股骨颈短宽等。

2. 术后再脱位　术后再脱位虽然发病率不高,但一旦发生,预后不良,可出现股骨头坏死和关节僵硬。其产生的原因主要是关节囊紧缩不理想;其次为前倾角过大而未给予矫正;还有头臼不对称等。一旦发生,应及早手术处理。

3. 髋关节运动受限或僵硬　此并发症较为常见。患者年龄越大,发生率越高,脱位股骨头位置越高,髋关节周围挛缩越重,越易发生髋关节运动受限或僵硬,特别是术后应用髋人字石膏固定者。应加强术后的早期关节功能锻炼,术后 1 周即应坐起练习活动,也可在石膏固定期满后,采用持续性被动活动(CPM 机)进行关节功能锻炼。

第三节　臀肌挛缩症

臀肌挛缩症是儿童时期的臀部肌肉及筋膜发生纤维化挛缩引起的病症,继发引起髋关节外展,外旋,严重者出现髋关节屈曲障碍。1969 年 Volderrama 首先报告此病后,临床病例逐渐增多,国内已有一些论文报道了有关病因分析、治疗方法及效果。因对本病的发病原因目前仍有不同见解,其名称也较繁杂,有臀肌纤维化、臀肌筋膜挛缩症、儿童臀肌挛缩症等。我们认为本病虽以髋外展、外旋挛缩为主要表现,但实质是臀肌纤维化并挛缩所引起。臀部纤维化的肌肉不仅仅局限在臀大肌,还可涉及臀中、小肌,加之病因并不十分明了,故该病称臀肌挛缩症较合适。

【病因及发病机制】

1. 臀部接受反复多次的肌内注射　该病均发生在儿童,绝大多数患儿有多次反复的臀部肌内注射史,所注射药物为抗生素。据文献报道注射针头的机械损伤可引起局部的出血、充血水肿和机化,发生肌纤维和继发性结缔组织增生,最后形成纤维瘢痕挛缩束带。注射用药物可刺激局部的肌纤维引起化学性损伤。注射药物沿肌纤维方向在肌间隙向远处扩散,这也是临床患者臀肌的挛缩束带总与肌纤维方向一致的原因。注射药物对组织的刺激程度有较大的差别,所造成的化学损伤强度也有明显的差别。青霉素类药物,尤其是钾盐青霉素刺激性较强,但苯甲醇的刺激作用更强。近年来,有人使用 2% 苯甲醇代替生理盐水稀释青霉素,可减轻肌注时的疼痛。苯甲醇有局麻和防腐作用,同一部位多次局部注射,出现药物吸收不良,肌肉小范围局限性变性、坏死、形成纤维化瘢痕及条索。另外肌内注射直接损伤可引起肌纤维出血、水肿、变性甚至坏死,其结局是肌肉纤维化及瘢痕挛缩。肌组织及其筋膜纤维样变,失去弹性和伸缩功能,形成挛缩纤维化条索,使臀部触之硬韧弹性差,并失去正常的膨隆外观,表现为尖臀。这些条索从内上斜向外下行走,导致髋关节外展、外旋畸形,内收、内旋运动能力受限,引起相应临床症状。多数人认为,注射药物的化学性损伤是臀肌挛缩症的主要病因。

2. 遗传及特发因素　大约有近 10% 的患者没有反复多次的臀部肌内注射史,还有一些病例从未接受过臀肌注射。但他们有该病家族的高发病史,这使人们认为这些患者的发病与遗传有一定关系。还有少数患儿既无臀肌注射史,也无家族发病史,称为特发性。

3. **易感因素**　臀肌挛缩都发生在儿童,儿童是该病的易感人群。但接受长期反复肌注的儿童只有一部分患病,说明儿童对本病的易感性存在较大差异。瘢痕体质者接受臀肌注射后更易发病。

【临床表现】

本病儿童多见,男性多于女性,患者多为双侧发病。

1. **姿势和步态**　患者站立位,双下肢并拢时显得费力,严重者双足脚尖触不到一起。行走时呈现外八字脚。用力抬高足趾以代偿髋屈曲受限。迈步前进时,膝关节指向前外侧,患儿无法将膝关节提向正前方,表现出绕圈步态,跑步时尤为明显。严重的患儿自己穿裤子或袜子时特别困难,需坐在枕头或被子上才能自己穿裤子或袜子。

2. **臀部检查**　患者臀部外侧凹陷,失去正常臀部的膨隆圆滑之形态,髂嵴后部及大粗隆处显得较为凸出,臀部凹陷以外上方最为严重,此处可触及皮下较硬的纤维条索硬片,质韧无压疼,失去了臀部肌肉的正常弹性。被动下将髋内收、内旋时,臀外侧的纤维索条更加坚韧、明显。患儿下蹲后表现为尖臀畸形,臀的两侧扁平,甚至凹陷,内侧是膨隆的尖顶。

3. **髋关节运动范围检查**　主要包括以下几点:

(1) 并膝下蹲试验:患儿直立,两腿并拢,然后下蹲,正常儿童可顺利做出此动作。该病患者在下蹲时,两膝必须分开才能蹲下,若两膝不分则无法蹲下。较轻患儿蹲下后双膝又能并拢。较重患儿蹲下双膝仍不能并拢。呈现蛙式腿(frog leg)下蹲,极严重患儿屈髋受限,无法完全蹲下。

(2) 二郎腿试验:正常人可轻松的跷起二郎腿。患儿取屈膝、屈髋坐位,无法将患肢股部放到对侧股部上方,此时称二郎腿试验阳性。

(3) 屈髋试验:受检者仰卧做屈髋、屈膝动作,正常人下肢可沿下肢矢状轴完成动作。患者在屈膝、屈髋时,髋关节必须外展,膝关节向外划一圆弧才能完成该动作。屈髋时大粗隆后上方常有弹动感,在屈膝、屈髋90°时,髋关节被迫外展,无法内收,此时髋外展畸形表现最明显。

(4) 髂胫束试验(Ober 征):患者健侧卧位,健侧屈髋屈膝,检查者一手固定骨盆,一手握踝,屈患髋膝达 90°后,外展大腿并伸直患膝,大腿不能自然下落,并可于大腿外侧触及条索样物;或患侧主动内收,足尖不能触及床面,则为阳性。

4. **其他检查**　X 线片检查一般无异常,但少数病例骨盆及髋关节会发生改变。X 线片可见髋臼指数增加,颈干角和前倾角增大;臀肌挛缩严重者继发髋关节半脱位。血清及常规化验均无异常。

【治疗】

本病一旦确诊,如无其他手术禁忌证就应采取手术治疗,手术越早效果越好。

手术采用经臀凹陷最严重处止于大粗隆上端的斜切口,切断松解所有纤维化挛缩的束带。手术松解成功的标准是患髋行 Ober 征检查阴性。术后第 4 天开始下床活动,练习并膝下蹲、患肢内旋交叉腿行走、坐位交替跷二郎腿等。

本章小结

总之,肢体畸形的诊治,关键在于早发现早治疗,这已经成为众所公认的事实。而我国目前初次就诊的肢体畸形的患儿,多数已错过了最佳的治愈年龄。部分原因是由于患儿得不到早期诊断,而肢体畸形的早期诊断难度较大。究其原因是处于新生儿期甚至幼儿期的患儿依靠 X 线检查诊断并非十分可靠,这就使得进行更为细致、耐心的体格检查显得尤为重要。一旦确诊,即应根据每个病例的临床特点制订合适的治疗方案,及早处理。

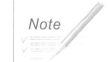

思考题

1. 先天性肌性斜颈应与哪些疾病进行鉴别诊断?
2. 先天性肌性斜颈的诊断及治疗原则是什么?
3. 简述先天性髋关节脱位的病理改变过程。
4. 先天性髋关节脱位的诊断及治疗原则是什么?
5. 简述先天性髋关节脱位的鉴别诊断。
6. 臀肌挛缩症的临床表现与诊断。

（刘　强　贺西京）

参考文献

1. 陈孝平.外科学.北京:人民卫生出版社,2009.
2. 胥少汀,葛宝峰,徐印坎.实用骨科学.北京:人民军医出版社,2012.
3. 高宏,王海强,黄耀添,等.肌性斜颈病因及病理的历史与现状.中国矫形外科杂志,2000,7(7):690-692.
4. 唐盛平,刘正全,全学模,等.胸锁乳突肌巨微解剖与先天性肌性斜颈的病因关系.中华小儿外科杂志,2001,22(1):19-20+65.
5. 高福堂,唐盛平,王帅,等.先天性肌性斜颈病变组织中脂肪增生与纤维化.中华小儿外科杂志,2012,33(6):408-412.
6. 孙元龙.刘卫东.吉士俊.先天性髋关节脱位髋臼软骨的影像学研究.中华小儿外科杂志,1988,19(2):40-42
7. 谭志宏,杨升平,房伦光.先天性髋关节脱位的手术治疗.中华小儿外科杂志,2000,21(4):246-247.
8. 中华医学会骨科学分会.发育性髋关节发育不良诊疗指南(2009年版).中国矫形外科杂志,2013,21(9):953-954.
9. 贺西京,李浩鹏,王栋,等.臀肌挛缩症的分级与治疗.中华骨科杂志,2003,23(2):35-38.

第二十六章　手　足　畸　形

先天性手足畸形是临床上较为常见的一种疾病,主要包括先天性手部畸形、先天性马蹄内翻足、平足症和蹑外翻等。先天性手足畸形对患者的影响与畸形发生的部位及类型有关,畸形较轻微,对日常生活影响不大;严重的手足畸形可造成其功能的丧失。对于发现的畸形,应根据畸形的类型及可能造成功能丧失的严重程度等综合考虑治疗方案。

第一节　先天性手部畸形

先天性手部畸形较常见,其发生率约为 1/626。了解手的正常生长发育过程对于理解畸形发生十分重要。在妊娠第 26 天,手和上肢从同一个肢体芽发出。肢体芽由中胚层和外胚层细胞组成,从胚胎外侧的背侧和腹侧结合处发出。肢体芽的中胚层来自胚体壁和侧板。来自胚体壁的中胚层将形成肌肉、神经和血管,来自侧板的中胚层形成骨、软骨和肌腱。

上肢发育由近端向远端形成,到妊娠第 8 周时,上肢所有结构形成完成。间充质细胞在肢体芽的中部聚集形成骨骼原基,这些细胞后来分化为软骨细胞和成骨细胞前体。软骨骨化的时间和部位,始于妊娠第 36 天,从肱骨开始,于妊娠第 50 天,在远端指骨结束(表 26-1)。

表 26-1　上肢结构形成时间表

妊娠天数	胚胎天数	发育事件
21	9	脊索表达 Shh 基因
26	12	上肢芽形成
31	14	上肢芽弯曲
33	15	手板形成,锁骨下/腋/肱动脉形成
36	16	神经干进入上肢;肱骨和前臂软骨化,肱盂关节开始形成
41	17	指骨形成,开始骨化,尺动脉形成
44	18	近端指骨骨化,桡动脉形成,胸大肌形成
47	19	中节指骨骨化,指骨开始分离,关节形成
50	20	远端指骨骨化,指骨分离
54	22	肱骨骨化,指骨完全分离
56	23	远端指骨骨化,肱骨滋养血管形成

以往手部畸形主要依据其外观进行分类,由于命名缺乏统一规则,常常引起混淆,不利于交流和总结。因此,美国手外科协会、国际手外科协会联合会和国际矫形支具协会,共同制订了一种通用分类系统并得到广泛应用(表 26-2)。该系统主要依据胚胎发育缺陷的方式和形态特点对手部畸形进行分类。

Note

表 26-2　手和上肢先天性畸形的通用分类

分型	分类	临床病例
Ⅰ	形成不全	横向缺失;纵向缺失
Ⅱ	分化不全	并指;尺桡骨融合;先天性指屈曲
Ⅲ	复制	多指
Ⅳ	过度生长	巨指
Ⅴ	生长不良	短指
Ⅵ	羊膜带综合征	羊膜带综合征
Ⅶ	系统性	关节挛缩;软骨发育不良

　　手的功能需要五个手指协同运动,共同完成。在现代生活中,人类需要操作计算机,使用键盘,时时刻刻都需要手指进行屈曲、伸直、外展活动。当指头出现畸形时,这些活动将难以进行。

　　治疗儿童先天性手部畸形的原则是:首先是功能重建,其次是外形重塑。

　　常见的儿童先天性手部畸形包括并指、多指、扳机指。

<h1 style="text-align:center">并　指</h1>

　　并指也称蹼指,是指五个手指中的两个或者两个以上粘连在一起,没有分开。是儿童手部最常见的畸形(图 26-1),常常需要通过手术治疗来改善功能和外观。

【病因和发病率】

　　并指的遗传方式为常染色体显性遗传,但外显率不同,因此并指的病例并没有明显的家族聚集性。通过遗传和分子生物学研究发现,在常染色体显性遗传的并指患者中,其致病区域在二号染色体(2q24-q36),其他的变异包括 HOXD13 基因变异。

　　并指的发病机制是由于分化不全导致的。在上肢发育过程中,从妊娠第 5 周开始形成手节。指间的裂隙通过细胞凋亡形成,由外胚层顶嵴介导,从远端向近端发生。指间分离失败或未分离就会导致并指发生。

　　单纯的并指,在新生儿的发生率约为 1∶3000,男孩多见。一般为双侧并指,也常常有双手、双足均发病的病例。最常见的部位为第三指间,其次是第四、第二和第一指间。其发病率依次为 50%,30%,15% 和 5%(图 26-2)。

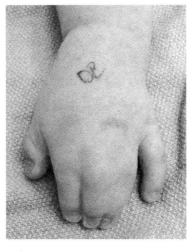

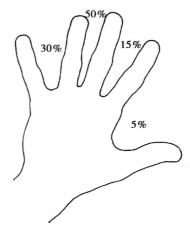

图 26-1　患儿,女,6 月,第 1-4 指并指　　　　图 26-2　简单和复杂并指的发病率

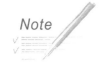

【分类】

分类主要依据是其影响的组织范围。完全并指是指间组织全程没有分开;不完全并指是指间组织部分没有分开。简单并指是指间仅有皮肤或者软组织相连接,甲板没有融合。复合并指是相邻的指骨间有骨性融合。复杂并指是涉及相邻掌骨附件,或者在指骨间有异常骨形成。在简单并指中,患指的关节、韧带、肌腱一般是正常的。

【诊断】

并指通过临床检查即可诊断。但需要确定并指属于简单并指、复合并指,还是复杂并指。方法是通过主动和被动活动指间关节时,是否出现皮肤自然褶皱确定;若出现自然褶皱,一般为简单并指,否则,就要怀疑患儿为复合或者复杂并指。

应对患手进行 X 线片检查,目的是了解并指中骨组织的融合情况。如果同时合并有其他临床症状,比如 Poland 综合征,Apert 综合征,或者羊膜带综合征,则需要同时评估整个上肢、胸壁、足部和头面部的畸形情况。

【治疗】

除了畸形程度轻,不影响功能的不完全并指,几乎所有的并指都需要手术。关于手术时机选择的问题,一般来说可以在 18 个月以内进行,需要依据患儿的具体情况进行选择。简单完全并指的手术松解效果较好,常常不会影响以后手部功能和精细动作。

多　　指

多指,正常手指有五个,若多于五个手指,称为多指畸形。多余的手指可出现在手的尺侧、桡侧和中间(图 26-3)。

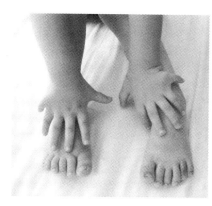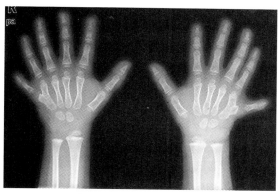

图 26-3　多发性多指、多趾患儿

【分类、发病率和病因】

按照多指存在的位置,将多指分为轴前性多指、轴后性多指和中心性多指。

轴前性多指是指"拇指多指",指在手部的桡侧多指,或者拇指分叉,是在亚裔中发病率最高的多指。轴前性多指的发病率为 1:10 000。男孩多于女孩。多数病例为散发病例,影响单侧,一般为常染色体显性遗传。

轴后性多指是指"第六指",指在手部的尺侧出现多指。在非洲裔人群中,发病率最高。在白种人,其发病率约为 1:1339,而在黑人中,其发病率为 1:143。一般多为单纯的多指畸形。其遗传方式为常染色体隐性遗传。轴后性多指的确切病因不明。大量的研究发现其发病与 7,13 或者 19 号染色体的异常有关。

中心性多指是指在手指中部出现的多指,发病率远远低于轴前性和轴后性多指。中心性多指常常影响患肢的抓握和张开功能。中心性多指是由于 *HOX* 基因突变导致的肢体畸形,在 2

号染色体的 *HOXD13* 基因缺失导致中心性多指畸形出现,属于常染色体显性遗传,有家族聚集性。

轴后性多指的病因目前尚不明确,可能与多个基因突变和染色体异常相关,包括 13 号,19号染色体和 *Gli3* 基因。

轴前性多指的病因可能是由于外胚层顶脊的推迟卷曲导致。这个结论通过系列病例和动物研究证实。

【诊断】

依据病史和体格检查对患儿的多指情况进行评估。考虑遗传因素在该病中起到重要作用,接诊时需要详细询问患儿的家族史,有助于为诊断和治疗提供方向。仔细查体可以为制订治疗方案提供详尽的信息。尤其需要注意多指是否与掌骨形成关节。对于与骨组织形成关节的多指,要检查多指屈伸时,指间关节是否出现褶皱,可以为医师提供关节和肌腱功能的信息。如果多指处于伸直位、僵硬、无皮纹,则提示该多指无肌腱附着。

【治疗】

在大部分情况下,多指都需要进行手术治疗,以恢复手部功能,改善外形(图 26-4)。但是对于中心性多指来说,手术处理后的效果是否优于其自然病程,是困扰临床医生的一个难题,需要丰富的临床经验和仔细的临床检查才能决定是否手术。在某些情况下,由于患儿家属的个人原因,宗教、文化原因,并不愿意采用手术治疗。

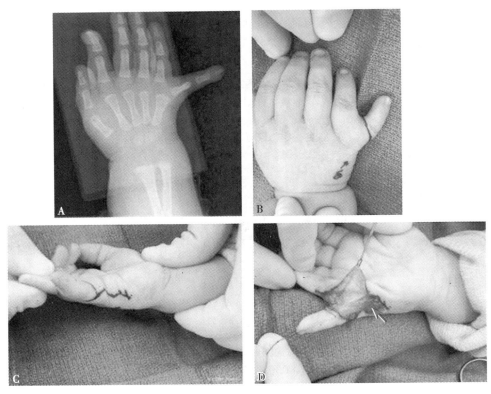

图 26-4　轴后行多指的重建方法
A. 术前影像学评估;B、C. 术前照片,标记切口位置;D. 掌侧面分离显示指屈肌腱附着于小指

扳　机　指

扳机指,又称为儿童缩窄性腱鞘炎,儿童多发生于拇指拇长屈肌腱鞘,腱鞘缩窄导致屈肌肌腱卡压,指间关节无法伸直(图 26-5)。

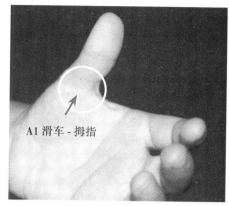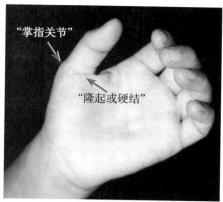

图 26-5　拇指缩窄性腱鞘炎

【病因和发病率】

扳机指的确切发病原因不明,多个研究评估了数千个新生儿后,明确发现,该疾病不出现在新生儿中。因此,不能称其为先天性疾病。扳机指形成的原因是拇长屈肌腱和其腱鞘大小不匹配,一般在第一掌指关节处出现环形缩窄。通过对缩窄处的腱鞘和肌腱进行组织病理学观察,未发现有炎症、感染或者退变发生。因此,迄今为止,儿童扳机指的病因不明。

一岁儿童的扳机指发病率约为 3∶1000 其他手指也可能出现扳机指,但其发生率较拇指低10 倍。

【诊断】

扳机指患儿多在 1 岁半到 3 岁时就诊,其拇指固定在指间关节屈曲挛缩位置。其症状多被患儿家长、老师或者其他监护人偶然发现。有时会被误认为是创伤所致,容易与关节脱位相混淆。扳机指的鉴别要点为:当指间关节固定在屈曲位置时,无疼痛;而当被动或者主动伸直指间关节时,会有短暂的疼痛。仔细查体可以发现掌指关节处拇长屈肌腱上的硬结。

【治疗】

保守治疗可以缓解扳机指的症状,但是并不能从根本上治疗扳机指。对于保守治疗无效的扳机指,需要进行外科手术松解。外科手术的主要方式为切开增生且卡压肌腱的腱鞘,一般不切除腱鞘,仅仅进行松解即可达到目的。

第二节　先天性马蹄内翻足

先天性马蹄内翻足畸形是指一种先天性足踝关节骨与关节的复合畸形。这些复合畸形包括四个:即前足内收,后足内翻,高弓足(前足和后足跖屈),踝关节跖屈(图 26-6)。

马蹄内翻足畸形包括四大类。第一类为特发性马蹄内翻足,也是最常见的一类马蹄内翻足畸形,患儿无其他方面疾病,若不经治疗,其足部畸形不会减轻。第二类为姿

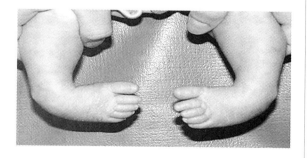

图 26-6　先天性马蹄内翻足

势性的马蹄内翻足畸形,此类畸形不需要治疗,或者仅仅通过理疗、石膏矫形即可缓解。第三类为神经源性的马蹄内翻足畸形,患儿同时患有脊髓脊膜膨出。第四类为症状性的马蹄内翻足,是指由其他疾病导致的马蹄内翻畸形。后两种类型的马蹄畸形比较僵硬,治疗效果不佳。本章

主要讨论特发性的马蹄内翻足。

【流行病学】

马蹄内翻畸形的发病率与人种有关,在白种人中,新生儿的发病率为 0.93~1.5：1000,亚洲人中为 0.6：1000。男婴的发病率显著高于女婴,约为后者的 2 倍。50% 的患儿为双侧马蹄内翻畸形。患有马蹄内翻足畸形的父母,其子女患有马蹄内翻畸形的概率较健康人群高 17 倍。健康的父母,如果其第一个男孩为马蹄内翻畸形,那么第二个男孩患有马蹄内翻畸形的发病率为 1：40。同卵双胞胎同时患有马蹄内翻畸形的概率为 32.5%,而异卵双胞胎则为 2.9%。

【病因】

马蹄内翻足的病因十分复杂。其中遗传是一个较为明确的因素,目前的观点认为:马蹄内翻足为显性基因遗传,其外显率受到多种因素的影响。此外,通过实验证实了一些其他的学说,这些学说包括宫内挤压,肌肉损伤,骨骼畸形,血管损伤,宫内病毒感染,肌腱附着点异常和组织学异常等。

环境因素可以影响基因的表达。研究发现在妊娠期间吸烟的孕妇,其子代发生马蹄内翻足的风险较高,且与每天抽烟的数量相关。马蹄内翻足家族史和妊娠期间吸烟的联合作用可以导致马蹄内翻足发病风险剧增,说明了马蹄内翻足发病的基因 - 环境相互作用的重要性。

【临床表现】

新生儿的马蹄内翻足主要靠父母和监护人的观察发现,行走后马蹄内翻足患儿的主要症状包括步态跛行,行走后疼痛等。因行走时足后外侧负重,大龄患儿会在足外侧形成胼胝体。

马蹄内翻足的典型畸形可以用"CAVE"来记忆,即:高弓(Cavus,前足相对于后足趾屈),前足内收(Adductus,前足相对于中足内收),内翻(Varus,距下关节内翻),马蹄畸形(Equinus,踝关节跖屈)。每个患足的畸形程度不尽相同。通常在那些双侧患病的患儿,其双侧畸形程度也不尽相同。

另外,还有一些相关表现。如在患儿的踝关节后侧和足弓下方,可见皮肤褶皱(图 26-7)。由于患儿跟骨后侧有较厚的脂肪垫,难以触及跟骨。

对于新生儿的检查,可以通过将检查者拇指放在婴儿足背外侧的距骨头上,作为支点,外翻距下关节。特发性的马蹄内翻足畸形患儿,其舟骨一般不能与距骨头对齐。在单侧患病时,其患足和跟腱一般较健侧小,且患肢略短于健侧。对患儿进行详细的体格检查,排除神经源性和症状性的原因。同时要注意检查肌力和感觉,一般情

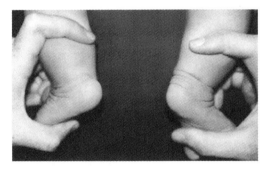

图 26-7　踝关节后侧皮肤褶皱

况下,患儿前外侧的肌力和感觉会有异常。需要检查患儿的胫前肌、跛长伸肌、腓骨肌肌力。

依据查体结果,对患儿畸形的程度和僵硬程度进行评估,这对于治疗具有重要意义(图 26-8,表 26-3)。

对于马蹄内翻畸形的分类较多,然而,目前上没有一个统一的分类方法,现有的方法其主观性过强,且重复性差。目前常用的分类方法有两个,分别是 Dimeglio 方法(表 26-4)和 Pirani 方法。这两个分类方法都是通过对查体结果进行评分,然后通过总的评分,对患儿的畸形程度进行分级,从而指导治疗。患儿初诊时,对畸形程度进行分类十分重要,这可以用来指导制订治疗方案,同时可以用来对比不同治疗方法的疗效。

【影像学检查】

影像学对于先天性马蹄内翻足畸形的诊断和治疗意义存在争议。马蹄内翻足的诊断主要通过临床查体。影像学主要从骨骼的畸形方面来评价足部畸形,由于儿童足部软骨较多,因此

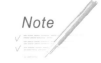

马蹄内翻足严重程度评分

程度	得分	其他参数	得分
90°~45°	4	后方褶皱	1
45°~20°	3	内侧褶皱	1
20°~0°	2	高足弓	1
<0°~-20°	1	肌力差	1

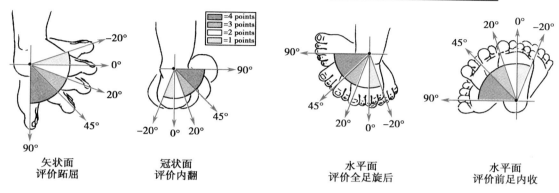

矢状面
评价跖屈　　冠状面
评价内翻　　水平面
评价全足旋后　　水平面
评价前足内收

图 26-8　矢状面评价跖屈畸形,冠状面评价内翻程度,水平面评价全足旋后,水平面评价前足内收

表 26-3　马蹄内翻足严重程度评分

程度	得分	其他参数	得分
90°~45°	4	后方褶皱	1
45°~20°	3	内侧褶皱	1
20°~0°	2	高足弓	1
<0°~-20°	1	肌力差	1

表 26-4　Dimeglio 分类

分级	类型	发病率	分值
Ⅰ	良性	20	<5
Ⅱ	中度	33	=5<10
Ⅲ	重度	35	=10<15
Ⅳ	极重度	12	=15<20

影像学在诊断马蹄内翻足的意义十分有限。

尽管如此,影像学在评估患儿畸形位置和矫正效果方面有一定意义。在拍摄足部正位片时,将足部压在平板上,保持背伸和外旋,这样可以显示距下关节。在足部侧位片上,足背伸和最大限度外翻,确保获得准确的足部侧位片(在侧位片上,腓骨处于胫骨的后 1/2 处)。在正、侧位片上,测量跟距角、距骨 - 第一跖骨角。距骨和跟骨轴线有一定夹角,而距骨轴线和第一跖骨轴线在同一条直线上。在侧位片上测量胫距角和胫跟角。距骨轴线一般垂直于胫骨轴线。在侧位片上评估跟骨和骰骨的关系(图 26-9,图 26-10)。

CT、MRI 也用于评估畸形程度,但不作为特发性马蹄内翻足的常规评估方法。

【宫内诊断】

随着孕前检查的推广普及,以及胎儿超声技术的进步,越来越多的马蹄内翻足畸形在妊娠阶段即被发现(图 26-11)。因此常常有准爸爸、准妈妈就马蹄内翻足的症状、诊断、治疗、预后问题来咨询骨科医生。一般情况下,马蹄内翻足畸形在妊娠第 12 周即可通过超声检查发现。超

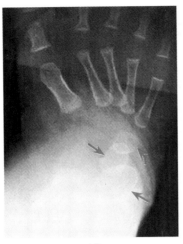

正位

图 26-9　足 X 线正位:跟距角,距骨 - 第一跖骨角

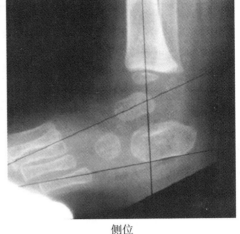

侧位

图 26-10　足 X 线侧位:跟距角,距骨 - 第一跖骨角;胫距角,胫跟骨角

声诊断的标准为发现胎儿的足部固定于马蹄内翻位置。目前的三维超声可以比标准的超声提供更多、更准确的诊断信息。

在发现胎儿在宫内有马蹄内翻畸形后,应注意检查患儿是否合并有其他畸形。如果为单纯的马蹄内翻畸形,在宫内不需要进行任何干预。骨科医生应向患儿父母讲清楚该疾病的病因、治疗和预后,减轻患儿父母的恐惧和不安,让患儿父母对是否继续妊娠做出自己的决定即可。

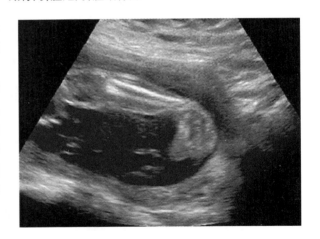

图 26-11　胎儿马蹄内翻足

【病理解剖学】

马蹄内翻畸形产生的病理包括:足部骨骼排列畸形,足部骨骼形态畸形,软组织挛缩。

在骨骼异常方面:距骨颈短小且向内侧偏斜,从而导致距骨关节面也向内侧偏斜。解剖研究和 MRI 图像发现跟骨远端有内翻畸形,从而导致距舟关节偏向内侧。在有的马蹄内翻足患儿,存在跟骰关节半脱位。内侧楔状骨的形状在大龄马蹄内翻足患儿为梯形。距下关节严重内翻(内旋 + 跖屈)。

在软组织挛缩方面:跖筋膜,跖短肌,足底韧带挛缩。跟腱、胫骨后肌,拇长屈肌,趾长屈肌肌腱挛缩。踝关节、跟距关节后方关节囊挛缩。马蹄足患者的肌肉起点和内在结构均存在异常。马蹄足患儿的肌肉较细小,腓肠肌和胫后肌中,结缔组织增多。电镜观察发现,肌纤维减少、肥大。韧带增厚,胶原纤维和多孔性增加。尤其是跟舟韧带和胫骨后肌腱鞘。韧带增厚和短缩是马蹄内翻足形成的重要因素。

此外,马蹄内翻足常常有血管系统异常的表现,很多患儿足背动脉缺失。

【自然病程】

未经治疗的马蹄内翻足会发展成为僵硬的畸形足。在患足的背外侧,其负重部位,可见一胼胝体滑囊形成(图 26-12)。在畸形严重的病例,其穿鞋有一定困难,但功能没有明显受限。未经治疗的成人马蹄内翻足畸形,疼痛不是常见症状。

Note

【治疗】

（一）非手术治疗

马蹄内翻足治疗的目的是重新获得一个柔软的、功能正常、外形正常、跖掌部着地的足，从而使得足底压力分布接近正常。

2300 年以前，Hippocretes 初次描述了马蹄内翻足畸形。在过去的 200 年间，很多治疗方法（包括手术方法和非手术方法）都以失败告终。20 世纪 40 年代，Iowa 大学的 Ponseti 和 Smoley 提出了一种使用序列石膏治疗马蹄内翻足的方法。在经过半个世纪的临床检验后，于 20 世纪 90 年代，其治疗方法得到了公认。

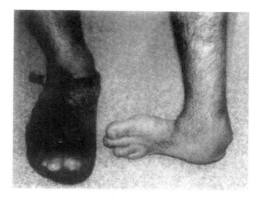

图 26-12　大龄马蹄内翻足患儿，足外侧胼胝体形成

潘塞媞（Ponseti）治疗方法：首先通过 5~8 次手法按摩和序列石膏矫形（每次 5~7 天），纠正患足内收、内翻、高弓、跖屈畸形（图 26-13）；然后通过经皮跟腱切断术，术后石膏固定 3 周，纠正患足残余跖屈畸形（图 26-14）；最后夜间佩戴足外展支具 3~5 年（图 26-15）。一般情况下，<50% 的患儿在行走后，需要行胫前肌转移术，以恢复肌力平衡。Ponseti 方法在治疗马蹄内翻足方面取得了十分好的结果，因此成为了马蹄内翻畸形保守治疗的金标准。

Ponseti 治疗方法是基于马蹄内翻畸形的病理解剖改变进行的。手法按摩和石膏矫形的基础是：韧带和肌腱的胶原具有黏弹性的特点。在手法按摩过程中，韧带和肌腱中的胶原出现蠕变现象。蠕变现象是指随着作用力时间的延长，组织长度沿着力的作用方向增加，组织长度的

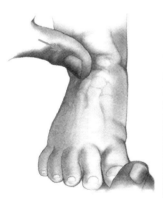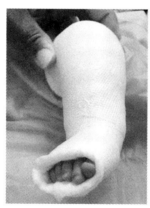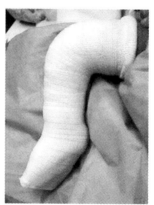

图 26-13　手法按摩与石膏固定

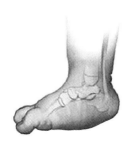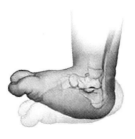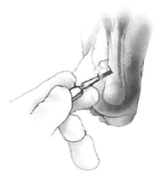

图 26-14　跟腱切断术

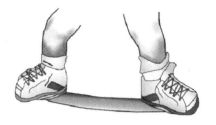
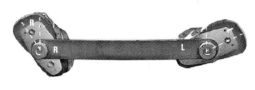

图 26-15　佩戴支具

增加一开始十分迅速,而后逐渐减慢。石膏固定就是为了巩固手法按摩的效果。在石膏固定过程中,胶原出现应力松弛现象。松弛现象是指将组织牵拉到一定的形变后,保持该形变,组织上的拉力会逐渐减小。直到进行下一次手法按摩时,胶原重新出现蠕变和松弛。

手法按摩和序列石膏:手法按摩和石膏固定应该尽早进行(图 26-16)。一般建议在患儿满月后开始。但也有学者建议出生后尽早进行,越早越好。有个案报道提示数月内开始治疗的患儿和刚出生就开始治疗的患儿,其疗效无显著性差异。

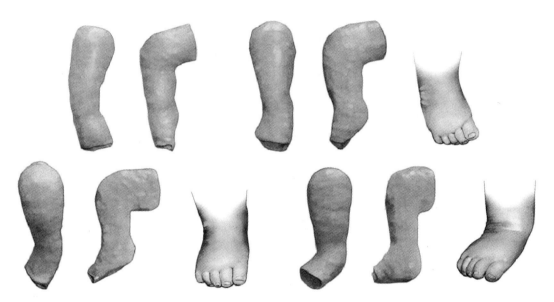

图 26-16　每次手法按摩后,使用石膏制动保持矫形效果。每 5~7 天进行手法按摩和石膏固定,直到轻微过度纠正畸形,或者无法继续纠正。后足逐渐背伸、外翻,外展、外翻距下关节,同时避免过度背伸前足。为了完全拉伸距骨内侧带韧带,需要将前足过度外展。全足外展,但不要过度旋后。舟骨向外侧移动大约1.5cm,覆盖距骨头外侧,导致距骨头外侧无法触摸到。足跟轻度外翻。按照高弓 - 内收 - 内翻 - 马蹄的顺序,同时纠正马蹄内翻畸形的每个部分。最后纠正马蹄畸形,仅靠石膏有时不能完全纠正马蹄畸形。需要拍摄足部正侧位,确定患足纠正情况。如果足部不能获得 10° 的背伸,则需要行跟腱切断术

跟腱切断术:Ponseti 方法中,使用手法按摩和石膏固定可以纠正 90% 患儿的高弓、内收和内翻畸形。然而,极少数患儿(<10%)的马蹄畸形得到足够矫正(背伸达到 10°)。对于那些马蹄畸形没有得到矫正的患儿,需要行经皮跟腱切断术。跟腱切断术后,使用石膏固定 3 周。在这 3 周中,将足部固定于背伸 15°~20°,外旋(相对于小腿)70°~75°。本阶段完成后,治疗的活动期就基本完成。

足部外展支具:移除石膏后,进入维持期,开始佩戴足部外展支具。外展支具为一双半限制的鞋子,用一根杆连接在一起。外展支具将足部位置在外展位(患足外展 70°,健侧外展 45°)。杆有一定的弯度,背向患儿,从而使踝关节轻度背伸。外展支具对于治疗十分重要,这一点应向

患儿家属说明。

(二)外科治疗

Ponseti 方法显著降低了特发性马蹄内翻足的手术率,但是仍然有部分患足需要手术治疗。手术治疗的适应证主要是畸形复发和残余畸形。手术方式主要为广泛的软组织松解,包括距下关节、距舟关节、跟骰关节等。

外科治疗的并发症较多,包括伤口愈合问题,神经血管损伤,骨/软骨损伤,距骨和舟骨坏死,疼痛,僵硬,力量差,残余畸形,畸形复发,背侧踇囊炎,以及距舟关节、距下关节和跟距舟关节过度矫形等。从长期随访来看,外科治疗的效果较差。很多病例甚至需要多次手术进行,从而导致患足疼痛、僵硬,生活质量很低。

常用的外科手术方式包括:跟腱延长术,胫前肌肌腱外移术,外固定架矫形术。对于大龄儿童复发的或者延迟治疗的特发性马蹄内翻足,可以考虑行三关节融合术,外固定架矫形术。

跟腱延长术:踝关节的正常活动范围为背伸 10°,跖屈 45°。对于经过保守治疗,患儿踝关节跖屈畸形依然改善不明显的患儿,可以行跟腱延长术。

胫前肌肌腱转移术:对于跟骨内翻畸形改善不明显的患儿,可以考虑行胫前肌肌腱转移术。

外固定架矫形术:对于僵硬的马蹄内翻足患儿,无法直接行肌腱转移的患儿,可先通过外固定架将畸形逐步矫正,待矫正后再行肌腱转移。

三关节融合术:儿童关节软骨丰富,关节融合不易发生骨性融合,还容易损伤骨骺,影响生长发育;同时,儿童在肢体发育阶段和肌肉的持续作用下,融合了的关节可以再发生变形。因此,年龄在 12 岁以下的儿童,不宜施行关节融合术。按照足部畸形情况,依据术前设计作楔形切骨。用跟距关节的侧向楔形截骨矫正足内外翻畸形;以距舟、跟骰关节的侧向楔形截骨矫正前足内收、外展畸形。以距舟、跟骰关节的背跖向楔形切骨,配以跟距关节的前后向楔形切骨来矫正跖屈与仰趾高弓畸形。

第三节　平　足　症

平足症,也叫扁平足,是指足在负重状态下,后足外翻,中足相对于纵弓跖屈,前足相对于后足旋后。如果去除负重后,足部可以恢复或部分恢复其形态,称为柔软性扁平足,本节主要讨论柔软性扁平足。

【流行病学】

由于临床上对平足症没有一个严格的基于影像学标准的定义,因此扁平足的真实发病率不明确。目前,正常足弓高度没有统一标准,一般认为大部分儿童和约 20% 的成人有平足。婴儿出生时足弓比较扁平,随着生长发育,足弓逐渐出现。在 3~5 岁的儿童,扁平足的发病率为42%,而在青少年时期,则降至 6%。

【分类】

依据扁平足的僵硬程度,可以将其分为柔软性扁平足和僵硬性扁平足。柔软性扁平足是指足部关节和软组织具有良好的柔韧性,大约占扁平足患者的 2/3,一般不会导致残疾。部分柔软性扁平足是由于跟腱挛缩导致,这样会引起足部疼痛和功能障碍。僵硬性扁平足比较少见,主要是由于距下关节僵硬,足部活动性较差,常常出现距下关节融合、疼痛等症状。

【病因】

柔软性扁平足的病因包括:肌力下降,韧带松弛,跟腱挛缩,距骨位置改变以及环境因素。通过电刺激腓骨长肌促进儿童足弓发育的研究,提示肌肉肌力降低是柔软性扁平足的病因。距骨的形状、位置是导致扁平足的首要原因。扁平足患儿的软组织存在一定问题,包括韧带松弛、跟腱挛缩等。环境因素也会影响扁平足发病率。不穿鞋子的儿童,其扁平足发病率较低。

僵硬性扁平足的病因复杂,先天性因素、外伤、炎症等可以导致足部出现骨性融合的疾病,均有可能导致僵硬性扁平足。

【临床表现】

扁平足的临床表现包括:

1. 疼痛 通常位于足底内侧(后足后内侧疼痛),且于长期站立或行走后加剧,症状进行性加重。偶尔疼痛也可位于外踝附近。这是由于足弓塌陷造成后足外翻,继而腓骨与跟骨相撞击的结果。

2. 肿胀 疼痛关节外肿胀,以足舟骨结节处为甚。

3. 步态异常 患足疼痛及足弓塌陷可造成跑步甚至行走能力下降,步态异常,如外八字步态。

4. 严重的平足畸形 可见足跟部其他关节受累,如距下关节和跗横关节的柔韧性降低甚至僵硬。

可同时伴发有跖筋膜炎、跗骨窦综合征等。

【影像学检查】

影像学对于扁平足的诊断意义不大,但是有助于测量足弓高度和做手术计划。对于柔软性扁平足,需要拍摄负重位的正、侧位片,而对于僵硬性扁平足,则需要额外拍摄轴位和斜位 X 线片。非负重位片无法发现真正的畸形情况。X 线片可以评估骨骼在静止状态下的相互关系,但是不能提供患足柔韧性方面的信息,不能作为手术的唯一依据。

扁平足的侧位片可以发现跟骨跖屈,表现为跟骨高度降低;同时有距骨跖屈角度变大,表现为距骨角改变。距骨跖屈、舟骨背伸导致中足凹陷,足弓下降,可以通过距骨、第一跖骨角评估。通过评估这些角度,可以为手术提供参考信息(图 26-17)。

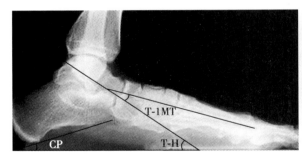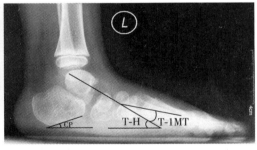

图 26-17 负重位侧位片,评价指标包括三个:跟骨与水平线的夹角 CP 角;距骨与水平线的夹角 T-H 角;距骨 - 第一跖骨角 T-1MT 角

儿童足部正位片对评估扁平足畸形帮助不大。在扁平足畸形时,距下关节过度外翻,包括跟骨相对于距骨外旋和背伸;舟骨外展和背伸。在正位片上难以评估跟骨轴线。因此,评估距舟关节显得尤为重要。但是,由于儿童的舟骨骨化中心是从外侧开始的,从而导致评估结果不可靠。此外,通过评估正位片上的距骨 - 第一跖骨角,也可以用来评估畸形情况。其交点一般位于距骨头或者距舟关节(图 26-18)。

【病理解剖学】

足的功能是为身体在站立和行走状态下,提供稳定的支撑。前足和后足之间的关节关系可以简化为一个斜行的铰链。

距下关节由三块骨头(距骨、跟骨、舟骨),多条韧带和多个关节囊组成一个整体。距下关节的运动轴为一个斜行的轴,绕着该运动轴,足部可以做内翻和外翻运动。内翻活动包括跖屈、旋前、内旋。外翻活动包括背伸、旋后、外旋。距下关节内翻状态称足内翻,多见于高弓足和马蹄

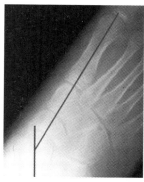
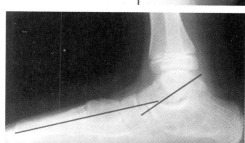
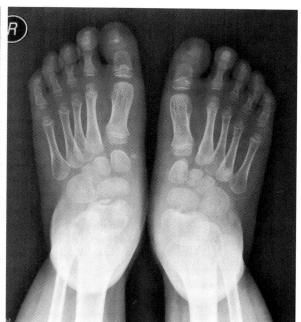
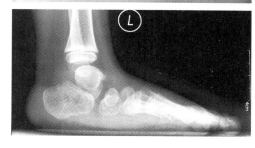

图 26-18　从正位片和侧位片可以看到,舟骨相对于距骨外旋、背伸

内翻足。距下关节外翻状态称为足外翻,多见于扁平足和足部歪斜。

　　正常情况下,在行走时,步态的前半程,距下关节外翻,胫骨和距骨内旋。距骨头由于失去舟骨和跟骨的支持而跖屈,弹簧韧带松弛,足部变的扁平。在步态的后半程,距下关节内翻,胫骨和距骨外旋,舟骨和跟骨为距骨头提供支撑,弹簧韧带紧张,距骨背伸,足弓恢复。在行走过程中,软组织有紧张和松弛的过程,不易疲劳。

　　对于扁平足来说,行走的前半程与正常步态相同,但是后半程距骨无法恢复背伸、足弓无法恢复。因此,软组织持续处于紧张状态,导致疲劳和疼痛。

【自然病程】

　　婴儿期的扁平足属于正常现象。儿童的足弓高度显著低于成人。儿童在 10 岁以前,随着发育,其足弓显著增高,儿童期不同年龄的正常足弓高度差异很大。

　　研究发现扁平足儿童,在体育课上的表现不如同年龄的正常儿童。同时,扁平足与膝外翻、关节囊松弛有一定关系。柔软、稳定的扁平足一般不会导致疼痛和畸形。

【诊断】

　　依据症状和足部影像学改变,可以诊断平足症。需要仔细对平足畸形进行评估,为治疗提供依据。

　　评估扁平足主要从足踝形态和下肢功能两个方面进行。下肢功能主要评估其韧带松弛度、下肢旋转和行走步态。足踝的评估中,首先需要认识到:扁平足不是一个单纯的畸形。它是一系列畸形的组合,包括:后足外翻畸形,前足旋后畸形和小腿外旋畸形。其距下关节轴线向外侧倾斜,造成跟骨外翻、外旋。可以通过足趾站立试验和 Jack 抬趾试验评估距下关节的活动度和柔韧性(图 26-19)。通过手法纠正后足外翻畸形后,前足旋后畸形一般会相应改善。通过背伸

Note

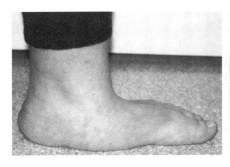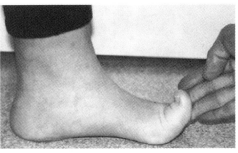

图 26-19　Jack 抬趾试验:柔软性扁平足,当抬起足趾时候,可见足弓恢复

踝关节,牵拉跟腱,评估踝关节功能。距下关节外翻还包括跟骨相对于距骨背伸。因此,在评估踝关节功能时,需要将跟骨外翻纠正至中立位,屈曲膝关节,背伸踝关节,若踝关节背伸小于10°,提示比目鱼肌肌腱挛缩。然后将膝关节伸直,继续维持踝关节最大背伸状态,再次评估踝关节背伸角度。如果在膝关节屈曲状态下,踝关节背伸大于10°,在膝关节伸直情况下,踝关节背伸小于10°,则仅有腓肠肌肌腱挛缩。

总之,在评估患儿扁平足畸形时,需要系统查体,评估下肢肌力,排除神经系统病变。评估下肢活动度、骨骼形态、肌力、感觉。需要特别注意跟腱的紧张度和足部畸形的柔软程度。

【治疗】

目前尚没有关于柔软性扁平足的长期、前瞻性临床研究。多数学者认为柔软性扁平足是一种解剖变异,不会造成残疾畸形。

对于儿童无症状的扁平足患儿,不需要进行治疗。有人建议采用矫形鞋和足弓垫进行治疗。但目前的研究结果提示,这些方法的治疗效果与非治疗组无显著差异。因此,对于无症状的扁平足,主要是向患儿家属讲明病情,无需特殊处理。

对于活动时足部和小腿有疼痛的扁平足患儿,可以考虑采用矫形支具,包括矫形鞋、鞋垫、足弓垫治疗,以缓解活动带来的疼痛。

对于保守治疗效果不好的患者,可以进行手术治疗。手术治疗的方式很多,可以分为软组织折叠术,肌腱延长和转移,骨组织切除,截骨术,关节融合术和距骨窦人工材料植入术。

目前最为常用的方式为距骨窦人工材料植入术,也称为关节制动。目前,制作关节制动内置物的材料可为聚乙烯、钛、不锈钢或可吸收的高分子材料,内置物的外形多样。目前关于关节制动术的手术适应证没有统一标准。相关并发症的发生率为3.5%~30%,这些并发症包括植入位置改变,植入物大小不合适,植入物断裂,感染等。目前常用的内植物主要为圆柱形钛钉,插入距骨窦后可以阻止足外翻,降低距下关节活动度。

第四节　姆　外　翻

姆外翻是指姆指相对于第一跖骨向外侧偏斜大于14°。其他特点包括第 1 跖趾关节内侧软组织增厚,姆指活动度良好,第一跖趾关节无退变。

【流行病学】

具体发病率尚不确切,女性发病率大于男性,需要手术治疗的患者中,80% 为女性。

【病原学】

具体病因不明。70% 有母方遗传倾向。研究发现姆外翻可能与 X 染色体显性遗传、常染色体显性或者多基因遗传有关。姆外翻的病因为足部骨与关节结构异常,与鞋子关系不大。此外,平足畸形和韧带松弛是导致姆外翻的危险因素。

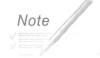
Note

【临床表现】

拇外翻的临床表现主要为两方面:疼痛和畸形。

大部分拇外翻无明显症状,患者往往会选择合脚的鞋子,避免压迫第一跖骨头内侧而导致疼痛。有些患者在穿某些风格的鞋子(比如高跟鞋等)时候也会出现足部疼痛。

少部分拇外翻患儿即便穿着宽松的鞋子,其疼痛依然比较严重。疼痛局限于内侧软组织表面,位于第一跖骨头的骨性突起与鞋接触处。

青少年拇外翻的疼痛较少出现在关节内,因此,跖趾关节的活动一般不受限制。如果跖趾关节活动受限,则需要考虑是否有关节炎、感染,或者局部骨与软组织损伤。拇外翻严重时,拇指远端与第二拇指重叠,会导致疼痛。

【影像学标准】

对于青少年拇外翻,需要从站立位正、侧位片来评估。主要评估中足和后足排列情况。在侧位片上测量跟骨角和距骨 - 第一跖骨角。前足的评估包括测量拇外翻的角度,第一和第二跖骨夹角,远端跖骨关节角度,跖骨 - 距骨关节角度,跖骨的相对长度,跖骨 - 距骨关节方向。其中远端跖骨关节角度尤为重要,但是在儿童足部平片上难以判断跖骨头软骨关节面。

拇外翻角是衡量拇外翻畸形的重要指标。该角度为近端趾骨和第一跖骨轴线的夹角(图 26-20)。第一跖骨内翻是指第一和第二跖骨的轴线夹角大于8°(图 26-20)。远端跖骨 - 关节面角度是主要评价指标。角度越大,说明第一跖骨内翻越大。

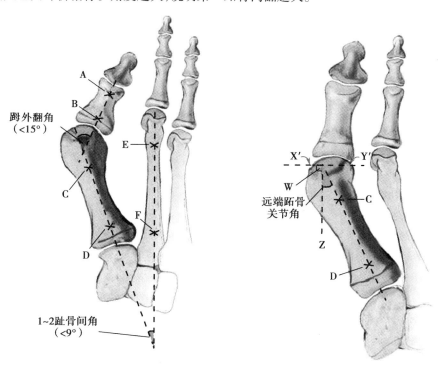

图 26-20 拇外翻和第一 - 第二跖骨角度
AB 为近节趾骨轴线;CD 为第一跖骨轴线;EF 为第二跖骨轴线

【病理解剖学】

第一跖骨内翻是导致拇外翻的危险因素。导致第一跖骨内翻的原因为跖骨 - 楔骨关节的方向和活动度。跖骨 - 楔骨关节的内偏会导致第一跖骨内翻。正常情况下,楔骨的关节面为冠状面方向,当骰骨的关节面倾斜,容易导致第一跖骨内翻。

第一跖骨的形状也是导致出现拇外翻的因素。第一跖骨远端关节面与其轴线垂直。如果其关节面出现倾斜,则会导致第一跖骨外翻,从而出现拇外翻。随着拇外翻畸形的进展,伸肌腱

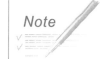

Note

逐渐移向外侧,附着于近端趾骨基底部的内收肌会导致畸形加重。一旦姆外翻畸形形成,姆指外展肌肉的内侧头无法内收第一姆趾。

【自然病史】

青少年姆外翻的自然病史不明。如果姆趾 - 第一跖骨关节面光滑,则其比较稳定,一般不容易出现脱位。在这种情况下,姆外翻的角度等于第一跖骨 - 软骨面角度。如果姆外翻患儿的第一跖骨 - 趾骨关节尚可,但畸形严重,则需行手术治疗。若第一跖骨 - 趾骨关节出现脱位,则其畸形可能会加重,且可能出现退变性关节炎(图 26-21)。

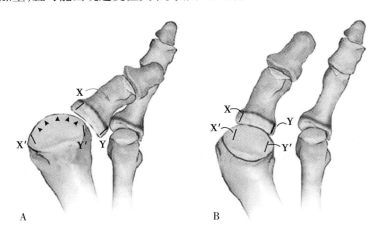

图 26-21　第一跖趾关节对位不良(A)和对位良好(B)
XY:近节趾骨关节面;X′Y′:跖骨关节面

【诊断】

依据症状、查体和影像学标准,青少年姆外翻的诊断并不困难。但需要注意有无合并其他畸形。

需要在负重状态下评估中足和后足排列情况,观察是否有可能同时存在扁平足畸形。观察行走时的步态也可以评估前足情况。必要时详细检查运动和感觉功能。评估跟腱紧张程度和跖骨 - 骰骨关节活动度。

另外,需要评估患儿的症状严重程度、对治疗的期望值。

【治疗】

首先得明确患儿前来就诊的目的。如果患者无疼痛仅仅为改善外观,则不适宜手术,可以选择保守治疗。

治疗分为两大类:一类为保守治疗,以改善症状为主,但无法阻止姆外翻进展。保守治疗包括矫形鞋,或者可以选择平跟、垫高足弓的鞋子,慢跑鞋可以满足这些标准。另一类为手术治疗,可以改善症状,也可以改善外观。

手术治疗的指征为保守治疗无法缓解疼痛,同时需要考虑患儿的年龄。手术治疗姆外翻的并发症发生率为 30%~60%。这些并发症包括:骨骺部分破坏导致姆外翻复发、近端生长板破坏后生长停滞以及术后畸形改善不明显等。

外科手术治疗姆外翻的方法很多,但是没有任何一个术式适合所有患儿,因为每个患儿畸形的情况不同。需要通过临床检查和影像学测量仔细评估患儿畸形情况。外科矫正畸形的目的是缓解疼痛,恢复功能,维持第一跖骨 - 趾骨关节活动度,恢复肢体负重模式。矫正畸形的原则是:在不带来继发畸形的前提下,矫正畸形。对远端跖骨 - 软骨关节面角度和第一跖骨 - 趾骨关节角度的评估对手术规划十分重要。这些角度决定手术是进行关节内还是关节外矫形。手术的主要方式包括关节周围软组织松解和截骨术。

Note

对于远端跖骨 - 软骨关节面角度正常的𧿹外翻,其𧿹外翻多为跖趾关节半脱位引起,因此,手术方式主要为软组织松解和跖骨内侧骨突切除,常用的手术方式称为 Silver 手术。

对于远端跖骨 - 软骨关节面角度增大的患者,其𧿹外翻同时合并有跖内翻,因此,手术方式包括软组织松解、跖骨内侧骨突切除,同时还需要纠正跖骨内翻畸形。纠正跖骨内翻畸形常常需要采用截骨术,可以在跖骨近端和远端行楔形截骨,纠正跖骨内翻畸形。

本章小结

先天性手足畸形是临床上较为常见的一类疾病。先天性手部畸形包括并指、多指、扳机指。根据畸形的类型及可能造成功能丧失的严重程度,治疗首先是功能重建,其次是外形重塑。先天性马蹄内翻足畸形是一种足踝关节骨与关节的复合畸形,包括前足内收,后足内翻,高弓足,踝关节跖屈。治疗原则为早期发现,早期治疗,方法简单,效果良好。平足症是指足在负重状态下,后足外翻,中足相对于纵弓跖屈,前足相对于后足旋后。其治疗包括支具矫形治疗和手术治疗。

思考题

1. 先天性手部畸形如何分类?
2. 先天性手部畸形的治疗原则和方法是什么?
3. 简述先天性马蹄内翻足的临床表现及治疗原则。
4. 简述扁平足的定义、临床表现及治疗原则。
5. 简述青少年𧿹外翻的定义及临床表现。

（雷　伟）

参考文献

1. Al-Qattan MM, Yang Y, Kozin SH. Embryology of the upper limb. The Journal of hand surgery, 2009, 34: 1340-1350.

2. Bosse K, Betz RC, Lee YA, et al. Localization of a gene for syndactyly type 1 to chromosome 2q34-q36. American journal of human genetics, 2000, 67: 492-497.

3. Miura T, Nakamura R, Imamura T. Polydactyly of the hands and feet. The Journal of hand surgery, 1987, 12: 474-476.

4. Horsnell K, Ali M, Malik S, et al. Clinical phenotype associated with homozygosity for a HOXD13 7-residue polyalanine tract expansion. European journal of medical genetics, 2006, 49: 396-401.

5. Kikuchi N, Ogino T. Incidence and development of trigger thumb in children. The Journal of hand surgery, 2006, 31: 541-543.

6. Dimeglio A, Bensahel H, Souchet P, et al. Classification of clubfoot. Journal of pediatric orthopedics Part B, 1995, 4: 129-136.

7. Gao R, Tomlinson M, Walker C. Correlation of Pirani and Dimeglio scores with number of Ponseti casts required for clubfoot correction. Journal of pediatric orthopedics, 2014, 34: 639-642.

8. Glotzbecker MP, Estroff JA, Spencer SA, et al. Prenatally diagnosed clubfeet: comparing ultrasonographic severity with objective clinical outcomes. Journal of pediatric orthopedics, 2010, 30: 606-611.

Note

第二十七章　脑与脊髓疾病后遗症

第一节　脑性瘫痪

脑性瘫痪（cerebral palsy CP）简称脑瘫，1843 年由英国学者 William John Litter 首先提出痉挛性强直的概念，亦称 Litter 病。脑瘫是指从胎儿至婴儿期由多种病因引起的非进行性脑损害及发育缺陷所致的中枢性运动及姿势发育的永久性障碍。常伴有智力低下、感知觉障碍、语言、精神行为异常及癫痫等，是导致小儿运动残疾的主要疾病之一。

【病因及发病率】

脑瘫病因复杂，出生前因素主要有先天性感染、中毒、接触放射线、孕妇营养不良、高危妊娠、遗传性因素等；出生时的早产、过期产、多胎、低出生体重、窒息、产伤等因素；出生后因素有新生儿期各种感染、外伤、颅内出血、胆红素脑病等。上述致病因素的患儿并非全部发生脑瘫，其中早产、低出生体重、多胎、出生时窒息、缺氧缺血性脑病、产伤、胆红素脑病、宫内感染等被视为可能发生脑瘫的高危因素。孕龄越小、出生体重越低，脑性瘫痪患病率越高。近年来，出生时窒息不再是脑瘫的常见病因，遗传因素在脑瘫中的作用逐渐被人们所重视。

脑瘫发病率国外报道为 1.2‰~2.5‰，我国 1995~1997 年对浙江、江苏部分地区进行脑瘫流行病学调查，发现 7 岁以下小儿脑瘫患病率约为 1.5‰~1.8‰。男孩多于女孩，男：女比为 1.13：1~1.57：1。

【临床表现】

脑性瘫痪病理改变以弥散的、不同程度的大脑皮质发育不良或萎缩性脑叶硬化为最多见，其中 1/3 的病例可有肉眼可见的畸形，2/3 的病例为显微镜下的结构异常。脑损害的病因复杂致使其临床症状复杂；即使是同一原因致病，因脑损害的时期、部位不同，症状表现亦不一样。

脑性瘫痪的临床表现通常具有早期性、非进行性和障碍多重性三个特点。运动发育落后、肌张力异常、姿势异常和多种神经反射异常为其最基本的临床特征。通常患儿的粗大运动（竖颈、翻身、坐、爬、站立、行走）以及手指的精细动作发育等均落后于同龄正常儿。多数患儿肌张力升高；少数患儿肌肉松软，肌张力低下或肌张力不全。可出现多种多样的姿势异常与肌张力不正常，与原始反射延迟消失有关。痉挛型脑瘫患儿腱反射活跃或亢进，有些可引出踝阵挛及巴氏征阳性。脑瘫患儿还常表现为原始反射、保护性反射减弱或延缓出现。临床分 7 个类型。

1. 痉挛型　最为常见最为典型，约占脑性瘫痪患儿的 60%~70%。损害部位主要位于大脑皮层运动区和锥体束，临床特征是伸张反射亢进，不能完成大脑的运动指令，发生运动障碍和姿势异常。表现为肢体异常痉挛，随成长而发生关节挛缩变形，起立、行走时两腿呈交叉体位、剪刀步态，临床检查可见锥体束征；有的尚伴有智力障碍和癫痫。按照肢体受累部位不同尚可分为偏瘫、双侧瘫痪、四肢瘫痪、截瘫等类型；还有早期呈弛缓性瘫痪，2 岁左右逐渐变为痉挛性瘫痪的特殊类型。

2. 强直型　四肢呈僵硬状态，其伸张反射特殊亢进，做被动运动时其四肢无论屈伸都有抵抗，犹如弯铅管、旋转齿轮样感觉。腱反射正常或减弱。常伴有智能发育障碍及癫痫。

3. **手足徐动型**　全身肢体活动难以用意志控制,包括颜面肌肉在内,手足不随意运动。发声、构音器官也多受累伴有语言障碍。上肢比下肢损害重,其病变以大脑深部基底核、锥体外系部分为主,约占脑性瘫痪的 20%。本型患儿智商较高,但由于上肢运动及语言障碍,较难独立生活。

4. **共济失调型**　由于小脑、脑干损伤此型,以平衡功能障碍为主,患儿肌紧张低下,不能完成正确的动作。手及头部可看到轻度震颤,上肢功能障碍明显。常伴有智能障碍,语言缺少抑扬声调,眼球常震颤,伴有触觉、知觉异常。

5. **震颤型**　以肢体震颤为特点,此型在脑性瘫痪中极为罕见。

6. **肌张力低下型**　该型为脑性瘫痪中最重者,随意运动、不随意运动均缺乏,且伴有智力障碍及癫痫。部分患儿幼儿期以后可转为手足徐动型等脑性瘫痪。

7. **混合型**　上述各型脑性瘫痪典型症状混同存在者,称为混合型,以痉挛型和手足徐动型混合常见。

【诊断】

脑瘫应在婴儿时期就出现中枢性运动障碍症状,根据典型的围产期病史和患儿神经系统发育延迟及上运动神经元损害的表现,可早期做出诊断;一些患儿伴有智力低下、视、听觉障碍,有助于诊断。神经系统影像学检查,可发现颅脑结构异常,有助于脑瘫的病因学诊断及判断预后。确诊时需除外进行性退变性神经疾病、某些遗传性疾病、代谢性疾病所致的中枢性瘫痪及正常小儿暂时的运动发育落后。Werdnig-Hoffmann 型脊肌萎缩症、先天性肌营养不良性疾病亦应予以鉴别。

【治疗】

脑性瘫痪的治疗主要是充分发挥患儿的潜能,促进各系统功能的恢复和发育,减轻其伤残程度,其预后取决于智力障碍的程度。

婴幼儿运动系统处于快速发育阶段,早期发现运动异常,早期加以纠正,抑制异常运动纠正异常姿势,促进正常运动发育。康复训练进行得越早,越容易取得较好疗效。

早期康复训练首先要对患儿进行正确评估,然后在医生指导下按小儿运动发育规律进行功能训练,循序渐进促使小儿产生正确运动。对智力低下、语言障碍及行为异常也需同时进行全方位干预,还要注重患儿对日常生活、社会交往及将来从事某种职业能力的培养。

功能训练　包括躯体训练(physical therapy,PT)、技能训练(occupational therapy,OT)和语言训练,利用机械性、物理性方法,针对脑瘫所致的各种运动障碍及异常姿势进行的一系列训练,常需用一些辅助器材和支具,矫正患儿异常姿势。如行走矫形器可促进足踝骨骼的生理排列,可降低关节周围肌肉的紧张度,提高生活和就业能力。

脑性瘫痪的康复是一项长期、艰苦的工作,医生和家长负有同样的责任。要根据小儿运动发育的规律,适时、循序渐进地进行功能训练。患儿是否接受过长期、严格、正规的康复训练,其预后有着天壤之别。早期发现异常,尽早地进行科学的评估及干预,最大限度地发挥患儿潜能,需要全社会的共同努力。

手术治疗　目的在于矫正畸形、改善肌张力、恢复或改善肌力平衡。主要适用于痉挛型脑瘫患儿,目的在于矫正畸形、改善肌张力、恢复或改善肌力平衡。各类的外科手术如:选择性脊神经后根切断术、闭孔神经前支切除术、肌腱延长术、肌腱转移术、骨关节截骨术等都有其特定的手术适应证;当合并肢体畸形、关节脱位挛缩、脊柱侧弯等往往需要手术矫形以保持和增进肢体的稳定,纠正异常姿势,减轻其伤残程度。

患儿 2~6 岁,可行选择性脊神经后根切断术(selective posterior rhizotomy,SPR)治疗肢体痉挛,7~14 岁前根据病情可选择肌腱等软组织手术,骨骼发育基本成熟后方可考虑骨与关节的矫形手术。

Note

脑性瘫痪临床表现复杂,外科治疗脑瘫需要术前科学地评估肢体的功能状况,切合实际地制订个性化治疗方案及精准的手术操作,才能够达到预期效果。

药物治疗　目前尚无治疗脑瘫的特效药物,但有些针对症状的药物可以试用。如小剂量苯海索(安坦)可缓解手足徐动型的多动,改善肌张力;苯二氮䓬类药物对于缓解痉挛有一定效果。

此外,高压氧、针灸、电疗、中药等治疗,对脑瘫的康复也有益处。

第二节　脊髓灰质炎后遗症

【流行病学】

脊髓灰质炎(poliomyelitis),是由脊髓灰质炎病毒引起的以选择性累及脊髓与脑的运动神经元并导致随意肌非对称性弛缓性瘫痪为特征的急性传染病。好发于儿童,5岁以下患儿占多数,尤其以6个月至3岁的小儿多见,常遗留肢体瘫痪,故又称小儿麻痹症。人类是脊髓灰质炎病毒唯一的天然宿主,患者和健康病毒携带者是疾病主要传染源,主要传播途径为粪-口传播,以消化道和呼吸道传播为主。脊髓灰质炎在世界各国都有发病,主要发生于热带和亚热带发展中国家,我国农村多于城市;自从脊髓灰质炎疫苗被广泛应用以来,急性脊髓灰质炎的发病率陡然下降。

【病理】

脊髓灰质炎病毒为嗜神经毒性病毒,主要侵犯中枢神经系统。病理变化主要在脊髓前角、延髓、脑桥和中脑,以脊髓损害为主,脊髓损害主要以胸腰段前角灰质部最多见,颈段占第二位,导致运动神经元纤维性变,使其支配的肌肉产生弛缓性瘫痪。其特点是不按周围神经干支配区域分布,双侧不对称;不伴有感觉障碍的四肢瘫痪。瘫痪及其恢复程度主要由神经细胞病变的程度和部位决定,起病3~4周后,随水肿、炎症消退神经细胞功能逐渐恢复。

【诊断】

脊髓灰质炎好发于夏秋季。本病分三期,急性期:自感染开始到肢体瘫痪为止,经历潜伏期和全身反应期,约为2~3周。主要表现是发热、头痛、呕吐、肌痛、肢体痛觉过敏。体温在2~5天后恢复正常,之后突然出现肌肉瘫痪。恢复期:从患儿体温降至正常至病后1年半左右,此阶段全身症状消失,脊髓前角炎症逐渐消退,受累细胞恢复功能,肌肉瘫痪程度逐渐减退。肌力恢复多在急性发病后的2~3周,肌肉的恢复是从小肌开始,渐渐发展到大肌恢复。此后逐渐减缓,但多数在6个月内可全部恢复,恢复过程可持续2年。后遗症期:发病后2年若瘫痪肌肉不再恢复即开始进入后遗症期,神经功能恢复一般从手指和足趾开始渐向近端呈上行性扩延;此期受累脊髓细胞已不再恢复,甚至会恶化,相应神经支配的肌肉麻痹,出现各种畸形及功能障碍,少数病变严重者终生难以恢复,留下永久性后遗症。

【临床特点】

脊髓灰质炎后遗症的特点是肌瘫痪多数不对称,按神经节段性分布;影响骨骼发育,会遗留下明显的肢体畸形及功能障碍。单一肢体受累多见,下肢多于上肢。常见的瘫痪肌有:胫前、后肌,腓骨长、短肌,股四头肌,阔筋膜张肌和臀肌等。上肢发生少,以三角肌、前臂肌、手内在肌瘫痪较多见,脊柱周围肌瘫痪者更加少见。常见畸形有足部的马蹄内、外翻足、高弓足、仰趾、爪形趾;膝部的膝内、外翻、反屈;髋部屈曲、外展、外旋;上肢常发生肩关节半脱位、一侧上肢下垂、爪形手等畸形,肘部畸形较少。脊柱周围肌瘫痪者可发生脊柱侧凸畸形。患者常见跛行、肩部外展功能丧失等肢体功能障碍。肌肉瘫痪先重后轻,不伴有感觉和大小便功能异常,根据上述特点较易与其他疾病相鉴别,一般不需特殊检查便可明确诊断。

尽管脊髓灰质炎后遗症的临床表现与肢体的先天性、姿态性畸形基本相似,但前者为神经源性肌力平衡失调,导致骨质或关节畸形,肌肉瘫痪为不可逆性病变;后者则为先天骨质畸形或姿势不正,被动牵拉某些肌肉功能消失,非神经源性,畸形矫正或经训练,肌功能可以有不同程度恢复,为可逆性。

【治疗】

脊髓灰质炎后遗症的肌肉萎缩目前尚无有效方法治疗,主要通过手术矫形,以恢复肢体正常功能。

骨科对脊髓灰质炎后遗症的治疗应从肌瘫痪开始,需贯穿于整个治疗过程;本病一经确诊即开始针对肌肉瘫痪的康复治疗,促进瘫痪肌得到最大程度的恢复,增强肌力,防止肢体畸形的发生,减少肢体残疾程度;而不是在已形成了肢体畸形后再去矫正,这样不利于患者的恢复。早期可以使用支具保护患肢、矫正畸形;晚期则可采取手术治疗。手术的目的是预防和矫正肢体畸形,稳定瘫痪的关节,重新分配肌力,平衡肢体,争取不再依靠支具和支撑物。

手术大致分为矫正畸形、平衡肌力、稳定关节和均衡肢体长度4大类。

一般认为软组织挛缩的松解手术可在5岁以前施行。肌腱移位等手术在5~7岁以后施行较为合适。因为5~7岁以前小儿难以配合术前检查和术后训练,从而影响手术效果。骨关节手术最好在骨骼发育相对成熟,即12岁以后进行。

手术时机的选择除考虑患者的年龄外,还应考虑畸形发展速度。有的畸形进展很快,用矫形器等保守治疗很难控制,称为运动性畸形,如马蹄内翻足。这类畸形多数存在肌力不平衡或早期软组织挛缩,手术应早期进行。

另外一类畸形进展较慢,可应用矫形器等保守患肢,尽可能防止并矫正畸形,直至合适年龄再施行手术。若患者同时存在多种畸形,手术可择期分次进行。手术顺序是先施行畸形矫正术,再行肌力平衡手术及稳定关节手术。肢体不同部位畸形施术顺序不同,上肢以手、前臂的灵活性为主,而肩部为上肢活动提供稳定的支点,所以施行上肢不同部位畸形的矫正手术时,手术顺序应从远端到近端,即先行手部手术,后行肘、肩部手术。而下肢以负重为主,必须有可靠的稳定性,以保证良好的负重及行走功能,故下肢的手术顺序一般从近端到远端,即先行髋部手术,后依次为膝、足部手术。

1. 畸形矫正　脊髓灰质炎后遗症肢体畸形是运动功能障碍的主要问题,必须矫正畸形后才能进行下一步治疗。

下肢畸形发生较多,由于其功能主要是负重、站立和行走,所以畸形矫正手术在下肢尤为重要。手术的关键在于恢复下肢正常负重轴线。常见的下肢畸形有:髋关节屈曲、膝关节屈曲、膝外翻、马蹄足、外翻足等。畸形可分为软组织型与骨关节型两种。软组织型是指早期病例,仅有软组织挛缩,X线片检查无骨关节变形的骨骺尚存者。骨关节型是指病程较长,不仅有软组织挛缩,还有骨关节变形,骺线已消失者。前者可先行康复训练及支具矫正等保守治疗;若畸形不能得到纠正,可做跟腱延长或切断术、筋膜切断术、关节囊切开及剥离术以及肌肉起止点剥离术等;后者常需配合行骨关节截骨矫形手术。

2. 平衡肌力　脊髓灰质炎后遗症因肌肉瘫痪而造成肌力不平衡,由于肢体负重、肌肉牵拉及不良体位的影响,导致肢体发生各种畸形。因此平衡瘫痪肢体的肌力是治疗的重点之一。常用的手术是肌腱移位术,即用正常肌来替代瘫痪的肌。必须选择合适的肌肉替代,往往肌腱移位以后,其肌力减弱1级。

3. 稳定关节　关节稳定性是肢体进行功能活动的前提,尤其是下肢关节,其稳定性可保障下肢负重,以完成站立和行走功能。关节的稳定性主要靠关节内在结构及肌肉维持;肌瘫痪后,关节失去控制而变得松弛且不稳定,称为连枷关节。这种关节的稳定性只能依靠关节周围韧带的牵张和关节面的挤压来维持。

关节融合术须待患儿年龄达12岁以上、骨骼发育成熟后才能进行。对于单关节,为稳定关节而施行融合时,应慎重。如膝关节融合后髋关节与踝关节间为一直线,易引起骨折,且影响患者下蹲和坐立等正常活动。此类患者可选用下肢矫形器。该装置的膝关节处有锁定结构,患者站立及步行时可保持膝关节伸直稳定;在膝关节屈曲时,矫形器锁定装置可自行打开,关节可自由弯曲,保证其既有稳定性,又有灵活性。

4. **下肢均衡手术** 在后遗症期,患肢的骨骼由于肌力减弱,负重减少,缺少应力性刺激以及营养等因素而致发育不良,造成肢体缩短。瘫痪愈严重,其缩短愈明显。肢体缩短后可致跛行、继发性骨盆倾斜和脊柱侧凸等。轻度肢体缩短,可用垫高鞋跟的方法治疗,但严重者需通过手术矫正。

手术方法:①骨延长术,在患肢进行。一般是通过外固定器在患肢的股骨或胫腓骨作牵拉延长,但骨延长的程度有限,一般在 4~5cm 左右,太长容易引起血管神经损伤;②骨骺延长术,一般以胫骨上端骨骺为主,应在骨骺融合前(12~13 岁)施行。有时也可在股骨下端骨骺进行;③骨短缩术,一般在健肢股骨进行,短缩长度不宜超过 5cm,否则将影响股四头肌的肌力;④骨骺生长阻滞术,比较简单且很少产生并发症,分为永久性和暂时性两种。永久性骨骺生长阻滞术需要根据肢体的生长速度和长度,选择在适当的年龄施行。手术方法是破坏健肢股骨下端和胫骨上端的骨骺软骨,使骨骺发生早期融合,抑制肢体的增长,以达到两下肢等长的目的。暂时性骨骺生长阻滞术,不必估计肢体的生长速度和长度,只需在患者骨骺尚未闭合前,在健肢股骨下端和胫骨上端骨骺软骨的两侧插入金属 U 形钉即可,以阻止该骨骺的生长。待两下肢等长后,可以随时拔除 U 形钉,被阻滞的骨骺可继续生长。

5. **下肢功能重建手术** 脊髓灰质炎后遗症因肢体广泛肌肉瘫痪,关节活动动力障碍、肢体多关节严重畸形的制约、前期各类修复手术破坏了原有解剖功能等原因以及人工关节技术本身的限制,是否能够通过关节挛缩松解、截骨、人工关节置换使下肢功能得到重建,是对外科领域的挑战。目前,利用全膝关节置换术(total knee replacement,TKR)行下肢关节功能重建的手术效果差异甚大;尽管脊髓灰质炎后遗症已经不再被认为是 TKR 手术的禁忌证,但作为脊髓灰质炎后遗症的 TKR 手术适应证目前尚未明确界定。

术者进行技术、假体和理论的充分准备,制订周密合理的治疗方案以及与患者及其家属充分沟通极为重要。所以从人体的整体观点,生物力学的原理出发,根据患者具体的病情的各自特点,如何发挥其最大残存功能应是外科医生考量的重点。

本章小结

脑瘫是指从胎儿至婴儿期由多种病因引起的非进行性脑损害及发育缺陷所致的中枢性运动及姿势发育的永久性障碍。主要的临床表现有运动发育落后、肌张力异常、姿势异常和多种神经反射异常等为其最基本的临床特征。治疗主要是通过充分发挥患儿的潜能,促进各系统功能的恢复和发育,减轻其伤残程度。

脊髓灰质炎是由脊髓灰质炎病毒引起的以选择性累及脊髓与脑的运动神经元并导致随意肌非对性弛缓性瘫痪为特征的急性传染病。好发于儿童,5 岁以下患儿占多数,尤其以 6 个月至 3 岁的小儿多见,常遗留肢体瘫痪,故又称小儿麻痹症。临床上主要分急性期、恢复期、后遗症期,其主要危害往往出现在后遗症期,主要表现为肌肉瘫痪多数不对称,按神经节段性分布;影响骨骼发育,会遗留下明显的肢体畸形及功能障碍。

思考题

1. 痉挛性脑瘫的临床特点有哪些?

2. 各年龄段脑瘫患儿手术方式选择有什么不同?

3. 小儿麻痹症的病因是什么?

4. 脊髓灰质炎的临床表现特征是什么?

(李中实)

参考文献

1. 吴江 . 神经病学 . 北京:人民卫生出版社,2010.

2. 易著文 . 图表儿科学 . 北京:人民卫生出版社,2010.

3. 薛辛东 . 儿科学 北京:人民卫生出版社,2010.

4. 秦泗河 . 脑性瘫痪的外科治疗 . 北京:人民卫生出版社,2008.

5. 秦泗河 . 脊髓灰质炎后遗症外科治疗 . 北京:人民卫生出版社,2006.

第七篇 骨 肿 瘤

器官·系统
整合教材
O S B C

第二十八章 骨肿瘤概述

【发病情况】

原发骨肿瘤相对少见,只有少数的肿瘤中心可以收治到相对数量比较多的病例。准确的骨肿瘤的发病率难以统计,因为大部分的统计学资料是根据住院病例得到的,并不能够完全的代表全部肿瘤。骨肿瘤有原发和继发两类,原发骨肿瘤的发生率为 2~3 人 /10 万人口,大约占全部肿瘤的 2%,其中又分瘤样病变、良性和恶性。良性骨肿瘤约为恶性的两倍。继发性肿瘤是身体其他组织或器官的肿瘤转移到骨骼,其发生率可以是原发恶性骨肿瘤的 30~40 倍。

良性肿瘤中骨软骨瘤最多,其次为骨巨细胞瘤、软骨瘤、骨瘤和骨化性纤维瘤、骨样骨瘤、软骨黏液样纤维瘤、骨母细胞瘤、软骨母细胞瘤、非骨化性纤维瘤等。恶性肿瘤中,骨肉瘤最多,其次为软骨肉瘤、骨髓瘤、尤文肉瘤、脊索瘤、恶性淋巴瘤等。瘤样病变中,纤维结构不良占首位,其次为孤立性骨囊肿、嗜酸性肉芽肿、动脉瘤样骨囊肿等。

不同种族的人群的骨肿瘤的发病率可能有不同。在癌症组织学分类统计数据显示骨肉瘤在原发恶性骨肿瘤中发病率最高,约占 35%,占 25% 的软骨肉瘤紧随其后,尤文肉瘤只占 16%。

【年龄和部位的分布】

骨肉瘤发病率按年龄分布有两个发病高峰。第一个高峰发生在 10~20 岁之间,第二个高峰发生在 60 岁以上。骨肉瘤多发生于 20 岁以下的患者,80% 发生于长骨干骺端。一小部分病例也发生在包括其他骨骼,如颅骨、脊柱和盆骨上。好发在四肢骨的骨肉瘤发病率有随着年龄增长而下降的趋势。在 50 岁以上的患者中,长骨干骺端骨肉瘤只占病例数的 50%,颅骨和骨盆骨肉瘤发病率各占了 20%。

软骨肉瘤发病率随着年龄增长而递增,可到 75 岁。相同年龄阶段的发病率也因性别和种族的不同而不同。50% 以上的软骨肉瘤发生在长骨末端,骨盆、肋骨和胸骨等部位也可发生。

尤文肉瘤的流行病学特征与骨肉瘤的相似,但是骨肉瘤好发于骨骼未发育成熟的患者的长骨的干骺端,而尤文肉瘤好发于骨干。同骨肉瘤的第一个年龄发病率高峰一样,尤文肉瘤也好发于 10~20 岁阶段。不同于骨肉瘤,尤文肉瘤多见于白种人群。

转移性肿瘤多见于老年人。超过 2/3 的转移性恶性骨肿瘤患者的年龄在 40~60 岁之间。常见的原发癌症部位是:乳腺、前列腺、甲状腺、肺和肾。骨转移最常发生的部位是脊柱、骨盆、肋骨和肢体的近端,一般为多发。转移到膝和肘以远的部位不常见。

【手术治疗原则和方法】

(一) 骨肿瘤的外科分期(Enneking 分期)

手术切除是治疗恶性骨与软组织肿瘤的主要方法。目前手术种类较多,需要一个外科分期系统以指导治疗,并进行治疗结果的比较。这一系统是 Enneking 等 1980 年正式发表(表 28-1),基于外科等级(grade,G)、肿瘤局部范围(tumor,T)和有无局部或远隔转移(metastasis,M)。外科等级可分为低级(G1)和高级(G2);肿瘤范围分为间室内(T1)和间室外(T2)。良性肿瘤分期用阿拉伯数字 1,2,3 表示:1 期(静止)病变,临床上无症状,放射学及组织学所见良性(G0),位于完好的囊内(T0)可以在间室内或间室外,没有转移(M0);2 期(活动)病变,组织学上也是良性(G0),位于囊内(T0)没有转移(M0);3 期(侵袭)病变,组织学良性(G0),超出包囊外(T0),有时扩展到

表 28-1 肌肉骨骼肿瘤的 Enneking 分期

良性	1. 静止性		
	2. 活动性		
	3. 侵袭性		
恶性	Ⅰ. 低度恶性无转移		
		A. 间室内	B. 间室外
	Ⅱ. 高度恶性无转移		
		A. 间室内	B. 间室外
	Ⅲ. 低度或高度恶性有转移		
		A. 间室内	B. 间室外

间室外(T1),一般无转移(M0),偶尔可发生转移(M1)。恶性肿瘤分期用罗马数字 Ⅰ、Ⅱ、Ⅲ 表示,每一期又分为 A(间室内)和 B(间室外)两组,以区分位于自然屏障之内或外。该系统综合了骨与软组织肿瘤患者的临床发展、影像特征;明确了肿瘤发展阶段,按局部复发及远隔转移的危险性分出层次级别,为外科治疗提供依据;将肿瘤分期与手术指征、辅助治疗联系起来;为肿瘤的手术或非手术疗法效果比较提供相同的医学参数。

1. 外科等级 反映肿瘤生物学行为及侵袭性程度,包括卫星灶形成、区域性转移和远隔转移。这些危险性反映在手术后的局部复发和转移。外科等级决定于肿瘤的组织学形态、放射线表现和临床病程等。根据这些情况,病变可分成良性(G0),低度恶性(G1)和高度恶性(G2)。

良性病变是分化好的,没有细胞异形性,没有核分裂象、位于囊内、周围没有反应带,很少破坏自然屏障。虽然一些侵袭性稍大的病变,可穿透包囊并侵入囊外的组织,但是没有卫星灶和区域性跳跃转移或远隔血源或淋巴转移。低度恶性病变相当于 Broders Ⅰ、Ⅱ级,它们分化相对良好,细胞/基质比例低,有几个分裂象和中度的细胞异形性;不完全的被假性囊包裹,并有中度的反应带;瘤体生长缓慢,局部侵犯可导致死亡,但短期内转移发生率较低。高度恶性病变相当于 Broders Ⅲ、Ⅳ级,镜下分化不良,细胞/基质比例高,分裂象多,常有坏死和微血管的侵入;它们突破了假囊壁,周围有厚的反应带,新生血管和炎症浸润明显,容易穿过自然屏障延伸,转移的危险性大。

2. 肿瘤局部范围 肿瘤局部范围或外科解剖部位(T)是指病变是否限制在一个解剖的间室内,即在限制肿瘤扩展的自然屏障内。T0 为良性肿瘤位于间室内,恶性肿瘤位于解剖间室内(T1)还是间室外(T2),对预后是重要的因素。自然的结缔组织屏障包括皮质骨、关节软骨、关节囊、腱鞘囊等。由于所有的主要血管神经位于间室外空隙内,侵犯它们的病变,容易快速且不受限的扩展。间室内的定位是"骨内、关节内、皮下、骨旁和筋膜内",骨旁的'间隙'的界限一边是骨膜,另一边是包纳肌肉的筋膜,不侵犯骨质或肌肉的骨旁病变属于间室内,起源于间室外组织或从间室内病变扩展到间室外的属于间室外病变,切除不完全常导致复发。

3. 转移 有无转移与预后和手术的计划有关。肉瘤转移的主要部位是肺脏,局部淋巴转移少见。转移提示病变失控,预后极差。

(二)外科手术方式

外科分期是为了更好地选择手术方式,治疗的关键在于选择适当的手术边界。肿瘤的手术边界按切除平面及组织学所见分为 4 种(表 28-2)。

1. 囊内切除 在伤口的边缘遗留下肉眼和镜下的肿瘤组织,沾染了暴露的组织平面。囊内手术最常用于诊断性切开活检、肿瘤刮除、减瘤手术等,但常因肿瘤微小残留,导致不良结果。

2. 边缘切除 经过反应区做囊外整块切除,可残留卫星结节或跳跃的病灶,主要发生在 G1 及 G2 病变中,作为局部手术常被称为切除活检或"剥壳"(shell-out)手术,边缘截肢为姑息性手

Note

表 28-2　手术边界

种类	切除平面	组织学所见
囊内切除	肿瘤内手术	边界有肿瘤组织
边缘切除	在反应区内囊外	反应组织可有显微卫星肿瘤
广泛切除	超越反应区正常组	正常组织可有跳跃
根治切除	正常组织间室外	正常组织

术,常因解剖部位难达到广泛切除而被迫进行边缘切除。

3. 广泛切除　经反应区之外(2cm 以上),将病变、假囊、反应区和包括正常组织整块切除,剥离完全在间室内的正常组织中进行,不切除有关肌肉的全长(即起点到止点)或者从一个关节到另一个关节的全部骨骼。这种切除不留任何卫星灶,但有潜在的可能留下 G2 病变的跳跃灶。

4. 根治切除　在自然屏障之外把病变所在整个间室切除,包括病变、假囊、反应区、整个肌肉和骨与关节。纵向看,剥离的平面超过受累骨骼的上下各一个关节,或者是超过一条肌肉的起止点;横向看,剥离超过包含病变的筋膜间室或者是包含骨内病变的骨骼的骨膜。根治的间室外手术,去除原发灶,反应区的卫星灶和受累间室中正常组织的跳跃灶,理论上说,不留任何病变。根治性的截肢是在受累骨骼以上的超关节切除。

外科的分期对手术的设计有很大帮助。良性 1 期病变是静止的,囊内切除无复发。良性 2~3 期病变活动,囊内手术或边缘囊外手术后有一定复发风险,需要辅助治疗,广泛切除能大幅度降低复发率(表 28-3)。Ⅰ A 期低度恶性间室内病变有症状,生长慢,间室内切除有较高复发率。Ⅰ B 期低度恶性间室外病变,广泛切除复发率低。Ⅱ 期肿瘤在没有辅助治疗的帮助下,常需要根治性间室外切除才获得较低复发率(表 28-4)。

表 28-3　良性肿瘤分期与手术种类

分期	分级	部位	转移	能控制的手术
1	G0	T0	M0	囊内切除
2	G0	T0	M0	边缘切除或囊内切除加有效辅助治疗
3	G1	T1~2	M0~1	广泛切除或边缘切除加有效辅助治疗

表 28-4　恶性肿瘤分期与手术种类

分期	分级	部位	转移	能控制的手术
Ⅰ A	G1	T1	M0	广泛性切除
Ⅰ B	G1	T2	M0	广泛切除或截肢(累及关节或神经血管时)
Ⅱ A	G2	T1	M0	根治性切除或广泛切除加有效辅助治疗
Ⅱ B	G2	T2	M0	根治性切除
Ⅲ A	G1~2	T1	M1	根治性切除原发手术处理转移灶或姑息
Ⅲ B	G1~2	T2	M1	根治性切除原发手术处理转移灶或姑息

(三) 骨与软组织肿瘤的活检

为了明确诊断,制订治疗方案,术前病理活检非常重要。

1. 穿刺(核心)活检　套管骨穿刺针取材活检方法简便易行,大部分患者能明确诊断。一般认为,穿刺活检可以降低肿瘤污染和出血等并发症。穿刺不但可以用于软组织肿瘤活检,还可以用于骨肿瘤的活检。骨肿瘤穿刺活检的准确率可以达到 90% 以上。穿刺活检失败时可改用切开活检。选择活检穿刺点应注意和以后正式手术的切口一致,以便于在最终的手术中切除穿刺针道或活检切口。穿刺活检的缺点是标本过少,容易导致病理诊断的困难。

2. 切开活检　活检的金标准是传统的开放式活检,但对髋臼骨内病变和坐骨病变进行切开活检往往十分困难。操作时应十分仔细,肉瘤可以在软组织及骨组织中种植转移,所以技术失误会影响今后的保肢手术和治疗。活检最好在手术室麻醉下操作,保证在无菌条件下取出足够的标本。切开活检的切口应该选用纵切口且位于广泛切除手术的切口上。术中强调无瘤操作以避免肿瘤污染。活检只能通过一个肌间隙,尽量避免暴露肌间隙的筋膜和神经血管结构,以免被肿瘤污染。术中出血应该用电刀完全控制,皮质骨渗血应该用骨蜡或骨水泥填塞。肿瘤表面的肌肉和支持带必须仔细缝合。

(四) 良性骨肿瘤的外科治疗

对良性骨肿瘤除分析临床经过,X 线特点和病理性质外,还应根据骨肿瘤的外科分期,有的通过同位素扫描,血管造影和 CT 检查,对肿瘤的生长速度、侵袭性进行了解,以确定肿瘤处于静止期、活动期抑或是侵袭期。从而选择合适的手术方法,以减少复发,提高治愈率。因此 Enneking 外科分期和手术选择使良性骨肿瘤的治疗更具科学性。

1. 刮除植骨术与骨水泥填充　刮除植骨术是一种传统的治疗良性骨肿瘤的方法。通过这种手术,许多良性骨肿瘤和瘤样病变得到治疗。但是传统的刮除植骨术具有两个问题。其一,肿瘤的切除是进入病灶完成的,刮除后的空腔壁遗留肿瘤组织,手术的不彻底性使部分患者术后出现局部复发,依病种和生物学特性不同而复发率甚至可高达 20%~50%。其二,许多病变刮除后骨壳不坚固,植骨后要有长时间的内固定或外固定,去除固定后关节功能锻炼不好者将遗留有功能障碍。术中病灶所开骨窗要充分,要显露出病灶的上下极,骨窗纵向长度应与病灶的长短相一致,便于在直视下刮除病灶各个角落,尤其是对于内壁有较多骨嵴凹陷的病变,应彻底清除骨嵴和硬化骨质,否则将引起病灶复发,影响新生骨与宿主骨完全愈合。多数报道认为,采用石炭酸、无水酒精等辅助药物可有效降低良性肿瘤的局部复发率。操作时应将开窗外的正常组织用盐水纱布严格保护后,将刮除腔口向上,腔内注入灭活药物,浸泡 15 分钟。然后吸干,用生理盐水反复冲洗 3~5 次。

填充材料中以自体骨最好,可获得较好的生物学修复,但取材量有限;异体骨松质骨的优点是取材量大,也可达到生物学修复,但有时可出现排异反应,其效果不如自体骨。当病变体积小于 60ml 时,异体骨可以达到较好的愈合。但当病变较大时使用异体骨,有 1/3 的病例可能出现愈合不佳。二者的共同缺点是都需要较长时间的愈合和功能锻炼,因而疗程长。使用人工材料填充已有百余年历史。应用聚甲基丙烯酸甲酯(简称骨水泥)治疗骨肿瘤始于 1969 年,由 Vidal 首先报道,随后又有许多医生用骨水泥填充治疗良性骨肿瘤和瘤样病变获得成功,并使复发率明显下降。骨水泥填充骨肿瘤刮除后的空腔,目前在国内外已普遍使用,它可获得较好的关节功能并降低复发率(10%~15%)。这是因为:①骨水泥聚合散热和单体的毒性有杀灭肿瘤细胞的作用,虽然是囊内切除,但可获得临界切除的效果。②骨水泥能很快与骨腔壁牢固结合并即刻有一定的强度,患者可以早期开始关节活动,早期负重,缩短疗程,获得较好的关节功能。③多年经验证明,骨水泥填充骨空腔没有增加感染、恶变和松动的出现。需要注意的是在负重肢体骨内填充骨水泥,为防止骨与骨水泥界面处发生骨折,应做适当的金属内固定。另一种常用的填充材料是"人工骨"或骨替代物,包括以往常用的羟基磷灰石,以及近年来使用的硫酸钙、生物活性玻璃等人工替代品。它们与冻干异体骨一样起到骨传导作用,但没有传播疾病的危险。

对良性骨肿瘤进行刮除手术时应注意:儿童期的孤立性骨囊肿刮除后极易复发,应行保守治疗,部分患者可治愈,对 13 岁以后保守治疗无效者再做刮除术;纤维异样增殖症的外科治疗比较复杂,单纯刮除植骨术效果不好,尤其对少年儿童的下肢病变,采用髓内针内固定或皮质骨(腓骨)植入效果较好;对骨巨细胞瘤应进行彻底刮除及辅助治疗降低复发率。

2. 肿瘤边缘性切除　有时对于一些良性骨肿瘤也采用边缘切除。例如骨软骨瘤、骨样骨瘤等,由于肿瘤位于骨表面或需要切除周围部分反应骨,所以可进行边缘性切除。对于骨化性纤维瘤等刮除后极易复发的良性肿瘤也应进行边缘切除。

Note

（五）恶性骨肿瘤的外科治疗

恶性骨肿瘤的手术治疗应尽量遵守 Enneking 外科分期的手术边界。虽然化疗等辅助治疗方法的不断发展，以及先进的影像学诊断及外科技术的进步为保肢治疗提供了条件，但骨肿瘤医生应认识到，截肢有时仍是患者必须接受的治疗方式。

保肢治疗　对恶性骨肿瘤患者进行保肢治疗是外科手术的主要发展方向。对适当的病例进行保肢治疗并不会导致局部复发率的上升及生存率的下降，其局部复发率为 5%~10%，与截肢治疗的生存率、局部复发率相同。

（1）保肢手术的适应证和禁忌证：恶性骨肿瘤的保肢治疗具有一定的适应证：①具有较好的软组织条件，可以满足肿瘤学广泛切除的要求，肿瘤切除后保留下来的软组织结构能稳定重建的关节，能较好的恢复肢体主动活动功能；②主要神经血管束未被侵犯，肿瘤能获得最佳切除边界，由于化疗可以缩小肿瘤的外科边界，临床证明在此基础上对肿瘤实施广泛切除，也可达到局部根治的目的；③全身情况良好，无广泛转移或严重感染；④患者积极要求进行保肢治疗。对于瘤体巨大、恶性程度高、软组织条件不好、主要神经血管受侵犯、反复复发的肿瘤应考虑截肢治疗。

（2）保肢手术的重建方法：有多种恶性骨肿瘤的保肢重建方法应用于临床，需要根据患者的年龄、部位、功能要求等条件进行综合选择。下面仅介绍几种主要的重建方式。

1）瘤骨灭活再植：切除的肿瘤骨经过灭活处理后可以进行回植，重建骨缺损。常用的灭活方法包括高温高压灭活，反复液氮冷冻，射线辐照，巴氏灭活，以及化学灭活等。其优点是经济、排异反应低、可恢复原有骨性结构等，但存在局部复发、感染、骨折、骨不愈合、关节退变等缺点。国内以前常用的无水酒精灭活，由于灭活不彻底，局部复发率较高，已经较少应用。

2）同种异体骨移植：异体骨移植也是重建骨肿瘤切除后骨缺损的常用方法，其优势是可以为软组织提供附着点。骨免疫学研究表明，新鲜异体骨移植可造成较大的排异反应，而冷冻可降低这种排异，干燥冷冻则可明显降低移植骨的免疫原性。试验证明冷冻骨比干燥冷冻骨有更好的生物力学性能。异体骨与宿主骨愈合通常在 4~6 个月即可有坚固的外骨痂，少数要半年以上。异体骨移植的并发症主要包括排异、感染、异体骨骨折、延迟愈合与不愈合等。异体半关节移植晚期会出现关节退变，最终仍需进行关节假体置换。

3）人工假体置换术：现在较多使用的是人工假体置换重建骨缺损。早在 1940 年 Moore 和 Bohlman 用人工假体成功地代替截除股骨上端骨巨细胞瘤的骨缺损。目前关节假体多用钛合金或钴铬钼合金制成，一般分为定制型假体和组配型假体。也有使用人工假体与异体骨复合移植进行重建的报道，它既能修复骨缺损，又能重建主要肌肉的附着点，从而获得较好的功能。人工假体重建的优势是可以为患者提供即刻的关节稳定，无需等待骨愈合，早期功能良好，但仍存在感染、远期机械性失败等并发症，需要进行关节翻修。总体上，肿瘤型假体的 10 年生存率在 40%~60% 之间。对于儿童患者，还可以采用可延长假体置换，以解决瘤段切除后的肢体不等长问题。现在已有多种有创或无创可延长假体用于儿童保肢治疗。

4）关节融合术：关节融合术也是肢体恶性骨肿瘤切除后为保留肢体进行重建的一种方法。主要是用于股骨下端或胫骨上端的肿瘤切除后的膝关节融合，或肩关节、骨盆等部位。适用于肿瘤切除的同时，维持关节稳定和运动的肌肉也被切除，其他功能重建已不适合，以及需要从事体力劳动的青壮年患者。

本章小结

原发骨肿瘤发病率较低，最常见的原发良、恶性骨肿瘤分别为骨软骨瘤和骨肉瘤，转移性骨肿瘤多见于老年人，乳腺癌、前列腺癌骨转移率较高。骨肿瘤的外科分期是基于外科等级、肿瘤局部范围和有无局部或远隔转移的 Enneking 分期,外科分期对于手术方式的选择具有指导作用。骨肿瘤的病理活检有助于明确诊断以制订手术治疗方案。手术治疗是骨肿瘤的主要治疗方式,良性骨肿瘤的治疗以刮除术为主,化疗等辅助治疗的发展使满足保肢治疗条件的恶性骨肿瘤患者进行了保肢治疗。

思考题

1. 简述骨肿瘤的 Enneking 分期方法。
2. 简述保肢手术的适应证和禁忌证。

(郭　卫)

参考文献

1. 郭卫. 中华骨科学 - 骨肿瘤卷. 北京:人民卫生出版社,2010.

2. Jaffe N. Osteosarcoma:Review of the past,impact on the future. The American experience. Cancer Treat Res,2009,152:239-262.

3. Ennecking WF,Dunham W,Gebhardt MC,et al. A system for the functional evaluation of reconstructive procedures after surgical treatment of tumors of the musculoskeletal system. Clin Orthop Relat Res,1993,(286):241-246.

4. 徐万鹏. 骨与软组织肿瘤学. 北京:人民卫生出版社,2008.

5. Wolf RE,Enneking WF. The staging and surgery of musculoskeletal neoplasms. Orthop Clin North Am,1996,27(3):473-481.

6. Damron TA,Ward WG,Stewart,et al. Osteosarcoma,chondrosarcoma,and Ewing's Sarcoma:National Cancer Data Base report. Clin Orthop Relat Res,2007,459:40-47.

Note

第二十九章　良　性　肿　瘤

第一节　骨　瘤

骨瘤（osteoma）是骨面上突出的良性肿物，内部为间充质细胞产生的正常成熟的骨结构，即致密的正常骨。病灶几乎全都在颅骨和下颌骨。多发性骨瘤伴有结肠息肉、软组织纤维瘤和皮肤的皮样囊肿，被称为 Gardner 综合征。

【临床表现】

骨瘤的发病年龄以 30~50 岁多见，男女比例为 2∶1，发病部位 70% 在额窦和筛窦内，少见于长短管状骨。患者无症状且肿瘤发展缓慢。

【影像学表现】

普通的 X 线表现有两种类型：一种为致密型，肿瘤骨密度高，圆形或椭圆形，边缘清晰，周围无反应性软组织肿胀，周围无骨膜反应（图 29-1）；另一种为疏松型，骨质密度低，肿瘤常常较大，周围有硬化带。

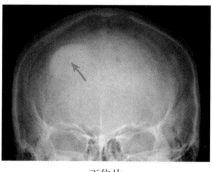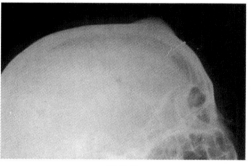

正位片　　　　　　　　　　　　　　　侧位片

图 29-1　女性，45 岁，颅骨骨瘤，X 线正侧位显示额骨圆形高密度肿物，突出颅骨表面

【病理学表现】

镜下见致密粗大的骨小梁，骨小梁成熟同正常骨的板层，少见或见不到哈佛管，骨细胞的数量不一。

【治疗】

无症状的骨瘤可不予治疗，有邻近组织构成压迫出现相应症状者，可行手术切除，切除包括少量正常骨质。术后很少复发。

第二节　骨　样　骨　瘤

骨样骨瘤（osteoid osteoma）由异常骨样组织、成骨细胞组成，其外包绕着反应性骨质。是第三种常见良性骨肿瘤，仅次于骨软骨瘤和骨化性纤维瘤，约占良性骨肿瘤的 11%。

Note

【临床表现】

典型的表现是患者长骨有持续数月的钝痛,夜间加重,服用水杨酸制剂或非甾体消炎药可缓解。年龄在 5~20 岁,男性较女性为多。70%~80% 的病损在长骨,最常见于股骨、胫骨和肱骨的骨干或骨骺端,其次是脊柱、足和手骨。

【影像学表现】

大多数在骨干皮质内,呈现小的圆形或椭圆形的放射透明巢,直径很少超过 1cm,常有致密的硬化骨包绕。CT 对发现瘤巢最有价值,可显示一个局限的小的低密度的瘤,周围包绕着大范围的高密度反应骨的形成,需与疲劳骨折、骨髓炎、骨脓肿、骨岛鉴别(图29-2)。

【病理学表现】

大体标本,骨样骨瘤是一小的、圆或椭圆的,樱桃红或红棕色的,直径为1cm 或更小的肿瘤。

组织学上,骨样骨瘤由界限清楚的交织呈网状的不规则的骨小梁和骨样矿化基质组成,可见局灶性骨母细胞在骨小梁边缘排列,有大量扩张毛细血管的纤维血管结构提供给肿瘤血运,骨样骨瘤的疼痛是由大量的瘤巢内的无髓神经轴索传导的。

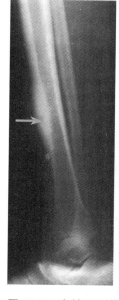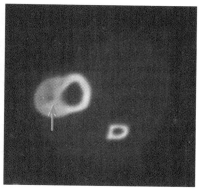

图 29-2　女性,17 岁,右胫骨下段骨样骨瘤,X 线片(左)显示局限性皮质增厚,可见瘤巢,CT 片(右)更清楚显示瘤巢和周围反应骨

【治疗】

骨样骨瘤的标准治疗是完整切除瘤巢,外科治疗是极为有效的,可以立即完全消除症状。

第三节　内生软骨瘤

内生软骨瘤(enchondroma)为良性骨内肿瘤,由分化良好的软骨小叶组成。它可能是一种起始于软骨的错构瘤。发病率高,仅次于纤维组织细胞瘤和外生骨疣。

【临床表现】

男女发病率相同,临床上可见于任何年龄组。2/3 位于手部的短管状骨,大部分位于近节指骨,其次为掌骨、中节指骨以及远节指骨。很少一部分位于足之管状骨。

单发软骨瘤在长管状骨发病率约占 25%,上肢多于下肢,主要为肱骨和胫骨,此外亦见于躯干骨和髂骨,多无症状。

内生软骨瘤生长缓慢,体积小,几乎无血管,故长期无症状。若有症状,主要是因为部位表浅,如手部的管状骨易因骨膨胀刺激引起局部肿痛,或因病理骨折引起疼痛。而在四肢长骨,大部分内生软骨瘤均无症状,仅因其他疾病或病理骨折在拍 X 线片时被发现。

【影像学表现】

内生软骨瘤表现为边界清楚的溶骨区,有时由于肿瘤软骨的分叶状结构形成多环状,肿瘤生长较慢,有硬化缘,骨皮质变薄、有轻度膨胀(图 29-3)。位于长骨的内生软骨瘤在干骺端呈中心性或偏心性生长,大小不等,以溶骨为主,可伴有钙化阴影。

Note

CT 上病变表现为烟圈样或爆米花样,比 X 线平片更能明确钙化的情况。MRI 能清晰显示髓腔内侵犯范围。骨扫描提示病变处浓聚。肿瘤生长活跃阶段,浓聚更明显。

【病理学表现】

1. 肉眼特点 由于其主要为透明软骨,故在肉眼下很有特点。肿瘤组织由白而亮的透明软骨形成分叶状,几乎无血液。

2. 镜下特点 为分化良好的成熟软骨组织,软骨细胞分布疏松,呈圆形,核浓染,细胞群成串排列,多为单核,双核细胞罕见。病变区域内可有黏液组织,可见梭形细胞与黏液。

【治疗】

手部的内生软骨瘤若无症状可以暂不处理,也可刮除植骨治疗。由于刮除时可能有肿瘤组织残留,所以手术时如能将硬化边缘一并切除则效果更好,残腔可用酒精、石炭酸等处理,以减少术后复发。

位于长骨的无症状的、已钙化的内生软骨瘤亦无需治疗。那些有症状的、溶骨的,则需外科治疗。对于复发的病例,需行广泛切除。

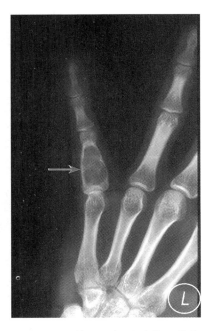

图 29-3 男性,22 岁,左小指近节指骨内生软骨瘤,X 线显示近端溶骨膨胀,皮质变薄,边界清楚

附 1:多发内生软骨瘤病(Ollier's disease;enchondromatosis)

多发内生软骨瘤病是 1899 年 Ollier 首先描述,故称为 Ollier 氏病,与多发骨软骨瘤不同。本病无遗传倾向。病变同单发内生软骨瘤相类似,但呈多发性、不对称性分布,多在身体的一侧发病,男多于女(图 29-4)。与单发性软骨瘤不同,多发内生软骨瘤潜伏期短,近 90% 的病例发生在 30 岁以前。

引起症状的多发内生软骨瘤需外科治疗,有时需切除或截肢,特别是发生于一列或多列指。骨畸形可通过截骨矫正。有骨折倾向的,可以进行病灶切除,相应内固定。疑有恶变的病例,可行广泛切除。

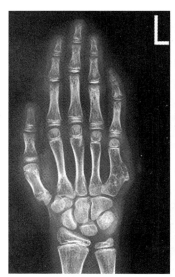
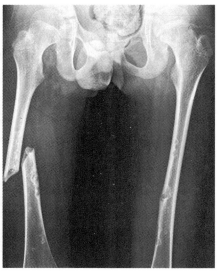

图 29-4 男性,13 岁,多发内生软骨瘤病。X 线片显示左手第五掌骨及双侧股骨多发内生软骨瘤,伴右股骨干病理性骨折

多发内生软骨瘤容易发生恶变,恶变率为 30%~50%,通常恶变为软骨肉瘤,也有纤维肉瘤、恶性纤维组织细胞瘤、骨肉瘤。

附 2:Maffucci 综合征(Maffucci's Syndrome)

Maffucci 综合征是一种以多发的内生软骨瘤合并软组织血管瘤为特点的、少见的先天性、非遗传性中胚层发育不良。Maffucci 综合征男、女发病率相同,发病年龄及部位分布特点与 Ollier 病相同。除了有 Ollier 病所具有的临床体征外,还具有软组织多发血管瘤,肢体的短缩、畸形常是最易见到的体征。易恶变为软骨肉瘤。治疗原则同多发内生软骨瘤病。

第四节　骨　软　骨　瘤

骨软骨瘤(osteochondroma)即外生性骨疣,可分为单发与多发性两种。在良性骨肿瘤中,骨软骨瘤最常见。

【临床表现】

单发性骨软骨瘤(solitary osteochondroma)是发生在骨表面的骨性突起,常见于儿童或青少年,男性多见。肿瘤生长缓慢,疼痛轻微或完全无症状,局部探查可触及一硬性包块,无压痛,骨软骨瘤在长骨的干骺端,特别是股骨下端、胫骨上端、肱骨上端最为好发。下肢发病多于上肢。骨盆、肩胛骨、脊柱相对少见。位于关节附近的可引起关节活动受限,也可以压迫邻近神经血管而引起临床症状。骨软骨瘤常可发生骨折引起局部疼痛,骨软骨瘤的恶变率约为 1%。

【影像学表现】

典型的影像学表现是在骺板附近骨表面的骨性突起与受累骨皮质相连部可有窄蒂和宽基底两种,但其特点是受累骨与骨软骨瘤皮质相连续,之间没有间断,病变的松质骨与邻近的骨干髓腔相通。骨软骨瘤的生长趋向与肌腱或韧带所产生力的方向一致,一般是骨骺端向骨干方向生长。肿瘤表面有透明软骨覆盖,称为软骨帽,其厚薄不一。薄者,X 线不易显影;厚者则可见菜花样致密阴影,但边界清楚(图 29-5)。软骨帽的厚薄与生长年龄相关。越年轻的患者,软骨帽可相对较厚,成年时则较薄。儿童软骨帽超过 3cm 时才考虑恶性变的可能,而成年人软骨帽超过 1cm 则有恶性变的可能。

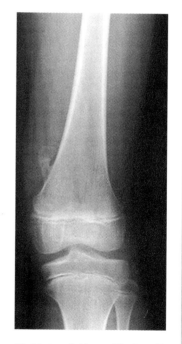

图 29-5　女性,11 岁,左股骨下端骨软骨瘤。X 线片显示股骨内侧外生性肿物,与骨皮质相连,肿物外周有典型的软骨帽

【病理学表现】

肿瘤的纵切面中,显示三层典型结构:①表层为血管稀少的胶原结缔组织,与周围骨膜衔接并与周围组织隔开;②中层为灰蓝色的透明软骨,即软骨帽盖,类似于正常的软骨,一般为几毫米厚;③基层为肿瘤的主体,外缘为皮质骨与正常骨相连,内部为松质骨,与宿主骨髓腔相通。镜下生长期骨软骨瘤患者的软骨帽的组织学表现类似于骨骺板。

【治疗】

无症状或发展缓慢者可以不做手术,密切观察。外科手术指征:成年后持续生长;出现疼痛;影响关节活动;肿瘤较大影响外观;有邻近骨骼、血管、神经压迫;位于中轴部位,如骨盆、肩胛骨、脊柱等;怀疑有恶变倾向。手术时应做骨软骨瘤的膜外游离,充分显露,并于基底部周围的正常骨边缘做整块切除。基底部切除过少,局部可遗留有骨性突起。软骨帽切除不净,易于复发。位于中轴骨骼(即躯干、头颅、胸廓骨骼)的骨软骨瘤,即使没有恶变征象,手术切除也应相应广

Note

泛,以减少术后复发。

附:遗传性多发骨软骨瘤(hereditary multiple osteochondroma)

多发性骨软骨瘤主要有三个特征:①遗传性;②骨短缩与畸形;③易恶变为软骨肉瘤。与单发性骨软骨瘤相比,其发病率为 1:10。发病年龄较单发性骨软骨瘤早,20 岁以后少见。男性多于女性,发病比率约为 3:1。多发性骨性包块通常较对称是本瘤最重要的症状和体征(图 29-6)。

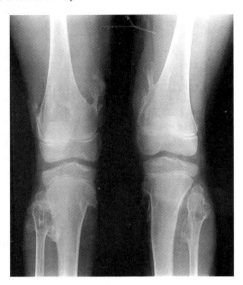

图 29-6　男性,15 岁,双侧股骨下端、胫腓骨上端多发骨软骨瘤 X 线表现

大约 2/3 的患者具有明显的遗传性。在一个家族中,如果某个男性发病,而他的子女不会发病;相反,在同一家族中即使某个女性患者表面上正常,她也有可能将此病传给后代。

多发性骨软骨瘤与单发骨软骨瘤一样,随人体生长,骺闭合后也停止生长。由于其多发性,外科治疗难以做到全部切除,所以选择外科手术的指征是:①肿瘤较大影响美观;②有临床症状,压迫邻近血管神经;③引起邻近关节活动障碍;④存在畸形,切除肿瘤纠正畸形;⑤肿瘤有恶变征象,瘤体在成年后继续生长或突然生长,影像学提示有恶变或那些位于中轴骨骼的骨软骨瘤。多发性骨软骨瘤的预后与单发相同。手术后效果好,局部复发率低。手术应完整切除软骨帽。本病的恶变率明显高于单发,多为单个肿瘤恶变为周围性软骨肉瘤。文献报道其恶变率为 5%~25%。需长期随诊观察。

本章小结

本章论述了各种常见原发良性骨肿瘤的临床表现、影像学、病理学特点及治疗方式,通过临床、影像、病理三结合能更加准确的诊断各种原发良性骨肿瘤疾病,从而选择正确的治疗方式。

思考题

简述各种常见原发良性骨肿瘤的临床表现、影像学、病理学特点及治疗方式。

(郭　卫)

参考文献

1. Tortta B,Fox MG. Benign osteoid-producing bone lesions:update on imaging and treatment. Semin Musculoskelet Radiol,2013,17(2):116-122.

2. 徐万鹏.骨与软组织肿瘤学.北京:人民卫生出版社,2008.

3. Douis Saifuddin A. The imaging of cartilaginous bone tumors. I. Benign lesions. Skeletal Radiol,2012,41(10):1195-1212.

4. Laurence N,Epelman M,Markowitz RI,et al. Osteoid Osteomas:a pain in the night diagnosis. Pediatr Radiol,2012,42(12):1490-1501.

5. 郭卫.中华骨科学 - 骨肿瘤卷.北京:人民卫生出版社,2010.

Note

第三十章　骨巨细胞瘤

骨巨细胞瘤(giant cell tumor of bone,GCT)是最常见的原发性骨肿瘤之一。GCT 侵袭性生长，具有潜在恶性，术后复发率高；可多中心生长；1%~3% 可发生肺转移，1%~3% 可恶变。Cooper和 Travers 在 1818 年首先描述了 GCT。

【发病特征】

GCT 好发年龄多为 20~40 岁，少见于青少年及 65 岁以上的老年患者，罕见于儿童。北京积水潭医院报道骨巨细胞瘤 621 例，男女比例约为 1.4∶1，平均发病年龄 31 岁(范围:11~71 岁)，占原发骨肿瘤的 13.7%，3.4% 出现肺转移。国外报道女性常见，男女比例约为 1∶1.2。

GCT 在东亚人群中发病率更高。在国人中，GCT 是最常见的原发肿瘤之一。1957~1988 年国内 40 家医院登记的原发骨肿瘤中，骨巨细胞瘤例占良性骨肿瘤的 18.4%，占所有肿瘤的 10.3%(3996/38 959)；1972~1990 年日本骨肿瘤登记病例中 GCT 占 7.4%(1505/20 272)；1973~1987 年美国梅奥诊所(Mayo clinic)登记骨肿瘤中 GCT 占 5.4%(603/11 087)。

GCT 多见于长骨的骨端(股骨远端、胫骨近端和桡骨远端)，约 50% 见于膝关节周围。在骺线未闭合的儿童中，病灶多位于干骺端，邻近骺线。GCT7%~9% 发生于中轴骨，最常见于骶骨；在脊柱上，GCT 多见于椎体，也可累及附件；其他少见的部位是手、足、髌骨、距骨等。

一般来说，GCT 的边界清晰。在骨髓腔中，病变通常没有明显的硬化边缘，偶可表现为虫蛀样。关节软骨是一种良好的肿瘤屏障，如 GCT 侵蚀软骨下骨，关节软骨往往浮在肿瘤表面，阻挡肿瘤进入关节。GCT 膨胀性生长，周边的骨壳往往菲薄，骨壳可能有局灶性缺损，一般骨膜反应不明显。即便 GCT 侵及邻近的软组织，软组织肿块外缘往往可见薄层的骨壳。

【组织来源和发病机制】

目前仍不甚清楚。GCT 可能来源于髓腔内未分化的间叶组织细胞。病变内的破骨细胞样巨细胞是反应细胞，真正的肿瘤细胞是其中的单核基质细胞。P53 的高表达可能与恶性 GCT 有关。GCT 的单核基质细胞表达 RANKL(核因子 κB 配体的受体激活剂，receptor activator of NF-κB ligand)，巨细胞表达 RANKL 的受体，提示 NF-κB 信号通路调节与 GCT 形成密切相关。

【临床表现】

疼痛最为常见，多为静息痛或夜间痛(肿瘤生长刺激骨膜)，也可出现活动痛(骨骼支撑能力不足)。从出现症状到确诊，一般需 3~6 个月。溶骨性破坏可导致承重骨出现病理骨折。体格检查可表现为局部压痛，偶有软组织肿胀。需要与关节炎、韧带损伤等鉴别。

脊柱 GCT 的临床症状无明显特异性。可出现疼痛、肿胀、活动轻度受限等；若肿瘤压迫神经，可出现相应的神经症状(神经根损害、脊髓损害、马尾损害)，如疼痛、麻木、无力、括约肌功能障碍等；部分颈椎 GCT 患者可出现呼吸及吞咽功能障碍；偶见肿块压迫颈交感神经节，出现 Horner综合征。

【影像学检查】

骨巨细胞瘤的病理学分期已经取消，仍在使用影像学分期(Enneking 分期与 Campanacci 分级)。静止期(S1)病变少见，大多数肢体的 GCT 为活动期(S2)，部分为侵袭期(S3)。GCT 多为侵袭性、膨胀性、偏心性溶骨性病灶(图 30-1)。病灶直径一般数厘米，偶见巨大病灶(直径超过

Note

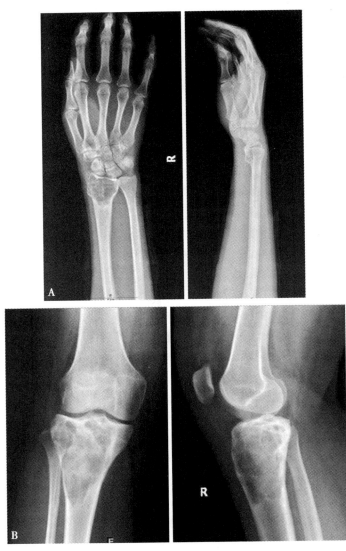

图 30-1 骨巨细胞瘤的 X 线片
A. 桡骨远端；B. 胫骨近端。(由北京大学第三医院放射科张立华
提供)

15cm)。偶有关节旁病变通过韧带(如十字韧带、后纵韧带等)、跨越关节间隙侵及相邻的骨,甚至累及相邻椎体。

在 X 线上,骨巨细胞瘤的典型表现是位于骨端的膨胀性、偏心性、溶骨性病灶。GCT 的病灶经常从软骨下骨延伸到干骺端和骨骺。如病灶进展增大,还可累及邻近的骨干、侵蚀局部骨皮质、侵及邻近的软组织;一般没有骨膜反应。部分病灶可见囊性变,也可伴发动脉瘤样骨囊肿,可出现相应的影像学表现。

CT 上,四肢 GCT 多表现为偏心膨胀性骨质破坏,呈皂泡样改变,骨壳完整或部分缺失,内部一般无钙化;少数周围可见软组织肿块;增强扫描呈不均匀强化(图 30-2)。

在 MRI 上,病灶边界相对清楚,但形态往往不规则,骨皮质完整或部分中断,多数病灶内呈囊实性混杂信号;囊性部分可分隔成多个小囊状、网格状病灶,囊壁较薄,囊液大多较为均匀。在 T1 加权像上,GCT 表现出低到中等的不均匀信号,偶可见高信号区域(往往提示亚急性出血)。在 T2 加权像上,肿瘤的实心区表现低到中等信号,囊性区域表现为高信号,偶尔可见液平面。

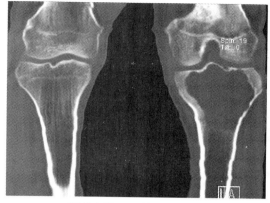

胫骨上段 CT 平扫　冠状面

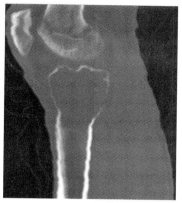

矢状面

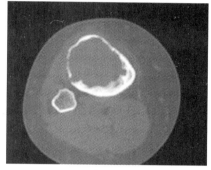

横断面

图 30-2　胫骨骨巨细胞瘤的 CT,冠状面、矢状面与横断面。(由北京大学第三医院放射科张立华提供)

增强时显示病灶实性部分明显强化。病灶中可见液-液平面,部分是伴发的动脉瘤样骨囊肿;此时需鉴别原发或继发 ABC 和毛细血管扩张型骨肉瘤(图 30-3)。

脊柱 GCT 多为椎体膨胀性溶骨性骨破坏,往往可累及附件,骨破坏区内可见残存骨嵴;周围骨壳往往不完整,骨破坏周围可伴有较大椎旁组织肿块。骶骨 GCT 表现为中线两侧溶骨性骨破坏,可累及骶髂关节;需要与骨髓瘤、动脉瘤样骨囊肿、脊索瘤等病变鉴别。

在治疗前,需要先活检,以明确病理诊断。活检前需完善相关检查(MRI、骨扫描、胸片等)。

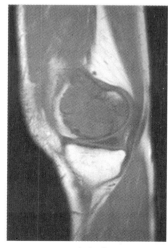

T1 加权像

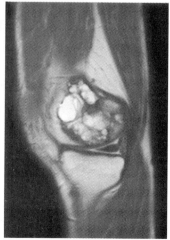

T2 加权像

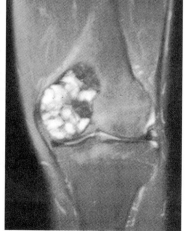

抑脂相

图 30-3　股骨远端骨巨细胞瘤的 MRI,T1 加权像、T2 加权像与抑脂相(由北京大学第三医院放射科张立华提供)

Note

如果先活检再做上述影像学检查,其表现将有所不同,难以分析、诊断。CT引导下穿刺活检的正确率约为85%。

【病理学检查】

肉眼观察GCT为棕褐色的肉芽样组织,由质软的血管及纤维组织构成,富于Ⅰ型和Ⅱ型胶原纤维;坏死和出血可能导致肿瘤囊性变,多为特有的巧克力色,呈海绵状,易碎;由于含有铁血黄素,可见由淡黄色向橘色褪变的囊腔,腔内经常充满血液,此时需与动脉瘤样骨囊肿鉴别。

显微镜下,GCT由密集的单核基质细胞(椭圆形、多边形或短梭形)及破骨细胞样的多核巨细胞组成。多核巨细胞均匀散布于单核基质细胞中。多核巨细胞的核数量可以高达50个,多位于细胞中央,周围包绕着丰富的嗜酸性胞浆;细胞核呈卵圆形或泡状,核仁位于中央。GCT单核基质细胞的边界欠清晰,嗜酸性胞浆较少。细胞核为圆形或卵形,核仁位于中央,在形态上与巨细胞的细胞核相同。核分裂多少不等,有时可每高倍视野大于20个。间质常血管丰富,可富于胶原。约10%病例可继发动脉瘤样骨囊肿(图30-4)。

需要注意的是,骨巨细胞瘤中的主要肿瘤细胞是基质细胞,而非巨细胞。含有多核破骨细胞样巨细胞丰富的骨性病变常见于反应性病变和局部侵袭性肿瘤,需要鉴别诊断的病变

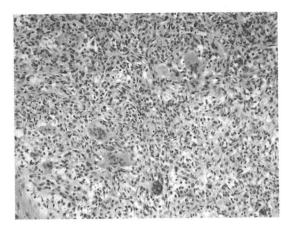

图30-4　骨巨细胞瘤的显微镜下表现(由北京大学医学部病理系杨邵敏提供)(见书末彩插)

包括骨巨细胞瘤(恶性和良性)、动脉瘤样骨囊肿(ABC)、巨细胞型骨肉瘤、软骨母细胞瘤、甲状旁腺功能亢进导致的棕色瘤(brown tumor)、巨细胞修复性肉芽肿(giant cell reparative granuloma)等。

WHO将骨巨细胞瘤分为两种:①巨细胞瘤,组织形态为良性,但局部侵袭性生长,少数也可发生远处转移,但死亡率低;②恶性巨细胞瘤,组织学及预后相当于高恶性级别的肉瘤。以往Jaffe与Lichtenstein根据多核细胞的多少和间质细胞的分化程度将骨巨细胞瘤分为三级:Ⅰ级良性,Ⅱ级交界性,Ⅲ恶性。多核细胞甚多,间质细胞分化良好者属Ⅰ级(良性);多核细胞很少,间质细胞分化较差,有丝分裂象多者属Ⅲ级(恶性);介于两者之间者属Ⅱ级。然而大量研究结果证实,这一分级系统不能准确地反映GCT的生物学行为,不能指示肿瘤有无复发或者恶变倾向,因此临床上不再使用。

【治疗】

目前其治疗以手术治疗为主,辅以放射治疗、药物治疗(地诺单抗、二膦酸盐、干扰素等)。四肢GCT的主流术式是扩大刮除术,而脊柱GCT首选整块切除术。

(一) 四肢GCT的手术治疗

早期首选病灶刮除术,复发率高达40%~60%。20年前改为首选切除术,局部复发率为0%~5%,其缺点是切除后的重建较为复杂,且术后并发症较高。为了避免上述术式的缺点,近年来多数医生选择扩大刮除术。

1. 扩大刮除术(extensive curettage)　技术要求是:①扩大骨窗以便直视病灶,避免残留死角;②高速磨钻(high-speed burr)磨除硬化的病灶边缘;③使用骨水泥填充空腔。侵袭性GCT首选扩大刮除术。刮除术还可辅以局部辅助治疗(adjuvant treatment),进一步降低局部复发率。辅助治疗包括物理治疗(如激光、冷冻等)和药物治疗(如人工骨水泥、苯酚、过氧化氢、氯化锌等)。麻省总医院比较了蒸馏水、95%乙醇、5%苯酚、3%过氧化氢、50%氯化锌对GCT细胞的作用;

他们发现蒸馏水的作用最差。一般认为，无水乙醇与苯酚的疗效相仿，相比之下，前者使用简便、更为安全。与激光烧灼相比，冷冻（液氮）可杀死刮除边缘的更深层细胞；因其作用深在，可能殃及周边的正常组织，其并发症包括病理骨折、血管和神经损伤。

Blackley 等人报道，使用高速磨钻可使 GCT 的术后局部复发率降至 12%。牛晓辉等报道常规刮除术的复发率为 56.1%，而扩大刮除术为 8.6%。Miller 等报道 677 例 GCT 的治疗结果，经瘤刮除及植骨融合术的复发率高达 45%，而辅以辅助治疗（如液氮、苯酚、骨水泥）后，局部复发率降低至 17%。在扩大刮除术的基础上，Malawer 等人报道冷冻治疗（cryotherapy）可将复发率降低至 8%。

2. 整块广泛切除术（en-bloc wide resection）　适用于顽固性复发或部分侵袭性（S3）病例。切除术后往往需要功能重建，包括骨质重建及软组织重建。骨质重建常需使用大块异体骨或者定制人工关节，有时需两者结合。此术式还可用于位于不重要的骨的病灶（如锁骨、尺骨远端、近端和中段腓骨），这不会对患者的功能产生明显伤害。

3. 复发病灶　四肢 GCT 初次术后复发的患者，如能保留关节，建议尽量采用囊内刮除的治疗方式；对于一些肿瘤范围较大（超过横断面 50%）、不能彻底刮除者，可采取整块切除。术后还可辅以放疗。华西医院屠重棋等人报道 GCT 复发再次手术病例，采用囊内刮除植骨结合辅助治疗的再复发率为 24.3%（9/37），而整块切除为 7.1%（3/42）。国外报道的复发病灶经刮除治疗后的复发率为 22%~45%，而切除术为 8%。

4. 脊柱 GCT 的手术治疗　与四肢病变相比，脊柱 GCT 的解剖结构更为复杂（周围血管、神经丰富），且部位深在，发现偏晚，绝大多数为 S3 期。S2 期病变首选刮除术。对于 S3 期病变，刮除术不易将瘤体彻底切除，扩大刮除术实施困难，因此首选全脊椎整块切除术（total en-bloc spondylectomy，TES）。另外，与四肢病变相比，脊柱的活动性相对小，且复发病变更难处理。

因需保护肿瘤邻近的脊髓、神经根、大血管（如主动脉、椎动脉、髂动脉）等重要解剖结构，脊柱的 TES 手术往往是经瘤手术，而非肿瘤学意义上的广泛切除、根治切除。不同学者使用了不同的 TES 术式，最为常见的是意大利的 Boriani 术式和日本的 Tomita 术式（图 30-5）。Boriani 强调"不经瘤"的整块切除，其要点在于肿瘤包膜完整；而 Tomita 强调标准化的 TES，经椎弓根、将病椎分两大块切除。Boriani 等人报道脊柱 GCT 患者的术后复发率 22%，其中经瘤刮除术组复发率为 62%（8/13），TES 组为 9%（1/11）。国内北医三院也有类似报道。郭卫等人报告骶骨 GCT 的术后局部复发率为 29.2%（7/24）。

（二）放射治疗

不是首选的治疗方式。GCT 对放疗相对敏感，适用于肿瘤巨大、切除困难或术后复发者。因早期的放疗技术问题，放疗后 GCT 恶变率高达 15%，随着放疗技术的进步，目前放疗恶变率 <1%。麻省总医院报道大剂量放疗治疗 20 例脊柱及骶骨 GCT，随访 10 年，85% 的病灶没有进展。

（三）药物治疗

一般认为化疗对骨巨细胞瘤的效果并不满意，应谨慎使用。

1. 地诺单抗（denosumab）　其为 RANKL 的单克隆抗体，是目前最有前景的药物。它在欧美已获得广泛的使用，此药物在国内尚属临床试验阶段。它可使 GCT 病灶成骨、病灶缩小，但无法治愈，且患者需长期用药。它也可用于侵袭性巨大病灶，待治疗后病灶缩小、边界清晰时，再彻底切除病灶。

2010 年 Thomas 等人报道地诺单抗治疗 37 例复发或不能切除的 GCT 的一期临床结果，有效率为 86%；第二期临床试验 169 例，随访 13 个月，96% 的病灶没有进展，其中 5% 完全缓解，36% 部分缓解。其最常见的严重并发症是颌骨骨坏死、骨髓炎。

2. 二膦酸盐（diphosphonate）　其治疗 GCT 也属探索阶段。偶有使用唑来膦酸后病灶消失的个案报道。一般认为它可降低 GCT 术后复发率、延缓病情进展。二膦酸盐可以诱导基质细胞的凋亡，使肿瘤缩小，抑制骨的破坏，诱导基质细胞向成骨细胞分化，且这种作用是时间和剂

Note

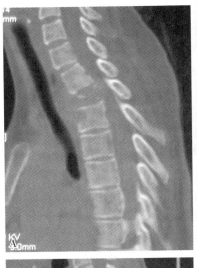
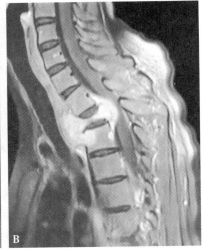
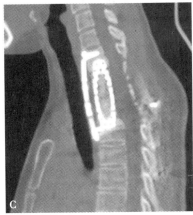

图 30-5　脊柱骨巨细胞瘤
A. 术前 CT 矢状面显示胸椎椎体破坏;B. 术前磁共振矢状面,显示巨大的椎管内外软组织肿块包绕相邻椎体;C. 术后 2 年随访时的 CT 矢状面,显示肿瘤彻底切除,内固定位置好,植骨融合

量依赖的。其并发症与地诺单抗相仿。

3. 干扰素(interferon,INF)　可用于治疗骨巨细胞瘤的局部病灶和远隔转移,有一定治疗意义。INF 的作用机制可能是抗血管生成(antiangiogenic)。它可抑制肿瘤细胞内增殖蛋白,诱导肿瘤细胞凋亡,抑制肿瘤血管形成,增强机体对肿瘤细胞的反应。干扰素在 GCT 的临床应用均为小规模的病例报道。

麻省总医院首先将 INF 用于治疗 GCT,发现 INF-α 对颌骨 GCT 疗效好,尤其是巨细胞修复性肉芽肿。在 GCT 的躯干骨病例及转移病例中,其有效率约为 50%。Yasko AW 报道干扰素治疗 12 例脊柱、骶骨、骨盆及转移 GCT,用药 3~12 个月,6 例有效,疗效可持续约 6 年。北医三院报道了干扰素 α-2b 治疗复发性和转移性 GCT 共 4 例,2 例有效。长期、大剂量注射干扰素,患者可能出现发热、皮疹、脱发等并发症,约 50% 患者无法耐受。

本章小结

骨巨细胞瘤是最常见的原发性骨肿瘤之一,侵袭性生长,具有潜在恶性;少见多中心生长、肺转移或恶变。其临床表现无明显特异性,多见疼痛(静息痛或夜间痛)。在 X 线上骨巨细胞瘤的典型表现是位于干骺端的膨胀性、偏心性、溶骨性病灶。骨巨细胞瘤的治疗以手术治疗为主,辅以放射治疗、药物治疗(地诺单抗、二膦酸盐、干扰素等)。四肢 GCT 的主流术式是扩大刮除术,而脊柱 GCT 首选整块切除术。

思考题

1. 骨巨细胞瘤的典型临床表现与影像学表现是什么？
2. 骨巨细胞瘤的治疗原则是什么？

（刘忠军）

参考文献

1. Raskin KA, Schwab JH, Mankin HJ, et al. Giant cell tumor of bone. J Am Acad Orthop Surg 2013, 21:118-126.

2. Thomas D, Henshaw R, Skubitz K, et al. Denosumab in patients with giant-cell tumour of bone: an open-label, phase 2 study. The Lancet Oncology, 2010, 11:275-280.

3. Niu X, Zhang Q, Hao L, et al. Giant cell tumor of the extremity: retrospective analysis of 621 Chinese patients from one institution. J Bone Joint Surg Am, 2012, 94:461-467.

4. Guo W, Xu W, Huvos AG, et al. Comparative frequency of bone sarcomas among different racial groups. Chin Med J, 1999, 112:1101-1104.

5. 石磊, 姜亮, 刘晓光, 等. 胸腰椎骨巨细胞瘤手术治疗后复发的原因分析. 中国脊柱脊髓杂志, 2013, 23(9):53-58.

6. Boriani S, Bandiera S, Casadei R, et al. Giant Cell Tumor of the Mobile Spine: a review of 49 cases. Spine, 2012, 37:37-45.

7. Wei F, Liu X, Liu Z, et al. Interferon alfa-2b for recurrent and metastatic giant cell tumor of the spine: report of two cases. Spine, 2010, 35:1418-1422.

8. Chakravarti A, Spiro IJ, Hug EB, et al. Megavoltage radiation therapy for axial and inoperable giant-cell tumor of bone. J Bone Joint SurgA, 1999, 81:1566-1573.

9. Klenke FM, Wenger DE, Inwards CY, et al. Recurrent giant cell tumor of long bones: analysis of surgical management. ClinOrthopRelat Res, 2011, 469:1181-1187

10. 吴志鹏, 肖建如, 杨兴海, 等. 脊柱骨巨细胞瘤外科治疗复发相关因素的回顾性分析. 国际骨科学杂志, 2010, 31(6):387-391.

第三十一章　恶　性　肿　瘤

第一节　骨　肉　瘤

【概述】

骨肉瘤(osteosarcoma)是源于间叶组织的恶性肿瘤,以能产生骨样组织的梭形基质细胞为特征。虽然在肿瘤中也可以见到纤维或软骨组织,或两种都有,但只要见到肉瘤基质细胞直接产生的骨样组织,无论数量多少,就决定了肿瘤的性质为骨肉瘤。

骨肉瘤表现为多相性的影像所见、解剖部位、组织学类型、细胞学分级和生物学行为。按照其生物学行为进行准确的分类,对诊断及治疗有重要的作用。骨肉瘤分为原发与继发(表31-1)。原发骨肉瘤是指没有先前的病损直接发生者;继发骨肉瘤是有先有的病损或放射治疗后出现者。好发年龄有两个高峰,第一个高峰是青春期,75% 病例在 10~30 岁之间发病。第二个高峰是老年人,为继发性骨肉瘤。儿童和青少年的骨肉瘤约 93% 是原发的;与此对应,60 岁以上的骨肉瘤,1/4 的患者为继发的。

表 31-1　骨肉瘤的分类

1. 原发	2) 低度恶性(占 10%)
(1) 髓内型(95%)	(2) 表面型(5%)
1) 高度恶性(传统性骨肉瘤,占 90%)	骨旁骨肉瘤(占 90%)
骨母细胞型(占 50%)	骨膜骨肉瘤(占 1%)
软骨母细胞型	高度恶性表面骨肉瘤(占 9%)
纤维母细胞型	2. 继发
毛细血管扩张型	畸形性骨炎
小圆细胞型	放射源性
多中心型	继发于其他肿瘤

髓内高度恶性骨肉瘤

【流行病学】

骨肉瘤是最常见的原发恶性骨肿瘤,是严重影响青壮年身心健康的恶性肿瘤。骨肉瘤占原发恶性骨肿瘤的 20%,每年发病率为 1~3 人 / 100 万人。发病率与人种和种族无重要关联。传统骨肉瘤最常发生在 10~20 岁阶段,60% 发生在 25 岁以下(图 31-1)。尽管有 30% 的患者发病年龄在 40 岁以上,但还是优先要考虑倾向于常见的老年人的骨肿瘤疾病(如骨 Paget 病,放射后肉瘤或继发于纤维结构不良)。男性好发传统骨肉瘤,与女性的发病率的比值为 3:2。

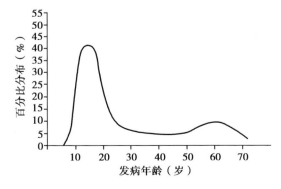

图 31-1　骨肉瘤年龄分布

【病因学】

传统骨肉瘤准确的病因还是未知的。尽管认为创伤史不是肿瘤的病因,但仍能对引起患者发现肿瘤的方面起到作用。

成骨肉瘤的病因复杂。与尤文肉瘤不同,成骨肉瘤没有明确的染色体异位。目前已知高度恶性的经典骨肉瘤存在明显的多倍体改变及多发染色体异常。至今已发现几个重要的基因改变与成骨肉瘤的发生有关。视网膜母细胞瘤基因(RB 基因)的改变是视神经母细胞瘤发生的原因。患视网膜母细胞瘤的儿童,如果能存活,发生骨肉瘤(第二原发恶性肿瘤)的危险性是高的,约占视网膜母细胞瘤患者的 38%,如有家庭史,可高达 40%,这与 RB 基因变异有关。约有 60%~75% 的成骨肉瘤存在 RB 基因的异常。丢失一个 RB 等位基因的骨肉瘤比带有正常 RB 基因的骨肉瘤更具恶性。患有 Li-Fraumeni 综合征(乳腺癌合并软组织肉瘤)女性生育的儿童,骨肉瘤发生的机会也增高,这与遗传性 P53 基因突变有关。P53 基因的突变约发生于 50% 的成骨肉瘤中。其他基因的改变,进一步促成了成骨肉瘤的发生,如 C-myc 及 C-fos 基因的扩增及高表达。MDM2 是一个 P53 基因的调节蛋白。MDM2 基因的扩增可抑制 P53 基因的活性,使细胞丧失 P53 基因调节的生长控制,从而导致肿瘤的发生。然而 RB 基因和 P53 基因不能完全解释成骨肉瘤的病因,其他肿瘤表达基因,如 P16、P21、ras、met、sis 和 myc 等,也可能是成骨肉瘤的病因。

【发病部位】

传统骨肉瘤好发于四肢长骨上,尤其是股骨远端、胫骨近端和肱骨近端。这种肿瘤好发于干骺端(91%)或是骨干(9%)。尽管长骨是原发传统骨肉瘤最常见的发病部位,但是非长骨(如下颌骨,盆骨,脊柱和颅骨等)的病变随年龄的增长发病率可能增长,很少见发生在腕部和踝部的病变。在所有部位骨肉瘤病例中颅面骨受累病例约占 7%。大多数颅面骨骨肉瘤患者的年龄要大于其他部位骨肉瘤患者。发生于脊柱的骨肉瘤少见(图 31-2)。

骨肉瘤绝大多数为单发,极少数为单肢体或多肢体两个病灶以上。骨干和骨盆骨肉瘤需要与尤文肉瘤鉴别。脊柱骨肉瘤,尤其是儿童,有时与骨母细胞瘤鉴别有困难,骨母细胞瘤多发生于椎体附件,向椎体延伸,而骨肉瘤多发生于椎体,向后方侵入附件。

【临床表现】

症状基本上持续超过几周或几个月。骨肉瘤最常见的临床表现是疼痛和肿块。疼痛可放射至邻近关节,初期疼痛多为间断性隐痛,随病情发展疼痛逐渐加重,多发展为持续性疼痛,休息、制动或者一般止痛药无法缓解。疼痛部位可以触及到肿块,可伴有关节活动受限,但关节积液并不常见。体格检查发现可能有局限肿块,压痛和关节活动受限。在病情进展

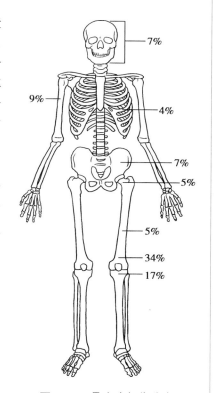

图 31-2　骨肉瘤部位分布

期,常见到局部炎症表现和静脉曲张,局部发热和毛细血管扩张及听诊上的血管杂音。病理性骨折发生在 5%~10% 的患者中,多见于以溶骨性病变为主的骨肉瘤。肿瘤突然增大要怀疑继发的改变,如囊内出血。骨骺虽是骨肉瘤进入骺端的屏障,但极少数病例中,肿瘤侵及或穿透骨骺,出现关节积液,有些病例可经骨骺穿入关节。肿瘤晚期可有局部淋巴结肿大,一般为吸收所致的淋巴结炎,个别见于淋巴结转移或受侵。早期一般状态较好,消瘦、精神萎靡及贫血常在出现肺转移以后发生(图 31-3,图 31-4,图 31-5)。

Note

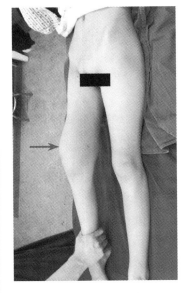

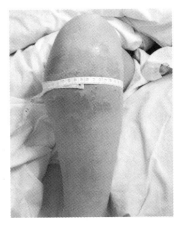

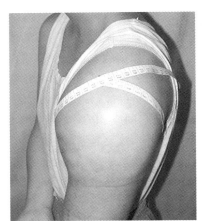

图 31-3   股骨下段   图 31-4   胫骨上段   图 31-5   肱骨上段

图 31-3、31-4、31-5 股骨下段、胫骨上段和肱骨上段骨肉瘤体位像

另一个重要的实验室检查是血浆碱性磷酸酶(AKP)、乳酸脱氢酶(LDH)中度至大幅度的升高,大多数病例可以观察到碱性磷酸酶的升高,且与肿瘤细胞的成骨活动有关,但是肿瘤组织中 AKP 水平和血浆中 AKP 水平没有确切的数量关系。较 AKP 的诊断价值更为重要的是该指标对于预后的意义,如果手术完整切除肿瘤后,AKP 可以下降至正常水平;如果术后该指标没有下降到正常水平,或仍处于较高水平则多提示存在肿瘤转移或肿瘤有残留。

【影像学表现】

相对于表面(周围型)骨肉瘤,传统的(经典)骨肉瘤病变多起源于髓质,随病变发展破坏骨皮质,而后侵入骨旁软组织。影像学上一些骨肉瘤成骨明显("成骨型");另一些则以溶骨性破坏为主,可见呈蜂窝状、退行性变或呈毛细血管扩张样改变的肿瘤,影像学表现为边界不清的筛孔样或虫蚀样透亮度增高区("溶骨型")。但骨肉瘤大多数病例影像学表现为成骨及溶骨混合样改变(图 31-6,图 31-7,图 31-8)。

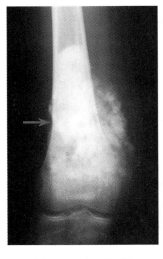

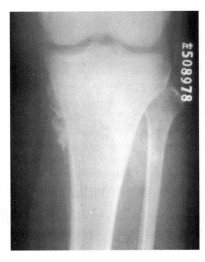

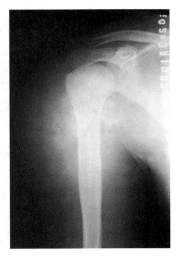

图 31-6   股骨下段   图 31-7   胫骨上段   图 31-8   肱骨上段

图 31-6、31-7、31-8 股骨下段、胫骨上段和肱骨上段骨肉瘤 X 线平片表现,可见成骨性骨破坏和日光射线现象

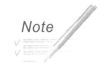

Note

当肿瘤穿破皮质,侵入到软组织内形成最具特征的影像学改变,即特征性骨膜反应:

1. 日光放射征　垂直于骨膜呈放射样平行排列的针状骨膜反应,即怒发冲冠征,或排列成由骨膜上一点向外放射,即日光放射征。

2. Codman 三角　此种骨膜反应是由反应骨形成,后者位于被穿破皮质肿瘤组织所顶起的正常骨外膜和肿瘤向骨外浸润部位周围移行带皮质骨之间。尽管 Codman 三角很有特点,但并不是骨肉瘤所特有的影像学表现,它可见于任何侵袭性肿瘤性病变(如尤文肉瘤),甚至一些良性病变,如骨髓炎,当有骨外软组织浸润后可有类似的影像学表现。

CT 扫描可以更清晰地显示肿瘤骨的病变范围,软组织侵袭情况及肿瘤与主要血管的关系,是外科手术界限制订的重要依据之一(图 31-9)。

MRI 在观察骨肉瘤软组织侵袭范围方面,起到积极的作用,还是显示髓腔内浸润范围的最好方法。在保肢手术中,对瘤骨扩大切除长度定位有关键的指导作用(图 31-10)。

骨肉瘤在同位素骨扫描上表现为放射性浓聚,浓聚范围往往大于实际病变。在骨肉瘤的定性或定位诊断方面,只起到一定的参考作用。对肿瘤有无其他骨的转移,是否多发病变以及有无跳跃灶的判断很有帮助(图 31-11)。

血管造影在骨肉瘤诊断上的意义为:①可以了解肿瘤的血管丰富程度,观察肿瘤的软组织浸润范围;②判断肿瘤的血管来源,是动脉插管化疗必需的检查;③由于肿瘤内部的血管分布与

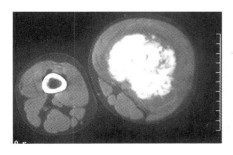

图 31-9　CT

图 31-10　MRI

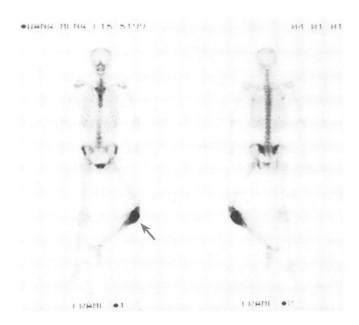

图 31-11　骨扫描

图 31-9、31-10、31-11　骨肉瘤 CT、MRI 和骨扫描表现。CT 是成骨性骨破坏,包绕股骨;MRI 更清楚显示肿瘤包块和髓腔内范围;骨扫描是局部异常核素浓聚,并可排除全身其他部位骨骼可以的转移灶

Note

肿瘤坏死程度直接相关,化疗前后血管造影的对比可以作为评价化疗效果的重要指标。④血管是否被肿瘤推压移位或被肿瘤包绕;⑤切除肿瘤时是否需要切除血管并做修复的准备(图 31-12)。

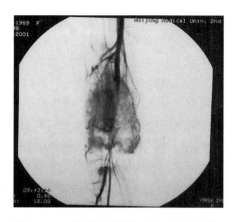

图 31-12　股骨下段骨肉瘤血管造影,由于肿瘤内大量新生异常血管,显示"瘤湖",即造影剂排泄延迟

【分期】

前述的骨骼肌肿瘤协会分期最为常用。Ⅰ期指低度恶性肿瘤,分化及预后比Ⅱ期好。然而,低度恶性肿瘤相对少见,大多数病例属于ⅡB期。

目前的分期系统中有很多影响预后的因素。肿瘤部位很重要,躯干骨和骨盆肿瘤的预后比四肢差,这与肿瘤边缘切除不净有关。AKP 及 LDH 超过 400 都与预后不好有关。一项研究中显示人种差异也很重要,美国黑种人预后差。继发性成骨肉瘤,尤其是继发于放疗或 Paget 病的预后差。有经病变的病理性骨折者生存率下降。有跳跃性转移的预后差,但跳跃灶发生率低于 5%。

分期时应参考胸部 X 线及 CT,因为肺转移最常见。骨扫描可显示骨转移,骨转移是第二常见的转移部位。铊核素扫描可检测病变活动性,反映化疗效果及远处转移。实验室检查中最重要的是 AKP 及 LDH 水平。

【病理学特征】

骨肉瘤的大体标本,肿瘤组织致密,较硬,呈灰白色或玫瑰色。中心坏死区有陈旧性出血,呈黄褐色,多囊状,在软骨成分较多的区域,呈白色半透明状或黏液状,硬化区坚硬如象牙,呈乳白色,少见血管。

显微镜下,成骨肉瘤的组织学特征是由恶性梭形细胞产生的骨样基质,梭形细胞需紧邻骨样基质,正常的成骨细胞排列在骨样基质周围。肿瘤组织细胞多种多样,肿瘤细胞呈梭形或不规则形,细胞体积较大,核深染,核浆比例增加,核分裂,特点是肿瘤细胞的异型性。病理学诊断的关键有赖于肿瘤基质细胞产生的骨样基质(嗜酸性透明物质)的存在。原发高度恶性成骨肉瘤的亚型(成骨型、成软骨型、成纤维型、毛细血管扩张型和小圆细胞型)依占优势的组织而定。不同亚型的预后是否不同还未确定,各亚型间的生存率也无明显差别。

低度恶性成骨肉瘤的特征是细胞多形性及有丝分裂象少,骨样基质中主要是分化好的骨组织,与异位骨化(骨化性肌炎)鉴别困难,尤其是肿瘤生长在近皮质区。诊断的关键是区分病灶是否为恶性肿瘤细胞。异位骨化是一种区域性现象,在外围有成熟的骨化基质。肿瘤的外围是不成熟的骨化基质。

成骨肉瘤的组织学诊断比较困难。骨折后的骨痂,特别是纤维性肿瘤的病理性骨折后容易误认为成骨肉瘤。有些成骨肉瘤几乎没有骨样基质产生,即便是有,因为骨样基质不易染色,也很难发现。此外,毛细血管扩张型成骨肉瘤容易与动脉瘤样骨囊肿混淆;小圆细胞型与尤文肉瘤等圆细胞型肿瘤容易混淆;成软骨型与软骨肉瘤容易混淆。希望在将来成骨肉瘤能有更精确的分子学检查方法(图 31-13)。

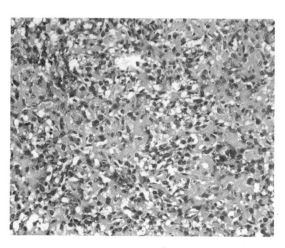

图 31-13　典型骨肉瘤病理表现　梭行细胞肉瘤,红染的骨样基质明显(见书末彩插)

【鉴别诊断】

1. **慢性骨髓炎** 慢性骨髓炎发病隐匿,患者主诉为轻至中度骨痛,无全身症状,很少有功能障碍。实验室检查很少有阳性发现,大部分患者血沉轻度增快,血培养很少阳性。X线表现为干骺端髓腔内斑片状、虫蚀样骨破坏和层状葱皮样的骨膜反应。骨髓炎的骨破坏同时有骨质增生,骨破坏与修复性、反应性增生同时存在。当骨破坏广泛后则多有死骨出现,死骨是诊断骨髓炎的特殊征象。骨髓炎的破坏有向骨骺蔓延的倾向。骨髓炎的病程进展后软组织肿胀可逐渐消退,无软组织包块出现。活检有助于诊断。

2. **尤文肉瘤** 尤文肉瘤是儿童第二位常见的原发恶性骨肿瘤,常发生于长骨和骨盆,经常侵犯骨干。骨膜反应可呈葱皮样改变,但增生的骨膜中多可见到不规则的骨破坏,邻近软组织也往往有瘤组织侵入,CT和MRI可清楚显示。临床上多疼痛剧烈,伴有发热、白细胞轻度升高。

3. **骨巨细胞瘤** 好发年龄为20~40岁,常见于长骨骨端,偏心的圆形或椭圆形溶骨性破坏,逐渐向四周膨胀性发展,但以横向发展更明显。肿瘤膨胀改变明显后受侵骨皮质变薄,骨外膜在皮质外有新生骨形成,形成薄的骨包壳。包壳可呈分页状、多房状,则X线平片表现为多房样,包绕溶骨性破坏密度减低区,其内不见钙化或骨化致密影。

4. **疲劳骨折** 多见于新兵和各种运动员,发病部位以跖趾骨多见,其次为胫骨。主要表现为局部隐痛或钝痛,负重行走后加重,休息后好转。查体见局部压痛,有时有局部软组织肿胀,少数患者可触及硬块。X线表现为局限性大量平行骨膜反应、骨痂及大量骨髓内新生骨痂,MRI可发现骨折线。

【治疗】

(一) 手术治疗

对于低度恶性成骨肉瘤,无论是髓内或近皮质的,都可单独用广泛切除。随访至少5年的病例表明总的治愈率在90%以上。这类患者无需进行辅助化疗,但需要定期随访。病灶内切除及边缘切除都不充分,局部复发率在50%~100%。

对于高度恶性成骨肉瘤,1970年以前,主要的治疗方法是截肢,5年生存率低于20%。进入20世纪70年代,Rosen和Jaffe的化疗为骨肉瘤的治疗翻开了新的一页,主要治疗方法是手术+术后化疗,使5年无病生存率(disease free survival-DFS)高达50%。1978年以后开始术前化疗。现在在新辅助化疗和正确的手术方案的基础上,目前5年DSF为60%以上。

手术的方案应根据术前化疗的效果及肿瘤的外科分期而定。此外,还要参考患者、家庭的意愿,患者的年龄、心理状态,肿瘤的部位、大小,软组织、神经血管束的情况及可预见的术后功能等。

在保肢成为肢体肿瘤外科治疗的主流的今天,患者的生存率并未下降,局部复发也未上升。保肢治疗具有安全性,局部复发率为5%~10%,与截肢治疗的生存率,局部复发率相同。保肢手术的适应证和禁忌证包括:①四肢和部分中轴骨的肿瘤,软组织内的侵犯中等程度。②主要神经血管束未被侵犯,肿瘤能获得最佳边界切除。③无转移病灶或转移灶可以治愈。④患者一般情况良好,无感染征象,能积极配合治疗。⑤瘤体巨大、分化极差、软组织条件不好的复发瘤,或者肿瘤周围的主要神经血管受到肿瘤的侵犯以截肢为宜。保肢手术的重建方法包括瘤骨骨壳灭活再植术、异体骨半关节移植术、人工假体置换术和关节融合术等。

影响预后的因素如:①肿瘤病变的范围:包括有无远隔部位如肺或骨转移,有无跳跃灶或多发灶;②肿瘤的恶性度:低度恶性肿瘤5年DFS可达75%~90%;③肿瘤的大小:总体看,体积大的预后差;④解剖部位:肢体远端的优于近端,肢体优于躯干;⑤病理骨折:预后差;⑥化疗,手术(或放疗)结合的综合治疗优于单一的治疗方案;⑦术前化疗后肿瘤坏死情况:坏死>90%者,5年存活率达80%~85%;⑧原发优于继发。

手术切除转移灶对某些患者是有益的。有转移灶的患者预后差,五年生存率仅11%。然而,进行积极治疗,包括手术切除肺转移灶及加强化疗对于改善预后可能有帮助。

Note

（二）放疗

尽管放疗比化疗的应用要早,但已不属于原发骨肉瘤的常规治疗之一。由于单纯保肢手术的局部复发率较低,已没有理由使用辅助放疗。成骨肉瘤放疗所需的有效剂量很高,约6000cGY,有关意见并不统一,7000~8000cGY的剂量效果更好,但对周围正常组织的损伤也大。即便联用高剂量放疗和化疗,也能发现存活的肿瘤组织,因此,放疗不能单独作为大多数骨肉瘤的首要选择。在某些特殊的病变区,如头面部或脊柱,无法进行广泛切除,放疗可作为手术的辅助治疗。放疗对保肢手术也有影响。

（三）辅助化疗

大多数高度恶性成骨肉瘤患者在确诊时已有显微镜下的转移,从历史来看,全肺照射不是治疗肺微小转移的有效方法,根除这些转移需要全身性辅助化疗。尽管化疗已有很大进展,但还不能替代外科手术,单独化疗的生存率仅25%。

1. 联合化疗　目前常用的化疗药为阿霉素（ADM）、顺铂（CDDP）、甲氨蝶呤（MTX）和异环磷酰胺（IFO）。因为肿瘤细胞对单药化疗容易产生耐药性,因此不同药物的联合化疗比单一用药更为有效。联合化疗的原则是应用被证明对肿瘤具有治疗作用的药物,获得相加或协同作用,不增加细胞毒性,克服抗药性产生。如果阿霉素和大剂量甲氨蝶呤联合应用,可以期望使无瘤生存率增加到60%。

2. 新辅助化疗　1979年Rosen等正式提出新辅助化疗的概念。在术后辅助化疗的基础上,大多数新的化疗方案增加了术前化疗。肿瘤对化疗的组织学反应是影响长期预后的最重要因素,在新辅助化疗中发现反应不良者,在术后换用其他细胞毒性药物（挽救性化疗）。

术前化疗一般有两种途径,即静脉化疗和动脉化疗。一般只有顺铂采取动脉化疗的方式。新辅助化疗的优点：①可以早期进行全身治疗,消灭潜在的微小转移灶；②通过评估术前化疗效果,指导术后化疗；③缩小肿瘤及肿瘤周围的反应带,提高保肢手术率；④允许有充分时间设计保肢方案,制做假体；⑤减少手术中肿瘤播散的机会；⑥早期识别高危病例组。

低度恶性髓内骨肉瘤

低度恶性髓内骨肉瘤较少见,常被误诊为良性肿瘤,因此常有多次手术多次复发史,复发使肿瘤更具侵袭性,增加转移的潜能性。

70%的患者在18~40岁,最常见部位为股骨远端、胫骨近端和远端的干骺端,典型X线片为界限不清的慢性病损,侵犯至软骨下常见,可使皮质膨胀或侵蚀皮质,导致皮质不规则的骨小梁结构。X线片的鉴别诊断包括纤维异常增殖、骨巨细胞瘤、侵袭性纤维瘤病和低度恶性纤维肉瘤。鉴于低度恶性髓内骨肉瘤的低转移潜能,可单独行外科切除,不需辅助化疗。

毛细血管扩张性骨肉瘤

毛细血管扩张性骨肉瘤是高度恶性骨肉瘤的变型,诊断标准：①X线表现为病损以溶骨性为主；②肉眼检查时肿瘤呈动脉瘤或血袋结构,包括有隔膜隔开的血管腔；③组织学是充满着血或肿瘤细胞,它们被恶性梭形细胞形成的隔膜分隔开,骨样产物很少。

临床上,发病年龄、分布部位和传统骨肉瘤相似,干骺端的部位伴有骨骺侵犯较常见,但也可在骨干。X线片上,肿瘤较大,界限不清,可有骨皮质、骺内骨破坏及软组织肿块,应与动脉瘤样骨囊肿和骨巨细胞瘤进行鉴别,因为形成骨缺损,病理性骨折常见,约占患者的25%。治疗和传统骨肉瘤相同,生存率也与传统骨肉瘤相同。

小圆细胞型骨肉瘤

小圆细胞型骨肉瘤是少见的高度恶性骨肉瘤的一种变异,以小圆细胞为特征,和尤文氏瘤或其他恶性圆细胞肉瘤相似，常更具有多形性，鉴别更困难，需免疫组化或电镜来作诊断。如果圆形细胞肿物以基质显示明显矿化，则应想到此瘤。尽管此病很少，但化疗效果却较其他型骨肉瘤好。

骨表面（近皮质）骨肉瘤

骨表面（近皮质）骨肉瘤（surface or juxtacortical osteosarcoma）源于骨表面外层，有三个亚型：骨旁骨肉瘤、骨膜骨肉瘤、高度恶性表面骨肉瘤。

骨旁骨肉瘤占所有骨肉瘤的5%，是骨表面骨肉瘤中最常见的，大多数（70%）的患者小于30岁。最常见的部位是股骨远端干骺端后方（占65%），其他包括肱骨、胫骨、股骨上端。常无痛或有模糊的疼痛。肿瘤慢性发展，可触及肿块，关节活动受限是患者就医的原因。

肿瘤特点为大的骨性肿块，有宽的皮质基底，易和软骨瘤混淆。当肿瘤沿着骨表面生长时，能环绕骨面。介于骨皮质和肿瘤之间的骨膜和纤维组织可构成透X线的区域，X线片上难以看到，CT上可见。骨膜透亮区在诊断上有意义，但并不是所有的骨旁骨肉瘤都有，有些可有与骨软骨瘤相似的软骨帽。

组织学上，细胞表现低度恶性，有成纤维细胞的基质，其中包含较多不同成熟程度的骨小梁，如编织骨和板层骨。肿瘤可有软骨灶，特别是外周。

低度恶性骨旁骨肉瘤的治疗是广泛切除，包括明确邻近的神经血管的移位、皮质和髓内受侵的程度。一般无需化疗，5年DSF75%~90%，术后复发率约5%，转移的危险在5%~10%。低度恶性可以去分化为高度恶性。

骨膜骨肉瘤

源于骨干的表面，最常见于胫骨、股骨。垂直于骨干形成骨针和成软骨基质是其特点，皮质侵犯常见，有典型的日光照射表现，低恶性瘤很少侵犯骨髓腔，但在高度恶性或复发的常见。

低度恶性骨肉瘤（骨旁或骨膜）应行广泛切除，尽管与传统骨肉瘤相比转移的危险性小得多，这些有局部侵袭性的恶性肿瘤，如不广泛切除，将导致复发。局部反复的复发可使它们更具有侵袭性、高度恶性。

高度恶性表面骨肉瘤

它们是骨肉瘤少见的变型，最常见于20~30岁，表现同骨旁骨肉瘤，但组织学上高度恶性，高度恶性表面骨肉瘤常有软组织包块，由能产生骨样组织的恶性梭形细胞组成。治疗同高度恶性髓内骨肉瘤。

继发骨肉瘤

Paget骨肉瘤，在西方国家是骨肉瘤的第二个发病高峰期（50~70岁）的主要原因。Paget病（Paget's Disease），又被称为畸形性骨炎（osteitis deformans）是一种原因不明的慢性进行性骨病，骨的吸收和骨的生成都增加，尿中的羟脯氨酸和血清的碱性磷酸酶水平都上升。Paget病的病程虽较缓慢，但可累及大部骨骼系统。虽然是一种良性病，但通常被认为是癌前状态。

Paget病几乎都见于白种人，男性比女性的发病率略高。Paget病发生恶变的比率约为1%~2%，以头颅、骨盆及长骨病变发生恶变者多见，恶变为骨肉瘤者最常见，也有少数恶变为纤维肉瘤、网状细胞肉瘤、软骨肉瘤等。邻近软组织内出现肿物是恶变的一个征象，恶变为骨肉瘤时碱性磷酸酶明显增高。长管状骨的Paget骨肉瘤的X线检查表现为界限不清、形状模糊的阴影，以溶骨性破坏为主，软组织肿块常见。

Paget骨肉瘤的治疗包括外科切除。对不能接受手术的患者，放射治疗是首选的方法。化

Note

疗是无效的。Paget 骨肉瘤的预后明显不如原发的骨肉瘤。

放射诱发骨肉瘤

最常见的部位是股骨和肱骨,骨盆和肩胛带骨,颅面部骨也可发病。患者多为成年人。

放射剂量与放射后肉瘤的相关性目前尚无明确的结论,从接受放疗至恶变时间从几年到数十年,平均时间为十年左右。放射后骨肉瘤的影像学检查可呈现各种各样的骨质破坏,常见的是混合型或纯溶骨性的破坏,周围有明显的硬化骨,骨膜反应少见。

对发生在四肢的放射后骨肉瘤,大部分的患者需要进行外科手术,术后可行放疗。放射后骨肉瘤的预后较差,患者的 5 年生存率不足 20%。

多发性骨肉瘤

原发多发性骨肉瘤很少见。病损同时(或 6 个月以内)发生的称同时性(synchronous)多发性骨肉瘤,相隔 6 个月以上至几年的称异时性(metachronoces)多发性骨肉瘤。鉴别骨转移和异时性多发骨肉瘤很困难,但预后二者都一样差。

第二节　软　骨　肉　瘤

【概述】

软骨肉瘤(chondrosarcoma)是一类其细胞向软骨分化趋向的肉瘤,可以分为原发性软骨肉瘤和继发性软骨肉瘤两大类。按部位软骨肉瘤可分为:中心型(发生于骨内)、周围型(发生于骨外已存在的骨疣)及骨膜型(或骨旁)。按细胞组织学特点可分为普通型软骨肉瘤、间叶型软骨肉瘤和透明细胞软骨肉瘤、去分化软骨肉瘤。

软骨肉瘤有不同的组织学恶性度分级(Ⅰ、Ⅱ、Ⅲ级),这种分级与预后和治疗相关。另外软骨肉瘤可以从一个组织学分级向高度恶性肉瘤转化,即去分化倾向,可去分化为纤维肉瘤,骨肉瘤,恶性纤维组织细胞瘤等。

软骨肉瘤的预后主要取决于两个方面:是否能广泛切除及组织学分级。周围型及骨膜型软骨肉瘤的组织学恶性度分级低于中心型软骨肉瘤,即使组织学分级一致,它们的预后也明显好于中心型软骨肉瘤。某些软骨肉瘤生长缓慢,即使在切除原发肿瘤 10 年以后还可以发生局部复发和转移。

中心型软骨肉瘤(普通型软骨肉瘤)

【临床症状及体征】

这是一种起源于骨内的软骨肉瘤。男性好发,男女之比为 1.5~2∶1。好发年龄 30~70 岁之间,平均年龄 40~50 岁,因此是一种典型的成人肿瘤。

中心型软骨肉瘤(central chondrosarcoma)的临床特点为症状轻、发展缓慢。病史常较长并时常表现为软骨瘤样肿痛。因病变深在,而软组织又通常未形成肿瘤包块,所以临床不能触及,仅表现为轻微的骨膨大。晚期可形成大的、能触及的软组织肿块。

发生于脊柱、骶骨、肋骨或骨盆的病例可引起严重疼痛,可因为压迫神经而引起放射性疼痛。有些病例肿瘤突然迅速生长、破入软组织,应考虑为去分化征象或恶性升级。偶尔有肿瘤经骺端而侵入关节引起关节症状,病理骨折少见。有时已经手术治疗而复发的中心型软骨肉瘤表现出比原发肿瘤更强的侵袭性。

【发病部位】

中心型软骨肉瘤有明显的好发部位,依次为股骨(尤其是近端)、骨盆、肱骨近端、肩胛骨、胫骨近端。在长管状骨、中心型软骨肉瘤发生于骨干一端或干骺端。在成人因为生长软骨已消失而导致中心型软骨肉瘤常侵犯骺端,有时侵及关节。中心型软骨肉瘤很少发生于骨干中部。在骨盆那些围绕髋臼的部位好发。在肩胛骨多见于喙突关节盂处。

【影像学特征】

影像学表现为一种骨内溶骨性肿瘤,生长缓慢。其中可有钙盐沉着。在干骺端可表现为偏心生长,在骨干为中心型生长。钙化为无结构且特征性的,表现为不规则散布的颗粒样、结节样或球状特点。钙化最明显的为高分化的中心型软骨肉瘤,去分化型则很少有钙化。

MRI 有助于描绘肿瘤的范围和明确软组织受累情况。CT 扫描更清晰显示基质钙化和骨皮质破坏情况(图 31-14)。

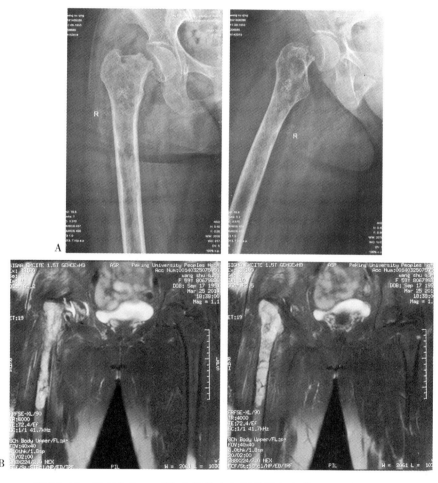

图 31-14　患者女性,59 岁,右股骨中上段软骨肉瘤并股骨颈病理性骨折
A. 平片显示股骨中上段溶骨性骨破坏,髓腔扩大,上段髓腔可见结节状钙化,边界不清,骨皮质无膨胀,无骨膜及软组织肿块;B. MRI(T2 加权像)示中上段髓腔被软骨肿瘤替代,并股骨颈病理性骨折

【病理组织学特征】

1. 肉眼所见　在低度恶性的中心型软骨肉瘤(Ⅰ级)骨皮质可表现正常或轻度膨胀而无肿瘤浸润。后者与软骨瘤的表现并无太大差别。在Ⅱ~Ⅲ级的中心型软骨肉瘤骨皮质几乎都被浸润或破坏,肿瘤表现为白色、不透明,可见坏死,囊性或出血性液化,钙盐沉积可以清楚地看到。

2. 镜下所见　基于肿瘤细胞核的大小,核的染色(浓染)和细胞数目,软骨肉瘤分为Ⅰ至Ⅲ级。Ⅰ级中心型软骨肉瘤发生率约为 20%。它总是有分化良好的软骨,可以有黏液区。其区别于内生软骨瘤的细胞特征如下：①轻度增大的核；②核大小不等，大多保持圆形；③常有双核细胞；④同大多数软骨瘤相比较有较多的细胞数（图 31-15）。

Ⅱ级中心型软骨肉瘤为最常见的类型（约占 60%）。软骨组织表现明显的异型性，核大，且染色深，双核细胞十分普遍，偶可见有丝分裂象。肿瘤可以部分或全部呈黏液样，肿瘤细胞呈梭形，有时呈圆形，它们散在或聚集成小群，或是多层状重叠。细胞浆透明，有丰富的黏液伴轻度的嗜碱性基质（图 31-16）。

Ⅲ级中心型软骨肉瘤，仅占约 20%，软骨细胞呈明显非典型性增生，数量很多，以明显异形性及核深染为特点，它们通常为巨核，为正常的 5~10 倍，细胞有 3 个或更多的核且核形怪异，可见到有丝分裂像（图 31-17）。

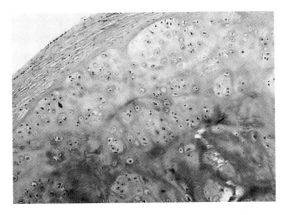

图 31-15　软骨肉瘤Ⅰ级，大小形状不同的软骨细胞伴细胞数目少量增加（见书末彩插）

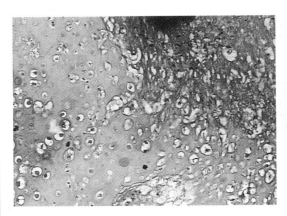

图 31-16　软骨肉瘤Ⅱ级，软骨细胞数目显著增加伴多形核（见书末彩插）

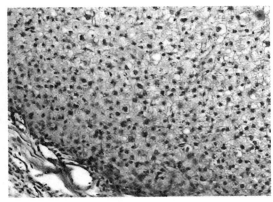

图 31-17　软骨肉瘤Ⅲ级，肿瘤细胞大小和形状显著变异并出现早期梭形细胞（见书末彩插）

【诊断与鉴别诊断】

在诊断中心型软骨肉瘤时很重要的一点是要考虑到临床及放射学资料。取决于年龄、部位、症状、放射学检查、骨扫描和 CT 特征。中心型软骨肉瘤常生长缓慢，症状多不严重，且它常发生于松质骨，放射学上难以发现（躯干及肢带骨），早期诊断较困难，并常被误诊为肩周炎、椎间盘突出症、骨性关节病等。

鉴别诊断中，中心型软骨肉瘤首先要与软骨瘤相区别。软骨瘤好发于儿童，在成人病变静止。进一步，软骨瘤无痛，除非有病理骨折，通常为中等大小，可引起骨皮质内侧面的贝壳样改变，不破坏骨皮质，不引起软组织肿胀。位于手的软骨性肿瘤几乎总是良性。相反，躯干部位的软骨性肿瘤常为恶性，应高度怀疑为中心型软骨肉瘤。

多发软骨瘤和软骨瘤病，肿瘤可长到很大体积，可持续生长到成年，组织学表现以活跃增生为特点，常恶变为中心型软骨肉瘤。当成年患者症状有改变及有新的影像学改变时应高度怀疑为恶变。可通过活检迅速加以证实。

临床、病史及放射学检查可能提示去分化软骨肉瘤的诊断（恶纤组、骨肉瘤、高恶纤维肉瘤）。若怀疑时应采取特定活检加以证实。它在治疗上应比中心型软骨肉瘤更彻底。其预后差。有时术前确诊是不可能的，只有在术后对整个肿瘤行组织学检查后方可诊断。

Note

【治疗】

软骨肉瘤由于对放疗和化疗无效,所以外科治疗成为唯一手段,并可能获得治愈。位于骨干内的Ⅰ级中心型软骨肉瘤行广泛的病灶内切除,残腔辅以石炭酸、酒精、液氮等化学药物处理,可获得较满意结果,但仍有局部复发的危险。最适合的治疗方法是广泛或根治性切除。整段切除肿瘤后,要根据骨缺损的部位,采取不同的方法进行相应重建。

对于Ⅱ、Ⅲ级中心型软骨肉瘤及去分化软骨肉瘤则均应采取根治性切除,去分化软骨肉瘤可配合化疗。在边界清楚的肺转移,有切除肺转移灶的指征。中心型软骨肉瘤预后主要取决于两个因素:组织学分级和手术边界是否充分。

Ⅰ、Ⅱ、Ⅲ级软骨肉瘤的五年生存率分别为 90%、81%、29%。软骨肉瘤切除不彻底非常容易局部复发。转移少见,并且多发生在晚期。最常见的转移部位为肺脏,其他的少见部位包括骨、肝、淋巴结转移。

周围型软骨肉瘤

【症状及体征】

周围型软骨肉瘤(peripheral chondrosarcoma)是一种发生于骨外的软骨肉瘤,常继发于骨软骨瘤,特别是那些多发的骨软骨瘤。位于股骨近端、骨盆、脊柱及肋骨的骨软骨瘤,也要排除周围型软骨肉瘤的可能。周围型软骨肉瘤的发生率低于中心型软骨肉瘤。男性好发,男女比约为 2:1,多发生于成人。青少年时期的骨软骨瘤在成年后继续生长则提示周围型软骨肉瘤。

周围型软骨肉瘤生长缓慢,临床症状轻微,患者在早期不易发现,明确诊断时肿瘤往往已经长到较大。主要体征为包块。包块位于软组织中,表面圆形,呈凹凸不平,为骨性硬度,与软组织不粘连。

【发病部位】

周围型软骨肉瘤最好发的部位为骨盆,以下依次为股骨近端、脊柱及骶骨、肱骨近端、肋骨、肩胛骨、股骨远端、胫骨近端。同中心型软骨肉瘤相比,周围型软骨肉瘤更好发于骨盆和脊柱,一般不发生于膝肘关节以远的骨骼。

【影像学检查】

放射学检查对明确周围型软骨肉瘤非常可靠。与中心型软骨肉瘤相比较,其影像学表现为明显不透光的骨外团块,边界不清,凹凸不平的菜花样外观。病灶内钙化可呈结节样、点状、环状、菜花状阴影分布(图 31-18)。

【病理组织学检查】

1. 肉眼所见　瘤体较大,表面常不平,如菜花或蘑菇样,周围有纤维性薄的假包膜,病变可包绕骨赘基底及宿主骨。钙化表现为颗粒状,环状,不规则点状,黄白色外观,质硬。

在恶性度较低的病例(Ⅰ级)钙化 - 骨化常很致密而广泛,除了某些表层的软骨区域外,整个周围型软骨肉瘤呈象牙样质地。生长较快(Ⅱ至Ⅲ级)的周围型软骨肉瘤质软。由大的多液样小叶构成,含半透明软骨。在小叶中心常见到黏液样钙化。

2. 镜下病理学特征　最精确的组织诊断在于认识最初的恶性征象,临床、放射学、大体标本的资料均很重要。组织学检查必须取样于非钙化区,与中心型软骨肉瘤不同,周围型软骨肉瘤总是由分化良好的软骨组成,可有黏液区,其软骨小叶是活跃的、不断增生的软骨。周围型软骨肉瘤也包含三种不同恶性度的分级。Ⅰ级占 2/3,Ⅱ级占 1/3,Ⅲ级少见。

【诊断与鉴别诊断】

依靠放射学影像容易对周围型软骨肉瘤做出正确诊断,但要注意鉴别骨软骨瘤。二者可通过钙化的情况加以区分。骨软骨瘤不透光,尽管致密且不规则,但总是与软组织有完整清楚的界限;在周围型软骨肉瘤则相反。不透光区在某些区域向软组织过度变得模糊。CT 及 MRI 可

Note

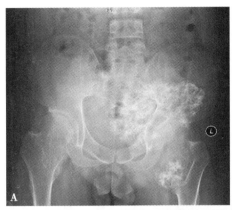

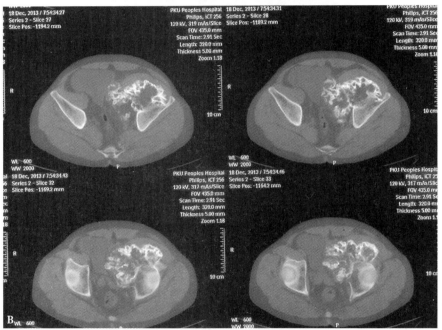

图 31-18　患者男性 29 岁,周围型软骨肉瘤

A. X 线平片左侧骨盆髂骨大部已被密度增高的肿瘤影替代,外侧可见软组织包块,边界不清,病灶内钙化明显,向盆腔内生长。同时股骨上端内侧可见同样病变;B. CT 显示肿物自髂骨内板和髋臼顶部向盆腔内生长肿块,成菜花状,可见较多的片状钙化

确定软骨帽的厚度及其特性。骨扫描强阳性也提示周围型软骨肉瘤,因为在成人骨软骨瘤常为弱阳性。另一重要依据是在 X 线中成年人的骨软骨瘤有继续生长倾向。

组织学诊断必须要考虑到临床、放射学及大体标本资料。如果在儿童,软骨组织覆盖骨软骨瘤,增厚和某些活跃增生并不表示恶性。

鉴别骨旁骨肉瘤。骨旁骨肉瘤好发部位常在股骨下端后方,有致密的骨性不透光区,典型的组织学表现可以区分。

【治疗与预后】

周围型软骨肉瘤放疗和化疗无效,预后取决于广泛切除的可能性及恶性度的组织学分级。去分化软骨肉瘤必须广泛或根治切除,并行辅助化疗。

透明细胞软骨肉瘤(clear-cell chondrosarcoma)

这是一种少见的类型,好发年龄 30~50 岁,男女发病比率相同,多发生于骺端或骨突,常位于股骨近端或肱骨近端或在扁平骨、短骨。

放射学检查溶骨区有明显界限,周围有硬化,若不治疗可表现出明显的侵袭性特征。肿瘤可含有钙化,生长缓慢。组织学上呈分叶状组织,含透明细胞区,细胞周围为透明细胞浆,PAS染色强阳性,有明显或较多的异形性。少有有丝分裂相。

治疗以广泛切除为主,通常很少有转移,囊内切除复发率高,边缘切除的可以复发。

间叶型软骨肉瘤(interstitial chondrosarcoma)

这是一种很少见的类型,占恶性骨肿瘤≤1%,好发年龄20~30岁,性别发生率与普通型软骨肉瘤相同,好发于躯干骨及颅面骨,肢体骨罕见。

放射学以溶骨性破坏为主,钙化影较普通型软骨肉瘤少,很难与普通型软骨肉瘤相区分。

组织学上,有致密圆形细胞增生似尤文肉瘤(细胞含糖原)、淋巴瘤及特殊的血管外皮细胞瘤。治疗基于广泛或外科根治性切除,放疗及化疗的效果不肯定。

去分化软骨肉瘤(undifferentiated chondrosarcoma)

去分化软骨肉瘤是恶性度最高的软骨肉瘤。典型表现为在原有软骨肉瘤的基础上,患者局部疼痛突然加剧,肿块迅速增大并伴压痛。肿瘤恶性度高,预后极差。

去分化软骨肉瘤多发于Ⅰ或Ⅱ级的中心型软骨肉瘤,组织学上除了有分化较好的软骨肉瘤的成分外,还可表现有恶性纤维组织细胞瘤、纤维肉瘤、骨肉瘤、血管肉瘤等组织学成分。

组织学上,有两种截然不同的组织,一种是Ⅰ级或Ⅱ级的中心型软骨肉瘤,其余为恶性纤维组织细胞瘤或骨肉瘤或纤维肉瘤,以高度恶性为特征。两种组织间的转变很突然。

去分化软骨肉瘤需广泛性或根治性切除,放化疗效果并不确定,预后极差。

第三节 尤 文 肉 瘤

尤文肉瘤(Ewing sarcoma)是1921年Ewing首先描述的一种恶性非成骨性原发肿瘤,它是神经外胚层起源的骨或软组织的小圆细胞的肿瘤。这组肿瘤还包括原始神经外胚瘤(PNET),非典型性尤文肉瘤,Askin瘤,神经上皮瘤,现在对于尤文肉瘤和PNET已不再区分,统称为Ewing/PNET。

【流行病学】

尤文肉瘤是儿童第二常见的原发恶性骨肿瘤。将近80%的患者小于20岁,而发病高峰年龄为10~20岁,大于30岁的患者很少见,男女比例为1.6∶1。Ewing肉瘤/原发性神经外胚层肿瘤很多见于白人,黑人少见,中国人的发病率同样较低。

【临床表现】

最常见的表现是疼痛,可在90%的患者中出现,疼痛可为间断性。近70%有肿胀。1/5出现发热,血沉快,常误认为骨髓炎。尤文肉瘤常发生在长骨骨干和骨盆,少见的如长骨干骺端、肋骨、肩胛骨、脊柱、足、颅面部,上颌骨较下颌骨多。如侵犯活动椎体(颈椎、腰椎)的常出现神经症状。长骨病变有5%~10%就诊时就有病理骨折。肺脏、骨和骨髓是最常见的转移部位,近四分之一的患者出现转移病灶,与其他肉瘤一样,出现转移的患者提示预后不佳。

实验室检查包括血清LDH升高,白细胞增多,发热和血沉增快也对诊断有帮助。血清LDH已经可以作为预测预后的肿瘤标记物。

【影像学表现】

尤文肉瘤的X线所见,在骨肿瘤中是最多样化的。基本的X线所见有以下几点:①虫蚀状(moth-eaten)、浸透状(permeation)的溶骨性破坏;②骨皮质有破坏;③骨膜反应,如葱皮征(onion-peel),也可出现Codman三角等;④缺少钙化的骨外软组织阴影。整体所见是上述诸项的不规律组合。长骨骨干的"葱皮样"多层骨膜反应也是其特征之一,肿瘤的皮质也可以厚薄不均。大约 10% 病例中肿瘤以成骨为主要表现,导致大量反应骨形成(图 31-19)。

尤文肉瘤 CT 的骨外软组织肿物内部质地比较均匀,信号强度与肌肉相似,在很多部位与周围的肌肉界线不明确,MRI 在确定病变边界上更有意义。T1 像显示与肌肉相同或稍高的信号,而在 T2 像呈现明显的高信号。

尤文肉瘤瘤体的骨外软组织肿物本身没有同位素浓集,但骨膜反应区域可见浓集。反应性成骨和病理性骨折一般显示中度到强度的不规则浓集。尤文肉瘤骨转移频率高,全身骨扫描是非常必要的,但对骨以外的脏器转移没有诊断上的帮助。

【病理学特征】

镜下尤文肉瘤显示致密的瘤巢,有异型的小圆形细胞,细胞核深染(图 31-20)。采用 PAS 染色肿瘤细胞内糖原染色阳性。细胞遗传学研究发现 90% 的尤文肉瘤有 11 号与 22 号染色体相互易位,即 t(11;22)(q24;q12),形成具有诊断价值的 EWS-FLI1 融合基因,可将尤文肉瘤/原始神经外胚瘤和骨淋巴瘤及胚胎型横纹肌肉瘤区分开。另外免疫组织化学有助于鉴别,在这种细胞的胞浆中,含有 PAS 染色阳性的糖原。1959 年,首先有人报道在尤文肉瘤胞浆发现糖原颗粒,而在恶性淋巴瘤中没有这一成分,以此可以作为鉴别上述两种肿瘤的简单方法。

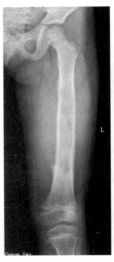
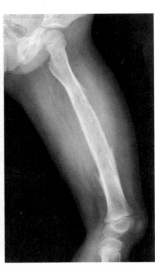

图 31-19 女性,6 岁,左股骨中段尤文肉瘤 X 线表现,可见大段浸透状溶骨破坏及葱皮样骨膜反应和 Codman 三角

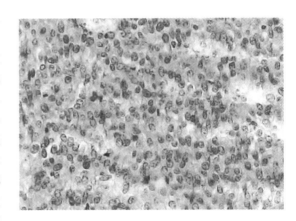

图 31-20 尤文肉瘤的普通病理切片表现,可见大量小圆细胞(见书末彩插)

【治疗】

如今尤文肉瘤的治疗已经有大幅度进展。化疗已使五年生存率由 5%~10% 增加到超过 50%。最广泛应用的药物是长春新碱、环磷酰胺、阿霉素、异环磷酰胺和鬼臼乙叉甙。外科治疗可使复发率降低,生存率提高。

放疗对尤文肉瘤的局部治疗也是重要的方法,现在的观点是患者先接受新辅助化疗,然后再次行评估分期。外科手术必须考虑到原发肿瘤能否完全切除。如果发现切除范围达不到,可利用局部放疗。多数患者可少于 45Gy,以减少并发症。

比较重要的预后因素包括肿瘤的分期、解剖部位、大小、诊断时有无转移、肿瘤对化疗的敏感性。在诊断时已发生转移,生长在脊椎、盆骨上的肿瘤,提示预后不良。

第四节 多发性骨髓瘤

多发性骨髓瘤(multiple myeloma)是一种原发性浆细胞恶性肿瘤,以广泛的溶骨性破坏伴有贫血、高钙血症、肾功能受损为特点。其基本异常为成熟及非成熟的浆细胞进行性增殖。这种不断增殖的浆细胞被认为是单克隆的细胞,产生一种类型的重链和一种轻链的免疫球蛋白,通常是 M 蛋白。

【流行病学】

多发性骨髓瘤是一种成年人常见的骨肿瘤。在西方国家,它的发病率约占全部恶性骨肿瘤的一半,与全身的霍奇金病及慢性淋巴细胞样白血病的发病率类似。在 40 岁以下发生率较低(<10%)。大部分患者的年龄在 60 岁和 70 岁左右。性别差异不大。黑人中发病率略高,且死亡率是白人的 2 倍。北欧斯堪的纳维亚半岛的人群发病率较高,而在日本人中发病率却极低。

【临床表现】

骨髓瘤首先侵犯的往往是那些在成年后仍保留红骨髓的骨骼,好发部位依次为:脊椎、肋骨、颅骨、骨盆、股骨、锁骨和肩胛骨。

疼痛是最主要的首发症状,大于 75% 的患者在病程早期就有此表现。疼痛的部位变化多样但通常位于骨盆、脊柱和胸廓。疼痛最初轻微而短暂似乎无原因解释,而且多与既往损伤无关。疼痛白天明显,卧床可缓解,负重,活动可加剧疼痛。低位的后背疼痛常隐藏着多发骨髓瘤,患者在得到正确诊断之前,常被当作椎间盘突出、坐骨神经痛或腰痛治疗。

从出现最初的症状到诊断的时间多需要 1 个月到 3 年,平均为 13 个月。病程继续进展,会出现由于多发骨折导致的剧痛,体重下降,贫血。广泛的累及椎骨、肋骨、胸骨,会导致胸廓畸形,脊柱后侧凸,身高短缩。椎体压缩骨折后肿瘤会进入椎管,引起脊髓和神经根受压。肋骨和其他长骨的骨折也很常见。50% 以上的病例伴随贫血、异常出血倾向、肾功能不全等表现。肾衰是多发性骨髓瘤普遍的且多为不祥的预兆。这个并发症是仅次于感染导致患者死亡的原因。消瘦、发热也很常见。

【实验室检查】

血清和尿的蛋白检查有重要意义。由于球蛋白水平升高,大多数患者血清总蛋白水平也升高,白球比倒置。40% 以上的患者会出现本周蛋白血症,但本周蛋白对诊断骨髓瘤缺乏特异性。免疫电泳有助于对免疫球蛋白种类进行分型并判断预后。

患者贫血往往很严重,血沉增快。氮质血症是肾功能不全的重要表现。高钙血症非常常见,约占全部病例的 1/3,血钙水平与骨骼破坏程度并不平行。与甲状旁腺功能亢进不同,骨髓瘤患者血清碱性磷酸酶水平大多正常,只有在伴发病理性骨折时才会升高。

胸骨和髂骨的骨穿是最重要的检查,尤其是在影像学不典型的时候。

【影像学特征】

骨髓瘤的特征性表现为大量显著的溶骨性"筛孔状"骨质破坏伴随很少的或没有周围骨反应,而且骨皮质很薄。这些溶骨性损害常不规则且大小不等。在扁平骨中,骨质破坏区通常为圆形或椭圆形,周缘没有骨反应。"筛孔样"溶骨性损害是多发性骨髓瘤的标志。累及椎体的骨髓瘤会发生无结构的弥散破坏与脊柱的骨质疏松很难区别。CT 可明确骨质的破坏程度,MRI 对于髓腔内肿瘤浸润和软组织包块显示清楚。骨扫描在多发骨髓瘤病灶中可能表现为冷区(图 31-21)。

【鉴别诊断】

在多数病例中,癌的溶骨性骨转移与多发性骨髓瘤在影像学特征上无法区别。椎旁的软组织团块支持骨髓瘤。多发性骨髓瘤相关的骨质疏松比累及骨系统的转移癌更加弥散显著。多发性骨髓瘤的颅盖骨溶解区比转移癌的界限更明确,放射透明性更高。早期侵犯椎弓根是转移癌的特征,老年患者既往癌症病史有助于转移癌的诊断。

【病理特征】

多发性骨髓瘤镜下表现为富细胞型肿瘤,这些细胞相互间距离很近以致细胞轮廓不容易辨别,周围的基质很少,作为肿瘤细胞分群的柔软的纤维间隔和网状结构。基质中出血处附近可见薄壁的血管。肿瘤细胞很像浆细胞且胞浆为嗜碱性,可被甲基蓝和苯氧胺染料染成玫瑰红色。

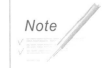

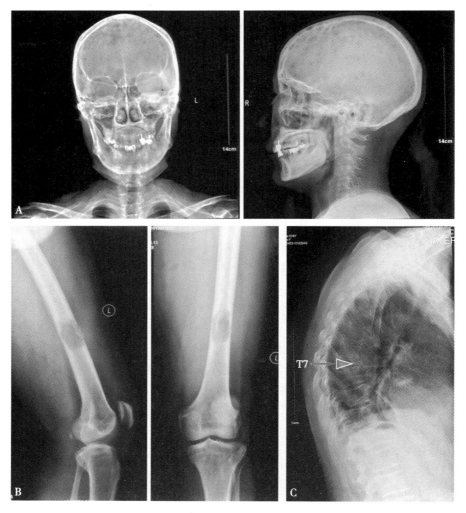

图 31-21　女性,56 岁,多发性骨髓瘤,颅骨为典型的筛孔样溶骨性破坏(A),股骨下段溶骨性破坏,无骨膜反应和成骨(B),T7 椎体病理性压缩骨折,成楔形改变(C)

瘤细胞核呈偏心状,染色质簇集于四周,常显示呈车辐状,核仁明显可见。瘤细胞胞质中堆积的免疫球蛋白呈桑葚状,或花斑状。细胞外聚合的免疫球蛋白小体,即 Russell 小体,也可以看到(图 31-22)。

　　附:单发骨髓瘤

　　单发骨髓瘤是指由浆细胞组成的单发病灶的骨肿瘤。发病率很低,并且正确诊断的很少。由 Bichel 及 Kirketerp 提出的诊断特征是:

1. 病变的组织学证据
2. 全身骨骼未见转移病灶
3. 骨髓活检阴性
4. 无异常蛋白血症及本周蛋白尿

【治疗】

(一) 化疗

化疗是本病的主要治疗手段,标准化疗方案为 M-2 方案,包括马法兰、环磷酰胺、长春新碱、

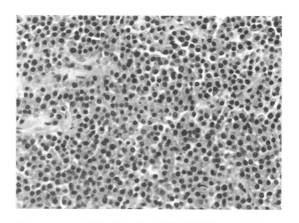

图 31-22　病理切片可见弥漫浸润的浆细胞样成分(见书末彩插)

泼尼松和卡莫司汀。M-2 方案化疗的有效率达到 80%，中位生存时间为 36 个月，后期疗效不佳。其他化疗方案还包括 MP（马法兰和泼尼松）以及改良 VAD（长春新碱，阿霉素和地塞米松）方案等，有时联合使用反应停。

（二）靶向治疗

随着骨髓移植的开展和靶向药物，如蛋白酶抑制剂、免疫调节剂等的问世及应用，多发性骨髓瘤的生存期、缓解率有所提高。现在对于多发性骨髓瘤化疗开发的新药包括硼替佐米（bortezomib，万珂）、沙利度胺（thalidomide）和"隐形"脂质体阿霉素（pegylated liposomal doxorubicin）等，用于上述方案反应不佳时的补救措施。万珂是蛋白激酶抑制剂，可通过抑制蛋白酶体而降低 NF-κB 活性，上调 p53 表达等作用抑制细胞周期，诱导细胞凋亡，逆转多性骨髓瘤细胞耐药性，阻止细胞因子循环和细胞黏附影响骨髓微环境；可抑制多发性骨髓瘤患者骨髓的内皮细胞生长并抑制新生血管形成；还可以通过抑制 NF-κB 降低破骨细胞活性，促进多发性骨髓瘤患者骨形成和骨质修复。万珂 2003 年获得美国 FDA 批准用于治疗晚期骨髓瘤，取得了满意的效果。对于初诊患者，有效率可达 38%，对于复发、难治的患者，总有效率达 35%。

（三）辅助治疗和放疗

抗骨吸收因子如降钙素或各种二膦酸盐特征性地在多发性骨髓瘤的辅助治疗上起到了重要作用。局部放疗对减轻骨痛，脊髓压迫，骨的单发骨髓瘤，髓外的浆细胞肿瘤有明显疗效。

（四）外科治疗

因为肿瘤负荷量的大小，往往是决定患者生存期的重要因素之一，因此对于多发性骨髓瘤的治疗，主要目的就是减少肿瘤细胞的负荷。当多发性骨髓瘤病灶达到一定程度，内科治疗难以解决的临床症状，应采取积极的外科治疗。在一定程度上恢复活动能力，提高生命质量，再结合化疗或放疗，从而延长患者的生存期，外科手术治疗是一种可利用的、有价值的治疗方法。多发性骨髓瘤的手术适应证为：①其他方法难以治疗的疼痛；②有神经压迫症状，伴有截瘫；③预防和治疗肢体病理性骨折；④局部病灶巨大，造成无法恢复的功能障碍；⑤原发灶不明确的单发椎体或骶骨骨髓瘤等。

广泛切除是治疗孤立性骨髓瘤的最好办法，必要时局部可以加用术前放疗。30~40Gy 的放疗剂量有时也可以达到治疗效果，尤其适用于那些无法进行手术的病例。脊椎肿瘤可以进行放射治疗，但对于肿瘤穿破骨质，进入椎管并造成脊髓和神经根压迫的时候，应该先进行减压手术，随后再行放疗。当长骨发生病理性骨折的时候，确切的内固定是必要的，术后再行放疗。

第五节　滑 膜 肉 瘤

滑膜肉瘤（synovial sarcoma）约占软组织肉瘤的 5%~10%，常发生于关节旁，与腱鞘、滑囊及关节囊关系密切，并可侵犯骨组织，发生于关节内的病变 <10%。本病也可发生于无滑膜组织的部位。90% 的滑膜肉瘤有 X 和 18 号染色体相互易位，由此产生 X 染色体的 SSX 与 18 号染色体上的 SYT 基因重排（SSX-SYT），这是滑膜肉瘤发生的遗传学基础。

【临床表现】

本病多发生在 15~40 岁之间，平均发病年龄 30 岁，男性多于女性，约 3：2。多发生于四肢大关节的附近，约占 90%，其中下肢最多，约占 65%，以膝、踝部最常见。上肢约占 25%，以肘、腕部常见，亦可见于脊柱。本病也可发生于无滑膜组织的部位，如肌肉、前腹壁、腹膜后、颈部及咽喉部等。本病的病程随肿瘤恶性度不同而不同，可数月至数年。早期表现为深在的无痛性肿物、大小不一、可稍活动、质韧、边界清。随着肿块的增长，可出现疼痛，活动度差，边界不清，有压痛，严重时压迫或侵犯周围的组织，出现相应的症状与体征。关节周围者可引起关节功能障碍，如肿块增长迅速，可出现皮肤静脉曲张，局部皮肤温度升高，甚至皮肤溃烂，继发感染。

Note

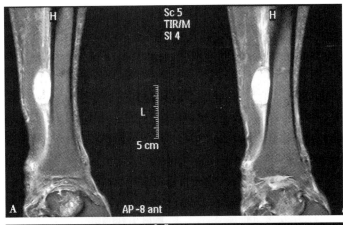

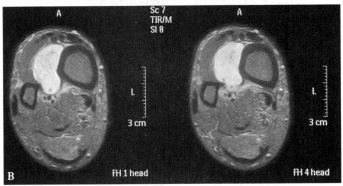

图 31-23　男性，40 岁，左小腿下段无痛性软组织肿块，活动度差，无压痛。MRI 示胫骨外侧与腓骨之间肌肉深层软组织包块，与骨膜紧贴，边界清晰

【影像学表现】

滑膜肉瘤的基本 X 线表现为软组织肿块、局部骨质破坏和肿瘤钙化及骨化。肿瘤钙化的出现率约为 1/3~2/3。CT 可清楚的显示肿块的大小、范围及与周围组织的关系，以及 X 线片不能显示的钙化。MRI 能清楚显示软组织位置，以及与周围正常组织关系，明确淋巴结是否有肿大、转移（图 31-23）。

【病理学表现】

本病病理学主要特征是瘤细胞的双相分化：一种是有异型性和多形性的梭形细胞；另一种是立方形或柱状的上皮样细胞，它们排列成腺体样或裂隙。裂隙内有时可见无定形的 PAS 阳性的黏液样物质。裂隙提示肿瘤细胞向滑膜分化。如果肿瘤显示双相分化，诊断并不困难（图 31-24）；但有时只见梭形细胞而看不到上皮成分，即所谓单相性滑膜肉瘤，可用免疫组织化学方法角质素标记来证实。

【诊断与鉴别诊断】

本病特点为发生于青壮年、邻近关节、有软组织肿块，X 线片上表现为密度相对较高，且具有分叶状、境界清楚的轮廓，常有钙化或

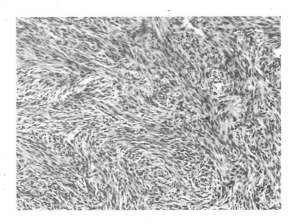

图 31-24　双相型滑膜肉瘤，可见梭形细胞及排列成腺体样的上皮样细胞（见书末彩插）

骨化等；易与骨纤维肉瘤、骨化性肌炎、骨旁骨肉瘤，周围型软骨肉瘤、色素沉着绒毛结节性滑膜炎等相混淆。

【治疗】

一般确诊后，应根据情况给予局部广泛切除或根治性切除，肿大的区域淋巴结应作淋巴结清扫术，术后辅以放疗或化疗。肿瘤有钙化或骨化的预后较好，5 年生存率达 82%。一般病例为25.2%~62.5%。复发大多在治疗后 2 年内，少数病例可于 10 年后复发。1/2~2/3 的病例发生转移，81.1% 出现肺转移，23% 出现淋巴结转移，20% 出现骨转移。部分患者预后很差，即使做截肢及淋巴结清扫，也难以控制局部发展。

第六节　脊　索　瘤

脊索组织肿瘤是源于残余的胚胎性脊索组织的恶性肿瘤。脊索瘤是低度恶性肿瘤，生长缓慢，但是局部呈侵袭性生长，破坏与之相邻的骨，浸润软组织，并形成巨大的软组织肿块，该包块包含钙化区或多种骨成分。远处转移相对少见，通常发生于晚期或反复复发后。

【流行病学】

脊索瘤是一种发生率相对低的肿瘤，多数研究中心报道的病例都较少。脊索瘤占所有骨的原发性肿瘤的 1%~4%。60 岁为骶尾部脊索瘤最常见的好发年龄段，男女之比为 1.8∶1。颅骨脊索瘤主要发生在 30~50 岁，而骶尾部脊索瘤则比颅骨脊索瘤晚 10 年。

【临床表现】

肿瘤好发于脊椎两端，即颅底与骶椎，前者为 35%，后者为 50%，其他椎骨为 15%。发生在中轴骨骼以外者罕见。骶部肿瘤压迫症状出现较晚，典型症状是慢性腰腿疼，常长期误诊为腰椎间盘突出症或腰椎管狭窄症，疼痛呈持续性，夜间加重，病史可长达半年到一年。缓慢生长的肿瘤包块多数向前方膨胀生长，骶前肿块可以压迫直肠、膀胱和其他盆腔结构，产生排尿和排便困难。当然，肿瘤引起的神经损害也可能引起排尿和排便困难。在晚期，当肿瘤向后破入臀肌、骶棘肌或皮下才被发现，下腹部也可触及肿块。怀疑有骶骨肿瘤时，肛门指诊尤为重要。

颅骨脊索瘤出现症状的原因是缓慢扩展和侵袭性发展的肿瘤破坏了颅骨基底与之相邻的骨结构，并且压迫大脑、脊髓和它们发出的神经。发生于蝶枕骨区域的脊索瘤经常导致慢性头痛和因压迫颅神经出现的相关症状。视神经最易受累。

【影像学表现】

脊索瘤 X 线片表现为溶骨性破坏，好发于下位骶骨或全骶骨，前后位片在骶骨中央，侧位片在前方，偏心位生长者少见。几个椎体的破坏连成一体，向前膨胀生长的肿块可推移盆腔脏器压迫直肠和膀胱(图 31-25)；向两侧扩展延伸可侵及骶髂关节，向上侵犯腰椎者并不多见。

MRI 最能显示软组织的侵袭和肿瘤与周围解剖结构的关系。在 MRI 上，T1 加权像显示肿瘤呈低或中等强度的信号，然而在 T2 加权像上高强度的信号(图 31-25)。CT 可清晰显示脊索瘤骨破坏和软组织阴影与马尾神经、大血管及周围组织的关系(图 31-25)，注射造影剂可增强 CT影像的清晰度。骶骨脊索瘤的骨扫描检查常为核素浓聚不明显或冷区，检查时要除外重叠的膀胱阴影，为此检查前应使膀胱排空或做侧位扫描。

颅内脊索瘤多数侵及颅骨，表现为斜坡、鞍背和后鞍突受到破坏，或者鞍底或蝶窦受到破坏。

【组织病理学】

肿瘤由纤维组织将其分隔成典型分叶状结构，由星形细胞、液滴状细胞组成。在丰富的黏液样背景中，肿瘤细胞排列成片状、索条状，或漂浮在黏液基质中(图 31-26)。肿瘤细胞有丰富单染的空泡状的胞浆(图 31-27)，这是脊索瘤的突出特点("含空泡的细胞")。核分裂象并不常见。

Note

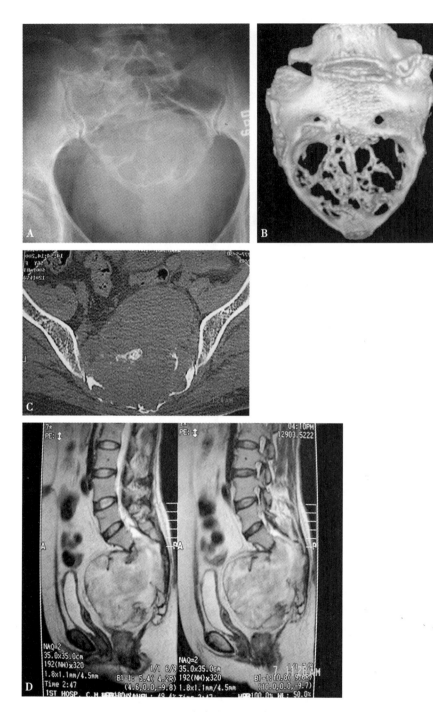

图 31-25 患者女性,54 岁,骶骨脊索瘤

图 A. X 线平片显示骶骨溶骨性破坏,病灶位于骶 1 以下,边界清楚,周围可见残留的骨壳;图 B、C. CT 检查可见病变呈溶骨性破坏,周围可见硬化的骨性包壳,肿瘤向前方突破出骨皮质,进入盆腔后的间隙,形成巨大的软组织肿块,病灶的前方和直肠关系密切,两侧的髂骨未受侵犯。CT 重建显像可见骶骨残留的骨质情况;图 D. 矢状面 MRI T2 像可见肿瘤呈中高信号,边界相对比较清楚,肿瘤呈分叶状,向前方突出形成巨大的软组织肿块,向后方突入椎管

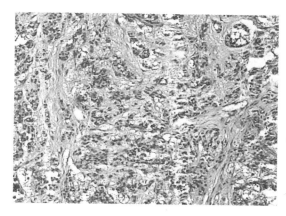
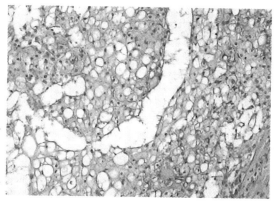

图 31-26 脊索瘤,黏液样背景中漂浮者索条及巢状的肿瘤细胞(见书末彩插)

图 31-27 脊索瘤,高倍镜显示肿瘤细胞呈空泡状(见书末彩插)

骶尾部脊索瘤和分泌黏液的直肠乙状结肠癌的鉴别诊断:脊索瘤的细胞不仅含有黏液,而且含有大量的糖原。

【诊断与鉴别诊断】

骶骨脊索瘤的诊断并不困难,40~60 岁的男性患者,慢性腰腿疼,持续性夜间加重,病史可长达半年到一年,肛门指诊常在骶骨前方触及肿块,X 线平片为溶骨性破坏,位于骶骨中央和骶骨前部。

骨巨细胞瘤、神经纤维瘤和脊索瘤都是发生在骶骨的常见肿瘤。它们有相同的临床症状,X 线片同是溶骨性破坏,彼此容易混淆,需要鉴别,但前两者多为 20~40 岁的青壮年,骨巨细胞瘤病变部位有明显的偏心性;神经纤维瘤的破坏围绕神经孔,使之变大、消失,病变周围有硬化骨。其他少见的良性肿瘤,由于症状轻微,X 线片有各自的影像学特征,容易鉴别。更少见的骶骨高恶肿瘤具有病史短,疼痛剧烈,影响睡眠,卧位不起呈强迫体位,患者很快出现精神不振、体重下降、消瘦、贫血和发热。X 线片肿瘤破坏发展较快,呈溶骨性或成骨性或混合性,很少有膨胀。参照 X 线片和 CT,选择合适的部位进行穿刺病理活检。通常用的穿刺点在后部正中骨质破坏严重的部位,阳性率可高达 90%,因此术前获得病理组织学诊断并不困难。

【治疗】

近年来随着外科技术的进步和提高,对骶骨脊索瘤已能成功地进行手术切除,多数患者能获得治愈,因此骶骨脊索瘤的治疗中外科切除是主要的治疗方法,但患者术后会出现患者大小便和性功能不同程度的障碍。如果可以保留骶 1、2、3 神经,90% 以上的患者术后可以获得正常大小便功能和双下肢功能。脊索瘤对放化疗不敏感。放疗仅适用于无法手术完整切除和术后复发患者的姑息治疗。

本章小结

本章论述了各种常见原发恶性骨肿瘤的临床表现、影像学、病理学特点及治疗方式。骨肉瘤、尤文肉瘤等原发恶性骨肿瘤的治疗是以化疗和手术治疗为主的综合治疗,而软骨肉瘤、脊索瘤等肿瘤的治疗是以手术治疗为主。保肢治疗是目前的主流手术方式。

思考题

1. 试述传统骨肉瘤的临床表现(包括发病部位,影像学特点)。

Note

2. 试述软骨肉瘤的治疗。

3. 简述尤文肉瘤 / 原始神经外胚层肿瘤的 X 线特点。

4. 多发性骨髓瘤的手术适应证有哪些?

5. 滑膜肉瘤的病理学表现是什么?

6. 骶骨脊索瘤的鉴别诊断有哪些?

(郭 卫)

参考文献

1. Bielack SS, Kempf-Bielack B, Delling G, et al. Prognostic factors in high-grade osteosarcoma of the extremities or trunk: an analysis of 1702 patients treated on neoadjuvant cooperative osteosarcoma study group protocols. J Clin Oncol, 2002, 20 (3): 776-790.

2. Spjut HJ, Dorfman HD, Fechner RE, et al. Tumors of cartilaginous orgin. Tumours of Bone and Cartilage. Edited by Dorfman HD, Fechner RE, Ackerman LV. Washington DC: Armed Forces Institute of Pathology, 1983: 77-110.

3. Damron TA, Beauchamp CP, Rougraff BT, et al. Soft-tissue lumps and bumps. J Bone Joint Surg Am, 2003, 85: 1142-1155.

4. 郭卫. 骨盆肿瘤外科学. 北京: 北京大学医学出版社, 2008.

5. 徐万鹏. 骨与软组织肿瘤学. 北京: 人民卫生出版社, 2008.

6. Hulen CA, Temple HT, Fox WP, et al. Oncologic and functional outcome following sacrectomy for sacral chordoma. J Bone Joint Surg Am, 2006, 88: 1532-1539.

7. Campanacci M. Bone and Soft Tissue Tumors. Springer-Verlag, 1990: 117-149.

8. Fletcher CDM, Unni KK, Mertens F. Pathology and Genetics of Tumors of Soft Tissue and Bone. WHO, 2002: 309-313.

9. Schwab JH, Springfield DS, Raskin KA, et al. What's new in primary bone tumors. J Bone Joint Surg Am, 2012, 94 (20): 1913-1919.

10. Balamuth NJ, Womer RB. Ewing's sarcoma. Lancet Oncol, 2010, 11 (2): 184-192.

第三十二章 转 移 瘤

肿瘤发生骨转移(bone metastasis)非常普遍,在晚期肿瘤患者中的发生率为30%~70%。骨骼是第三个最常见的转移部位,仅次于肺与肝转移。乳腺癌、前列腺癌和肺癌患者死亡时,高达85%的患者在尸检时可发现骨转移。骨转移常见于中老年肿瘤患者,可使患者生活质量下降,如活动受限、行走困难。

有的学者将血液源性肿瘤(骨髓瘤、淋巴瘤)也列入骨转移瘤,因为其治疗原则与转移瘤相仿;另一些学者则将其列入原发骨肿瘤,因其发源于骨骼本身,而非转移至骨骼。本书在另外章节中专门讨论此类疾患。

以往对于转移瘤,医生和患者均较为悲观,因为骨转移属于原发肿瘤的晚期。随着药物治疗的迅猛进步,转移瘤患者的生存期明显延长,例如肺癌脊柱转移瘤患者的1年生存率从2005年的9%提高至2010年30%。因而骨转移瘤的外科治疗越来越积极。为了提高此类患者生活质量、更好辅助全身治疗,需要从不同的层面了解骨转移的机制与特点,以便及时、合理的诊断与治疗。

【流行病学】

脊柱、骨盆的骨转移最常见,其次肋骨、股骨和颅骨。首诊时75%~90%的患者存在多发骨转移。脊柱转移瘤中,胸椎约占70%,腰骶椎占20%,10%累及颈椎;病变常累及多个节段的椎体。

骨转移常见的原发肿瘤为乳腺癌、肺癌、前列腺癌、甲状腺癌、肾癌;而胃肠癌相对少见,仅5%发生骨转移。这种发生率的差异可能源于不同肿瘤细胞对不同组织的亲和力不同,也与肿瘤患者的存活时间(从诊断到死亡)长短不同有关。因为乳腺癌、前列腺癌、甲状腺癌患者的生存期较长,所以临床中其骨转移较为常见,约占所有骨转移肿瘤的80%。瘤体能产生甲状旁腺激素相关肽的乳腺癌患者的骨转移发病率较高,且瘤体的类固醇受体阳性或分化良好;而在前列腺癌中,骨转移多为低分化的肿瘤。

原发肿瘤可转移至远隔骨骼,也可直接侵入周边骨组织(这种情况下属于直接侵袭,而非骨转移);绝大多数骨转移是经血源性播散,经淋巴播散少见。经静脉途径的骨转移比经动脉途径更为常见,最经典的是经腹腔椎旁的Batson静脉丛。中轴骨和长骨近端是常见的转移部位,因为它们在成年后仍有红骨髓。

癌细胞对骨髓细胞的细胞膜受体有亲和力,可种植到骨,并扰乱骨转换(bone turnover)的正常过程,骨转换可增高5倍。骨吸收(bone resorption)首先增加,随后骨形成(bone formation)才增加。血液中的甲状旁腺激素和骨化三醇水平可能降低,可抑制成骨细胞的活性,导致高钙血症(hypercalcemia)。肿瘤坏死因子和白介素也可直接抑制成骨细胞的活性。综合因素导致骨量减少、骨强度下降。早期出现骨小梁破坏,导致微小骨折,最终表现为骨的连续性中断,即病理性骨折。

【临床表现】

多数患者有明确的肿瘤病史,在确诊原发肿瘤之后才发现转移瘤,诊断较明确;10%的肿瘤患者既往无肿瘤病史,首发症状即为骨转移症状;10%~30%的骨转移瘤的原发灶无法确诊。此时诊断比较困难。

骨转移症状中,疼痛最常见。如转移导致病理性骨折或肿瘤挤压神经,还可伴有神经损害(脊髓损害、马尾神经损害、神经根损害等）。28%的住院临终关怀肿瘤患者存在骨转移疼痛；癌症疼痛门诊中，34%的患者存在骨转移疼痛。溶骨性病变是导致局部疼痛的主要原因。10%的转移瘤患者的颈腰痛是由脊柱不稳定导致。骨转移不一定出现症状，例如三分之二的乳腺癌骨转移患者没有疼痛。疼痛多为持续性钝痛、休息不能缓解，且在数周或数月中症状逐渐加重。疼痛还可表现为夜间痛或活动痛；发生病理性骨折时则为剧痛。疼痛一般局限，也可表现为放射痛：肿瘤侵犯上颈椎时的疼痛可放射至枕部，患者直立时往往需用手托起下颌，以减轻病痛；病变累及胸腰段（T_{12} 和 L_1）时，疼痛可放射至髂峰或骶髂关节；髋部病灶的疼痛可放射至膝关节。

【影像学检查】

（一）X 线片

X 线片主要用于筛查，可了解有症状部位的骨质情况；其优点是经济实用，缺点是敏感度低，易于漏诊。骨质破坏约达 40% 时，X 线片才能显示出异常。按照 X 线表现，可将骨转移分为溶骨性（osteolytic）、成骨性（osteosclerotic）和混合性（mixed）。①绝大多数的骨转移病灶为溶骨性，以骨吸收为主，新骨形成少；容易伴发病理性骨折；常见于乳腺癌、肺癌、甲状腺癌、肾和胃肠道恶性肿瘤。②如病灶中成骨细胞活性增加更明显，则局部骨量增加，表现为成骨性；病理性骨折不易发生；多见于前列腺癌转移。前列腺癌的细胞可产生成骨细胞刺激因子；在破骨细胞骨吸收之前，新骨已在骨小梁表面形成。③如骨吸收与骨形成均增加，在 X 线上可表现为混合性；可见于部分乳腺癌、肺癌、类癌、前列腺癌转移等。乳腺癌骨转移灶经过成功的药物治疗，溶骨性病灶可转变为成骨性。

（二）全身骨扫描

全身骨扫描（ECT）较为敏感，但缺乏特异性；适用于筛查无症状的转移瘤患者，也适用于此类患者的随访。放射性核素的浓聚反映了局部骨代谢（骨转换）活跃，可见于原发骨肿瘤、骨转移瘤、外伤、感染、关节退变等。它可较早发现骨质破坏，骨质变化 5%~10% 时，即可检出；但它对单纯溶骨性（不成骨）病灶不敏感。骨转移患者中，如 X 线片未发现异常，14%~34% 的骨扫描结果为阳性。转移瘤患者中，骨扫描的假阳性率约为 30%，多为退变性疾患。PET-CT 将核素扫描与 CT 两种检查结合，可更早发现转移灶，更全面的判断病情；其缺点是价格高昂，且对胃肠道、颅脑等病变不敏感。

（三）CT 检查

CT 检查可在 X 线片或骨扫描发现骨质异常情况后，协助确认可疑病灶；适用于判断局部的骨质强度、预测病理性骨折。当转移瘤沿骨小梁间隙浸润性生长、骨小梁破坏不明显时，CT 难以发现骨转移。

（四）MRI 检查

MRI 检查对骨转移敏感，尤其适用于检查脊柱与骨盆的骨转移。MRI 可清晰显示软组织肿块与骨髓异常。在 T1 加权相上，骨髓中富含脂肪，为均质的高信号，而转移瘤为局灶性低信号。MRI 有助于区分转移瘤与骨质疏松导致的病理性骨折。

【预后与评估】

骨转移出现时已经属于原发瘤的晚期。总的来说，预后不佳，难以治愈；此时的治疗原则主要是姑息治疗。对于部分寡转移病灶（oligometastases），即全身仅 1~2 处转移灶，也可选择积极的手术切除。

如拟选择最为恰当的治疗方案，需先全面评估患者情况，包括原发瘤的病理类型、转移瘤的数量与部位、患者的全身情况、骨转移的局部情况等。

1. 不同类型的肿瘤预后不同　乳腺癌患者出现骨转移时，平均存活期为 34 个月（范围 1~90 个月），相比之下前列腺癌骨转移的平均存活期为 24 个月，而肺癌患者平均存活期不足 12 个月。

Note

2. **转移瘤的部位与数量也影响预后** 例如甲状腺癌无转移者的 10 年生存率为 80%~95%，发生肺转移者降低为 40%，而骨转移者为 13%~21%；而乳腺癌患者单纯发生骨转移时平均生存期约 34 个月，伴有内脏转移时缩短为 9 个月。

3. **全身情况评估** 评估肿瘤患者全身情况的指标主要有 Karnofsky 功能评估（Karnofsky performance status scale，KPS）（表 32-1）、东部肿瘤协作组功能评估（Eastern Cooperative Oncology Group Performance Status Scale，ECOG-PS）（表 32-2）等。KPS 评分为 0~100 分，每 10 分为一个级别；而 ECOG-PS 评分更为精简，分为 0~5 级。

表 32-1 Karnofsky 功能评估量表

	评分	功能状况
能够进行正常的活动和工作，无需特殊照顾	100 分	正常，无症状和体征
	90 分	能进行正常活动，有轻微症状和体征
	80 分	勉强进行正常活动，有一些症状或体征
无法工作；能住在家中，生活大部分自理，需要不同程度的帮助	70 分	生活能自理，但不能正常生活和工作
	60 分	生活能大部分自理，但偶需帮助
	50 分	常需人照料，需经常就诊
生活不能自理；需要医疗机构护理，疾病可能迅速进展	40 分	生活不能自理，需要特别照顾和帮助
	30 分	生活严重不能自理，需住院，无生命危险
	20 分	病重，需住院，需积极的支持治疗
	10 分	病危，临近死亡
	0 分	死亡

表 32-2 ECOG 功能评估量表 *

级别	功能状况
0	活动能力完全正常，与起病前无任何差异
1	自由走动，可从事轻体力活动（家务或办公室工作），不能从事较重的体力活动
2	自由走动，生活自理，但已丧失工作能力，日间一半时间以上可起床活动
3	仅部分生活自理，日间一半时间以上需卧床
4	卧床不起，生活不能自理
5	死亡

*ECOG：Eastern Cooperative Oncology Group

4. **局部评估** 包括患者的疼痛程度、神经损害程度、骨折情况或可能性等。①疼痛视觉评分（visual analogue scale，VAS）是最常用的评价疼痛程度的方法，范围是从 0 分（无痛）到 10 分（最剧烈的疼痛）。②评价脊髓功能最常用的方法为 Frankel 分级和 ASIA 残损分级（American Spinal Injury Association，ASIA）。ASIA 残损分级是一种改良的 Frankel 分级（表 32-3），可详细记录躯体各个皮节与关键肌的情况，并将脊髓功能分为 5 级，从 A 级（完全瘫痪）到 E 级（完全正常）。③临床上，已有多种方案预测四肢与脊柱骨折的可能性。如出现病理性骨折，这将严重影响转移瘤患者的生活质量。例如，一般认为椎体横断面上骨质破坏面积大于 40%，就有可能发生椎体压缩骨折。近年来脊柱肿瘤研究协会提出了脊柱肿瘤不稳定评分（spinal instability neoplastic score，SINS）（表 32-4）；该评分共包括六项参数，分别是肿瘤位置、疼痛、骨损害性质、脊柱力线、椎体塌陷程度和脊柱后外侧结构受累情况；总分 18 分，分为稳定（0~6 分，无需外科治疗）、可能不稳定（7~12 分，需密切观察，可能需外科治疗）和不稳定（13~18 分，需外科治疗）。

Note

表 32-3　ASIA 残损分级

分级		功能情况
A	完全性损伤	在骶段 S_4~S_5 无任何感觉或运动功能保留
B	不完全性损伤	在损伤平面以下(包括骶段 S_4~S_5)存在感觉功能,但无运动功能
C	不完全性损伤	在损伤平面以下存在运动功能,且平面以下一半以上的关键肌肌力 <3 级
D	不完全性损伤	在损伤平面以下存在运动功能,且平面以下至少一半的关键肌肌力 ≥3 级
E	正常	感觉和运动功能正常

表 32-4　脊柱肿瘤不稳定评分(SINS)

项目		得分
病变位置	交界区(C_0~C_2,C_7~T_2,$T1_1$~L_1,L_5~S_1)	3
	活动区(C_3~C_6,L_2~L_4)	2
	半活动区(T_3~T_{10})	1
	固定区(S_2~S_5)	0
疼痛(活动痛 / 负重痛 / 休息缓解)	有	3
	偶尔,但不是活动性疼痛	1
	无	0
骨破坏性质	溶骨性	2
	混合性	1
	成骨性	0
影像学检查脊柱顺列	半脱位、移位	4
	新出现的畸形(后凸或侧弯)	2
	正常	0
椎体压缩	>50%	3
	<50%	2
	无压缩,但椎体侵犯 >50%	1
	无上述情况	0
附件(关节突、椎弓根、肋椎关节骨折或破坏)	双侧	3
	单侧	1
	无	0

注:C 颈椎,T 胸椎,L 腰椎,S 骶骨

5. 预后评分　在上述评价的基础上,学者们对不同部位的转移瘤提出了各种转移瘤预后评分。例如,脊柱转移瘤最为常用的是 Tokuhashi 预后评分和 Tomita 预后评分。相比之下,Tomita 预后评分简便易行,仅包括 3 个参数;而 Tokuhashi 预后评分更为准确(表 32-5)。Tokuhashi 预后评分系统包括 6 个参数:全身情况、脊椎转移数量、脊柱外骨转移数量、重要脏器转移情况、原发肿瘤性质和脊髓功能;总分越高,则预后越佳。Tokuhashi 评分总分 0~8 分者,预计生存期 <6 个月;总分 9~11 分者,预计生存期 ≥6 个月;总分 12 分以上者,预计生存期 ≥1 年。

【诊断】

骨转移瘤的诊断比较复杂,需遵从临床、影像与病理三结合的原则。需尽早、全面、细致的诊断,以便提供适当的、个体化的治疗方案。以往对转移瘤的全面诊断不够重视,仅行骨扫描、胸部 X 线片、腹腔和(或)盆腔超声检查。目前需要详细的收集病史、细致的影像学检查(全身骨扫描或者 PET-CT、局部的 MRI 及 CT 检查等)、血液学检查(肿瘤标记物等)和病理检查。活检病

表 32-5　改良 Tokuhashi 脊柱转移瘤预后评分

预测项目		得分
全身情况	差　10%~40%	0
Karnofsky 功能评估	中等　50%~70%	1
	良好　80%~100%	2
脊柱外骨转移数量	≥3	0
	1~2	1
	0	2
椎体骨转移数量	≥3	0
	2	1
	1	2
主要内脏器官转移	不能切除	0
	可以切除	1
	无转移	2
原发肿瘤部位	肺、骨肉瘤、胃、膀胱、食管、胰腺	0
	肝、胆囊、来源不明	1
	其他	2
	肾、子宫	3
	直肠	4
	甲状腺、乳腺、前列腺、类癌	5
脊髓功能（分级）	完全性（Frankel A/B）	0
	不完全性（Frankel C/D 级）	1
	正常（Frankel E 级）	2

理极其重要。一般可选择经皮 CT 引导下粗针穿刺（percutaneous CT guided trocar biopsy），活检病理准确率约为 85%。

【治疗】

骨转移瘤是全身性疾患，应综合治疗，兼顾多个方面；切忌过度强调手术。其综合治疗包括外科治疗、局部辅助治疗（如动脉栓塞、放射治疗、冷冻治疗等）和全身治疗（化学治疗、靶向治疗、激素治疗、免疫治疗、核医学治疗、抑制骨质破坏药物等）。如疼痛严重，可按照 WHO 三阶梯镇痛原则使用止痛药。如患者伴有过度的焦虑、恐惧、抑郁等心理异常，还需辅以心理治疗。

1. 药物治疗　随着药物治疗的迅速进步，患者的生存期显著延长、骨相关事件发生率明显减少，这是骨转移瘤的局部治疗的基础。例如非小细胞肺癌晚期患者中，如其表皮生长因子受体（epidermal growth factor receptor，EGFR）突变阳性，使用靶向药物—EGFR 抑制剂（吉非替尼、厄洛替尼等）可显著延长患者生存期。抑制骨质破坏的药物［二膦酸盐（如唑来膦酸）和RANKL 单克隆抗体（地诺单抗，Denosumab）］等，可有效地减少疼痛、脊髓压迫、病理性骨折和高钙血症等骨相关事件（skeletal-related events，SREs）的发生。药物治疗请详见相关专著，本章不再赘述。

2. 放射治疗（放疗）　放疗可使 50%~80% 的骨转移瘤患者的局部疼痛明显好转，10%~35% 疼痛感完全消失，止痛的疗效可持续 6 个月以上。普通放疗对脊柱肿瘤的疗效欠佳，存在放射性脊髓病的风险。立体定向放疗（stereotactic radiotherapy）、射波刀（cyberknife）、质子放疗（proton radiotherapy）等新技术被称为放射手术（radiosurgery），可提高放疗精度、减少副反应，尤其适用于

Note

脊柱肿瘤。放射性粒子植入还可进一步增加放疗的强度、提高疗效。单纯累及椎体的病灶,可以首选放疗;如肿物侵入椎管、挤压脊髓,且原发瘤对放疗不敏感(如肝癌、肾癌等),则不建议首选放疗。

3. 核医学治疗　核医学治疗是内放射治疗,适用于多发转移;常用的核素包括 ^{89}Sr、^{153}Sm、^{131}I。放射碘是治疗甲状腺癌骨转移的基本疗法。^{131}I 进入转移灶后可逐步释放 β 射线、破坏肿瘤细胞。对 ^{131}I 敏感患者的 5 年、10 年和 15 年的生存率分别为 96%、93% 和 85%;而不敏感者的相应生存率仅为 37%、14% 和 8%。

4. 外科治疗　外科的目的是缓解疼痛、改善神经功能、预防骨折。治疗措施包括卧床休息、支具保护、手术(刮除术、稳定手术及切除术)、微创手术(经皮椎体成形术、射频和冷冻治疗)等。绝大多数手术治疗为姑息性。手术指征为:①严重的疼痛,且保守治疗无效(外固定、止痛药、放射治疗等);②病理性骨折已经发生或发生可能性大,需要治疗或预防;③肿瘤进展导致的神经损害症状进行性加重,或者预防瘫痪;④肿瘤对放射治疗不敏感。如患者全身情况不能耐受手术、存在手术禁忌证或预期生存期 <3 个月,则首选保守治疗、临终关怀。

随着经济发展、医疗技术的进步,目前对于病理性骨折的外科治疗越来越积极。对于已经或即将发生病理性骨折者,外科治疗可提高局部的稳定性[内固定手术和(或)椎体成形术]。对于严重神经损害者,可手术解除局部的压迫(图 32-1)。对于部分单发转移,也可尝试手术切除(图 32-2)。美国 MSKCC 的 Bilsky 团队提出的 NOMS 治疗框架和分离手术(separation surgery);NOMS 是神经功能、病理类型、脊柱稳定性与全身情况的缩写,基于上述 4 种情况综合决定治疗方案;分离手术是扩大的减压术,需要彻底切除与硬膜囊距离为 5~8mm 的所有肿物,术后大剂量放射治疗残余的肿瘤,其每年局部复发率低于 5%。

多中心研究显示,围术期死亡率 5.8%,并发症发生率为 21%;其中术中并发症(脑脊液漏、胸导管损伤、食管损伤)占 7.2%,内固定失败率为 2.2%,伤口并发症为 4%,深静脉血栓、肺炎及尿道感染等占 7.6%。

药物治疗是影响骨转移患者生存期的主要因素,而手术治疗对生存期无明显影响。对有手术指征、拟行手术治疗的患者,外科医师应向患者及家属客观说明手术价值,避免患者对手术的过度期望。

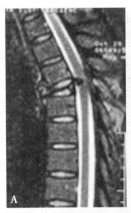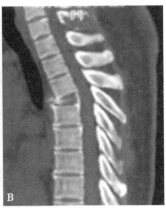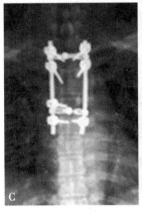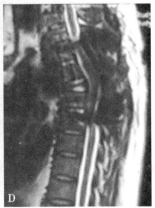

图 32-1　乳腺癌胸椎转移,导致胸椎压缩骨折,下肢瘫痪进行性加重,Frankel C。术后恢复行走(Frankel E)。给予后路手术,解除脊髓压迫、稳定脊柱;术后化学治疗、激素治疗、局部放射治疗

A. MRI 矢状面,显示脊髓受压;B. CT 矢状面显示病椎压缩骨折;C. 术后 X 线正位显示内固定;D. 术后 MRI 矢状面显示脊髓减压充分

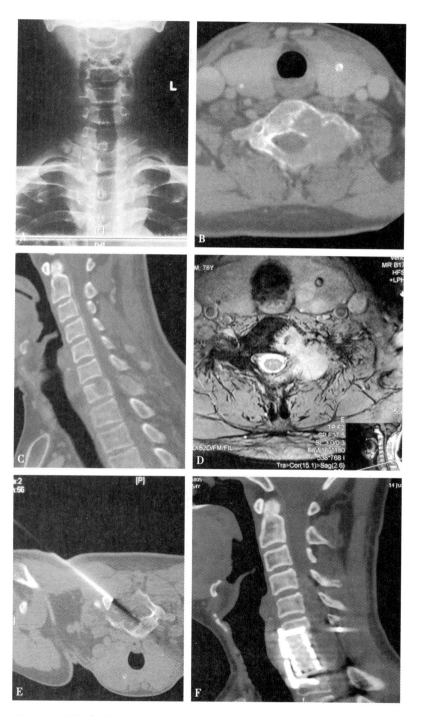

图 32-2　颈部疼痛,检查发现颈椎病变;PET-CT 显示全身单发病灶;既往无
肿瘤病史。行颈椎病灶穿刺活检,确诊为甲状腺癌骨转移

A. X 线片正位,显示颈 7 椎体的左侧椎弓根破坏;B&C. CT 的横断面与矢状
面显示 C7 左侧椎体、椎弓根、椎板骨质破坏;D. MRI 横断面未见椎旁软组织
肿块;E. CT 引导下 C7 病灶的穿刺活检。先普通外科手术切除甲状腺,再脊
柱外科手术切除 C7 转移瘤,接着预防性全身 ^{131}I 治疗,终身服用甲状腺素。
F. 术后 2 年随访的 CT 与 MRI,未见肿瘤复发或转移

Note

本章小结

　　骨转移瘤在晚期肿瘤患者中的发生率为 30%~70%。骨骼是第三个最常见的转移部位，发生率可高达 85%。脊柱、骨盆的骨转移最常见，其次肋骨、股骨和颅骨。首诊时 75%~90% 的患者存在多发骨转移。骨转移导致骨骼相关事件（疼痛、脊髓压迫、病理性骨折和高钙血症等）。可将骨转移分为溶骨性、成骨性和混合性。经皮 CT 引导下粗针穿刺，活检病理准确率约为 85%。骨转移瘤是全身性疾患，应综合治疗，兼顾多个方面；切忌过度强调手术。

思考题

　　1. 肿瘤转移至骨骼时，如何导致骨质破坏？

　　2. 骨转移的诊断与治疗原则是什么？

（刘忠军　姜　亮）

参考文献

　　1. 郭卫 . 骨转移性肿瘤外科学 . 北京：人民卫生出版社，2013.

　　2. 李彦，姜亮，刘晓光，等 . 肺癌脊柱转移瘤的手术治疗疗效及生存分析 . 北京大学学报（医学版）. 2014, 46(1): 138-143.

　　3. Chow E, Harris K, Fan G, et al. Palliative radiotherapy trials for bone metastases: a systematic review. J ClinOncol, 2007, 25(11): 1423-1436.

　　4. Laufer I, Rubin DG, Lis E, et al. The NOMS framework: approach to the treatment of spinal metastatic tumors. Oncologist, 2013, 18(6): 744-751.

　　5. Murakami H, Kawahara N, Demura S, et al. Total en bloc spondylectomy for lung cancer metastasis to the spine. J Neurosurg Spine, 2010, 13(4): 414-417.

　　6. Ibrahim A, Crockard A, Antonietti P, et al. Does spinal surgery improve the quality of life for those with extradural (spinal) osseous metastases? An international multicenter prospective observational study of 223 patients. J Neurosurg Spine, 2008, 8(3): 271-278.

　　7. Morgen SS, Lund-Andersen C, Larsen CF, et al. Prognosis in patients with symptomatic metastatic spinal cord compression (MSCC) - Survival in different cancer diagnosis in a cohort of 2321 patients. Spine, 2013, 38(16): 1362-1367.

　　8. Gerszten PC, Burton SA, Ozhasoglu C, et al. Radiosurgery for spinal metastases: clinical experience in 500 cases from a single institution. Spine, 2007, 32(2): 193-199.

　　9. Sciubba DM, Petteys RJ, Dekutoski MB, et al. Diagnosis and management of metastatic spine disease. J Neurosurg Spine, 2010, 13(1): 94-108.

　　10. Demura S, Kawahara N, Murakami H, et al. Total en bloc spondylectomy for spinal metastases in thyroid carcinoma. J Neurosurg Spine, 2011, 14(2): 172-176.

第三十三章 其他肿瘤及瘤样病变

第一节 骨 囊 肿

骨囊肿(bone cyst)也称为孤立性骨囊肿(solitary bone cyst),单纯性骨囊肿(simple bone cyst),单房性骨囊肿(unicameral bone cyst),是一种良性骨病变,好发于儿童和青少年,多见于四肢的长管状骨。

【病理】

大体所见,骨囊肿多为多个囊性结构,囊壁光滑,内有淡黄色澄清囊液,若合并有病理骨折时可为血性囊液。镜下所见,骨壁为正常骨结构,囊肿由结缔组织膜覆盖。大多数单房性骨囊肿含有肉芽组织、陈旧性出血、纤维素、钙盐沉着、胆固醇、吞噬细胞及少数炎症细胞。活动性和潜伏性骨囊肿在组织学上相似。

【临床表现】

临床上骨囊肿多无症状,部分患者有隐痛,轻度压痛等,部分患者可见局部包块或者骨增粗,病理骨折是最常见的并发症,也是常见的首发症状,常因发生病理骨折而就诊。骨囊肿可分为两型:①活动型,年龄在 10 岁以下,囊肿与骨骺板接近,距离 <5mm,这种病变正处在发展过程中,任何治疗方法都易于复发;②静止型,年龄在 10 岁以上,囊肿距离骨骺板较远,距离 >5mm,这种病变较稳定,治疗后复发率较低。

【影像学检查】

1. X 线片 为纯溶骨性改变,膨胀性生长,皮质变薄,形成椭圆形透光区,周围没有骨膜反应,无软组织侵犯。囊肿位于骨干时多沿骨干纵轴生长,部分囊肿可见骨嵴形成,显示为多房性影像(图 33-1)。骨折后游离骨片落入囊内,即 McGlynn 提出的"碎片陷落征"(fallen fragment sign),也称"落叶征"。有时骨片不能从骨皮质上完全游离而出现"悬片征"(hanged fragment sign)。典型活动型骨囊肿有以下影像特点:①囊肿为靠近骺板的干骺部中心位置,病变不会超过骺板;②囊肿呈椭圆形,长轴与骨干一致,显示为基底在骨骺板侧的截面呈圆锥体形;③横径通常不大于骨骺。非长管状骨如跟骨、髌骨、髂骨等部位的囊肿多呈圆形,边缘轻度硬化。

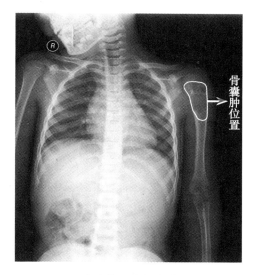

图 33-1 左肱骨上端骨囊肿 X 线表现

2. CT 可用于非典型部位的辅助诊断,对于鉴别诊断很有帮助,在非管状骨多房性病变有较大价值。囊肿的 CT 值较低,有较大临床意义。

3. MRI 显示 T1 像低信号,T2 像高信号,可呈现多囊性,但信号均一为其特点。骨皮质外多无异常影像表现。

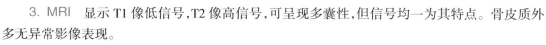

4. ECT　当出现病理骨折、骨修复及囊肿周围反应性骨增生时可有放射性浓聚。

【鉴别诊断】

应该与下述疾病进行鉴别。

1. 动脉瘤样骨囊肿　好发于青少年,两者在 X 线片上相似,但动脉瘤样骨囊肿多为偏心性生长,具有中度侵蚀性,可以穿破骨皮质,边缘轮廓不清晰,呈虫蚀样改变。典型 X 线片表现为皮质膨胀呈气球,可见斑片状或点状钙化。穿刺压力测量可见囊液搏动,可抽出血性液体。

2. 骨巨细胞瘤　高发于 20~40 岁成人患者,病变呈偏心,多膨胀性生长,高发于股骨远端与胫骨近端,与骨囊肿好发部位不同。骨巨细胞瘤可形成软组织包块。

3. 非骨化纤维瘤　发病年龄与骨囊肿相似,在 10~20 岁。多位于股骨远端,胫腓骨两端,巨大病变可占据整个髓腔,需要与潜伏性单纯骨囊肿区别。

4. 内生软骨瘤　多位于手、足等短管状骨,当生长在长骨干骺端时与骨囊肿相似,但是密度高于骨囊肿。

5. 骨结核　小儿骨结核多位于干骺端的近侧,并可形成圆形骨破坏,多位于骨干骺端中央,但是局部通常会有压痛。MRI 可见周围骨髓内水肿,T2 像呈高信号表现。实验室检查有助于鉴别。

【治疗】

目的在于消灭囊腔,彻底清除病灶,防止病理骨折及畸形的发生,恢复骨的正常强度。病灶清除及植骨术是静止型骨囊肿的首选治疗方法,复发率低;而对于活动型骨囊肿,术后复发率可高达 50%,并且有损伤骺板可能,应采用保守治疗;合并病理骨折的,可待骨折愈合后再作进一步治疗。

1. 非手术治疗　可以采用激素囊内注射治疗,近年来多采用甲泼尼龙囊内注射。适用于活动型,也可用于静止型,病理骨折风险小的患者。已有病理骨折的患者不宜注射激素,需要待骨折愈合后再行治疗。

2. 手术治疗　以开窗、病灶刮除及植骨术为主。一般不需要内固定。开窗要足够大,不能留有死角以致囊壁内膜不能彻底刮除,造成复发。对于不易彻底清除的病灶,可以使用氯化锌或无水乙醇烧灼囊壁以降低复发可能。开窗取下的骨板同法处理后可以植骨再覆盖骨窗。对于应力集中部位,如股骨粗隆间区,清除病灶后可采用内固定以防病理骨折及继发畸形形成。

【预后与随访】

正确认识病灶分期,采取正确的治疗方法并密切随访,可以有效降低复发率,病理骨折及畸形等并发症。术后应保护患肢不少于 6 个月。随访应至病灶术后达到骨性愈合,一般不少于 6 个月。

第二节　动脉瘤样骨囊肿

动脉瘤样骨囊肿(aneurysmal bone cyst,ABC)可以是原发的病变,但是在很多情况是其他病变的一部分,可以继发于创伤后,更多情况是继发于其他一些骨病,如软骨母细胞瘤、骨母细胞瘤、骨巨细胞瘤及骨肉瘤等。病变因其放射学表现而命名。

【病理】

大体所见,病变呈充血的囊腔,有完整骨膜附于病变骨上,囊壁可为薄骨壳,也可以仅由一层骨膜构成。显微镜下,可见到典型的海绵状结构,由充满血液的管腔和实性区域交替组成。这些腔隙大小不一,其中除了含有不凝固的血液外,还有血浆、细胞及骨质碎片,很少能发现内皮性覆衬细胞及其他血管成分。管腔周围的实性组织由血管丰富的纤维结缔组织构成,富有小毛细血管及多核巨细胞。另外,囊壁内表面或深层结缔组织中可见原始编织骨的骨板,常见含铁血黄素沉积。

【临床表现】

好发于青少年(10~20岁),女性多于男性,比例为2∶1。病变多见于长管状骨的干骺端(50%)(如股骨远端,胫骨、肱骨、尺骨等)和脊柱附件(20%~30%)。本病症状轻微,为进行性局部疼痛,皮温增高和肿胀等,也可合并病理骨折。发生在脊柱特别是骶骨时可以有较明显的疼痛,可出现椎体骨折和脊髓压迫。

【影像学检查】

X线片上呈膨胀性生长,边界清楚,内部骨小梁将其分割成血腔。早期病变轻度膨胀,边缘清楚;进展期呈明显骨质破坏,骨壳中断,有突入软组织的包块,此时易与恶性肿瘤混淆;稳定期骨壳较厚且不规整,骨的反应性增生明显;愈合期呈进行性钙化骨化,病变缩小。常见发病部位为四肢长骨干骺端,偏心性生长时突出于骨外如"气球样"膨胀,表面为一薄层骨壳,病变呈局限性透光区,有蜂窝状的特点(图33-2)。病变位于中心时,呈卵圆形膨胀性生长,与骨纵轴一致。位于脊柱的病变可侵犯后方附件,也可累及椎体和邻近节段,也呈局部膨胀性特点,可有病理骨折发生,在CT或MRI上可看到典型的液平面(图33-3)。

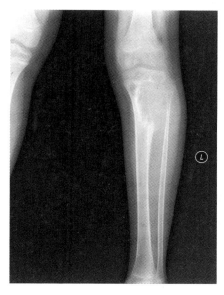

图33-2　左胫骨上端动脉瘤样骨囊肿X线表现

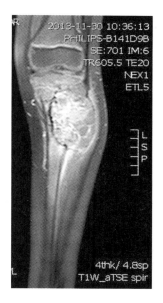

图33-3　左胫骨上端动脉瘤样骨囊肿MRI表现

【诊断】

年龄特点在诊断时是重要参考依据,一般发病在20岁以下,多见于四肢长骨干骺端及椎板等附件,临床症状不重,有时也有明显疼痛,特别是在骶骨。结合"气球样"膨胀性生长的特点应该考虑ABC的存在。动脉瘤性骨囊肿有时诊断十分困难,需要进行病灶穿刺以获得更有力的依据。穿刺病理往往是阴性结果,最终诊断多依靠手术后的病理结果。

【鉴别诊断】

当考虑诊断ABC时,如生长速度过快,可见骨侵蚀及皮质破坏,或即使没有这些表现也应与毛细血管扩张型骨肉瘤相鉴别。有时在病理上很难鉴别ABC的良恶性,由于毛细血管扩张型骨肉瘤具有极高恶性度,可疑时需要严格随诊以防误诊。由于ABC在很多情况下是继发性改变,同时还伴有其他骨肿瘤性疾病如骨巨细胞瘤、骨肉瘤等,因此在鉴别时还要考虑其他疾病的存在,不能完全依赖于病理报道结果。同时,ABC也因出现病理骨折等改变而误诊为骨肉瘤等恶性肿瘤。

Note

【治疗】

位于四肢长骨的 ABC 因为缓慢生长及并发病理骨折等特点,应该采取手术治疗。中央型可行刮除术,偏心型可行整块切除,骨缺损需植骨以利于骨愈合。肢体 ABC 手术应在止血带下进行以利控制出血,病灶去除后出血会明显减少。若病变在脊柱,特别是骶骨等不易手术部位可选择放疗,可有效控制病变发展。但是由于很多情况下 ABC 的诊断具有很大不确定性,单纯根据形态确定诊断即行放疗有很大误治可能,如为恶性病变,会贻误治疗时机,因此 ABC 的治疗应该首先选择手术切除,手术前穿刺活检有利于发现原发恶性病变并继发 ABC 的情况,对于肢体功能严重丧失的晚期 ABC 截肢有时是较好选择。本病术后有较高复发率,主要是因为不能有效地认识病变范围而遗漏所致,因此应术前常规行 MRI 检查以明确病变范围,做到整块切除,对于可刮除病灶,根据 MRI 影像提供的病变范围彻底刮除后还应常规采用深低温冷冻、无水酒精浸泡、石炭酸烧灼等方法灭活囊壁以减少复发率。

【预后与随访】

有些 ABC,即使是病理诊断,有时也易于误诊为恶性病变,或漏诊恶性病变。因此在手术后半年内应该每个月随访 1 次,半年后每 2~3 个月随访一次直至骨愈合。多数情况下原发 ABC 预后良好,对于继发性 ABC,预后应依据原发病而定。

第三节　骨嗜酸性肉芽肿

骨嗜酸性肉芽肿(eosinophilic granuloma of bone)在 WHO 骨肿瘤分类中属于朗格汉斯细胞增多症的一种,是以组织细胞增生和嗜酸性细胞浸润为特征的良性病变。以前称组织细胞增多症,是其较早期和最轻型的病变。

【病理】

大体所见,嗜酸性肉芽肿为发生于髓腔内,呈实体性、较软、肉芽状、胶质状的组织。颜色棕红、褐色或者灰白色,骨皮质呈膨胀性改变,周围硬化。镜下见,嗜酸性肉芽肿内部由嗜酸性粒细胞和朗格汉斯细胞组成,排列松散,胞质嗜酸性,核呈圆形、不规则或分叶状,有典型核沟。电镜下见这些细胞与朗格汉斯细胞一样都含有浆内的颗粒状小体:Birbeck 颗粒。镜下见病灶内散在数量不等的淋巴细胞,嗜酸性细胞和多核巨细胞,并可见灶性坏死及纤维化。免疫组化显示朗格汉斯细胞 CDIa(Leu6)及 S-100 阳性,少数细胞 CDIc 阳性。

【临床表现】

临床表现为疼痛、肿胀,好发于儿童及青年,男性多于女性,发病率约为 2∶1。可累及全身任何骨,最常累及的是颅骨,其次是长管状骨(股骨、胫骨)、扁骨(肩胛骨、肋骨、下颌骨)以及脊柱,手足等短管状骨少见病变侵犯。病变部位与发病年龄有关,20 岁以上多见扁平骨受累,20 岁以下多见长管状骨侵犯。病变可单发或多发,以单发者较多见。发生在脊柱时最多见于胸椎,其次为腰椎及颈椎。由于椎体的溶骨性破坏,造成椎体病理骨折,引起背痛,是脊柱病变最常见的症状,也可压迫脊髓导致继发截瘫,是严重并发症。承重骨由于强度下降导致病理骨折,骨折可自行愈合。多有血沉加快,全血细胞计数及嗜酸性粒细胞计数增高。除骨病外,尚可合并有骨外脏器的损害。

【影像学检查】

X 线片上表现为长管状骨的溶骨性及扁骨的穿凿样骨破坏。发生在扁骨如颅骨的嗜酸性肉芽肿,表现为大小不等的单个圆形、类圆形穿凿样骨破坏,并可融合,称为地图颅,为典型影像特征。发生在长骨的破坏自髓腔开始,沿纵轴发展,呈梭形、长圆形边界清楚的缺损,病损可以造成骨内、骨膜的反应(图 33-4)。在脊柱的病变可为单发或多发,早期为椎体溶骨性破坏,后期可发生椎体对称性塌陷,常表现为明显的"扁平椎"、"铜钱征"(图片 33-5)。因椎弓根多正常,

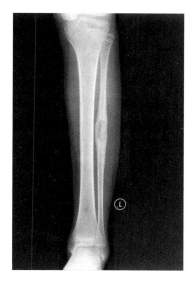

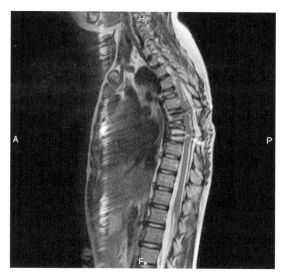

图 33-4 左腓骨中段嗜酸性肉芽肿 X 线表现　　图 33-5 胸椎多个椎体嗜酸性肉芽肿 MRI 表现

故椎体向后方突出者较少见。CT 检查可显示骨质破坏、骨膜反应和病灶边缘。MRI 检查表现呈多样性,常见的表现是:局灶性病变周围,来自骨髓或软组织的、大范围边界不清的信号,呈长 T1WI、长 T2WI 的特点。

【诊断与鉴别诊断】

影像学诊断单发患者需要与慢性骨髓炎、结核、骨恶性肿瘤鉴别,多发者需与尤文肉瘤、骨髓瘤、转移瘤鉴别。很多情况需要活检才能明确诊断。

【治疗】

本病单发病灶侵犯椎体及骨干有一定的自限性,有自愈倾向。明显的压缩骨折可愈合在原位,甚至高度可得以部分恢复,故多以非手术治疗为主。对于较小病灶,可用泼尼松向病灶内缓慢注射。病灶刮除或切除适用于有病理骨折危险的病患,病灶刮除后需要植骨,极少复发。对于非功能部位的骨侵犯可行骨病变段截除,如肋骨、腓骨等。脊柱病变导致畸形或脊髓压迫,以及可能出现恶变者也需手术治疗,主要目的是切除肿物,维持脊柱的稳定性,保护神经功能,缓解疼痛,改善预后,防止二次复发。对于脊柱椎体手术不易切除的部位可行放射治疗或术后辅助放射治疗。对于多发病灶不宜手术及放疗者建议行化疗。

第四节　骨纤维异样增殖症

骨纤维异样增殖症(fibrous dysplasia of bone,FD)又称骨纤维结构不良。是发生于形成骨间充质的发育畸形,骨的发育停止在未成熟的编织骨阶段,而不能形成正常的骨小梁,被增生的纤维组织替代。病变可分为单发性、多发型和 Albright 综合征。

【病理】

大体上,以成骨为主的病变没有明显的骨松质结构,被大量增生的硬化骨取代,质地坚硬且易碎,有机质含量少。而溶骨表现的可见病变内为含纤维成分质韧的团块状组织,与周围骨组织界限清楚。在成骨与溶骨共存的病例,病变组织呈黄白色,捻搓有明显柔韧和沙粒感,这是因为纤维组织中含比例不等的异常骨小梁结构,部分区域可见囊性变,与正常骨之间有明显界限,极少侵犯软组织。显微镜下,典型的环形、半环形不成熟骨小梁取代正常骨松质结构,在细小的骨小梁结构间有成束的成纤维组织,看不到正常骨小梁结构。其中富含组织纤维母细胞,有时排列成轮辐状,有时含多核巨细胞。骨样组织和骨小梁一般比较稀疏,周边无骨母细胞排列,病变周围可看到反应性增生的板层骨。

【临床表现】

多数患者可无临床症状,有症状者症状是轻微的疼痛、肿胀及局部深压痛,累及下肢骨可出现步态异常。部分患者以骨折为首发症状,骨折也是疼痛的重要原因之一。对于病变广泛侵蚀,骨强度下降,在持续应力作用下可以出现相应的弯曲,最常见于股骨近端及胫骨近端。根据发病累及的范围,临床上将骨纤维异常增殖症分为 3 种类型:即单发型(monostotic forms)、多发型(polyostotic forms)和 Albright 综合征。表现差异较大,但跛行、疼痛、畸形、骨折等均会发生。

1. 单发型　多为良性,缺乏明显的临床症状,多在检查中偶然发现或出现骨折后发现。病变波及皮质骨,膨胀生长明显时可出现受累部位酸胀感。负重部位可逐渐出现畸形、跛行等。

2. 多发型　症状出现早晚和严重度与病变范围相关。病变常累及一侧肢体,双侧受累时不具有对称性,可以产生各种畸形,畸形会因病理骨折而加重。发生在股骨,因病理骨折及应力性骨折等产生畸形,形成髋内翻,严重的形成牧羊杖(shepherd's crook)畸形并跛行。偶可发生在脊柱,多为腰椎,颈胸椎受累更少见,可产生后凸、侧弯畸形。病理性骨折可在同一部位反复发生,多发型可见皮肤色素沉着。

3. Albright 综合征　多骨受累并同时伴有性早熟及其他内分泌异常表现。

【影像学检查】

X 线片上,单发型主要表现为骨皮质变薄形成缺损,在管状骨多发生在骨干或骨骺端,沿长轴方向发展,呈模糊的髓腔内放射透明(低密度)区,被形容为"磨砂玻璃状"(图 33-6)。多发型常累及数骨,并可侵犯邻近骨。四肢长骨病变常累及骨的全部,髓腔宽窄不均,其增宽处骨皮质变薄并扩张。除非出现病理性骨折,否则没有骨膜反应。CT 对于病变组织更直观地发现密度变化特点,皮质受累变薄程度,反应性成骨及骨内囊性变等。CTA 增强有利于了解病变骨内血供情况,如含血量丰富手术时会大量出血。MRI 可以直观反映病变范围、内部信号变化及形态。纤维组织含量、骨小梁变化、囊性区、细胞含量、胶原含量及出血等变化均可在 T1、T2 及 T1 增强像中反应。该病有恶变可能,恶变的发生与单发和多发关系不大,与以往放射治疗史有关。

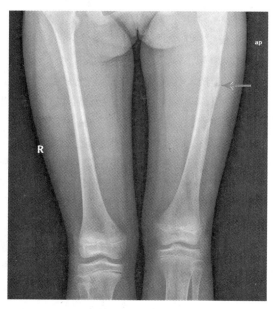

图 33-6　左股骨中段骨纤维异样增殖症 X 线表现

【鉴别诊断】

骨纤维异样增殖症应该与非骨化性纤维瘤、骨囊肿、造釉细胞瘤、Paget 病等相鉴别。

1. 骨囊肿　X 线片密度比异样增殖症更低,呈膨胀性改变,有薄层骨壳包裹。而典型的异样增殖症呈磨砂玻璃样改变,穿刺活检有助于明确诊断。

2. 非骨化性纤维瘤　属于良性纤维性病变,多见于生长期干骺端,通常无临床症状,成年后可自愈。影像学有特殊表现:干骺端皮质骨内小的溶骨性病变,随骨骼生长,病变沿长轴增大,呈扇贝样改变。

3. 骨化性纤维瘤　常见于胫腓骨远端 1/3,10 岁以下儿童,与 FD 主要区别为骨化性纤维瘤位于皮质内。

4. 造釉细胞瘤　属于低度恶性肿瘤,几乎均发生于胫骨内,由于细胞来源和影像特点相似,有学者认为其为 FD 的恶性表现形式。

5. Paget 病　发病年龄多发生于中年,与 FD 不同,本病侵犯范围更广,长骨弓形改变及颅骨增厚为典型表现,血清 AKP 水平明显升高是主要鉴别点。

【治疗】

对于无症状的体检时摄 X 线片偶然发现的病例,特别是成年人病变,具有典型影像表现且无病理骨折风险时可考虑每 6 个月摄 X 线片检查而不需要手术治疗。对于症状明显的单发 FD,当有出现病理骨折、继发畸形及恶性变考虑时,应手术病灶刮除植骨。病灶清除彻底,多可治愈,复发率低。对于出现病理骨折患者,可保护伤肢待骨折愈合后再行手术刮除病灶植骨,有利于减少创伤。对于畸形明显的患者,可行病灶清除同时截骨矫正畸形。如果骨强度能够维持,一般不需要行内固定,患肢保护至骨愈合即可进行负重下功能锻炼。

【预后与随访】

骨纤维异常增殖症属于基因突变性疾病,且发病部位在发现骨病变后还会增大并出现其他部位病变。随访中的复发病例多数是因为没有彻底刮除的病灶发展而致,并非是病灶的真正复发,应该手术后每 3 个月复查 X 线片,了解病灶植骨的骨再生修复情况以指导患者的功能锻炼及康复。本病文献报道有 0.4%~4% 的恶变率,恶变与接受放射治疗关系密切。因此对于活跃病灶应该积极手术刮除并严密随访不少于 5 年。

第五节　滑膜软骨瘤病

滑膜软骨瘤病又称滑膜骨软骨瘤病(synovial osteochondromatosis),是一种滑膜来源的肿瘤样病变,发生于具有滑膜组织的关节囊、滑囊内。其病因可能为滑膜深层未分化间叶细胞化生为软骨体或骨软骨体,当其与滑膜相连的蒂断裂后,形成关节腔内游离体。

【病理】

大体所见,病变滑膜肥厚,关节腔内可见大量游离体,呈白色、透亮、光滑、大小不等,部分软骨样游离体有蒂与滑膜相连为其典型表现。镜下见滑膜内出现软骨样结节,含孤立或成群软骨细胞。软骨细胞数量多,体积较大,核肥大。常见双核、多形核细胞。与 I 级或 II 级软骨肉瘤相似。滑膜下纤维组织增生,毛细血管扩张,有的部位出现软骨基质钙化或骨化。

【临床表现】

本病发生于 14~60 岁,但多见于 20~40 岁,男性多于女性,约为 2:1。本病可累及任何关节,以滑膜丰富的关节多见,如膝关节、肘关节、髋关节、肩关节次之。表现为受累关节进行性疼痛、肿胀、肥大、活动受限,可以出现绞锁现象,休息或改变位置后可自动解锁。游离体多时可扪及滑膜囊内结节样颗粒,还可出现滑膜增厚肥大形成的肿块,关节常有少量积液,检查有响声,发生在膝关节时可有股四头肌萎缩。根据来源可分为原发滑膜软骨瘤病及继发滑膜软骨瘤病。多时可达数百软骨颗粒。一般将其分为 3 期:1 期为病变局限于滑膜内,无脱落软骨小体,X 线片阴性;2 期软骨小体形成并开始与滑膜分离,X 线片可见少量骨化小体;3 期广泛大量小体形成,看不到明显的滑膜内小体形成过程。

【影像学检查】

X 线片检查 1 期无钙化显影,年龄大时可有非特异的关节退变,2 期、3 期可见关节内钙化游离体,大小在 3~20mm,数目不定,圆形、卵圆形或盘形,典型影像表现为中央高密度钙化核心,周围为软骨基质钙化形成致密环。有时滑膜包裹游离体突破关节囊在关节邻近结构中形成包裹性质软肿块(图 33-7)。骨软骨体可对邻近骨造成压迫性破坏。CT 或 MRI 可以发现早期 X 线片上表现阴性的多发钙化小体。

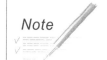

Note

【诊断与鉴别诊断】

临床表现为受累关节进行性疼痛、肿胀、肥大、活动受限，出现交锁现象，可扪及滑膜囊内结节样颗粒，还可出现滑膜增厚肥大形成的肿块，关节有少量积液。X 线片发现关节内典型钙化游离体，并通过 CT 及 MRI 发现多发钙化小体时可考虑该病变，关节镜检查可以确定诊断。应与以下疾病相鉴别。

1. **剥脱性骨软骨病**　本病是一种病因不明的局限性软骨缺损，可有外伤史，以青壮年男性多见，关节肿胀不明显，滑膜肥厚不明显，游离体形成仅 1~2 个。关节镜下可以鉴别滑膜软骨瘤病与剥脱性骨软骨病。

2. **退行性关节炎**　X 线片上表现为关节边缘唇样增生，关节间隙变窄，骨赘形成，软骨退变，关节内可见游离体位于非关节面对应的周边间隙。滑膜也可以有增生肥厚，但游离体与滑膜无关。

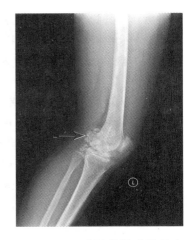

图 33-7　左膝关节滑膜软骨瘤病 X 线表现

3. **神经营养性关节病**　本病是一种继发于中枢或周围神经病变导致关节神经营养障碍，如脊髓空洞症、周围神经损伤等。表现为关节破坏并软骨损伤、半脱位等，关节内有大量不规则碎片，滑膜病变不显著。

【治疗】

手术是该病唯一治疗手段，关节镜下可以清除所有关节内游离的软骨小体，同时彻底切除增厚病变滑膜，有利于减少复发。对疑为滑膜软骨瘤病，如果术中发现滑膜正常，只需将关节内游离体摘除，而不需切除滑膜，这些游离体并非来自滑膜，可能来自骨关节病。手术后应该进行持续被动活动（continuous passive motion，CPM）锻炼，尽量减少关节活动障碍程度。如不及时治疗会导致关节加速退变，晚期关节软骨破坏严重时可行人工关节置换手术或关节融合术。

第六节　色素沉着性绒毛结节性滑膜炎

色素沉着性绒毛结节性滑膜炎（pigmented villonodular synovitis，PVS）为来源于关节和腱鞘内衬组织的一组良性肿瘤，可发生于关节或腱鞘组织周围。

【病理】

大体上，肿瘤为滑膜绒毛突起或呈卵圆形、分叶状团块，剖面可呈灰黄色或红棕色，为含有含铁血黄素所致。镜下可见滑膜增生形成绒毛，在绒毛表面覆以上皮细胞，可见血管增生、出血、含铁血黄素沉积。绒毛增生形成结节，部分结节融合，可见有淋巴细胞、浆细胞浸润。有时可见有巢状或大片状泡沫细胞，细胞间可见胶原性间质。

【临床表现】

在临床上由于发病部位及病变范围的不同，可分为弥漫型和局限型两种。位于关节滑膜者多呈弥漫型，位于腱鞘及滑囊者多为局限型。病变在一处者为单发，病变在两处以上者为多发。临床上以单发性病变多见，多发者少。

本病发病缓慢，多发于青壮年，80% 以上的病例发生在 20~40 岁，男性多于女性，膝关节及髋关节为多发部位。由于本病受累部位不一，因而发病部位、症状体征、临床表现各异。病变侵犯腱鞘滑膜者，由于滑膜细胞高度增殖，致使病变处形成固体性肿瘤样病损，故在临床上常于手、足部肌腱外，出现一生长缓慢的肿块。其肿块质地硬韧，有轻度压痛，或单一或呈串珠状，与皮肤无粘连，与肌腱关系密切，可随肌腱活动而移动，可有神经肌腱受压、关节活动受限等症状。

当病变累及关节时，由于滑膜受累程度和范围的不同，临床上分为局限型和弥漫型两种。

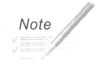

弥漫型常表现为受累关节呈周期性、慢性疼痛、肿胀,局部皮温增高但不红,肌肉萎缩,触之有如海绵样或面包样弹性感觉,并有弥漫性压痛,有时在关节周围亦可触及大小不等、基底稍有移动的硬韧结节。

局限型者,由于病变以结节状为主,或绒毛结节状,其结节多数有蒂相连,所以常使关节活动受限,甚至出现交锁或弹响,为此常伴有急性疼痛,然压痛较局限,肿胀不明显,因此此型膝关节病变,在临床上很难与半月板损伤、膝关节内游离体、髌骨软化症相鉴别。

【影像学检查及其他辅助检查】

1. 关节抽出液检查　对本病的诊断极为重要。关节抽出液多呈黄褐色或暗红色,稀薄而有黏性,含红细胞,结核菌及细菌培养阴性。

2. 关节镜检查　可以在直视条件下了解关节滑膜情况,并可摄影记录其病变。同时还可取滑膜组织做病理检查明确诊断。

3. X 线片　膝关节的侧位 X 线上多显示关节周围有软组织结节状阴影,此种阴影是一种密度增高的滑膜结节影,表现为髌上囊区可见圆形、椭圆形或其他密度增高的阴影。而踝关节、肘关节等部位多表现为骨关节的改变,包括关节面呈现锯齿状缺损,关节间隙狭窄,结节状病变附近出现囊状透明区,其周围有硬化缘,界限清楚。发生这种差异的原因在于膝关节囊宽大,增殖的滑膜向囊腔内扩张的允许范围大,骨质不易受压或仅有轻微受压。而踝、肘关节的关节腔小,增生的滑膜绒毛因相互摩擦挤压,容易形成结节,使其邻近疏松骨质受压腐蚀,这种骨关节的病理改变,多为侵蚀性骨缺损。

4. MRI 检查　MRI 检查除可显示滑膜肥厚外,在膝关节矢状位 T2 加权像,其关节腔内可看到多个圆形信号强度减低区。髌上囊也可见数个结节状低信号区。

【诊断】

通过仔细询问病史,认真分析临床表现,结合关节穿刺液的性质和影像学检查,可以做出初步诊断。

【治疗】

将病变滑膜彻底切除,是治疗本病的有效方法,但手术务必彻底,任何残留均可引起病变复发,复发病例仍可再手术。对于弥漫型,手术无法切除全部滑膜时,可配合放射治疗。合并骨质损害者,需采用搔刮及植骨术,放疗应在植骨成活后进行。如病变广泛,破坏严重,可考虑行人工关节置换术或广泛切除后行关节融合术。少数病例有恶变为滑膜肉瘤可能。

本章小结

　　本章主要介绍讨论了骨与软组织肿瘤中一类常见的类似于骨肿瘤而非骨肿瘤的病变,包括骨囊肿,动脉瘤样骨囊肿,骨嗜酸性肉芽肿,骨纤维异样增殖症,滑膜软骨瘤病,色素沉着性绒毛结节性滑膜炎等,这些病变多为良性,但会造成骨畸形、病理骨折、疼痛等,邻近关节时常可引起相应关节的症状,有些具有一定的恶变可能。读者需要熟悉各病的临床表现,诊断,鉴别诊断以及治疗原则等。

思考题

1. 骨囊肿需要与哪些疾病相鉴别?

2. 滑膜软骨瘤病与退行性关节炎的区别有哪些?

(吕国华)

参考文献

1. 陈孝平.外科学.北京:人民卫生出版社,2010.

2. 胥少汀,葛宝丰,徐印坎.实用骨科学.第4版.北京:人民军医出版社,2012.

3. Tanaka N,Fujimoto Y,Okuda T,et al. Langerhans cell histiocytosis of the atlas a report of three casesp. J Bone Joint Surg(Am),2005,87(10):2313-2317.

4. Bertram C,Madert J,Eggers C. Eosinophilic granuloma of the cervical spine. Spine,2002,27(13):1408-1413.

5. Jiang L,Liu XG,Zhong WQ,et al. Langerhans cell histiocytosis with multiple spinal involvement. Eur Spine J,2011,20(11):1961-1969.

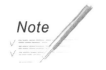

中英文名词对照索引

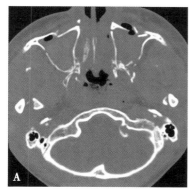
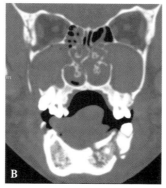
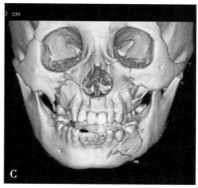

图 2-16　颌面部骨折(CT)

A. 横轴位;B. 冠状位;C. VR 重建前面观。左侧下颌骨、双侧下颌骨髁突、右侧颧弓、双侧上颌窦壁、鼻骨、鼻中隔、右侧眼眶外侧壁多发骨折

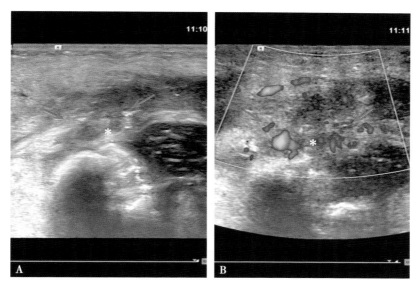

图 2-30　急性骨髓炎(声像图)

A. 股骨下端声像图长轴切面,股骨骨/骺交界部界限不清(*),骨膜连续中断(↑);B. 能量多普勒血流图,显示该处具有较丰富血流信号

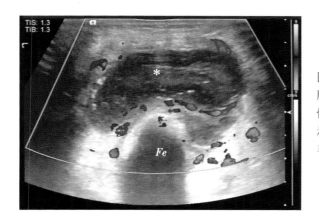

图 2-33　小儿膝关节化脓性关节炎(声像图)

膝关节声像图短轴切面,关节腔内探及不均匀性低回声脓液(*),内部可见点片状的高回声,提示坏死组织;彩色多普勒血流显像可见滑膜上丰富的血流信号。Fe,股骨

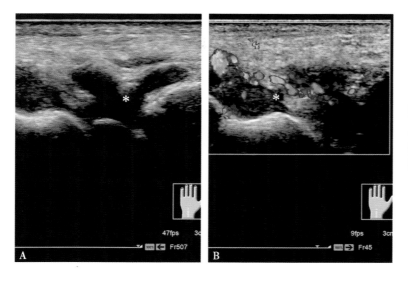

图 2-52　风湿性关节炎滑膜炎（声像图）
A. 腕关节掌侧长轴切面,腕关节滑膜增生呈低回声(*);B. 彩色多普勒血流显像,于增生滑膜内探及丰富的血流信号(*)

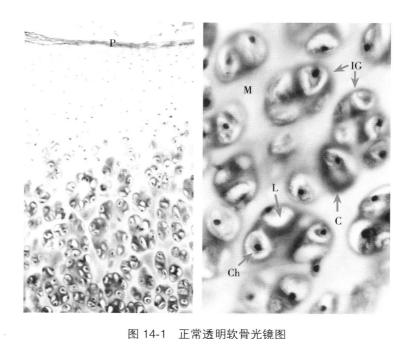

图 14-1　正常透明软骨光镜图
C. 软骨囊;Ch. 软骨细胞;IG. 同源细胞群;L. 软骨陷窝;M. 软骨基质;P. 软骨膜

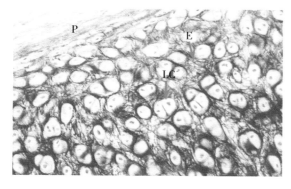

图 14-2　正常弹性软骨光镜图
E. 弹性纤维;LC. 软骨陷窝和软骨细胞;P. 软骨膜

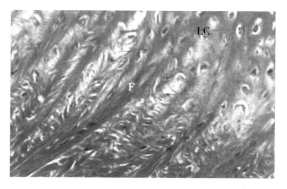

图 14-3　纤维软骨光镜图
F. 胶原纤维;LC. 软骨陷窝和软骨细胞

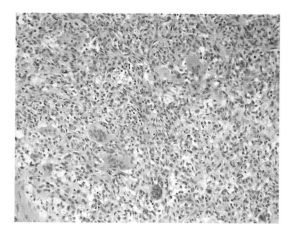

图 30-4　骨巨细胞瘤的显微镜下表现(由北京大学医学部病理系杨邵敏提供)

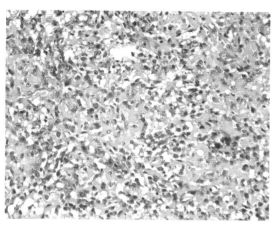

图 31-13　典型骨肉瘤病理表现　梭行细胞肉瘤,红染的骨样基质明显

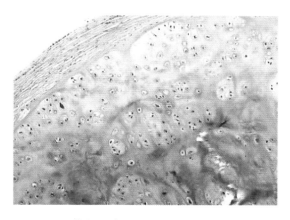

图 31-15　软骨肉瘤Ⅰ级,大小形状不同的软骨细胞伴细胞数目少量增加

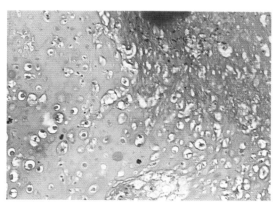

图 31-16　软骨肉瘤Ⅱ级,软骨细胞数目显著增加伴多形核

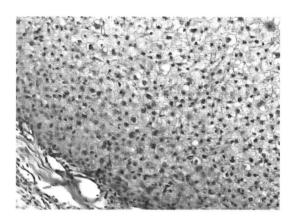

图 31-17　软骨肉瘤Ⅲ级,肿瘤细胞大小和形状显著变异并出现早期梭形细胞

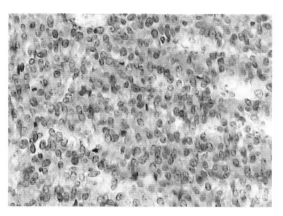

图 31-20　尤文肉瘤的普通病理切片表现,可见大量小圆细胞

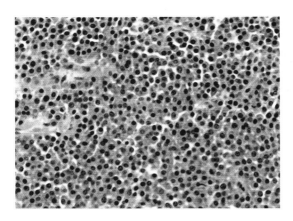

图 31-22　病理切片可见弥漫浸润的浆细胞样成分

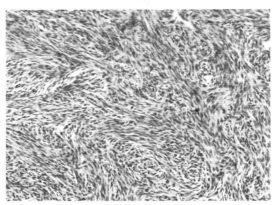

图 31-24　双相型滑膜肉瘤,可见梭形细胞及排列成腺体样的上皮样细胞

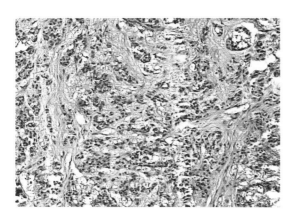

图 31-26　脊索瘤,粘液样背景中漂浮者索条及巢状的肿瘤细胞

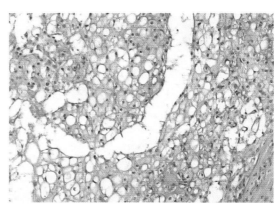

图 31-27　脊索瘤,高倍镜显示肿瘤细胞呈空泡状